Condutas em Neurologia Infantil

Thieme Revinter

Condutas em Neurologia Infantil

Quarta Edição

Ana Carolina Coan
Lisiane Seguti Ferreira
Katia Maria Ribeiro Silva Schmutzler
Jeanne Alves de Souza Mazza

Thieme
Rio de Janeiro • Stuttgart • New York • Delhi

Dados Internacionais de Catalogação na Publicação (CIP)
(eDOC BRASIL, Belo Horizonte/MG)

C746
Condutas em Neurologia Infantil/Ana Carolina Coan... [et al.]. – 4.ed. – Rio de Janeiro, RJ: Thieme Revinter, 2025.

16 x 23 cm
Inclui bibliografia.
ISBN 978-65-5572-315-1
eISBN 978-65-5572-316-8

1. Neurologia pediátrica. I. Coan, Ana Carolina. II. Ferreira, Lisiane Seguti. III. Schmutzler, Katia Maria Ribeiro Silva. IV. Mazza, Jeanne Alves de Souza.

CDD 618.928

Elaborado por Maurício Amormino Júnior – CRB6/2422

Contato com as autoras:
Ana Carolina Coan
acoan@unicamp.br

Lisiane Seguti Ferreira
lisiane@unb.br

Katia Maria Ribeiro Silva Schmutzler
katiamrs@uol.com.br

Jeanne Alves de Souza Mazza
jeannemazzamed@gmail.com

Thieme Revinter Publicações Ltda.
Rua do Matoso, 170
Rio de Janeiro, RJ
CEP 20270-135, Brasil
http://www.thieme.com.br

Thieme USA
http://www.thieme.com

Design de Capa: © Thieme
Créditos Imagem da Capa: imagem gerada por IA: Cerebral palsy - © Lila Patel/stock.adobe.com

Impresso no Brasil por Forma Certa Gráfica Digital Ltda.
5 4 3 2 1
ISBN 978-65-5572-315-1

Também disponível como eBook:
eISBN 978-65-5572-316-8

AGRADECIMENTOS

À Professora Doutora Maria Valeriana Leme de Moura-Ribeiro que soube conciliar a carreira vitoriosa com os desafios perenes da maternidade. Para a mulher, mãe, educadora por excelência e vocação, a admiração uníssona dos filhos é mais um grau de reverência.

Muito obrigado, Professora!

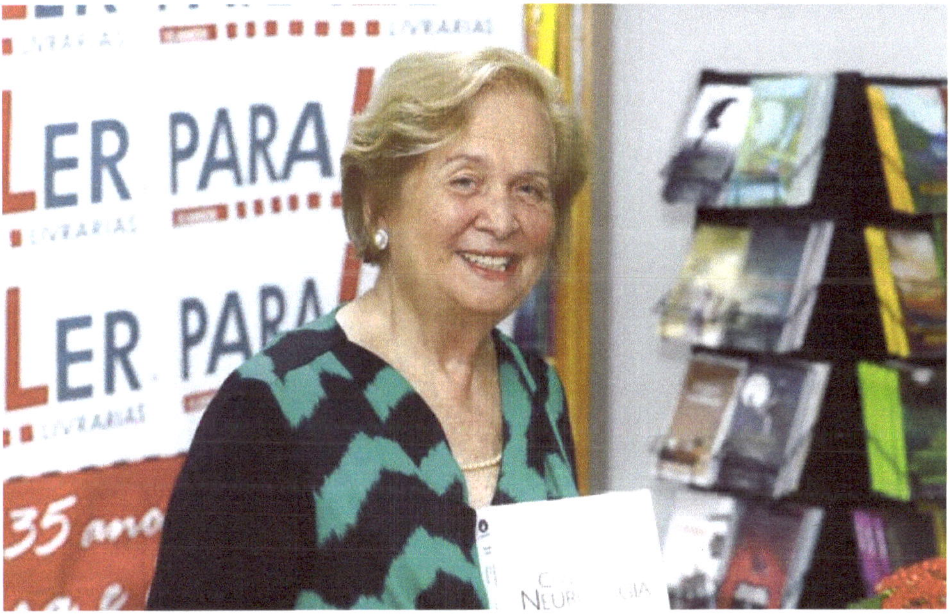

Nós, filhos, agradecemos imensamente a essa múltipla mulher, mãe, avó, bisavó, profissional maravilhosa, que sempre esteve ao nosso lado em todos os momentos de nossas vidas. Somos filhos de uma mulher à frente do seu tempo, que sempre nos instruiu e nos deu exemplos de caráter, honestidade e profissionalismo. Nossa mãe construiu uma carreira brilhante como médica e pesquisadora e, em paralelo, formou uma família unida e muito feliz.

Mãe, te amamos!
Seus filhos, Eduardo (*in memoriam*), Ana Vera, Adriana e Renato.

PREFÁCIO

No princípio, era somente um desejo longínquo de uma jovem médica correndo atrás dos seus sonhos nos corredores do Hospital Universitário. O tempo passou, veio o Doutorado e as orientações imprescindíveis das Professoras Maria Valeriana Moura-Ribeiro e Marilisa Guerreiro foram sedimentando o caminho para a primeira edição do Livro – Condutas em Neurologia Infantil, fruto de lastro perene com a marca de excelência da UNICAMP.

O objetivo é altamente desafiador – compilar condutas atualizadas para o manejo de condições comuns e de maior interesse ao profissional que atende crianças com transtornos neurológicos nos mais distintos cenários. Com a explosão exponencial de conhecimentos, essa tarefa se torna ainda mais árdua, pois a medicina, como irmã siamesa da ciência, não pode fechar os olhos ao novo. Assim, vieram as edições subsequentes em 2010 e 2017, sempre no afã e com a consciência de que – "em nome da lealdade e da ética, este livro precisa ser constantemente renovado e questionado, obedecendo aos inexoráveis avanços da medicina".

Dez anos depois da primeira edição e impulsionada pela história e exemplo das suas professoras, aquela residente, agora Professora da Universidade de Brasília (UnB), resolve abraçar um novo desafio e, em 2016 cria o Programa de Residência Médica (PRM) em Neurologia Infantil no Hospital Universitário de Brasília (HUB). Desde então, excelentes profissionais se formaram e replicam seus conhecimentos, assumindo cargos de Coordenação, Supervisão, Direção. Alguns já se tornaram Professores de Instituições reconhecidas. Além dos especialistas formados, atuando em diferentes estados do Brasil, a Residência de Neurologia Infantil pavimentou a criação do PRM em Neurologia e Neurofisiologia Clínica.

Passaram-se exatos 20 anos até chegarmos nesta 4ª edição, totalmente ampliada, atualizada e com um novo olhar, o que reforça o valor da aliança de duas grandes escolas – UNICAMP e UnB, que trazem a vanguarda e o protagonismo de instituições compromissadas com o ensino de qualidade. Esta edição foi elaborada por quatro experientes organizadoras e dezenas de profissionais de ambas as escolas, unidos num mesmo propósito – compromisso com a ciência e com a ética, sem se curvar às controvérsias das redes sociais ou aos apelos da indústria farmacêutica. Esse é o nosso princípio, o nosso meio e o nosso fim.

Lisiane Seguti Ferreira
Professora Associada da Universidade de Brasília

ORGANIZADORES

ANA CAROLINA COAN
Professora Livre-Docente de Neurologia Infantil do Departamento de Neurologia da Faculdade de Ciências Médicas da Universidade de Campinas (UNICAMP)
Neurologista Infantil e Neurofisiologista pela UNICAMP

LISIANE SEGUTI FERREIRA
Professora Associada da Área de Medicina da Criança e do Adolescente da Faculdade de Medicina da Universidade de Brasília (UnB)
Neurologista Infantil e Neurofisiologista pela Universidade de Campinas (UNICAMP)

KATIA MARIA RIBEIRO SILVA SCHMUTZLER
Mestrado e Doutorado pela Escola Paulista de Medicina da Universidade Federal de São Paulo (EPM/UNIFESP)
Pós-Doutorado pela Pontifícia Universidade Católica do Rio Grande do Sul (PUCRS)
Neurologista Infantil com Certificação em Medicina do Sono pela EPM
Responsável pelo Setor de EEG/Polissonografia do Centro de Atenção à Saúde da Mulher da Universidade Estadual de Campinas (CAISM/UNICAMP)
Neurologista Infantil (AMB/SBP/ABN) do HC-UNICAMP

JEANNE ALVES DE SOUZA MAZZA
Fundadora e Coordenadora do Ambulatório de Neurogenética e Transtornos do Neurodesenvolvimento do Hospital Universitário de Brasília (HUB/UnB)
Preceptora do Programa de Residência Médica de Neurologia Infantil do HUB/UnB
Neurologista Infantil pelo Hospital de Base do Distrito Federal

COLABORADORES

ALBERTO ROLIM MURO MARTINEZ
Professor Assistente de Neurologia do Departamento de Neurologia da Faculdade de Ciências Médicas da Universidade de Campinas (UNICAMP)
Neurologista e Neurofisiologista pela UNICAMP

ALFREDO DAMASCENO
Coordenador do Serviço de Neuroimunologia do Departamento de Neurologia da Universidade de Campinas (UNICAMP)
Doutorado e Pós-Doutorado em Ciências Médicas/Neurologia UNICAMP

ANA TERESA VILLAÇA LOTFI
Mestrado em Ciências Médicas pela Universidade de Campinas (UNICAMP)
Neurologista Infantil pela UNICAMP

ANAMARLI NUCCI
Professora Livre-Docente de Neurologia do Departamento de Neurologia da Faculdade de Ciências Médicas da Universidade de Campinas (UNICAMP)
Neurologista e Neurofisiologista pela UNICAMP

ANDREI FERNANDES JOAQUIM
Professor Livre-Docente e Chefe da Disciplina de Neurocirurgia, Departamento de Neurologia da Universidade de Campinas (UNICAMP)
Neurocirurgião do Centro Infantil Boldrini – Campinas, SP

ANNA ELISA SCOTONI
Mestrado em Neurociências e Doutorado em Ciências Médicas pela Universidade de Campinas (UNICAMP)
Especialista em Pediatria pela Universidade Federal de São Paulo e Neurologia Infantil pela UNICAMP

BIANCA GOMES WANDERLEY
Residente de Neurocirurgia da Universidade de Campinas (UNICAMP)

CAMILA FERNANDA LOPES SALLA
Mestrado em Ciências Médicas pela Universidade de Campinas (UNICAMP)
Neurologista Infantil pela UNICAMP

CARLOS EDUARDO VASCONCELOS MIRANDA
Neurocirurgião pela Universidade de Campinas (UNICAMP)

CAROLINA CAMARGO DE OLIVEIRA
Docente do Curso de Fisioterapia da Universidade São Francisco
Mestre pelo Departamento de Neurologia da Faculdade de Ciências Médica da Universidade de Campinas (FCM/UNICAMP)
Fisioterapeuta pela Universidade de São Paulo (USP)

CÁSSIO EDUARDO RAPOSO DO AMARAL
Cirurgião Plástico do Hospital de Crânio e Face SOBRAPAR – Campinas, SP
Titular da Sociedade Brasileira de Cirurgia Plástica (SBCP)
Titular da Associação Brasileira de Cirurgia Crânio-Maxilo-Facial (ABCCMF)

CÉSAR AUGUSTO RAPOSO DO AMARAL
Cirurgião Plástico do Hospital de Crânio e Face SOBRAPAR – Campinas, SP
Titular da Sociedade Brasileira de Cirurgia Plástica (SBCP)
Titular da Associação Brasileira de Cirurgia Crânio-Maxilo-Facial (ABCCMF)

CHARLINGTON MOREIRA CAVALCANTE
Neurologista Infantil pela Universidade de Campinas (UNICAMP)
Neurofisiologista Clínico
Mestre em Ciências Médicas pela UNICAMP

CLEITON FORMENTIN
Neurocirurgião e Doutorado pela Universidade de Campinas (UNICAMP)
Fellow em Endoscopia de Base de Crânio Associação Brasileira de Cirurgia Crânio-Maxilo-Facial – Universidade de Pittsburgh
Fellow em Neurocirurgia Oncológica – SNOLA

CONCEIÇÃO CAMPANÁRIO DA SILVA PEREIRA
Doutoranda pela Faculdade de Medicina da Universidade de São Paulo (FMUSP)
Mestrado pela Universidade Federal de São Paulo (Unifesp)
Neurologista Infantil pela Universidade de Campinas (UNICAMP)

CYNTHIA BONILHA
Doutorado em Ciências Médicas pela Universidade de Campinas (UNICAMP)
Professora - Faculdade São Leopoldo Mandic – Campinas, SP
Neurologista Infantil pela Faculdade de Ciências Médicas da UNICAMP

DANILO DE ASSIS PEREIRA
Professor de Neurologia Infantil da Pontifícia Universidade Católica de São Paulo (PUC-SP)
Mestre em Educação nas Profissões da Saúde da PUC-SP
Neurologista Infantil pela Universidade de Campinas (UNICAMP)

DANILO DOS SANTOS SILVA
Doutorado em Ciências Médicas pela Universidade de Campinas (UNICAMP)
Fellowship em Neurovascular, Neurointensivismo e Doppler Transcraniano pela UNICAMP
Neurologista pela UNICAMP

EDILSON ZANCANELLA
Professor Colaborador, Coordenador do Serviço de Distúrbios do Sono do Instituto de Otorrinolaringologia Cirurgia de Cabeça e Pescoço da Universidade de Campinas (IOU/UNICAMP)
Mestrado pela Universidade de São Paulo (USP)
Doutorado pela Universidade Federal de São Paulo (UNIFESP)
Pós-Doutorado pela UNICAMP

ELIZABETH B. QUAGLIATO
Professora Assistente de Neurologia, Departamento de Neurologia da Universidade de Campinas (UNICAMP)
Neurologista e Eletrofisiologista (Potenciais Evocados) na Clínica Quagliato

ENRICO GHIZONI
Professor Livre-Docente de Neurocirurgia da Universidade Estadual de Campinas (UNICAMP)
Visiting Professor of Pediatric Neurosurgery of the Kaiser Permanente Hospital

FABIANO REIS
Professor Associado do Departamento de Anestesiologia, Oncologia e Radiologia da Faculdade de Ciências Médicas da Universidade de Campinas (FCM-UNICAMP)
Livre-Docente em Neurorradiologia da FCM-UNICAMP
Especialista em Radiologia e Diagnóstico por Imagem pelo Colégio Brasileiro de Radiologia (CBR)

FELIPE FRANCO DA GRAÇA
Médico Assistente do Ambulatório de Doenças Neuromusculares do Hospital das Clínicas da Universidade de Campinas (UNICAMP)
Membro Titular da Academia Brasileira de Neurologia (ABN)
Membro Titular da Sociedade Brasileira de Neurofisiologia Clínica (SBNC)

FELIPE VON GLENH
Professor Adjunto de Neurologia da Faculdade de Medicina da UNB
Pós-Doutor em Neuroimunologia pela Harvard Medical School
Mestrado e Doutorado em Ciências Médicas, Concentração em Neurologia pela Universidade de Campinas (UNICAMP)

FERNANDO CENDES
Professor Titular do Departamento de Neurologia da Faculdade de Ciências Médicas da Universidade de Campinas (UNICAMP)
Neurologista e Neurofisiologista pela UNICAMP

GABRIEL DE DEUS VIEIRA
Neurologista pela Universidade Federal de Santa Catarina (UFSC)
Neuroimunologista pela Universidade de Campinas (UNICAMP)
Doutorando em Ciências Médicas na UNICAMP

GERALDO MAGELA FERNANDES
Professor Adjunto da Área de Medicina da Criança e do Adolescente da Faculdade de Medicina da UnB
Doutor em Ciências Médicas pela Faculdade de Medicina da UnB
Pediatra e Neonatologista pela Sociedade Brasileira de Pediatria (SBP)

GERUZA PERLATO BELLA
Doutorado em Ciências da Cirurgia pela Universidade de Campinas (UNICAMP)
Mestre em Fisiologia pelo Instituto de Biologia da UNICAMP
Fisioterapeuta do Serviço de Fisioterapia e Terapia Ocupacional do Hospital das Clínicas da UNICAMP

HUMBERTO BELÉM DE AQUINO
Doutorado em Ciências Médicas pela Universidade de Campinas (UNICAMP)
Fellowship em Neurocirurgia Pediátrica no Primary Children Medical Center – Utah University – Salt Lake City/USA
Pós-Graduação em Neurociências no Instituto de Ensino e Pesquisa Albert Einstein

INGRID FABER DE VASCONCELLOS
Doutorado em Ciências Médicas pela Universidade de Campinas (UNICAMP)
Neurologista da UNICAMP
Neurologista e Neurofisiologista do Hospital Universitário de Brasília/UnB

ISADORA DE OLIVEIRA CAVALCANTE
Supervisora do Programa de Residência Médica em Neurologia Pediátrica do Hospital Universitário de Brasília da Universidade de Brasília (UnB)
Pediatra e Neurologista Infantil pela UnB
Médica pela Universidade Federal de Goiás (UFG)

ISCIA LOPES CENDES
Professora Titular de Genética Médica e Medicina Genômica do Departamento de Medicina Translacional da Faculdade de Ciências Médicas da Universidade de Campinas (UNICAMP) e do Instituto Brasileiro de Neurociência e Neurotecnologia de Campinas, SP

JAENE ANDRADE PACHECO AMORAS
Preceptora do Programa de Residência Médica em Neurologia Pediátrica do Hospital Universitário de Brasília da Universidade de Brasília (UnB)
Neurologista Infantil do Hospital Universitário de Brasília da UnB

JAMIL PEDRO DE SIQUEIRA CALDAS
Professor Associado do Departamento de Pediatria da Faculdade de Ciências Médicas da Universidade de Campinas (FCM-UNICAMP)
Diretor do Serviço de Neonatologia do Hospital da Mulher Prof. Dr. José Aristodemo Pinotti do Centro de Atenção à Mulher (CAISM) da UNICAMP
Membro do Grupo Executivo de Programa de Reanimação Neonatal da Soeciedade Brasileira de Pediatria (SBP)

JANAÍNA APARECIDA DE OLIVEIRA AUGUSTO
Mestre em Distúrbios do Desenvolvimento pela Universidade Presbiteriana Mackenzie (UPM)
Doutoranda em Ciências do Desenvolvimento Humano pela UPM
Especialista em Neuropsicologia pela Universidade de Campinas (UNICAMP)

JEAN-PIERRE LIN
Neurologista Infantil, Evelina London Children's Hospital, Guy's St Thomas Hospital NHS Trust
Honorary Reader Faculty of Life Sciences and Medicine (FoLSM), King's College London, UK

JOÃO PEDRO LEITE PEREIRA
Neurocirurgião pela Universidade de Campinas (UNICAMP)
Fellow em Cirurgia de Epilepsia pela UNICAMP
Graduação em Medicina pela Universidade de Brasília (UnB)

JOSÉ ALFREDO LACERDA DE JESUS
Professor Adjunto da Área de Medicina da Criança e do Adolescente da Faculdade de Medicina da Universidade de Brasília (UnB)
Doutor em Ciências Médicas pela Faculdade de Medicina da UnB
Pós-Doc nas Universidades Livre de Bruxelas e NOVA Medical School de Lisboa

JULIANA PASTANA RAMOS DE FREITAS
Professora Auxiliar da Faculdade de Medicina da Universidade Estadual do Pará (UEPA)
Membro Titular da Sociedade Brasileira de Neurologia Infantil (SBNI)
Neurologista Infantil pela Universidade de Brasílica (UnB|)

KARINA NASCIMENTO COSTA
Professora Associada da Área de Medicina da Criança e do Adolescente da Faculdade de Medicina da Universidade de Brasília (UnB)
Doutora em Ciências Médicas pela Faculdade de Medicina da UnB

KARINE TEIXEIRA
Chefe do Ambulatório de Doença Neurodegenerativas do Hospital das Clínicas da Universidade de Campinas (UNICAMP)
Mestrado em Ciências Médicas pela UNICAMP
Médica Assistente da Disciplina de Neurologia Infantil, Departamento de Neurologia da UNICAMP

KARLA MARIA IBRAIM DA FREIRIA ELIAS
Mestrado e Doutorado em Ciências Biomédicas pela Faculdade de Ciências Médicas da Universidade de Campinas (UNICAMP)
Fonoaudióloga da Associação Paparella de Otorrinolaringologia – Ribeirão Preto, SP
Especialista em Distúrbios da Comunicação Humana/Universidade Federal de São Paulo (UNIFESP)

KÊNNEA MARTINS ALMEIDA AYUPE
Professor Adjunto da Faculdade de Ciências da Saúde da Universidade de Brasília (UnB)
Pós-Doutorado em Ciência da Reabilitação pela Universidade Federal do Rio Grande do Norte (UFRN)
Doutorado em Ciência da Reabilitação pela Universidade Federal de Minas Gerais (UFMG)

LAURA GOMES VALLI
Neurologista Infantil e Neurofisiologista da Universidade de Campinas (UNICAMP)
Pós-Graduanda em Neurociências pela Faculdade de Ciências Médicas da UNICAMP

LAURA SILVEIRA-MORIYAMA
Professora Livre-Docente do Departamento de Neurologia da Faculdade de Ciências Médicas da Universidade de Campinas (UNICAMP)
Honorary Clinical Lecturer, UCL Queen Square Institute of Neurology

LÍVIA LUCENA DE MEDEIROS CAPELATTO
Doutorado em Ciências Médicas pela Universidade de Campinas (UNICAMP)
Neurologista Infantil e Neurofisiologista pela UNICAMP
Títulos de Especialista em Pediatria (SBP) e Neurologia Infantil (AMB, ABN)

LUCIANA ARRUDA CARRIÇO
Neurologista Infantil e Neurofisiologista pela Universidade de Campinas (UNICAMP)

LUÍSA SILVA WITZEL DA COSTA AMORIM
Neurologista Infantil pela Universidade Federal de Ciências da Saúde de Porto Alegre
Pediatra pela Universidade de Brasília (UnB)

MAGDA LAHORGUE NUNES
Professora Titular de Neurologia do Núcleo de Neurociências da Escola de Medicina da Pontifícia Universidade Católica do Rio Grande do Sul (PUCRS)
Coordenadora do Laboratório de Processamento de Sinais Biomédicos do InsCer
Doutorado em Neurociências pela Universidade de Campinas (UNICAMP)

MARCO ANTÔNIO ARRUDA
Professor Colaborador da Universidade de Campinas (UNICAMP)
Doutor em Neurologia pela Universidade de São Paulo (USP)
Neurologista Infantil, Membro Titular da ABN

MARCONDES CAVALCANTE FRANÇA JR.
Professor Livre-Docente de Neurologia do Departamento de Neurologia da Faculdade de Ciências Médicas da Universidade de Campinas (UNICAMP)
Neurologista e Neurofisiologista pela UNICAMP

MARIANA RABELO
Doutoranda pelo Programa de Fisiopatologia Médica da Faculdade de Ciências Médicas da Universidade Estadual de Campinas (FCM/UNICAMP)
Membro Titular da Academia Brasileira de Neurologia (ABN)
Residência Médica em Neurologia e Neurofisiologia Clínica pela UNICAMP

MARIA AUGUSTA MONTENEGRO
Clinical Professor Department of Neurosciences Rady Children's Hospital, University of California San Diego
Neurologista Infantil e Neurofisiologista pela Universidade de Campinas (UNICAMP)

MARIA ISABEL C. R. MORAIS JACINI
Graduação em Medicina pela Universidade de Campinas (UNICAMP)
Neurologista Infantil pela UNICAMP
Mestre em Ciências Médicas pela FCM-UNICAMP

MARIA LUIZA BENEVIDES
Doutora em Neurociência Translacional pela Universidade Federal do Rio de Janeiro (UFRJ)
Neurologista Infantil pela Universidade de Campinas (UNICAMP)
Membro Titular da Sociedade Brasileira de Neurologia Infantil (SBNI)

MARIA VALERIANA LEME DE MOURA-RIBEIRO
Professora Titular de Neurologia Infantil da Universidade de Campinas (UNICAMP)
Professor-Associada da Faculdade de Medicina de Ribeirão Preto da Universidade de São Paulo (USP)

MARIELI TIMPANI BUSSI
Mestranda em Serviço Distúrbios do Sono pela Universidade de Campinas (UNICAMP)
Fonoaudióloga
Certificação em Fonoaudiologia do Sono/ABMS

MARILISA MANTOVANI GUERREIRO
Professora Titular de Neurologia Infantil do Departamento de Neurologia da Faculdade de Ciências Médicas da Universidade de Campinas (UNICAMP)
Neurologista Infantil e Neurofisiologista pela UNICAMP

MARINA JUNQUEIRA AIROLDI
Mestrado em Ciências Médicas pela Universidade de Campinas (UNICAMP)
Doutoranda pela Universidade Federal de Minas Gerais (UFMG)
Fisioterapeuta

MARTA RODRIGUES DE CARVALHO
Mestrado em Ciências Médicas pela Universidade de Brasília (UnB)
Neurologista pelo Hospital de Base de Brasília
Neurofisiologia Clínica pelo Hospital Universitário da UnB

MATHEUS ROCHA PEREIRA KLETTENBERG
Responsável pelo Ambulatório de Doenças Neurovasculares do Hospital da Criança de Brasília José Alencar
Neurologista Infantil pela Universidade de Brasília (UnB)
Consultor Técnico em Neurologia Infantil da Secretaria de Saúde do Governo do Distrito Federal

MEIMEI GUIMARÃES JUNQUEIRA DE QUEIRÓS
Professor Adjunto da Área de Medicina da Criança e do Adolescente da Faculdade de Medicina da Universidade de Brasília (UnB)
Doutorado em Alergia e Imunologia Clínica pela Universidade Federal de Uberlândia
Título de Especialista em Terapia Intensiva em Pediatria

MILA CUNHA
Mestrado em Serviço Distúrbios do Sono pela Universidade de Campinas (UNICAMP)
Fisioterapeuta
Certificação em Fisioterapia do Sono/ABMS

MÔNICA APARECIDA PESSOTO
Professora Doutora do Departamento de Pediatria da Faculdade de Ciências Médicas da Universidade de Campinas (UNICAMP) e da Divisão de Neonatologia do Hospital da Mulher Prof. Dr. José Aristodemo Pinotti - CAISM/UNICAMP
Coordenadora do Banco de Leite Humano do CAISM/UNICAMP
Consultora Nacional do Método Canguru da Coordenação de Atenção à Saúde das Crianças, Adolescentes e Jovens do Ministério da Saúde (CGCRIAJ/DGCI/SAPS/MS)

NADSON BRUNO SERRA SANTOS
Doutorando em Fisiopatologia Médica pela Universidade de Campinas (UNICAMP)
Fellow em Doenças Neurogenéticas e Neuromusculares pela UNICAMP
Neurologista pela UNICAMP

PATRÍCIA DUMKE DA SILVA MÖLLER
Responsável pelo Ambulatório de Transtornos do Movimento Pediátricos do Hospital da Criança de Brasília José Alencar
Neurologista Infantil pela Universidade de Brasília (UnB)
Pediatra pela Universidade de Campinas (UNICAMP)

PAULA MARIA PRETO MIMURA
Professora da Faculdade de Medicina da Pontifícia Universidade Católica de Sorocaba (PUC Sorocaba)
Mestre em Ciências Médicas pela Faculdade de Ciências Médicas da Universidade de Campinas (UNICAMP)
Neurologista Infantil e Neurofisiologista pela UNICAMP

PAULO AFONSO MEI
Professor Associado de Neurologia da Faculdade de Medicina de Jundiaí
Doutorado em Neurociências pela Universidade de Campinas (UNICAMP)/Universidade de Cambridge, Reino Unido
Neurologista e Neurofisiologista pela UNICAMP

PAULO EMÍDIO LOBÃO CUNHA
Supervisor do Programa de Residência Médica em Neurofisiologia Clínica da UnB
Neurologista Infantil e Neurofisiologista Clínico pela Universidade de São Paulo (USP)
Membro do Departamento Científico de Neurologia da Sociedade Brasileira de Pediatria (SBP)

RACHID MARWAN PINHEIRO SOUSA
Título de Especialista em Radiologia e Diagnóstico por Imagem pelo CBR
Radiologista pela Faculdade de Ciências Médicas da Universidade de Campinas (UNICAMP)
Fellow de Neurorradiologia da FCM-UNICAMP

RENATA CRISTINA FRANZON BONATTI
Professora Associada de Neurologia do Departamento de Clínica Médica da Universidade Federal do Triângulo Mineiro
Neurologista Infantil e Neurofisiologista pela Universidade de Campinas (UNICAMP)

RENATO ARRUDA
Mestrado, Danish Headache Center, University of Copenhagen
Neurologista, Hospital das Clínicas da Faculdade de Medicina de Ribeirão Preto, Universidade de São Paulo (HCFMRP-USP)
Graduação em Medicina pela Universidade de Campinas (UNICAMP)

RÔMULO AUGUSTO ANDRADE DE ALMEIDA
Pesquisador do Departamento de Neurocirurgia do MD Anderson Cancer Center (Houston, Texas)
Neurocirurgião pela Universidade Estadual de Campinas (UNICAMP)

RONAN JOSÉ VIEIRA NETO
Fellowship em AVC na Infância e Adolescência pelo Hospital for *Sick Children* de Toronto
Residência em Neurologia pela Universidade de Campinas (UNICAMP)
Especialização em Neurologia Pediátrica pela UNICAMP

SABRINA VECHINI GOUVÊA
Neurologista
Fellow em Distúrbios do Movimento, Departamento de Neurologia, Faculdade de Ciências Médica da Universidade de Campinas (UNICAMP)

SÉRGIO TADEU MARTINS MARBA
Professor Titular do Departamento de Pediatria da Universidade de Campinas (UNICAMP) e da Divisão de Neonatologia do Hospital da Mulher Prof. Dr. José Aristodemo Pinotti – CAISM/UNICAMP
Membro do Grupo Executivo e Instrutor do Programa de Reanimação Neonatal da SBP e da SPSP
Consultor Neonatal e do Método Canguru da Coordenação – Geral de Atenção à Saúde das Crianças, Adolescentes e Jovens do Ministério da Saúde (CGCRIAJ/DGCI/SAPS/MS)

SIMONE APARECIDA CAPELLINI
Professora Titular do Departamento de Fonoaudiologia e dos Programas de Pós-Graduação em Educação e em Fonoaudiologia da Faculdade de Filosofia e Ciências – FFC/UNESP – Marília, SP
Coordenadora do Laboratório de Investigação dos Desvios da Aprendizagem (LIDA) do Departamento de Fonoaudiologia – FFC/UNESP – Marília, SP
Doutorado pela Faculdade de Ciências Médicas pela Universidade de Campinas (UNICAMP)

TAMIRIS CARNEIRO MARIANO
Neurologista Infantil pela Universidade de Brasília (UnB)
Membro Titular da Sociedade Brasileira de Neurologia Infantil
Diretora do Departamento de Neurologia Infantil da Sociedade Cearense de Neurologia e Neurocirurgia (Socenne)

TANIA APARECIDA MARCHIORI
Docente do Departamento de Neurologia da Faculdade de Ciências Médicas da Universidade de Campinas (FACM-UNICAMP)
Neurologista e Neurofisiologista
Especialista em Medicina do Sono

VALÉRIA PAES LIMA
Professora Adjunta da Área de Doenças Infecciosas da Universidade de Brasília (UnB)
Médica Infectologista da UnB

VICTOR ALVES RODRIGUES
Residência Médica em Neurologia Infantil pelo Hospital Universitário de Brasília (UnB)
Residência Médica em Pediatra pelo Hospital Universitário Clemente de Farias/Universidade Estadual de Montes Claros

WALTER LUIZ MAGALHÃES FERNANDES
Docente do Departamento de Pediatria da Faculdade de Medicina UNIVAS
Residência em Neurologia Infantil pela Universidade de Campinas (UNICAMP)
Residência em Pediatria pelo Hospital de Clínicas Samuel Libânio – UNIVAS

SUMÁRIO

PARTE IV
DOENÇAS NEUROMUSCULARES

PARTE V
CEFALEIA

PARTE VI
AFECÇÕES VASCULARES CEREBRAIS

PARTE IX
ENCEFALOPATIAS CRÔNICAS NÃO PROGRESSIVAS

PARTE X
TRANSTORNOS DO NEURODESENVOLVIMENTO

PARTE XI
TRANSTORNOS DO MOVIMENTO

PARTE XII
DISTÚRBIOS DE SONO

PARTE XIII
DISTÚRBIOS AUTOIMUNES

PARTE XIV
NEUROGENÉTICA

PARTE XV
URGÊNCIAS NA NEUROLOGIA INFANTIL

PARTE XVI
EXAMES RADIOLÓGICOS E TESTES GENÉTICOS EM NEUROLOGIA INFANTIL

PARTE XVII

PRANCHA EM CORES

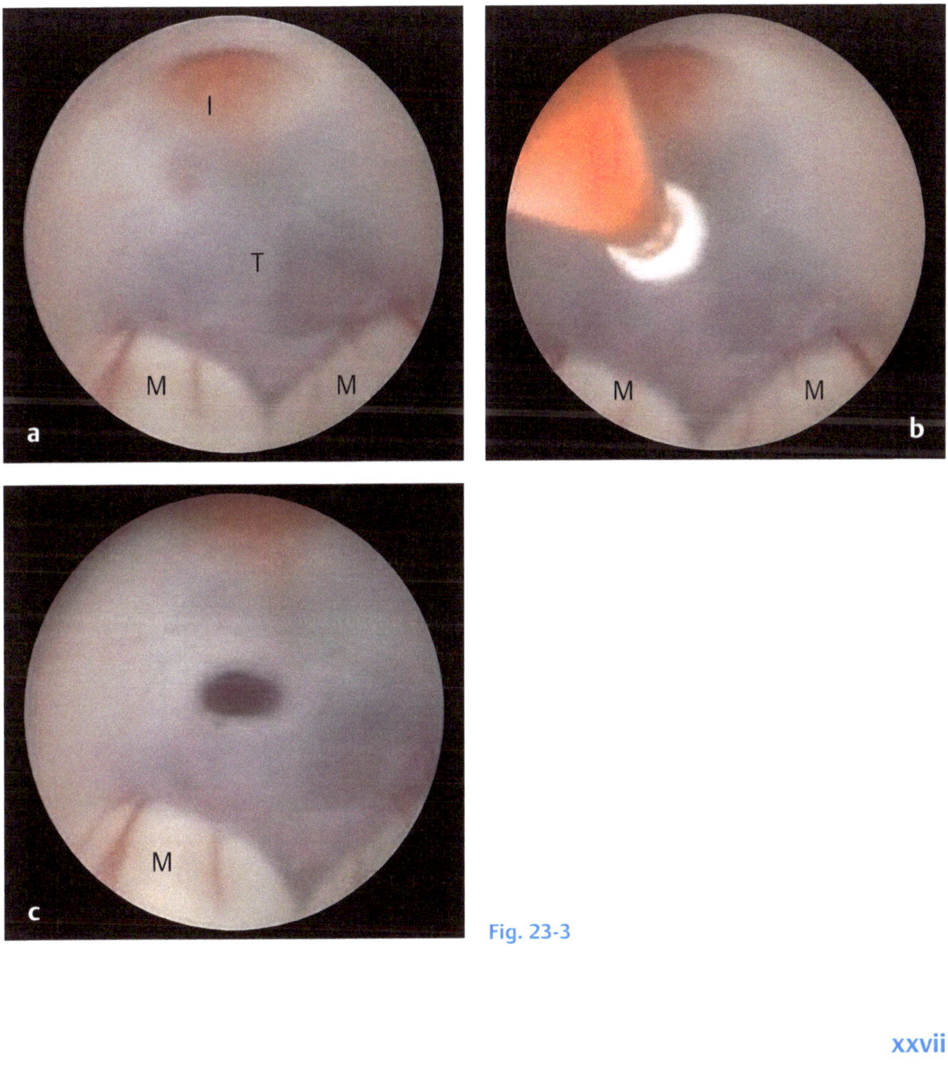

Fig. 23-3

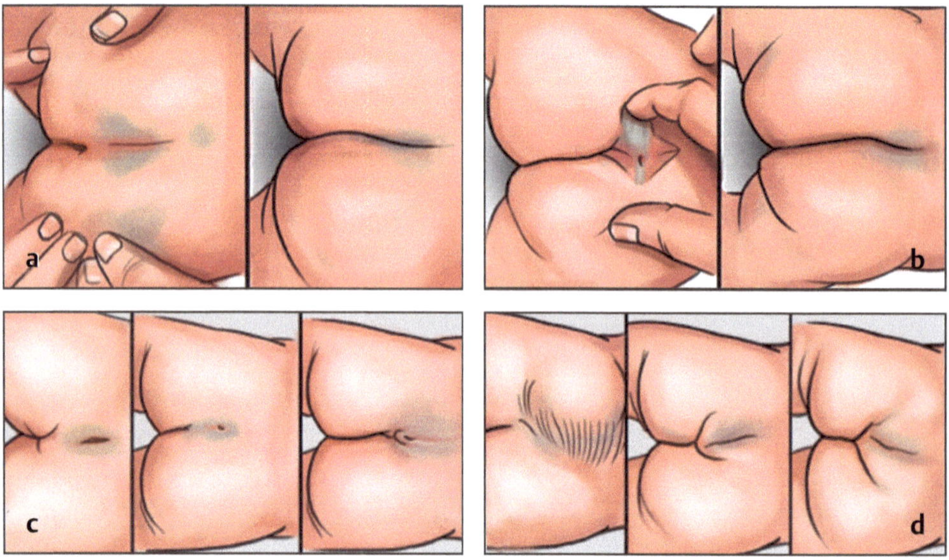

Fig. 25-2

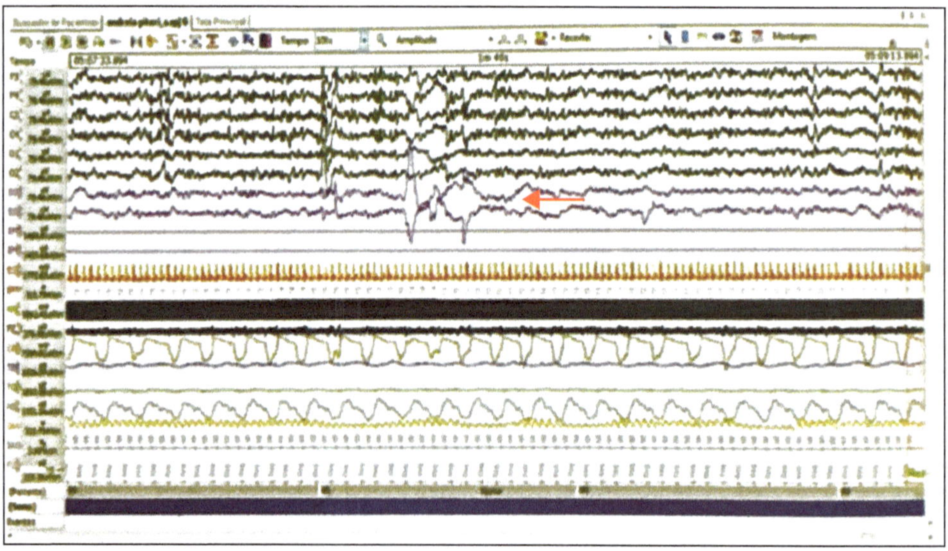

Fig. 38-1

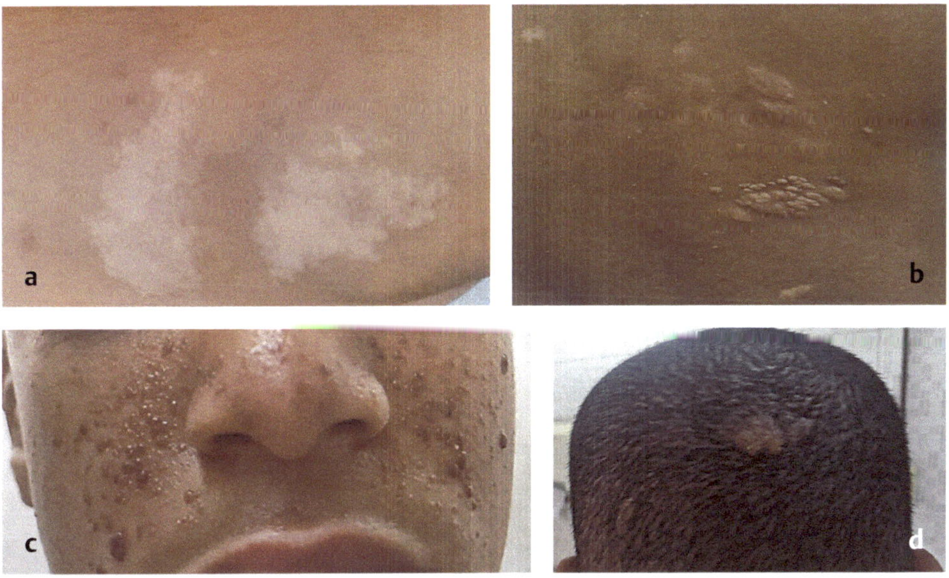

Fig. 48-1

Condutas em Neurologia Infantil

Thieme Revinter

Parte I Avaliação Inicial na Neurologia Infantil

CAPÍTULO 1

ANAMNESE NEUROLÓGICA

Jeanne Alves de Souza Mazza ▪ Lisiane Seguti Ferreira
Katia Maria Ribeiro Silva Schmutzler ▪ Ana Carolina Coan

INTRODUÇÃO

Apesar dos avanços atuais significativos nas áreas de neurofisiologia, neuroimagem e neurogenética, a semiologia clínica continua sendo a ferramenta diagnóstica mais importante para pacientes neurológicos.[1,2] A utilização de exames complementares, quando necessária, deve sempre ser orientada por uma abordagem inicial criteriosa e atuará como um complemento da propedêutica principal que é a anamnese e o exame neurológico.[2]

A avaliação clínica da criança exige habilidades como sensibilidade, atenção e paciência e pode ser desafiadora, pois no geral o informante é um terceiro (pais, avós, cuidadores) que nem sempre sabe relatar as informações mais importantes ao contexto clínico.[1,3,4] Um complicador particular na semiologia neurológica infantojuvenil é que, em cada etapa do crescimento e do desenvolvimento, o sistema nervoso se altera, modificando seu comportamento, seu físico e por conseguinte a sua sintomatologia.[2,3,5-8]

A qualidade de uma boa história clínica depende tanto do informante (memória, cooperação) quanto das habilidades médicas para ajustar a abordagem à dinâmica familiar, garantindo um processo confortável para a criança e seus cuidadores.[7] Também é fundamental entender que a semiologia não se limita apenas à coleta de informações clínicas, mas envolve a observação das relações e dos comportamentos do paciente/cuidador, o reconhecimento de sinais não verbais e a criação de um ambiente que facilite a comunicação e o detalhamento da queixa.[3,7,9]

Em suma, a anamnese neurológica completa e minuciosa é o passo mais importante na semiologia neurológica infantojuvenil. Neste capítulo, focaremos nesta etapa, que deve ser conduzida de maneira sistemática e abrangente, objetivando caracterizar a evolução dos sintomas que levaram à consulta, os antecedentes fisiológicos e familiares, além de especificar o desenvolvimento do paciente até o momento. Todo esse processo, juntamente com um exame neurológico preciso, é crucial para identificar possíveis diagnósticos sindrômicos, topográficos e etiológicos, bem como orientar as decisões subsequentes.[10]

ANAMNESE NEUROLÓGICA

Segue uma sugestão de roteiro para uma anamnese neurológica infantil completa:

Identificação do Paciente

- Nome, data de nascimento, sexo, raça, naturalidade, procedência, endereço, telefone. Nome e ocupação dos cuidadores.
  - As informações básicas ajudam a contextualizar o paciente e podem indicar predisposições a certas condições. Os dados de contato permitem acesso mais rápido com o paciente ou familiar. E informes sobre os cuidadores permitem adaptar o vocabulário para uma comunicação mais adequada.[9]

Queixa Principal

- *Descrição do sintoma principal:* solicitar ao cuidador que fale o principal problema de maneira clara e objetiva (o que trouxe o paciente a esta consulta).

História da Doença Atual (HDA)[2,3,6,9]

Traçar uma linha evolutiva do início dos sintomas até a consulta, explorando as informações:[9]

- *Início dos sintomas:* quando e como os sintomas começaram; se foi súbito, agudo (horas), subagudo (dias), insidioso (semanas, meses).[3,11]
- *Evolução dos sintomas:* como têm progredido ao longo do tempo (melhora, piora, oscila).
- *Localização:* onde exatamente os sintomas são sentidos (cabeça, tronco, membros).
- *Qualidade dos sintomas:* descrição detalhada (p. ex., dor: em aperto, pulsátil, latejante).
- *Intensidade, duração, frequência:* intensidade dos sintomas em uma escala de 1 a 10; duração de cada sintoma/episódio; se a frequência é constante ou periódica (p. ex., diária, 2×/semana, 4×/mês); predomínio em algum horário específico.
- *Fatores desencadeantes e aliviadores:* o que parece piorar ou melhorar os sintomas; se há períodos de exacerbação.
- *Sintomas associados:* outros sintomas que apareceram juntamente com a queixa principal ou após instalação do quadro.
- *Tratamento prévio:* se já procurou outros especialistas e quais condutas foram tomadas; se fez ou está fazendo algum tratamento para esse fim e qual foi a resposta terapêutica.

Antecedentes Fisiológicos[2,3,4,6,7,9]

1. *Antecedente gestacional*: idade dos pais na concepção.
   - Pais acima de 35 anos de idade predispõem a prole a risco maior de doenças genéticas e maior índice de doenças neuropsiquiátricas.[12]
2. *Histórico materno*: número de gestações, abortos, prematuridade, óbitos neonatais.
3. *Perinatal do paciente*: se a gravidez foi planejada, desejada e se fez pré-natal completo (número de consultas), sorologias, vacinas. Interrogar se apresentou gestoses: infecções (período da gestação, quais, uso de antibiótico, complicações). Presença de diabetes, hipertensão/DHEG, sangramentos, perda de líquido, acidentes, traumas. Movimentos fetais. Uso de teratógenos: medicamentos controlados, tabagismo, álcool, drogas ilícitas.
   - Parto: apresentação (cefálica, pélvica, córmica); tipo (vaginal, cesárea, fórceps), tempo de bolsa rota, se mecônio, parto prolongado. Idade gestacional ao nascer; se adequado para idade gestacional (AIG), PIG ou GIG; peso, comprimento, perímetro cefálico (PC), apgar; se necessitou reanimação. Grupo sanguíneo Mãe/RN.

- Intercorrências no berçário: interrogar sobre hipoglicemia, icterícia, necessidade de UTIN (unidade de terapia intensiva neonatal), incubadora, oxigenioterapia (qual método e por quanto tempo cada); se necessitou de HV, alimentação suplementar (oral, por sonda orogástrica, nutrição parenteral), fototerapia (idade, por quanto tempo), exsanguinotransfusão. E se teve infecções, convulsões, apneias ou outras complicações. Qual período de internação da criança e da mãe. Resultado de testes de triagem neonatal.

4. *Aleitamento materno*: sim ou não. Qual foi o tempo total da amamentação e o quanto deste tempo foi exclusivo. E como foi o desmame.
5. *DNPM (desenvolvimento neuropsicomotor)*:[7] registrar a idade em que apresentou cada marco de desenvolvimento. No Quadro 1-1, segue o teste de triagem de desenvolvimento Denver II (TTDD-II) com a idade em que o marco é alcançado.[8,10,13]

Quadro 1-1. Marcos motores do desenvolvimento X idade que a criança executa[13]

Marco motor	50% das crianças	90% das crianças
Controle cervical (firma o pescoço)	2,5 meses	3,7 meses
Segura objetos	3,3 meses	3,9 meses
Rola na cama	3,2 meses	5,4 meses
Senta-se sem apoio	5,9 meses	6,8 meses
Fica em pé com apoio	7,2 meses	8,5 meses
Arrasta ou engatinha*[8,10]	6,5 meses	9 meses
Pega com o polegar e o indicador (pinça)	8,2 meses	10,2 meses
Fica em pé sozinha (10 s)	11 meses	13,9 meses
Abaixa-se (cócoras) e levanta-se sem apoio	12,2 meses	14,6 meses
Anda independente	12,3 meses	14,9 meses;
Anda para trás, sem cair	13,5 meses	16,9 meses
Corre bem, quase sem cair	15,10 meses	19,9 meses
Sobe escadas com apoio	16,6 meses	21,6 meses
Chuta bola sem apoio	17,1 meses	23,2 meses
Pula no mesmo lugar (apoio bipodal)	23,8 meses	28,8 meses
Salta pequeno obstáculo	31 meses	36 meses
Copia um círculo e desenha pessoas com 2 a 4 partes[10]	40 meses	48 meses
Pula com um pé só e alterna (apoio unipodal)	43 meses	50,4 meses (2 pulos) 60 meses (5 metros)
Marcha em Tandem: ponta-calcanhar	55 meses	68,4 meses

***Engatinhar** não é universal, pois muitos bebês não passam por essa etapa, por isso, muitos estudiosos não o consideram um marco de desenvolvimento. No entanto, bebês que engatinham tornam-se mais sensíveis ao lugar onde os objetos estão e isto os ajuda a avaliar distâncias e a perceber profundidade.[8] Interrogar se ele apresentou essa etapa, se foi um engatinhar típico (apoio nos quatro membros) ou atípico (p. ex., puxando uma perna, quadril para cima, arrastando-se com o bumbum ou barriga, para trás).

- Interrogar: se a criança cansa muito rápido, se é desastrada, incoordenada, se derruba muito os objetos, se tropeça frequentemente, se tem dificuldade para correr.
- Perguntar: quando se deu o controle dos esfíncteres: vesical diurno: até 36 meses; anal: 48 meses; noturno: 60 meses;
  - Doenças neuromusculares: podem ter atraso em todos os marcos motores, associado a fadiga fácil, intolerância a exercícios, mialgias, disfunção cardiorrespiratória. Em casos mais sutis o comprometimento é principalmente para agachar-se, correr, e subir/descer escadas.
  - Transtornos do neurodesenvolvimento (TND): podem apresentar atrasos ou dificuldade nos marcos motores, assim como dificuldades com controle de esfíncteres, sendo mais comum no transtorno do espectro autista (TEA) e no transtorno do desenvolvimento intelectual (TDI): e o atraso é diretamente proporcional à gravidade.
  - TDAH, superdotação, altas habilidades: frequentemente não apresentam o engatinhar – bebês podem perceber que é mais rápido andar que engatinhar e "pulam" esta fase.
  - TEA: costuma engatinhar de forma atípica e ter dificuldade com triciclo, bicicleta. Pode ter "pausas" no desenvolvimento (p. ex., anda, mas cai ou esbarra em algo e passa semanas para voltar a andar). É comum também, apresentar tropeços, derrubar objetos, bem como atrasos para cortar com tesoura, arremessar, chutar, equilíbrio estático e dinâmico; todavia, estas alterações podem ocorrer, em menor intensidade, em todos os TND.

5.1 Linguagem: considera-se fala a expressão de uma palavra não imediatamente repetida e intencionalmente direcionada a alguém ou alguma coisa. Estudos dos últimos 30 anos evidenciaram que bebês, desde o nascimento, pensam, sentem, agem, comunicam-se e interagem. E sabe-se que as relações sociais e afetivas precoces interferem em todo desenvolvimento posterior da criança.[3,5,8] No Quadro 1-2 estão descritos os marcos de linguagem e socioafetivos das crianças.

Registrar em meses que idade apresentou:

- Interrogar: se criança atende 100% das vezes que é chamada (em até três chamados). Isso é esperado num neurotípico até 9-10 meses de idade, mesmo sendo chamado por um estranho, com a criança de costas e brincando.
- Indagar sobre a **linguagem expressiva** da criança, se é fluente, se tem trocas fonológicas; se apresenta **ecolalia imediata** (repetição imediata do que foi pronunciado), **ecolalia tardia** (repetir discurso de outro, vozes e frases de personagens, *slogans*). E se relata fatos vivenciados, conta histórias. E como é a **linguagem receptiva** (a compreensão), se precisa repetir as informações, ou fornecer pistas; ou se a criança apresenta idiossincrasias (responde algo que não foi perguntado, ou faz intervenção fora de contexto).
- Perguntar sobre o uso de chupeta ou se chupou o dedo; especificar qual deles e até que idade.[2,3,8]
  1. Déficits auditivos: crianças comumente apresentam atrasos de fala e não respondem ao chamado do nome, assim como em alguns TND mais graves, no entanto os marcos de apontar, usar gestos, socializar (sorriso, contato visual, compartilhar atenção), intenção comunicativa e brincar de faz de conta, estão todos preservados.

Quadro 1-2. Marcos neuropsíquicos X idade que a criança executa[5,8,10,11,13]

Marcos da comunicação, linguagem e psicossocial	50% das crianças	90% das crianças
Observa um rosto[13]	Ao nascimento (termo)	Ao nascimento
Presta atenção a som do ambiente, vozes[5,8]	Nascimento	1 mês
Mantém contato visual[5]	1 mês	2 meses
Sorriso social espontâneo[13]	1 mês	2,1 meses
Vocaliza (vogais, gutural)[13]	2,5 meses	3,7 meses
Volta-se para o chamado (+ de conhecidos)[13]	3,3 meses	6,6 meses
Atenção compartilhada[8]	6 meses	9 meses
Balbucio (sílabas)[8]	6 meses	10 meses
Atende sempre ao chamado do nome (mesmo estranhos)[3,8]	9 meses	11 meses
Apontar imperativo (pedir)[3,8,10]	9 meses	11,9 meses
Primeiras palavras[10,13]	9,4 meses	12 meses
Dá *tchau* se despedindo[13]	8 meses	14 meses
Usa gestos sociais[8]	12 meses	14 meses
Brinca de "faz de conta"[3,8]	12 meses	18 meses
Apontar declarativo (mostra algo: lua, avião)[3,8]	12 meses	16 meses
Frases com significado[13]	18 meses	25,2 meses
Fala até 1.000 palavras; 80% inteligível[8]	30 meses	36 meses
Fala corretamente, sem erros[8]	48 meses	60 meses

2. TEA: no autismo praticamente todos os marcos descritos no Quadro 1-2 estarão atrasados, ou serão atípicos, ou não ocorrerão espontaneamente (só após estímulos/intervenções). E mesmo os que desenvolvem linguagem com inúmeras palavras antes de 2 anos, não é comunicativa (que seria: chamar alguém, conversar, explicar) e sim nomeativa: nomear números, alfabeto, cores, animais.

5.2 Sensorial: perguntar se a criança apresenta importante incômodo ou fascínio por barulhos, objetos luminosos, pisca-pisca, objetos girando. Se costuma cheirar tudo que pega ou não parece sentir odores agradáveis/desagradáveis. Leva à boca todos os objetos. Incômodo com toques, carinhos, lavar cabelo, cortar unhas; ou necessidade constante de estar passando a mão em texturas, segurando algum objeto ou alguém.

- TEA: comumente apresenta mais de uma disfunção sensorial, também denominada transtorno de integração sensorial, que frequentemente causa desequilíbrio emocional. Estas disfunções também podem ocorrer, geralmente menos desregulatórias, em pacientes prematuros (principalmente nascidos com menos de 32 semanas de IG),[14] assim como em pacientes com deficiência intelectual; e mais rara e em menor intensidade, nos outros transtornos de neurodesenvolvimento.

5.3 Interação social: socializa-se bem com crianças, adultos, conhecidos e estranhos. E se prefere brincar com crianças da sua idade, mais novas, mais velhas; ou prefere brincar sozinho. E se consegue brincar com seus pares, sabe compartilhar brinquedos, brincadeiras. Se compartilha objetos, alimentos e interesses com a família. Se a criança somente brinca se for "do jeito dela", caso contrário se zanga, chora, grita, agride. Se apresenta heteroagressividade verbal e/ou física (que tipo, com quem). Presença ou não de autolesão.

6. *História vacinal*: atualizada ou vacinas atrasadas, reações adversas.
7. *Revisão de sistemas*:[4]
   - Alimentação: adequada, aceita frutas e verduras, come bem comida de sal. Se paciente é seletivo, repetitivo. Se experimenta novos alimentos, tem interesse em participar da cena familiar (sentar à mesa com a família na hora das refeições), se tem incômodo em segurar alimentos (frutas, biscoitos) ou com texturas alimentares (pastosos, secos, molhados).
   - Sintomas gerais: febre, fadiga, tonturas, déficit de crescimento, perda/ganho de peso.
   - Sistema gastrointestinal: engasgos, náuseas, vômitos, constipação, dor abdominal, diarreia, dificuldade de ganho ponderal.
   - Aparelho respiratório: dispneia, tosse, dor torácica, coriza, obstrução nasal.
   - Aparelho geniturinário: enurese noturna, incontinência urinária, polaciúria.
   - Alterações cutâneas: manchas hipo ou hipercrômicas, hemangioma, fibromas.
   - Sistema sensorial: queixas visuais, visão dupla, uso de óculos; déficit auditivo.
   - Cardiovascular: dor torácica, palpitações, cianose, dispneia aos esforços.

Antecedentes Patológicos Pregressos[3,4,7,9]

Interrogar sobre: internações, cirurgias, traumas, doenças crônicas. Caso de adolescentes deve questionar sobre uso de álcool, tabaco, cigarro eletrônico, drogas ilícitas e hábitos sexuais.[10]

1. *Medicações em uso:* medicações atuais e de uso crônico – tempo de uso, horários.
2. *Alergias:* medicamentos, alimentos ou outras substâncias.

Antecedentes Familiares[3,4,7,9]

- História de consanguinidade entre os pais (qual parentesco).
  - Quanto mais próximo for a relação parental maior a chance de compartilhar genes de doenças de herança autossômica recessiva, bem como a expressão dos distúrbios poligênicos.[12]
- Casos semelhantes na família, se for positivo indagar sobre a evolução clínica.
- Casos na família de:[3] doenças crônicas, epilepsia, transtorno de aprendizagem, TDAH, autismo, doenças hereditárias, deficiência intelectual, tiques, AVC, esclerose múltipla. bem como, sobre doenças psiquiátricas: ansiedade, depressão, bipolaridade, esquizofrenia; casos de suicídio.

Atividades Cotidianas (Programa Diário)[4,7]

1. Escolaridade: quando iniciou, como foi a adaptação inicial. Série/ano atual; se consegue acompanhar a turma ou apresenta queixas escolares: dificuldade na leitura, escrita, matemática ou em todas as áreas. Se tem desatenção, distração, inquietação, hiperatividade, agitação psicomotora. Se levanta frequentemente na hora da aula para tomar água ou ir ao banheiro, tem conversas paralelas ou intervenções inadequadas

na hora da aula. Perguntar se o paciente consegue fazer os deveres de casa sozinho ou necessita de ajuda, se necessita de reforço escolar. E se costuma ir e voltar da escola tranquilamente.

- Caso tenha havido mudança ou regressão no aprendizado (em criança previamente neurotípica), excluir diagnóstico de transtornos regressivos como: erro inato do metabolismo, leucodistrofias. E se a mudança tiver componente comportamental importante – ou exclusivo –, considerar possibilidade de *bullying*.

2. Sono: interrogar se ainda tem cochilo diurno (tempo total) e sobre o sono noturno (hora que costuma dormir e acordar). Como é o padrão de sono: tranquilo, agitado, mexe a noite toda, tem despertares noturnos. Se apresenta parassonias (sonilóquio, sonambulismo, enurese, pesadelos, terror noturno); ou movimentos relacionados com o sono (bruxismo, pernas inquietas). Se paciente dorme sozinho na cama, no quarto.
3. Atividades extraclasse: indagar quais realiza, reforço escolar e/ou terapias (quais e que frequência). Se o esporte é somente no ambiente escolar, ou pratica outro esporte em grupo (futebol, basquete) ou individual (natação, artes marciais, dança) e qual frequência.
4. Tempo total de telas (incluindo celular, *tablet*, *videogame*, TV):
   - A utilização precoce e por tempo prolongado de telas está associada a impaciência, imediatismo, impulsividade, problemas de socialização, transtornos de linguagem, dificuldades escolares, transtornos de sono, ansiosos e depressivos, problemas auditivos (por uso de *headphones*), problemas visuais, problemas posturais, lesões por esforço repetitivo. E caso esse uso seja livre, sem censuras e sem respeitar sua faixa etária, o paciente encontra-se em alto risco de exposição à pornografia, violência extrema, mutilações, "brincadeiras e desafios" que pode culminar em danos físicos e/ou psicológicos graves, incluindo coma e óbito. Bem como estará mais sujeito a compra e uso de drogas e a sofrer *cyberbullying*, abuso sexual, entre outros.[7]
5. Atividades de vida diária (AVDs) = atividades de autocuidados (Quadro 1-3): interrogar se o paciente tem autonomia para realizar (sem ajuda ou direcionamento) os autocuidados.
   - Indagar: se a criança tem autossuficiência para realizar (sem auxílio ou supervisão): tomar banho, lavar cabelo, pentear-se. Se identifica se a roupa está pelo avesso; define frente/trás; reconhece direita/esquerda. Amarra sapatos, arruma seus brinquedos, pertences, quarto; ajuda nas tarefas domésticas.

Quadro 1-3. Autonomia para as AVDs X idade que a criança executa (TTDD-II)[13]

Autocuidados	25% das crianças	90% das crianças
Coloca na boca alimento oferecido (fruta, biscoito)	4,8 meses	6,5 meses
Bebe em copo ou xícara e derrama menos da metade	8,8 meses	17,1 meses
Ajuda em tarefas simples (jogar no lixo, guardar brinquedos)	12,8 meses	19,9 meses
Usa colher/garfo derramando pouco	3,3 meses	3,9 meses
Retira vestimenta/calçado	13,3 meses	23,9 meses
Veste-se (com supervisão)	20,5 meses	28 meses
Escova os dentes com ajuda	16,1 meses	32,4 meses
Veste uma camiseta, sem ajuda	27,6 meses	40,8 meses
Veste e calça tudo, sem ajuda (exceto cadarço, zíper, botões)	36 meses	54 meses
Escova dentes sem supervisão	31,2 meses	60 meses

- Perguntar se necessita de lembretes ou supervisão (total ou parcial) para poder fazê-las; ou se é mais lento para realizar alguma dessas tarefas.
  - Criança neurotípica: deseja e consegue realizar todas as AVDs até os 5 anos de idade, exceto dar um laço no tênis, que pode desenvolver-se até os 6-7 anos. Crianças com **transtornos de neurodesenvolvimento, em especial o TDI e mais acentuadamente o TEA**, apresentam dificuldade e imaturidade, por isso aceitam (e alguns casos até necessitam) ajuda e intervenção dos cuidadores nos autocuidados por muito mais tempo. Isso resulta em déficits de habilidades manuais (como disgrafia e dificuldade com a letra cursiva e equilíbrio). Por isso, sentem-se incapazes, são mais dependentes e imaturos em relação aos pares, o que pode favorecer explorações e *bullying*.
  - Avaliar a rotina diária da criança, o tipo de disciplina em casa, o acesso a recreações e atividades extracurriculares, e a exposição à tecnologia que contribuem significativamente para a compreensão do bem-estar físico e emocional da criança, influenciando diretamente o planejamento do tratamento e as recomendações de cuidados.[4]

História Ambiental e Socioeconômica[3,4]

1. *História de formação da família/relacionamentos familiares:* relacionamento dos pais e familiares entre si e com a criança. Averiguar: principal cuidador, se os pais convivem com a criança, ou são separados; com quem a criança mora, em que cidades a família residiu.
2. *Condições de moradia:* número de moradores na casa, número de cômodos, se tem saneamento básico. Animais de estimação: se criança gosta, cuida.

ANAMNESE DIRIGIDA À QUEIXA (MOTIVO DE ENCAMINHAMENTO)

Roteiro inicial dirigida às queixas mais comuns na neurologia infantil abaixo:

1. *Cefaleia:* há quanto tempo, qual a localização, frequência (semanal, mensal), duração da dor, características da dor (em pontada, pulsátil, em peso, em aperto/constrição, latejante, lancinante, como uma "facada ou furada"), intensidade em uma escala de 1 a 10. Fatores precipitantes (jejum, alimentos, atividade física, ciclo menstrual, privação de sono, exposição solar), fatores que pioram ou aliviam a dor (luz, som, silêncio, dormir). Uso de analgésicos e outras medicações ou tratamentos realizados.[2,6]
2 *Crises epilépticas:* caracterizar tipo de crise, duração, sintomas pré e pós-crise, número de episódios; se alteração de consciência ou não (disperceptiva ou perceptiva). E se foi associada a febre, traumatismo, intoxicações, infecções. Investigar se após o início das crises houve indícios de involução neurológica (regressão da linguagem, aparecimento de déficit motor, déficit de memória, prejuízo cognitivo).[2,11]
3. *Desmaio, síncope, tontura, vertigem:* primeiro vamos caracterizar resumidamente esses termos clínicos: **Desmaio**: perda rápida da consciência por qualquer motivo. **Síncope**: tipo específico de desmaio causado por uma redução temporária do fluxo sanguíneo cerebral, ou queda da saturação de oxigênio, ou as duas; resultando em perda de consciência (sinal: pele fria e pálida).[2] **Tontura**: sensação de desequilíbrio corporal, uma instabilidade que pode ser do tipo rotatória ou não. **Vertigem**: tontura do tipo rotatório caracterizadas pela ilusão de que o ambiente está se movendo ao seu redor, ou vice-versa. Deve-se descrever minuciosamente os episódios e caracterizá-los em

relação ao início (idade/tempo), número de episódios, duração, frequência, posição ou decúbito do paciente no início do quadro. Fatores precipitantes, sintomas associados. Tratamentos prévios, uso de fármacos e suas doses.[2,6]

4. *Atraso do desenvolvimento neuropsicomotor*: interrogar se é desde o nascimento (de partida) ou após período de DNPM normal. Se o comprometimento é parcial ou global: motor, linguagem, social, cognição (memória, aprendizado, pensamento, atenção), afetivo, e/ou comportamental (de humor, de conduta). Em caso de regressão se foi progressivo ou súbito, se teve relação com alguma condição (estado comatoso, cirurgia/anestesia, infecção, vacinação).[2] Problemas relacionados com o desenvolvimento e comportamento acometem até 20% a 25% das crianças pequenas e, se não detectados e tratados, poderão evoluir para transtornos graves.[11]
5. *Alteração do perímetro craniano:* deformidades cranianas, microcefalia, macrocrania, com ou sem hidrocefalia. Interrogar se a alteração foi pré-natal (congênita) ou pós-natal. Microcefalia: investigar se intercorrências perinatais, sorologias (descartar infecções congênitas); se há história sugestiva de síndrome álcool-fetal ou uso de teratógenos; outros sinais clínicos, dismorfias, déficit auditivo, visual. Macrocefalia: interrogar sobre história familiar de macrocrania, síndromes neurocutâneas ou genéticas, sinais de hipertensão intracraniana, regressão do DNPM.[11]
6. *Fraqueza muscular:* interrogar sobre consaguinidade, abortamentos, RCIU; hipotonia, fraqueza muscular, atraso motor, dificuldades alimentares e respiratórias, choro fraco, dificuldade para se levantar (quando deitada, sentada), distúrbios sensoriais, déficits de nervos cranianos, ptose, atrofia muscular, fenômeno miotônico, miocardiopatia ou distúrbio de ritmo, anormalidades osteoesqueléticas, contraturas e retrações musculares.[1,8,11,12]
7. *Dificuldade escolar – avaliar as causas:*
   - Deficiência auditiva: muito mais frequente em crianças que necessitaram cuidados de UTI no período neonatal quando houver suspeita, solicitar audiometria tonal e vocal, imitanciometria, BERA ou encaminhar para otorrinolaringologia.
   - Deficiência visual: e quando houver suspeita encaminhar para oftalmologia.
   - Deficiência intelectual: anamnese com antecedentes pré-natais, marcos do desenvolvimento neuropsicomotor e genético (ver Capítulo 34)

DIAGNÓSTICO

A diagnose neurológica é baseada em três pilares: diagnósticos sindrômico, topográfico e etiológico. Por isso, quando se avalia um paciente com suspeita de comprometimento neurológico a anamnese deve ser minuciosa, para que os dados obtidos possam ser utilizados na formação desses três aspectos.

E cada um desses aspectos aborda uma dimensão diferente do diagnóstico, ajudando a compreender a apresentação clínica, a localização da lesão e a causa subjacente.[9] Tentar pular etapas para tentar chegar imediatamente ao diagnóstico pode levar a resultados insatisfatórios e exames complementares desnecessários.[2]

Diagnóstico Sindrômico

Refere-se ao conjunto de sinais e sintomas que se agrupam de forma consistente, indicando um padrão clínico específico (Quadro 1-4).

Quadro 1-4. Diagnósticos sindrômicos X algumas características clínicas[2,6,11]

Síndromes	Características
Neurônio motor superior, piramidal: liberação/ deficitária	Paresia ou paralisia muscular com hipertonia apendicular, hipotonia axial, hiper-reflexia, sinal de Babinski e seus sucedâneos (Hoffman e Trömner), arreflexia cutaneobdominal, clônus, sinal do canivete[2,6]
Neurônio motor inferior ou hipotônica	Paralisia flácida, fraqueza muscular proximal, atrofia muscular, hipo ou arreflexia profunda, fasciculação, posição de batráquio[1,2,11]
Extrapiramidal ou discinética	Distúrbios do movimento em excesso (hipercinesias: tremor, coreia, distonia, acatisia) ou diminuídos (hipo, bradi ou acinesias)[2,11]
Meningítica (irritação meningorradicular)	Cefaleia, febre, vômitos, alteração da consciência, fotofobia e sinais meningorradiculares: rigidez de nuca, Brudzinski, Kernig, Lasègue[11]
Cerebelar ou atáxica	Marcha com base alargada, disartria, dismetria, disdiadococinesia, decomposição dos movimentos, nistagmo, tremor intencional[2,11]
Nervos cranianos	Oftalmoplegias ou paresias, alteração: da mímica e da sensibilidade facial, auditiva, da fonação, deglutição, movimentação da língua etc.
Bulbar ou pseudobulbar	Disfonia, disartria, disfagia, dispneia. Pode ocorrer por disfunção do bulbo ou vias próprias do bulbo. Quando ocorre por lesão da via cortinuclear, que inerva o bulbo, usa-se o termo pseudobulbar
Neuropática (motora e/ou sensitiva)	Mais comum: fraqueza muscular distal ascendente, simétrica, distribuição "em bota e luva" com hiporreflexia, câimbras, atrofia muscular; dor neuropática, parestesia, perda sensorial[1,2,6,12]
Miopática	Hiperlordose lombar, báscula da bacia durante a marcha, dificuldade para subir escadas, ptose, dificuldade de deglutição, miotonias[1,2,11,12]
Epiléptica	Abalos simétricos ou assimétricos (**clônica**); perda súbita do tônus muscular (**atônica**); atividade motora +/- coordenada (**automatismos**), alterações autonômicas (**autonômica**); flexão e/ou extensão súbita dos músculos proximais e tronco (**espasmos**); contração(ões) súbita(s), breve, involuntária, única/múltipla (**mioclônicas**); Início súbito, interrupção das atividades em curso, olhar vazio (**ausência**)[11]
Hipertensão intracraniana	Cefaleia (clássica: pior no período matutino, com melhora ao longo do dia). Vômito: pode ou não ser em jato (precedido por náuseas); papiledema (fundoscopia); distúrbios de nervos cranianos (mais comum, disfunção do VI nervo); crises epilépticas, alterações comportamentais e do nível de consciência (agitação até coma)[2,11]
Atraso do DNPM de partida; ou regressão	Déficits congênitos ou regressivos em uma ou todas as áreas: motora, linguagem, social, intelectual, comportamental[2,3,11]
Cognitiva-comportamental	Alterações congênitas, agudas ou progressivas de: atenção, funções executivas, afetivas, sociais, de memória, perceptomotor e emoções[3]
Dismórfica ou genética	Dismorfias, malformações, comprometimento de vários órgãos[12]
Infecciosa	Febre, cefaleia, irritabilidade, confusão mental, crises epilépticas, alterações comportamentais, disfunções sensoriais/motoras e de fala[2]

(Continua)

Quadro 1-4. *(Cont.)* Diagnósticos sindrômicos X algumas características clínicas[2,6,11]

Síndromes	Características
Desmielinizante	Disfunções aguda ou subagudas: motoras, sensitivas, visuais, autonômicas, linguagem. Encefalopatia, ataxia, crises epilépticas[2]
Neurocutânea	Alterações de pele + neurológicas + tendências a hiperplasias[12]
Álgica	Dor localizada, irradiada ou generalizada em segmento ou órgão[6]
Disautonômica	Disfunção esfincteriana, sexual, gastrintestinais, de sudorese, tonturas, síncopes, labilidade da PA, frequência cardíaca, termorregulação[2,6]
Rebaixamento do nível de consciência	Diminuição, ou ausência, de resposta aos estímulos externos, que pode manifestar-se como: sonolência, obnubilação, torpor ou coma[6]

DNPM: Desenvolvimento neuropsicomotor.

Diagnósticos Topográficos

Os diagnósticos topográficos referem-se à localização anatômica da lesão dentro do sistema nervoso. Exemplos incluem:

1. Córtex cerebral.
2. Tronco cerebral.
3. Cerebelo.
4. Núcleos da base.
5. Nervos cranianos.
6. Medula espinhal.
7. Sistema nervoso periférico.
8. Sistema nervoso autônomo (simpático/parassimpático).
9. Sistema neurovascular.
10. Junção neuromuscular (mioneural).
11. Muscular (miopático).

Diagnósticos Etiológicos

Os diagnósticos etiológicos referem-se às causas subjacentes das patologias neurológicas. Exemplos incluem:

1. *Infeccioso:* meningite, encefalite, abscesso cerebral.
2. *Inflamatório/autoimune:* esclerose múltipla, Guillain-Barré, vasculites cerebrais.
3. *Congênito:* malformações cerebrais, espinha bífida, hidrocefalia congênita.
4. *Genético/hereditário:* doença de Huntington, ataxia de Friedreich, distrofias musculares.
5. *Metabólico/tóxico:* encefalopatia hepática, neuropatias diabéticas, por metais pesados.
6. *Traumático:* traumatismo cranioencefálico (TCE), lesão medular.
7. *Neoplásico:* tumores cerebrais primários, metástases.
8. *Vascular:* acidente vascular cerebral (AVC) isquêmico ou hemorrágico.
9. *Degenerativo:* doença de Alzheimer, de Parkinson, esclerose lateral amiotrófica (ELA).

CONCLUSÃO

Durante a anamnese neurológica infantojuvenil, ocorre o primeiro contato com o paciente e a oportunidade de estabelecer confiança e empatia com ele e sua família. Nesse momento, é possível observar a dinâmica familiar e as condições sociais e emocionais que influenciam a saúde deste indivíduo. A caracterização dos sintomas é essencial para orientar o pensamento clínico, direcionar o exame físico e permitir a elucidação diagnóstica. Portanto, a qualidade dessa anamnese é a base fundamental para um diagnóstico preciso, uma condução adequada e um plano terapêutico eficaz.

PONTOS-CHAVE

- A anamnese neurológica em crianças e adolescentes é a pedra angular para a avaliação e o diagnóstico de distúrbios neurológicos e variantes do desenvolvimento neuropsicomotor, orientando tanto o exame físico quanto a escolha de exames complementares.
- Esta etapa deve ser realizada de forma sistemática, visando detalhar a evolução dos sintomas que motivaram a consulta, investigar os antecedentes fisiológicos e familiares, e descrever o desenvolvimento do paciente até o presente momento.
- Um desafio significativo na neurologia infantil é a constante mudança no sistema nervoso e no comportamento infantojuvenil, conforme progride seu desenvolvimento, demandando do examinador perspicácia e cuidado para interpretar adequadamente esses novos achados.
- Informações fornecidas pelos cuidadores podem ser insuficientes ou imprecisas, e a falta de colaboração ou de comunicação verbal das crianças exige do médico paciência e sensibilidade para adaptar sua abordagem a cada situação.
- A semiologia neurológica fundamenta-se em três pilares: o diagnóstico sindrômico, topográfico e etiológico. Cada um aborda uma dimensão distinta, ajudando a entender a apresentação clínica, a localização da lesão e a elucidar a causa subjacente.
- Uma anamnese criteriosa é essencial para desenvolver todos esses aspectos; ignorar etapas pode levar a diagnósticos incorretos e à realização de exames desnecessários.

REFERÊNCIAS BIBLIOGRÁFICAS

1. Chikkannaiah M, Reyes I. Novas modalidades diagnósticas e terapêuticas em distúrbios neuromusculares em crianças. Curr Probl Pediatr Adolesc Saúde. 2021
2. Rodrigues MM, Vilanova LCP. Tratado de neurologia infantil. Rio de Janeiro: Atheneu; 2017.
3. Assumpção Jr, Francisco B. Tratado de psiquiatria da infância e adolescência. 3. ed. São Paulo: Atheneu; 2018.
4. Marques RF. Manual de habilidades profissionais: atenção à saúde da criança maior – Pediatria. Belém: EDUEPA; 2020.
5. Halpern R. Manual de pediatria do desenvolvimento e comportamento. São Paulo: Manole; 2015.
6. Leal AG, Aguiar PHP, Ramina R. Tratado de Neurologia clínica e Cirúrgica. Ponta Grossa - PR: Atena; 2022.
7. Nardes F, Pastura GMC. Anamnese pediátrica: revisão de um tópico consagrado. Revista Residência Pediátrica. 2021.
8. Papalia D, Feldman RD. Desenvolvimento Humano. 12. ed. Artmed; 2013.
9. Sousa E. Manual de semiologia neurológica. Belém: EDUEPA; 2022.
10. Sociedade Brasileira de Neurologia Infantil. Aprenda os sinais. Aja cedo: Elaborado pelo Centers of Disease Control and Prevention (CDC); 2019.

11. Sociedade Brasileira de Pediatria. Departamento Científico de Neurologia. Sinais de alerta na avaliação neurológica da criança e do adolescente; 2020.
12. Pedroso JL, França MC Jr, Camargos ST, Barsottini OGP, Kok F. Neurogenética na prática Clínica. Atheneu; 2019.
13. Frankenburg WK, Dodds J, Archer P, Shapiro H, Bresnick B. The Denver II: a major revision and restandardization of the Denver Developmental Screening Test. Pediatrics. 1992
14. Niutanen U, Harra T, Lano A, Metsäranta M. Systematic review of sensory processing in preterm children reveals abnormal sensory modulation, somatosensory processing and sensory-based motor processing. Acta Paediatr. 2020.

CAPÍTULO 2

ASPECTOS DO NEURODESENVOLVIMENTO E EXAME NEUROLÓGICO NA CRIANÇA

Lisiane Seguti Ferreira ▪ Katia Maria Ribeiro Silva Schmutzler
Ana Carolina Coan ▪ Jeanne Alves de Souza Mazza

INTRODUÇÃO

O conhecimento e a compreensão sobre os marcos do neurodesenvolvimento e do exame neurológico normais e os seus desvios são essenciais ao neurologista infantil, pois permitem o melhor entendimento das queixas clínicas; direcionam, de forma judiciosa, a investigação com exames complementares, trazem rapidez e maior precisão à identificação nosológica e à determinação etiológica, auxiliam na escolha das potenciais modalidades terapêuticas, interferindo consideravelmente no prognóstico.[1-3]

Em quase 70% dos pacientes, o diagnóstico está na total dependência de ser alcançado de forma rápida e eficaz, a partir de uma boa escuta e um bom exame físico.[4] Assim, ouvir e examinar o paciente, é o começo de um bom fim que leva à efetiva condução clínica.

O objetivo deste capítulo é fornecer informações essenciais sobre a semiologia normal, aplicada de forma prática, como um fio condutor na avaliação clínica de um paciente em investigação de um distúrbio neurológico.

MARCOS DE DESENVOLVIMENTO NEUROPSICOMOTOR

Alguns autores utilizam o quociente do desenvolvimento (QD), que é uma estimativa relativamente acurada, para delimitar o grau do neurodesenvolvimento, não apenas com o objetivo de tornar mais precisas as informações a serem repassadas aos pais, mas também para a definição de diretrizes em saúde pública e a proposição de metas de gestão e regulação de prioridades. O QD é determinado pela fração entre a idade presumida, de acordo com os marcos alcançados, e a idade cronológica, como se mostra a seguir:

$$QD = \frac{\text{Idade presumida da avaliação}}{\text{Idade cronológica}}$$

QD > 85 – requer acompanhamento de rotina
QD 75-85 – alerta para um acompanhamento mais estreito
QD < 75 – exige uma avaliação mais abrangente e completa

Quadro 2-1. Sinais de alerta para atraso neuropsicomotor (*redflags*)

Idade	Sinais de alerta
1 mês	Irritabilidade constante; bebê pouco alerta
2 meses	Não reconhece os pais, não se vira para o som, não segue objetos com os olhos
3 meses	Não apresenta sorriso social
4-5 meses	Não apresenta sustento cefálico completo, não sorri, não apresenta resposta à ameaça visual
6 meses	Não rola, cabeça sem qualquer controle motor
9 meses	Senta em W, postura das pernas em tesoura, reflexos primitivos persistentes, ausência de balbucios
12 meses	Ausência de reflexos de proteção, inabilidade para localizar o som
15 meses	Ausência de palavras isoladas, caminha nas pontas dos pés
18 meses	Aquisição de dominância manual antes desta idade
21 meses	Ausência de interação social
24 meses	Familiares não compreendem a fala, resistência a mudanças
3 anos	Pessoas próximas à família não compreendem a fala, presença de ecolalia
5 anos	Pessoas estranhas não compreendem a fala

Fonte: Baumer NT, Barkoudah E, Elibol Z. Neurodevelopment and Neurologic Examination. In: Sims KB. Handbook of Pediatric Neurology. 1st ed. Philadelphia: Lippincott Willians & Wilkins; 2014. p. 1-18.

De forma bastante resumida, podemos seguir a regra dos **4** para a avaliação do desenvolvimento da fala: o número de palavras compreensíveis naquela idade da criança é dividido por 4. Com 1 ano, 25%, com 2 anos, 50%, com 3 anos, 75%, e com 4 anos, compreende-se a maioria das palavras emitidas pela criança.[4]

Ainda no quesito do desenvolvimento da linguagem, pode-se afirmar de forma genérica e respeitando as variações que: com 6 meses, a criança fala apenas partes da palavra, com 1 ano fala 1 palavra, atende a um comando, aponta com 1 dedo; com 2 anos, forma sentenças com 2 palavras; atende a dois comandos, aponta duas figuras; com 3 anos forma sentenças com 3 palavras, segue três comandos, aponta para três diferentes cores e nomeia objetos conhecidos; aos 4 anos, nomeia 4 cores, já se habilita aos P – (**P**lural, **P**ronomes, **P**reposição, conjugação do tempo **P**assado) e aos 5 anos reconhece e descreve fatos e categorias como nome completo, endereço, formas, números e algumas letras.[4]

O profissional deve estar treinado para avaliar as habilidades esperadas, de acordo com a faixa etária (**quadro de desenvolvimento normal de 1 mês a 7 anos – disponível no apêndice**) e atento as *redflags* ou sinais de alerta, disponibilizados no Quadro 2-1.[1,2,4-7]

EXAME FÍSICO NA NEUROLOGIA INFANTIL

O exame físico neurológico na criança requer não apenas conhecimento técnico, mas também habilidade. A semiologia clínica neurológica na criança é complexa, por suas modificações ao longo do desenvolvimento; na busca por sinais de lesões, sinais localizatórios, ao mesmo tempo em que é rica na identificação das aquisições sensitivas, motoras, sensoriais e cognitivas.[1,2,5,8]

É uma verdadeira arte, historicamente adaptada a partir do exame neurológico em adultos, mas que apresenta distintas peculiaridades, especialmente quando realizado na primeira infância, haja vista a dinâmica de modificações que ocorrem no cérebro em desenvolvimento.

A avaliação inicia quando a criança e seus pais entram no consultório. Durante a coleta da anamnese, é preciso observar o comportamento, a postura, a movimentação e a interação com os pais e o interlocutor, pois estas informações complementam os achados do exame físico, cuja organização, ordenação e detalhamento dependerão da queixa apresentada.[9]

O exame físico geral deve sempre preceder o exame neurológico e contemplar, sumariamente, a pesquisa por sinais dismórficos, estigmas neurocutâneos, sinais de irritação meníngea, defeitos de fechamento do tubo neural, hepatoesplenomegalia, alterações na ausculta cardíaca, além da identificação de anormalidades e deformidades congênitas.[4,10]

Além do material neurológico clássico: fita métrica, lanterna, martelo (preferencialmente o de Taylor), diapasão e oftalmoscópio é importante ter em mãos alguns instrumentos como: chocalhos, cubos para provas de praxia; lápis para identificação de cores e quantidade, desenhos; bolas de diferentes tamanhos para avaliar coordenação, cartões com diferentes formatos de figuras geométricas, além de brinquedos e livros ricamente ilustrados.

A despeito da idade do paciente, a essência das informações a serem extraídas no exame físico é a mesma: estado mental, nervos cranianos, força muscular, reflexos, sensibilidade, coordenação, acrescida da aferição do perímetro cefálico (PC). No entanto, a forma como essas informações serão obtidas e interpretadas é idade-dependente.

A avaliação do exame neurológico está disponibilizada, de forma didática e ilustrada, no endereço que segue:

https://www.fcm.unicamp.br/fcm/neuropediatria-conteudo-didatico/exame-neurologico

Medida da Circunferência Craniana e Determinação do Índice

A aferição do perímetro cefálico (PC) é essencial e deve ser realizada de forma seriada, plotada numa curva, semanal (no recém-nascido pré-termo) ou mensalmente no primeiro ano de vida e sempre registrada na consulta com o neurologista infantil. A fita métrica deve ser posicionada envolvendo a glabela, anteriormente, e a proeminência occipital, posteriormente. A curva-padrão de crescimento do PC está disponibilizada no apêndice para crianças a termo (RNT) e pré-termo (RNPT).

A microcefalia, segundo a tabela do Intergrowth, é considerada como uma medida < de 2DP da circunferência occipitofrontal (OFC), abaixo da média para a idade (ou idade gestacional, se identificada pré-natalmente) e conforme o sexo. A microcefalia grave é definida como uma medida OFC < de 3 DP abaixo da média para a idade e sexo. Neste conceito, enquadram-se os RN ≥ 37 semanas de IG com medida do PC ≤ a 31,5 cm para meninas e 31,9 cm para meninos.

A interpretação dos achados deve estabelecer um comparativo aos valores de peso e estatura. Se todos os parâmetros estiverem, acima do percentil 95, e a criança tem desenvolvimento neuropsicomotor normal, provavelmente se trata de algo constitucional. O mesmo raciocínio não se aplica à microcefalia, cujo achado, quase que invariavelmente tem significado patológico.

No RNPT, a taxa média de crescimento é de 0,5 cm nas primeiras 2 semanas, 0,75 na terceira semana, 1 cm da quarta semana em diante, até alcançar a idade de 40 semanas de gestação. Depois do período neonatal, espera-se o crescimento médio de 2 cm/mês no primeiro trimestre, 1 cm/mês no segundo trimestre, 0,5 cm/mês no segundo semestre;

0,25 cm/mês na idade entre 1 e 3 anos e 1 cm por ano de 4 a 6 anos. O tamanho médio do PC, ao nascimento, no paciente a termo, pode ser de 35 cm; aos 3 meses, 40 cm; aos 9 meses, 45 cm; aos 3 anos, 50 cm; aos 9 anos, em torno de 55 cm.[11]

Estado Mental/Cognição

Implica em avaliar o estado de alerta da criança e o seu grau de interação com o meio ambiente, e a interação com os pais. As crianças maiores devem seguir determinadas instruções e responder a certas questões. Dependendo da idade cronológica, ela deve completar um quebra-cabeça, contar uma história, desenhar um animal; sempre numa atmosfera amistosa, acolhedora e por meio de brincadeiras.[9]

Através de perguntas, observar a clareza da fala e o discurso coerente. A avaliação das funções corticais superiores constitui uma importante parte do exame. Para os menores de 2 anos, essa avaliação é feita de acordo com os marcos de desenvolvimento neuropsicomotor.[6,7] Para os maiores, poderemos utilizar o minimental, criado em 1975 e que foi adaptado para ser aplicado na faixa etária entre 3 e 14 anos, conforme apresentado no Quadro 2-2.[12-14]

Quadro 2-2. Minimental adaptado para aplicação em crianças[12,14]

Função	Teste
1. **Orientação** Total = 12 pontos	▪ Sexo, nome, último nome, reconhecimento de parentes (1 ponto para cada, total = 4 pontos) ▪ Lugar, cidade, estado, país (1 ponto para cada, total = 4 pontos) ▪ Dia, data, mês, ano (1 ponto para cada; totalizando = 4 pontos
2. **Atenção e concentração** Total = 7 pontos	▪ Mínimo de 2 e máximo de 4 dígitos em sequência (um ponto para cada) (11, 12, 13, 14, 15) (total = 4 pontos) ▪ Mínimo de 2 e máximo de 4 dígitos de trás para frente: 15, 14, 13, 12, 11 (total = 3 pontos)
3. **Identificação/registro e percepção sensorial** Total = 3 pontos	Identificar 3 objetos pelo nome. Por exemplo: bola, caneta, telefone (1 ponto para cada)
4. **Memória de evocação** Total = 3 pontos	Lembrar os objetos que foram apresentados no item 3 (1 ponto para cada)
5. **Linguagem** (Total = 12 pontos)	
5.1 Nomear 5 partes do corpo (5 pontos	Apontar para 5 partes do corpo 1 ponto para cada)
5.2 Atender a um comando com 3 etapas (total de 3 pontos)	Pegar a caneta, tirar a tampa da caneta e colocar em cima da mesa
5.3 Repetir uma sentença (1 ponto)	Eu gosto de brincar com meu cachorro
5.4 Ler (1 ponto)	Ler o próprio nome ou frases simples como – "O gato bebeu o leite"
5.5 Escrever uma frase (1 ponto)	O seu próprio nome ou uma frase simples
5.6 Copiar um desenho (1 ponto)	Um círculo, por exemplo
Pontuação total = 37 pontos. Exigência conforme a idade: 3 a 5 anos (> 24); 6-8 anos (> 28); 9-11 anos (> 30); 12-14 anos (> 35)	

EXAME DOS NERVOS CRANIANOS[1,3,15,16]

Dificilmente segue o protocolo padronizado do adulto, necessitando de improvisação e adaptações na sequência de tarefas, conforme o grau de cooperação.

Nos lactentes e nas crianças menores deve-se observar a atividade espontânea, o posicionamento e a movimentação dos globos oculares, a qualidade, a simetria e a força do choro, a adequada capacidade de sucção e a deglutição, o reflexo oculovestibular, reposta à luz, ameaça visual, resposta ao som, capacidade de se virar ao estímulo auditivo etc.

- *I – Nervo olfatório:* pesquisar após os 4 ou 5 anos de idade, quando a criança fornece uma informação mais fidedigna. A avaliação consiste em ocluir uma narina e oferecer aromas de substâncias não irritantes como chocolate, chiclete ou café, por exemplo, para não estimular o nervo trigêmeo.
- *II – Nervo óptico:* testar o campo periférico: solicitar que a criança fixe o seu olhar no nariz do examinador, que vai mover um pequeno objeto (vermelho ou branco) do campo temporal ao campo nasal e no sentido superior e inferior. O exame do fundo de olho com oftalmoscópio mostra uma papila óptica com bordas bem definidas e de coloração rósea e mais clara que no adulto. O reflexo de piscamento tem como via aferente o nervo óptico e eferente o nervo facial. Ao incidir um foco luminoso nos olhos, ocorre um reflexo de defesa com fechamento imediato das pálpebras, que não desaparece com a idade.
- *III, IV e VI – Nervos oculomotor, troclear e abducente:* controlam os movimentos extraoculares e devem trabalhar sincrônica e harmoniosamente, caso contrário, ocorre a diplopia. A pesquisa da motricidade extrínseca ocular é feita à simples inspeção: observar o posicionamento dos olhos, que devem estar alinhados, para pesquisa da percepção visual, utilizar como estímulo um objeto colorido, movimentando no sentido da letra H, tanto nos planos horizontal quanto vertical. O III nervo inerva os músculos reto medial (responsável pelo movimento de adução do globo ocular), reto superior e inferior (responsáveis pelos movimentos de elevação e depressão do globo ocular), oblíquo inferior e o elevador da pálpebra. Para o reflexo fotomotor: incidir a luz de uma lanterna sobre a pupila e observar a constrição pupilar bilateral (reflexo fotomotor direto e consensual). Os nervos IV e VI inervam o músculo oblíquo superior e o músculo reto lateral, respectivamente. Os músculos oblíquos agem no plano vertical, enquanto o olho encontra-se aduzido. Numa posição primária, quando a criança olha adiante, os músculos oblíquos têm o efeito de rotação dos globos oculares no eixo anteroposterior. O músculo reto lateral é responsável pelo movimento de abdução.
- *V – Nervo trigêmeo:* é um nervo misto, responsável pela sensibilidade da face, do olho e da metade anterior do escalpo, além da inervação dos músculos mastigatórios como o masseter, pterigoide e temporais. A sensibilidade é testada por estímulo tátil, com leve toque na face, observando-se a reação da criança. Para o reflexo córneo palpebral: estimular uma das córneas com um filete de algodão, e observar o fechamento das pálpebras. Nos lactentes, podem ser pesquisados: o reflexo glabelar, ao percutir o dedo do examinador sobre a glabela, com fechamento imediato das pálpebras, orbicular dos lábios, percutindo-se o lábio superior, onde ocorre a contração do músculo orbicular; além do reflexo mentoniano, obtido com leve toque sobre o mento, com contração reflexa do masseter. A avaliação motora consiste em solicitar, que a criança pressione uma espátula contra os dentes e o examinador tenta uma retirada forçada ou solicite que a criança abra a boca e deslize a mandíbula de um lado para o outro, contra a mão do examinador.

- *VII – Nervo facial:* responsável pela inervação motora dos músculos da mímica, incluindo platisma, estapédio. O nervo intermédio leva fibras secretórias às glândulas lacrimais através do nervo petroso superficial maior e às glândulas salivares pela corda do tímpano e gustação dos 2/3 anteriores da língua. Deve-se observar a face como um todo, a expressão facial durante o choro, o riso, a fala, o movimento de abrir e fechar os olhos, o fechamento incompleto das pálpebras, solicitar à criança para encher as bochechas, apertar os lábios, mostrar os dentes avaliando o posicionamento das rugas da testa e as pregas nasolabiais. De forma lúdica, pedir para imitar os movimentos do examinador como quando se está zangado, triste, assustado e observar a presença de tremor, contrações ou outros movimentos involuntários. Na paralisia facial periférica, paralisia de Bell, tanto a porção superior quanto inferior são paralisadas, a criança não fecha o olho, ou ele é facilmente aberto pelo examinador, o globo ocular pode mover-se para cima na tentativa de fechar o olho, o paciente não pisca no lado comprometido e o enrugamento da face está ausente.
- *VIII – Nervo vestibulococlear:* a audição deve ser testada no dia do nascimento. Ao ouvir o som de um chocalho, o bebê muda sua expressão, demonstrando que foi receptivo ao som. Até o final do primeiro mês, 100% dos bebês, voltam-se em direção ao som. Uma avaliação grosseira pode ser realizada ainda na fase de anamnese, quando a criança não consegue responder aos questionamentos do examinador ou ao de seus pais. Uma criança com surdez unilateral vira sua cabeça para se aproximar do lado afetado, assim como ao se produzir um pequeno ruído com os dedos, próximo ao ouvido. A criança maior deve repetir palavras e sussurrar números como – 36, 26 (tons altos) e 48 e 75 (tons baixos). Para a porção vestibular, o equilíbrio é avaliado solicitando que a criança fique de pé, com os olhos fechados ou enquanto caminha ou se levanta, observar a postura e questionar a presença de tontura, sensação de queda, náuseas ou vômitos. No lactente, pesquisar o reflexo oculocefálico (olhos de boneca): ao virar a cabeça para um lado, há desvio conjugado dos olhos para o lado oposto.
- *IX e X – Nervos glossofaríngeo e vago:* conduz a sensibilidade comum da faringe, amígdalas, palato mole e 1/3 posterior da língua, a sensibilidade gustatória do terço posterior da língua (IX nervo isolado) e provê a inervação motora para os músculos do palato e da faringe, além da inervação motora das cordas vocais (X nervo isoladamente). A criança deve abrir a boca e dizer – "ah", observando a elevação do palato mole e o posicionamento medial da úvula e a quantidade de salivação produzida. O reflexo do vômito é mediado pelo IX nervo e é elicitado ao se tocar levemente a mucosa posterior da faringe com um abaixador de língua. A presença de estridor, rouquidão, disartria, distonia sugerem a necessidade de se examinar detalhadamente o IX nervo.
- *XI – Nervo acessório:* supre a inervação motora para a porção superior do trapézio e para o esternocleidomastóideo. Trapézio: solicitar a elevação dos ombros contra a resistência, sendo que a atrofia do músculo, inclinação da cabeça e queda do ombro podem sinalizar para lesão deste nervo. O esternocleidomastóideo é testado, exercendo resistência, enquanto a criança movimenta a cabeça para o lado contralateral.
- *XII – Nervo hipoglosso:* controla todos os movimentos da língua e alguns movimentos da laringe e do osso hioide durante e após a deglutição. Deve-se inspecionar a superfície da língua, detectar atrofia, perda de força e movimentos involuntários, examinar o controle motor voluntário e a presença de miotonia. Na lesão unilateral, a língua exteriorizada aponta para o lado da lesão e a voz pode ficar abafada ou disártrica.

AVALIAÇÃO DOS REFLEXOS[1,3,15,16]

Na criança, avaliam-se reflexos primitivos a depender da idade e os reflexos miotáticos em todas as faixas etárias. Os aspectos semiológicos, idade de aparecimento e desaparecimento dos reflexos primitivos são apresentados no quadro disponibilizado no apêndice **Reflexos primitivos e posturais – aspectos fisiológicos, semiológicos, idade de início e desaparecimento.**[1-3,5]

Reflexos Miotáticos ou de Estiramento

De forma geral, os reflexos osteotendinosos (ROT) são facilmente obtidos na criança maior, na posição sentada e de forma cooperativa. Se a criança estiver chorando e resistente à aproximação do examinador, essa etapa pode ser postergada para uma fase seguinte ou podem ser tentadas manobras com a criança posicionada no colo do cuidador. Cada ROT é mediado por um nível radicular. Portanto, na avaliação, obtemos informações diretas quanto à integridade das estruturas nervosas.

Habitualmente, os ROT examinados são: bicipital (nervo musculocutâneo; raízes de c5/**C6**), tricipital (nervo radial; raízes de c6, **C7**, c8), patelar (femoral; l2, l3, **L4**) e aquiliano (tibial; l5, **S1**, s2). Quando possível, usar manobras de facilitação, como pedir para a criança cerrar os dentes ou cerrar o punho contralateral, quando os membros superiores estiverem sendo examinados e solicitar que a criança entrelace os dedos das mãos e tracioná-los em direção oposta, ao examinar os ROT dos membros inferiores.

Para obtenção do reflexo bicipital, o examinador deve pressionar o seu dedo indicador levemente no tendão do bíceps na fossa antecubital e golpear o dedo com o martelo. A resposta esperada consiste na contração visível do bíceps e na flexão do cotovelo.

O reflexo tricipital é obtido, segurando a mão da criança, posicionando o antebraço transversalmente sobre o tronco e golpeando o tendão do tríceps, logo acima do cotovelo. Espera-se a contração visível do tríceps e a extensão do cotovelo.

O reflexo patelar é obtido, golpeando levemente o tendão patelar e observando a contração visível do quadríceps e a extensão do joelho. Na posição deitada, o braço esquerdo (no caso do médico destro), deve ser colocado embaixo do joelho a ser examinado. Quando a criança estiver sentada, ela deve ficar na borda da maca, com as pernas pendentes. Se as pernas estiverem rígidas, a criança deve ser instruída a se recostar, de forma a deixar os calcanhares totalmente livres.

O reflexo aquileu é mais bem obtido com a criança na posição em decúbito dorsal. A perna deve ser rodada externamente e ligeiramente fletida no joelho. O examinador usa sua mão esquerda para dorsifletir o pé e, então, golpeia o tendão de Aquiles, observando-se tanto o movimento de flexão do pé, quanto a contração dos músculos da panturrilha.

Reflexos hiperativos (hiper-reflexia) podem denotar disfunção corticoespinhal, enquanto a hiporreflexia pode estar associada ao envolvimento de estruturas que compõem a unidade motora (o corpo do neurônio no corpo anterior da medula, as fibras nervosas e as fibras musculares). Entretanto, a hiporreflexia pode, ocasionalmente, ser encontrada em condições de pobre controle do sistema nervoso central por disfunção da alça reflexa gama ou ainda por envolvimento das raízes posteriores nas lesões intra ou extramedulares.

Reflexos Superficiais

O reflexo cutâneo plantar é obtido por meio de um estímulo firme, lento, não doloroso, partindo da região posterior a anterior da margem lateral da planta do pé, utilizando um objeto de ponta romba como, por exemplo, uma chave ou a ponta do cabo de um martelo. O instrumento deve mover-se para a frente e depois se curvar para dentro em direção ao meio do pé (metatarsofalangeana média). O teste deve ser feito, com a criança deitada e o joelho estendido ou mesmo pressionado para baixo. Normalmente, o hálux se flete na articulação metatarsofalangeana, mesmo se as articulações terminais parecerem estendidas. Ausência de resposta demonstra que a criança não está relaxada ou que a temperatura está muito fria. A resposta de Babinski consiste na extensão do hálux e na extensão e abertura em leque dos demais dedos.

O reflexo de Hoffman é obtido, pressionando rapidamente a unha da falange distal do terceiro dedo para baixo, entre o indicador e o polegar do examinador. Sua presença unilateral é valorizada, haja vista que pode significar lesão de vias piramidais.

Para pesquisar o reflexo cutâneo abdominal, a criança deve estar em decúbito dorsal. Deve-se passar um instrumento de ponta romba (chave ou lápis) em cada um dos quadrantes abdominais em direção ao umbigo. Reflexos abdominais ausentes podem expressar uma interrupção do arco reflexo por lesões nervosas decorrentes de cirurgia ou infecção; ou ainda por lesões do sistema piramidal acima do nível de inervação segmentar (bilateral, com envolvimento medular e unilateral, com envolvimento cerebral).

Avaliação Motora e Exame da Marcha[1,3,5,10,17]

O tônus muscular é definido como o grau de tensão presente em um músculo em repouso. Deve ser avaliado quando a criança estiver bem relaxada, analisando o grau de resistência aos movimentos passivos. Na observação da atitude, podem ser verificados os movimentos voluntários espontâneos. Até o final do primeiro mês, o RN movimenta mais os membros inferiores que os superiores.

As etapas que se seguem para avaliação do tônus são: inspeção, palpação, balanço e extensibilidade articular. Deve-se segurar a mão e o antebraço da criança, como se fosse apalpar o seu pulso. A seguir, deve ser feito um movimento de flexão/extensão; supinação e pronação. Deve-se solicitar que a criança levante o braço e o deixe cair e observar a velocidade da queda. Nos membros inferiores, role as pernas com as palmas das mãos e faça movimentos para testar a flexão e extensão passivas da cintura pélvica, joelho e tornozelo.

O tônus muscular pode estar reduzido em doenças que comprometem o cerebelo, o corno anterior da medula, o músculo e pode estar aumentado em doenças dos núcleos da base e disfunção do trato corticoespinhal.

A força muscular, quando possível, é examinada testando a habilidade da criança em se contrapor a uma resistência imposta pelo examinador nos grupos musculares proximais e distais. De forma geral, mais de um músculo participa ativamente de um movimento. Por esta razão, enquanto testa músculos específicos, o examinador deve observar e palpar músculos adjacentes. A gradação da força é feita de acordo com a escala do Medical Research Council (Quadro 2-3).[15]

Infelizmente, pode haver dificuldades na cooperação ou na coordenação, o que limita, ou mesmo impossibilita, que a criança execute a força máxima desejada, resultando apenas em avaliações grosseiras.

Algumas estratégias como a de solicitar que a criança pressione as mãos contra a parede, podem ser úteis na avaliação da força do ombro e dos braços, tornando evidentes, por exemplo, a identificação de escápula alada. Alternativamente, a criança pode ser colocada no chão e ser solicitada a caminhar com as mãos, enquanto o examinador segura suas pernas (manobra do "carrinho de mão"). A criança deve ser também orientada a se levantar do chão, sem apoio e sem auxílio de terceiros.

Quadro 2-3. Escala de gradação da força muscular[15]

Gradação da Força Muscular (MRC – *Medical Research Conciul*)	Movimento realizado
Grau 1	Há contração visível ou palpável, mas não ocorre movimento do membro
Grau 2	O músculo apenas consegue realizar seu movimento normal em posições que eliminam a ação da gravidade
Grau 3	O músculo move-se normalmente contra a gravidade, mas não consegue vencer nenhuma resistência adicional
Grau 4	Apesar do músculo poder executar o movimento completo, não resiste à força do examinador
Grau 5	Força normal

Existem manobras específicas para avaliação da força muscular em lactentes, quando não é possível obter a colaboração para realizar as chamadas provas deficitárias. No lactente, a avaliação da força muscular pode ser feita por meio de manobras: a) manobra do cachecol – que consiste em cruzar os braços adiante o pescoço, ou o equivalente em membros inferiores, colocando as coxas fletidas sobre o abdome e ao soltá-los, observa-se a amplitude, a velocidade e a simetria da queda; b) manobra da beira da cama – o lactente em decúbito dorsal, com apoio do quadril na mesa do exame, de modo que as pernas fiquem pendentes, sob ação da gravidade (equivale à prova de *Mingazzini* em adultos).

Para avaliar a marcha, a criança deve caminhar de frente e de costas, preferivelmente em um corredor e subir e descer degraus, conforme a idade. Podem ser acrescidas manobras como andar em ante pé e no retropé. Observar se a marcha tem base alargada ou estreitada, se há movimento de circundução do quadril, gingado e marcha claudicante, postura de pés caídos e se há movimentos simétricos e recíprocos dos braços e se as pernas e pés se movem de forma simétrica e normal.

Ao solicitar que a criança corra, observar se há flexão ou extensão de um braço, com subsequente movimento atetoide. As marchas anormais podem ser categorizadas como espástica, atáxica, coreotetoide, em *stepage* e miopática ou anserina.

Coordenação Motora[1,3,5,10,17]

Alcançar um objeto sem errar o alvo é um processo de amadurecimento que ocorre nos primeiros 2 anos de vida. Nesta faixa etária, avalia-se a coordenação motora, de forma indireta, observando como ela retira o lenço que cobre a face (prova lenço no rosto) ou como a criança alcança e movimenta os objetos (prova mão-objeto); como ela leva, por exemplo, a colher à boca, como a criança brinca com seus brinquedos e se há presença de tremor ou outros movimentos involuntários que prejudiquem a coordenação.

A prova índex-nariz é avaliada a partir dos 4 anos. Pede-se para que o paciente toque a ponta do dedo na ponta do nariz, permanecendo nesta posição. Deve ser observada a habilidade de apontar corretamente o dedo, a fluidez do movimento e a acurácia com que o dedo é levado até a ponta do nariz e a firmeza com que é mantido. Esta manobra deve ser repetida com os olhos fechados. Pode ocorrer hesitação durante a trajetória e oscilação ao tocar a ponta do dedo no nariz.

O movimento de alternância das mãos em supinação e pronação do antebraço é avaliado mais precisamente aos 7 anos. A realização de movimentos alternados pode ser feita em crianças menores, solicitando que a criança gire os antebraços, entre si, no sentido horário e anti-horário, o que se aplica à avaliação da adiadococinesia, quando deve ser observado o ritmo e a acurácia do movimento.

Na prova de coordenação de tronco e membros, coloca-se a criança em decúbito dorsal, braços cruzados e pede-se para que a criança se sente, sem elevar o calcanhar. Uma forma de avaliar a coordenação dos membros inferiores, é solicitar, que a criança deitada na posição de decúbito dorsal, deslize o seu calcanhar em linha reta, posicionado na perna contralateral.

Sensibilidade[1,3,17]

O exame da sensibilidade permite avaliar a integridade do sistema da coluna dorsal (vibratória e postural) e da via espinotalâmica (dor e temperatura). Inclui as modalidades superficial, termoalgésica e tátil grosseira, que podem ser pesquisadas apenas qualitativamente, por meio das reações motoras até os 5 anos, quando, a partir desta idade, as informações são mais precisas. O mesmo se aplica à sensibilidade vibratória, artrocinética e postural e noção de posição segmentar.

Para a avaliação da sensibilidade tátil e dolorosa, utilizar algodão e um instrumento pontiagudo – a criança maior deve relatar como é a sensação (agradável ou desagradável) e se a sensação é a mesma em ambos os lados do corpo. Na criança menor, deve-se observar sua presença ou ausência por meio dos reflexos cutâneos: o reflexo de encurvamento do tronco pode ser provocado ao longo da região paravertebral, testando desde os segmentos T4 até L1. Os reflexos cutaneoabdominais abrangem T6 a T12, o reflexo cremastérico, L1 e L2, e o reflexo anal superficial, S2 a S5.

A avaliação da sensibilidade proprioceptiva é feita com o auxílio de um diapasão ou testando a posição de um membro (ao avaliar se o hálux, por exemplo, está posicionado para cima ou para baixo). Primeiramente, o diapasão deve ser colocado sobre o esterno da criança para que ela perceba e identifique o estímulo vibratório. Posteriormente, após entender os comandos, a criança deve permanecer de olhos fechados e o diapasão deve ser colocado numa estrutura óssea (por exemplo no hálux), solicitando à criança que informe se está vibrando ou não, comparando o lado esquerdo com o direito, a localização proximal com a distal, membros superiores e membros inferiores.

PONTOS-CHAVE

- O exame neurológico da criança é parte integrante, indispensável e fundamental na construção do diagnóstico e apresenta distintas peculiaridades, especialmente quando realizado na primeira infância, haja vista a dinâmica de modificações que ocorrem no cérebro em desenvolvimento.
- Antecedendo o exame neurológico, sempre deve ser feito o exame físico geral. Além da habilidade necessária no manejo da criança, o profissional deve ter em mente, os principais marcos de desenvolvimento neuropsicomotor e estar munido dos equipamentos neurológicos essenciais.
- A despeito da idade do paciente, a essência das informações a serem extraídas no exame físico é a mesma: estado mental, nervos cranianos, força muscular, reflexos, sensibilidade, coordenação, acrescida da aferição do perímetro cefálico. No entanto, a forma como essas informações serão obtidas e interpretadas é idade-dependente.

REFERÊNCIAS BIBLIOGRÁFICAS

1. Funayama C. Exame físico neurológico na criança. Medicina Ribeirão Preto, 1996 Jan/Mar; 29:32-43.
2. Moura-Ribeiro MVL, Gonçalves VMG. Neurologia do desenvolvimento da criança. Rio de Janeiro: Revinter Ltd; 2006.
3. Swaiman KF, Ashwal S, Ferriero DM, Schor NF, Finkel RS, Gropman A, et al. Swaiman's Pediatric Neurology. 6th ed. New York: Elsevier; 2018.
4. Baumer NT, Barkoudah E, Elibol Z. Neurodevelopment and Neurologic Examination. In: Sims KB. Handbook of Pediatric Neurology. 1st ed. Philadelphia: Lippincott Willians & Wilkins; 2014. p. 1-18
5. Diament A, Cypel S, Reed UC. Neurologia Infantil. 5. ed. São Paulo: Atheneu; 2010.
6. Pedromônico MRM, Bragatto EL, Strobilius R. Tradução para o português do Teste de Triagem de desenvolvimento Denver II, Universidade Federal de São Paulo – UNIFESP/EPM. Disciplina de Distúrbios da Comunicação Humana; 1999.
7. Zubler JM, Wiggins LD, Macias MM, Whitaker TM, Shaw JS, Squires JK, et al. Evidence-Informed Milestones for Developmental Surveillance Tools. Pediatrics. 2022 Mar 1;149(3).
8. Martins Jr CRM, França Jr MC, Martinez ARM, Faber I, Nucci A. Semiologia Neurológica. Rio de Janeiro: Revinter; 2017.
9. Haslam RHA. Clinical neurological examination of infants and children. Chapter 2. In: Handbook of Clinical Neurology, Vol. 111 (3rd series). Pediatric Neurology Part I. O. Dulac, M. Lassonde, and H.B. Sarnat, Editors. Elsevier; 2013.
10. Stanford Medicine Children's Health. Available from February 2024: https://www.stanfordchildrens.org/en/topic/default?id=neurological-exam-for-children-90-P02613
11. Passi GR. Algorithms in Pediatric Neurology (A Beginner's Guide). 1st ed. New Delhi: Jayppe Brothers Medical Publishers Ltd; 2011.
12. Besson PS, Labbé EE. Use of the Modified Mini-Mental State Examination with children. J Child Neurol. 1997 Oct; 12(7):455-60.
13. Cainelli E, Di Giacomo DL, Mantegazza G, Vedovelli L, Favaro J, Boniver C. Prognostic role of Mini-Mental State Pediatric Examination (MMSPE) on neuropsychologicalfunctioning. NeurolSci. 2020 Mar;41(3):619-623.
14. Jain M, Passi GR. Assessment of a modified Mini-Mental Scale for cognitive functions in children. Indian Pediatr. 2005 Sep;42(9):907-12.
15. Campbell WW. De Jong's The Neurologic examination. 6th ed. Philadelphia: Lippincott Willians & Wilkins; 2005.
16. Spillane J. Exame neurológico na prática clínica de Bickerstaff. 6. ed. Porto Alegre: Artmed; 1998.
17. Pediatric Neurological Examination. Vídeo – Pediatrics Secrets: 38'59" Available from February 2024:https://www.youtube.com/watch?v=JiK2eD4hnhM

CAPÍTULO 3

AVALIAÇÃO COMPLEMENTAR NEUROFISIOLÓGICA

Ana Carolina Coan ▪ Lisiane Seguti Ferreira
Katia Maria Ribeiro Silva Schmutzler ▪ Jeanne Alves de Souza Mazza

INTRODUÇÃO

Os exames complementares neurofisiológicos podem desempenhar papel importante na avaliação de crianças com distúrbios neurológicos que afetam o sistema nervoso central e periférico, fornecendo informações objetivas adicionais à anamnese e ao exame neurológico. Esses exames podem contribuir para a confirmação do diagnóstico, avaliação da gravidade, monitorização da progressão da doença, identificação de complicações, decisões de tratamento e definição de prognóstico.[1]

Cinco diferentes modalidades compõem a área da neurofisiologia: eletroencefalograma (EEG), eletroneuromiografia (ENMG), potencial evocado, polissonografia e monitorização intraoperatória. Apesar de seu papel fundamental na avaliação de diferentes transtornos, esses exames apresentam indicações específicas e devem sempre ser interpretados à luz das informações clínicas. Além disso, a interpretação de seus resultados em crianças, em diferentes fases de desenvolvimento, pode ser um desafio e depende de profissionais adequadamente treinados.[1]

Os requisitos técnicos de cada modalidade fogem do escopo deste capítulo, o qual aborda as indicações clínicas e cuidados na solicitação e interpretação destes exames. O Quadro 3-1 resume as principais indicações das diferentes modalidades de exames neurofisiológicos subsidiários. A monitorização intraoperatória não será abordada neste capítulo.

Os exames neurofisiológicos devem ser sempre interpretados à luz do quadro clínico e neurológico do paciente. Os médicos neurofisiologistas precisam dos dados clínicos detalhados e das hipóteses diagnósticas do médico solicitante para que se obtenha o máximo rendimento do exame. Isso é sobretudo importante para os exames de eletroencefalograma (EEG) e eletroneuromiografia (ENMG).

Quadro 3-1. Principais indicações de exames neurofisiológicos

Exame	Indicações
EEG	▪ Corroborar o diagnóstico de epilepsia ▪ Identificar o tipo de epilepsia e síndrome epiléptica ▪ Avaliar a evolução após o tratamento de síndromes epilépticas específicas ▪ Diagnóstico e manejo do tratamento do estado de mal epiléptico ▪ Avaliar a possibilidade de estado de mal não convulsivo em casos de comprometimento cognitivo inexplicável
ENMG	Indicações para estudo de condução nervosa ▪ Diferentes suspeitas de neuropatias, incluindo: • Polirradiculoneuropatia inflamatória • Polirradiculoneuropatia inflamatória crônica • Polineuropatia ou outras neuropatias em doenças sistêmicas ou relacionadas com medicamentos • Neuropatias geneticamente determinadas • Plexopatias • Lesão de nervo periférico (traumáticas, compressivas etc) • Distúrbios da junção neuromuscular (estimulação repetitiva de baixa e alta frequência) Indicações para EMG de agulha ▪ Diferenciar padrão miopático (protótipo – miopatias) de padrão neurogênico (protótipo – amiotrofias) ▪ Localizar o nível e atividade da lesão nas neuropatias, radiculopatias, plexopatias ▪ Demonstrar atividade anormal na fase de repouso (descarga miotônica, fasciculação, fibrilação etc)
Potencial evocado	Indicações para BERA ▪ Falharam na triagem auditiva ▪ Prematuros < 34 semanas ou muito baixo peso ao nascer ▪ Complicações neonatais (hiperbilirrubinemia, sepse, meningite) ▪ Atraso na fala ▪ Malformações de orelha externa, cabeça e pescoço ▪ Síndromes genéticas que cursam com perda auditiva Indicações para PEV ▪ Suspeita de perda de visão ▪ Comprometimento visual cortical ▪ Neuropatia óptica de qualquer etiologia ▪ Investigação de envolvimento subclíncio em doenças desmielinizantes ▪ Suspeitos de perda visual funcional
Polissonografia	▪ Respiração alta ou ruidosa à noite ▪ Apneias observadas no sono ▪ Avaliação de suspeita de apneia central do sono, respiração periódica ou hipoventilação central ▪ Sonolência excessiva diurna e suspeita de narcolepsia

ELETROENCEFALOGRAMA (EEG)

O EEG é uma técnica que registra a atividade elétrica gerada pelas estruturas cerebrais. O sinal elétrico registrado por eletrodos de metais colocados à superfície do couro cabeludo é gerado pelas correntes iônicas na membrana dendrítica dos neurônios piramidais nas camadas corticais IV-V.[2] As alterações no EEG refletem distúrbios da função cerebral normal, mas raramente são específicas. Seu principal papel consiste na avaliação das epilepsias.[3] O uso criterioso do EEG evita sedação desnecessária, ansiedade indevida para a família, além do uso inadequado de fármacos anticrise (FAC).[4]

A principal indicação do EEG é apoiar o diagnóstico clínico de epilepsia. É importante ressaltar que o EEG não é um teste confirmatório, uma vez que o diagnóstico de crises epilépticas e de epilepsia é puramente clínico, baseado na história detalhada dos episódios relatados por testemunhas e na revisão de vídeos caseiros.[5] O EEG deve ser evitado em casos nos quais o diagnóstico clínico dos eventos paroxísticos não é compatível com crises epilépticas. Da mesma forma, em crianças com transtorno do espectro do autismo que nunca tiveram crises epilépticas, o EEG não é indicado uma vez que anormalidades sem implicações clínicas estabelecidas são frequentemente encontradas, sem que haja indicação de mudança de manejo dessas crianças.[4]

A principal anormalidade detectada pelos exames de EEG de pessoas com epilepsia são as descargas ou atividade epileptiforme. A probabilidade de se encontrar atividade epileptiforme no EEG de uma pessoa com epilepsia em um EEG padrão (com registro de 20 minutos) em vigília é de 50% e em um EEG que inclui vigília e sono é de 80%. A solicitação de exames adicionais pode elevar essa sensibilidade para 92% a partir do 3º exame (e não há ganho adicional significativo após o quarto EEG). É importante enfatizar que a ausência de atividade epileptiforme no EEG não exclui o diagnóstico de epilepsia.[6] Por outro lado, atividade epileptiforme é observada em cerca de 6,5% de crianças sem epilepsia.[7] Ou seja, é importante interpretar o resultado de um EEG tendo-se em mente que a presença de atividade epileptiforme não é o mesmo que diagnóstico de epilepsia e deve ser correlacionada com o quadro clínico. O EEG tem ainda papel fundamental na classificação do tipo de crise epiléptica e de uma possível síndrome epiléptica, o que traz implicações cruciais para o diagnóstico, escolha do fármaco anticrise e definição do prognóstico.[6]

Não há necessidade de acompanhamento de EEGs seriados para monitorar a maioria das epilepsias. As exceções incluem epilepsia de ausência infantil ou juvenil, a encefalopatia epiléptica e/ou do desenvolvimento com espícula-onda ativada pelo sono (incluindo a síndrome de Landau-Kleffner) e a síndrome dos espasmos epilépticos infantis, nas quais a resolução completa ou melhora significativa nas anormalidades do EEG marcam o desfecho do tratamento. Nestas condições, é desejável obter um EEG antes da retirada dos FACs, pois anormalidades predizem o risco de recorrência.[4] EEGs seriados podem ainda auxiliar a investigação de pessoas com epilepsias farmacorresistentes em avaliação para cirurgia de epilepsia. Nestes casos, os EEGs de rotina podem ajudar na definição da zona irritativa, a qual guarda relação com zona epileptogênica, ou seja, aquela responsável por gerar e propagar as crises epilépticas.[8]

Outra indicação do EEG é o monitoramento de pacientes críticos. Nestes casos, tem o papel de investigar a ocorrência ou risco de ocorrência de crises epilépticas em pacientes com alterações do nível de consciência ou de monitorar o diagnóstico estabelecido de estado de mal epiléptico.[9] Para estes, está indicada monitorização com EEG contínuo à beira do leito, sobretudo quando há elevada suspeição de crises epilépticas pela clínica ou por alterações observadas em monitoramento de curta duração.[10] A monitorização contínua de EEG à beira do leito também é utilizada em unidades de terapia intensiva neonatais para a investigação de casos de encefalopatia hipóxica-isquêmica, hipotermia terapêutica, crises epilépticas recorrentes e encefalopatias metabólicas. Nesta faixa etária, vale destacar a frequente dissociação eletroclínica, com a possibilidade de crises eletrográficas clinicamente silenciosas ou crises clínicas sem correlação eletrográfica.[11]

A qualidade do registro de EEG e sua sensibilidade para detectar anormalidades inclui a realização de técnicas de ativação (estímulo fótico intermitente e hiperventilação), bem como registro de períodos de vigília e sono. A privação de sono contribui não apenas com a maior chance de que a pessoa durma ao longo do registro, mas pode, por si só, aumentar a sensibilidade para a detecção de anormalidades epileptiformes.[12]

Muitos padrões anormais de EEG são peculiares às crianças e a interpretação difere significativamente em comparação com os adultos. Idealmente, os EEGs pediátricos devem ser relatados pelos neurofisiologistas familiarizados para evitar interpretações equivocadas. Erros comuns na interpretação do EEG pediátrico incluem considerar como anormalidades ondas fisiológicas de elevada amplitude (transientes do sono), variantes benignas ou atividade de base com contornos agudizados (Fig. 3-1).[12]

Por fim, embora o EEG não seja necessário em todos os casos, ele pode ser utilizado como teste auxiliar para o diagnóstico de morte encefálica.[4]

O Quadro 3-2 apresenta as principais indicações de vídeo-EEG prolongados.[13]

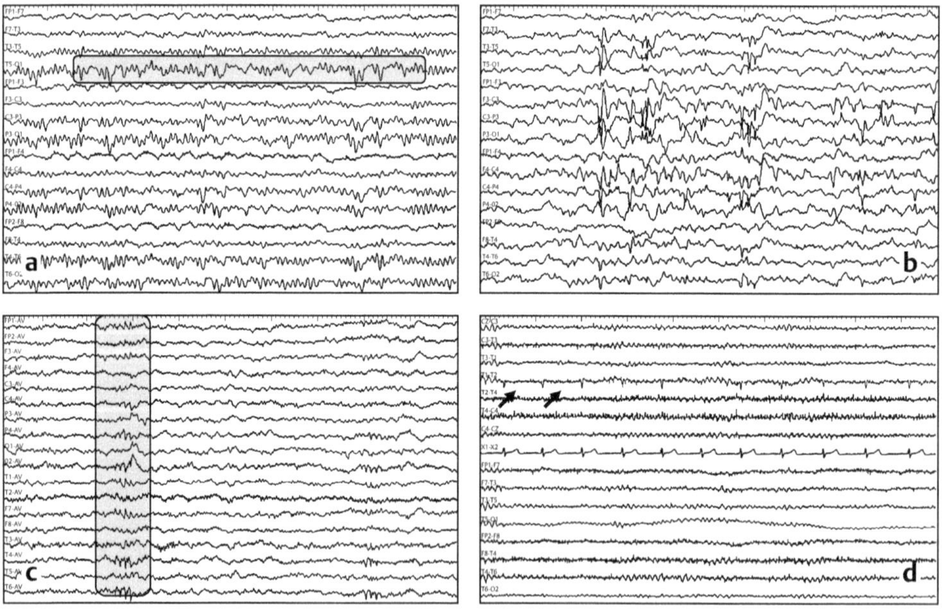

Fig. 3-1. Erros comuns na interpretação do EEG pediátrico. Achados eletroencefalográficos fisiológicos ou sem significado clínico observados em exames de EEG de crianças. (**a**) Ondas lentas da juventude, grafoelemento fisiológico na faixa etária pediátrica, confundidas com lentificações focais patológicas; (**b**) espículas centrotemporais em criança sem histórico de epilepsia; (**c**) variante da normalidade (14-6) confundida com atividade epileptiforme; (**d**) artefato de eletrocardiograma confundido com atividade epileptiforme. Fonte arquivo pessoal do autor.

Quadro 3-2. Principais indicações de vídeo-EEG prolongado (horas ou dias)[13]

- Diagnóstico diferencial de eventos epilépticos e não epilépticos
- Classificação de crises epilépticas ou síndromes epilépticas de difícil avaliação em EEGs de rotina
- Quantificação das crises epilépticas (p. ex., nos espasmos epilépticos ou em casos de crises eletrográficas)
- Confirmação da ausência de crises
- Documentação dos fatores provocadores das crises epilépticas
- Registro de crises e localização da zona epileptogênica para a avaliação pré-cirúrgica de epilepsias farmacorresistentes

ELETRONEUROMIOGRAFIA (ENMG)

A eletroneuromiografia é um exame indicado para avaliação das estruturas que compõem o sistema nervoso periférico (corno anterior da medula, raízes, plexos, nervos, músculo, junção neuromuscular). Inclui duas etapas, que são complementares: o estudo da condução nervosa (CN), realizada por meio de estímulos elétricos e a captação de respostas por eletrodos de superfície e a etapa de eletromiografia, feita com eletrodos de agulha que são inseridos em músculos esqueléticos selecionados, conforme a hipótese clínica. Como é um exame doloroso, invasivo e tecnicamente de difícil execução na criança, a sua indicação tem sido cada vez mais restringida, especialmente na era do diagnóstico genético molecular. Assim, o estudo de CN e a EMG de agulha não são mais realizados em casos de suspeita de atrofia muscular espinhal, distrofias musculares e na maioria das outras miopatias congênitas, pois o teste genético é a investigação de primeira linha.[4]

No estudo da CN são medidas as velocidades de condução nervosa motora e sensitiva, as latências e a amplitude das respostas. Cada um desses parâmetros é comparado com o normograma específico para a idade e com os equivalentes no membro oposto.[14] Em estudos de condução sensorial, o potencial de ação do nervo sensorial registrado é composto pela despolarização simultânea de todos os axônios sensoriais cutâneos. Em estudos motores, o potencial de ação motor composto é registrado a partir do ponto motor do músculo de interesse e representa a despolarização das fibras musculares subjacentes.[15]

A investigação de diferentes tipos de neuropatias é a principal indicação dos estudos de CN e seu papel nessas circunstâncias é fazer a distinção precisa entre degeneração axonal e desmielinização.[16] A amplitude do potencial de ação muscular composto correlaciona-se com o número de axônios do nervo motor e, da mesma forma, a amplitude do potencial do nervo sensitivo reflete o seu número de axônios. Lesões que causam perda de axônio geralmente resultam em amplitudes reduzidas dos potenciais compostos motores e sensitivos. Por outro lado, a perda de mielina está associada à desaceleração da velocidade de condução, prolongamento acentuado da latência distal ou ambos. Alterações de amplitude também podem ocorrer com a desmielinização devido à perda axonal secundária ou se houver bloqueio de condução.[17]

No estudo da EMG, uma agulha especial é inserida em diferentes músculos para registrar a atividade espontânea, demonstrar o padrão na contração máxima e o padrão de recrutamento muscular. É um procedimento invasivo e pode ser especialmente difícil em crianças pequenas. Idealmente, o paciente deve estar acordado e cooperante, para que se avalie a atividade muscular durante a contração muscular. O exame do eletrodo de agulha geralmente consiste em três partes: avaliação da atividade espontânea, avaliação da morfologia do potencial da unidade motora e avaliação do recrutamento do potencial da unidade motora. A atividade espontânea anormal inclui fibrilações, miotonias e mioquimias.[18]

As neuronopatias produzem duração prolongada e amplitude aumentada dos potenciais da unidade motora, com recrutamento reduzido, enquanto a doença miopática geralmente produz potenciais da unidade motora de baixa amplitude e curta duração, com recrutamento normal ou precoce.[18] A distribuição de anormalidades pelos músculos também pode ajudar no diagnóstico, especialmente na avaliação de radiculopatia e plexopatias. A EMG nesses pacientes não será capaz de fazer o diagnóstico da miopatia subjacente, simplesmente demonstrando que há um processo miopático presente.[16]

A suspeita de doenças da junção neuromuscular, incluindo síndromes miastênicas congênitas ou *miastenia gravis* autoimune, exige investigação específica com estimulação nervosa repetitiva (o que, em geral, não é bem tolerado por crianças).[16] Atualmente, a estimulação por EMG de fibra única é reconhecida como significativamente mais sensível para o diagnóstico das miastenias, porém de difícil aplicação na criança.[16]

POTENCIAIS EVOCADOS

No contexto da neurofisiologia, o termo "potencial evocado" é utilizado para designar as respostas das vias sensoriais a estímulos sensoriais ou elétricos. Os potenciais evocados sensoriais podem ser usados para avaliar a função sensorial periférica, a integridade funcional das vias de projeção sensorial no sistema nervoso central ou ambos.[19]

Potencial Evocado Visual

O potencial evocado visual (PEV) testa a integridade da via visual da retina ao córtex occipital. Os estímulos são apresentados na forma de padrão (ligado/desligado ou reversão de padrão) ou luz de *flash*.[19] O PEV padrão é preferido sempre que o paciente puder cooperar com a fixação visual. O PEV por *flash* é menos confiável e utilizado em crianças pequenas e não cooperativas que não conseguem sustentar a fixação. O registro do PEV envolve a colocação de dois eletrodos de registro no couro cabeludo, um sobre a região occipital e outro sobre a linha média frontal. Duas formas de onda (N75 e P100) são observadas. As latências dessas duas formas de onda possuem nomograma que será considerado para a avaliação das possíveis anormalidades. Se as latências forem superiores a dois desvios-padrão da média considerada normal, significa que a condução nervosa na via óptica é mais lenta.

Audiometria de Resposta Evocada de Tronco Encefálico

O BERA (do inglês, *brainstem evoked response audiometry*, ou audiometria de resposta evocada de tronco encefálico) é um teste objetivo e não é necessária a cooperação do paciente. O BERA pode ser registrado sob sedação ou durante o sono natural em crianças pequenas. Múltiplos estímulos de cliques sonoros entre 40 e 80 dB são transmitidos por meio de um fone de ouvido para cada orelha individualmente. A resposta é registrada através do eletrodo de registro colocado logo atrás da orelha de gravação. São registradas respostas de I a V no potencial evocado auditivo. Os parâmetros analisados são: latência de cada onda, latência interpico e amplitude. Na perda auditiva sensorioneural profunda, todas as formas de onda podem estar completamente ausentes.[19]

POLISSONOGRAFIA

A polissonografia é um teste diagnóstico composto por vários sensores de coleta de dados que trabalham concomitantemente para auxiliar na avaliação de distúrbios variados do sono em todas as faixas etárias. Monitora múltiplos parâmetros, incluindo atividade cerebral cortical, padrões respiratórios, atividade muscular e oxigenação e ventilação durante o sono. A polissonografia é o estudo de escolha para a avaliação de distúrbios respiratórios do sono pediátricos, incluindo síndrome da apneia obstrutiva do sono, apneia central e distúrbios de hipoventilação, e é usada para ajudar a determinar a eficácia do tratamento. Além do escopo do ronco e das pausas respiratórias, a polissonografia pode elucidar a etiologia da hipersonolência, quando associada a um teste de latência múltipla do sono, e movimentos ou eventos anormais, quando um histórico completo do paciente não pode fornecer respostas claras.[20]

A indicação mais comum para polissonografia é avaliar a presença e a gravidade dos distúrbios respiratórios do sono em uma criança que ronca, tem respiração alta ou ruidosa à noite ou com apneias observadas.[21] A polissonografia é indicada para avaliação de apneia central do sono, respiração periódica ou hipoventilação central.

Eventos noturnos sugestivos de parassonias geralmente não são uma indicação para polissonografia. A história sozinha pode diferenciar a maioria das parassonias, sendo a polissonografia indicada apenas para as quais um disruptor intrínseco do sono, como apneia do sono, coexiste. A utilidade da polissonografia em distúrbios do movimento relacionados com o sono, como a síndrome das pernas inquietas e o distúrbio do movimento periódico dos membros, é questionável, uma vez que ambas possuem diagnóstico clínico. Assim, a polissonografia não é indicada, a menos que o diagnóstico definitivo seja limitado pela história.[22] Da mesma forma, tem pouca utilidade clínica na avaliação de insônia ou distúrbios do ritmo circadiano, a menos que outros fatores de risco sugiram um potencial para distúrbios respiratórios do sono concomitantes.

Outra indicação de polissonografia em crianças é a suspeita de narcolepsia, sobretudo nos casos de sonolência excessiva diurna sem causa externa detectável. Nestes casos, há indicação de polissonografia com teste de latências múltiplas. A polissonografia da noite anterior garante que uma duração adequada do sono seja alcançada e que nenhum distúrbio respiratório esteja presente. O teste de latências múltiplas no dia seguinte envolve quatro ou cinco cochilos com duração de 20 minutos, durante as quais o paciente é instruído a tentar adormecer. Cada cochilo é separado por períodos de 2 horas, nos quais a criança é orientada a ficar acordada. Mede-se então a latência média do sono e do número total de períodos de sono REM. Uma latência média do sono < 8 min com dois períodos de sono de início REM é compatível com o diagnóstico de narcolepsia.[22]

A limitação da polissonografia é ser tipicamente um estudo de uma noite, o que pode reduzir sua utilidade na captura de eventos noturnos pouco frequentes, além de existir a possibilidade de um "efeito da primeira noite" com redução da qualidade do sono secundária ao desconforto causado pelo equipamento de polissonografia e pelo ambiente desconhecido do laboratório do sono.[23]

PONTOS-CHAVE

- Os exames complementares neurofisiológicos auxiliam o diagnóstico e o manejo de diferentes condições e devem ser sempre interpretados à luz dos dados clínicos.
- O EEG tem o papel principal de apoiar o diagnóstico de epilepsia, além de direcionar a classificação do tipo de crise e síndrome epiléptica. O achado isolado de atividade epileptiforme interictal ao EEG, sem correspondente clínico, não permite o diagnóstico de epilepsia.

- A ENMG é indicada na investigação dos distúrbios do sistema nervoso periférico. Em suma, permite definir, com maior precisão, o tipo de comprometimento (neuropatia × miopatia × amiotrofia × miastenia). Na era da biologia molecular, a solicitação de ENMG deve ser feita de forma parcimoniosa, especialmente na criança, face às limitações técnicas de execução e interpretação.
- Os exames de potenciais evocados auxiliam a detecção de anormalidades das vias visuais e auditivas e devem ser solicitados na suspeita de alterações dessas vias ou como triagem de pacientes com elevado risco de anormalidades.
- O exame de polissonografia tem o papel principal de investigar as suspeitas de distúrbios respiratórios do sono e de narcolepsias.

REFERÊNCIAS BIBLIOGRÁFICAS

1. Daube JR (Ed.). Clinical neurophysiology (Vol. 66). Oxford University Press.
2. Beniczky S, Schomer DL. (2020). Electroencephalography: basic biophysical and technological aspects important for clinical applications. Epileptic Disorders 2002;22(6):697-715.
3. Peltola ME, Leitinger M, Halford JJ, Vinayan KP, Kobayashi K, Pressler RM, et al. Routine and sleep EEG: minimum recording standards of the International Federation of Clinical Neurophysiology and the International League Against Epilepsy. Clin Neurophysiol. 2023;147:108-120.
4. Kannan L. Diagnostic neurophysiology in children. Indian J Practical Pediatrics. 2020;22(1):18.
5. Fisher RS, Acevedo C, Arzimanoglou A, Bogacz A, Cross JH, Elger CE, et al. ILAE official report: a practical clinical definition of epilepsy. Epilepsia. 2014;55(4):475-482.
6. Losey TE, Uber-Zak L. Time to first interictal epileptiform discharge in extended recording EEGs. J Clin Neurophysiol. 2008;25(6):357-360.
7. Borusiak P, Zilbauer M, Jenke AC Prevalence of epileptiform discharges in healthy children—new data from a prospective study using digital EEG. Epilepsia. 2010;51(7):1185-1188.
8. Lüders HO, Najm I, Nair D, Widdess-Walsh P, Bingman, W. (2006). The epileptogenic zone: general principles. Epileptic Dis. 8:S1-S9.
9. Hirsch LJ, Fong MW, Leitinger M, LaRoche SM, Beniczky S, Abend NS, et al. American clinical neurophysiology society's standardized critical care EEG terminology: 2021 version. J Clin Neurophysiol. 2021;38(1):1-29.
10. Struck AF, Tabaeizadeh M, Schmitt SE, Ruiz AR, Swisher CB, Subramaniam T, et al. Assessment of the validity of the 2HELPS2B score for inpatient seizure risk prediction. JAMA Neurol. 2020;77(4):500-507.
11. Pressler RM, Abend NS, Auvin S, Boylan G, Brigo F, Cilio MR, et al. Treatment of seizures in the neonate: Guidelines and consensus-based recommendations—Special report from the ILAE Task Force on Neonatal Seizures. Epilepsia. 2023;64(10):2550-2570.
12. Montenegro MA, Cendes F, Guerreiro MM, Guerreiro CAM. (2018). EEG na prática clínica. Thieme Revinter Publicações LTDA.
13. Tatum WO, Mani J, Jin K, Halford JJ, Gloss D, Fahoum F, et al. Minimum standards for inpatient long-term video-EEG monitoring: A clinical practice guideline of the international league against epilepsy and international federation of clinical neurophysiology. Clin Neurophysiol. 2022;134:111-128.
14. Hyllienmark L, Ludvigsson J, Brismar T. Normal values of nerve conduction in children and adolescents. Electroencephalogr Clin Neurophysiol. 1995 Oct;97(5):208-14.
15. Caress JB, Esper GJ, Rutkove SB. Neurophysiology of nerve conduction studies. The Clinical Neurophysiology Primer. 2007;207-216.
16. Pitt MC. Nerve conduction studies and needle EMG in very small children. Eur J Paediatric Neurol 2012;16:285-291.
17. Chung T, Prasad K, Lloyd TE. Peripheral neuropathy: clinical and electrophysiological considerations. Neuroimaging Clin. 2014; 24(1):49-65.

18. Esper GJ, Rutkove SB. Introduction to the Needle Electrode Examination. The Clinical Neurophysiology Primer. 2007;229-250.
19. Epstein CM. Guideline 9A: Guidelines on Evoked Potentials. J Clin Neurophysiol. 2006;23(2):125-137.
20. Stowe RC, Afolabi-Brown O. Pediatric polysomnography—A review of indications, technical aspects, and interpretation. Paediatric Respiratory Reviews. 2020;34:9-17.
21. Wise MS, Nichols CD, Grigg-Damberger MM, Marcus CL, Witmans MB, Kirk VG, et al. Executive summary of respiratory indications for polysomnography in children: an evidence-based review. Sleep. 2011;34(3):389-98.
22. Kotagal S, Nichols CD, Grigg-Damberger MM, Marcus CL, Witmans MB, Kirk VG, et al. Non-respiratory indications for polysomnography and related procedures in children: an evidence-based review. Sleep. 2012;35 (11):1451-66.
23. Li AM, Wing YK, Cheung A, Chan D, Ho C, Hui S, et al. Is a 2-night polysomnographic study necessary in childhood sleep-related disordered breathing? Chest. 2004;126(5):1467-72.

Parte II Infecções do Sistema Nervoso Central

CAPÍTULO 4

MENINGITE BACTERIANA AGUDA NA INFÂNCIA

Valéria Paes Lima ■ Renata Cristina Franzon Bonatti

INTRODUÇÃO

Meningite bacteriana aguda é uma emergência médica, caracterizada pelo processo inflamatório das meninges, membranas que envolvem o cérebro e a medula espinhal, causado por bactérias.[1] Os fatores prognósticos e a incidência de complicações dependem da idade da criança, do agente etiológico, da precocidade do diagnóstico e das condições clínicas associadas.

No Brasil, vacinas contra os principais agentes bacterianos relacionados com as meningites estão contempladas no calendário infantil do Programa Nacional de Imunizações (PNI). A vacina contra o *Haemophilus influenzae* tipo b (conjugada) foi incorporada em 1999 e levou à drástica redução da incidência de meningite por este agente. A vacina meningococo C conjugada (MenC) foi introduzida no calendário vacinal infantil do PNI em 2010, sendo preconizada a partir de 2 meses de idade. Em 2017 foi incluída a vacina MenC para adolescentes de 11 a 14 anos, e em 2020 a vacina meningocócica conjugada ACWY foi incorporada ao PNI para uso em adolescentes. A vacina pneumocócica 7-valente foi a primeira contra o *Streptococcus pneumoniae* a ser incorporada ao PNI inicialmente para crianças em situações especiais. Em 2010 a vacina pneumocócica conjugada 10-valente foi introduzida no calendário infantil do PNI e posteriormente também foram incorporadas a vacina pneumocócica conjugada 13-valente e a vacina pneumocócica polissacarídica 23-valente.[2] A letalidade da infecção tem permanecido em torno de 10% mesmo em países mais desenvolvidos, sendo ainda desafiador reduzir este percentual. Para isso é fundamental o diagnóstico precoce e o manejo adequado dos pacientes.[3]

QUADRO CLÍNICO

É necessário alto nível de suspeição clínica para o diagnóstico de meningite. A tríade clássica de sintomas é febre, cefaleia e presença de sinais de irritação meníngea (rigidez de nuca, sinal de Kernig, sinal de Brudzinski) ou alteração do estado mental. Outros sinais e sintomas clínicos, como vômitos (que podem ser em jato), crises epilépticas, alterações neurológicas focais, papiledema e sepse podem estar associadas ao quadro.[4]

Estes sintomas e sinais clássicos podem estar ausentes nas crianças menores. Em recém-nascidos pré-termo, a termo e lactentes, a sintomatologia pode ser inespecífica, como instabilidade térmica, apatia, irritabilidade, abaulamento da fontanela bregmática, recusa alimentar, desidratação, palidez e desconforto respiratório.[4,5] A ausência de febre e a situação vacinal não devem afastar a suspeita.

Em relação ao tempo de sintomas, pode-se classificar em infecção aguda (menos de 5 dias), subaguda (5 a 30 dias) ou crônica (mais de 30 dias). Na maior parte dos casos as meningites bacterianas são de evolução aguda.[4]

Outras características clínicas do paciente identificadas na história clínica também podem contribuir para o diagnóstico da meningite, tais como a ocorrência de trauma com possível fratura de base do crânio e fístula liquórica, a presença de infecções bacterianas de vias aéreas superiores inadequadamente tratadas gerando risco de disseminação por contiguidade para o sistema nervoso central, ou o histórico de neurocirurgia com presença ou não de derivações ventriculares, que é fator de risco para meningite por bactérias mais resistentes da microbiota hospitalar.[5]

FISIOPATOGENIA

A colonização da mucosa do trato respiratório superior é o primeiro evento fisiopatológico na maior parte dos casos. Em alguns indivíduos essa colonização é seguida de invasão da mucosa e bacteremia. Os três agentes infecciosos mais envolvidos na etiologia das meningites são *Streptococcus pneumoniae, Neisseria meningitidis e Haemophilus influenzae* – são bactérias encapsuladas e têm a capacidade de, a partir dessa bacteremia, alcançar a barreira hematoencefálica e entrar no espaço subaracnoide, causando a meningite.

Pacientes esplenectomizados ou com deficiência de imunoglobulinas são mais suscetíveis a infecções por bactérias encapsuladas. As imunoglobulinas opsonizantes revestem a cápsula destes agentes, auxiliando que os fagócitos no baço as removam da corrente sanguínea.

Outra via possível de infecção seria por contiguidade, a partir de focos próximos às estruturas anatômicas do sistema nervoso central (SNC), tais como otites médias crônicas, mastoidites ou sinusites.

Alguns indivíduos estão sob maior risco de meningite devido à comunicação anormal entre a nasofaringe e o espaço subaracnoide, devido a trauma ou a anormalidade congênita. Nesta situação os microrganismos podem migrar diretamente da nasofaringe para as meninges.

Uma vez no espaço subaracnoide, as bactérias desencadeiam abundante resposta inflamatória, danosa ao hospedeiro. A inflamação no espaço subaracnoide pode estender-se aos espaços de Virchow-Robin, ao redor das veias mais profundas do parênquima cerebral. Essa inflamação perivascular pode levar a trombose na circulação venosa ou arterial. Também há risco para outras complicações intracranianas, como hidrocefalia (bloqueio das vilosidades aracnóideas), edema cerebral e isquemias a partir das tromboses ou vasculopatias envolvendo as circulações arterial ou venosa.[5,6]

DIAGNÓSTICO

Agentes Etiológicos

Em crianças com mais de 2 meses de idade, os agentes bacterianos mais comuns, responsáveis por mais de 80% dos casos são o *Streptococcus pneumoniae, Neisseria meningitidis* e *Haemophilus influenzae*.[1,4,5]

O padrão-ouro para a definição etiológica é a cultura do liquor, que possui a grande vantagem de permitir a realização do teste de sensibilidade aos antimicrobianos. A cultura pode ser negativa, como nos casos de pacientes que receberam antimicrobianos sistêmicos antes da coleta do liquor. Para estes casos outros exames diagnósticos também estão disponíveis, como os métodos de biologia molecular (há painéis moleculares que pesquisam de forma simultânea os principais agentes infecciosos causadores de meningite), teste de aglutinação do látex ou mesmo a coloração de Gram. Recomenda-se o máximo esforço possível para o diagnóstico etiológico da infecção, considerando todos os recursos disponíveis. Há casos em que o quadro é classificado em meningite bacteriana de etiologia não especificada, quando não foi possível definir o agente da infecção, e meningite bacteriana por outros agentes, como nos casos das meningites hospitalares.[1]

O *Streptococcus pneumoniae*, também conhecido como pneumococo, apresenta-se no exame do Gram como diplococos Gram-positivos. Tem mais de 90 sorotipos capsulares, imunologicamente distintos, que causam doença pneumocócica invasiva (meningite, pneumonia bacterêmica, sepse) e não invasiva (sinusite, otite média aguda, bronquite e pneumonia). Em dois terços das crianças, apresenta foco de infecção parameníngeo ou pneumonia. É o agente etiológico mais frequente em casos de meningite bacteriana aguda recorrente, em virtude de malformações estruturais de linha média (Mondini, cisto dermoide, cisto neuroentérico), fístulas liquóricas pós-trauma craniano, anemia falciforme, deficiência de complementos e causas não identificadas.[7,8]

A bactéria *Neisseria meningitidis*, também conhecida como meningococo, é um diplococo Gram-negativo. O espectro de doença por este agente também é amplo, compreendendo as seguintes formas clínicas:[5]

- Portador assintomático da *N. meningitidis* em naso ou orofaringe.
- Faringoamigdalite indiferenciável de outras infecções bacterianas da orofaringe.
- Meningite bacteriana aguda.
- Meningococcemia, que é a apresentação clínica de altíssima gravidade, em que o paciente apresenta sepse de rápida evolução (em poucas horas). A meningite bacteriana costuma estar associada a este quadro. Caracteriza-se pela presença de bacteremia e *rash* cutâneo típico – inicialmente petéquias, porém podem evoluir coalescendo e atingindo planos mais profundos, transformando-se em sufusões hemorrágicas ou equimoses.[9] As infecções fulminantes podem levar à síndrome de Waterhouse-Friderichsen, caracterizada por choque e necrose hemorrágica das glândulas suprarrenais.
- Formas crônicas e localizadas.

O *Haemophilus influenzae* (tipo B) é um bacilo Gram-negativo, com raros casos na atualidade, relacionados com quadros de sinusite, epiglotite, otite média, pneumonia e condições de base como diabetes e asplenia.

Outros agentes encontrados em crianças, em diferentes idades, são o *Staphylococcus aureus*, outros *Streptococcus* sp. e *Listeria monocytogentes* (especialmente em imunossuprimidas).[3,4,5]

As meningites hospitalares relacionadas com procedimentos cirúrgicos têm etiologia variável de acordo com a epidemiologia do serviço de saúde, podendo estar envolvidos *Staphylococcus aureus*, *Pseudomonas aeruginosa*, *Acinetobacter baumanii*, enterobactérias ou *Candida sp.*

LÍQUIDO CEFALORRAQUIDIANO (LCR)

A investigação diagnóstica por meio da análise do LCR é fundamental e deve ser feita o mais rápido possível com material colhido preferencialmente por punção lombar. É importante mencionar que a necessidade da punção lombar não deve atrasar o início do tratamento. Situações em que a punção lombar é contraindicada: risco de herniação cerebral, presença de infecção bacteriana na pele do local da punção, uso de anticoagulantes, presença de coagulação intravascular disseminada ou plaquetopenia abaixo de 50.000 (para esta questão é possível avaliar a indicação de transfusão de plaquetas para permitir a coleta do exame). A presença de instabilidade cardiorrespiratória ou hemodinâmica também pode impossibilitar o exame pela dificuldade de mobilizar e posicionar adequadamente o paciente.[6]

Situações em que é necessário realizar exame de neuroimagem, como a tomografia computadorizada de crânio, antes da coleta do exame do liquor: pacientes imunossuprimidos, sintomas neurológicos focais, crises epilépticas de início recente, rebaixamento do nível de consciência, papiledema.[6]

O LCR geralmente se mostra de aspecto turvo ou purulento, com pleocitose variável (200 a milhares) com predomínio de neutrófilos, hipoglicorraquia (menos do que 2/3 da glicose plasmática) e hiperproteinorraquia. É recomendado o estudo em coloração pelo método de Gram e o imediato encaminhamento para cultura. O exame quimiocitológico e o resultado da coloração de Gram devem estar disponíveis em até 3 horas após o encaminhamento ao laboratório.[1,3,6]

EXAMES COMPLEMENTARES

Hemograma completo, glicose, ureia, creatinina, lactato arterial ou venoso, gasometria arterial ou venosa, transaminases, bilirrubinas totais e frações, coagulograma, proteína C-reativa e procalcitonina.

Exames específicos:

- Hemoculturas (no mínimo duas amostras).
- Pesquisa com a coloração de Gram e cultura de raspado das lesões de pele.
- Cultura de outros materiais conforme a apresentação clínica.

TRATAMENTO

As meningites constituem emergência neurológica, portanto, a antibioticoterapia deverá ser introduzida o mais rapidamente possível. A escolha inicial depende do agente etiopatogênico identificado; porém, quando isso não for possível, considerar os agentes mais frequentes nos diferentes grupos etários. Os antibióticos devem ser bactericidas, administrados por via venosa e em doses mais elevadas, adequadas ao tratamento de infecção do sistema nervoso central.

A evolução da resistência bacteriana gerou necessidade de alteração da terapia empírica das meningites ao longo dos anos. No Brasil, o resultado deste monitoramento é publicado periodicamente pelo Núcleo de Meningites, Pneumonias e Infecções Pneumocócicas, do Centro de Bacteriologia do Instituto Adolfo Lutz, localizado em São Paulo, e que recebe cepas de todo o Brasil.[10] A penicilina cristalina possui significativas taxas de resistência do *Streptococcus pneumoniae* e *Haemophilus influenzae*, o que indica que esta opção só deve ser utilizada em caso de confirmação prévia da sensibilidade.

A ceftriaxona passou então a ser recomendada como terapia empírica, por manter atividade para os três agentes bacterianos mais frequentemente envolvidos. Na última atualização publicada, no entanto, foi observada resistência a ceftriaxona em 21,8% das cepas de *Streptococcus pneumoniae* procedentes de crianças de até 5 anos de idade e 10,5% nas de crianças de 5 a 14 anos de idade. Desta forma, passa a ser recomendada a associação de vancomicina e ceftriaxona até que o resultado do teste de sensibilidade seja realizado. As cepas de *Haemophilus influenzae* e *Neisseria menigitidis* preservaram a sensibilidade a ceftriaxona.

O cloranfenicol já foi uma opção de antibiótico muito utilizada para o tratamento das meningites bacterianas e tem a sensibilidade preservada, mas fui substituído pela possibilidade de anemia aplásica como efeito colateral associado.

Deve-se ter em mente os agentes bacterianos mais frequentes, conforme a faixa etária (Quadro 4-1) para escolha dos esquemas terapêuticos empíricos (Quadro 4-2).

Após o resultado da identificação do agente infeccioso e do perfil de sensibilidade, o esquema empírico deve ser ajustado se necessário.

O tempo de tratamento deve levar em consideração o agente etiológico, a evolução clínica do paciente e a presença de complicações. Em geral, recomendam-se: *Streptococcus pneumoniae*: tratamento por 10 a 14 dias; *Neisseria meningitidis*: tratamento por 5 a 7 dias; *Haemophilus influenzae*: tratamento por 7 a 10 dias.[1]

O benefício da associação de corticoides na redução de sequelas e mortalidade também tem sido estudado, sendo indicado nos casos de meningite pneumocócica e meningite por *Haemophilus influenzae*. **Iniciar dexametasona 1 hora antes da administração do antibiótico, na dose de 0,15 mg/kg/dose a cada 6 horas nos primeiros 2 a 4 dias.**[1,4-6]

Quadro 4-1. MBA – Agentes bacterianos mais frequentes, de acordo com o grupo etário

Grupo etário	Bactérias
RN-3 meses	*Escherichia coli*, *Streptococcus* do grupo B, *Listeria monocytogenes* (outros Gram-negativos entéricos, *Staphylococcus aureus*, *Enterococcus* sp, *Streptococcus pneumoniae* e *Neisseria meningitidis* são menos comuns)
3 meses-5 anos	*Neisseria meningitidis*, *S. pneumoniae* (*Haemophilus influenzae* do tipo B infrequente após a vacinação)
5-18 anos	*Neisseria meningitidis*, *S. pneumoniae*

Quadro 4-2. MBA – Grupo etário e antibióticos empíricos

Grupo etário	Droga	Dosagem
1-3 meses (4-12 semanas)	Ampicilina + Cefalosporina de 3ª geração: (Ceftriaxona) (Cefotaxima)	200-300 mg/kg/dia EV – 6/6 h 100 mg/kg/dia EV – 12/12 h 225-300 mg/kg/dia EV – 8/8 h
3 meses a 18 anos	Cefalosporina de 3ª geração: (Ceftriaxona) (Cefotaxima) + Vancomicina	 100 mg/kg/dia EV – 12/12 h (até 4 g) 225-300 mg/kg/dia EV – 6/6 h ou 8/8 h 60 mg/kg/dia (dividido a cada 6 a 8 horas) – monitorar nível sérico
Meningite hospitalar (associada a procedimento cirúrgico do SNC) em qualquer idade	Cefepime ou Meropenem + Vancomicina	50 mg/kg/dose a cada 8 horas (máximo de 2 g/dose) 40 mg/kg/dose a cada 8 horas (máximo de 2 g/dose) 45 - 60 mg/kg/dia (dividido a cada 6 a 8 horas) – monitorar nível sérico

SNC: sistema nervoso central.

COMPLICAÇÕES

A equipe médica deve estar sempre atenta às possíveis complicações que podem ocorrer na fase aguda, durante o tratamento intra-hospitalar: hipertensão intracraniana, herniações cerebrais (evolução geralmente fatal), crises epilépticas, estado de mal epiléptico, ventriculite, cerebrite, vasculites ou tromboflebites, abscesso cerebral, comprometimento do VIII nervo craniano (surdez) e coleção subdural.

As febres persistentes, após o quinto dia de tratamento, e/ou recorrentes devem ser investigadas, podendo estar associadas às complicações supurativas, a quadros concomitantes de infecção (como por exemplo as associadas a dispositivos invasivos) ou às complicações não infecciosas.

O diagnóstico de ventriculite pode ser feito por exames complementares, como a tomografia ou a ressonância magnética de crânio, que mostram ventrículos dilatados com espessamento da parede e realce de contraste periventricular. Caso seja confirmado, a antibioticoterapia deverá ser prolongada a pelo menos 3 semanas.

As crises epilépticas podem ocorrer em 40% dos casos, principalmente nos pacientes mais jovens. Além da instituição do fármaco anticrise, devem ser investigados os fatores desencadeantes associados a distúrbios hidroeletrolíticos, circulatórios, vasculites e coleção subdural. É importante salientar que após a alta hospitalar, as crianças têm risco de evoluir com epilepsia, sendo recomendáveis reavaliações clínicas periódicas.

A constatação de complicações, como abscesso cerebral, empiema, coleção subdural ou hidrocefalia, requer a avaliação conjunta da neurologia infantil e da neurocirurgia quanto à necessidade de intervenção cirúrgica.

PROGNÓSTICO E SEGUIMENTO

Entre os fatores relacionados com o desfecho da meningite bacteriana, incluem-se: nível de consciência no momento da admissão, agente etiológico (riscos de mortalidade e sequela neurológica são maiores em crianças com meningite pneumocócica), crises epilépticas prolongadas ou complicadas, concentração de glicose no liquor (< 20 mg/dL no momento da admissão parece estar associada à perda de audição), esterilização tardia do liquor (cultura persistentemente positiva após 16 a 18 horas de terapia antimicrobiana adequada) e estado nutricional comprometido (associado a aumento da morbimortalidade). Sequelas neurológicas, incluindo surdez, deficiência intelectual, espasticidade e/ou paresia e epilepsia ocorrem em 15% a 25% dos sobreviventes.

Crianças que foram tratadas para meningite bacteriana devem ser submetidas à avaliação auditiva ao fim da internação ou no seguimento após alta.[5,8,11,12]

PREVENÇÃO

A precaução (isolamento) para gotículas deve ser instituída a partir da suspeita diagnóstica e, havendo confirmação, até completar 24 horas da administração do tratamento antimicrobiano sistêmico. É importante que haja boa sinalização para toda a equipe assistencial.

Para os contatos mais próximos de pacientes com meningite por *Neisseria meningitidis* e *Haemophilus influenzae* está indicada a quimioprofilaxia, com o objetivo de descolonizar a orofaringe destes contactantes, preferencialmente até 48 horas da exposição à fonte da infecção. Contatos próximos são os moradores do mesmo domicílio, indivíduos que compartilham o mesmo dormitório, comunicantes de creches e escolas e pessoas diretamente expostas às secreções dos pacientes. A quimioprofilaxia também está indicada para o próprio paciente, ainda antes da alta, se o tratamento não tiver sido realizado com ceftriaxona.

Quadro 4-3. Profilaxia para os contactantes na meningite bacteriana

Bactéria	Contato	Droga – Rifampicina (VO)
N. meningitidis	Adulto Criança Neonato (< 1 mês)	600 mg – 12/12 h (2 dias) 10 mg/kg/dose – 12/12 h (2 dias) 5 mg/kg/dose – 1 2/12 h (2 dias)
*H. influenzae**	Adulto Criança Neonato (< 1 mês)	600 mg – 24/24 h (4 dias) 20 mg/kg/dose – 24/24 h (4 dias) 10 mg/kg/dose – 24/24 h (4 dias)

*Contatos domiciliares ou contatos íntimos com pacientes portadores de meningite por *H. influenzae* que convivam com crianças menores de 5 anos.

A rifampicina é o antibiótico de escolha para a quimioprofilaxia (Quadro 4-3). Outras alternativas são a ceftriaxona intramuscular e a ciprofloxacina oral.

Por fim, as vacinas são consideradas a forma mais eficaz de prevenção da doença, devendo ser o método preferencial.

MBA NEONATAL

A meningite bacteriana também é associada a elevada morbidade e mortalidade na população neonatal (até 30 dias de vida). A incidência e a mortalidade têm reduzido ao longo dos anos, em decorrência de estratégias de prevenção instituídas desde o pré-natal, como o protocolo de profilaxia do *Streptococcus* do grupo B. No entanto, a incidência reportada em países em desenvolvimento varia de 0,8 a 6,1 casos por 1.000 nascidos vivos, com mortalidade de 40% a 58%. Mesmo em países desenvolvidos, que possuem uma incidência menor (0,3 por 1.000 nascidos vivos), ainda se observa dano neurológico em 50% dos bebês acometidos, sendo 25% com sequela grave.

Alguns fatores de risco maternos para a sepse e meningite neonatal são: prematuridade, peso ao nascer muito baixo (< 1.500 g), colonização vaginal materna com o *Streptococcus* do grupo B, febre materna, corioamnionite, ruptura prolongada de membranas (acima de 18 horas), realização de procedimentos obstétricos invasivos, presença de dispositivos invasivos.[3,13]

Agentes Etiológicos

A principal via de infecção é a ocorrência de infecção primária da corrente sanguínea com posterior disseminação hematogênica para o sistema nervoso central. Desta forma, os agentes infecciosos esperados são semelhantes aos observados na sepse neonatal.[3]

- *Sepse comunitária ou precoce (ocorrida em recém-nascidos internados até 72 h após o nascimento): Streptococcus* do grupo B, *Escherichia coli* ou outras enterobactérias, *Listeria monocytogenes.*
- *Sepse tardia (ocorrida em recém-nascidos internados por mais de 72 h na UTI neonatal):* consultar a epidemiologia local. Em geral estão envolvidos: *Staphylococcus* coagulase negativo, *Staphylococcus aureus, Escherichia coli, Klebsiella pneumoniae* ou outras enterobactérias, ou até mesmo espécies de *Candida* sp. (avaliar também fatores de risco individuais, como peso ao nascer, prematuridade, uso de nutrição parenteral e presença de colonização).

Pelo conhecimento deste mecanismo de adoecimento, recomenda-se a realização rotineira de punção lombar nos recém-nascidos portadores de sepse precoce ou tardia, a fim de diagnosticar e tratar corretamente se houver comprometimento do sistema nervoso central.[14]

Também são possíveis a disseminação hematogênica a partir de um foco secundário à distância, a partir de um foco contíguo ou inoculação direta do sistema nervoso central a partir da quebra das barreiras de defesa, como nos casos de trauma craniano, neurocirurgia ou defeitos congênitos (p. ex., mielomeningocele).[3]

Diagnóstico

Os sinais clínicos de meningite neonatal podem ser sutis e inespecíficos, como: febre ou hipotermia, irritabilidade ou letargia, hipotonia, intolerância alimentar ou vômitos, apneia ou distúrbios ventilatórios, bradicardia, hipotensão, má perfusão periférica, crises epilépticas, hipo ou hiperglicemia. São essenciais o imediato estudo completo do LCR e a realização do ultrassom transfontanela, visando ao diagnóstico diferencial dos sintomas e a identificação das complicações, como a evolução para ventriculite, ventriculomegalia, septações, vasculites etc.

Importante ressaltar que a interpretação do LCR deve levar em consideração os valores de referência para a idade.

Tratamento e Evolução

A escolha do antibiótico deve privilegiar, inicialmente, a cobertura ampla dos principais agentes etiológicos (Quadros 4-4 e 4-5).

Quadro 4-4. MBA neonatal com sepse comunitária ou precoce – tratamento empírico

Droga	Dosagem
Ampicilina#	100-150 mg/kg/dia EV – a cada 8 a 12 h se < 7 dias 200 mg/kg/dia EV – 6/6 h se > 7 dias
+	
Cefotaxima# (preferencial)	100-150 mg/kg/dia EV – dividido a cada 8 ou 12 horas se < 7 dias 200 mg/kg/dia EV – dividido a cada 6 a 8 horas se > 7 dias
ou	
Ampicilina# +	100-150 mg/kg/dia EV – a cada 8 a 12 h se < 7 dias 200 mg/kg/dia EV – 6/6 h se > 7 dias
Aminoglicosídeo:	
Gentamicina#	5-7,5 mg/kg/dia EV a cada 8 a 12 horas
Amicacina#	30 mg/kg/dia EV – 12/12 h se > 7 dias 15-20 mg/kg/dia EV – 8/8 h se < 7 dias

+ = associação.
# = as dosagens são diferentes em RN pré-termo.

Quadro 4-5. MBA neonatal com sepse de origem tardia

Bactéria	Droga	Dosagem
S. aureus ou *S. coagulase*-negativo	Oxacilina# ou	50-75 mg/kg/dia EV – 12/12 h ou 8/8 h (< 7 dias) 100 mg/kg/dia EV – 6/6 h (< 7 dias)
	Vancomicina#	30 mg/kg/dia EV – 12/12 h (< 7 dias) 30 mg/kg/dia EV – 8/8 h (> 7 dias)
Gram-negativos	Betalactâmicos:	
	Cefepime# ou Meropenem	30-50 mg/kg/dose a cada 12 horas 20 mg/kg/dose a cada 8 horas se < 14 dias 30 mg/kg/dose a cada 8 horas se > 14 dias
	ou	
	Aminoglicosídeo:	
	(Gentamicina)	5-7,5 mg/kg/dia EV
	(Amicacina)	15-20 mg/kg/dia EV – 12/12 h (> 7 dias) 30 mg/kg/dia EV – 8/8 h (< 7 dias)

As dosagens são diferentes e de acordo com o peso em RN pré-termo.

Os antibióticos betalactâmicos devem ser utilizados preferencialmente em relação aos aminoglicosídeos, por sua melhor penetração no SNC. Também devem ser consideradas as práticas locais, baseadas no padrão de resistência bacteriana do hospital.[13] Assim que o resultado da cultura estiver disponível, deve-se adequar o tratamento ao agente identificado.

A evolução é grave, com altos índices de mortalidade. As complicações podem ser: síndrome de secreção inapropriada do hormônio antidiurético, coleção subdural, hidrocefalia aguda, crises epilépticas e abscesso cerebral.[3,5,13] As sequelas podem ser epilepsia, alterações no desenvolvimento neuropsicomotor, visuais, auditivas e cognitivas.[5,12] Podem ser encontrados: encefalomalácia multicística, porencefalia, atrofia cortical e subcortical, alterações do desenvolvimento cortical (organizacional).[12,13]

VENTRICULITE

A complicação da meningite com uma ventriculite pode ocorrer em cerca de 20% dos casos. Não há sinais clínicos específicos, mas o aumento da pressão intracraniana costuma estar presente. A suspeita clínica pode ser feita a partir da falha da resposta clínica e bacteriológica ao tratamento antimicrobiano apropriado. Exames de neuroimagem, como tomografia ou ressonância nuclear magnética são úteis na investigação. Nestes casos também o tratamento antimicrobiano deve ser prolongado até a esterilização do liquor, podendo chegar entre 6 e 8 semanas.

MENINGITE BACTERIANA RECIDIVANTE (MBR)

A MBR, embora seja anormalidade rara em lactentes e crianças, merece cuidadosa investigação através de exames complementares, para esclarecimento da causa básica.[3,12,13] O *Streptococcus pneumoniae* é frequentemente identificado nos casos com defeitos estruturais ósseos congênitos, que comunicam as estruturas cranianas com o espaço subaracnóideo. Assim, a lâmina crivosa etmoidal e os meatos auditivos interno e médio (aplasia de Mondini) podem apresentar fístula, sendo possível a constatação de rinoliquorreia ou otoliquorreia.[5,13]

Outra anormalidade estrutural de difícil detecção é a fístula neuroentérica.[5,12] Na linha média, ainda devem ser valorizados o *sinus* dermoide e a agenesia sacral. Em pacientes acometidos por trauma craniano, a formação de pertuito na base do crânio, no osso etmoide, no frontal e na mastoide deve ser comprovada através de imagem, incluindo a cintilografia.[12,13] Em todos esses pacientes impõe-se a imediata correção neurocirúrgica ou otorrinocirúrgica; naqueles com otite média crônica, sinusite ou mastoidite, os germes identificados são variados (*Proteus vulgaris, Staphylococcus aureus, E. coli*). A MBR pode incidir, ainda, em crianças com asplenia e com deficiência de complemento, sendo o agente etiológico predominante a *Neisseria meningitidis*. A contaminação do LCR também pode ocorrer a partir de pertuitos mantidos após cirurgia craniana para exérese de neoplasias, por exemplo, através da base do crânio.

Em todas as condições descritas, a recomendação é a de sempre realizar avaliações clínicas e neurológicas completas, envolvendo estudos imunológicos, estudo por imagem para identificar o pertuito. Há indicação de prevenção com antibióticos e/ou imunização nos casos recidivantes, sem elucidação etiológica.

PONTOS-CHAVE

- A meningite bacteriana aguda é uma emergência neurológica, associada a alta letalidade e risco de sequelas.
- Os principais agentes envolvidos em crianças acima de 3 meses são o *Streptococcus pneumoniae* e *Neisseria meningitidis*. Em crianças abaixo de 3 meses, *Streptococcus* do grupo B e *Escherichia coli*.
- O aumento da resistência do *Streptococcus pneumoniae* às cefalosporinas é preocupante e justificou recente modificação da terapia empírica recomendada.

REFERÊNCIAS BIBLIOGRÁFICAS

1. Guia de Vigilância em Saúde [recurso eletrônico] / Ministério da Saúde, Secretaria de Vigilância em Saúde. Departamento de Articulação Estratégica de Vigilância em Saúde. 6. ed. Brasília: Ministério da Saúde, 2023. Capítulo 2.
2. Manual dos Centros de Referência para Imunobiológicos Especiais [recurso eletrônico]/ Ministério da Saúde. Secretaria de Vigilância em Saúde e Ambiente. Departamento de Imunizações e Doenças Imunopreveníveis. 6. ed. Brasília: Ministério da Saúde, 2023. Capítulos 9, 15 e 16.
3. Ku LC, Boggess KA, Cohen-Wolkowiez M. Bacterial Meningitis in the infant. Clin Perinatol. 2015 March;42(1):29-45.
4. Bennett JE, Dolin R, Blaser MJ. Mandell, Douglas and Bennett`s Principles and Practice of Infectious Diseases. 9th ed. – Canadá: Editora Elsevier; 2019. Capítulo 87.
5. Focaccia R, Veronesi R. Veronesi: Tratado de Infectologia. 3. ed. Brasil, São Paulo: Editora Atheneu, 2005. Capítulos 46 e 62.
6. García-Moncó JC, editor. CNS Infections – A Clinical Approach, 2nd ed. Espanha: Editora Springer; 2018. Capítulo 2.
7. Moura-Ribeiro MVL. Meningites bacterianas recorrentes. In: Tognola WA, Reimão R, Liso E. Tópicos selecionados de neurologia. São Paulo: Zepelim, 2001. p. 100-4.
8. Moura-Ribeiro MVL, Lima A, Oliveira JAA. Meningites bacterianas recidivantes. Arq Neuropsiquiatr 1992;52:199-201.

9. Centers for Disease Control and Prevention. Meningococcal Photos. In: Meningococcal Disease. 2023. Disponível em: https://www.cdc.gov/meningococcal/about/photos.html
10. Informação da vigilância das pneumonias e meningites bacterianas. Secretaria de Estado da Saúde. Coordenadoria de Controle de Doenças. Insitituto Adolfo Lutz. Disponível em https://www.ial.sp.gov.br/resources/insituto-adolfo-lutz/publicacoes/sireva_2023.pdf
11. Moura-Ribeiro MVL, Rocha CM, Fernandes WLM, Guerreiro MM. Meningites bacterianas agudas: complicações vasculares. Arq Neuropsiquiatr. 1993;51:507-10.
12. Natalino W, Moura-Ribeiro MVL. Meningencefalites bacterianas agudas em crianças: complicações e sequelas. Arq Neuropsiquiatr. 1999;57:465-70.
13. Gordon SM, Srinivasan L, Harris MC. Neonatal Meningitis: Overcoming Challenges in Diagnosis, Prognosis and Treatment with Omics. Front. Pediatr. 2017;5:139.
14. Bedetti L, Miselli F, Minotti C, Latorre G, Loprieno S, Foglianese A, et al. Lumbar Puncture and Meningitis in Infants with Proven Early or Late-Onset Sepsis: An Italian Prospective Multicenter Observational Study. Microorganisms. 2023;11:1546.

ENCEFALITES E OUTRAS INFECÇÕES CEREBRAIS

CAPÍTULO 5

Katia Maria Ribeiro Silva Schmutzler ▪ Felipe Franco da Graça

INTRODUÇÃO

A encefalite é uma inflamação do parênquima cerebral, manifestada por disfunção neurológica, como alteração do estado mental, do comportamento, da personalidade, déficits motores ou sensoriais, perturbações da fala ou movimento.[1]

A incidência anual de encefalite em crianças é de 16/100.000 crianças-ano durante o segundo ano de vida, permanece alta até os 10 anos e é de 1/100.000 crianças-ano aos 15 anos.[2] Além do comprometimento encefálico, pode haver acometimento de outras regiões do sistema nervoso central (SNC) pelo mesmo agente etiológico, sendo empregadas outras designações para melhor especificar o envolvimento dessas áreas: meningoencefalite (meninges), encefalomielite (medula espinhal), romboencefalite (tronco cerebral) e meningoencefalorradiculite (medula e raízes nervosas).

A clínica irá variar de acordo com os locais do SNC acometido, do agente patogênico e do sistema imune do hospedeiro. Pode ser dividida em causas infecciosas (diretas ou indiretas) e em causas não infecciosas. Neste capítulo serão abordadas as encefalites de causa infecciosa mais prevalentes na infância.[3]

PATOGÊNESE

A patogênese varia de acordo com a etiologia. Pode consistir em invasão direta e replicação do agente causal no SNC associado à resposta inflamatória ou imunomediada durante e/ou pós-infecciosa. Outra causa de lesão é a afinidade de alguns agentes pelas células dos vasos sanguíneos, causando vasculite. A desmielinização após infecção, resultante de processo imunomediado, também pode fazer parte do mecanismo de lesão.

ETIOLOGIA

Mesmo com investigação adequada (Quadro 5-1),[4] em apenas um pequeno número de casos, o agente etiológico é identificado, sendo os vírus e as doenças autoimunes as causas mais comuns.[5]

A seguir serão descritos os principais agentes etiológicos.

Quadro 5-1. Investigação em pacientes ou nos casos suspeitos de encefalites[4]

LCR
▪ Aferir a pressão do liquor ▪ Coletar 10 mL de LCR (5 mL se < 2 anos), se possível; congelar LCR não utilizado, para testes adicionais ▪ Citologia ▪ Bioquímica ▪ Lactato ▪ Bacterioscopia e cultura ▪ BAAR ▪ PCR para HSV-½ e enterovírus ▪ Imunologia para varicela zóster ▪ PCR para Covid-19 (apenas nos casos suspeitos) ▪ ADA para tuberculose ▪ TRM – TB
Sangue
▪ Culturas de sangue de rotina ▪ Sorologias (EBV, HIV, CMV, arbovírus, enterovírus) ▪ *Mycoplasma pneumoniae* IgM e IgG ▪ Coletar soro na fase aguda. Recoletar na fase convalescente, 10-14 dias mais tarde e realizar ensaio de anticorpos emparelhados ▪ IGRA – Teste de liberação de interferon gama (*Interferon Gamma Release Assay*) para detecção de tuberculose latente em pacientes imunocomprometidos ▪ Corante de Giemsa para o diagnóstico histopatológico de malária e outros parasitas
Fezes
▪ PCR para enterovírus (maior positividade que no LCR)
Secreção de nasofaringe
▪ PCR para enterovírus (maior positividade que no LCR) ▪ PCR para Covid-19

LCR: líquido cefalorraquidiano; BAAR: bacilos álcool-ácido resistentes; PCR: reação em cadeia da polimerase; ADA: adenosina deaminase; TRM-TB: (teste rápido molecular para tuberculose; EBV: vírus Epstein-Barr; HIV: Vírus da imunodeficiência humana; CMV: citomegalovírus.

Vírus

HSV-1 e 2, HSV-6 e 7, varicela-zóster, Epstein-Barr vírus (EBV), citomegalovírus (CMV), adenovírus, enterovírus (poliovírus, *coxsackie*, *echovirus*, enterovírus 71), vírus da *Influenza* e da *Parainfluenza*, vírus sincicial respiratório, vírus do sarampo, vírus da caxumba, arbovírus (St. Louis, West Nile, dengue, febre amarela, *Chikungunya*), raiva, parvovírus B19, *Rotavírus*, HIV, Covid-19.

Quanto à etiologia, o vírus *herpes simplex* (HSV) é o principal agente causador de encefalite infecciosa. Aproximadamente 95% das incidências são causadas pelo tipo 1 (HSV 1). Em neonatos e imunodeprimidos, a prevalência é pelo tipo 2 (HSV 2). A encefalite herpética possui um índice de mortalidade de aproximadamente 70%, podendo causar sequelas graves e incapacitantes em pacientes sobreviventes, quando não instituído o tratamento precoce. Os casos podem ocorrer em qualquer idade, afetando mais crianças (principalmente até os 12 meses), idosos e pessoas com o sistema imunológico comprometido.[6] Em seguida os enterovírus não pólio e arbovírus (no Brasil, *dengue*, *zika* e *chikungunya*). Outras etiologias relevantes são a influenza sazonal, o citomegalovírus (CMV), o vírus Epstein-Barr (EBV), o herpes vírus humano 6 (HHV-6) e o sarampo reemergente.[2]

Em 11 de março de 2020, a Organização Mundial da Saúde (OMS) declarou que o surto da doença pelo coronavírus 2019 (Covid-19) atingia o nível de pandemia, iniciada em Hubei, na República Popular da China. A doença provocada pelo coronavírus da síndrome respiratória aguda grave 2 (**SARS-CoV-2**) manifesta-se comumente como doença respiratória, os primeiros sinais e sintomas se assemelham ao da gripe comum, o que pode levar a uma dificuldade inicial na identificação dos casos. Diversos vírus respiratórios causam complicações neurológicas e o **SARS-CoV-2** não é diferente.[7] Os pacientes apresentam cefaleia, mialgia, fadiga, anosmia e disgeusia, podendo ocorrer uma gama de manifestações neurológicas,[8] como AVC, mioclonia-ataxia, síndrome opsoclonus-mioclonus,[9] doenças neuromusculares, síndrome de Guillain-Barré, neuropatias focais e multifocais, síndromes pós-infecciosas centrais (ADEM – encefalomielite aguda disseminada, encefalopatia necrotizante hemorrágica aguda e mielite), ocorrência de mioclonias generalizadas como uma complicação pós-infecciosa. Um dos primeiros casos publicados de encefalite por coronavírus foi de jovem de 24 anos que apresentou febre e fadiga nos primeiros dias da doença, sendo diagnosticado inicialmente como infecção pelo vírus *Influenza*. O paciente foi encontrado inconsciente, com vômitos e convulsões, evoluindo para o coma e rigidez nucal, sugerindo um quadro de meningoencefalite. Os exames laboratoriais realizados no hospital mostraram leucocitose, linfopenia e aumento dos níveis de proteína C-reativa no sangue periférico. A pesquisa de SARS-CoV-2 no *swab* nasofaríngeo (RT-PCR) foi negativa. O paciente foi submetido a punção lombar e o exame do liquor (LCR) detectou a presença do vírus SARS-CoV-2 por meio do teste RT-PCR, confirmando o primeiro caso de encefalite pela Covid-19. Esse achado diagnóstico evidenciou a importância do exame de LCR na avaliação das manifestações neurológicas associadas a Covid-19.

Indivíduos que trabalham em ambientes quentes e úmidos correm risco de contrair arbovírus devido à presença de mosquitos.[10] Em 2024, apesar dos esforços com a vacina, a dengue, causada por vírus do gênero *Flavivirus*, transmitida pelo mosquito *Aedes aegypti*, é a arbovirose mais prevalente no mundo, sendo considerada um problema de saúde pública global e endêmica. Epidemias continuam a ocorrer e com elas quadros neurológicos durante a fase aguda da infecção e pós-infecciosos são relatados, possibilitando o reconhecimento de quatro sorotipos diferentes de vírus, e da síndrome expandida, caracterizada por envolvimento multissistêmico na forma grave da doença, incluindo o sistema nervoso central (SNC). A síndrome caracteriza-se pelo comprometimento simultâneo dos sistemas cardíaco, neurológico, gastrointestinal, renal e hematopoiético. É um vírus neurotrópico com capacidade de infectar as células de suporte do SNC. A lesão neural durante a fase aguda da infecção resulta da neuroinvasão direta e/ou do fenômeno de aumento dependente de anticorpos. Mecanismos imunológicos têm sido implicados no desenvolvimento de sequelas neurológicas tardias através do mimetismo molecular. O envolvimento do SNC, do sistema nervoso periférico (SNP) ou de ambos pode ocorrer, e algumas manifestações podem tornar-se potencialmente fatais se não tratadas prontamente. A encefalopatia e a encefalite devem ser consideradas no diagnóstico diferencial de outras encefalopatias febris agudas, encefalites autoimunes e em casos de encefalopatia/encefalite relacionada com infecção por SARS-CoV-2, especialmente em áreas endêmicas de dengue. A encefalomielite disseminada aguda (ADEM) pode ser encontrada ocasionalmente.

Ainda em relação a etiologia viral, graças à obrigatoriedade da realização de testagem durante o exame de pré-natal e da administração às grávidas infectadas, tanto durante a gravidez quanto durante o parto, a administração de Zidovudina – AZT (de boa penetração no SNC) a todos os casos diagnosticados, independentemente do comprometimento clínico, os casos de AIDS, pelo vírus da imunodeficiência humana (HIV) tem apresentado redução em sua prevalência em crianças.

Bactérias

Borrelia spp., *Treponema pallidum*, *Bartonella hensalea*, *Brucella*, *Ricketsias*, *Mycoplasma pneumoniae*, *Mycobacterium tuberculosis* entre outras (ressalta-se que as bactérias estão mais implicadas nos processos meníngeos e mais raramente nas encefalites).

Outros

Protozoários (toxoplasma, toxocara, *Trypanosoma* sp., *Naegleria fowleri*, *Plasmodium falciparum*), helmintos (*Trichinella*, *Schistosoma* sp.), fungos (*Candida*, *Cryptococcus*).

A Naegleria fowleri, adquirida ao nadar em água corrente contaminada, é causa de meningoencefalite amebiana primária que apesar de rara, geralmente é fatal se não diagnosticada precocemente. Os exames diagnósticos devem contemplar o exame direto do líquido cefalorraquidiano e uma amostra corada por Giemsa. Outra infestação de graves consequências para o SNC é pelo *Plasmodium falciparum*, a chamada malária cerebral, produzindo encefalite grave resultando em óbito (intensa resposta imune caracterizada pela liberação de citocinas do tipo Th1) ou sequelas isquêmicas (os eritrócitos infectados aderem às células vasculares endoteliais), resultando em hipóxia tecidual, causando convulsões e estado comatoso. Os mais vulneráveis são os primoinfectados, as gestantes e as crianças pequenas, advindos de áreas endêmicas (no Brasil, incide predominantemente na Amazônia legal, que engloba os estados do Acre, Amapá, Amazonas, Maranhão, Mato Grosso, Pará, Rondônia, Roraima e Tocantins).

MANIFESTAÇÕES CLÍNICAS

As manifestações clínicas iniciais são semelhantes às de doenças sistêmicas agudas, com febre, cefaleia, irritabilidade, dor abdominal, náuseas e vômitos.

Os sintomas neurológicos podem apresentar-se de forma aguda, subaguda ou crônica e são determinados de acordo com o tropismo do agente etiológico para determinados locais do SNC e o grau de hipertensão intracraniana (HIC).[5,11]

A forma de apresentação clássica é caracterizada por alteração do comportamento ou do estado de consciência do paciente, que varia desde irritabilidade, agitação, delírio, desorientação até sonolência, embotamento e coma, além de febre, cefaleia, manifestações neurológicas focais e crises epilépticas.[12] O comprometimento do cerebelo, causando ataxia, é bastante frequente, quando o agente etiológico é o vírus varicela-zóster. A presença de rigidez e movimentos involuntários sugere acometimento de gânglios da base, como ocorre nas encefalites pelo vírus da influenza.

Formas atípicas de encefalite, como a de tronco cerebral, comprometendo vários nervos cranianos, podem ocorrer, assim como o envolvimento mielínico, simulando quadros de mielite aguda.[13]

DIAGNÓSTICO

Em 2013, o International Encephalitis Consortium publicou recomendações para a definição de encefalite e encefalopatia de etiologia infecciosa presumida, bem como a investigação diagnóstica nestes casos. Os seguintes critérios foram recomendados.[2]

- *Critério principal (obrigatório):* pacientes que buscaram ajuda médica com estado mental alterado (definido como nível de consciência diminuído ou alterado, letargia ou alteração de personalidade) com duração ≥ 24 horas sem causa alternativa identificada.
- *Critérios menores (2 necessários para possível encefalite; ≥ 3 requeridos para encefalite provável ou confirmada):* febre documentada ≥ 38°C nas 72 horas antes ou após a apresentação; crises epilépticas focais ou generalizadas não totalmente atribuíveis a um distúrbio convulsivo preexistente; novo início de achados neurológicos focais; contagem de leucócitos no LCR ≥ 5/mm³; anormalidade do parênquima cerebral à neuroimagem, sugestiva de encefalite que é nova de estudos anteriores ou parece aguda no início; anormalidade no EEG compatível com encefalite e não atribuível a outra causa.

História Clínica e Exame Físico

A história clínica e o exame físico são fundamentais na abordagem do doente com encefalite, podendo fornecer pistas sobre o agente etiológico.[4]

História Clínica

- Perguntar sobre quadro de doença viral ou vacinações nas 4 semanas precedentes, viagens recentes, contato com animais e insetos e com pessoas doentes.
- Pesquisar pródromos, sintomas gerais, como febre, vômitos e cefaleia, e sintomas associados à disfunção do SNC, como alteração do nível de consciência, alterações do comportamento e/ou da personalidade, sinais neurológicos focais, disfunção cognitiva e crises epilépticas.

Exame Físico

- O exame físico deve ser minucioso, procurando identificar sintomas e sinais que ajudem a suspeitar de determinado agente etiológico (Quadro 5-2),[14] além de avaliação neurológica cuidadosa para achados focais (deve incluir a avaliação do estado mental, dos nervos cranianos, do sistema motor, coordenação e reflexos e do sistema sensitivo.

Quadro 5-2. Agentes etiológicos possíveis de acordo com os dados clínicos[14]

Adenopatias	HIV, EBV, CMV; sarampo, rubéola, *T. pallidum*, *Bartonella* spp., *Mycobacterium tuberculosis*, *Toxoplasma gondii*
Parotidite	Vírus da caxumba
***Rash* cutâneo**	Varicela-zóster, herpes 6, rubéola, enterovírus, HIV, *Rickettsia* spp., *Mycoplasma pneumoniae*, *Chikungunya*, Dengue*, *Treponema pallidum*
Sintomas respiratórios	*Influenza*, adenovírus, *Mycoplasma pneumoniae*, *Coxiella burnetti*, *Mycobacterium tuberculosis*, Covid-19
Retinite	CMV, *Bartonella hensalae*, *Treponema pallidum*
Tubérculos *coroideus*	Mycobacterium tuberculosis

(Continua)

Quadro 5-2. *(Cont.)* Agentes etiológicos possíveis de acordo com os dados clínicos[14]

Sintomas neurológicos	
Ataxia cerebelar	Varicela-zóster, EBV, sarampo, Covid-19
Nervos cranianos	HSV, EBV, *Listeria monocytogenes*, *M. tuberculosis*, *Treponema pallidum*, *Borrelia burgdorferii*, *Cryptococcus neoformans*
Demência	HIV, sarampo (panencefalite esclerosante), *Treponema pallidum*
Síndrome parkinsoniana	*Toxoplasma gondii*, St. Louis, *West Nile*, *Influenza*
Paralisia flácida	Enterovírus (enterovírus 71, *coxsackie*), poliovírus, *West Nile virus*
Rombencefalite	HSV, enterovírus 71, *Listeria monocytogenes*

EBV: vírus Epstein-Barr; HIV: Vírus da imunodeficiência humana; CMV: citomegalovírus; HSV: vírus herpes simples.

Estudo do LCR

A coleta de LCR, com medida da pressão de abertura, deve ser realizada em todos os casos, exceto se houver contraindicações. Devem ser solicitados citologia e bioquímica, bacterioscopia, pesquisa de bacilo álcool-ácido resistente (BAAR), culturas para fungo, bactérias, isolamento do vírus, micobactérias e estudos imunológicos e PCR.

Nas encefalites virais, o LCR ocupa lugar de destaque. O perfil quimiocitológico caracteriza-se por pleocitose, leve ou moderada (até 500 células/mm^3), com predomínio linfomonocitário e proteinorraquia normal ou até de 300 mg%. A glicorraquia, em geral, é normal.[2] Pode haver grande número de hemácias no LCR nas infecções por herpes e na leucoencefalite hemorrágica aguda. Na dengue a celularidade do LCR pode vir normal em torno de 75% dos casos. A apresentação clássica da encefalite inclui alteração do nível de consciência, cefaleia e crises convulsivas. Para diagnóstico os critérios incluem: presença de febre; envolvimento cerebral agudo, tal como alteração no nível de consciência ou personalidade e/ou convulsões e/ou déficit neurológico focal; anticorpo dengue IgM positivo ou antígeno NS1 positivo ou PCR para dengue positivo no liquor e/ou no plasma; e a exclusão de outras causas virais de encefalite e encefalopatia.

Imunologia

Recentemente, o diagnóstico específico das infecções virais tem apresentado avanços, no que diz respeito à sensibilidade e à especificidade dos métodos e no referente ao tempo necessário para a identificação do agente. As técnicas incluem a demonstração de anticorpos das classes IgG e IgM e antígenos ou partículas virais através de reações de imunofluorescência e ensaio enzimático (ELISA, fixação de complemento, aglutinação em látex etc.).[4,15]

Reação em Cadeia de Polimerase (PCR) e Infecções do SNC

As técnicas de PCR *(polimerase chain reaction)*, que até há pouco tempo eram empregadas somente em meios acadêmicos, podem ser utilizadas rotineiramente. A sensibilidade e a especificidade da PCR permitiram a detecção de infecções ocultas ou latentes, não identificadas por outros métodos. Os testes de DNA para neuroinfecções e o sucesso da PCR no LCR reduziram a necessidade de procedimentos invasivos, como a biópsia cerebral. Em infecções virais, é particularmente útil na detecção de DNA viral (infecções latentes) não comprovada por métodos imunológicos. Portanto, trata-se de método rápido, qualitativo e quantitativo, com alta sensibilidade e especificidade e não invasivo.

A PCR no **LCR** é usada para identificar os seguintes agentes infecciosos: citomegalovírus (CMV), HSV-1, HSV-2, HTLV-1, enterovírus, herpes-vírus 6, príon (doença de Creutzfeldt-Jakob), Covid-19, *Listeria monocytogenes, Neisseria meningitidis, Haemophilus influenzae, Mycobacterium tuberculosis, Treponema pallidum, Borrelia burgdorferi*. Podem também ser analisados no **sangue** (HIV, HTLV-1 e 2, BK, doença de Creutzfeldt-Jakob, varicela-zóster); no **tecido cerebral** (Epstein-Barr, HIV, HSV-2, BK, doença de Creutzfeldt-Jakob, sarampo, *Toxoplasma gondii);* na **urina** (BK, doença de Creutzfeldt-Jakob, *Borrelia burgdorferi*), nas **fezes** (enterovírus), **secreção de orofaringe** (enterovírus e Covid-19) e no **humor aquoso** (*Toxoplasma gondii*).

A PCR em **tempo real** é uma variação na técnica da PCR, a qual permite que a amplificação e a detecção ocorram simultaneamente e o resultado é visualizado em tempo real, gerando resultados sensíveis e com precisão, de diferentes tipos de amostras (sangue e LCR).[2]

O *kit* da XGEN Multiplex Neuro 9 que utiliza a técnica de PCR em tempo real apresenta uma vantagem adicional no diagnóstico de encefalites, pois os vírus mais frequentes podem ser detectados simultaneamente, otimizando tempo e recursos, num único teste (adenovírus humano (HAdV); citomegalovírus (CMV); vírus *Epstein-Barr* (EBV); vírus *Herpes simplex* 1 e 2 (HSV1 e HSV2); vírus varicela-zóster (VZV); parecovírus humano (HPeV); eritrovírus B19 (B19); herpesvírus humano 6 e 7 (HHV6 e HHV7); enterovírus (EV).

Eletrencefalograma (EEG)

O EEG é um marcador precoce e sensível de disfunção cerebral, deverá ser realizado o mais precocemente possível e repetido, caso a situação clínica o justifique.

As alterações encontradas são pouco específicas, existindo habitualmente lentificação focal ou difusa, frequência diminuída no ritmo de base e/ou atividade delta rítmica focal.

No caso de encefalite herpética, o EEG pode apresentar descargas lateralizadas e periódicas (PLDS) na região temporal. PLDS têm sido encontradas em encefalite por Epstein-Barr e, mais raramente, em encefalite por enterovírus. Os complexos periódicos generalizados são característicos de "patógenos lentos", incluindo doença de Creutzfeldt-Jakob (complexos de periodicidade curta) e panencefalite esclerosante subaguda (complexos de periodicidade longa – Radermecker).[16]

A gravidade das alterações encontradas no EEG não reflete a gravidade clínica do paciente, contudo a melhora rápida do traçado está relacionada com melhor prognóstico.

Neuroimagem

A ressonância magnética (RM) é um exame imagiológico sensível e mais específico para o diagnóstico de encefalite. O protocolo mínimo é: sequências T1, T2, FLAIR e difusão.

A tomografia computadorizada (TC) é indicada nos casos de baixa suspeita clínica de encefalite, para a realização de punção lombar, quando a RM não estiver disponível.

Na maioria dos casos de encefalite viral, a TC e a RM são normais, ou mostram edema inespecífico. Uma exceção importante é a encefalite herpética, em que se constatam alterações no lobo temporal, uni ou bilateralmente (lesão hipodensa na TC, com efeito de massa, que capta contraste; hipersinal em T2 na RM).[2,17] Outras encefalites podem apresentar alterações na TC e na RM, sendo frequentemente inespecíficas (Quadro 5-3).

Quadro 5-3. Agente, características clínicas e achados de RM

Agente	Características clínicas	RM
HSV-1 e 2	HSV-2 – Recém-nascido, instabilidade térmica, convulsões, letargia, irritabilidade. Pode causar quadros recorrentes (meningite de Mollaret) HSV-1 – Criança, febre, sinais focais, convulsões	Lesões com hipersinal T2 nos lobos temporais e em estruturas do sistema límbico (exceto no primeiro ano de vida, em que as lesões são mais disseminadas)
EBV	Crises epilépticas, ataxia cerebelar, paralisia do VII nervo, mielite transversa	Lesões com hipersinal em T2 em substância branca, substância cinzenta e medula espinhal
Varicela-zóster	Envolvimento cerebelar em crianças, geralmente autolimitada. Encefalite grave: *delirium* é comum, crises epilépticas são raras. Reativação da encefalite com *déficits* neurológicos focais e crises epilépticas Infecção recente aumenta o risco de AVCi nos meses subsequentes	Arterite de grandes vasos e infartos isquêmicos ou hemorrágicos. Pequenos infartos associados a lesões desmielinizantes. Realce homogêneo por gadolínio ao redor dos ventrículos ou aumento de sinal periventricular nas imagens em T2
CMV	Evidência de doença generalizada, como retinite, pneumonite, mielite, polirradiculopatia	Ventriculite é bastante típica, associada ou não a anormalidades inespecíficas da substância branca em T2
Enterovírus	Surto de enterovírus 71 em crianças com rombencefalite (mioclonias, tremores, ataxia, lesões de nervos cranianos)	Aumento de sinal em T2 no mesencéfalo, ponte e medula
Vírus da dengue	Febre-artralgia-*rash* ou febre hemorrágica viral	Aumento do sinal em T2 no globo pálido, hipocampo, tálamo, cápsula interna e hemorragia pontina
West Nile vírus	Febre, cefaleia, alteração do estado mental, distúrbios do movimento (tremor, mioclonias, parkinsonismo), sinais cerebelares, fraqueza generalizada, alteração em nervos II e VII, sintomas pólio-*like* por acometimento do neurônio motor medular	Aumento do sinal em T2 em núcleos da base, lobo temporal mesial, tronco e cerebelo
Virus da raiva	Agitação, hidrofobia, alteração comportamental	Aumento do sinal em T2 em hipocampo, núcleos da base, tronco e lobo temporal
Arbovírus (dengue, zika, *chikungunya*)	Maioria dos casos é brando e se confunde com sintomas sistêmicos. Mas pode haver cefaleia mais intensa ou mesmo crises epilépticas e alteração do nível de consciência	Aumento do sinal em T2 e *flair* no tálamo, gânglios da base e mesencéfalo

(Continua)

Quadro 5-3. *(Cont.)* Agente, características clínicas e achados de RM

Agente	Características clínicas	RM
Covid-19	Febre, cefaleia, anosmia/hiposmia, crises epilépticas associadas ou não a sintomas respiratórios. Casos confirmados foram raros	Sem achados específicos. Alguns casos com descrição de lesões hiperintensas em T2 em substância branca
Sarampo (fase aguda)	A encefalite aguda habitualmente é leve e frequente incluindo febre, cefaleia associados a *rash* cutâneo	Podem ser observadas lesões hiperintensas em esplênio de corpo caloso, reversíveis
Sarampo (panencefalite esclerosante subaguda)	Complicação tardia da infecção pelo sarampo em pacientes não vacinados. Se inicia após 6 a 11 anos da infecção. Quadro progressivo de declínio cognitivo, rigidez, disautonomia e mioclonias	Envolvimento difuso da substância branca cerebral que progride em extensão com a evolução da doença
Influenza	Desde sintomas leves até grave rebaixamento do nível de consciência, crises epilépticas e sintomas extrapiramidais	Em casos mais leves podem ser vistas lesões hiperintensas em T2 e reversíveis em corpo caloso. em casos graves lesões necro-hemorrágicas talâmicas

HSV: vírus da herpes simples; EBV: vírus Epstein-Barr; CMV: citomegalovírus; AVCi: acidente vascular cerebral isquêmico.

Nas encefalites pós-infecciosas, o exame de RM revela áreas de desmielinização (hipossinal em T1, hipersinal em T2), acometendo principalmente a substância branca, cerebral e cerebelar, e os núcleos da base. A TC frequentemente é normal, ou mostra áreas de hipodensidade em substância branca.[18]

DIAGNÓSTICO DIFERENCIAL

- Outras infecções do SNC: meningite, abscessos cerebrais.
- Doenças cerebrovasculares: hemorragia subaracnóidea ou parenquimatosa (ruptura de aneurisma ou malformação arteriovenosa).
- Encefalopatias metabólicas.
- Intoxicações.
- Doenças inflamatórias do SNC: doenças desmielinizantes (esclerose múltipla, encefalomielite aguda disseminada (ADEM).
- Encefalites autoimunes (anti-NMDAR, anti-VGKC, anti-GAD, anti-GluR, encefalopatia da tiroidite de Hashimoto, neurolúpus).
- Encefalopatias parainfecciosas (síndrome de Reye, síndrome hemolítico-urêmica, síndrome de choque tóxico, doença de Kawasaki).
- Encefalopatia aguda associada a vasculites.
- Enxaqueca aguda confusional.

TRATAMENTO

O diagnóstico de encefalite deve ser considerado emergência clínica, necessitando de intervenção imediata. Embora a encefalite herpética seja pouco frequente, o diagnóstico deve ser considerado em qualquer criança com neuroinfecção, e o tratamento precoce deve ser iniciado antes da confirmação laboratorial.

Terapias antivirais empíricas e cuidados de suporte são os pilares da terapia para a encefalite viral em crianças e adolescentes. A terapia medicamentosa deverá ser ajustada quando identificado o agente patológico específico.[19]

Tratamento Específico

- O tratamento da encefalite herpética suspeita ou confirmada é feito com aciclovir intravenoso, com as seguintes doses de acordo com a faixa etária: **neonatos a 3 meses:** 20 mg/kg/dose, de 8/8 horas, de **3 meses a 12 anos:** 10-15 mg/kg/dose (500 mg/m^2/dose) de 8/8 horas, e **crianças > 12 anos:** 10 mg/kg/dose de 8/8 horas, todos de 14 a 21 dias.
- O tratamento da encefalite por CMV é feito com ganciclovir intravenoso, na dose de 5 mg/kg/dia, de 12/12 horas por 14 a 21 dias. Nos casos resistentes ao ganciclovir, pode-se associar o Foscarnet na dose de 60 mg/kg a cada 8 horas ou 90 mg/kg a cada 12 horas, por 2 a 3 semanas.

Para os dois antivirais citados é importante manter hidratação endovenosa e monitorar função renal já que são medicações com potencial efeito nefrotóxico.[2,20]

Além da terapia antiviral, a antibioticoterapia parenteral deve ser mantida até que se faça exclusão de etiologia bacteriana ou de abscesso cerebral. Qualquer outro tratamento, na tentativa de manutenção do funcionamento dos órgãos acometidos, é inespecífico e empírico.[8,9]

O tratamento específico para outras infecções graves do SNC, como na neurotuberculose, ou malária cerebral e dengue podem ser encontrados nas orientações atualizadas nos *sites* do Ministério da Saúde.

Tratamento de Suporte

O tratamento de suporte é um aspecto crítico do tratamento de encefalite. Aspectos terapêuticos gerais incluem: manutenção nutricional, suporte ventilatório, hidratação, equilíbrio eletrolítico; isolamento de crianças com doença exantemática, observando os cuidados com fluidos corporais e secreções.

Potenciais complicações que devem ser antecipadas incluem: estado epiléptico, que deve ser tratado agressivamente, edema cerebral; SIADH, paradas cardíaca e respiratória súbitas de origem central, CIVD.[3,14,20]

Algoritmo de Tratamento (Fig. 5-1)

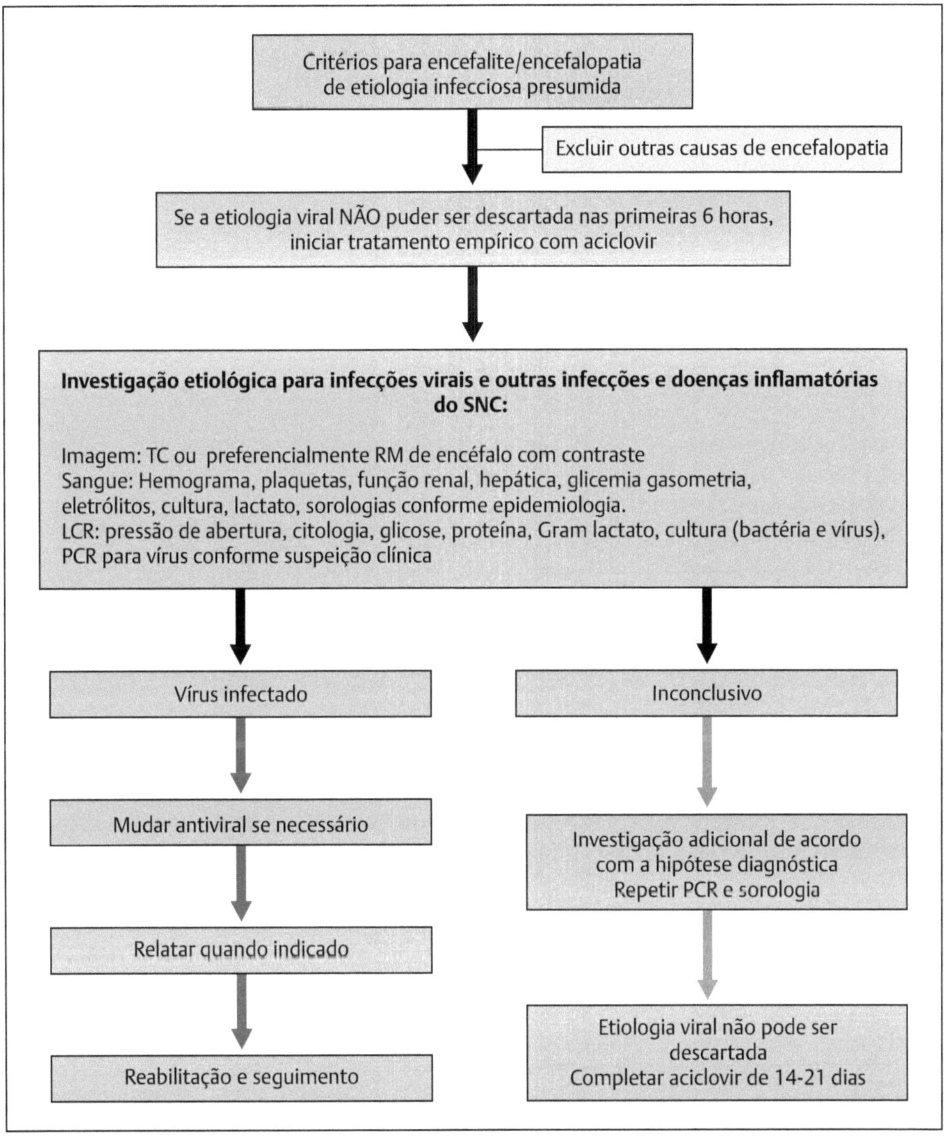

Fig. 5-1. Algoritmo para encefalites. SNC: sistema nervoso central; TC: tomografia computadorizada; LCR: líquido cefalorraquidiano; PCR: reação em cadeia de polimerase. (Modificada de Costa BK, Sato DK. Viral encephalitis: a practical review on diagnostic approach and treatment. J Pediatr (Rio J). 2020;96(S1):12-19.)[2]

PROGNÓSTICO

O prognóstico da encefalite viral varia, dependendo da idade do paciente, dos resultados neurológicos no momento da apresentação e do agente patogênico.[21] Além desses fatores não modificáveis, para as formas tratáveis, a precocidade da instituição da terapêutica tem papel fundamental no desfecho.[10,17,22,23]

São considerados fatores de mau prognóstico:

- Coma, convulsões, ou achados neurológicos focais na fase aguda.
- Idade precoce (< 5 anos).
- Necessidade de cuidados intensivos.
- Encefalite herpética.
- Restrição na difusão em RM.
- Lesões necróticas/necro-hemorrágicas na RM.

PONTOS-CHAVE

- As encefalites devem ser suspeitadas em todos os casos de alteração aguda do estado mental sem causa evidente.
- A etiologia mais frequente são as encefalites virais, sendo mais comuns nas crianças menores de 10 anos.
- Sua investigação básica inclui, além da avaliação clínica detalhada, neuroimagem e liquor e EEG.
- O exame de PCR permite identificar o agente etiológico em parte dos pacientes.
- Tratamento precoce com drogas antivirais (aciclovir) deve ser realizado pelo risco de encefalite herpética.

REFERÊNCIAS BIBLIOGRÁFICAS

1. Bronstein DE, Shields WD, Glaser CA. Encephalitis and meningoencephalitis. In: Cherry JD, Harrison GJ, Kaplan SL et al. (Eds). Feigin and Cherry's textbook of pediatric infectious diseases. 7th ed. Philadelphia: Elsevier Saunders, 2014. p. 492.
2. Costa BKD, Sato DK. Viral encephalitis: a practical review on diagnostic approach and treatment. J Pediatr (Rio J). 2020 Mar-Apr;96 Suppl 1(Suppl 1):12-19.
3. Kneen R, Solomon T. Management and outcome of viral encephalitis in children. Paediatr Child Health 2008 Jan;18(1):7-16.
4. Venkatesan A, Tunkel AR, Bloch KC, Lauring AS, Sejvar J, Bitnun A, et al. Case definitions, diagnostic algorithms, and priorities in encephalitis: consensus statement of the international encephalitis consortium. Clin Infect Dis. 2013;57:1114.
5. Fowler A, Stödberg T, Eriksson M, Wickström R. Childhood encephalitis in Sweden: etiology, clinical presentation and outcome. Eur J Paediatr Neurol 2008;12:484.
6. Alsweed A, Alsuhibani M, Casanova JL, Al-Hajjar S. Approach to recurrent Herpes Simplex Encephalitis in children. Int J Pediatr Adolesc Med. 2018 Jun;5(2):35-38.
7. Da Silva FSC, Bucur A, Rosado SN, Balhana SS, Meneses-Oliveira CM. Disfunção neurológica associada à COVID-19. Rev Bras Ter Intensiva. 2021;33(2):325-330.
8. Singer TG, Evankovich KD, Fisher K, Demmler-Harrison GJ, Risen SR. Coronavirus Infections in the Nervous System of Children: A Scoping Review Making the Case for Long-Term Neurodevelopmental Surveillance. Pediatr Neurol. 2021 Apr;117:47-63.
9. Ismail II, Walaa A, KamelWA, KilanyA. Opsoclonus myoclonus ataxia syndrome following COVID-19 infection. Acta Neurologica Belgica (2023) 123:715-716.

10. Said S, Kang M. Viral Encephalitis. [Updated 2023 Aug 8]. In: StatPearls [Internet]. Treasure Island (FL): StatPearls Publishing; 2024 Jan-. Disponível em: https://www.ncbi.nlm.nih.gov/books/NBK470162/
11. Fowler A, Stödberg T, Eriksson M, Wickström R. Long-term outcomes of acute encephalitis in childhood. Pediatrics 2010;126:e828.
12. Vila J, Bosch J, Muñoz-Almagro C. Molecular diagnosis of the central nervous system (CNS) infections. Enferm Infecc Microbiol Clin (Engl Ed). 2020 Apr 25:S0213-005X(20)30168-3. English, Spanish.
13. Fonseca LF, Xavier CC, Pianetti G. Compêndio de neurologia infantil. 2. ed. Rio de Janeiro: Medbook; 2011.
14. Tunkel AR, Glaser CA, Bloch KC, Sejvar JJ, Marra CM, Roos KL, et al. The management of encephalitis: clinical practice guidelines by the Infectius disease societty of America. Clin Inf Dis. 2008;47:303-27.
15. Pillai SC, Hacohen Y, Tantsis E Prelog K, Merheb V, Kesson A, et al. Infectious and autoantibody-associated encephalitis: clinical features and long-term outcome. Pediatrics 2015;135:e974.
16. Hughes JR. Abnormal rhythms. In: Hughes JR. (Ed.). EEG in clinical practice. 2nd ed. London: Butterworth-Heinemann; 1994.
17. Wang IJ, Lee PI, Huang LM, Chen CJ, Chen CL, Lee WT. The correlation between neurological evaluations and neurological outcome in acute encephalitis: a hospital-based study. Eur J Paediatr Neural. 2007;11:63.
18. Kesselring J, Miller DH, Robb JA, Kendall BE, Moseley IF, Kingsley D, et al. Acute disseminated encephalomyelitis: MRI findings and the distinction from multiple sclerosis. Brain. 1990;113:291-302.
19. Cherry JD, Shields WD. Encephalitis and meningoencephalitis. In: Cherry JD, Shields WD (Eds.). Textbook of pediatric infectious diseases. 4th ed. Philadelphia: WB Saunders; 1998.
20. Hartley L, Evans J, MacDermott NE. Management and outcome in viral meningo-encephalitis. Paediatr Child Health. 2011 Nov.;21(11):488-94.
21. Michaeli O, Kassis I, Shachor-Meyouhas Y, Shahar E, Ravid S. Long-term motor and cognitive outcome of acute encephalitis. Pediatrics. 2014;133:e546.
22. Rautonen J, Koskiniemi M, Vaheri A. Prognostic factors in childhood acute encephalitis. Pediatr Infect Dis J. 1991;10:441.
23. Yang CR, Mason M, Parizel PM, Warne R. Magnetic resonance imaging patterns of paediatric brain infections: a pictorial review based on the Western Australian experience. Insights Imaging. 2022 Oct 4;13(1):160.

MIELITES INFECCIOSAS

CAPÍTULO 6

Ana Teresa Villaça Lotfi ■ Camila Fernanda Lopes Salla
Lisiane Seguti Ferreira

INTRODUÇÃO

As mielopatias incluem o comprometimento da medula espinhal, de seus envoltórios e das raízes motoras e sensitivas por lesões não traumáticas e podem estar relacionadas com diversas etiologias, como processos infecciosos, inflamatórios, vasculares, neoplásicos e doenças carenciais. As lesões medulares podem ocorrer no sentido transversal, de maneira completa, ou comprometer apenas parte da estrutura parenquimatosa (anterior, posterior, lateral ou central); também podem estender-se no sentido longitudinal, ascendente ou descendente, com envolvimento de vários segmentos.[1]

Inseridas neste grupo, estão as mielites, cujos principais agentes etiológicos estão relacionados no Quadro 6-1.[2-4]

Em relação ao tempo de evolução, podem ser classificadas em agudas, com duração de alguns dias; subagudas, entre 2 a 6 semanas; ou crônicas, mais de 6 semanas.[2]

De maneira prática, deve-se pensar no diagnóstico de mielite nos casos de paralisias agudas flácidas quando ocorrerem:[5]

- Sintomas e sinais motores bilaterais (não necessariamente simétricos). No início ocorre paralisia flácida, excepcionalmente ascendente, com reflexos osteotendinosos abolidos, características de choque medular. Após a fase aguda, na evolução, podem surgir espasticidade, clônus e sinal de Babinski.[6,7]
- Presença de nível sensitivo. Todas as formas de sensibilidade ficam abolidas a partir de um determinado nível. As sensibilidades superficiais termoalgésica e tátil grosseira podem ser pesquisadas apenas qualitativamente, pelas reações motoras até os 5 anos de idade, quando a criança começa a fornecer informações mais fidedignas. O mesmo ocorre quanto à investigação de sensibilidade proprioceptiva vibratória, artrocinética e noção de posição segmentar. Em relação à sensibilidade tátil grosseira, entretanto, pode-se observar sua presença ou ausência por meio dos reflexos cutâneos: o reflexo de encurvamento do tronco pode ser provocado ao longo da região paravertebral, testando-se desde os segmentos T4 até L1. Os reflexos cutâneo-abdominais abrangem T6 a T12, o reflexo cremastérico, L1 e L2 e o reflexo anal superficial, S2 a S5.[8]
- Disfunções autonômicas/esfincterianas.

Quadro 6-1. Classificação das mielites de acordo com a etiologia[2-4]

I. Mielites secundárias a infecções virais, bacterianas, fúngicas, parasitárias e doenças granulomatosas primárias das meninges e medula espinhal
▪ Enteroviroses (grupos A e B coxsackievírus, poliomielites, outros) ▪ Herpes-zóster ▪ Mielite por HIV ▪ Vírus Epstein-Barr, citomegalovírus, herpes simples ▪ Raiva ▪ Arbovírus-Flavivírus (dengue, zika) ▪ HTLV-I ▪ *Mycoplasma pneumoniae* ▪ Doença de Lyme ▪ Mielite piogênica ▪ Abscesso e granuloma epidural agudo ▪ Abscesso da medula espinhal ▪ Mielite tuberculosa ▪ Infecções parasíticas ou fúngicas ocasionando granuloma epidural, meningite localizada, ou meningomielite e abscesso, especialmente determinadas formas de esquistossomose ▪ Mielite sifilítica
II. Mielite não infecciosa do tipo inflamatório/doenças multifocais do sistema nervoso por mecanismos imunomediados
▪ Mielite pós-infecciosa ou pós-vacinal ▪ Esclerose múltipla ▪ Mielite subaguda necrosante; neuromielite óptica (NMO/transtornos do espectro, mielopatia longitudinal extensa); encefalomielite difusa ▪ Mielite ou poliomielite paraneoplásica
III. Mielites relacionadas com doenças sistêmicas
▪ Lúpus ▪ Síndrome de anticorpos antifosfolípides ▪ Síndrome de Sjögren ▪ Sarcoidose

Devem ser investigados os seguintes aspectos:[5]

- Antecedentes de infecções/vacinações recentes.
- Sintomas gerais inespecíficos (febre, *rash* cutâneo, perda de peso etc.).
- Presença de doenças sistêmicas previamente diagnosticadas.
- Procedência de áreas endêmicas.

Para confirmação diagnóstica, devem ser realizados:[5,6]

A) Ressonância magnética de medula com contraste com as seguintes finalidades:
  - Afastar lesões compressivas.
  - Pesquisar sinais inflamatórios.
  - Pesquisar lesões desmielinizantes.

B) Análise do LCR:
   - Pesquisar sinais inflamatórios (pleocitose, aumento de IgG e proteínas).
   - Pesquisar bandas oligoclonais (diferencial com esclerose múltipla).
   - Determinar causa infecciosa (imunologias pertinentes de acordo com o histórico do paciente).

C) Ressonância magnética de crânio para definir a extensão/localização de processos desmielinizantes – com enfoque também para as vias ópticas.
D) Potencial evocado visual para avaliação de neurite óptica subclínica.
E) Pesquisa de autoanticorpos antiaquaporina 4 (AQP4)/anti-MOG (glicoproteína de oligodendrócito de mielina), na suspeita de neuromielite óptica/distúrbios do espectro.
F) Pesquisa de agentes infecciosos de acordo com o histórico do paciente.

As mielites infecciosas estão associadas a alto risco de morbidade e mortalidade e podem ser causadas por processos infecciosos primários na medula espinhal, bem como processos para e pós-infecciosos (abscesso epidural, rotura de infecções de discos intervertebrais etc.).[3]

No presente capítulo serão abordadas as seguintes mielites infecciosas: mielites agudas flácidas virais (MAF) e as causadas por agentes endêmicos/epidêmicos no Brasil (dengue, tuberculose e esquistossomose).

Os casos de mielite por dengue, tuberculose, esquistossomose, bem como todos os pacientes menores de 15 anos com paralisias agudas flácidas (independente da etiologia) estão incluídos na lista nacional de doenças de notificação compulsória do Ministério da Saúde.[9]

MIELITES AGUDAS FLÁCIDAS VIRAIS (MAF)

Enterovírus (EV-A71 e EV-D68), *coxsackie* (A16, B2, B4, A9) e poliovírus apresentam tropismo pelo corno anterior da medula, ocasionando quadros de paralisias agudas flácidas.[3] A partir de 2014 houve aumento do número de casos de mielites agudas flácidas por vírus não pólio, sobretudo os enterovírus.[6]

Crianças apresentam maior risco de mielites associadas a enteroviroses do que adultos, menos de 15% dos casos ocorrem em adultos (principalmente imunocomprometidos).[3,10]

As mielites agudas flácidas são caracterizadas clinicamente por início agudo de perda de força muscular em um ou mais membros, tipicamente assimétrica e com predomínio na musculatura proximal. Diferente de outras causas de paralisias agudas flácidas, a MAF tem a particularidade de acometer membros superiores com mais intensidade que os membros inferiores na maioria dos pacientes; os membros superiores podem apresentar comprometimento importante da força muscular, enquanto membros inferiores evoluem com fraqueza de menor intensidade ou até mesmo preservação da força muscular, sem padrão ascendente [6,10].

Ainda ao exame neurológico, há diminuição ou ausência de reflexos osteotendinosos (em pelo menos um membro) e preservação da sensibilidade. Não há nível sensitivo e sintomas sensitivos (dor ou parestesias) bem como alteração do nível de consciência são atípicos. Fraqueza em pescoço, tronco, musculatura respiratória, musculatura bulbar, facial e/ou motricidade ocular extrínseca também podem estar presentes.[6,10]

Antecedente de infecção viral ou febre, por vezes inespecíficos, precedem o quadro neurológico na grande maioria dos pacientes. O início dos sintomas neurológicos acontece com maior frequência no intervalo de 1 a 10 dias após os primeiros sintomas prodrômicos infecciosos e podem ser acompanhados de cefaleia, rigidez de nuca ou recorrência da febre.[10]

Investigação diagnóstica com RM de coluna mostra lesões em substância cinzenta com hipersinal em T2, longitudinalmente extensas e de acometimento cervical na maioria dos casos, com graus variáveis de edema em substância branca medular na fase mais aguda. Entre 1 e 4 semanas do início do quadro, há regressão do edema e as lesões em substância cinzenta ficam mais bem delimitadas no corno anterior da medula e também raiz de nervo espinhal ou nervo craniano e persistem por semanas e até meses. O LCR mostra pleocitose moderada com predomínio de linfócitos e aumento de proteínas (em geral, menor que 100 mg/dL). Pesquisa dos agentes virais também é indicada na fase aguda para auxílio diagnóstico.[6,10]

Os diagnósticos diferenciais incluem outras condições associadas a paralisias agudas flácidas, tais como: síndrome de Guillain-Barré, infarto medular, mielites desmielinizantes, poliomielite (por vírus selvagem ou pós-vacinal), paralisia periódica, botulismo e estão representados no Quadro 6-2.[10] O Quadro 6-3 mostra critérios que, quando presentes nas paralisias agudas flácidas, apontam para outros diagnósticos.[6]

O manejo na fase aguda consiste de medidas gerais de suporte clínico, prevenção das complicações da imobilidade (tromboembolismo, úlceras) e reabilitação precoce. O uso de anti-virais e/ou terapias imunomoduladoras permanece controverso.

Até o momento, MAF tem se caracterizado com curso monofásico e alto risco de sequelas, com necessidade de terapias de reabilitação em longo prazo. Estatísticas apontam que menos de 10% dos pacientes apresentam recuperação completa.[6,10]

Quadro 6-2. Diagnósticos diferenciais das mielites agudas flácidas

	Mielite aguda flácida	**Síndrome de Guillain-Barré**	**Mielite transversa aguda (desmielinizante ou idiopática)**	**Acidente vascular medular (infarto)**
Doença prodrômica	+++	+++	+/–	–
Evolução temporal	Horas a dias	Dias a semanas	Dias a semanas	Minutos a horas
Padrão da fraqueza muscular	Assimétrica, braços > pernas	Simétrica, ascendente	Variável	Simétrica
Fraqueza facial/bulbar	++	++	+/–	+/–
Falência respiratória	++	++	+/–	+/–
Parestesias	+/–	+++	+++	+
Nível sensitivo	–	–	++	++
Encefalopatia	–	–	+/–	–
Disfunção bexiga/intestino	+/–	+/–	++	+++

(Continua)

Quadro 6-2. *(Cont.)* Diagnósticos diferenciais das mielites agudas flácidas

	Mielite aguda flácida	Síndrome de Guillain-Barré	Mielite transversa aguda (desmielinizante ou idiopática)	Acidente vascular medular (infarto)
Possíveis sintomas ou síndromes associados	Cefaleia, dor ou rigidez de nuca, dor neuropática	Dor neuropática	Neurite óptica, encefalite, crises epilépticas	Dor aguda e de forte intensidade em região dorsal ou membros
Ressonância de medula espinhal	Lesão mais definida e predominante em substância cinzenta; aumento de raiz nervosa	Normal	Variável, mas frequentemente há lesão com comprometimento substância branca > cinzenta	Lesão sem envolvimento de ponta anterior da medula ou substância cinzenta
LCR	Pleocitose moderada	Aumento de proteínas	Pleocitose moderada	Pode haver aumento de proteínas e pleocitose moderada
Outros exames	Pesquisa de agentes virais	Eletroneuromiografia Pesquisa de anticorpos séricos antigangliosídeos	Pesquisa de anticorpos séricos antiaquaporina-4, anti MOG; pesquisa de bandas oligoclonais no LCR	Angiografia

Extraída de Murphy OC, Messacar K, Benson L, Bove R, Carpenter JL, Crawford T, Acute flaccide myelitis: cause, diagnosis, and manegement. Lancet. 2021. Jan 23;397(10271):334-346.
LCR: Liquor; MOG: glicoproteína de oligodendrócito de mielina.

Quadro 6-3. Critérios que sugerem diagnóstico alternativo para MAF[6]

- Encefalopatia que não pode ser justificada por alterações tóxico-metabólicas da doença de base
- Presença de déficit sensitivo ao exame neurológico
- Presença de lesões supratentoriais (substância branca ou corticais)
- Ausência de pleocitose no LCR
- Presença de anticorpo sérico antiaquaporina-4
- Presença de anticorpo sérico anti-MOG

MAF: mielite aguda flácida; LCR: líquido cefalorraquiano; MOG: glicoproteína de oligodendrócito de mielina.

MIELITES POR DENGUE

A incidência global de dengue aumentou acentuadamente nas últimas 2 décadas, com registro histórico em 2023 (mais de 5 milhões de casos e mais de 5.000 mortes relacionadas com a dengue notificadas, em mais de 80 países). Cerca de 80% desses casos foram notificados nas regiões das Américas, sendo o Brasil o líder em notificações.[11,12]

O vírus dengue (DENV) é um arbovírus transmitido pela picada da fêmea do mosquito *Aedes aegypti* e possui quatro sorotipos diferentes (DENV-1, DENV-2, DENV-3 e DENV-4). Os sorotipos 2 e 3 são os mais relacionados com envolvimento do sistema nervoso (encefalites, encefalomielites, mielites, neurites, cerebelites, miosites etc.) que ocorre em cerca de 4% a 5% dos casos de dengue, seja por infecção viral direta ou processos autoimunes pós-infecciosos.[13-15] Relatos em literatura indicam que mielites representam em torno de 2% das complicações neurológicas da dengue, e, dentre esses casos, 13% acometeram pacientes menores de 18 anos.[16]

O comprometimento medular via invasão direta do vírus ocorre com poucos dias de infecção, e via processo inflamatório imunomediado instala-se entre 1 e 2 semanas após infecção. As principais manifestações clínicas são disfunções sensório-motoras de membros, principalmente de membros inferiores, e disfunções esfincterianas.[13,16]

Para o diagnóstico das mielites por dengue, além dos achados clínicos, é necessária a confirmação laboratorial da infecção pelo vírus da dengue (detecção de antígenos virais e/ou sorologias), e alterações sugestivas de mielopatia na ressonância de medula (lesões hiperintensas em T2, com ou sem realce pelo contraste, com tumefação do segmento espinhal envolvido).[14,15]

Anormalidades no liquor (pleocitose linfocítica, hiperproteinorraquia) apoiam o diagnóstico, porém nem sempre estão presentes. A detecção do vírus da dengue no LCR pode ser dificultada pela baixa sensibilidade das técnicas sorológicas e do RT-PCR.[13]

Não há tratamento específico para as infecções pelo vírus da dengue. Medidas de suporte e sintomáticos fazem parte da conduta. Nas mielites, o tratamento ainda não está bem estabelecido devido à escassez de dados de literatura. Pulsoterapia com altas doses de corticosteroides tem se mostrado eficaz, especialmente se realizada precocemente. Em casos de falha terapêutica podem ser utilizadas as imunoglobulinas e a plasmaférese.[14,16]

A taxa de morbidade nas mielites por dengue é significativa, apenas metade dos casos apresentam recuperação completa, já a taxa de letalidade é baixa. Destaca-se a necessidade de seguimento cuidadoso dos pacientes com dengue, para diagnóstico e tratamento precoces das complicações neurológicas, incluindo mielites.[16]

MIELITES POR TUBERCULOSE

A tuberculose (TB) é um problema de saúde pública mundial. O Brasil faz parte do grupo de 30 países com maior carga de tuberculose no mundo, com incidência estimada de 49 (42-56) casos por 100.000 habitantes, segundo dados da OMS.[17]

A tuberculose no SNC ocorre mais frequentemente sob a forma de meningite, sendo menos frequente o acometimento medular. A coluna é o principal sítio de tuberculose osteoarticular, sendo a espondilodiscite por tuberculose um mecanismo comum de associação à mielopatia.[3,4] Lesões intramedulares por tuberculose podem-se apresentar como radiculomielite, mielite transversa (MT), tuberculoma, abscesso espinhal, siringomielia, aracnoidite espinhal ou infarto medular.[18,19]

O comprometimento da medula espinhal e das raízes nervosas pode acontecer durante o processo infeccioso, ou ocorrer paradoxalmente, durante o tratamento antituberculose. Quase metade dos pacientes com meningite tuberculosa apresenta também comprometimento da medula e raízes nervosas. O envolvimento secundário da medula epinhal pode ocorrer nos casos de TB vertebral.[18,20]

O diagnóstico baseia-se em dados clínicos e epidemiológicos, pesquisa do *Micobacterium tuberculosis*, análise de liquor e imagens radiológicas. Quando o diagnóstico permanece duvidoso, pode ser realizada a biópsia por agulha fina ou biópsia cirúrgica.

Usualmente, o início dos sintomas é insidioso e a progressão é lenta. Os sintomas mais comuns são: dor nas costas, de intensidade variável (pode ser incapacitante) e déficits neurológicos relacionados com o segmento medular comprometido. Os sintomas constitucionais (febre, perda ponderal, sudorese noturna, fadiga) estão presentes em 20% a 30% dos casos. Pode haver formação de abscesso frio ao redor da lesão e deformidade da coluna vertebral. A tuberculose atlantoaxial pode manifestar-se como torcicolo.[21]

A análise do liquor mostra leucocitose predominante linfomonocitária, hiperproteinorraquia e hipoglicorraquia. Pacientes com infecção concomitante por HIV ou com doença meníngea podem apresentar leucocitose neutrofílica predominante).[20]

O diagnóstico microbiológico permanece um desafio na faixa etária pediátrica. Os exames atualmente disponíveis (baciloscopia com pesquisa de BAAR, teste rápido molecular, PPD, ensaios de liberação interferon-gama – IGRA) são pouco sensíveis, especialmente em crianças jovens. O resultado da cultura é tardio, podendo levar até 8 semanas.[22,23]

A neuroimagem desempenha papel vital no arsenal diagnóstico de mielite tuberculosa. A RM é o exame mais sensível e mostra a extensão do comprometimento da medula espinhal e as complicações associadas. Na mielite transversa observa-se edema difuso de medula, com iso ou hipossinal em T1 e hipersinal em T2. Em casos mais raros, o comprometimento se estende por três ou mais segmentos vertebrais, caracterizando mielite transversa longitudinalmente extensa.[4,5]

Considerando as altas taxas de morbidade e mortalidade e os vários desafios diagnósticos na TB do SNC, o tratamento empírico com terapia antituberculosa associada a corticosteroides deve ser iniciado quando houver forte suspeita clínica.

O esquema de tratamento preconizado pelo Ministério da Saúde consiste em uma fase de ataque, com duração de 2 meses, e uma fase de manutenção, com duração de 10 meses, conforme demonstrado nos Quadros 6-4 e 6-5.[22]

Quadro 6-4. Esquema básico para tratamento da TB meningoencefálica e osteoarticular em adultos e adolescentes[22]

Esquema	Faixas de peso	Unidade/dose	Duração
RHZE 150/75/400/275 mg (comprimidos em doses fixas combinadas)	20 a 35 kg 36 a 50 kg 51 a 70 kg Acima de 70 kg	2 comprimidos 3 comprimidos 4 comprimidos 5 comprimidos	2 meses (fase intensiva)
RH 300/150 mg ou 150/75 mg (comprimidos em doses fixas combinadas)	20 a 35 kg	1 comp 300/150 mg ou 2 comp 150/75 mg	10 meses (fase de manutenção)
	36 a 50 kg	1 comp 300/150 mg + 1 comp de 150/75 mg ou 3 comp 150/75 mg	
	51 a 70 kg	2 comp 300/150mg ou 4 comp 150/75 mg	
	Acima de 70Kg	2 comp 300/150 mg + 1 comp de 150/75 mg ou 5 comp 150/75 mg	

R: Rifampicina; H: Isoniazida; Z: Pirazinamida; E: Etambutol.

Quadro 6-5. Esquema básico para o tratamento de TB meningoencefálica e osteoarticular em crianças menores de 10 anos[22]

Fases do tratamento	Fármacos	Até 20 kg mg/kg/dia	21 a 25 kg mg/dia	26 a 30 kg mg/dia	31 a 35 kg mg/dia	36 a 39 kg mg/dia	40 a 44 kg mg/dia	Acima 45 kg mg/dia
2 RHZ	Rifampicina	15 (10-20)	300	450	500	600	600	600
	Isoniazida	10 (7-15)	200	300	300	300	300	300
	Pirazinamida	35 (30-40)	750	1.000	1.000	1.500	1.500	2.000
10 RH	Rifampicina	15 (10-20)	300	450	500	600	600	600
	Isoniazida	10 (7-15)	200	300	300	300	300	300

R: Rifampicina; H: Isoniazida; Z: Pirazinamida.

Deve-se associar prednisona 1 a 2 mg/kg de peso/dia por 4 semanas ou, nos quadros graves, dexametasona injetável 0,3 a 0,4 mg/kg de peso/dia, por 4 a 8 semanas, com redução gradual da dose nas 4 semanas subsequentes.

A síndrome inflamatória de reconstituição imune (SIRI) ocorre em 1/3 dos pacientes, e caracteriza-se pela piora de lesões pré-existentes ou pelo desenvolvimento de novas lesões, em pacientes que inicialmente melhoraram com a terapia antituberculose. A piora paradoxal é importante e pode suscitar dúvidas quanto ao diagnóstico e possível resistência aos medicamentos. Acredita-se que a SIRI represente uma resposta tardia de hipersensibilidade do tipo IV à liberação substancial de antígenos micobacterianos, com aumento no fator de necrose tumoral alfa e na contagem linfocitária e na taxa de proteínas do LCR. Não há teste confirmatório para diagnosticar a SIRI-TB, nem tratamento específico.[18]

O tratamento cirúrgico pode ser necessário em casos de grandes abscessos, deformidades, instabilidade medular, déficit neurológico em evolução ou falha no tratamento medicamentoso. Crianças com tuberculose espinhal correm risco de deformidade espinhal progressiva à medida que crescem, até a maturidade esquelética. Portanto, deve-se manter um monitoramento a longo prazo para detecção precoce e tratamento de sequelas.[24]

O prognóstico da tuberculose medular é desfavorável, especialmente em condições de atrasos no diagnóstico e na instituição do tratamento adequado. Em estudos disponíveis na literatura, resultados ruins foram relatados em 35% a 85% dos casos.[20] O desenvolvimento de siringe/cavitação, mielomalácia, envolvimento das células do corno anterior, MT longitudinalmente extensa e infarto medular estão associados a uma pior recuperação.

MIELORRADICULOPATIA ESQUISTOSSOMÓTICA (MRE)

A OMS estima a ocorrência de esquistossomose em mais de 240 milhões de indivíduos globalmente, sendo o Brasil um dos países com maior prevalência da doença. Estima-se que no país a doença acometa em torno de 7 milhões de pessoas, com maior prevalência na faixa etária de 15 a 20 anos. É observada em todo o território brasileiro, sendo considerada endêmica nos estados de Alagoas, Bahia, Maranhão, Paraíba, Pernambuco, Rio Grande do Norte, Sergipe, Espírito Santo e Minas Gerais.[25]

A MRE é a forma ectópica mais grave e incapacitante da infecção pelo *Schistosoma mansoni* e é a forma mais comum de doença esquistossomótica do SNC. Há uma maior prevalência da MRE entre crianças, adolescentes e adultos jovens, e predomínio do sexo masculino.[26] Acredita-se que seja decorrente de uma resposta inflamatória granulomatosa a presença de ovos do parasita no tecido nervoso.[27]

As regiões da coluna vertebral mais acometidas são: torácica baixa, lombossacra, cauda equina e cone medular.[28] O quadro clínico evolui de forma aguda ou subaguda. A tríade clínica característica da MRE é dor lombar, alterações sensório motoras de membros inferiores (simétricas ou assimétricas) e disfunção vesical. A dor lombar pode preceder em horas até 3 semanas o surgimento dos demais sintomas neurológicos. Há piora progressiva e acumulativa de sinais e sintomas, instalando-se o quadro clínico neurológico completo geralmente em 15 dias.[27,28]

Frente ao quadro clínico descrito, o diagnóstico tem base na presença dos seguintes critérios:

- *Demonstração da infecção esquistossomótica:* detecção de ovos de *S. mansoni* em amostras de fezes, urina ou tecido de biópsia retal, ou por métodos sorológicos.[29]
- *Análise do LCR:* pleocitose linfomononuclear, hiperproteinorraquia e positividade de reações imunológicas específicas para esquistossomose (imunofluorescência, ELISA ou hemaglutinação).[29]
- *RM de coluna:* As principais alterações descritas na RM são: aumento do diâmetro da medula espinhal e/ou raízes da cauda equina e hipossinal nas imagens ponderadas em T1; hipersinal em T2 na região acometida; e captação heterogênea de contraste (eventualmente homogênea), com pequenas áreas focais de acentuação, formando frequentemente um padrão granular. A ressonância magnética mostra alta taxa (> 90%) de alterações nos casos de MRE.[4]

O tratamento é feito com esquistossomicida (praziquantel – comprimidos de 600 mg/kg.) A dose preconizada é de 60 mg/kg, em crianças até 15 anos, dose máxima 6 comprimidos; ou 50 mg/kg em adultos, dose máxima 7 comprimidos, via oral, em único dia, dividido em duas tomadas, associado a corticosteroides (pulsoterapia com metilprednisolona – 15 a 30 mg/kg de peso/dia, dose máxima 1 g/dia, via endovenosa, por 5 dias; seguido de prednisona – 1 mg/kg de peso/dia, via oral pela manhã, por 6 meses, com retirada lenta).[27]

Procedimentos cirúrgicos podem ser indicados para fins de diagnóstico e nos casos de paraplegia aguda com bloqueio de liquor e naqueles pacientes com piora clínica, a despeito do tratamento medicamentoso. Há um alto índice de sequelas nesses casos.

O reconhecimento e o tratamento precoces da MRE desempenham papel fundamental na prevenção de lesões graves e irreversíveis e no prognóstico da doença. A maioria dos relatos da literatura demonstra melhora significativa, com possibilidade de recuperação funcional completa, quando a terapia é iniciada precocemente. Noventa e cinco por cento dos pacientes com MRE não tratados morrem ou apresentam sequelas irreversíveis. A instituição da terapia, mesmo que tardia, pode resultar em melhora neurológica.[26,27]

CONCLUSÃO

As mielites compreendem um grupo heterogêneo, caracterizado por processo inflamatório da medula, que envolve várias etiologias, entre elas, as causas infecciosas. A propedêutica deve incluir uma investigação mínima com exame de LCR, RM e pesquisa do agente infeccioso. A definição da etiologia é fundamental no tratamento e para fins de prognóstico.

PONTOS-CHAVE

- A possibilidade de mielite infecciosa deve ser aventada quando a criança apresentar disfunções motoras bilaterais, autonômicas e sensitivas atribuíveis topograficamente ao envolvimento da medula, o que implica em notificação compulsória.
- Particularmente no caso de mielites agudas flácidas virais, cujos sintomas ocorrem entre 1 a 10 dias após início dos sintomas infecciosos, a redução de força muscular é de predomínio nos membros superiores, tem distribuição proximal e assimétrica e não necessariamente ocorre nível sensitivo.
- Para abordagem diagnóstica da mielite é fundamental investigar a ocorrência de infecções recentes, a presença de sintomas gerais inespecíficos, o antecedente de doenças crônicas e a procedência da criança.
- A investigação etiológica mínima nas mielites infecciosas inclui a realização de LCR, RM de coluna e a pesquisa do agente etiológico.
- O manejo clínico depende da etiologia, mas inclui tratamento de suporte, tratamento imunomodulador e tratamento específico da infecção, quando pertinentes.

REFERÊNCIAS BIBLIOGRÁFICAS

1. Brito JCF, da Nóbrega PV. Mielopatias: considerações clínicas e aspectos etiológicos. Arq Neuropsiquiatr. 2003 Setp;61(3B):816-21.
2. Adams RD, Victor M. Diseases of the spinal cord. In: Principles of neurology. 10th ed. New York: McGraw Hill, 2014.
3. Bhattacharyya S, Bradshaw MJ. Infections of the Spine and Spinal Cord. Continuum (Minneap Minn). 2021 Aug 1;27(4):887-920.
4. Miyoshi IC, de Toledo AHN, Pereira FV, Villarinho LL, Dalaqua M, de Ávila Duarte J, Reis F. Infeccious myelitis. Semin Ultrasound CT MR. 2023 Oct; 44(5):424-435.
5. Krishnan C, Kaplin AI, Deshpande DM, Pardo CA, Kerr DA. Transverse Myelitis: pathogenesis, diagnosis and treatment. Front Biosci. 2004 May 1;9:1483-99.
6. Helfferich J, Neuteboom RF, de Lange MMA, Benschop KSM, Van Leer-Buter CC, Meijer A, et al. Pediatric acute flaccid myelitis: Evaluation of diagnostic criteria and differentiation from other causes of acute flaccid paralysis. Eur J Paediatr Neurol. 2023 May:44:28-36.
7. Rosemberg S. Paralisias agudas. In: Rosemberg S. Neuropediatria. 2. ed. São Paulo: Sarvier; 2010. cap. 5, p. 73-84.
8. Funayama C. Exame neurológico em crianças. Ribeirão Preto: Medicina, 1996 Jan./Mar.;29:32-43.
9. Sistema de informação de agravos de notificação. Disponível em: <http://portalsinan.saude.gov.br> Acesso em 24 de fevereiro de 2024.
10. Murphy OC, Messacar K, Benson L, Bove R, Carpenter JL, Crawford T, et al. Acute flaccide myelitis: cause, diagnosis, and management. Lancet. 2021 Jan 23;397(10271):334-346.
11. Dengue - Global situation. World Health Organization. Disponível em: <http://who.int/emergencies/disease-outbreak-news/item/2023-DON498>. Acesso em 24 de fevereiro de 2024.
12. Ministério da Saúde. Disponível em: <http://www.gov.br/saude/pt-br/assuntos/saude-de-a-a-z/d/dengue>. Acesso em 24 de fevereiro 2024.
13. Carod-Artal FJ, Wichmann O, Farrar J, Gascón J. Neurological complications of dengue vírus infection. Lancet Neurol. 2013 Sep;12(9):906-919.
14. Landais A, Hartz B, Alhendi R, Lannuzel A. Acute myelitis associated with dengue infection. Med Mal Infect. 2019 Jun; 49(4):270-274.
15. Trivedi S, Chakravarty A. Neurological Complications of Dengue Fever. Curr Neurol Neurosci Rep. 2022 Aug;22(8):515-529.

16. Badat N, Abdulhussein D, Oligbu P, Ojubolamo O, Oligbu G. Risk of Transverse Myelitis Following Dengue Infection: A Sistemic Review of the Literature. Pharmacy (Basel). 2018 Dec 23;7(1):3.
17. Global Tuberculosis Report 2023. World Health Organization Disponível em: <http://who.int/teams/global-tuberculosis-programme/tb-reports/global-tuberculosis-report-2023>. Acesso em 24 de fevereiro de 2024.
18. Gark RK, Malhorta HS, Gupta R. Spinal cord involvement in tuberculous meningitis. Spinal Cord. 2015 Sep;53(9):649-57.
19. Gupta M, Munakomi S. CNS Tuberculosis.2023 Aug 13. In: StatPearls (Internet). Treasure Island (FL): StatPearls Publishing:2024 Jan-.PMDI:36256788
20. Garg D, Radhakrishnan DM, Agrawal U, Vanjare HÁ, Grandham EJ, Manesh A. Tuberculosis of the Spinal Cord. Ann Indian Acad Neurol. 2023 Mar-Apr;26 (2):112-126.
21. Gark RK, Somvanshi DS. Spinal tuberculosis: a review. J Spinal Cord Med. 2011;34(5):440-54.
22. Manual de Recomendações para o Controle da Tuberculose no Brasil (Guidelines for tuberculosis control in Brazil). Ministério da Saúde. Secretaria de Vigilância em Saúde. Departamento de Vigilância das Doenças Transmissíveis. 2019. Disponível em: < http://bvms.saude.gov.br/bvs/publicacoes/manual_recomendacoes_ controle_tuberculose_ brasil_2_ed.pdf>. Acesso em 24 de fevereiro de 2024.
23. March MFBP, Aurilio RB. Diagnóstico laboratorial da tuberculose na infância. Resid Pediatr. 2017;7 (0 Supl.1):27-31.
24. Mann TN, Miseer S, Schaaf HS, Dyers R, Davis JH. Loss to long-term follow-up in children with spinal tuberculosis: a retrospective cohort study at a tertiary hospital in the Wester Cape, South Africa. Pan Afr Med J. 2022 Mar 23;41:241.
25. Dutra AS de S, Dutra RFF, Costa GF da, Cruz BIL da, Oliveira K de, Souza NKF, et al. Análise da esquistossomose na região nordeste de 2020 a 2023: diagnóstico, terapêutica e considerações clínicas. Braz. J. Implantol. Health Sci. [Internet]. 7° de fevereiro de 2024 [citado 24° de fevereiro de 2024];6(2):691-71. Disponível em: https://bjihs.emnuvens.com.br/bjihs/article/view/1431)
26. Aljuma'ai N, Ghabisha SA, Ahmed F, Al-Mwald T, Mayas A, Almaghribi B, et al. Pediatric Spinal Neuroschistosomiasis in Yemen: An Overlooked Dilemma in an Endemic Region. Cureus. 2023 Jul 12;15(7):e41758.
27. Guia de vigilância epidemiológica e controle da mielorradiculopatia esquistossomótica. Brasília: Ministério da Saúde. 2006. Disponível em: http://bvsms.saude.gov.br/bvs/publicações/07_0061_M.pdf. Acesso em 24 de fevereiro de 2024.
28. Paz JA, Valente M, Casella EB, Marques-Dias MJ. Spinal cord schistosomiasis in children:analysis of seven cases. Arq Neuropsiquiatr. 2002 Jun;60(2-A):224-30.
29. Livramento JA Machado LR, Silva LC, Spina-França A. Síndrome do líquido cefalorraquidiano na neuroesquistossomose. Arq Neuropsiquiatr. 1985 Dec;43(4):372-77. Portuguese.

Parte III Epilepsia

DISTÚRBIOS PAROXÍSTICOS NÃO EPILÉPTICOS

CAPÍTULO 7

Maria Augusta Montenegro ▪ Lívia Lucena de Medeiros Capelatto
Luciana Arruda Carriço

INTRODUÇÃO

Distúrbios paroxísticos não epilépticos (**DPNE**) ou **crises não epilépticas** são eventos clínicos que se caracterizam por sintomas motores ou comportamentais que geralmente têm início e fim determinados sendo facilmente confundidos com crises epilépticas. Podem ocorrer em qualquer grupo etário, porém mais comuns na infância. Aproximadamente 20% dos pacientes referidos a centros de epilepsia são diagnosticados com DPNE e resultam das mais diversas causas.[1] Alguns autores reportaram diagnóstico de DPNE em até 43% das crianças submetidas a vídeo-EEG em unidades de monitorização.[2]

O diagnóstico nem sempre é fácil, pois os familiares podem fornecer informações imprecisas e incompletas, o que dificulta a caracterização do evento. Isso requer uma anamnese detalhada e dirigida (Quadro 7-1),[3] além da complementação eventual com exames neurofisiológicos (vídeo-EEG) para diagnóstico diferencial, o que é fundamental para avaliação e abordagem corretas.

Classificações de DPNE podem ser por grupo etário ou por etiologia dos eventos (Quadro 7-2). Neste capítulo utilizaremos classificação conforme ordem cronológica.[3,4]

Na fase neonatal, o diagnóstico de DPNE é ainda mais complexo, já que, por si só, as crises epilépticas neonatais podem ser sutis e bizarras como sucção, tremores de língua, protrusão de lábios, irritabilidade, pedalar, nadar, movimentos desordenados e apneia. Nesta faixa etária movimentos clônicos são mais representativos de crises epilépticas,

Quadro 7-1. Dados importantes da história clínica

- Idade de início
- Evento único ou múltiplo
- Descrição exata que inclui sequência, periodicidade, frequência, duração e evolução
- Possíveis pródromos ou precipitantes
- Postura, tônus, padrão respiratório antes e durante o evento
- Relação com o sono, comida, jogo e temperatura
- Associação com outros sinais, sintomas ou mudanças autonômicas (palidez, cianose, sintomas vegetativos)
- História familiar de fenômenos similares

Fonte: S. Sánches-García et al. 2014[3]

Quadro 7-2. Classificação de transtornos paroxísticos não epilépticos

Etiologia dos eventos	
Anoxia-hipoxia cerebral	▪ Apneia ▪ Síncopes
Secundárias a enfermidades sistêmicas	▪ Respiratórias ▪ Cardíacas ▪ Digestivas ▪ Alterações metabólicas ▪ Fármacos e drogas
Psicogênicas	▪ Crises de pânico e ansiedade ▪ Hiperventilação ▪ Crise psicogênica não epiléptica ▪ Autoestimulações ▪ Síndrome de Munchausen por procuração
Transtornos paroxísticos do sono	▪ Narcolepsia-cataplexia ▪ Sonambulismo ▪ Tremor infantil relacionado com o sono ▪ Despertar confusional ▪ Síndrome da apneia-hipopneia obstrutiva do sono ▪ Terror noturno ▪ Pesadelos ▪ Mioclonias benignas do sono
Transtornos paroxísticos não epilépticos motores	▪ Mioclonias benignas do lactente ▪ Torcicolo paroxístico benigno do lactente ▪ Desvio ocular benigno paroxístico do lactente ▪ Síndrome de Sandifer ▪ *Spasmos nutans* ▪ Discinesias iatrogênicas ▪ Trepidações do recém-nascido ▪ Estereotipias motoras ▪ Hiperecplexia
Miscelânea	▪ Migrânea ▪ Vertigem paroxística benigna da infância ▪ Mioclonias velopalatinas

Fonte: S. Sánches-García et al. 2014.[3]

enquanto tremores e hiperexcitabilidade (*jitteriness*) são considerados DPNE.[4-6] Além disso, durante os eventos epilépticos ocorre maior dificuldade em se detectar perda da consciência e alterações pré e pós-ictais.

SÍNDROME DA HIPEREXCITABILIDADE (*JITTERINESS*)

Apresenta-se com tremores grosseiros, com movimentos de baixa frequência e elevada amplitude, associado a hiperatividade dos reflexos miotáticos fásicos e baixo limiar do reflexo de Moro,[7] além de exacerbados por estímulos sensitivos e interrompidos pela flexão passiva do membro.[8] Não ocorrem movimentos oculares anômalos ou mesmo alteração no padrão respiratório. Às vezes, irritabilidade, choro ou alteração do sono podem estar presentes. O tratamento, quando necessário, depende da etiologia, e as possíveis causas são as seguintes: distúrbio metabólico (hipocalcemia, hipoglicemia, hipernatremia, hipomagnesemia), policitemia, infecção, encefalopatia hipóxico-isquêmica, hemorragia peri-intraventricular, síndrome de abstinência e idiopática. Os estímulos devem ser reduzidos e alguns casos de pacientes com tremor intenso requerem sedação.[9] É importante lembrar também que 2/3 dos recém-nascidos saudáveis apresentarão tremores finos nos três primeiros dias de vida.[10]

MIOCLONIA NEONATAL BENIGNA DO SONO

Este evento só pode ser diagnosticado em recém-nascidos neurologicamente normais. O diagnóstico requer a observação de movimentos repetidos dos membros que ocorrem exclusivamente durante o sono (mais frequente durante a fase de sono não REM) e desaparecem ao despertar ou pelo simples toque. As mioclonias podem ser focais ou multifocais. Geralmente, duram poucos segundos, podem ser repetidas dentro de 3 a 15 minutos ou ocorrer em *clusters* de 15 a 60 minutos. A utilização de benzodiazepínicos pode agravar o quadro e acarretar mioclonias recorrentes, quadro erroneamente diagnosticado como estado de mal epiléptico. A frequência cardíaca pode aumentar em 10% a 30% e ao eletrencefalograma não há alteração sugestiva de crise epiléptica.

APNEIA

Estima-se que 25% dos bebês nascidos vivos com peso inferior a 2.500 g e 84% daqueles com peso inferior a 1.500 g apresentem episódios de apneia, necessitando de intervenção farmacológica e/ou suporte ventilatório. Raramente é manifestação epiléptica, em especial na presença de bradicardia e ausência de manifestações motoras (desvio tônico dos olhos, postura tônica ou movimentos de extremidades típicos). A apneia pode ser classificada como central, obstrutiva ou mista. A **apneia central** é definida como a interrupção do fluxo aéreo e do esforço respiratório e responde por 10-25% dos casos. A **apneia obstrutiva** (10-20% dos casos) consiste na interrupção do fluxo aéreo associada à persistência do esforço respiratório. Finalmente, a **apneia mista** se refere a uma combinação dos dois tipos citados e corresponde a 50-75% de todos os pacientes com apneias. Havendo suspeita de infecção bacteriana, recomenda-se realizar hemograma e cultura de sangue, urina e líquor. Dosagens de glicose, eletrólitos, amônia, aminoácidos e outros ácidos orgânicos são úteis em pacientes com suspeita de distúrbios metabólicos ou hipoventilação crônica. Estudos de neuroimagem podem ser necessários nos pacientes com suspeita de malformação do sistema nervoso central, hemorragia intracraniana ou quando as manifestações clínicas incluem outras alterações neurológicas. A apneia neonatal primária pode ser tratada com citrato de cafeína (dose de ataque: 20 mg/kg; manutenção: via oral, 5-10 mg/kg/dia ministrados a cada 8 horas; solução 1% (1 mL = 10 mg) e, como segunda opção, aminofilina (ataque: 5 a 6 mg/kg; manutenção: 1 a 2 mg/kg/dose a cada 8 horas, via oral) (Aminofilina® solução 10 mg/gota).[11]

MIOCLONIAS BENIGNAS DO LACTENTE

Também conhecida como síndrome de Fejerman conforme sugerido por Dalla Bernardina em 2009.[12] Ocorrem usualmente entre 1 e 12 meses de vida, com média de 6 meses e caracterizam-se por fenômenos motores reconhecidos como mioclonias (abalos abruptos e breves), espasmos e contrações tônicas breves, *shuddering* (movimentos bilaterais e rápidos da cabeça, tronco e braços, similares a calafrios), mioclonias negativas e mais de um tipo de fenômeno motor.[13] Em sua maioria ocorrem em vigília e diversas vezes ao dia. Flexão, extensão ou abdução dos braços podem ser observadas e facilmente confundidas com os espasmos da síndrome de West, sendo este um diagnóstico diferencial a se considerar. O EEG interictal e ictal é normal e o prognóstico é excelente. Nenhum tratamento é recomendado.

PERDA DE FÔLEGO

Ocorre na infância, preferencialmente entre 6 meses e 4 anos de idade e é geralmente benigna. Caracteriza-se por apneia, seguida por perda da consciência após choro (medo, frustração, dor ou pequenos traumas). A criança inicia o choro em fase inspiratória, sendo interrompido pela parada da respiração (perda de fôlego), que demora alguns segundos e pode associar-se à palidez e/ou cianose. Quando do tipo pálida, mais frequentemente se observam rigidez, opistótono e tremores. Quando cianótica, após apneias de cerca de 30 segundos, pode haver movimentos clônicos e letargia. A parada respiratória normalmente é revertida de forma espontânea ou com estímulo externo. É fundamental certificar-se de que a sequência de mecanismos que levam à perda de fôlego sempre se repete e que esses eventos são geralmente provocados e nunca espontâneos. Um exame físico detalhado deve ser feito, para se descartar anemia, que pode favorecer crises de perda de fôlego. A investigação preliminar dos casos mais rebeldes inclui hemograma (alguns casos podem estar associados à anemia), eletrocardiograma, especialmente à procura de síndrome do intervalo QT longo. Na perda de fôlego, o exame neurológico e o EEG são normais e o tratamento medicamentoso é desnecessário. Em casos excepcionais, poderá ser usada a atropina. Deve-se assegurar aos pais quanto à benignidade do quadro. Eventualmente, pode ser necessário o acompanhamento psicológico do paciente e de seus familiares.[4,14,15]

SÍNDROME DE SANDIFER

É uma postura tônica, anormal, de pescoço, tronco e membros usualmente associada à irritabilidade, choro, torcicolo e versão de olhos e/ou segmento cefálico com duração de poucos segundos ou alguns minutos. Normalmente secundária a refluxo gastroesofágico (RGE), hérnia hiatal e esofagite, mimetizando crises tônicas ou mesmo espasmos infantis, com piora dos sintomas no período vespertino. É mais frequente em crianças com deficiência intelectual. O EEG é normal. Deve-se fazer a investigação etiológica e o tratamento do refluxo gastroesofágico com medicamento específico e orientação postural.[5,16,17]

SPASMUS NUTANS

É uma síndrome benigna, com início entre 4 e 18 meses,[18] caracterizada por nistagmo assimétrico horizontal, queda ou balançar de cabeça e torcicolo sem perda da consciência. O EEG é normal. A resolução é espontânea, não necessitando de tratamento.[4,9] Embora se considere que a síndrome típica seja frequentemente uma condição benigna e autolimitada, uma investigação se faz necessária devido aos diversos diagnósticos diferenciais que simulam a condição (*spasmus nutans-like*),[18] tais como: nistagmo congênito, lesões quiasmáticas, síndrome diencefálica, cistos porencefálicos, opsoclono-mioclono, síndrome da sela vazia, ependimoma, distúrbios da retina e encefalopatia necrosante subaguda. O exame de ressonância magnética de crânio é recomentado para o diagnóstico diferencial.

VERTIGEM PAROXÍSTICA BENIGNA

Episódios paroxísticos, breves, recorrentes e esporádicos (1 a 5 por ano) que ocorrem em crianças com idade entre 1 e 5 anos. São caracterizados por expressão de medo, palidez, vômitos, tontura, desequilíbrio, nistagmo, sem perda da consciência e sem alteração pós-ictal. Durante a crise, a criança parece assustada e pode cambalear e cair. Geralmente, segura-se em algo e deita-se no chão, recusando-se a caminhar enquanto os sintomas persistem. A maioria para de ter crises antes da idade de 7 anos. O tratamento medicamentoso geralmente não é necessário visto que há tendência de resolução espontânea em meses.[19] Drogas antiepilépticas são ineficazes. Se a criança se queixar de cefaleia recorrente, podem ser empregados antimigranosos.[9,20]

SÍNDROME DOS VÔMITOS CÍCLICOS

Consiste de episódios recorrentes e estereotipados de náuseas e vômitos intensos, que persistem por horas ou dias, separados por períodos de inteira normalidade, na ausência de causas aparentes. A frequência dos episódios de vômitos é muito variável, de 1 a 70 por ano, sendo em média, 12 vezes ao ano. Os episódios são estereotipados, com semelhanças quanto a horário de início, intensidade, frequência e sinais e sintomas associados. Há resolução espontânea das crises. Costumam se associar a outros sintomas (náuseas, dor abdominal, piora com a movimentação, cefaleia e fotofobia) e sinais (palidez, febre, diarreia, desidratação, sialorreia e recusa social).[21] Geralmente, têm início à noite ou bem cedo pela manhã; desencadeados por "estresse positivo" (feriados, aniversário). Além disso, a criança apresenta um aspecto geral mais comprometido durante as crises (desidratadas, incapacidade de deambulação), do que durante uma gastroenterite viral, por exemplo. Parecem estar relacionados com migrânea ou mesmo com crises epilépticas, que devem ser especificamente tratadas.[4,22] Os exames laboratoriais devem incluir: hemograma completo, VHS, eletrólitos, gasometria, glicemia, ureia, creatinina, enzimas hepáticas e pancreáticas, lactato, piruvato, amônia, carnitina. Na urina, devem ser feitos: urina tipo I e análise do sedimento, pesquisa de substâncias redutoras, ácidos orgânicos e aminoácidos, testes para porfirina e exames toxicológicos. Indica-se repetir os exames iniciais ou estender a investigação com outros exames caso ocorram episódios frequentes, graves ou prolongados que requeiram hospitalização; apresentações atípicas com cefaleia intensa ou dor abdominal localizada e episódios refratários ao tratamento medicamentoso inicial. A abordagem terapêutica da criança deve considerar os seguintes aspectos: evitar os desencadeantes em potencial; profilaxia farmacológica; terapia medicamentosa para abortar as crises; tratamento de suporte durante o episódio; além do esclarecimento para a família.[14,23] Medicações semelhantes às que são utilizadas na migrânea têm mostrado bons resultados.

TORCICOLO PAROXÍSTICO BENIGNO DA INFÂNCIA

Distúrbio caracterizado por crises recorrentes de início súbito e resolução espontânea de desvio lateral da cabeça, vômitos e, eventualmente, nistagmo. Outros sintomas que podem se associar: palidez, hipotonia de um dos membros, fotofobia, lacrimejamento, ataxia, apatia e cefaleia. O quadro geralmente surge no primeiro ano de vida, entre 2-8 meses, porém com resolução espontânea desses eventos entre 3-5 anos. A duração das crises varia de minutos, horas até dias, com resolução espontânea e exame neurológico normal entre as crises. Tipicamente, a frequência e a duração dos ataques declinam com a idade. A recorrência facilita o diagnóstico, entretanto, na avaliação do primeiro episódio, o exame de neuroimagem quase sempre é necessário. Devem ser descartados tumores do SNC, especialmente aqueles localizados na fossa posterior, no terceiro ventrículo (cisto coloide) e na coluna vertebral, pois podem produzir torcicolo intermitente.[19]

MIGRÂNEA

É um dos principais DPNEs na infância. Apresenta sintomas que são comuns em crises epilépticas focais e, muitas vezes, pode não vir acompanhada de dor. Devem-se identificar, na história familiar, outros indivíduos acometidos. O EEG pode mostrar anormalidades inespecíficas. Destacam-se algumas de suas variantes, como a migrânea basilar, em que há dor abdominal recorrente, borramento visual, vertigem, ataxia da marcha, disartria, acroparestesias e vômitos, podendo durar horas a dias. A migrânea com aura é um diagnóstico diferencial importante com epilepsias occipitais, tanto pela possível confusão da aura migranosa com alucinações visuais das crises occipitais, como pela presença de cefaleia em si como parte da semiologia da crise epiléptica occipital.[24] Entretanto, uma anamnese detalhada torna possível o discernimento entre elas. Uma história de cefaleia isolada (sem aura) de longa data previamente, com duração pouco mais prolongada (de 10 a 60 minutos), sintomas visuais característicos (cintilantes, preto e branco ou prateados, usualmente na periferia do campo visual) podem sugerir migrânea. Enquanto uma duração menor (de segundos a 3 minutos) e características dos sintomas visuais típicos (colorida, padrões geométricos e centralizadas no campo visual) podem sugerir epilepsia occipital.

HIPERECPLEXIA

Distúrbio hereditário (com herança autossômica dominante ou formas esporádicas) raro relacionado com o transportador da glicina que se caracteriza por episódios de sobressaltos excessivos, que podem ocorrer espontaneamente, porém deflagrados principalmente por estímulos táteis, auditivos e visuais.[3] Os ataques associam-se com aumento do tono muscular que pode culminar em queda, fazendo diagnóstico diferencial com *drop attacks*. Entre as manifestações mais comuns estão: piscar de olhos, caretas, flexões da cabeça, elevação dos ombros e flexão dos cotovelos, tronco e joelhos. O prognóstico é variável, com maior risco na hiperecplexia neonatal em virtude da apneia. O controle medicamentoso pode ser alcançado com valproato de sódio e benzodiazepínicos como o clonazepam.[3,5,9,16,25]

TIQUES

O tique pode ser motor ou vocal, geralmente se caracteriza por movimentos breves e súbitos, repetitivos e estereotipados, porém não são rítmicos, podem ser exacerbados pelo estresse emocional e diminuídos com o relaxamento. Geralmente o paciente consegue suprimir o tique de forma voluntária por algum tempo. Eles são facilmente diferenciados de crises epilépticas, excetuando-se os tiques motores simples, que podem ser confundidos com mioclonias. Em muitos casos, os tiques são leves e temporários e dispensam tratamento.[4,16]

DISCINESIA PAROXÍSTICA CINESIOGÊNICA

O movimento súbito deflagra coreia ou distonia unilateral ou bilateral que pode repetir-se incontáveis vezes em um único dia, sem acarretar perda de consciência. Outros fatores que podem deflagrar a crise são: estresse, hiperventilação, excitação e sobressalto. Duram poucos minutos e são acompanhadas de fala arrastada e podem culminar em queda. Quase 80% têm antecedente familiar positivo e são transmitidos por herança autossômico-dominante (gene *PRRT2*). Atualmente o diagnóstico está mais fácil devido ao maior acesso aos testes genéticos. Fármacos anticrise bloqueadores de canal de sódio, como a fenitoína e a carbamazepina, são eficazes.[4,16]

DISCINESIA PAROXÍSTICA NÃO CINESIOGÊNICA

Apresenta quadro clínico semelhante à forma cinesiogênica, porém duração maior (de minutos a horas) e frequência menor e é, geralmente, desencadeada por emoções, chocolates e álcool. Embora menos comum, também é familiar e transmitida por um traço dominante. As drogas antiepilépticas utilizadas na forma cinesiogênica não são eficazes na forma distônica, que responde ao uso de benzodiazepínico, principalmente o clonazepam.

AUTOESTIMULAÇÃO INFANTIL – TAMBÉM CONHECIDA COMO MASTURBAÇÃO INFANTIL

É caracterizada por movimentos rítmicos de vaivém do corpo, com adução dos membros inferiores e compressão púbica. Pode ser associada a rubor facial ou vocalizações e não está associada a alteração do nível de consciência. Pode ocorrer em crianças menores, com idade entre 3 meses e 5 anos, porém com idade média de diagnóstico de 2 anos. O exame neurológico e EEG são normais. A importância deste diagnóstico é de orientar e esclarecer os pais a respeito da benignidade do caso, sem haver necessidade de tratamento específico.[4,16]

SÍNCOPE VASOVAGAL OU NEUROCARDIOGÊNICA

Costuma ser precedida por alterações visuais, náusea, palidez e sudorese fria, por 10 a 20 segundos; com componente tônico, quando prolongada, e raramente clônico. As síncopes ocorrem por postura ortostática prolongada, mudança brusca na postura, desidratação, fome e calor excessivo. Durante a fase aguda, é indicado o posicionamento horizontal da criança com as pernas na altura do coração ou acima dele para facilitar o retorno venoso. Deve-se fazer uma avaliação cardiológica e da função autonômica, se os episódios forem frequentes.[4,16] A síncope pode eventualmente evoluir para crise tônico-clônica generalizada (síncope convulsiva).

SÍNDROME DO QT LONGO

Caracteriza-se por prolongamento intermitente ou permanente do intervalo QT, taquicardias paroxísticas ventriculares e morte súbita. A síndrome do intervalo QT longo congênita apresenta quatro variedades, sendo a forma genética mais comum a de Romano-Ward (herança autossômico-dominante e ausência de surdez) e Jervell-Lange-Nielsen (com surdez associada) que é mais rara e de herança autossômico-recessiva. Podem também ser adquiridas como nas miocardiopatias ou em vigência de distúrbios metabólicos, uso de derivados tricíclicos ou mesmo em razão de doenças do SNC (como tumores intracranianos). Ambas cursam com síncope por arritmias cardíacas desencadeadas após estresse físico ou emocional ou por um despertar súbito.

Habitualmente, os sintomas da forma congênita iniciam-se na infância e caracterizam-se por repetidos episódios sincopais. A frequência cardíaca pode ser normal, embora o comum seja a presença de bradicardia, podendo ocorrer episódios de *flutter* atrial, bigeminismo ou *torsades de pointes*. A onda "T" muitas vezes se apresenta alargada, proeminente, bifásica, com polaridade alternada. A avaliação, o acompanhamento e a orientação de cardiologista pediátrico são fundamentais. Utilizam-se o eletrocardiograma, a eletrocardiografia dinâmica pelo sistema Holter e o ecocardiograma para diagnóstico. As opções de tratamento são: betabloqueadores, simpatectomia cervicotorácica esquerda e utilização do cardioversor desfibrilador implantável.[16]

DISTÚRBIOS DO SONO

São DPNEs de importância, já que muitas síndromes epilépticas ocorrem predominantemente durante o sono, sendo este um fator facilitador.[4,16] Esses distúrbios são detalhados em outros capítulos desse livro.

CATAPLEXIA

É a perda súbita e reversível do tono muscular durante a vigília, levando à queda ao solo, em atonia, por vários minutos. É incomum na faixa etária pediátrica e está quase sempre relacionada com narcolepsia, com possibilidade também de associação com situações mais específicas e raras como na doença de Niemann-Pick tipo C. Nesta última situação, a frequência de eventos pode ser esporádica até inúmeras vezes ao dia (com *status cataplecticus*).[26] A anamnese revela, muitas vezes, episódios de queda abrupta da mandíbula ou da cabeça, fala disártrica, protrusão da língua, fraqueza súbita da musculatura da face, queda dos membros superiores ao longo do tronco e dos músculos posturais dos membros inferiores. A sua duração costuma estar limitada a poucos segundos, mas pode alcançar 30 minutos. O fator emocional é deflagrante, comum na cataplexia. A polissonografia durante a crise catapléctica mostra atonia idêntica à do sono REM.[4,27]

CRISES NÃO EPILÉPTICAS PSICOGÊNICAS (CNEPs)

Devem ser suspeitadas quando houver achados clínicos atípicos, refratariedade medicamentosa ou EEGs repetidamente normais. Em geral não há mordedura de língua, liberação esfincteriana e alteração pós-ictal. Em crianças e adolescentes a evolução é favorável, já que predominam achados de ansiedade e implicações afetivas em resposta ao estresse psicossocial. Os fatores estressores psicossociais são estresse familiar grave (divórcio e/ou brigas com agressões ou morte de um membro da família), abuso sexual e dificuldade escolar. É fundamental afastar cuidadosamente abuso sexual. Crises psicogênicas não são incomuns na infância, porém são de difícil diagnóstico e podem coexistir em pacientes com diagnóstico concomitante de epilepsia. A monitorização com vídeo-EEG é necessária para sua comprovação e o tratamento psiquiátrico ou psicoterápico está indicado.[15,21,22,25]

PONTOS-CHAVE

- Distúrbios paroxísticos não epilépticos (DPNE) são eventos clínicos que se caracterizam por sintomas motores ou comportamentais que geralmente podem ser confundidos com crises epilépticas.
- Podem ocorrer em qualquer grupo etário, porém são mais comuns na infância.
- Aproximadamente 20% dos pacientes referidos a centros de epilepsia são diagnosticados com DPNE.
- O vídeo-EEG é fundamental para avaliação e diagnóstico.

REFERÊNCIAS BIBLIOGRÁFICAS

1. Park EG, Lee J, Lee BL, Lee M, Lee J. Paroxysmal nonepileptic events in pediatric patients Epilepsy & Behavior. 2015;48:83-7.
2. Bye A, Kok DJM, Ferenschild FTJ, Vles JSH. Paroxysmal non-epileptic events in children: A retrospective study over a period of 10 years. J Paediatric Child Health. 2000;36:44-248.
3. Sánchez-Garcia S, García Campos O, Verdú Pérez A, Villaizán Pérez C. Episodios paroxísticos nos epilépticos – delsíntoma al diagnóstico diferencial. Form Act Pediatr Aten Prim. 2014;7(4):187-93.
4. Paola L, Gates JR. Eventos não-epilépticos. Fundamentos neurobiológicos das epilepsias. São Paulo: Lemos; 1998. p. 445-78.
5. Achuper. Problems of differentiation between epilepsy and non-epileptic paroxysmal events in the first year of life. Arch Dis Child hood. 1995;73:342-44.
6. Dravet C. Benign myoclonus of early infancy or benign non-epileptic infantile spasms. Epilepsia. 1986;17:33-8.
7. Gherpelli JLD, Casagrande MS, Kfuri JM, Costa HPF. Síndrome de hiperexcitabilidade no período neonatal. Arq Neuropsiquiatr. 1993;51:46-9.
8. Park S, Zuckerman B, Bauchner H, Frank D, Vinci R, Cabral H. Jitteriness in full term neonates: Prevalence and correlates. Pediatrics. 1990; 85:17-23
9. Pessoto MA, Moura-Ribeiro MVL. Síndrome de hiperexcitabilidade. In: Manual de neonatologia Unicamp/Caism. Rio de Janeiro: Revinter; 1998. p. 142-44.
10. Armentrout DC, Caple J. The jittery newborn. J Pediatr Health Care. 2001;15:147-9.
11. Mezzacappa FF. Apneia no RN. In: Manual de Neonatologia Unicamp/Caism. Rio de Janeiro: Revinter; 1998. p. 111-14.
12. DallaBernardina B. Benign myoclonus of early infancy or Fejerman syndrome. Epilepsia. 2009;50:1290-2.
13. Caraballo RH, Capovilla G, Vigevano F, Beccaria F, Specchio N, Fejerman N. The spectrum of benign myoclonus of early infancy: Clinical and neurophysiologic features in 102 patients. Epilepsia. 2009;50:1176-83.
14. Daoust-Roy J. Benign neonatal sleep myoclonus. AJDC. 1992;146.
15. Galletti F. Familial occurrence of benign myoclonus of early infancy. Epilepsia. 1989;30:579-81.
16. Diament A, Cypel S. *Neurologia infantil*. 4. ed. Rio de Janeiro: Atheneu; 2005.
17. Kabakus N, Kurt A. Sandifer syndrome: a continuing problem of misdiagnosis. Pediatrics Internat. 2006;48:622-5.
18. Delorme C, Gras D, Roze E. Spasmus nutans: more than meets the eye. Pediatric Neurol. 2015;53:367-8.
19. Cuvellier JC, Lépine A. Childhood periodic syndromes. Pediatric Neurol. 2010;42:1-11.
20. Drigo P. Benign paroxysmal vertigo of childhood. Brain & Development. 2001;23:38-41.
21. Pakalnıs A. Psychogenic status epilepticus in children: psychiatric and other risk factors. Neurology. 2000;54:969-70.
22. Wyllie E. Psychogenic seizures in children and adolescents: outcome after diagnosis by ictal video and electroencephalographic recording. Pediatrics. 1990;85:480-4.
23. Holmes GL. Evaluation of childhood pesudoseizures using EEG telemetry and video tape monitoring. J Pediatr. 1980;97:554-8.
24. Italiano D, Grugno R, Calabrò RS, Bramanti P, Di Maria F, Ferlazzo E. Recurrent occipital seizures misdiagnosed as status migrainosus. Epileptic Disorders. 2011;13(2):197-201.
25. Wyllie E. Psychiatric features of children and adolescents with pseudo-seizures. Arch Pediatr Adolesc Med. 1999;153.
26. Nevsimalova S, Malinova V. Cataplexy and sleep disorders in Niemann-Pick type C disease. Current Neurology and Neuroscience Reports. 2015;15:522:2-8.
27. Bazil CW. Sleep and epilepsy. Curr Opin Neurol. 2000;13:171-75.

CRISE FEBRIL

CAPÍTULO 8

Laura Gomes Valli ▪ Marilisa Mantovani Guerreiro

INTRODUÇÃO

Crise febril é definida como uma crise epiléptica que ocorre em vigência de febre (temperatura ≥ 38°C), sem sinais de afecção do sistema nervoso central como trauma ou infecção, ou outra causa identificável como hipoglicemia, distúrbio hidroeletrolítico e intoxicação por drogas. A febre pode não estar presente antes da crise, mas deve manifestar-se em até 24 h após a crise.[1] Excluem-se dessa definição crianças com história prévia de crises afebris e o diagnóstico estabelecido de epilepsia.[2]

É o tipo de crise epiléptica mais comum na infância acometendo cerca de 2-5% das crianças entre 6 meses e 5 anos de idade.[1,3-5] De acordo com a ILAE (Liga Internacional Contra Epilepsia – International League Against Epilepsy), a idade de início pode ser considerada a partir de 1 mês de vida.[2,3,6] O pico de incidência ocorre no segundo ano de vida,[4] entre 18 e 24 meses e alguns estudos demonstram pequena diferença entre os sexos,[7] com maior incidência em meninos.[4] Estudos realizados no Brasil sobre a prevalência de crise febril em determinadas cidades mostraram como resultados 13,9/1.000 habitantes na cidade de São Paulo e 16/1.000 habitantes em Pelotas (RS).[8,9]

Mais comumente, a crise febril ocorre nas primeiras 24 h do início da febre e em períodos de inverno.[2]

ETIOLOGIA

A etiologia não é completamente compreendida, mas acredita-se ser multifatorial. A vulnerabilidade de um cérebro imaturo aos efeitos da febre[10], associada a fatores genéticos e questões ambientais,[4,10] têm papeis fundamentais na sua ocorrência. Cerca de 1/3 das crianças com crises febris têm história familiar positiva para um evento semelhante.[2,4]

A febre é uma resposta normal a infecções e é sabido que há liberação de altos níveis de citocinas, como interleucina 1 (IL-1) e fator de necrose tumoral (TNF), durante a elevação da temperatura. Isso pode alterar a atividade cerebral normal, incluindo atividade de canais iônicos sensíveis à temperatura, desencadeando as crises.[2,10] A principal causa de febre nas crianças são infecções virais, as quais estão relacionadas com mais de 80% das crises febris.[11] Os vírus mais comumente associados são *influenza*, adenovírus, *parainfluenza*, HSV-6,[4] causadores de infecções como roséola, varicela, *influenza*, otite média, infecção de vias respiratórias e gastroenterite.[2,10]

Apesar da crença comum de que a taxa de aumento da temperatura é mais importante do que a temperatura final alcançada, há poucos dados que apoiem essa visão.[12] Portanto, a contribuição da velocidade de aumento da temperatura *versus* a temperatura final na indução de crises febris ainda é assunto de discussão.[13]

O risco de crise febril é um pouco mais elevado após a administração de algumas vacinas como difteria-tétano-coqueluche (DTP), poliovírus (VIP/VOP), *Haemophilus influenzae* tipo B (Hib), e sarampo-caxumba-rubéola-varicela (SCRV), pneumocócica conjugada. Geralmente, o risco absoluto de crise febril pós-vacinação é pequeno e não excede os benefícios.[2]

FATORES DE RISCO PARA A PRIMEIRA CRISE FEBRIL

Alguns fatores de risco estão relacionados à primeira crise febril como história familiar de crise febril, atraso do desenvolvimento, infecção viral, temperatura alta, tabagismo materno, internação prévia em UTI por mais de 28 dias, baixos níveis séricos de zinco e ferro.[2,11] Vários estudos preliminares mostraram que deficiências de vitamina B12, ácido fólico, selênio, cálcio e magnésio aumentam o risco de crises febris.[2]

QUADRO CLÍNICO

A crise geralmente ocorre nas primeiras 24 h da doença febril, usualmente após 1 hora do início da febre e pode ser o primeiro sinal da doença febril em 25-50% dos casos.[4] Crises que ocorrem com mais de 3 dias após o início da febre deve ser sinal de alerta para outras doenças e diagnósticos diferenciais.[2]

Os principais sinais e sintomas das crises incluem perda da percepção, respiração irregular, palidez ou cianose, sialorreia, desvio tônico do olhar ou olhar fixo, movimentação rítmica de membros generalizados ou focais. Crises atônicas e crises tônicas também foram descritas. Apesar da crise convulsiva (motora) ser a mais frequente, crises não convulsivas podem ocorrer, com palidez e amolecimento. Após a crise, um período pós-ictal é esperado com sonolência, agitação e/ou confusão. O estado mental persistentemente anormal entre ou após as convulsões deve levar à avaliação de hipoglicemia e anormalidades eletrolíticas.[14] Em alguns casos pode ocorrer paralisia pós-ictal (paralisia de Todd).[2]

As crises febris são classificadas como simples (CFS), complexas (CFC) e estado de mal epiléptico febril (SF). Entre 70-80% das crises são classificadas como simples, enquanto 15-25% são classificadas como complexas e apenas 5% como *status* febril.[2,4] Estado de mal epiléptico febril é a causa mais comum de *status epilepticus* na infância.[4] O Quadro 8-1 sumariza as características de cada uma delas.[1,2,4,15]

Quadro 8-1. Características das diferentes classificações de crises febris[1,2,4,15]

	Crise febril simples	Crise febril complexa*	Estado de mal epiléptico
Tempo	< 15 minutos (usualmente < 5 minutos)	≥ 15 minutos	≥ 30 minutos contínua ou crises curtas sem recuperação da percepção
Tipo de crise	Generalizada	Focal	Focal ou generalizada
Recorrência em 24 h	Não recorre	Recorre	
Prevalência	80%	15%	5%

* A classificação de crise febril complexa exige que pelo menos uma das três características da tabela esteja presente

DIAGNÓSTICOS DIFERENCIAIS

É importante diferenciar se o evento descrito pelos pais realmente é compatível com uma crise febril ou qualquer outro evento relacionado com o contexto febril. Dentre eles incluímos calafrios, delírio febril, síncope febril, crise de perda de fôlego, crises anóxicas reflexas, síndromes epilépticas em evolução, infecções do sistema nervoso central, estado de mal epiléptico refratário de início recente (NORSE) e síndrome epiléptica relacionada com infecção (FIRES).[10,16]

DIAGNÓSTICO

Avaliação diagnóstica inicial deve incluir esforços para achar a causa da febre.[10] História da doença atual, exame físico geral e neurológico são fundamentais [4,16] no primeiro atendimento. Alguns pontos-chave na história que devem ser questionados incluem a descrição da crise, duração, história recente de uso de antibiótico, história pessoal e familiar de crise febril e epilepsia, vacinação recente, estado vacinal em especial *Haemophilus influenzae* tipo B e *Streptococcus pneumonia.*[7]

Exames Complementares

Exames Laboratoriais

Para qualquer paciente que se apresente com crise epiléptica, a avaliação de glicemia capilar deve ser realizada na admissão. Demais exames laboratoriais deverão ser individualizados e direcionados pela história e exame físico da criança, com a finalidade de encontrar a causa da febre.[2,4]

Liquor

A coleta de liquor é ponto de discussão em várias *guidelines*. Essa preocupação ocorre pois 1 a cada 4 crianças com meningoencefalite bacteriana pode apresentar como parte do quadro clínico crise epiléptica.[4] A chance de meningite bacteriana é maior em crianças que se apresentem em *status epilepticus*, com estudos evidenciando uma porcentagem de 12-17%. Esse risco é menor quando a apresentação é de crise febril simples ou complexa.[4]

Em geral não se faz necessária a coleta em crianças em bom estado geral, sem sinais meníngeos.[2] Em alguns casos deve ser considerada a punção lombar: idade menor que 12 a 18 meses (idade em que sinais meníngeos são frustros),[1] vacinação inadequada ou desconhecida para *Streptococcus pneumoniae* e *Haemophilus influenza* tipo B, alteração persistente do estado de consciência, letargia, sinal meníngeo positivo ao exame físico, crise febril em vigência de antibioticoterapia.[1,2,5]

Neuroimagem

Exames de imagem como tomografia computadorizada (TC) e ressonância magnética do crânio (RM) não estão recomendados de rotina em casos de crise febril simples.[2,5] A neuroimagem deve ser considerada em pacientes com crise febril complexa,[1] sinais de hipertensão intracraniana, anormalidade neurológica focal e traumas cranianos graves.[16]

Eletroencefalograma (EEG)

O eletroencefalograma não é um exame indicado de rotina em casos de crise febril simples,[1] pois não há achado específico, valor diagnóstico ou prognóstico.[16] O exame pode ser considerado em casos de crise febril complexa ou estado de mal epiléptico, realizado

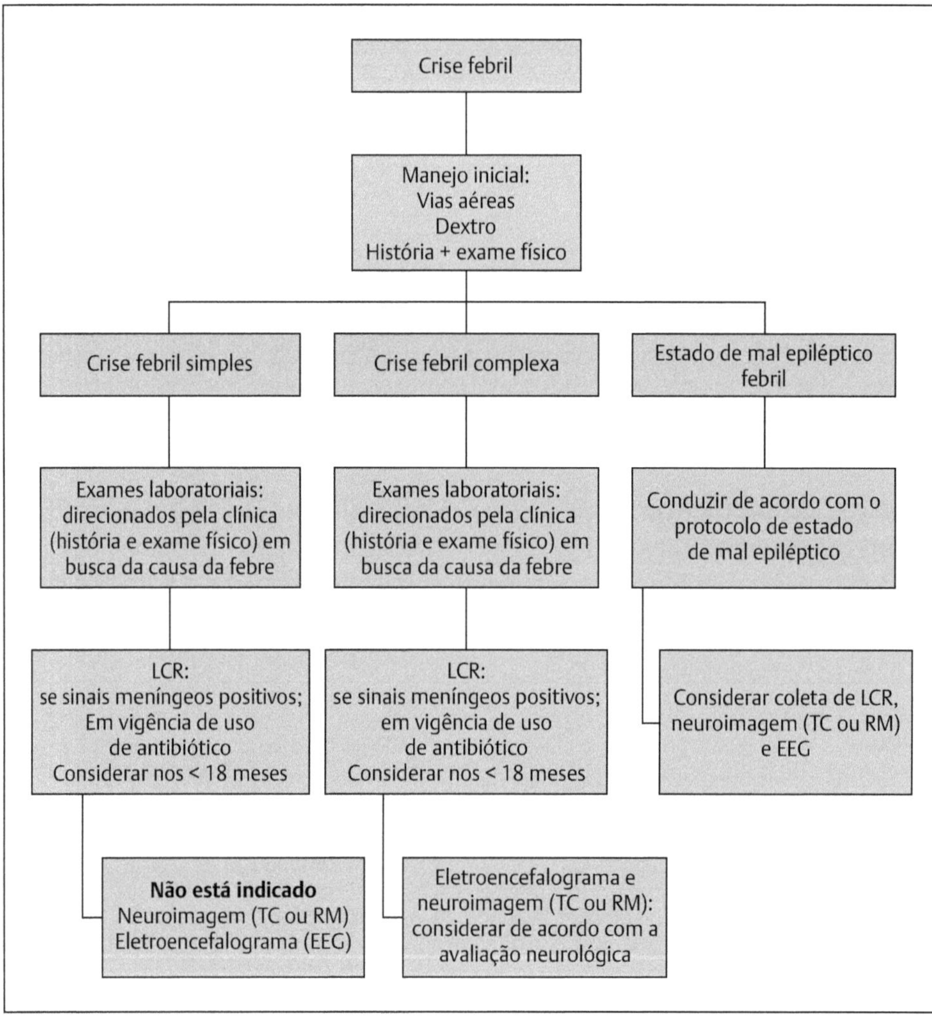

Fig. 8-1. Fluxograma de manejo para crise febril.

em até 48 horas do evento,[10] crianças com crises febris recorrentes com déficits neurológicos ou atraso do desenvolvimento (Fig. 8-1).[16,17] Em uma revisão sistemática da Cochrane realizada em 2020 não foi encontrada evidência para apoiar ou refutar o uso de EEG após crises febris complexas entre crianças menores de 5 anos.[18]

TRATAMENTO

Manejo Agudo

Na maioria dos casos, a crise febril cessa antes mesmo da chegada ao pronto-socorro.[4,16] Caso contrário, o manejo agudo em caso de crises que duram mais do que 5 minutos, deve seguir os protocolos de estado de mal epiléptico.[19]

Quadro 8-2. Sinais e sintomas de alerta para crianças com crise febril[10]

- Crise febril complexa
- Sinais meníngeos: Kernig e Brudzinski ou rigidez de nuca
- Alteração do nível de consciência mais que 1 hora após a interrupção da crise febril
- Petéquias em crianças em mau estado geral
- Abaulamento de fontanela anterior
- Taquicardia desproporcional ou persistente após estabilização da temperatura
- Sinais de comprometimento respiratório moderado a grave como baixa saturação, taquipneia, gemência

Hospitalização e observação são necessárias quando a criança se apresenta com sinais de alerta conforme o Quadro 8-2, crises prolongadas, achados neurológicos residuais (paralisia de Todd), ou sinais de infecção grave;[10] em crianças abaixo de 18 meses a observação é recomendada após possível coleta de liquor.[1] Em casos de crise febril simples ou simples recorrente não há necessidade de hospitalização.[1]

Medicação Profilática

O uso de mediação contínua para prevenir recorrência vem sendo objeto de debate e estudo há vários anos. Uma revisão sistemática da Cochrane de 2021 demonstrou que o tratamento contínuo com fármacos anticrise, como fenobarbital ou valproato, e uso intermitente de benzodiazepínicos, como diazepam ou clobazam, levam à redução na recorrência de crises em até 24 meses. No entanto, os efeitos adversos dessas medicações ocorreram em mais de 30% dos casos tratados, sendo dessa forma desencorajado o uso dessas medicações para tratamento profilático de crise febril. Além disso, dada a natureza benigna do quadro e baixas taxas de recorrência, o risco no tratamento profilático com fármacos anticrise não supera os benefícios, sendo uma prática não estimulada.[20] Em algumas situações, o uso de medicação profilática contínua ou intermitente pode ser considerado como em casos em que há elevado risco de recorrência, demasiada ansiedade parental, e especialmente quando há história de crises prolongadas ou múltiplas crises.[2]

Medicação de resgate deve ser considerada para crises febris prolongadas, com duração maior que 5 minutos, pois nesses casos a crise tem menor chance de cessar espontaneamente, conforme demonstrado pelo estudo FEBSTAT. As medicações de escolha para essa finalidade em uso domiciliar são o midazolam intrabucal/intranasal ou diazepam retal (supositório).[21] A eficácia de ambas as medicações vem sendo estudada ao longo dos anos, sendo uma alternativa segura e eficaz para controle de crises epilépticas prolongadas, incluindo crises febris.[17,22,23]

Outros estudos relativamente pequenos avaliaram o uso intermitente e crônico de valproato e levetiracetam, bem como piridoxina, melatonina e sulfato de zinco para prevenir crises febris. Embora esses estudos tenham demonstrado algum sucesso marginal na prevenção de crises febris, a revisão sistemática Cochrane de 2021 concluiu que atualmente não há evidências suficientes para apoiar o uso desses agentes para esse fim com necessidade de mais estudos.[4,20]

Diversos trabalhos demonstraram que o uso de antipirético precoce não previne o risco de recorrência de crise sendo indicado apenas para conforto da criança febril.[1,2,16,20]

O mais importante nos casos de crises febris é lidar com a ansiedade parental. De certo os episódios são assustadores para os pais e causadores de muita angústia, sendo importante salientar a natureza benigna do quadro, a incidência, a relação com a idade, a

Quadro 8-3. Orientações para manejo em caso de recorrência[1]

- Permaneça calmo, sem pânico
- Afrouxe as roupas da criança, especialmente ao redor do pescoço
- Se a criança estiver inconsciente, coloque-a na posição de decúbito lateral, para evitar a aspiração de saliva ou vômito
- Não forçar a abertura da boca
- Observar o tipo e a duração da crise
- Não administre quaisquer medicamentos ou líquidos por via oral

taxa de recorrência, a ausência de lesão cerebral, as sequelas ou o risco de vida. Reforçar a diferença de epilepsia, o risco de evolução para epilepsia e o prognóstico do desenvolvimento comportamental.[1] Além disso, os pais devem ser orientados em caso de recorrência de crise, conforme o Quadro 8-3.

PROGNÓSTICO

O que todos os pais querem saber: "Isso vai acontecer de novo?" "Isso é ou vai virar epilepsia?" Por isso é importante que o médico tenha conhecimento das estatísticas e fatores que podem levar a uma ou outra situação. No geral, o prognóstico é favorável.

Cerca de uma a cada três crianças apresentam um novo episódio de crise febril, e menos de 10% apresentam três ou mais episódios de crise febril na infância.[2,16] No Quadro 8-4 estão listados os fatores de risco para recorrência.[1,4,10,16] Quanto mais fatores presentes, maior a chance de recorrência, ou seja, 4% de chance de recorrência se nenhum fator estiver presente e se todos estiverem presentes a chance é de 80%.[2] Em 75% dos casos o evento recorre em 1 ano e 90% em 2 anos após o primeiro episódio.[16]

O risco de desenvolver epilepsia em caso de crise febril simples está entre 1-2%, ligeiramente maior que a população geral que é de 0,5%,[12] portanto é um risco muito baixo. Para aqueles que se apresentam com crise febril complexa o risco é de 6-8% (Quadro 8-5).[7,10,25]

Quadro 8-4. Fatores de risco de recorrência de crises febris[1,4,10,16]

- Idade < 15-18 meses
- Crise febril após menos de 1 hora do início da febre
- Crise febril a baixas temperaturas
- História familiar de crise febril em parentes de primeiro grau

Quadro 8-5. Fatores de risco para epilepsia[2,4]

- Crise febril complexa
- Alteração do neurodesenvolvimento ou condição neurológica pré-existente
- História familiar de epilepsia

CONDIÇÕES ESPECIAIS

Algumas condições devem ser relatadas neste capítulo pela associação com crises febris.

Epilepsia de Lobo Temporal

Na história natural de pacientes com epilepsia de lobo temporal, é comum observarmos o antecedente de crises febris na infância. Pensando nisso, um estudo prospectivo foi realizado para avaliar a relação entre crises febris prolongadas com esclerose de hipocampo e epilepsia de lobo temporal (estudo FEBSTAT).[24] O estudo foi conduzido entre os anos de 2003 a 2010, incluiu 199 crianças entre 1 mês e 5 anos de idade com crises febris prolongadas (> 30 minutos) comparadas com as 96 controles, as quais foram submetidas a exames de imagem (RM) em até 72 h após o episódio convulsivo.[25] Foram analisados ainda pelo estudo, exames de eletroencefalograma (EEG), liquor, testes em soro para vírus da herpes tipo 6 e 7 (HHV 6-7), além de história e exame físico neurológico detalhados.[24] Com as análises da neuroimagem constatou-se que pouco mais de 11% das crianças que tiveram crise febril prolongada apresentavam anormalidades no hipocampo, como hipersinal de hipocampo em T2, comparadas com as controles. Além disso observou-se maior número de anormalidades do desenvolvimento hipocampal, sendo a anormalidade mais comum a má-rotação de hipocampo. Portanto, crianças que apresentaram crises febris prolongadas estão sob maior risco de injúria hipocampal aguda e um número substancial apresenta alteração do desenvolvimento do hipocampo.[25] Os autores concluíram que o aumento de sinal no hipocampo na sequência T2, após estado de mal epiléptico com febre, representa insulto agudo que frequentemente evolui para o aparecimento radiológico de esclerose hipocampal após 1 ano do quadro inicial.[25]

Ainda, a relação entre crises febris prolongadas e epilepsia não está completamente compreendida. Com base no estudo FEBSTAT, as alterações de neuroimagem, de EEG, bem como possíveis associações com infeções virais, são vistos, *a priori*, como potenciais marcadores preditivos para epilepsia. No entanto, sua implicação prognóstica ainda não é totalmente compreendida e outros estudos prospectivos estão em andamento para avaliar essas possibilidades, inspirados pelo estudo FEBSTAT.[24]

Síndrome de Dravet

Trata-se de encefalopatia epiléptica e do desenvolvimento grave, que tipicamente acomete lactentes no primeiro ano de vida, com início entre 3-9 meses de idade (pico aos 6 meses), apresentando-se com crises febris prolongadas, crises hemiclônicas e crises tônico-clônicas generalizadas, desencadeadas por febre, aumento de temperatura do ambiente ou imunização. As crises são de difícil controle e a partir do segundo ano de vida a criança demonstra sinais de comprometimento cognitivo e comportamental. Tem etiologia genética relacionada com variantes patogênicas no gene SCN1A em 80% dos casos.[26]

Epilepsia Genética com Crises Febris *Plus* (GEFS+)

Síndrome epiléptica familiar, de etiologia genética heterogênea, inicialmente descrita como autossômica dominante com penetração variável. É caracterizada por crises febris com fenótipos variados e recorrentes na mesma família. O fenótipo mais comum são crises febris clássicas e o segundo mais comum são crises febris *plus*, isto é, que persistem após os 6 anos de idade, momento em que crises febris já não são comuns. Crises epilépticas afebris podem ocorrer em qualquer idade. Não há comprometimento neurológico ou cognitivo, tem um curso geralmente autolimitado e resolução até a puberdade.[26]

Síndrome Epiléptica Relacionada com Infecção Febril (FIRES)

Síndrome epiléptica rara que pode ocorrer em qualquer idade,[27] mas predomina em crianças e adolescentes,[28] caracterizada por estado de mal epiléptico refratário a medicações com história prévia de infecção febril entre 2 semanas e 24 horas antes do início da crise. Durante o estado de mal epiléptico a criança pode ou não se apresentar com febre.[27] A fase aguda se caracteriza por crises frequentes e prolongadas e dura cerca de 1 a 12 semanas, apresentando alta morbimortalidade. Após esse período, na fase crônica, há a evolução para epilepsia multifocal farmacorresistente com variados graus de deficiência intelectual e dificuldade de aprendizagem. Sua etiologia é desconhecida, mas acredita-se ser imunomediada.[28]

PONTOS-CHAVE

- Crise febril é o tipo de crise mais comum na infância acometendo 2-5% das crianças entre 6 meses e 5 anos de idade.
- Clinicamente é subdividida em crise febril simples, complexa e estado de mal epiléptico febril, as quais tem importância para o delineamento de conduta e investigação.
- Crises febris simples são as mais prevalentes (80% dos casos).
- Exames laboratoriais, neuroimagem e eletroencefalograma não estão indicados na grande maioria dos casos.
- A punção lombar para coleta de líquor é recomendada em casos específicos.
- O tratamento agudo está voltado para a causa da febre. Caso a criança se apresente no pronto atendimento ainda em crise, o manejo deverá ser como estado de mal epiléptico.
- O tratamento profilático com medicações anticrise não está indicado de rotina.
- Medicação de resgate está indicada em crises febris que durem mais do que 5 minutos.
- Auxílio no controle de ansiedade parental, orientações sobre a benignidade do quadro, fatores de recorrência, bem como manejo em caso de novas crises, deve ser o foco na maioria dos atendimentos à criança com crise febril.

REFERÊNCIAS BIBLIOGRÁFICAS

1. Capovilla G, Mastrangelo M, Romeo A, Vigevano F. Recommendations for the management of "febrile seizures" Ad hoc Task Force of LICE Guidelines Commission. Vol. 50, Epilepsia. 2009. p. 2-6.
2. Hossain MM, Saha NC. Clinical review of febrile seizure and updates. Karnataka Pediatric Journal. 2 de junho de 2021;36:3-12.
3. Dalbem JS, Siqueira HH, Espinosa MM, Alvarenga RP. Febrile seizures: A population-based study. J Pediatr (Rio J). 1o de novembro de 2015;91(6):529-34.
4. Eilbert W, Chan C. Febrile seizures: A review. Vol. 3, JACEP Open. John Wiley and Sons Inc; 2022.
5. Duffner PK, Berman PH, Baumann RJ, Fisher PG, Green JL, Schneider S, et al. Clinical practice guideline - Neurodiagnostic evaluation of the child with a simple febrile seizure. Vol. 127, Pediatrics. American Academy of Pediatrics; 2011. p. 389-94.
6. Commission on Epidemiology and Prognosis ILAE. Guidelines for Epidemiologic Studies on Epilepsy Commission on Epidemiology and Prognosis, International League Against Epilepsy. New York; 1993.
7. Verity CM, Butler NR, Golding J. Febrile convulsions in a national cohort followed up from birth. I--Prevalence and recurrence in the first five years of life. BMJ. 1985 May 4;290(6478):1307-10.

8. Sampaio LPB, Caboclo LOSF, Kuramoto K, Reche Â, Yacubian EMT, Manreza MLG. Prevalence of Epilepsy in Children From a Brazilian Area of High Deprivation. Pediatr Neurol. fevereiro de 2010;42(2):111-7.
9. Nunes ML, Geib LTC, Migott AMB, Lampert TL, Giacomini FL, Grando AN, et al. Incidence of epilepsy and seizure disorders in childhood and association with social determinants: A birth cohort study. J Pediatr (Rio J). janeiro de 2011;87(1):50-6.
10. Laino D, Mencaroni E, Esposito S. Management of pediatric febrile seizures. Vol. 15, International Journal of Environmental Research and Public Health. MDPI; 2018.
11. Sawires R, Buttery J, Fahey M. A Review of Febrile Seizures: Recent Advances in Understanding of Febrile Seizure Pathophysiology and Commonly Implicated Viral Triggers. Vol. 9, Frontiers in Pediatrics. Frontiers Media S.A.; 2022.
12. Penn R, Stafstrom CE. The Incidence And Prevalence Of Febrile Seizures And Febrile Status epilepticus. In: Z. Baram S, Shinnar S, Stafstrom CE, editors. Febrile Seizure New Concepts and Consequences 2a Ed. Elsevier; 2023. p. 1-22.
13. Seinfeld SA, Duchowny M. Febrile Seizures And Genetic Epilepsy With Febrile Seizures Plus (GEFS+), In Wyllie's treatment of epilepsy principles and practice. 7. ed, Wolters Kluwer; 2021.
14. Smith DK, Sadler KP, Benedum M. Febrile seizure risk evaluation and prognosis. Am Fam Physician. 1o de abril de 2019;99(7):445-50.
15. Mewasingh LD, Chin RFM, Scott RC. Current understanding of febrile seizures and their long-term outcomes. Vol. 62, Developmental Medicine and Child Neurology. Blackwell Publishing Ltd; 2020. p. 1245-9.
16. Leung AKC, Hon KL, Leung TNH. Febrile seizures: An overview. Vol. 7, Drugs in Context. Bioexcel Publishing LTD; 2018.
17. Camfield P, Camfield C. Are febrile seizures an indication for intermittent benzodiazepine treatment, and if so, in which cases? Epileptic Disorders. 2014 Oct;16(NS1):84-8.
18. Shah PB, James S, Elayaraja S. EEG for children with complex febrile seizures. Vol. 2020, Cochrane Database of Systematic Reviews. John Wiley and Sons Ltd; 2020.
19. Glauser T, Shinnar S, Gloss D, Alldredge B, Arya R, Bainbridge J, et al. Evidence-Based Guideline: Treatment of Convulsive Status Epilepticus in Children and Adults: Report of the Guideline Committee of the American Epilepsy Society. Vol. 16. 2016. Disponível em: http://www.aan.com/Guidelines/
20. Offringa M, Newton R, Nevitt SJ, Vraka K. Prophylactic drug management for febrile seizures in children. Vol. 2021, Cochrane Database of Systematic Reviews. John Wiley and Sons Ltd; 2021.
21. Kaushik JS, Sondhi V, Yoganathan S, Dubey R, Sharma S, Vinayan KP, et al. Association of Child Neurology (AOCN) Consensus Statement on the Diagnosis and Management of Febrile Seizures. Indian Pediatrics. 2022 Apr 15;59(4):300-6.
22. Dreifuss FE, Rosman NP, Cloyd JC, Pellock JM, Kuzniecky RI, Lo WD, et al. A Comparison of Rectal Diazepam Gel and Placebo for Acute Repetitive Seizures. New England Journal of Medicine. 1998 Jun 25;338(26):1869-75.
23. Scott RC, Besag FM, Neville BG. Buccal midazolam and rectal diazepam for treatment of prolonged seizures in childhood and adolescence: a randomised trial. The Lancet. 1999 Feb;353(9153):623-6.
24. Shinnar S. Febrile status epilepticus and its consequences: Insights from the "Consequences of Febrile Status Epilepticus in Childhood" (FEBSTAT) study, Febrile Seizures: New Concepts and Consequences. 2. ed. Elsevier; 2023. p. 115-120.
25. Shinnar S, Bello JA, Chan S, Hesdorffer DC, Lewis DV, Macfall J, et al. MRI abnormalities following febrile status epilepticus in children The FEBSTAT study. Pediatrics. Neurology; 2012.
26. Zuberi SM, Wirrell E, Yozawitz E, Wilmshurst JM, Specchio N, Riney K, et al. ILAE classification and definition of epilepsy syndromes with onset in neonates and infants: Position statement by the ILAE Task Force on Nosology and Definitions. Epilepsia. 2022 Jun;63(6):1349-1397.

27. Hirsch LJ, Gaspard N, van Baalen A, Nabbout R, Demeret S, Loddenkemper T, et al. Proposed consensus definitions for new-onset refractory status epilepticus (NORSE), febrile infection-related epilepsy syndrome (FIRES), and related conditions. Vol. 59, Epilepsia. Blackwell Publishing Inc.; 2018. p. 739-44.
28. Specchio N, Wirrell EC, Scheffer IE, Nabbout R, Riney K, Samia P, et al. International League Against Epilepsy classification and definition of epilepsy syndromes with onset in childhood: Position paper by the ILAE Task Force on Nosology and Definitions. Epilepsia. 2022 Jun;63(6):1398-1442.

CAPÍTULO 9

DEFINIÇÃO E CLASSIFICAÇÃO DAS CRISES E SÍNDROMES EPILÉPTICAS

Ana Carolina Coan ▪ Maria Luiza Benevides ▪ Marilisa Guerreiro

INTRODUÇÃO

Epilepsias são distúrbios cerebrais caracterizados pela predisposição persistente do cérebro em gerar crises epilépticas.[1] Do ponto de vista prático, o diagnóstico da epilepsia se dá a partir da ocorrência de ao menos uma crise epiléptica espontânea associada a outras características que demonstrem essa predisposição persistente a novos eventos. Assim, a Liga Internacional contra Epilepsia (International League Against Epilepsy – ILAE) estabelece como critérios para o diagnóstico de epilepsia ao menos uma das seguintes situações: i) pelo menos duas crises epilépticas não provocadas (ou reflexas) ocorrendo com um intervalo superior a 24 h; ou uma crise epiléptica não provocada (ou reflexa) e a probabilidade de ocorrência de outras crises similar ao risco geral de recorrência (de pelo menos 60%) após duas crises epilépticas não provocadas, ocorrendo nos próximos 10 anos; ou o diagnóstico de uma síndrome epiléptica.[2]

Esta definição prática de epilepsia permite que se individualize o manejo clínico, com o monitoramento adequado e o uso de fármacos anticrise se o risco de recorrência de crises e sua morbidade forem excessivamente elevados mesmo após um único evento. Na sequência do diagnóstico das epilepsias, o clínico deve estar atento para o diagnóstico do tipo, ou tipos, de crise epiléptica que seu paciente apresenta, bem como para a possibilidade do diagnóstico de uma síndrome epiléptica específica.[2,3] A definição do tipo de crise e da síndrome epiléptica irá então guiar o tratamento, a investigação quanto à etiologia e comorbidades e, por fim, auxiliará na definição do prognóstico.

CLASSIFICAÇÃO DAS CRISES EPILÉPTICAS E EPILEPSIAS

O ponto de partida da estrutura de classificação da epilepsia é o tipo de crise epiléptica apresentada.[4] As crises podem ser classificadas em início focal, início generalizado ou início desconhecido.[5] Crises focais são aquelas que se iniciam com o envolvimento de redes neurais localizadas e sua sintomatologia dependerá do local de sua origem e da via de propagação. Crises generalizadas são aquelas que envolvem redes neurais difusas, abrangendo ambos os hemisférios desde o início. As crises podem ainda ter início desconhecido, sendo referidas como "não classificadas".[5]

Para crises focais, o nível de percepção pode ser opcionalmente incluído na classificação. Crises perceptivas são aquelas nas quais a pessoa está ciente de si mesma e do ambiente durante o evento. Crises disperceptivas são aquelas nas quais a percepção é prejudicada durante qualquer parte do evento. Além disso, tanto as crises focais como

Quadro 9-1. Classificação das crises epilépticas[5]

Início focal	Início generalizado	Início desconhecido
Perceptivas/disperceptivas Início motor ▪ Automatismos ▪ Atônicas ▪ Clônicas ▪ Espasmos epilépticos ▪ Hipercinéticas ▪ Mioclônicas ▪ Tônicas Início não motor ▪ Autonômicas ▪ Parada comportamental ▪ Cognitivas ▪ Emocionais ▪ Sensoriais Focal evoluindo para tônico-clônica bilateral	Motoras ▪ Tônico-clônicas ▪ Clônicas ▪ Tônicas ▪ Mioclônicas ▪ Micolônico-tônico-clônicas ▪ Mioclônico-atônicas ▪ Atônicas ▪ Espasmos epilépticos Não motoras (ausências) ▪ Típicas ▪ Atípicas ▪ Mioclônicas ▪ Mioclonias palpebrais	Motoras ▪ Tônico-clônicas ▪ Espasmos epilépticos Não motoras ▪ Parada comportamental

as generalizadas são divididas em início motor ou não motor, refletindo o primeiro sinal ou sintoma proeminente.[5] O Quadro 9-1 apresenta o esquema de classificação dos diferentes tipos de crises epilépticas.[5] Após o diagnóstico do tipo de crise, o próximo passo é o diagnóstico do tipo de epilepsia, que pode ser epilepsia focal, epilepsia generalizada, epilepsia combinada generalizada e focal, ou, caso o tipo de crise não seja classificado, epilepsia desconhecida.[4]

CLASSIFICAÇÃO DAS SÍNDROMES EPILÉPTICAS

O terceiro passo no algoritmo da classificação das epilepsias é a definição da síndrome epiléptica. A classificação mais recente das síndromes epilépticas foi estabelecida pela ILAE em 2022.[3] As síndromes epilépticas são grupos fenotípicos, caracterizados por padrões de apresentação clínica (tipos de crises, desencadeantes, prognóstico e comorbidades), eletroencefalográficos e de neuroimagem, geralmente, relacionados com a idade.[3]

Este capítulo não pretende explorar de forma detalhada todas as síndromes epilépticas reconhecidas pela ILAE, mas sim apresentar o panorama geral da classificação atual. Para os detalhes da classificação de todas as síndromes, sugere-se a leitura dos artigos originais no seguinte endereço: https://www.ilae.org/guidelines/definition-and-classification/classification-and-definition-of-epilepsy-syndromes.[6-9]

As síndromes epilépticas são subdivididas por idade de início (período neonatal e lactente, infância ou adolescentes/adultos ou idades variadas) e pelo tipo(s) de crise(s) apresentada(s) (generalizadas, focais ou generalizadas e focais combinadas), com uma categoria separada para síndromes com encefalopatia epiléptica e do desenvolvimento (EED) ou deterioração neurológica progressiva. Há ainda um subgrupo específico composto pelas epilepsias idiopáticas generalizadas.[3] O Quadro 9-2 apresenta as síndromes epilépticas reconhecidas pela atual classificação.[3]

Quadro 9-2. Síndromes epilépticas reconhecidas pela classificação da International League Against Epilepsy (ILAE)[3,6-9]

Subgrupos de acordo com idade ou classificação	**Síndromes com crises focais ou generalizadas**	**Síndromes com encefalopatia epiléptica e do desenvolvimento (EED) ou com deterioração neurológica progressiva**
Síndromes epilépticas com início em recém-nascidos e lactentes	Focal ▪ Epilepsia autolimitada neonatal (familial) ▪ Epilepsia autolimitada do lactente (familial) ▪ Epilepsia autolimitada do período neonatal e do lactente (familial) Focal ou generalizada ▪ Epilepsia genética com crises *febris plus* (GEFS+) Generalizada ▪ Epilepsia mioclônica do lactente	▪ EED precoce do lactente ▪ Epilepsia do lactente com crises focais migratórias ▪ Síndrome de espasmos epilépticos infantis ▪ Síndrome de Dravet ▪ EED etiologia-específica ▪ EED-KCNQ2 ▪ EED dependente de piridoxina/piridoxal fosfato ▪ EED-CDKL5 ▪ Epilepsia em salvas PCDH19 ▪ EED – síndrome da deficiência de GLUT1 ▪ Síndrome de Sturge-Weber ▪ Crises gelásticas com hamartoma hipotalâmico
Síndromes epilépticas com início na infância	Focal Epilepsias focais autolimitadas ▪ Epilepsia autolimitada com espículas centrotemporais ▪ Epilepsia autolimitada com crises autonômicas ▪ Epilepsia occipital visual da infância ▪ Epilepsia occipital fotossensível Generalizada ▪ Epilepsia com ausências mioclônicas ▪ Epilepsia com mioclonias palpebrais	▪ Epilepsia com crises mioclônico-atônicas ▪ Síndrome de Lennox-Gastaut ▪ EED ou EE com espícula-onda ativada pelo sono ▪ Síndrome da epilepsia relacionada com a infecção febril (FIRES) ▪ Síndrome epiléptica com hemiconvulsão-hemiplegia (HHE)
Síndromes epilépticas com início em adolescentes, adultos e em idades variadas	Focal ▪ Epilepsia temporal mesial com esclerose hipocampal ▪ Epilepsia familial temporal mesial ▪ Epilepsia hipermotora relacionada com o sono ▪ Epilepsia focal familial com focos variáveis ▪ Epilepsia com manifestações auditivas Focal ou generalizada ▪ Epilepsia com crises induzidas pela leitura	▪ Síndrome de Rasmussen ▪ Epilepsias mioclônicas progressivas
Epilepsias generalizadas idiopáticas	Generalizada ▪ Epilepsia com ausências da infância ▪ Epilepsia com ausências juvenil ▪ Epilepsia mioclônica juvenil ▪ Epilepsia com crises tônico-clônicas generalizadas apenas	

De acordo com a classificação da ILAE, o diagnóstico das diferentes síndromes epilépticas deve preencher os critérios obrigatórios. Há ainda os critérios de alerta, que, se preenchidos, não excluem o diagnóstico, mas devem levantar suspeitas, e os critérios de exclusão, que invalidam o diagnóstico.[3] Abaixo, serão resumidos os critérios dos diferentes grupos de síndromes epilépticas apresentadas no Quadro 9-2.

Síndromes Epilépticas com Início em Recém-Nascidos e Lactentes[9]

Na faixa etária de recém-nascidos a lactentes, as síndromes epilépticas dividem-se em dois grupos principais: síndromes epilépticas autolimitadas, nas quais é provável que haja remissão espontânea; e as encefalopatias epilépticas e do desenvolvimento (EEDs), epilepsias nas quais há comprometimento do desenvolvimento relacionado tanto com a etiologia subjacente quanto com a encefalopatia epiléptica. Nas últimas décadas, a descoberta de genes nas epilepsias permitiu que coortes de casos com uma etiologia genética compartilhada fossem estudadas. Dessa forma, uma nova categoria foi criada: as síndromes epilépticas definidas pela etiologia.

A maioria das síndromes epilépticas definidas pela etiologia que começam no período neonatal ou de lactente são EEDs.[9]

Epilepsia Autolimitada Neonatal (Familial)

As crises são caracterizadas por semiologia tônica focal no início, afetando a cabeça, a face e os membros. As crises tônicas ou clônicas focais podem alternar os lados de um evento para outro e podem evoluir para crises tônicas ou clônicas bilaterais (critério obrigatório). Não devem estar presentes alterações interictais como lentificação focal ou desorganização da atividade de base persistentes ao EEG, exame de neuroimagem documentando uma lesão causal para as crises, qualquer grau de encefalopatia e atraso do neurodesenvolvimento moderado a grave, além de início após o primeiro mês de idade (critérios de exclusão).

Epilepsia Autolimitada do Período Neonatal e do Lactente (Familial)

As crises são tônicas focais com desvio da cabeça e dos olhos, seguidas por outras características tônicas e clônicas e podem evoluir para tônico-clônicas bilaterais. A idade de início varia entre 1 dia a 23 meses (critérios obrigatórios). Não devem estar presentes alterações interictais como lentificação focal ou desorganização da atividade de base persistentes ao EEG, exame de neuroimagem documentando uma lesão causal para as crises, qualquer grau de encefalopatia e atraso do neurodesenvolvimento moderado a grave (critérios de exclusão).

Epilepsia Autolimitada do Lactente (Familial)

As crises focais ocorrem com parada comportamental, dispercepção, automatismos, versão da cabeça/olho e movimentos clônicos (frequentemente alternando de um lado para o outro e progredindo para uma crise hemiclônica ou para crise tônico-clônica bilateral). As crises são geralmente breves (< 3 min) (critérios obrigatórios). Não devem estar presentes alterações interictais como lentificação focal ou desorganização da atividade de base persistentes ao EEG, exame de neuroimagem documentando uma lesão causal para as crises, qualquer grau de encefalopatia e atraso do neurodesenvolvimento moderado a grave, além de início em menor de 1 mês ou maior de 36 meses (critérios de exclusão).

Epilepsia Mioclônica do Lactente

Presença de crises mioclônicas e EEG com atividade de base normal (critério obrigatório). Não devem estar presentes outros tipos de crises (incluindo crises focais, de ausência, atônicas, tônicas e espasmos epilépticos), registro eletroencefalográfico da mioclonia sem alteração concomitante do EEG, padrão de hipsarritmia ou ponta-onda generalizada (< 2,5 Hz) no EEG, dismorfismos, alteração de neuroimagem, hipoglicorraquia, involução neurocognitiva, além de início em menor de 4 meses ou maior de 3 anos (critérios de exclusão).

EED Precoce do Lactente

Crises tônicas e/ou mioclônicas e EEG interictal mostrando padrão de surto-supressão ou descargas epileptiformes multifocais e alentecimento difuso, com idade de início do nascimento a 3 meses de vida (ajustado para prematuridade), comprometimento do neurodesenvolvimento presente antes ou logo após o início das crises, evolução com desenvolvimento neurológico anormal, incluindo deficiência intelectual (critérios obrigatórios).

Epilepsia do Lactente com Crises Focais Migratórias

Crises focais/multifocais, tônicas ou clônicas, com ou sem parada comportamental sutil e características autonômicas proeminentes. As crises migram de um hemisfério ou lobo para outro clinicamente. A frequência das crises aumenta rapidamente nas primeiras semanas a meses, frequentemente progredindo para estado de mal epiléptico. O registro de EEG ictal mostra padrão de migração da crise e no interictal apresenta descargas multifocais. A idade de início é antes dos 12 meses. Há estagnação ou regressão do desenvolvimento com crises frequentes e evolução com atraso no neurodesenvolvimento (critérios obrigatórios). Não devem estar presentes crises mioclônicas e exame de neuroimagem documentando uma lesão causal para as crises (critérios de exclusão).

Síndrome dos Espasmos Epilépticos Infantis

Crises caracterizadas por espasmos epilépticos flexores, extensores ou mistos, que frequentemente ocorrem em salvas. O EEG interictal mostra padrão de hipsarritmia ou descargas epileptiformes multifocais ou focais (que podem ser vistas rapidamente após o início dos espasmos). A idade de início é entre 1 e 24 meses (enquanto os espasmos epilépticos podem começar mais tarde, isso não seria síndrome dos espasmos epilépticos infantis). Há desaceleração do desenvolvimento após o início dos espasmos, mas isso pode estar ausente no início do quadro (critérios obrigatórios). Não deve estar presente EEG normal durante eventos clínicos registrados (critério de exclusão).

Síndrome de Dravet

Crises febris e afebris focais clônicas (hemiclônicas) recorrentes (que frequentemente alternam os lados de um evento para outro), crises focais evoluindo para tônico-clônicas bilaterais e/ou crises clônicas generalizadas. A idade de início é entre 1 e 20 meses. A doença evolui com epilepsia farmacorresistente e deficiência intelectual (critérios obrigatórios). Não devem estar presentes espasmos epilépticos ou fenótipo compatível com EED precoce do lactente associada ao gene *SCN1A* ou exame de neuroimagem documentando uma lesão causal para as crises (critérios de exclusão).

Síndromes Epilépticas Definidas pela Etiologia

O Quadro 9-3 apresenta os fenótipos associados das principais síndromes epilépticas definidas pela etiologia reconhecidas pela ILAE.[9]

Síndromes Epilépticas com Início na Infância[8]

As síndromes epilépticas de início na infância foram divididas em três categorias:

1. Epilepsias focais autolimitadas, compreendendo quatro síndromes: epilepsia autolimitada com espículas centrotemporais (do inglês, SeLECTS), epilepsia autolimitada com crises autonômicas (do inglês, SeLEAS), epilepsia visual occipital da infância (do inglês, COVE) e epilepsia do lobo occipital fotossensível (do inglês, POLE).
2. Epilepsias generalizadas, compreendendo três síndromes: epilepsia de ausência infantil, epilepsia com ausência mioclônica e epilepsia com mioclonia palpebral.
3. EEDs, compreendendo cinco síndromes: epilepsia com crises mioclônico-atônicas, síndrome de Lennox-Gastaut, EE/EED com espícula-onda ativada pelo sono, síndrome de hemiconvulsão-hemiplegia-epilepsia (HHE) e síndrome de epilepsia relacionada com infecção febril (do inglês, FIRES).[8]

Epilepsia Autolimitada com Espículas Centrotemporais (SeLECTS)

Crises focais com disartria, sialorreia, disfagia e movimento unilateral clônico ou tônico-clônico da boca, em vigília ou sono e/ou crises no sono evoluindo a tônico-clônicas bilaterais. Se as crises ocorrerem durante o sono, elas serão vistas dentro de 1 h após adormecer ou 1-2 h antes de acordar. O EEG interictal mostra anormalidades epileptiformes bifásicas centrotemporais, de elevada amplitude. Há remissão no início ou final da adolescência. Não há regressão do desenvolvimento (critérios obrigatórios). Não devem estar presentes crises tônico-clônicas generalizadas durante a vigília, ausências atípicas e crises com alucinações gustativas, medo e características autonômicas, regressão neurocognitiva com padrão de descargas contínuas no sono, exame de neuroimagem documentando uma lesão causal para as crises, além de início em menor de 3 anos ou maior de 14 anos (critérios de exclusão).

Epilepsia Autolimitada com Crises Autonômicas (SeLEAS)

Crises autonômicas focais, com ou sem comprometimento da percepção. Os sintomas autonômicos geralmente envolvem náusea e vômitos proeminentes, mas também podem incluir mal-estar, palidez, rubor, dor abdominal e alterações pupilares ou cardiorrespiratórias. O EEG interictal mostra anormalidades epileptiformes focais ou multifocais de elevada amplitude, que aumentam durante a sonolência e o sono. Há remissão na adolescência e não há regressão do neurodesenvolvimento (critérios obrigatórios). Não devem estar presentes regressão neurocognitiva com padrão de descargas contínuas no sono, exame de neuroimagem documentando uma lesão causal para as crises, além de início em menor de 1 ano ou maior de 14 anos (critérios de exclusão).

Epilepsia Occipital Visual da Infância (COVE)

Crises visuais sensoriais focais com fenômenos visuais elementares (círculos multicoloridos), com ou sem comprometimento da percepção e com ou sem sinais motores (desvio dos olhos ou da cabeça). Crises surgem predominantemente ou exclusivamente da vigília. O EEG interictal mostra espículas occipitais em vigília ou sono (critérios

Quadro 9-3. Fenótipos associados a síndromes epilépticas definidas pela etiologia[9]

	EED-KCNQ2	EED-CDKL5	Epilepsia em salvas PCDH19	Síndorme da deficiência de GLUT-1	EED dependente de piridoxina/piridoxal fosfato	Síndrome de Sturge-Weber
Tipos de crises	Tônicas, mioclônicas e/ou focais	Espasmos epilépticos, tônicas, generalizadas tônico-clônicas, focais	Focais, grito ictal, tônico-clônicas, em *clusters*, podem ser desencadeadas por febre	Focais, generalizadas, ausência	Crises variáveis (focais/multifocais, espasmos epilépticos, tônicas ou clônicas generalizadas)	Crises motoras ou autonômicas focais, crises tônico-clônicas bilaterais
EEG	Surto-supressão, descargas multifocais, lentificação difusa	Piora progressiva (normal a descargas pseudoperiódicas, lentificação difusa com espículas de alta amplitude)	Atividade epileptiforme focal	> 2 anos: espícula-onda 2,5-4 Hz generalizada	Lentificação difusa. Descargas focais ou multificais ou padrão de surto-supressão	Assimetria da base, com lentificação do hemisfério acometido
Características clínicas	Início < 3 meses	Início < 3 meses; 4 meninas:1 menino	Início < 1 ano	Início < 3 anos, baixa taxa de glicose do liquor/sérica	Crises frequentes e farmacorresistentes, mas respondem rapidamente à suplementação de piridoxinal ou piridoxal-5-fosfato	RM com realce leptomeníngeo (angioma), com calcificação cortical e atrofia cerebral focal se desenvolvendo com o tempo
Comorbidades	Atraso do neurodesenvolvimento; deficiência intelectual	Deficiência intelectual grave a profunda	Deficiência intelectual, transtorno do espectro autista	Distúrbios de movimento e deficiência intelectual	Encefalopatia, irritabilidade, atraso do neurodesevolvimento	Alteração de campo visual e déficit intelectual

obrigatórios). Não devem estar presentes crises tônicas ou atônicas, ausências atípicas ou mioclonia progressiva, déficit persistente do campo visual, regressão neurocognitiva ou desenvolvimento de ataxia e espasticidade, exame de neuroimagem documentando uma lesão causal para as crises, além de início em menor de 1 ano ou maior de 19 anos (critérios de exclusão).

Epilepsia Occipital Fotossensível (POLE)

Crises visuais sensoriais focais, que podem evoluir para crises tônico-clônicas bilaterais. As crises são desencadeadas por estímulos fóticos, como luz solar bruxuleante. O EEG mostra anormalidades epileptiformes occipitais facilitadas pelo fechamento dos olhos e pelo estímulo fótico intermitente (critérios obrigatórios). Não devem estar presentes mioclonias palpebrais ou mioclonias progressivas, déficit persistente do campo visual, regressão neurocognitiva, exame de neuroimagem documentando uma lesão causal para as crises, além de início em menor de 1 ano ou maior de 50 anos (critérios de exclusão).

Epilepsia com Mioclonias Palpebrais

Presença de mioclonias palpebrais e EEG mostrando poliespículas ou poliespículas-onda lenda generalizadas rápidas (3-6 Hz) desencadeadas pelo fechamento ocular e pela estimulação fótica intermitente (critérios obrigatórios). Não devem estar presentes crises de ausência mioclônica ou focais, EEG mostrando lentificação focal, espículas focais consistentemente unilaterais, descargas generalizadas lentas (< 2,5 Hz) ou ausência de correlação eletrográfica com o evento clínico típico, regressão neurocognitiva, exame de neuroimagem documentando uma lesão causal para as crises, além de início em menor de 2 anos ou maior de 14 anos (critérios de exclusão).

Epilepsia com Ausências Mioclônicas

Crises de ausência mioclônica como tipo predominante e EEG com padrão de ponta-onda lenta generalizada regular a 3 Hz, sincronizada com os abalos mioclônicos (critérios obrigatórios). Não devem estar presentes crises focais, atônicas, mioclônico-atônicas ou tônicas, EEG com lentificação focal, atividade epileptiforme consistentemente unilaterais ou complexos generalizados em frequência menor do que 2 Hz, exame de neuroimagem documentando uma lesão causal para as crises, declínio cognitivo progressivo ao longo da epilepsia, além de início em menor de 1 ano ou maior de 12 anos (critérios de exclusão).

Epilepsia com Crises Mioclônico-Atônicas

Crises mioclônicas-atônicas e EEG com ponta e poliponta-onda lenta generalizada a 2-6 Hz (critérios obrigatórios). Não devem estar presentes crises focais, espasmos epilépticos, EEG com anormalidades focais persistentes ou hipsarritmia, exame de neuroimagem documentando uma lesão causal para as crises, além de início em menor de 6 meses ou maior de 8 anos (critérios de exclusão).

Síndrome de Lennox-Gastaut

Presença de crises tônicas e pelo menos um tipo adicional de crise, que pode incluir qualquer uma das seguintes: ausências atípicas, atônicas, mioclônicas, focal, tônico-clônica generalizada, estado de mal epiléptico não convulsivo, espasmos epilépticos. O EEG deve apresentar complexos de ponta-onda lenta generalizados menores que 2,5 Hz e atividade paroxística rápida generalizada no sono. Deve ter início antes dos 18 anos de idade e evolui com crises farmacorresistentes e deficiência intelectual leve a grave (critérios obrigatórios). Não devem estar presentes anormalidades focais persistentes sem atividade epileptiforme generalizada no EEG (critério de exclusão).

EED ou EE com Espícula-Onda Ativada pelo Sono

Presença ponta-onda lenta (1,5-2 Hz) no sono REM, marcadamente ativadas no sono, temporalmente associadas a regressão cognitiva, comportamental ou motora ou platô. Há remissão do padrão SWAS no EEG em meados da adolescência, embora o EEG frequentemente permaneça anormal (critérios obrigatórios). Não devem estar presentes espasmos epilépticos, além de início em menor de 1 ano ou maior de 12 anos (critério de exclusão).

Síndrome da Epilepsia Relacionada com a Infecção Febril (FIRES)

Histórico de doença febril inespecífica nas 2 semanas anteriores ao início das crises. Presença de crises focais e multifocais que frequentemente evoluem para tônico-clônicas bilaterais. As crises progridem em frequência e gravidade para culminar em estado de mal epiléptico superrefratário, tipicamente dentro de 2 semanas do início. O EEG apresenta lentificação da atividade de base, com anormalidades epileptiformes multifocais e crises eletrográficas e eletroclínicas focais frequentes. Juntamente com as crises, desenvolve-se quadro de encefalopatia aguda (critérios obrigatórios). Não deve haver histórico de epilepsia antes do início dos sintomas, exame de neuroimagem documentando uma lesão causal para as crises, punção lombar mostrando evidência de infecção do sistema nervoso central, anticorpo causal no liquor ou plasma, etiologia tóxica, metabólica ou genética documentada, além de início em menor de menor 1 ano ou maior de 30 anos (critério de exclusão).

Epilepsias Idiopáticas Generalizadas[6]

As epilepsias idiopáticas generalizadas (EIGs) são um subgrupo distinto epilepsias genéticas generalizadas, caracterizadas por elevada frequência entre as epilepsias, em geral, bom prognóstico para controle das crises, sem evolução para encefalopatia epiléptica. Há sobreposição clínica entre as síndromes podendo evoluir com a idade para outra EIG. Além disso, apresentam achados eletroencefalográficos semelhantes, incluindo atividade de base normal e descargas de espículas ou poliespículas-onda lenta generalizadas de 2,5-6 Hz que podem ser ativadas com hiperventilação e estimulação fótica. As EIGs incluem as síndromes epilepsia de ausência infantil, epilepsia de ausência juvenil, epilepsia mioclônica juvenil e epilepsia com crises tônico-clônicas generalizadas apenas (Quadro 9-4).[6]

Quadro 9-4. Características das epilepsias idiopáticas generalizadas[6]

	Epilepsia de ausência infantil	Epilepsia de ausência juvenil	Epilepsia mioclônica juvenil	Epilepsia idiopática generalizada com crises tônico-clônicas apenas
Tipos de crises	Ausência típica, diversas vezes ao dia, duração 3 a 20 segundos	Ausência, com frequência < 1x/dia, duração 5 a 30 segundos; tônico-clônicas generalizadas em 80%	Mioclônicas, principalmente ao despertar, tônico-clônicas generalizadas, ausência	Tônico-clônicas generalizadas até 2 horas após despertar
EEG	Espícula-onda generalizada 2,5-4 Hz	Espícula-onda generalizada 3-5, 5 Hz	Espícula-onda ou poliespícula-onda generalizada 3-5,5 Hz, resposta fotoparoxística	Espícula-onda ou poliespícula-onda generalizada 3-5,5 Hz, resposta fotoparoxística mais rara
Características clínicas	Início: 4 aos 10 anos, crises facilmente induzidas pela hiperventilação	Início: 9 aos 13 anos, crises podem ser induzidas pela hiperventilação	Início: 10 aos 24 anos; crises desencadeadas por privação de sono	Início: 10 aos 25 anos; pode haver crises desencadeadas por privação de sono
Prognóstico	80% remissão, idade dependente	Remissão em até 60% dos casos na idade adulta	Pode haver remissão em cerca de 17% dos casos na idade adulta"	Boa resposta ao tratamento, frequência baixa de crises

INVESTIGAÇÃO DAS ETIOLOGIAS E COMORBIDADES

A etiologia das epilepsias deve ser considerada desde o momento em que o paciente se apresenta pela primeira vez e em cada etapa do caminho diagnóstico.[4] As epilepsias podem ter etiologia estrutural, genética, metabólica, infecciosa, imune ou desconhecida e a epilepsia de um paciente pode ser classificada em mais de uma categoria etiológica.[4] A definição da síndrome epiléptica é o primeiro passo para a definição etiológica. Muitas síndromes epilépticas apresentam etiologia genética presumida ou definida e algumas estão associadas a lesões estruturais específicas.[3] Para as síndromes epilépticas de etiologia genética presumida, a história clínica e o EEG bastam para o diagnóstico etiológico e parte dessas epilepsias não exigem exames de neuroimagem como investigação complementar. Com exceção das síndromes epilépticas apresentadas no Quadro 9-5,[6,8] todas as demais epilepsias têm indicação de exame de ressonância magnética cerebral.[4] A investigação complementar das epilepsias de etiologia metabólica, infecciosa ou imune deverão ser guiadas por dados clínicos específicos, associados a padrões eletroencefalográficos e de neuroimagem.[4]

Da mesma forma, a investigação das comorbidades associadas depende inicialmente da suspeição clínica e pode ser direcionada a partir do tipo de epilepsia ou síndrome epiléptica.[4] É preciso lembrar que comorbidades cognitivas e comportamentais, como

Quadro 9-5. Síndromes epilépticas de etiologia genética presumida para as quais exames de neuroimagem não são necessários[6,8]

Epilepsia focal autolimitada da infância
- Epilepsia autolimitada com espículas centrotemporais (SeLECTS)

Epilepsias idiopáticas generalizadas
- Epilepsia ausência infantil (CAE)
- Epilepsia ausência juvenil (JAE)
- Epilepsia mioclônica juvenil (JME)

deficiência intelectual, transtorno do déficit de atenção e hiperatividade, transtorno do espectro do autismo, transtornos específicos da aprendizagem, bem como transtornos do humor e outras condições psiquiátricas são significativamente mais frequentes em crianças e adolescentes com epilepsias do que na população geral.[4]

PONTOS-CHAVE

- Epilepsias são condições caracterizadas pela predisposição cerebral persistente de gerar crises epilépticas e pode ser diagnosticada após a ocorrência de pelo menos uma crise epiléptica associada a elevado risco de recorrência.
- Após o diagnóstico clínico de epilepsia, devem ser feitos os diagnósticos dos tipos de crises epilépticas e o tipo de epilepsia apresentado pelo paciente.
- Um passo adicional no diagnóstico das epilepsias consiste em avaliar se o caso preenche os critérios de alguma síndrome epiléptica. Síndromes epilépticas caracterizam-se por fenótipos eletroclínicos específicos que abrangem manejos e prognósticos individualizados.
- Desde o diagnóstico inicial das epilepsias e ao longo das reavaliações, deve ser considerada a investigação da possível causa subjacente e das comorbidades associadas.

REFERÊNCIAS BIBLIOGRÁFICAS

1. Fisher RS, Boas WVE, Blume W, Elger C, Genton P, Lee P, et al. Epileptic seizures and epilepsy: definitions proposed by the International League Against Epilepsy (ILAE) and the International Bureau for Epilepsy (IBE). Epilepsia. 2005;46(4):470-472.
2. Fisher RS, Acevedo C, Arzimanoglou A, Bogacz A, Cross JH, Elger CE, et al. ILAE official report: a practical clinical definition of epilepsy. Epilepsia. 2014;55(4):475-482.
3. Wirrell EC, Nabbout R, Scheffer IE, Alsaadi T, Bogacz A, French JA, et al. Methodology for classification and definition of epilepsy syndromes with list of syndromes: report of the ILAE Task Force on Nosology and Definitions. Epilepsia. 2022;63(6):1333-1348.
4. Scheffer IE, Berkovic S, Capovilla G, Connolly MB, French J, Guilhoto L, et al. ILAE classification of the epilepsies: Position paper of the ILAE Commission for Classification and Terminology. Epilepsia. 2017;58(4):512-521.
5. Fisher RS, Cross JH, French JA, Higurashi N, Hirsch E, Jansen FE, et al. Operational classification of seizure types by the International League Against Epilepsy: Position Paper of the ILAE Commission for Classification and Terminology. Epilepsia. 2017;58(4):522-530.
6. Hirsch E, French J, Scheffer IE, Bogacz A, Alsaadi T, Sperling MR, et al. ILAE definition of the Idiopathic Generalized Epilepsy Syndromes: Position statement by the ILAE Task Force on Nosology and Definitions. Epilepsia. 2022;63(6):1475-1499.

7. Riney K, Bogacz A, Somerville E, Hirsch E, Nabbout R, Scheffer IE, et al. International League Against Epilepsy classification and definition of epilepsy syndromes with onset at a variable age: position statement by the ILAE Task Force on Nosology and Definitions. Epilepsia. 2022;63(6):1443-1474.
8. Specchio N, Wirrell EC, Scheffer IE, Nabbout R, Riney K, Samia P, et al. International League Against Epilepsy classification and definition of epilepsy syndromes with onset in childhood: Position paper by the ILAE Task Force on Nosology and Definitions. Epilepsia. 2022;63(6):1398-1442.
9. Zuberi SM, Wirrell E, Yozawitz E, Wilmshurst JM, Specchio N, Riney K, et al. ILAE classification and definition of epilepsy syndromes with onset in neonates and infants: Position statement by the ILAE Task Force on Nosology and Definitions. Epilepsia. 2022;63(6):1349-1397.

CAPÍTULO 10

TRATAMENTO DAS EPILEPSIAS

Maria Luiza Benevides ▪ Paula Maria Preto Mimura
Conceição Campanário da Silva Pereira ▪ Ana Carolina Coan

INTRODUÇÃO

O tratamento das epilepsias é com base no uso de fármacos anticrise (FACs), os quais têm o papel de medicamentos sintomáticos, ou seja, controlam as crises epilépticas, sem, no entanto, modificar o curso natural da doença na maioria das epilepsias. O padrão-ouro do tratamento consiste no controle completo das crises, com nenhum ou o mínimo de efeitos adversos, o que nem sempre é possível.[1] Estudos populacionais indicam que cerca de dois terços das pessoas com epilepsia ficarão livres de crise com o uso de FAC, sendo que em 50% esse objetivo é alcançado com o primeiro fármaco utilizado.[2] O tipo de epilepsia ou síndrome epiléptica, bem como a causa subjacente da epilepsia, são os principais preditores da resposta aos FACs.[1] Enquanto para algumas síndromes, como a epilepsia autolimitada com descargas centrotemporais (SeLECTS), a frequência e a morbidade das crises são tão baixas que o não tratamento pode estar indicado, para outras, como a síndrome de Lennox-Gastaut, o controle completo de crises raramente é atingido e é preciso que se tenha bom senso no equilíbrio entre a morbidade das crises e dos efeitos adversos que vão se somando nas politerapias.[1] O uso dos FACs é feito de forma contínua e pode ser breve, por poucos anos, no caso de epilepsias autolimitadas, ou longo, por décadas ou por toda a vida, se não for esperado que a remissão das crises aconteça.[1]

PRINCÍPIOS GERAIS

Atualmente, há disponibilidade de algumas dezenas de FACs aprovados para o tratamento das epilepsias, com boa parte deles presentes no Brasil. A escolha do fármaco apropriado deve sempre ser individualizada e baseada inicialmente no tipo de crises epilépticas e de epilepsia apresentada e, então, a escolha deve ser refinada a partir das caraterísticas individuais de cada paciente. Abaixo são reunidos seis princípios gerais para a escolha e a manutenção de FAC em pessoas com epilepsias.

Princípio 1

Escolha o FAC adequado para o tipo de crise e/ou síndrome epiléptica. O Quadro 10-1 destaca as indicações de FAC mais apropriados para diferentes tipos de crises epilépticas, de acordo com a eficácia e o perfil de efeitos adversos, apontando os principais fármacos disponíveis no Brasil (para cada tipo de crise apontada, outros fármacos podem ser utilizados, porém com possível menor eficácia ou maior risco de efeitos adversos).

Quadro 10-1. Tipos de crises epilépticas

Focal	CBZ, OXC, LTG, LEV, VPA, CLB, LCM**
Tônico clônica*	CBZ, OXC, LTG, LEV, VPA, CLB, LCM**
Ausências	ETX, VPA, LTG
Mioclônica	VPA, LEV, CLN
Tônica	VPA, CLB, LTG, CBD[$], RFN[$]
Atônica	VPA, CLB, LTG, CBD[$], RFN[$]

CBZ: carbamazepina; OXC: oxcarbazepina; LTG: lamotrigina; LEV: levetiracetam; VPA: valproato; CLB: clobazam; LCM: lacosamida; ETX: etossuximida; CLN: clonazepam; CBD: canabidiol; RFN: rufinamida.
*Generalizada ou bilateral;
**LCM é aprovada no Brasil para maiores de 16 anos; [$] para as crises tônicas ou atônicas associadas a síndrome de Lennox-Gastaut.

Alguns fármacos, apesar de eficazes para o controle de diferentes tipos de crises epilépticas, devem ter seu uso considerado apenas em casos farmacorresistentes, devido ao elevado risco de efeitos adversos que podem impactar a qualidade de vida tanto quanto, ou até mais que, as crises. Neste grupo, destacam-se os fármacos fenitoína, fenobarbital e topiramato. Condições especiais serão revistas no próximo tópico.[3]

Princípio 2

O FAC deve sempre ser iniciado como monoterapia e titulado de forma lenta (*start slow, go slow*), o que reduz significativamente o risco de efeitos adversos e melhora a adesão ao fármaco. O objetivo final será encontrar a dose mínima necessária para que o paciente fique livre de crises.[3]

Princípio 3

Se houver necessidade de uso de mais de um FAC para o controle das crises, faça escolha por uma politerapia racional. O uso de fármacos com mecanismos de ação semelhantes (p. ex., dois bloqueadores de canal de sódio, como carbamazepina e lamotrigina), aumentam o risco de efeitos adversos. Da mesma forma, o uso de medicamentos indutores (p. ex., carbamazepina, fenitoína, fenobarbital) ou inibidores (p. ex., valproato) enzimáticos pode levar à interferência de um fármaco no outro, levando a modificações nas concentrações séricas, com redução da eficácia ou risco de intoxicações.[3]

Princípio 4

Monitore ativamente os efeitos adversos do medicamento. Alguns efeitos adversos, como sonolência, são facilmente observados pelo paciente ou pelos familiares. Porém, frequentemente, os cuidadores ou a criança/adolescente não associam sinais ou sintomas com o uso do fármaco e não trazem isso como uma demanda à consulta. Entre estes efeitos adversos destacam-se alteração de comportamento, irritabilidade, sintomas depressivos, ganho de peso, alteração do ciclo menstrual, entre outros. É preciso ainda lembrar que todos os FACs apresentam na bula a descrição de risco aumentado de ideação suicida e isso deve ser ativamente questionado sobretudo nos casos de alteração do humor.[4]

Princípio 5

Ajude seu paciente a melhorar a adesão ao tratamento. A não adesão ao FAC chega a 40% entre crianças e adolescentes com epilepsia. A não adesão abrange diversos fatores, que incluem esquecimentos, não compreensão do esquema terapêutico, aspectos sociais ou efeitos adversos. Explicar os "porquês" do tratamento e os riscos de não adesão são o primeiro passo para a melhora da adesão. Podem ainda melhorar a adesão o uso de FAC com menor número de tomadas diárias, a flexibilidade do horário (orientar o uso cedo e à noite, associado a algo que o paciente já faça de rotina), além do uso de aplicativos e alarmes para recordar a hora de tomar a medicação e a distribuição de comprimidos em caixas com divisões de horários e de dias.[5]

Princípio 6

Considere as comorbidades do paciente e os riscos do FAC contribuirem para a piora dos mesmos. Neste sentindo, há dois pontos a se considerar: i) se o FAC tem efeito adverso que exacerba uma comorbidade (p. ex., o uso de valproato em uma pessoa com sobrepeso ou de topiramato quando já há dificuldade de ganho de peso ou o uso de levetiracetam em pessoas com antecedentes psiquiátricos); ii) se o FAC interage com algum outro medicamento utilizado para tratar a comorbidade. Este último ponto é extremante importante na prática clínica, sobretudo pelo risco de indução das isoenzimas do cromossomo p450 pelos fármacos amplamente utilizados: carbamazepina, fenitoína, fenobarbital (além de oxcarbazepina e topiramato se usados em doses elevadas). Esses FAC aceleram o metabolismo de vários outros medicamentos, impedindo seu funcionamento adequado. São exemplos a interação com anticoncepcionais orais (levando a risco de gravidez indesejada), quimioterápicos (com risco de piora do prognóstico do tumor), imunossupressores (que podem perder completamente sua eficácia), entre outros. Dessa forma, os fármacos indutores enzimáticos devem sempre ser evitados se há risco de interação com outros medicamentos.

A cada visita do paciente ao consultório, vários pontos do tratamento devem ser ativamente questionados a fim de se garantir o uso adequado e a melhor qualidade de vida para cada indivíduo. O Quadro 10-2 reúne os questionamentos que devem ser feitos em todas as consultas.

Quadro 10-2. Questões a serem revisadas em todas as consultas de pessoas com epilepsias

Questão	Possível ação
Os diagnósticos do(s) tipo(s) de crise e do tipo de epilepsia/síndrome epiléptica estão corretos?	Revise a semiologia do(s) evento(s) e exames subsidiários que corroborem o diagnóstico
O FAC está adequado para o(s) tipo(s) de crise e epilepsia/síndrome epiléptica?	Considere modificar o FAC caso não esteja adequado
Há efeitos adversos associados ao(s) FAC(s) utilizado(s)?	Questione ativamente os possíveis efeitos adversos conhecidos de cada FAC e remaneje se necessário
O FAC está adequado para o perfil daquele paciente?	Considere peculiaridades de cada indivíduo, como meninas em idade fértil, capacidade de deglutir e uso de estomias, comorbidades

(Continua)

Quadro 10-2. *(Cont.)* Questões a serem revisadas em todas as consultas de pessoas com epilepsias

Questão	Possível ação
Há a possibilidade de interação medicamentosa entre os diferentes FACs ou com outros medicamentos utilizados?	Revise todos os fármacos e, se necessário, substitua o FAC ou adeque a dose da medicação submetida a indução ou inibição enzimática
A forma de uso e a adesão ao FAC está adequada?	Revise como a medicação está sendo utilizada (por boca, por ostomia, é engolido inteiro no caso de comprimido etc.) e se alguma dose foi perdida no período

TRATAMENTO DAS EPILEPSIAS EM CONDIÇÕES ESPECIAIS

Algumas situações merecem cuidados especiais no tratamento das epilepsias. Entre elas, existem as síndromes epilépticas ou etiologias com tratamentos específicos e condições relacionadas com as especificidades do paciente.

Considerações Especiais Relacionadas com as Especificidades do Paciente

O Quadro 10-3 resume as condições paciente-específicas e os FACs de preferência e o que se deve evitar.[6,7]

Quadro 10-3. O uso de FAC em condições específicas

Condição	Comentários	FACs mais adequados	FACs contraindicados*
Menina em idade fértil	Evitar FACs com elevado potencial teratogênico. Evitar FACs indutores enzimáticos no caso de uso de anticoncepcional	LEV, LTG	VPA, TPM, PB (evitar também CBZ, PHT e OXC se necessário uso de anticoncepcional)
Insuficiência hepática	Evitar FACs com metabolismo hepático	LEV, GBP, TPM	VPA, FBM
Insuficiência renal	Aumento das meias-vidas, acúmulo e remoção pela diálise dos FACs eliminados pelo rim	LTG, VPA, CLB	TPM, ETX, LEV, PHT
Uso de quimioterápicos ou imunossupressores	Não utilizar FAC indutores enzimáticos	LEV, LTG, VPA, LCM	CBZ, PHT, PB (OXC e TPM em doses altas)

* As contraindicações são relativas. De acordo com o risco e a gravidade das crises, o uso desses fármacos nesses contextos podem ser necessários e o monitoramento cuidadoso deve ser realizado.
FAC: fármaco anticrise; LEV: levetiracetam; LTG: lamotrigina; VPA: valproato; TPM: topiramato; PB: fenobarbital; CBZ: carbamazepina; OXC: oxcarbazerpina; GBP; gabapentina; FBM: felbamato; CLB: clobazam; ETX: etossuximida; PHT: fenitoína; LCM: lacosamida.

Síndrome dos Espasmos Epilépticos Infantis

O tratamento precoce é modificador de prognóstico, portanto, deve ser instituído o mais breve possível.[8] A hipsarritmia e o atraso do desenvolvimento neuropsicomotor não são fatores mandatórios para se instituir a terapêutica, desde que os demais critérios diagnósticos sejam preenchidos.[9] No Brasil, o Consenso Terapêutico Brasileiro, baseado nas evidências científicas internacionais,[10-12] preconiza a administração concomitante de vigabatrina (50 mg a 150 mg/kg/dia) e prednisolona (40 a 60 mg/dia), conforme o protocolo *International Collaborative Infantile Spasms Study* (ICSS) (Fig. 10-1).[11] É possível optar por uma das duas opções, ou ainda o hormônio corticotrópico (ACTH), conforme o protocolo do *The United Kingdom Infantile Spasms Study* (UKISS).[10] A vigabatrina pode ser instituída em monoterapia em casos de lactentes com exame neurológico e/ou neuroimagem previamente alterados e/ou esclerose tuberosa.[12] O objetivo do tratamento é cessar as crises em até 14 dias. Em caso de falha no tratamento inicial com vigabatrina e prednisolona, pode-se seguir para o tratamento com ACTH e, em casos refratários, a dieta cetogênica deve ser considerada.[12]

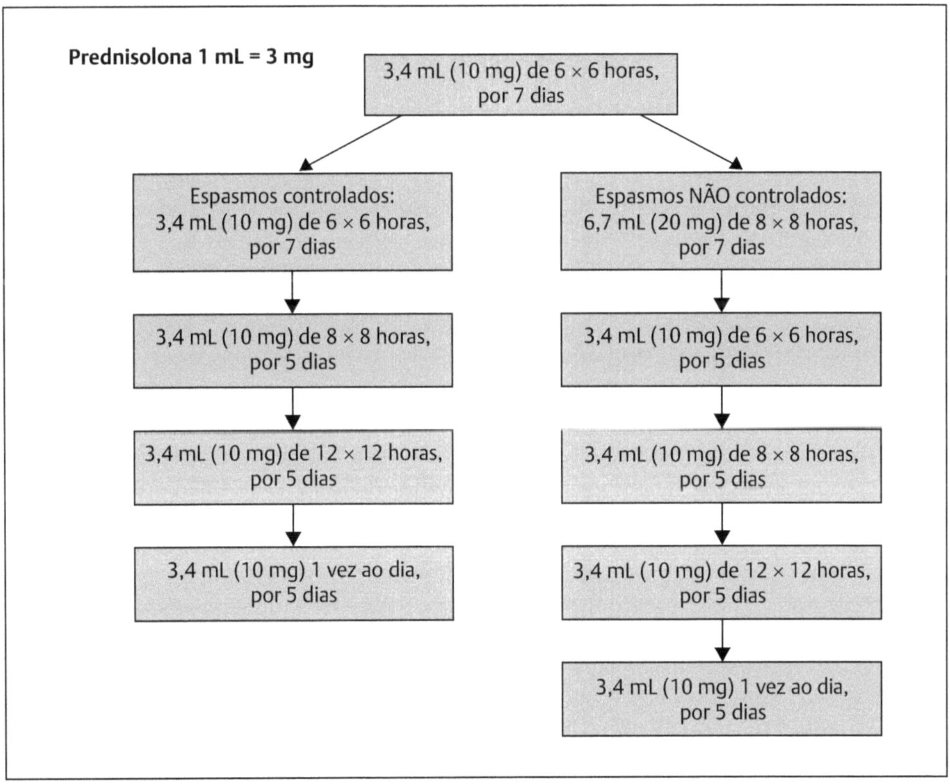

Fig. 10-1. Protocolo de tratamento com prednisolona em altas doses para síndrome de West.

Síndrome de Lennox-Gastaut

O tratamento medicamentoso deve ser direcionado e ajustado de acordo com os tipos de crises mais frequentes. As medicações amplamente utilizadas são: valproato de sódio, lamotrigina, clobazam e topiramato.[13,14] Rufinamida e felbamato (indisponível no Brasil) são medicações com eficácia comprovada.[14,15] A cirurgia de epilepsia deve ser considerada e estudada com cautela, nos casos estruturais.[15] Outras opções terapêuticas são: canabidiol,[3] dieta cetogênica e estimulação do nervo vago.[15] À despeito do tratamento, o prognóstico costuma ser desfavorável, as crises persistem na vida adulta e as alterações cognitivas são moderadas a graves.[15] Dessa forma, este é um exemplo de síndrome epiléptica no qual é necessário que considere a morbidade da associação de inúmeros fármacos, uma vez que muitas vezes ela pode exceder a morbidade das próprias crises.

Síndrome de Dravet

Quanto ao tratamento, a medicação de escolha é o valproato de sódio, em associação a estiripentol (indisponível no Brasil), clobazam e/ou topiramato. Dieta cetogênica e canabidiol também são opções de segunda linha.[16] A fenfluramina é mais uma possibilidade terapêutica, porém ainda não é distribuída no Brasil.[16] Os fármacos bloqueadores de canal de sódio são contraindicados, pois podem piorar o controle de crises e o declínio cognitivo.[17]

Epilepsia com Crises Mioclônicas-Atônicas

O tratamento de primeira linha da EMAtS é o valproato de sódio e, em casos refratários, a dieta cetogênica deve ser fortemente considerada.[18,19] Em até 3 anos da abertura do quadro e em até dois terços dos casos, as crises entram em remissão e as medicações podem ser descontinuadas. Quando há remissão das crises, o prognóstico cognitivo pode ser favorável.[20]

Complexo da Esclerose Tuberosa

Cerca de 90% das pessoas com esclerose tuberosa apresentam epilepsia. Atualmente, discute-se os tratamentos preventivo e precoce, visando ao controle da refratariedade das crises e do desenvolvimento a longo prazo.[21,22] A vigabatrina apresenta um mecanismo de ação caracterizado pelo aumento dos níveis de GABA no cérebro e algum efeito sobre a inibição mTOR, assim contribuindo fortemente para os espasmos epilépticos e para o potencial tratamento preventivo e modificador de doença na epilepsia.[22] Orienta-se, dessa forma, que qualquer tipo de crise epiléptica (focal ou espasmos) nos dois primeiros anos de vida em pacientes com esclerose tuberosa seja rapidamente tratada com vigabatrina.[23] Ainda há dúvidas quanto ao uso de vigabatrina para crianças com esclerose tuberosa nos primeiros anos de vida com alteração epileptiforme no EEG, porém ainda sem crises clínicas, o que é baseado em pequenos estudos mostrando menor risco de espasmos epilépticos e epilepsia farmacorresistente.[24] Outros ensaios clínicos randomizados recentes mostram benefício para o controle de crises de epilepsias farmacorresistentes com crianças e adultos com esclerose tuberosa de everolimus e canabidiol.[20,25]

Encefalopatia Epiléptica e/ou do Desenvolvimento com Espículas Ativadas pelo Sono

Encefalopatias epilépticas (EEs) ou encefalopatias epilépticas e do desenvolvimento (EEDs) com espículas ativadas pelo sono referem-se a um espectro de condições que são caracterizadas por várias combinações de regressão cognitiva, de linguagem, comportamental e motora associadas à ativação acentuada de descargas epilépticas no sono.[26] A regressão é vista em semanas a partir do aparecimento do padrão no EEG. A EE com espículas ativadas pelo sono é reconhecida em pacientes com desenvolvimento normal preexistente com uma ativação de descargas epilépticas no sono não REM, enquanto a com espículas ativadas pelo sono ocorre em pacientes com alterações preexistentes do neurodesenvolvimento. Ambas as condições só podem ser diagnosticadas com base em uma piora persistente documentada de várias combinações de funções cognitivas, de linguagem, comportamentais e motoras concomitante à ativação significativa de complexos de pico e onda durante o sono (atualmente, não há porcentagem mínima de atividade epiléptica durante o sono definida, mas, em geral, há pelo menos 50% do período de sono não REM acometido).[26]

O tratamento visa a redução da atividade epileptiforme durante o sono, com a melhora cognitiva concomitante. O uso de corticoides, por via oral ou pulsoterapia, consiste na opção possivelmente mais eficaz para o prognóstico cognitivo,[19,27] seguida pelo uso de benzodiazepínicos em doses altas. Valproato, levetiracetam e sultiame podem ser opções terapêuticas. Em casos de lesões estruturais como a etiologia subjacente da epilepsia, cirurgia de epilepsia pode estar indicada. Fármacos bloqueadores do canal de sódio, como carbamazepina, lamotrigina, oxcarbazepina e fenitoína podem piorar o padrão eletroencefalográfico. A Figura 10-2 apresenta esquema de sugestão de tratamento para EE/EED com espícula ativada pelo sono.[19,27]

Epilepsias Idiopáticas Generalizadas

As epilepsias idiopáticas generalizadas compreendem quatro síndromes: as epilepsias ausência infantil, ausência juvenil, mioclônica juvenil e com crises tônico-clônicas apenas.[28] O fármaco mais eficaz para estas epilepsias é o valproato de sódio.[29] Na epilepsia ausência infantil, a etossuximida pode ser utilizada como primeira linha.[30] Devido ao elevado risco de teratogenicidade, o valproato deve ser evitado em mulheres em idade fértil. A lamotrigina é indicada para adolescentes e mulheres na idade fértil, especialmente quando as crises de ausência são predominantes, mas pode exacerbar as mioclonias.[29] O levetiracetam é uma boa opção quando as mioclonias são frequentes, sendo a medicação de escolha para mulheres com epilepsia mioclônica juvenil. Devem ser evitados os bloqueadores de canais de sódio, com exceção da lamotrigina e lacosamida, pelo risco de exacerbação das crises de ausência e mioclonias (Quadro 10-4).[29]

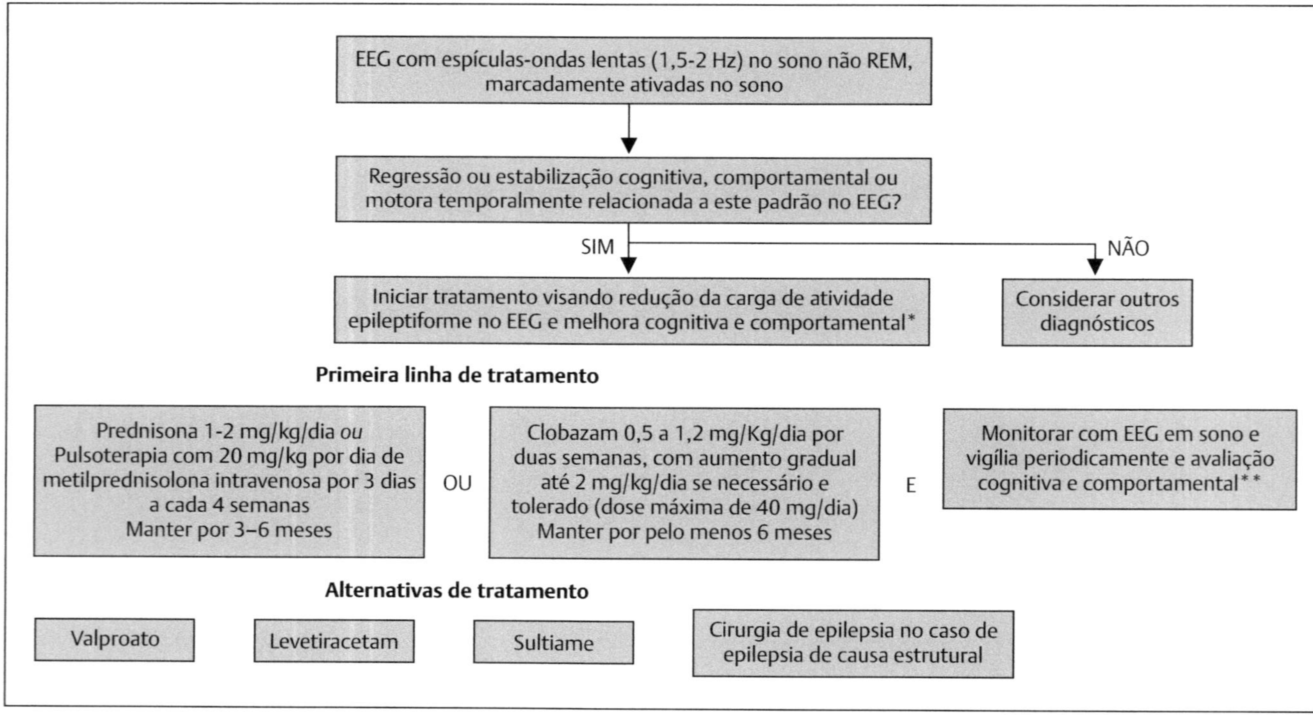

Fig. 10-2. Esquema de sugestão de tratamento para EE/EED com espícula de atividade pelo sono. *Considerar a possibilidade de monitoramento com testes padronizados; **monitoramento do EEG e da clínica deve manter-se pelo menos até os 12 anos de idade (ou em crianças mais velhas por menos 12 meses de EEGs sem o padrão de descargas ativadas no sono). (Fonte: Acervo pessoal do autor.)

Quadro 10-4. Fármacos anticrise para tratamento das crises epilépticas e epilepsias

FAC e abreviatura	Eficácia	Apresentações	Dose: inicial, titulação e manutenção	Efeitos adversos
Fenobarbital (PB)	CF, CGTC, CTCB. Ineficaz na CA	Comp. 50 e 100 mg Sol. 40 mg/mL (1 gota = 1 mg)	**Crianças:** iniciar 0,1 mg/kg/d. ■ Ajuste semanal: 0,1 mg/kg. ■ Manutenção: 0,5- 1,5 mg/kg/d. **Adultos:** iniciar com 5-10 mg/dia ■ Ajuste semanal 5-10 mg, até 40 mg/ dia **Fracionar dose:** 2-3 tomadas	Náuseas, vômitos, hipotensão, sedação, irritabilidade, ataxia, vertigem, nistagmo, alteração cognitiva, nistagmo e depressão respiratória. Incomum: *rash* cutâneo e Stevens-Johnson. Hepatotóxico
Valproato de sódio (VPA) E Divalproato de sódio (DVPA)	Amplo espectro	VPA: Comp. 250, 300 e 500 mg. Cáp. 250 mg. Sol. 250mg/5 mL DVPA: Cáp. 250, 500 mg, Cáp. Sprinkle 125 mg	**Crianças:** iniciar 15 mg/kg/d ■ Ajuste semanal: 5-10 mg/kg ■ Manutenção: 15-60 mg/kg/d Adultos: iniciar com 250-500 mg/d ■ Ajuste semanal: 250-500 mg, até 500-2.500 mg ■ Dose máxima: 3.000 mg/ dia **Valproato:** fracionar dose em 2-3 tomadas. **Divalproato:** fracionar dose em 1-2 tomadas	Náuseas, vômitos, dor abdominal, diarreia, anorexia, constipação Ganho de peso, edema periférico, bronquite, faringite, alopecia e redução da carnitina. Hepatotóxico, hiperamonemia e trombocitopenia
Clobazam (CLB)	Amplo espectro em associação	Comp. 10, 20 mg	**Crianças:** iniciar 0,1 mg/kg/d. ■ Ajuste semanal: 0,1 mg/kg. ■ Manutenção: 0,5- 1,5 mg/kg/d. **Adultos:** iniciar com 5-10 mg/dia ■ Ajuste semanal 5-10 mg, até 40 mg/ dia **Fracionar dose:** 2-3 tomadas	Obstipação intestinal, salivação, sonolência, letargia, alterações cognitivas. Incomum: *rash* cutâneo, Stevens-Johnson e necrólise epidérmica tóxica
Clonazepam (CNZ)	CF, CG. Uso SLG, na CM e CA	Comp. 0,5, 2 mg Sol. 2,5 mg/mL	**Recém-nascido até 3 anos:** iniciar 0,01-0,03 mg/kg/d ■ Ajuste a cada 3-7 dias: 0,01-0,03 mg/kg ■ Manutenção: 0,1-0,2 mg/kg/d. **Entre 3-16 anos:** dose inicial 1-1,5 mg/d ■ Ajuste 0,25-0,5 mg a cada 3 dias ■ Dose máxima 3-6 mg/d **Adultos:** iniciar com 0,5-1 mg/d ■ Ajuste a cada 3-7 dias: 0,5-1 mg, até no máximo de 20 mg/ dia **Fracionar dose:** 2-3 tomadas	Sedação, fatiga, depressão, fraqueza, ataxia, nistagmo, lentificação psicomotora. Pouco comum: bradicardia, anorexia, hipotonia e amnésia anterógrada. Raro: discrasia sanguínea e hepatotóxico

Nitrazepam (NZP)	Amplo espectro em associação	Comp. 5 mg	**Crianças:** iniciar 0,5 mg/kg/d ■ Ajuste semanal: 0,2-0,5 mg/kg ■ Manutenção: 0,5-1 mg/kg/d **Adultos:** iniciar com 5 mg/dia ■ Ajuste semanal: 5-10 mg **Fracionar dose:** 2-3 tomadas	Alterações cognitivas. Raro: *rash* cutâneo
Carbamazepina (CBZ)	CF. Pode ↑ ou → CM e CA	Comp. 200, 400 mg Comp. CR 200, 400 mg Sol. 20 mg/mL	**Crianças:** iniciar 10 mg/kg/d ■ Ajuste semanal: 10 mg/kg ■ Manutenção: usual < 30 mg/kg/d **Adultos:** iniciar com 400 mg/dia ■ Ajuste semanal: 100-200 mg, até 400-1800 mg/ dia **Fracionar dose:** 2 tomadas para apresentações de longa ação (CR) e demais apresentações em 3 tomadas	Sedação, sonolência, ataxia, cefaleia, nistagmo, náuseas, vômitos, dor abdominal, obstipação intestinal, ↓ libido, artralgia e câimbras. ↑enzimas hepáticas, hiponatremia, leucopenia benigna (em até 10% pacientes). Incomum: *rash* cutâneo, Stevens-Johnson
Oxcarbazepina (OXC)	Eficaz nas CF, CG. Ineficaz na CA e pode ↑/→ CM	Comp. 300-600 mg Sol. 60 mg/mL	**Crianças:** iniciar 8-10 mg/kg/d ■ Ajuste semanal: 5-10 mg/kg ■ Manutenção: 20-40mg/kg/d **Adultos:** iniciar com 600 mg/dia ■ Ajuste semanal 300-600 mg, até máximo 3000 mg/dia **Fracionar dose:** 2-3 tomadas	Sedação, sonolência, labilidade emocional, ataxia, cefaleia, tremor, náuseas, vômitos, dispepsia, anorexia, ↓ acuidade visual, IVAS e rinite. Hiponatremia. Raros: *rash* cutâneo, Stevens-Johnson, necrólise epidérmica tóxica e eosinofilia com sintomas DRESS
Eslicarbazepina (ESL)*	Sem eficácia ou ↑ na CA e CM	Comp. 200, 400, 600, 800 mg	**Crianças:** iniciar 10-20 mg/kg/d ■ Ajuste quinzenal: 10-20 mg/kg ■ Manutenção: 20-60 mg/kg/d **Adultos:** 200-400 iniciar com mg/dia ■ Ajuste quinzenal: 200-400mg, até 400-1200 mg/dia **Fracionar dose:** 1-2 tomadas, longe das refeições	Sedação, sonolência, ataxia, cefaleia, tremor, ↓ acuidade visual, vertigem, alteração cognitiva, náuseas, vômitos, anorexia e dispepsia. Hiponatremia. Pode ocorrer ideação e comportamento suicida. Raros: *rash* cutâneo, Stevens-Johnson, necrólise epidérmica tóxica e eosinofilia com sintomas DRESS

(Continua)

Quadro 10-4. *(Cont.)* Fármacos anticrise para tratamento das crises epilépticas e epilepsias

FAC e abreviatura	Eficácia	Apresentações	Dose: inicial, titulação e manutenção	Efeitos adversos
Fenitoína (PHT)	CF, CGTC. Pode ↑/→ CM e CA	Comp. 100 mg Sol. 100 mg/mL	**Crianças:** iniciar 5-7 mg/kg/d ■ Manutenção: 6-8 (até 10, se monitorado) mg/kg/d **Adultos:** iniciar com 200-400 mg **Fracionar dose:** 2-3 tomadas Obs.: Não necessário titular dose	Nistagmo, ataxia, disartria, insônia, tremor, ↓ memória, hiperplasia gengival, rash cutâneo morbiliforme, hirsutismo, fácies grosseira, pneumonia, sinusite, rinite, asma, diplopia, dor ocular, ↓paladar, dor no peito e edema. Raros: *rash* cutâneo, Stevens-Johnson, e necrólise epidérmica tóxica. Se trombocitopenia ou agranulocitose suspender. Hepatotóxico
Lamotrigina (LTG)	CF, CG. Pode ↑/→ CM	Comp. 25, 50, 100 mg CD (Comp. para suspensão): 25, 50, 100 mg	**Crianças:** iniciar 0,3 mg/kg/d ■ Ajuste quinzenal: 0,3 mg/kg ■ Manutenção: 4,5-7,5 mg/kg/d, com indutor hepático até 12 mg/kg/ dia **Adultos:** iniciar com 50 mg/dia, ajuste quinzenal 50 mg/d, até 400 mg/ dia. Se uso concomitante com valproatos reduzir todas as doses em 50% **Fracionar dose:** 2 tomadas	*Rash* cutâneo, geralmente benigno, em 10 % pacientes. Sedação, diplopia, ataxia, cefaleia, tremor, insônia, náuseas, vômitos, dor abdominal, obstipação intestinal e faringite em crianças. Pode ocorrer ideação e comportamento suicida. Atenção com Stevens-Johnson, necrólise epidérmica tóxica e hipersensibilidade. Interação com fármacos com eosinofilia e DRESS. As reações graves ocorrem em 8/1000 crianças e 1/1000 adultos
Etoxussimida (ESM)	Somente eficaz na CA.	Sol. 50 mg/mL.	**Crianças:** iniciar 10-15 mg/kg/d ■ Ajuste semanal: 5mg/kg ■ Manutenção: 20-40 mg/kg/d **Adultos:** iniciar com 250 mg/dia, ajuste semanal 250 mg, até 500-1500 mg/dia **Fracionar dose:** 2-3 tomadas	Sedação, sonolência, insônia, ataxia, cefaleia, ↓ acuidade visual, náuseas, vômitos, anorexia, soluço, dor abdominal, obstipação intestinal, polaciúria, fraqueza muscular, edema periorbitário e prurido. Raro: trombocitopenia, leucopenia, eosinofilia, pancitopenia, lúpus, Stevens-Johnson e eritema multiforme. Atenção com ideação e comportamento suicida

Levetiracetam (LEV) 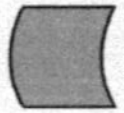	Amplo espectro, exceto na CA.	Sol. 100 mg/mL Comp. 250, 500, 750, 1000 mg Comp. XR: 500, 750 mg	**Crianças:** iniciar 10 mg/kg/d ■ Ajuste quinzenal: 10 mg/kg ■ Manutenção: 20-60 mg/kg/d. **Adultos:** iniciar com 500 mg/dia ■ Ajuste quinzenal: 250 mg, até 1000-3000 mg/dia **Fracionar dose:** 2 tomadas, nas apresentações XR dose única diária	Sedação, astenia, náuseas, sonolência e cefaleia. Em politerapia ou em pacientes com alteração comportamental prévia, pode ocorrer agitação, labilidade emocional, agressividade e depressão
Topiramato (TPM) 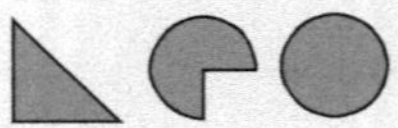	Amplo espectro	Comp. 25, 50, 100 mg	**Crianças:** iniciar 1-3mg/kg/d ■ Ajuste semanal: 1-3 mg/kg ■ Manutenção: 5-10 mg/kg/d, máximo 20 mg/kg/d **Adultos:** iniciar com 50 mg/dia ■ Ajuste semanal: 50-100 mg, até 400-600 mg/dia **Fracionar dose:** 2 tomadas	Sonolência, vertigem, alteração comportamental, anomia, insônia, parestesia, anorexia, diarreia, perda de peso e glaucoma. Raro: palinopsia benigna. Atenção com acidose metabólica, litíase renal, ideação suicida, anidrose, hipertermia, hiperamonemia, encefalopatia e hipotermia em adição com VPA
Zonisamida (ZNS)* 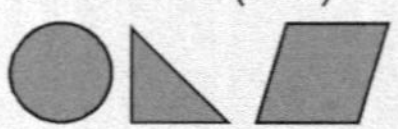	Amplo espectro. SLG, CM e CA	Manipulado no Brasil. Importado: Comp. 25, 50, 100 mg	**Crianças:** iniciar 2-4 mg/kg/d ■ Ajuste quinzenal: 2 mg/kg ■ Manutenção: 4-12 mg/kg/d **Adultos:** iniciar com 100-200 mg/dia ■ Ajuste quinzenal: 200-400 mg, até 400-600 mg/dia **Fracionar dose:** 2-3 tomadas	Sedação, depressão, irritabilidade, fatiga, ataxia, anorexia, dor abdominal e náuseas. Acidose metabólica e litíase renal. Em crianças anidrose, hipertermia e desidratação. Raros: *rash* cutâneo e Stevens-Johnson
Perampanel (PER) 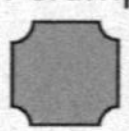	CF e CGTC	Comp. 2, 4, 6, 8,10, 12 mg	**Crianças acima 4 anos e adultos:** iniciar 2 mg/dia ■ Ajuste semanal: 2mg/ dia ■ Manutenção: 8-12mg/d. Não requer ajuste por peso. Dose única diária	Sonolência, vertigem, fatiga, ataxia, alteração do apetite e náuseas. Agressividade em 10-20 % pacientes com doses altas. Atenção com ideação e comportamento suicida
Vigabatrina (VGB) 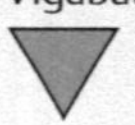	Indicado para espasmos infantis	Comp. 500 mg	**Crianças:** iniciar 40-50 mg/kg/d ■ Ajuste semanal: 50 mg/kg ■ Manutenção: 40-150 mg/kg/d **Adultos:** iniciar com 500 mg/dia, ajuste semanal 500 mg, até 4000 mg/dia **Fracionar dose:** 1-2 tomadas	Sonolência, fadiga, ganho de peso, cefaleia, vertigem, ansiedade, depressão, hiperatividade (crianças), psicose (adultos) e IVAS. Atenção: 1/3 pacientes apresentam atrofia de retina e constrição concêntrica do campo visual, muitas X irreversível

(Continua)

Quadro 10-4. *(Cont.)* Fármacos anticrise para tratamento das crises epilépticas e epilepsias

FAC e abreviatura	Eficácia	Apresentações	Dose: inicial, titulação e manutenção	Efeitos adversos
Rufinamida (RFM)	CF, SLG	Comp. 100, 200, 400 mg Sol. 200 mg/5 mL	**Crianças:** iniciar 10 mg/kg/d ▪ Ajuste semanal: 10 mg/kg ▪ Manutenção: 45 mg/kg/d. ▪ Uso concomitante com VPA e >30 Kg: 50% da dose inicial, de ajuste e de manutenção **Adultos e > 30 Kg:** iniciar com 200 mg/dia ▪ Ajuste semanal: 200-400 mg, até 400-3200 mg/ dia. **Fracionar dose:** 2 tomadas	Sonolência, fatiga, ataxia, vertigem, tremor, anorexia, náuseas, vômito, cefaleia, nasofaringite. Atenção: ideação suicida, discrasia sanguínea, ECG com bloqueio AV
Lacosamida (LCM)	CF, CGTC	Comp. 50, 100, 150, 200 mg Sol. 10 mg/mL	**Crianças:** iniciar 1 mg/kg/d ▪ Ajuste semanal: 1 mg/kg ▪ Manutenção: 1-10 mg/kg/d **Adultos:** iniciar com 100 mg/dia ▪ Ajuste semanal: 100 mg, até 200-400 mg/dia. **Fracionar dose:** 2 tomadas	Vertigem, ataxia, náuseas, vômito, diplopia, visão turva e tremor. Pode ocorrer taquicardia e parestesias. Em 0,7 % pacientes aumento enzimas hepáticas.
Canabidiol (CBD)	CF, CG. Uso SLG, SD e CET.	Sol. 20, 50, 100 e 200 mg/mL	**Crianças e adultos:** iniciar 2,5-5mg/kg/d ▪ Ajuste semanal: 2,5-5mg/kg ▪ Manutenção: 10-20 mg/kg/d. ▪ Ingerir com alimentos **Fracionar dose:** 2-3 tomadas	Sonolência, sedação, náuseas, vômito, diarreia, rash cutâneo e ↓ apetite. Atenção: alteração da função hepática e trombocitopenia em associação com VPA e aumento nível plasmático do clobazam
Estiripentol (STP)*	CF, CG na SD, associado ao CLB e VPA	Cáp. 250 mg	**Crianças até 12 anos:** iniciar 20 mg/kg/d ▪ Ajuste semanal: 10 mg/kg ▪ Manutenção: 20-50 mg/kg/d **Acima de 12 anos:** iniciar com 20 mg/dia ▪ Ajuste semanal: 5 mg/kg, até 20-50 mg/ dia ▪ Ingerir com alimentos **Fracionar dose:** 2-3 tomadas	Muito frequente: anorexia, perda de peso, insônia, sonolência, ataxia, hipotonia e distonia. Frequente: náuseas, vômito, distúrbio comportamental e hipercinesia. Atenção: frequente ↑aumento Gama-GT em associação com VPA e CBZ, raro efeito de trombocitopenia, leucopenia e função hepática

Felbamato (FBM)*	Uso CF na SLG	Comp. 400, 600 mg Susp. 600 mg/5 mL	**Crianças:** iniciar 15 mg/kg/d ▪ Ajuste semanal: 15 mg/kg ▪ Manutenção: 15-45 mg/kg/d **Adultos:** iniciar com 1200 mg/dia ▪ Ajuste semanal: 400-600 mg, até 2400-3600 mg/dia **Fracionar dose:** 3-4 tomadas	Anorexia, perda de peso, vômito, insônia, cefaleia, vertigem e ansiedade. Pouco comum: *rash*, acne, edema, rinite, otite média, diplopia, alteração paladar e visão. Atenção: falência hepática pode ocorrer após 2-4 semanas do início e anemia aplástica fatal após 5-30 semanas
Sultiame (STM)*	CF DEE-SWAS	Comp. 50, 200 mg	**Crianças:** iniciar 5 mg/kg/d ▪ Ajuste semanal: 1 mg/kg ▪ Manutenção: 5-8 mg/kg/d, máximo 10 mg/kg/ dia **Fracionar dose:** 2-3 tomadas	Frequentes: náuseas, vômito, diarreia. Comuns: ataxia, parestesias, taquipneia, vertigem, sonolência, visão turva, salivação, perda de peso, anorexia e acidose metabólica. Atenção: com trombocitopenia e alteração da função renal

*Fármacos não disponíveis no Brasil. FAC: Fármaco anticrise; Cáp.: cápsula; CA: crise de ausência; CF: crise focal; CM: crise mioclônica; CG: crise generalizada; CGTC: crise generalizada tônico clônico; CTCB: crise focal com progressão tônico clônica bilateral; CET: complexo esclerose tuberosa; Comp.: comprimido; D: dia; DEE-SWAS: encefalopatia epiléptica e do desenvolvimento com espículas ativadas no sono; SD: síndrome Dravet; SLG: síndrome de Lennox Gastaut; Sol.: solução oral.

Símbolos	Legendas correspondentes
	Ativador de receptor $GABA_A$
	Inibidor de enzima transaminase GABA
	Múltiplos mecanismos de ação
	Inibidor do AMPA
	Modulador da sinapse proteína 2A
	Bloqueador de canal de sódio
	Bloqueador de canal de cálcio
	Inibidor da anidrase carbônica

PONTOS-CHAVE

- A escolha do FAC para o tratamento das epilepsias deve ser baseada primeiramente no tipo de crise e/ou síndrome epiléptica e em seguida nas características específicas do paciente.
- Enquanto as crises focais apresentam amplo espectro de fármacos eficazes, alguns tipos de crises generalizadas, sobretudo ausências e mioclonias, podem ser exacerbadas com o uso de medicamentos bloqueadores de canal de sódio, com destaque para a carbamazepina.
- Em todas as consultas de pessoas com epilepsias, é fundamental que ativamente se busque revisar se a escolha do FAC e suas doses estão adequadas, se há efeitos adversos e interações entre os FACs utilizados ou entre o FAC e outros medicamentos do paciente, se o paciente apresenta comorbidades que possam ser pioradas com o FAC utilizado e se a adesão do paciente está adequada.
- Algumas síndromes epilépticas apresentam indicações de fármacos específicos e peculiaridades, como por exemplo a necessidade de início do tratamento o mais precocemente possível (como na síndrome dos espasmos epilépticos infantis e no complexo da esclerose tuberosa), ou o fato de que o controle completo das crises não será possível e o equilíbrio entre a morbidade das crises e dos efeitos adversos deve ser cuidadosamente considerado, como na síndrome de Lennox-Gastaut.

REFERÊNCIAS BIBLIOGRÁFICAS

1. Panayiotopoulos CP. Principles of Therapy in the Epilepsies. In A clinical guide to epileptic syndromes and their treatment. London: Springer London; 2011. p. 173-235.
2. Chen Z, Brodie MJ, Liew D, Kwan P. Treatment outcomes in patients with newly diagnosed epilepsy treated with established and new antiepileptic drugs: a 30-year longitudinal cohort study. JAMA Neurology. 2018;75(3):279-286.
3. Perucca E. An introduction to antiepileptic drugs. Epilepsia. 2005;46:1-37.
4. Perucca P, Gilliam FG. Adverse effects of antiepileptic drugs. Lancet Neurol. 2012;11(9):92-802.
5. Yang C, Hao Z, Yu D, Xu Q, Zhang L. The prevalence rates of medication adherence and factors influencing adherence to antiepileptic drugs in children with epilepsy: A systematic review and meta analysis. Epilepsy Res. 2018;142:88-99.
6. Gabardi S, Abramson S. Drug dosing in chronic kidney disease. Med Clin North Am. 2005;89:649-87.
7. Lacerda G, Krummel T, Sabourdy C, Ryvlin P, Hirsch E. Optimizing therapy of seizures in patients with renal or hepatic dysfunction. Neurology. 2006;67(12_suppl_4):S28-S33.
8. Widjaja E, Go C, McCoy B, Snead OC. Neurodevelopmental outcome of infantile spasms: A systematic review and meta-analysis. Epilepsy Res. 2015;109:155-62.
9. Zuberi SM, Wirrell E, Yozawitz E, Wilmshurst JM, Specchio N, Riney K, et al. ILAE classification and definition of epilepsy syndromes with onset in neonates and infants: Position statement by the ILAE Task Force on Nosology and Definitions. Epilepsia. 2022;63(6):1349-1397.
10. Lux AL, Edwards SW, Hancock E, Johnson AL, Kennedy CR, Newton RW, et al; United Kingdom Infantile Spasms Study. The United Kingdom Infantile Spasms Study (UKISS) comparing hormone treatment with vigabatrin on developmental and epilepsy outcomes to age 14 months: a multicentre randomised trial. Lancet Neurol. 2005;4(11):712-7.

11. O'Callaghan FJ, Edwards SW, Alber FD, Hancock E, Johnson AL, Kennedy CR, et al; participating investigators. Safety and effectiveness of hormonal treatment versus hormonal treatment with vigabatrin for infantile spasms (ICISS): a randomised, multicentre, open-label trial. Lancet Neurol. 2017;16(1):33-42.
12. Sampaio LPB, Henriques-Souza AMM, Silveira MRMD, Seguti L, Santos MLSF, Montenegro MA, et al. Brazilian experts' consensus on the treatment of infantile epileptic spasm syndrome in infants. Arq Neuropsiquiatr. 2023;81(9):844-856.
13. Hakami T. Neuropharmacology of Antiseizure Drugs. Neuropsychopharmacol Rep. 2021 Sep;41(3):336-351.
14. Hancock EC, Cross JH. Treatment of Lennox-Gastaut syndrome. Cochrane Database Syst Rev. 2013;2013(2):CD003277.
15. Cross JH, Auvin S, Falip M, Striano P, Arzimanoglou A. Expert Opinion on the Management of Lennox-Gastaut Syndrome: Treatment Algorithms and Practical Considerations. Front Neurol. 2017;8:505.
16. Wirrell EC, Hood V, Knupp KG, Meskis MA, Nabbout R, Scheffer IE, Wilmshurst J, et al. International consensus on diagnosis and management of Dravet syndrome. Epilepsia. 2022;63(7):1761-1777.
17. Cardenal-Muñoz E, Auvin S, Villanueva V, Cross JH, Zuberi SM, Lagae L, et al. Guidance on Dravet syndrome from infant to adult care: Road map for treatment planning in Europe. Epilepsia Open. 2022;7(1):11-26.
18. Perucca P, Scheffer IE, Kiley M. The management of epilepsy in children and adults. Med J Aust. 2018 Mar 19;208(5):226-233.
19. Van Den Munckhof B, Van Dee V, Sagi L, Caraballo RH, Veggiotti P, Liukkonen E, et al. Treatment of electrical status epilepticus in sleep: a pooled analysis of 575 cases. Epilepsia. 2015;56(11):1738-1746.
20. Thiele EA, Bebi EM, Bhathal H, Jansen FE, Kotulska K, Lawson JA, et al. Add-on Cannabidiol Treatment for Drug-Resistant Seizures in Tuberous Sclerosis Complex. A Placebo-Controlled Randomized Clinical Trial. JAMA Neurology 2021;78(3):285-292.
21. Jozwiak S, Kotulska K, Donanska-Pakiela D, Lojszczyk B, Syczewska M, Chmielewski D, et al. Antiepileptic treatment before the onset of seizures reduces epilepsy severity and risk of mental retardation in infants with tuberous sclerosis complex. Eur J Pediatric Neurol. 2011;15:424-431.
22. Jozwiak S, Kotulska K, Wong M, Bebin M. Modifying genetic epilepsies – Results from studies on tuberous sclerosis complex. Neuropharmacology. 2022;166:1-8.
23. Kotulska K, Kwiatkowski DJ, Curatolo P, Weschke B, Riney K, Jansen F, et al.Prevention of Epilepsy in Infants with Tuberous Sclerosis Complex in the EPISTOP Trial. Ann Neurol. 2021;89:304-314.
24. De Ridder J, Verhelle B, Vervisch J, Lemmens K, Kotulska K, Moavero R, et al. The EPISTOP Consortium. Early epileptiform EEG activity in infants with tuberous sclerosis complex predicts epilepsy and neurodevelopmental outcomes. Epilepsia. 2021;00:1-12.
25. Curatolo P, Franz DN, Lawson JÁ, Yapici Z, Ikeda H, Polster T, et al. Adjunctive everolimus for children and adolescents with treatment-refractory seizures associated with tuberous sclerosis complex: post-hoc analysis of the phase 3 EXIST-3 trial. Lancet Child Adolesc Health. 2018;2(7):495-504.
26. Specchio N, Wirrell EC, Scheffer IE, Nabbout R, Riney K, Samia P, et al. International League Against Epilepsy classification and definition of epilepsy syndromes with onset in childhood: Position paper by the ILAE Task Force on Nosology and Definitions.
27. van Arnhem MM, van den Munckhof B, Arzimanoglou A, Perucca E, Metsähonkala L, Rubboli G, et al. Corticosteroids versus clobazam for treatment of children with epileptic encephalopathy with spike-wave activation in sleep (RESCUE ESES): a multicentre randomised controlled trial. Lancet Neurol. 2024;23(2):47-156.

28. Hirsch E, French J, Scheffer IE, Bogacz A, Alsaadi T, Sperling MR, et al. ILAE definition of the Idiopathic Generalized Epilepsy Syndromes: Position statement by the ILAE Task Force on Nosology and Definitions. Epilepsia. 2022;63(6):1475-1499.
29. Marson A, Burnside G, Appleton R, Smith D, Leach JP, Sills G., et al. The SANAD II study of the effectiveness and cost-effectiveness of valproate versus levetiracetam for newly diagnosed generalised and unclassifiable epilepsy: an open-label, non-inferiority, multicentre, phase 4, randomised controlled trial. Lancet. 2011;397(10282):1375-1386.
30. Brigo F, Igwe SC. Ethosuximide, sodium valproate or lamotrigine for absence seizures in children and adolescents. Cochrane Database Syst Rev. 2017 Feb 14;2(2):CD003032.

MANEJO DAS EPILEPSIAS FARMACORRESISTENTES

CAPÍTULO 11

Marta Rodrigues de Carvalho ■ Ana Carolina Coan
Lisiane Seguti Ferreira ■ Fernando Cendes

INTRODUÇÃO

A identificação de pacientes com epilepsia refratária (ER) ao tratamento medicamentoso é um passo crucial no manejo das epilepsias. Estudos indicam que a epilepsia afeta aproximadamente 46 milhões de pessoas ao redor do mundo, com mais de 4 milhões de indivíduos recebendo o diagnóstico da doença por ano.[1,2] Em 2016, mais de 100.000 mortes estavam diretamente relacionadas com epilepsia em esfera global.[1]

Fármacos anticrise (FAC) são a principal estratégia de tratamento, contudo estima-se que mais de um terço dos pacientes continuem a ter crises epilépticas apesar do tratamento medicamentoso e apesar da evolução com a descoberta de dezenas de novos FAC nos últimos 20 anos. Os pacientes que apresentam resposta inadequada ao primeiro ou segundo regime de FAC são mais propensos a desenvolver ER.[3]

Pacientes com epilepsia apresentam piores índices de qualidade de vida, disfunção familiar, falta de apoio social e aqueles com ER a medicamentos ainda enfrentam um risco aumentado de morte súbita (SUDEP).[4] Em diversos estudos, a incidência de SUDEP variou de 0,09 a 2,4 por 1.000 pessoas-ano; populações mistas incluindo pacientes recém-diagnosticados e com epilepsia crônica apresentam taxas que variam de 1,2-2,0 por 1.000 pessoas-ano); taxas mais altas (2,5 3,4 por 1.000 pessoas-ano) foram encontradas em pacientes com epilepsia crônica; por fim, candidatos cirúrgicos apresentam taxa de 2,2 a 9,3 por 1.000 pessoas-ano.[5]

Diante deste contexto, o reconhecimento de casos potencialmente refratários é de suma importância uma vez que o estabelecimento de alternativas terapêuticas pode mudar o curso da doença com nítido impacto na qualidade de vida.

O objetivo deste capítulo é definir o conceito de ER, suas bases fisiopatológicas, fatores de risco para o desenvolvimento de ER e apresentar, sumariamente, as modalidades mais reconhecidas de tratamento não medicamentoso.

CONCEITO DE EPILEPSIA FARMACORRESISTENTE

De acordo com a International League Against Epilepsy (ILAE) "a epilepsia farmacorresistente pode ser definida como a incapacidade de dois esquemas de FAC tolerados, adequadamente escolhidos e utilizados (seja como monoterapias ou em combinação) para alcançar o controle sustentado de crises". Tempo livre sustentado de crises, por sua vez, é definido como "ausência de todos os tipos de crises epilépticas por 12 meses ou três vezes o intervalo entre crises pré-intervenção, o que for maior".[6] Contudo, ressalta-se que a resposta aos FAC escolhidos é algo dinâmico e não estático, relacionada com aspectos fisiopatológicos da própria condição do paciente.[6] Estudos demonstraram inúmeros fatores de risco para ER, incluindo idade mais precoce no início da epilepsia, curta latência para o início da epilepsia após um insulto agudo (por exemplo, após uma lesão cerebral isquêmica), presença de lesão na ressonância magnética, alta frequência alta de crises no início da epilepsia, falta de resposta ao primeiro FAC, etiologia da epilepsia, entre outros, conforme discutido abaixo.7 No entanto, a diferença entre etiologias e síndromes não pode ser a única explicação porque epilepsias com etiologias idênticas podem responder de maneira muito diferente aos FACs, com alguns indivíduos ficando livres de crises após um único FAC e outros não respondendo a vários FACs. Outros fatores, incluindo genéticos, parecem contribuir para a resposta aos medicamentos.[7]

BASES FISIOPATOLÓGICAS

A epilepsia farmacorresistente é uma condição multifatorial e com mecanismos heterogêneos envolvidos em sua fisiopatologia. Atualmente, há seis hipóteses fisiopatológicas formuladas para explicar o seu desenvolvimento:[2,8]

1. *Hipótese relacionada com farmacocinética:* há hiperexpressão de transportadores de efluxo de medicamentos, levando à diminuição nos níveis plasmáticos de FAC.
2. *Hipótese das redes neurais:* degeneração neuronal induzida por crises, gliose, neurogênese aberrante e remodelamento levam à neuroplasticidade mal-adaptativa, suprimindo o sistema de controle de crises do cérebro.
3. *Hipótese da gravidade intrínseca:* fatores neurobiológicos intrínsecos relacionados com epilepsia e crises geram alterações neuronais que contribuem para o agravamento progressivo das crises e para a baixa eficácia dos FAC.
4. *Hipótese das variantes gênicas:* variações genéticas associadas a propriedades farmacocinéticas e farmacodinâmicas específicas dos FAC predispõem à refratariedade; Exemplos: alterações genéticas nos alelos específicos do CYP2C9 e a dose de fenitoína necessária para obter o controle das crises.
5. *Hipótese do alvo terapêutico:* resistência às medicações é consequência de alterações de canais iônicos dependentes de voltagem ou dependentes de ligantes.
6. *Hipótese dos transportadores:* aumento ou modificação dos transportadores de efluxo nas células endoteliais capilares da barreira hematoencefálica leva à redução das concentrações de FAC em seu local de ação.

FATORES DE RISCO AO DESENVOLVIMENTO DA EPILEPSIA FARMACORRESISTENTE

De acordo com um estudo de revisão sistemática com metanálise de 103 artigos,[9] são preditores de ER: idade de início precoce; déficit neurológico; epilepsia sintomática; eletroencefalograma anormal; frequência inicial de crises elevadas; múltiplos tipos de crises; epilepsias de etiologia desconhecida; comorbidade psiquiátrica; ausência de resposta à primeira medicação anticrise; anormalidades na neuroimagem; presença do gene *ABCB1*; crises focais; *status epilepticus*; atraso do neurodesenvolvimento; sexo feminino.

MANEJO DE EPILEPSIA FARMACORRESISTENTE

Para o adequado manejo de uma epilepsia farmacorresistente é imprescindível o reconhecimento precoce de evento de natureza verdadeiramente epiléptica, com tendência à recorrência e com tendência à refratariedade e o conhecimento das possibilidades terapêuticas como tratamento cirúrgico,[10] dieta cetogênica e estimulador do nervo vago.

EXCLUSÃO DE PSEUDORRESISTÊNCIA

O primeiro passo no manejo é a exclusão e correção de fatores de pseudorresistência, tal como exemplificado no Quadro 11-1.[2,10]

TRATAMENTO CIRÚRGICO

A cirurgia de epilepsia é a forma mais eficaz de controlar crises epilépticas em pacientes com epilepsia focal refratária, com nítido impacto na cognição, comportamento e qualidade de vida.[10,11] Apesar de seguro e custo-efetivo, o tratamento cirúrgico da epilepsia, infelizmente, continua sendo um dos tratamentos baseados em evidências mais subutilizados na medicina moderna.[12] O adiamento da cirurgia tem consequências deletérias, incluindo crises com traumas e acidentes, resultados comportamentais e cognitivos desfavoráveis, piores resultados sociais e acadêmicos e maior risco de morte súbita inesperada em epilepsia (SUDEP).[13]

Crianças e jovens devem ser precocemente encaminhados para serviços de referência em epilepsia, com o objetivo de avaliação da possibilidade de tratamento cirúrgico, nas seguintes condições: a epilepsia não é controlada com medicação dentro de 2 anos após o início; o manejo não tem sucesso após dois medicamentos; a criança com ER tem menos de 2 anos de idade; risco elevado de efeitos adversos ao tratamento medicamentoso; presença de lesão estrutural unilateral; presença de comorbidade psicológica e/ou psiquiátrica; dúvidas diagnósticas quanto à natureza das crises ou da síndrome epiléptica.[14]

Crianças e adultos de qualquer idade podem ser submetidos ao tratamento cirúrgico das epilepsias quando existe evidência de falha no tratamento com FACs e quando a avaliação pré-operatória mostra uma lesão ou foco epileptogênico que pode ser removido com segurança.[15] Exemplos de lesões focais com indicação de cirurgia são: malformações focais

Quadro 11-1. Causas de pseudorresistência e tratamento sugerido

Diagnóstico	Exemplos	Correção
Diagnóstico incorreto	Síncope, parassonias, hipoglicemia, crises não epilépticas psicogênicas	Revisão de história, realização de *screening* laboratorial, cardiológico etc.
Não aderência medicamentosa	Uso de sub ou superdoses, horários incorretos	Avaliar adesão, educação do paciente, uso de aplicativos
Medicações e doses inapropriadas para o tipo de epilepsia	Prescrição de fármacos que agravam tipos específicos de crises Prescrição de subdose	Uso da medicação adequada na dose adequada
Interações medicamentosas	Fármacos indutores enzimáticos coprescritos com fármacos eliminados por metabolismo hepático	Escolha de esquema alternativo; aumento da dose do segundo esquema

do desenvolvimento cortical, complexo da esclerose tuberosa, hamartoma hipotalâmico, síndromes hemisféricas (hemimegalencefalia, displasia hemisférica ou acidente vascular cerebral), polimicrogiria, síndrome de Sturge-Weber, encefalite de Rasmussen, tumores e esclerose hipocampal.[16] É preciso ainda considerar que exames de ressonância magnética laudados como normais não afastam a possibilidade de uma epilepsia de causa estrutural, uma vez que algumas malformações do desenvolvimento cortical, como as displasias corticais focais, frequentemente são de difícil visualização nas imagens.[15] Por fim, há condições nas quais a cirurgia ressectiva pode não ser indicada, devido à presença de lesões em ambos os hemisférios ou difusas, mas procedimento paliativo, como a calosotomia, pode estar indicada, sobretudo nos casos de alguns tipos de encefalopatias epilépticas.

O encaminhamento a um centro de epilepsia deve ocorrer o mais rápido possível para avaliação de cirurgia de epilepsia, pois a indicação correta e precoce representa a melhor oportunidade para a remissão das crises, minimiza consequências sociais e psicológicas adversas, bem como a chance de morte prematura.[10] A avaliação cirúrgica é a abordagem mais custo-efetiva para tratar ER, mesmo quando a indicação de cirurgia nos pacientes com ER seja inferior a 5%. Embora a cirurgia possa potencialmente eliminar as crises e melhorar a qualidade de vida, a indicação cirúrgica continua sendo negligenciada. Estima-se que apenas um terço do número total de pacientes candidatos à cirurgia de epilepsia seja submetido a tratamento cirúrgico. O dimensionamento inadequado do *risco x benefício* da cirurgia de epilepsia pode ter contribuído para a baixa indicação na faixa etária pediátrica.[17,18]

A avaliação pré-cirúrgica tem como objetivo definir precisamente a localização da zona epileptogênica, cuja ressecção pode levar ao total controle de crises.[19]

Os passos da avaliação podem ser divididos em:[13,20,21]

1. *Avaliação não invasiva:* nesta fase, a criança deve ser submetida a testes que incluem: vídeo-EEG e ressonância magnética de crânio (RM), com protocolo mínimo adequado para epilepsia.[1] Exames adicionais podem ser necessários, como RMf, testes neuropsicológicos, tomografia por emissão de pósitrons (PET) e tomografia computadorizada por emissão de fóton único (SPECT), teste de Wada (não indicado para crianças < 6 anos), adaptando-os às necessidades individuais.
2. *Avaliação invasiva:* indicada em casos específicos, quando a avaliação não invasiva é inconclusiva. Utiliza-se a abordagem de colocação de grades de eletrodos quando a zona epileptogênica está anatomicamente restrita a áreas corticais superficiais e está em estreita relação com córtices eloquentes. Outro tipo de análise é feito com Stereo-EEG, que utiliza análise tridimensional de eletrodos com orientação estereotáxica. O objetivo é o delineamento dos focos das crises e sua rede de propagação a fim de encontrar um ponto onde a intervenção cirúrgica possa ser mais benéfica, permitindo amostragem de áreas corticais profundas inacessíveis com as grades de eletrodos.
3. *Escolha da modalidade de ressecção:* os resultados de diversos estudos mostram que a ressecção completa da zona epileptogênica é a melhor variável prognóstica. Algumas das modalidades de ressecção são apresentadas no Quadro 11-2.

A cirurgia de epilepsia apresenta perfil de segurança reconhecido, com resolução completa da maioria das complicações num período de 3 meses após o procedimento. Dentre as complicações pós-operatórias, as mais comuns são fístulas liquóricas e mínimos déficits de campo visual. Óbito perioperatório é evento raro.[4]

Quadro 11-2. Modalidades de ressecção

Modalidade	Indicação
Amigdalo-hipocampectomia	Epilepsias de lobo temporal mesial
Lesionectomia	Epilepsias neocorticais com lesão única circunscrita
Hemisferotomia funcional	Síndromes hemisféricas, tais como síndrome de Rasmussen, síndrome de Sturge-Weber e hemimegalencefalia
Calosotomia	Procedimento paliativo para crianças com crises intratáveis que não são candidatas à cirurgia ressectiva focal. Técnica particularmente útil para crises atônicas e tônicas

As taxas de controle total de crises após a cirurgia variam amplamente com índices de 25% a 90%. Widjaja *et al.*,[18] numa metanálise, mostrou desfechos mais favoráveis à ressecção cirúrgica nas seguintes condições: ressecção de tumores, hipocampectomia e hemisferectomia.

DIETA CETOGÊNICA

Os registros sobre o jejum como modalidade terapêutica na epilepsia datam dos tempos de Hipócrates, sendo descrito pela primeira vez, de forma científica, em 1911. Em 1921 foi proposta uma dieta específica que produzisse cetonemia, e, em 1924, foram desenvolvidos os cálculos e a composição da dieta semelhante à utilizada hoje.[22]

A dieta cetogênica (DC) compreende um grupo de tratamentos não farmacológicos utilizados para crianças e adultos com ER. Apresenta maior composição de gorduras, concentração adequada em proteínas e pobre em carboidratos. Além da DC clássica, dispomos atualmente da dieta modificada de Atkins, DC com triglicerídeos de cadeia média (TCM) e a dieta de baixo índice glicêmico.[23]

A DC clássica é a mais utilizada em ER, em especial em crianças e em casos de encefalopatias epilépticas. Aproximadamente, 90% do valor calórico total da dieta é composta por triglicerídeos de cadeia longa (TCL), 1 g/kg/dia de proteínas e baixo teor de carboidratos, realizada nas proporções 3:1 e 4:1 (3 ou 4 g de gorduras para 1 g de carboidrato e proteínas). É a dieta que promove os mais elevados níveis de cetose. A DC com triglicerídeos de cadeia média (TCM) permite maior consumo de proteínas e carboidratos, sendo as gorduras responsáveis por 70% a 75% do valor calórico total. Os TCM são mais facilmente absorvidos, transportados diretamente pelo sistema porta e não necessitam de carnitina para o transporte mitocondrial. Em alta quantidade, provocam cólicas, diarreia e vômitos. A dieta de Atkins modificada permite quantidade livre de calorias, gorduras e proteínas, permanecendo a de carboidratos restrita. Em comparação com a dieta cetogênica clássica, sua proporção é de 1:1 e 60% de seu valor calórico total provém das gorduras. Na dieta de baixo índice glicêmico 40-60 g de carboidratos com índice glicêmico menor ou igual a 50 (10% do valor calórico total) são consumidos. Deste modo, há maior estabilidade da glicemia e o consumo de gorduras fica na média de 60%.[24]

O exato mecanismo de ação da DC não está completamente elucidado. Algumas teorias propostas são:[22,25] restauração da bioenergética e da função mitocondrial prejudicadas, modulação do ciclo do ácido tricarboxílico e da atividade da cadeia respiratória; regulação sináptica da capacidade antioxidante da neurotransmissão excitatória e inibitória através de substratos metabólicos e enzimas, em níveis pré-sinápticos e pós-sinápticos, e envolvendo GABA-A, receptores de glutamato, adenosina e canais de potássio; ações anti-inflamatórias diretas e indiretas sobre neurônios e permeabilidade da barreira hematoencefálica; efeitos epigenéticos no DNA e nas histonas que formam a base para os efeitos modificadores de doenças e antiepileptogênicos da dieta; influência em vias de sinalização envolvidas no metabolismo celular, como a via mTORr; possíveis efeitos anticonvulsivantes de corpos cetônicos (acetoacetato e β-hidroxibutirato).

A Sociedade Brasileira de Neurologia Infantil (SBNI) recomenda DC para crianças com ER, que falharam no tratamento com dois ou três FAC em mono ou politerapia, desde que devidamente indicadas, toleradas e utilizadas em dose adequada.[26] As indicações da DC são apresentadas no Quadro 11-3.[23] No entanto, é o tratamento de primeira escolha para síndrome de deficiência do transportador de glicose 1 e deficiência de piruvato desidrogenase, nas quais é preciso fornecer cetonas como via alternativa ao defeito metabólico.[27]

Constituem contraindicações à DC: deficiência primária de carnitina; deficiência de carnitina palmitoiltransferase I ou II; deficiência de carnitina translocase; defeitos de β oxidação; deficiência de acil desidrogenase de cadeia média (MCAD); deficiência de acil desidrogenase de cadeia longa (LCAD); deficiência de acil desidrogenase de cadeia curta (SCAD); deficiência de 3-hidroxiacil-CoA de cadeia longa; deficiência de 3-hidroxiacil-CoA de cadeia média; deficiência de piruvato carboxilase; porfiria; incapacidade de manter nutrição adequada; lesão passível de ressecção cirúrgica; descumprimento das orientações.[23]

A introdução da DC deve ser cautelosamente planejada. Deve ser conduzida uma visita de pré-avaliação, na qual se identificam os tipos de crise, descartam-se distúrbios metabólicos que sejam contraindicações e avaliam-se comorbidades complicadoras (presença de cálculos renais, dificuldade de deglutição, hipercolesterolemia, baixo ganho de peso ou ingestão oral, refluxo gastroesofágico, constipação, cardiomiopatia e acidose metabólica crônica. A introdução pode ser feita em ambiente hospitalar ou ambulatorial, de forma gradativa. Em crianças menores de 1 ano recomenda-se que a dieta seja introduzida em ambiente hospitalar.[23,24]

Durante o seguimento, rotineiramente são avaliados peso, estatura, IMC, necessidade energética, monitoramento da cetose urinária, avaliação de adequação de suplementação,

Quadro 11-3. Indicações à dieta cetogênica[23]

▪ Síndromes e condições epilépticas com > 70% de taxa de resposta	▪ Síndromes e condições epilépticas com taxa de resposta moderada
▪ Síndrome de Angelman	▪ Deficiência de adenilosuccinato liase
▪ Distúrbios do complexo mitocondrial I	▪ Síndrome da deficiência de CDKL5
▪ Síndrome de Dravet	▪ Malformações corticais
▪ Epilepsia com crises mioclônico-atônicas	▪ Encefalopatia epiléptica com acentuação de ponta-onda durante o sono
▪ Síndrome de deficiência do transportador de glicose 1	▪ Glicogenose tipo V
▪ Deficiência de piruvato desidrogenase	▪ Epilepsia mioclônica juvenil
▪ FIRES	▪ Doença por corpos de Lafora
▪ Crianças ou bebês exclusivamente alimentados com fórmula	▪ Síndrome de Landau-Kleffner
	▪ Síndrome de Lennox-Gastaut
▪ Síndrome dos espasmos epilépticos infantis	▪ Deficiência de fosfofrutoquinase
▪ *Status epilepticus* super-refratário	▪ Síndrome de Rett
▪ Complexo esclerose tuberosa	▪ Panencefalite esclerosante subaguda

monitoramento dos FAC e de exames. São considerados exames mandatórios: sódio, potássio, bicarbonato (CO_2), cloro, ureia, creatinina, glicemia, perfil lipídico e análise de sedimentos urinários. Durante o seguimento, solicitam-se os exames de sangue e urina a cada 3 meses, no primeiro ano de tratamento, e, depois, semestralmente. As crianças que apresentarem intercorrências devem ser avaliadas periodicamente, de preferência a cada 3 meses.[24,26]

Dentre os efeitos colaterais, destacam-se vômitos, diarreia, constipação, refluxo gastroesofágico, acidose metabólica, hipercolesterolemia, hipercalciúria, cálculos renais, desidratação, alopecia, fraqueza, hematomas, hematúria, diminuição de vitaminas e sais minerais, alterações do metabolismo ósseo.[26]

A DC deve ser descontinuada caso o paciente não melhore após 3 meses de tratamento, ou caso não fique livre de crises após 2 anos da introdução da dieta, ou se os efeitos colaterais forem intoleráveis, ou a família for pouco cooperativa. A introdução de carboidratos deve ser gradual. Por outro lado, caso o paciente apresente redução inferior a 50% na frequência de crises, a dieta pode ser descontinuada após 2 anos. Pacientes com resposta superior a 90% podem permanecer em DC, por tempo indeterminado.[24]

TÉCNICAS DE NEUROMODULAÇÃO

Neuromodulação ou neuroestimulação refere-se à aplicação de eletricidade voltada ao sistema nervoso central com intuito de reduzir a frequência e a gravidade das crises. As técnicas de neuromodulação tornaram-se mais difundidas a partir de 1997, apresentando modalidades não invasivas e invasivas.[28] A neuromodulação deve ser considerada para pacientes que não são candidatos à cirurgia de epilepsia, devido a um foco eloquente ou multifocalidade; aos pacientes que preferem a estimulação à ressecção; e pacientes que não responderam ao tratamento cirúrgico. Deste modo, não deve ser considerada primeira opção para ER.[28]

Algumas modalidades de neuromodulação têm como alvo a zona de início das crises, enquanto outras têm como alvo redes neurais mais amplas. Alguns dispositivos fornecem estimulação contínua (circuito aberto), enquanto outros detectam a atividade cerebral e fornecem estimulação com base em eventos detectados (circuito fechado).[27] Abaixo são abordadas principais características dos dispositivos de neuromodulação.

ESTIMULADOR DE NERVO VAGO (VNS)

Aprovado inicialmente em 1997 pela FDA para epilepsia focal refratária, atualmente está aprovado para pacientes a partir de 4 anos. Além das sequências de estimulação contínua predefinidas (circuito aberto), versões mais recentes foram desenvolvidas, com capacidade de fornecer estimulação de maior intensidade em resposta a elevações na frequência cardíaca, com base na observação de que pode ocorrer taquicardia ictal (circuito fechado).

Em 2013, a Academia Americana de Neurologia concluiu que o VNS pode ser considerado como tratamento adjuvante para crianças com epilepsia focal ou generalizada, sendo possivelmente eficaz em alcançar uma redução superior a 50% na frequência de crises (taxa de resposta), apesar da heterogeneidade dos estudos. Outros aspectos positivamente influenciados são cognição, humor, qualidade de vida, redução do risco de morte súbita.[29] As principais indicações estão apresentadas no Quadro 11-4.

O dispositivo VNS compreende quatro partes:

1. Um gerador de pulsos implantável.
2. Um eletrodo implantado em espiral.

Quadro 11-4. Indicações de VNS

Indicações para implante de VNS	
Pacientes com ER não candidatos a tratamento cirúrgico	
Cirurgia de epilepsia sem controle de crises	
Epilepsia de etiologia estrutural relacionada com a localização de focos independentes múltiplos e bilaterais	Exemplos: distúrbio de migração neuronal, traumatismo cranioencefálico, encefalite, complexo de esclerose tuberosa, síndromes genéticas/metabólicas, epilepsia bilateral do lobo temporal quando a dominância do início das crises não for determinada
Epilepsia generalizada desconhecida ou estrutural com anormalidades epileptogênicas difusas	Síndrome de Lennox-Gastaut
Epilepsias generalizadas idiopáticas refratárias	Por exemplo, epilepsia ausência juvenil, epilepsia com crises tônico-clônicas generalizadas apenas
Presença de contraindicações para cirurgia de epilepsia	Alterações de memória, córtex eloquente, como áreas de linguagem frontal ou temporal sobrepostas à zona de início ictal, recusa a procedimento cirúrgico ressectivo

3. Um dispositivo que programa as condições de estimulação do gerador implantado subcutaneamente de fora do corpo.
4. Um ímã externo que pode iniciar a estimulação temporária usando um método de autoajuste.

Um gerador é implantado na região supraclavicular ou axilar esquerda e envia impulsos elétricos a um eletrodo em espiral, que é posicionado, envolvendo o nervo vago esquerdo, na região cervical esquerda.[13]

Após a cirurgia de implantação do VNS, a estimulação é iniciada em baixa intensidade e aumentada gradativamente, atentando-se ao aparecimento de efeitos colaterais. No modo normal, ele inicia com uma corrente de saída de 0,25 mA, uma frequência de sinal de 20 Hz, pulso de 250 μs, um tempo de sinal ligado de 30 s e um tempo de sinal desligado de 5 min. Aumenta-se gradualmente enquanto o efeito nas crises é observado, desde que nenhum efeito adverso apareça. Se não houver efeito, o ciclo de trabalho aumenta a proporção do tempo *ON* em um ciclo. As condições ideais variam dependendo do paciente e requerem tentativa e erro para determinar a faixa de frequência ideal em cada caso.[12,13]

A monitorização é feita via *palmtop* conectado a um instrumento localizado acima do gerador, realizada por médico habilitado, com avaliações regulares para ajustes dos parâmetros, conforme a necessidade de cada paciente. A duração da bateria de pulso é de 5 a 10 anos, dependendo dos parâmetros utilizados. Após esse período, se o tratamento for eficaz, deve-se substituir a bateria; caso contrário, poderá ser removido o gerador e mantido o eletrodo pelo risco de ruptura do nervo vago. Parâmetros como corrente de saída, frequência, duração de pulso, tempo de ativação e de espera, intensidade de corrente e respectivos tempo e duração de ativação do pulso do magneto devem ser constantemente monitorados em visitas sequenciais.

Estudos em animais estabeleceram três padrões possíveis distintos para os efeitos anticrise do VNS:

1. Efeitos abortivos agudos, nos quais uma crise é atenuada.
2. Efeitos profiláticos agudos, nos quais os agentes indutores de crises são menos eficazes em provocá-las.
3. Efeitos profiláticos progressivos crônicos, nos quais a contagem total de crises é reduzida após a estimulação crônica do VNS.[21]

Apesar de seu mecanismo exato de funcionamento ainda ser desconhecido, postula-se que o VNS possa induzir dessincronização eletroencefalográfica. Isso ocorreria através do estímulo à atividade no núcleo do trato solitário (NTS) e suas projeções para o sistema límbico.[28]

Efeitos adversos comumente relatados incluem rouquidão, parestesias, tosse, dispneia e dor cervical.[27] Deve ser avaliado cautelosamente em indivíduos com histórico de apneias central e obstrutiva.[28]

Em relação ao prognóstico, há publicações que mostram que aos 6, 12 e 24 meses após a implantação, 32,5%, 37,6% e 43,8% dos pacientes, respectivamente, tiveram uma taxa de resposta de 50% de redução na frequência basal de crises do tipo de crise predominante. Em crianças menores de 12 anos, as taxas de resposta foram de 36,3%, 43,0% e 50% aos 6, 12 e 24 meses, respectivamente, incluindo 7,0%, 7,8% e 11,3% dos pacientes que ficaram livres do tipo de crise predominante.[12]

ESTIMULAÇÃO CEREBRAL PROFUNDA

A estimulação cerebral profunda (DBS) foi aprovada em 2018, pela FDA para uso em pacientes com idade superior a 18 anos, após resultados do estudo *Stimulation of the Anterior Nucleus of the Thalamus for Epilepsy* (SANTE).[30]

Até o momento, não há ensaios clínicos randomizados para o uso de DBS em pacientes pediátricos, contudo uma revisão sistemática identificou relatos de casos totalizando 40 pacientes com idades entre 4 e 18 anos que foram tratados com DBS para diversas indicações. Cinco pacientes (12%) ficaram livres de crises e 34 dos 40 (85%) pacientes tiveram redução das crises com DBS.[31]

PONTOS-CHAVE

- A epilepsia farmacorresistente é uma condição multifatorial, definida como a persistência de crises após o tratamento com dois diferentes FAC, adequadamente prescritos e explorados até a máxima dose tolerada.
- O paciente com epilepsia farmacorresistente deve ser, idealmente, referenciado para um Centro de Epilepsia para adequada investigação, escolha do tratamento mais apropriado e seguimento.
- A possibilidade de tratamento cirúrgico da epilepsia sempre deve ser considerada no caso de pacientes com epilepsia focal lesional, independentemente da idade.
- A dieta cetogênica é o tratamento de escolha para pacientes com ER secundária à síndrome de deficiência do transportador de glicose 1 e deficiência de piruvato desidrogenase e apresenta grande efetividade no controle de crises em pacientes com encefalopatia epiléptica grave na infância.
- A estimulação do nervo vago é um tratamento adjuvante a ser considerado em crianças não elegíveis ou que não responderam às outras estratégias de tratamento, tanto para crianças com epilepsia focal quanto generalizada.

REFERÊNCIAS BIBLIOGRÁFICAS

1. GBD 2016 Epilepsy Collaborators. Global, regional, and national burden of epilepsy, 1990-2016: a systematic analysis for the Global Burden of Disease Study 2016. Lancet Neurol. 2019 Apr;18(4):357-375.
2. Mesraoua B, Brigo F, Lattanzi S, Abou-Khalil B, Al Hail H, Asadi-Pooya AA. Drug-resistant epilepsy: Definition, pathophysiology, and management. J Neurol Sci. 2023 Sep 15;452:120766.
3. Chen Z, Brodie MJ, Liew D, Kwan P. Treatment Outcomes in Patients With Newly Diagnosed Epilepsy Treated With Established and New Antiepileptic Drugs: A 30-Year Longitudinal Cohort Study. JAMA Neurol. 2018 Mar 1;75(3):279-286. Erratum in: JAMA Neurol. 2018 Mar 1;75(3):384.
4. Yoo JY, Panov F. Identification and Treatment of Drug-Resistant Epilepsy. Continuum (Minneap Minn). 2019 Apr;25(2):362-380.
5. Giussani G, Falcicchio G, La Neve A, Costagliola G, Striano P, Scarabello A, et al; LICE SUDEP study group. Sudden unexpected death in epilepsy: A critical view of the literature. Epilepsia Open. 2023 Sep;8(3):728-757.
6. Kwan P, Arzimanoglou A, Berg AT, Brodie MJ, Allen Hauser W, Mathern G, et al. Definition of drug resistant epilepsy: consensus proposal by the ad hoc Task Force of the ILAE Commission on Therapeutic Strategies. Epilepsia. 2010 Jun;51(6):1069-77.
7. Auvin S, Galanopoulou AS, Moshé SL, Potschka H, Rocha L, Walker MC; TASK1 workgroup on drug-resistant epilepsy of the ILAE/AES Joint Translational Task Force. Revisiting the concept of drug-resistant epilepsy: A TASK1 report of the ILAE/AES Joint Translational Task Force. Epilepsia. 2023;64(11):2891-2908.
8. Perucca E, Perucca P, White HS, Wirrell EC. Drug resistance in epilepsy. Lancet Neurol. 2023 Aug;22(8):723-734.
9. Sultana B, Panzini MA, Veilleux Carpentier A, Comtois J, Rioux B, Gore G, et al. Incidence and Prevalence of Drug-Resistant Epilepsy: A Systematic Review and Meta-analysis. Neurology. 2021 Apr 27;96(17):805-817.
10. Kumar G. Evaluation and management of drug resistant epilepsy in children. Curr Probl Pediatr Adolesc Health Care. 2021 Jul;51(7):101035.
11. Dwivedi R, Ramanujam B, Chandra PS, Sapra S, Gulati S, Kalaivani M, et al. Surgery for Drug-Resistant Epilepsy in Children. N Engl J Med. 2017 Oct 26;377(17):1639-1647.
12. Cross JH, Jayakar P, Nordli D, Delalande O, Duchowny M, Wieser HG, et al; International League against Epilepsy, Subcommission for Paediatric Epilepsy Surgery; Commissions of Neurosurgery and Paediatrics. Proposed criteria for referral and evaluation of children for epilepsy surgery: recommendations of the Subcommission for Pediatric Epilepsy Surgery. Epilepsia. 2006 Jun;47(6):952-9.
13. Cai L, Zhang K, Zhou W, Shao X, Guan Y, Yu T, et al. Consensus on pediatric epilepsy surgery for young children: an investigation by the China Association Against Epilepsy task force on epilepsy surgery. Acta Epileptologica. 2023;5-20.
14. Bernasconi A, Cendes F, Theodore WH, Gill RS, Koepp MJ, Hogan RE, et al. Recommendations for the use of structural magnetic resonance imaging in the care of patients with epilepsy: A consensus report from the International League Against Epilepsy Neuroimaging Task Force. Epilepsia. 2019 Jun;60(6):1054-1068.
15. Jehi L, Jette N, Kwon CS, Josephson CB, Burneo JG, Cendes F, et al. Timing of referral to evaluate for epilepsy surgery: Expert Consensus Recommendations from the Surgical Therapies Commission of the International League Against Epilepsy. Epilepsia. 2022 Oct;63(10):2491-2506.
16. Widjaja E, Jain P, Demoe L, Guttmann A, Tomlinson G, Sander B. Seizure outcome of pediatric epilepsy surgery: Systematic review and meta-analyses. Neurology. 2020 Feb 18;94(7):311-321.
17. Labiner DM, Bagic AI, Herman ST, Fountain NB, Walczak TS, Gumnit RJ; National Association of Epilepsy Centers. Essential services, personnel, and facilities in specialized epilepsy centers--revised 2010 guidelines. Epilepsia. 2010 Nov;51(11):2322-33.

18. Jayalakshmi S, Panigrahi M, Nanda SK, Vadapalli R. Surgery for childhood epilepsy. Ann Indian Acad Neurol. 2014 Mar;17(Suppl 1):S69-79.
19. Van Poppel K, Wheless JW. Vagus Nerve Stimulation Therapy and Epilepsy Surgery. In: Wheless JW. Epilepsy in Children and Adolescents. West Sussex: John Wiley & Sons, Ltd; 2013. p. 193-218
20. D'Andrea Meira I, Romão TT, Pires do Prado HJ, Krüger LT, Pires MEP, da Conceição PO. Ketogenic Diet and Epilepsy: What We Know So Far. Front Neurosci. 2019 Jan 29;13:5.
21. Kossoff EH, Zupec-Kania BA, Auvin S, Ballaban-Gil KR, Christina Bergqvist AG, Blackford R, et al. Optimal clinical management of children receiving dietary therapies for epilepsy: Updated recommendations of the International Ketogenic Diet Study Group. Epilepsia Open. 2018 May 21;3(2):175-192.
22. Sampaio LPB. ABC da dieta cetogênica para epilepsia farmacorresistente. ABC da dieta cetogênica para epilepsia refratária / Letícia Pereira de Brito Sampaio – Rio de Janeiro: Editora DOC Content, 2018. 1ª edição – 220p. Disponível em: https://sbni.org.br/wp-content/uploads/2021/06/ABC-Dieta-Cetogenica_2020_compressed.pdf
23. Rho JM, Boison D. The metabolic basis of epilepsy. Nat Rev Neurol. 2022 Jun;18(6):333-347.
24. de Brito Sampaio LP, Henriques-Souza AMM, Lin K, Neri LCL, Inuzuka LM, Uchôa LIL, et al. Ketogenic therapy in childhood and adolescence: recommendations of the Brazilian experts group. Arq Neuropsiquiatr. 2023 Jun;81(6):597-606.
25. Toprani S, Durand DM. Mechanisms of Neurostimulation for Epilepsy. Epilepsy Curr. 2023 Oct 15;23(5):298-302.
26. Starnes K, Miller K, Wong-Kisiel L, Lundstrom BN. A Review of Neurostimulation for Epilepsy in Pediatrics. Brain Sci. 2019 Oct 18;9(10):283.
27. Morris GL 3rd, Gloss D, Buchhalter J, Mack KJ, Nickels K, Harden C. Evidence-based guideline update: vagus nerve stimulation for the treatment of epilepsy: report of the Guideline Development Subcommittee of the American Academy of Neurology. Neurology. 2013;81: 1453-59.
28. Fukuda M, Matsuo T, Fujimoto S, Kashii H, Hoshino A, Ishiyama A, et al. Vagus Nerve Stimulation Therapy for Drug-Resistant Epilepsy in Children-A Literature Review. J Clin Med. 2024 Jan 29;13(3):780.
29. Yamamoto T. Vagus nerve stimulation therapy: indications, programing, and outcomes. Neurol Med Chir (Tokyo). 2015;55(5):407-15.
30. Fisher R, Salanova V, Witt T, Worth R, Henry T, Gross R, et al; SANTE Study Group. Electrical stimulation of the anterior nucleus of thalamus for treatment of refractory epilepsy. Epilepsia. 2010 May;51(5):899-908.
31. Yan H, Toyota E, Anderson M, Abel TJ, Donner E, Kalia SK, et al. A systematic review of deep brain stimulation for the treatment of drug-resistant epilepsy in childhood. J Neurosurg Pediatr. 2018 Nov 30;23(3):274-284.

Parte IV Doenças Neuromusculares

SÍNDROME DA CRIANÇA HIPOTÔNICA

CAPÍTULO 12

Lisiane Seguti Ferreira ▪ Luisa Silva Witzel da Costa Amorim
Anamarli Nucci

INTRODUÇÃO

Um dos motivos de encaminhamento ao neurologista infantil é a queixa de que "o bebê é muito mole". Esse achado é percebido geralmente em duas diferentes situações: a primeira é no período neonatal, quando devem ser incluídas infecções e doenças sistêmicas no rol de diagnósticos diferenciais; e a segunda costuma ocorrer por volta dos 6 meses de vida, em geral relacionada com o atraso nos marcos motores, o que implica na distinção entre hipotonia isolada ou associada à fraqueza muscular.[1]

Adicionalmente à verificação de hipotonia, é importante determinar o grau de força muscular, os marcos de desenvolvimento neuropsicomotor e tentar localizar o processo em alguma parte específica do sistema nervoso, que compreende as estruturas supraespinhais e a unidade motora.[1,2]

O tônus muscular é definido como a resistência do músculo ao estiramento passivo. A manutenção do tônus normal ocorre pela integridade do sistema nervoso central (SNC), do sistema nervoso periférico (SNP) e dos músculos, sendo estes os efetores dos movimentos. Os músculos contribuem para a função tonígena também pelas suas características viscoelásticas.[1,3]

A hipotonia é conceituada como a redução do tônus normal, sendo hipotonia fisiológica da 26ª-28ª semana até a 36ª-37ª semana. A hipotonia pode ser central ou periférica, envolvendo disfunções neurológicas cerebrais, da medula espinhal, dos nervos e dos músculos.[1,4-6] No entanto, doenças de outros sistemas (cardiopatias congênitas), distúrbios metabólicos, (hiponatremia, hipocalemia), nutricionais (desnutrição, raquitismo) endócrinos (hipotireoidismo) e infecciosos,[5] podem também se expressar por hipotonia, seja duradoura ou transitória.

O objetivo deste capítulo é nortear o raciocínio diagnóstico para as características das principais condições que compõem os diagnósticos diferenciais da síndrome da criança hipotônica e como deve ser feita a avaliação clínica e com exames complementares.

AVALIAÇÃO CLÍNICA

A quantificação da hipotonia é algo limitado, por falta de objetividade nas escalas de avaliação, que são pouco confiáveis, reproduzíveis e replicáveis, mesmo quando feitas avaliações seriadas por um único profissional. Na fase neonatal, esta avaliação é ainda mais subjetiva e depende de experiência e habilidade do examinador. As manobras usadas na criança para verificação do tônus incluem: puxar a criança como se fosse sentar, manobra do cachecol; suspensão pelas axilas e a manobra de suspensão ventral (ver Capítulo 2). É recomendável que a criança seja reavaliada em pelo menos duas diferentes ocasiões para se certificar que a criança é realmente hipotônica.[1]

A síndrome da criança hipotônica engloba condições heterogêneas sob os pontos de vista clínico e etiológico, em que a hipotonia é o dado preponderante, mas que deve ser sempre considerada no contexto dos exames físico geral e neurológico.[1] Além de considerar a diminuição da resistência aos movimentos passivos, o aumento da amplitude dos movimentos articulares, a consistência muscular diminuída à palpação, faz-se obrigatório relacioná-las com a idade gestacional e a idade no momento do exame.[7-9] Desse modo, afasta-se a hipotonia associada à prematuridade e a hipotonia fisiológica,[10] respectivamente.

Confirmada a hipotonia patológica, é fundamental distinguir as condições em que pode ser intrínseca, ou seja, decorrente de envolvimento primário da unidade motora, daquelas em que a hipotonia é sinal secundário no contexto clínico de doenças sistêmicas, de síndromes genéticas ou das afecções do SNC.[5,7,8] Existem dados sobre antecedentes familiares, história gestacional, achados clínicos e de exame físico que ajudam a distinguir entre hipotonia central e periférica (Quadro 12-1).[2,11]

Quadro 12-1. Como diferenciar hipotonia central da hipotonia de causa periférica[2,11]

	Central	Periférica
História familiar	Abortos de repetição, história de doenças genéticas na família	História de doenças neuromusculares na família
Gravidez	Crescimento intrauterino restrito, DHEG, uso de fármacos ou drogas	Atraso ou diminuição dos movimentos fetais
Líquido amniótico	Oligoidrâmnio	Poli-hidrâmnio
Parto	Parto difícil, asfixia neonatal	Posição pélvica, distocias fetais
Fase neonatal	Prematuridade, icterícia, sepse, infecções neonatais, malformações, hipoglicemia	Transtornos da deglutição, uso de ventilação mecânica sem causa evidente
DNPM	Atraso global	Atraso motor
Cognição	Pode ser alterada	Em geral está normal
Estado mental	Irritabilidade, sonolência, grau de alerta diminuído	Normal
Epilepsia	Pode estar presente	Na maioria das vezes ausente
Perímetro cefálico	Micro ou macrocefalia	Normal
Dismorfias	Pode estar presente	*Fascies* miopática
Outras malformações	Podem estar presentes	Geralmente ausentes

(Continua)

Quadro 12-1. *(Cont.)* Como diferenciar hipotonia central da hipotonia de causa periférica[2,11]

	Central	Periférica
Fasciculações	Ausentes	Podem estar presentes
Reflexos profundos	Presentes, normais ou aumentados	Ausentes, diminuídos
Reflexo cutâneo-plantar	Extensor ou assimétrico	Flexor
Clônus	Presente	Ausente
Hipotonia	Axial	Generalizada
Outros	▪ Malformações generalizadas ▪ Sucção não coordenada ▪ Distúrbios metabólicos ▪ Movimentos anormais	▪ Fraqueza muscular em face ▪ Respiração paradoxal sem causas respiratórias ou cardíacas ▪ Fasciculações e artrogripose ▪ Retrações tendíneas

COMO IDENTIFICAR UMA CRIANÇA HIPOTÔNICA?

Dados de História[5,7,10,11]

O examinador deve buscar ativamente informações dos pais do recém-nascido sobre o atraso no aparecimento dos movimentos fetais e/ou redução dos mesmos; gestação associada à oligoâmnio, polidrâmnio ou distocias de posição; ocorrência de apresentação ou parto pélvico. Luxação de quadril, artrogripose, pés tortos, hérnias e/ou criptorquidia ocorrem em crianças hipotônicas desde a fase intrauterina e se manifestam já ao nascimento.

O atraso exclusivo nas aquisições motoras está presente, quando a hipotonia é de causa miopática ou neurogênica periférica. Enquanto a presença de sintomas sistêmicos ou atraso global do desenvolvimento sugerem hipotonia central. Deve-se tomar cuidado, no entanto, pois em algumas situações como encefalopatias ou alguns erros inatos do metabolismo como mitocondriopatias, a hipotonia pode ser central e periférica.[11]

Avaliação da Função Tonígena[6]

A postura de uma criança hipotônica inclui os seguintes achados:

A) Os membros inferiores ficam abduzidos.
B) Os membros superiores são estendidos ao longo do corpo ou fletidos no cotovelo com as mãos ao lado da cabeça.
C) Presença de peito escavado por causa da fraqueza muscular torácica.
D) Achatamento occipital e rarefação de cabelo na parte posterior da cabeça.
E) Na posição sentada, a cabeça pende para a frente, os ombros caem, e os membros ficam dependurados.
F) Atraso para retificar a cabeça ou falha de contração dos membros superiores na resposta de tração.
G) No teste de suspensão vertical, a cabeça cai para a frente, as pernas bamboleiam, e a criança pode escorregar das mãos do examinador.
H) No teste de suspensão horizontal, a criança apresenta-se flácida, com a cabeça e os membros pendentes.

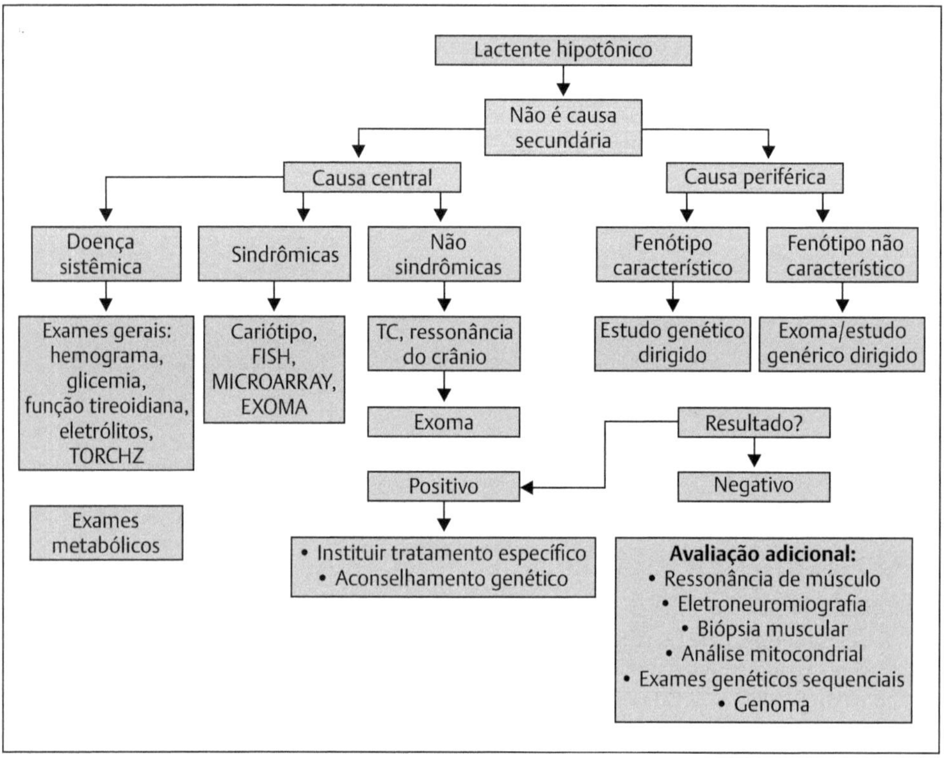

Fig. 12-1. Esquema de investigação de hipotonia neonatal (causa central e periférica) na era do genoma.

A hipotonia de causa central é mais frequente que a de causa periférica.[6,12] Dados de revisão de literatura mostram que as causas genéticas e encefalopatia hipóxico-isquêmica são as mais prevalentes.[11,13] Quando o local afetado é a unidade motora,[3,11,12] a afecção pode estar no corpo celular do motoneurônio alfa (amiotrofias espinhais), no seu prolongamento (neuropatias periféricas), na junção mioneural (síndromes miastênicas congênitas) ou envolver primariamente a fibra muscular (miopatia).

O algoritmo da Figura 12-1 apresenta um esquema de investigação do neonato hipotônico, que é um consenso multicêntrico, inspirado em Morton *et al.*[14]

HIPOTONIA CENTRAL

Crianças hipotônicas de causa central apresentam associadamente alterações de funções córtico/subcorticais, facilitando a suspeita diagnóstica.[5,7] O médico deve procurar, cuidadosamente, por alterações somáticas, sinais dismórficos, malformações de órgãos ou sistemas. Os sinais sugestivos de hipotonia central são apresentados no Quadro 12-2.

A lista de possibilidades diagnósticas é extensa e requer investigação complementar na maioria dos casos. Neste tópico, vamos listar as principais causas de hipotonia cerebral e as de causa medular.

Quadro 12-2. Sinais sugestivos de hipotonia central

Nível de consciência	Lactente sonolento, nível de alerta precário, irritabilidade, anormalidades no ciclo sono-vigília
Perímetro cefálico	Macro ou microcefalia
DNPM	Atraso motor e da linguagem (global), distúrbios do aprendizado, distúrbios auditivos ou visuais, transtornos da coordenação
Epilepsia	As crises epilépticas podem estar presentes e ter início precoce
Reflexos	Presentes, geralmente aumentados e acompanhados de outros sinais de liberação piramidal, como Hoffman e clônus
Reflexo cutâneo plantar	Em extensão
Outros	Movimentos involuntários anormais, malformações em órgãos e sistemas, sinais dismórficos, distúrbios metabólicos

Hipotonia de Causa Cerebral

Para emitir uma hipótese diagnóstica e orientar a investigação, é de interesse considerar as causas de acordo com o grupo etário.

No neonato, distinguem-se:[11,15,16]

- Malformações do SNC: síndrome de Chiari tipo 2, Dandy Walker, Joubert, Disgenesias cerebelares, lisencefalia.
- Infecções congênitas e neonatais.
- Complicações decorrentes de cardiopatias congênitas.
- Encefalopatia hipóxico-isquêmica (causa mais comum), caracterizada por alteração do nível de consciência, além de hipotonia, evoluindo com espasticidade e distúrbio de movimento.
- Hiperbilirrubinemia.
- Cromossomopatias (síndrome de Edwards, síndrome de Down, síndrome de Pradder-Willi).
- Efeitos de drogas sedativas administradas à gestante.
- Abuso de álcool pela gestante (síndrome alcoólico-fetal).
- Encefalopatias secundárias a distúrbios metabólicos e hidroeletrolíticos.
- Peroxissomopatias.
- Erros inatos do metabolismo, especialmente em pacientes com hipotonia de início precoce, que apresentam vômitos, crises epilépticas, distúrbios metabólicos de difícil correção, distúrbios respiratórios sem causa definida. As condições incluem: doença da urina do xarope de bordo, acidemias orgânicas, transtornos do ciclo da ureia, transtornos da B-oxidação de ácidos graxos, doenças lisossomais, mitocondriais, hiperglicemia não cetótica etc.

No lactente, podem ser citados:

- Encefalopatia crônica não progressiva.
- Erros inatos do metabolismo.
- Ataxias hereditárias.

Hipotonia de Causa Medular

Neonatos podem apresentar lesão medular sem evidência de ruptura de ligamentos ou fraturas de corpos vertebrais devido a flexibilidade e extensibilidade da coluna. Dois fatos são relevantes nos antecedentes de crianças com lesão medular neonatal: história de partos difíceis e prolongados e apresentação pélvica em 75% dos casos.[5]

A lesão medular em neonatos é seguida de período de hipotonia (choque medular) que dura entre 1 e 3 semanas, com substituição gradual por sinais de liberação piramidal. Pacientes com síndrome de Chiari tipo 1 também podem apresentar hipotonia precoce.[2]

A clínica geralmente é de tetraparesia/plegia ou paraparesia/plegia (flácida e arreflexa) nas fases aguda e subaguda, sem afecção de nervos cranianos e associada a presença de disfunção esfincteriana e perda de sensibilidade. Com a evolução, vão surgindo espasticidade com hiper-reflexia e sinais patológicos (clônus, sinal de Babinski persistente).

É importante lembrar que são poucas as etiologias envolvidas na hipotonia de causa medular, com destaque para a mielopatia hipóxico-isquêmica e lesão traumática da medula espinhal.[5]

HIPOTONIA DE CAUSA PERIFÉRICA

Qualquer um dos componentes da unidade motora pode ser o sítio de condições que resultam em hipotonia. Pode originar-se desde o segundo neurônio motor no corno anterior, as raízes, o nervo periférico, a junção neuromuscular até a fibra muscular. A ausência de achados de hipotonia central, associadamente à ausência de reflexos e uma patente fraqueza muscular sinalizam para hipotonia de causa periférica.[11]

Dentre as causas estão as atrofias musculares, as neuropatias, as miastenias e as miopatias. É importante questionar se a mãe apresenta sinais clínicos de distrofia muscular miotônica, por exemplo, se há casos na família de miopatias congênitas, neuropatias como Charcot-Marie-Tooth etc. O Quadro 12-3 apresenta os sinais clínicos que sinalizam para hipotonia de causa periférica.

Hipotonia Envolvendo o Corpo Anterior da Medula

As amiotrofias espinhais progressivas (AEP) consistem em doenças genéticas de padrão autossômico recessivo,[11] causadas por uma deleção/mutação em homozigose do gene *SMN1* no cromossomo 5q13. São condições degenerativas dos motoneurônios do corno anterior da medula espinhal, caracterizadas por: fraqueza proximal, arreflexia ou hiporreflexia, ausência de comprometimento sensitivo, presença de atrofia generalizada, presença de fasciculações.[17] O diagnóstico é feito por exame genético molecular que

Quadro 12-3. Sinais sugestivos de hipotonia de causa periférica

Pré-natal e neonatal	Diminuição dos movimentos fetais, posição pélvica, distocias fetais, poli-hidrâminio, transtornos da deglutição, necessidade de ventilação mecânica sem causas cardíacas ou respiratórias
DNPM	Atraso motor preponderante
Cognição	Em geral, preservada
Reflexos	Diminuídos ou ausentes
Hipotonia	Generalizada
Outros	*Fascies* miopática, retrações tendíneas, artrogripose, fasciculações

Quadro 12-4. Classificação das amiotrofias espinhais[21]

Tipo	Idade de início	Marcos motores	Cópias do SNM2	Expectativa de vida	Quadro clínico
0	< 1 semana	Sem marcos alcançados	1	< 1 mês	Fraqueza, contraturas, Insuficiência respiratória neonatal
1	2-6 meses	Não senta	2, 3	< 2 anos	Fraqueza proximal precoce, fasciculações da língua, escoliose, contratura, disfagia e insuficiência respiratória
2	6-18 meses	Senta	3, 4	> 2 anos	Fraqueza proximal precoce, fasciculações da língua, escoliose, contratura, tremor
3a	< 3 anos	Anda	3, 4	Idade adulta	Perde a habilidade de andar, escoliose, tremor
3b	3 a 21 anos	Anda	3, 4	Idade adulta	Tremor, escoliose
4	> 21 anos	Anda	4 ou mais	Idade adulta	Algum grau de fraqueza proximal

mostra presença de mutação ou deleção do gene *SMN1*. Este exame foi incluído no teste do pezinho ampliado em 2021, conforme legislação específica (Lei nº 14.154).[18] Maiores detalhes sobre o quadro clínico, investigação e tratamento são apresentados em capítulo específico sobre as amiotrofias. A classificação de AEP é apresentada no Quadro 12-4.[5,19-21]

Hipotonia por Doenças dos Nervos Periféricos

A hipotonia em neonato e lactente raramente é causada por neuropatia periférica.[2] Classifica-se como: primariamente desmielinizante ou axonal e pode ter origem genética ou adquirida. É caracterizada por padrão de fraqueza de predomínio distal, ausência de reflexos profundos, presença de comprometimento sensitivo, atrofia distal.[11,12] O detalhamento das neuropatias é feito em capítulo específico.[11,22] Um resumo sobre as neuropatias periféricas adquiridas e hereditárias é apresentado no Quadro 12-5.[23]

Quadro 12-5. Tipos de neuropatias periféricas

Neuropatias periféricas adquiridas
Nesse grupo de neuropatias periféricas, ganham importância, por serem tratáveis, a polirradiculoneuropatia aguda e suas variantes. Notar que, embora elas possam estar associadas à hipotonia, esse dado semiológico não é o fator preponderante para o diagnóstico
Neuropatias periféricas hereditárias[6]
Tem importância, pela frequência, o grupo das neuropatias hereditárias sensitivo-motoras – NHSM (em inglês, HSMN) ou Charcot-Marie-Tooth (CMT). São mais de 20 subtipos genéticos, porém o diagnóstico clínico é suportado pelos critérios adiante: ▪ Fraquezas distal e simétrica em membros inferiores > superiores ▪ Hipo ou arreflexia (distal > proximal; ou global) ▪ Arco plantar elevado, eventualmente pés planos; dedos “em martelo” na evolução ▪ Alterações sensitivas ▪ Hipertrofia de ramos nervosos superficiais nas CMT1, de aparecimento ao longo da evolução ▪ Herança autossômica dominante (CMT1, mais frequente), autossômica recessiva (CMT2) e ligada ao X

Hipotonia por Distúrbios de Junção Neuromuscular

Embora não seja uma causa comum na síndrome da criança hipotônica, essa condição deve figurar entre os diagnósticos diferenciais. Representa a única categoria de doenças da unidade motora em que os reflexos profundos estão normais. As miastenias congênitas correspondem ao grupo mais numeroso. Caracterizam-se pela fadiga mais ou menos flutuante, ptose palpebral e oftalmoparesia. Podem ser adquiridas (miastenia grave) ou geneticamente definidas (síndromes miastênicas congênitas). Dentre os principais genes associados às miastenias congênitas estão: CHAT, CHRNE, COLQ, DOK7, GFT1 e RAPSN.[11] Os critérios de diagnóstico e o tratamento são abordados em capítulo correspondente.

Hipotonia por Distúrbios Primários da Fibra Muscular

As anormalidades na estrutura e na função do músculo são a principal causa de hipotonia por disfunção da unidade motora. É de interesse clínico que se considerem as miopatias hereditárias de acordo com a idade de início dos sintomas. As miopatias congênitas são aquelas que se manifestam ao nascimento ou até o segundo ano de vida; miopatias de início precoce, com sintomas e sinais de início entre 3-4 anos de vida, e miopatias de início tardio nas demais idades pediátricas.[4]

As miopatias congênitas, embora presentes ao nascimento com gravidade variável, são lentamente progressivas e, na sua maioria, geneticamente determinadas. Dentre as características clínicas gerais estão: fraqueza, reflexos profundos diminuídos, atrofia ou hipertrofia, combinada com hipotonia, face miopática e presença de sinal de Gowers. Dismorfismos podem ser identificados: palato ogival, boca triangulada "tipo carpa", orelhas em abano, calcâneos proeminentes, face alongada (observada especialmente na evolução), peito escavado ou do tipo pontiagudo, espinha rígida, artrogripose múltipla, escoliose, pés tortos etc. O grupo das miopatias engloba as miopatias congênitas estruturais, as distrofias miotônicas, as distrofias musculares congênitas (colagenopatias, lamininopatias, alfadistroglicanopatias), dentre outros.[4,11,22] As características clínicas das miopatias relacionadas mais frequentemente com a síndrome da criança hipotônica são apresentadas no Quadro 12-6.[5] Esse assunto será abordado de forma detalhada no Capítulo 15.

Quadro 12-6. Miopatias mais frequentemente relacionadas com síndrome da criança hipotônica[5,19,20]

Tipo	Diagnóstico e clínica
Miopatias congênitas	
Nemalínica	São 6 subtipos com sintomas variáveis, que incluem: fraqueza, especialmente dos músculos da face, do pescoço e da musculatura proximal dos membros. As principais alterações envolvem os genes *NEB* (50%) e do ACTA1 (25%). A ENMG mostra padrão miopático e o CPK geralmente é normal ou pouco elevado
Central core	O principal gene é o *RYR1* no cromossomo 19q13. A ENMG pode mostrar padrão misto. Ocorre geralmente uma hipotonia leve ao nascimento e fraqueza de predomínio proximal e de MMSS, que piora após os 5 anos de idade. A motilidade ocular, facial e da deglutição, geralmente, é normal. Risco elevado de hipertermia maligna

(Continua)

Quadro 12-6. *(Cont.)* Miopatias mais frequentemente relacionadas com síndrome da criança hipotônica[5,19,20]

Tipo	Diagnóstico e clínica
Miopatias congênitas	
Desproporção congênita de fibra	Os casos genéticos podem ter alteração no gene *TPM3*. Os sintomas têm gravidade variável. Nas formas neonatais apresenta hipotonia intrauterina, luxação de quadril, com dismorfias e contraturas. Fraqueza facial, ptose e distúrbios da motilidade ocular podem estar presentes. CPK geralmente é normal ou pouco elevado
Minicore	Tem quatro subtipos, sendo a oftalmoplégica autossômica recessiva. Alterações genéticas comuns nos genes: *RYR1* e *SEPN1*. Forma precoce: hipotônico ao nascimento, atraso do denvolvimento, escoliose, comprometimento cardiorrespiratório, artrogripose. Forma moderada: acometimento de mãos e pés, inicio dos sintomas ao nascimento ou durante a infância com hipotonia, *pectus escavatum* ou deformidade torácica. Na forma infantil, atraso dos marcos motores, fraqueza axial. Escoliose e fraqueza do flexor do pescoço
Miotubular	Padrão genético variável (ligado ao X, dominante ou recessivo). Sua forma autossômica dominante é mais leve e a forma ligado ao X mais grave. Na forma grave pode ter hipotonia com insuficiência respiratória ao nascimento, face miopática, atrasos marcos motores, não aquisição de marcha e morte precoce
Centronuclear	Padrão genético autossômico recessivo, com principais genes: *DNM2*, *BIN1* e *TTN*. O paciente pode apresentar hipotonia ao nascimento, ou apenas atraso motor. Pode-se manifestar com a tríade: oftalmoplegia, fraqueza em face e demais músculos. Podem ocorrer crises epilépticas
Distrofias musculares	
Distrofia muscular congênita merosina +	Doença autossômica recessiva, com alteração no gene *SEPN1*. Também chamada de doença de Ullrich, com defeito no colágeno VI. O quadro clínico geralmente consiste em: hipotonia, dificuldade de sucção e desconforto respiratório, atraso dos marcos motores, fraqueza generalizada e facial. Deformidades articulares podem estar presentes ao nascimento ou se desenvolver durante a infância. CPK com leve aumento
Distrofia muscular congenita com merosina –	O principal gene é *6q22-23*. É mais grave que a forma merosina positiva. O paciente apresenta hipotonia, artrogripose e insuficiência respiratória grave ao nascimento, com padrão de fraqueza proximal, envolvendo face e musculatura cervical. As contraturas, torcicolo e pé torto podem estar presentes desde o nascimento. CPK elevado

(Continua)

Quadro 12-6. *(Cont.)* Miopatias mais frequentemente relacionadas com síndrome da criança hipotônica[5,19,20]

Tipo	Diagnóstico e clínica
Distrofias musculares	
Distrofia muscular congênita sindrômica	Geralmente coexistem distúrbios da migração neuronal (polimicrogiria, lisencefalia) e outras malformações do SNC, acompanhada do cortejo sintomatológico. CPK geralmente é elevado. Na distrofia de Fukuyama é comum o antecedente de abortos de repetição. Embora os pacientes possam ser normais ao nascer, acabam desenvolvendo hipotonia, fraqueza facial, dificuldade de sucção e contraturas. Na forma MEB (músculo-cérebro-olho) há hipotonia neonatal, atraso do desenvolvimento e anormalidades oculares No Walker-Warburg podem ser observados: turvação de córnea, catarata, displasia retiniana, hipoplasia de nervo óptico etc.
Distrofia miotônica congênita	Doença autossômica dominante, sendo a principal alteração no gene *DMPK – 19q*. Há relato de redução dos movimentos fetais e polidrâmnio, além de prematuridade, com partos difíceis. Pode haver insuficiência respiratória precoce, além de diplegia facial, hipotonia generalizada, pé torto, artrogripose, disfunção gastrointestinal e cardiopatia
Distrofia de Bethlem	Distrofia autossômica dominante, com mutação na formação do colágeno tipo VI, nos genes *COL6A1*, *COL6A2*, *COL6A3*. Caracteriza-se por hipotonia congênita, com fraqueza proximal e contraturas antes dos 2 anos, CPK é normal ou pouco elevado
Miopatias metabólicas	
Deficiência de maltase ácida (doença de Pompe)	Todas as formas são autossômicas recessivas. Geralmente ocorre alteração no cromossomo 17q25.2-25.3 O diagnóstico é feito por meio da dosagem da enzima ácida α-glucosidase. A apresentação antes do 2º mês de vida é, em geral, caracterizada por hipotonia generalizada sem atrofia e insuficiência cardíaca congestiva
Deficiência de carnitina	Não tem uma causa genética única, sendo a forma de defeito no *5q33.1* isolado, de herança recessiva rara. Além da miopatia, a criança pode apresentar distúrbio metabólico e arritmia cardíaca. A fraqueza proximal inicia-se nos membros inferiores, sendo lentamente progressiva, com períodos de exacerbação. A cardiomiopatia pode ser assintomática. O CK geralmente está elevado

COMO INVESTIGAR A HIPOTONIA NA CRIANÇA?

A anamnese relativa aos eventos pré e perinatais sugere encefalopatias não progressivas, infecções congênitas ou doenças sistêmicas. Os antecedentes de consanguinidade, abortos frequentes, morte inexplicada de irmão podem ser úteis no caso de erros inatos do metabolismo, mas podem ocorrer tanto em hipotonia central com evolução progressiva, como em doenças neuromusculares.

No diagnóstico da hipotonia cerebral, a escolha dos testes laboratoriais varia conforme a hipótese em investigação. Sugere-se uma triagem preliminar.[5,7,9,10,11,22]

A) Exames laboratoriais: investigação infecciosa sorológica/imunológica (STORCHZ), funções hepática e tireoidiana, gasometria e eletrólitos, níveis de lactato, piruvato, amônia, dosagem de aminoácidos séricos e organoácidos urinários, análise do LCR (quando pertinente). A dosagem de CPK é importante, mesmo se a suspeita inicial for de hipotonia central.
B) Realizar ecografia para investigar malformações viscerais.
C) Neuroimagem encefálica.
D) Avaliação oftalmológica, cardiológica, ortopédica, conforme achados clínicos.
E) Se forem identificadas características sindrômicas, deve-se solicitar cariótipo, Micro-Array, Fish, conforme suspeita.
F) Após uma triagem inicial, buscar marcadores específicos, bioquímicos ou moleculares que complementem a investigação de causas centrais de hipotonia.

Quanto à hipotonia de causa periférica, sugere-se a seguinte investigação:[5,11,24-26]

A) Creatinoquinase sérica, aldolase, LDH, TGO, TGP.
B) Teste do gelo e teste da prostigmina, nas suspeitas de doenças da junção neuromuscular.
C) Estudo genético: existem painéis, conforme a suspeita clínica, que estão sendo disponibilizados de forma gratuita. Análise de DNA pode ser indicada logo após a suspeita diagnóstica clínica. Nos casos típicos de distrofinopatias, amiotrofias espinhais, distrofia miotônica congênita, distrofia facioescapuloumeral, pode-se prescindir de exames neurofisiológicos ou mesmo da biópsia.
D) A eletroneuromiografia (ENMG) pode antecipar-se aos painéis genéticos quando houver dúvida clínica na hipotonia de causa periférica (amiotrofia x miopatia x neuropatia?) a fim de direcionar e reduzir os custos dos exames genéticos a serem solicitados. É indicada também quando a análise genética não for conclusiva. A ENMG é tecnicamente factível, mesmo em lactentes, quando realizada por profissionais habilitados. Avalia-se a condução nervosa, lembrando que os valores normativos estão próximos aos do adulto entre 3 e 5 anos de idade. Faz-se o exame de agulha, observando-se criterioso planejamento da amostragem de músculos proximais e distais e dando preferência a músculos flexores, que apresentam maior atividade funcional e maior facilidade de avaliação na faixa pediátrica. Está indicada a inclusão da estimulação nervosa repetitiva nos casos em que a hipótese preferencial é para doenças da junção mioneural.
E) Biópsia de músculo quando houver suspeita de uma das miopatias estruturais ou nos casos em que não foi possível fazer a análise genética ou não se detectou o defeito molecular.
F) A ressonância magnética de músculo é um potencial instrumento diagnóstico, não invasivo e útil no direcionamento do subtipo da miopatia, quer para focar a avaliação genética, quer quando esta foi pouco elucidativa.

Essa é uma investigação básica sugerida pelos autores, que pode ser complementada com o algoritmo apresentado na Figura 12-2.

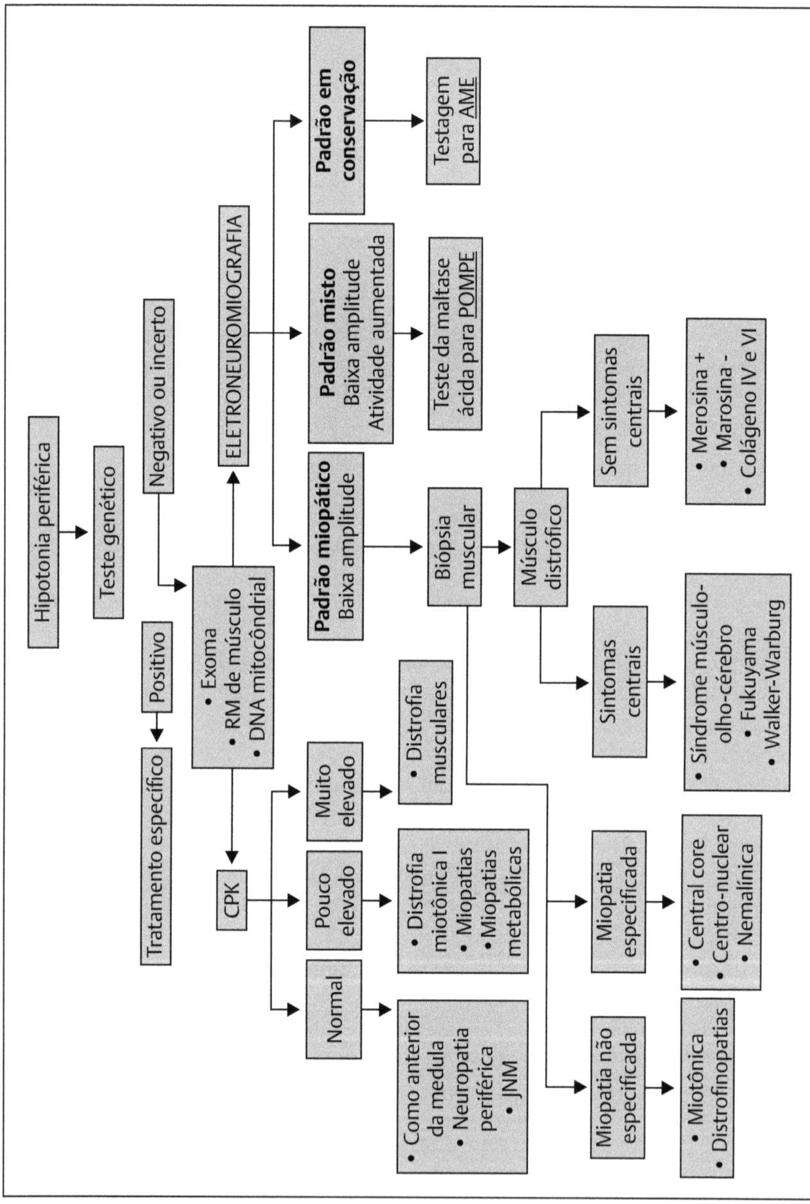

Fig. 12-2. Algoritmo de investigação para hipotonia de causa periférica.

CONSIDERAÇÕES GERAIS SOBRE O TRATAMENTO

Pacientes com doenças que cursam com hipotonia, de causa cerebral e neuromuscular, recebem tratamento de suporte associado a um intensivo programa de reabilitação. Este deve incluir equipe interdisciplinar para que a soma de várias competências clínicas leve ao desenvolvimento máximo das potencialidades de cada paciente e à melhor qualidade de vida possível para ele e seus familiares. Órteses e cirurgia para correção de contraturas ou escoliose devem ser criteriosamente consideradas, sob a ótica de vários profissionais.

O aconselhamento genético é obrigatório nas doenças herdadas. O médico assistente deve prover informações corretas, porém simples, para que os pais decidam sobre a constituição de suas famílias. A crescente facilidade para o conhecimento de informações genéticas precisas (através de sequenciamento Sanger, sequenciamento de nova geração, exoma; outras técnicas mais simples, quando aplicável) permite ao médico assistente buscar ativamente essas informações com o objetivo de definir a doença e subsidiar o aconselhamento.

Por fim, com as novas modalidades terapêuticas, especialmente a terapia gênica, houve um grande avanço em relação ao tratamento das doenças neuromusculares. Esse assunto é tratado em capítulos específicos.

PONTOS-CHAVE

- A avaliação clínica da criança hipotônica é complexa e desafiadora. É essencial definir se a alteração é de causa central (suprasegmentar) ou periférica (unidade motora).
- A presença de fatores de risco pré ou peri ou pós-natais, histórico de abortamento, atraso cognitivo, epilepsia, juntamente com o alerta precário sinalizam para hipotonia de causa central.
- Atraso ou diminuição dos movimentos fetais, apresentação pélvica, luxação de quadril, presença de pés tortos, distúrbios de deglutição, necessidade de suporte ventilatório sem causa evidente, hipo ou arreflexia apontam para hipotonia de causa periférica.
- A dosagem da enzima de creatinofosfoquinase é um exame laboratorial de baixo custo, acessível e útil como triagem preliminar na avaliação da criança hipotônica.
- A investigação será direcionada conforme a localização, sobressaindo o exame de imagem na hipotonia central e os painéis genéticos na hipotonia de causa periférica.

REFERÊNCIAS BIBLIOGRÁFICAS

1. Bodensteiner JB. The evaluation of the hypotonic infant. Sem Pediatr Neurol 2008; 15:10-20.
2. Reed UC. Síndrome da Criança Hipotônica. In: Aron Diament A, Cypel S; Reed UC. Neurologia Infantil. 5. ed. São Paulo: Atheneu; 2010 p. 1473-1507
3. Masi AT, Hannon JC. Human resting muscle tone (HRMT): narrative introduction and modern concepts. J Bodywork Mov Ther. 2008;12:320-32.
4. Bönnemann CG, Wang CH, Quijano-Roy S, Deconinck N, Bertini E, Ferreiro A, et al. Diagnostic approach to the congenital muscular dystrophies. Neuromuscul Disord. 2014;24:289-311.
5. Fenichel GM. Clinical pediatric neurology. A signs and symptoms approach. 8th ed. Elsevier, 2015.
6. Harris SR. Congenital hypotonia: clinical and developmental assessment. Dev Med Child Neurol. 2008;50:889-92.
7. Reed UC. Síndrome da criança hipotônica. In: Fonseca LF, Pianetti G, Xavier CC. (Eds.). Compêndio de neurologia infantil. 2. ed. Rio de Janeiro: Medsi; 2011. p. 493-512.
8. Swaiman KF, Ashwal S, Ferriero DM. Pediatric neurology. Principles and practice. 4. ed. St. Louis: Mosby Elsevier; 2006. 1050p.

9. Volpe JJ. Neurology of the newborn. 5. ed. Philadelphia:WB Saunders Company; 2008 Apr. 1120 p.
10. Jonhston HM. The floppy weak infant revisited. Brain Dev. 2003;(25):155-58.
11. Beniteza DA, Reyesa MLAB, Escobara RG, Fariasa AN, Bohnerc MEL, Avila-Smirnowa D. Sindrome hipotónico del recién nacido y lactante. Andes pediatr. 2022;93(4):458-469.
12. Paro-Panjan D, Neubauer D. Congenital hypotonia. Is there an algorithm? J Child Neurol. 2004;19:439-42.
13. Prasad NA, Prasad C. Genetic evaluation of floppy infant. Sem Fetal Neonatal Med. 2011;16:99-108.
14. Morton SU, Christodoulou J, Costain G, Muntoni F, Wakeling E, Wojcik MH, et al. Multicenter Consensus Approach to Evaluation of Neonatal Hypotonia in the Genomic Era: A Review. JAMA Neurol. 2022 Apr 1;79(4):405-413.
15. Butchbach MER. Copy number variations in the survival motor neuron genes: implications for spinal muscular atrophy and others neurodegenerative diseases. Front Mol Biosci. 2016;3:7.
16. Nucci A, Queiroz LS. Miopatias congênitas. In: Fonseca LF, Pianetti G, Xavier CC eds. Compêndio de neurologia 2. ed. Rio de Janeiro: Medsi; 2011. p. 493-512.
17. Kolb SJ, Kissel JT. Spinal muscular atrophy: a timely review. Arch Neurol. 2011;68:979-84.
18. Sancionada Lei que amplia o teste do Pezinho. Agência Câmara. Disponível em: https://www.camara.leg.br/noticias/765233-sancionada-lei-que-amplia-o-teste-do-pezinhono-sus/.
19. Allamand V, Briñas L, Richard P , Stojkovic T, Quijano-Roy S, Bonne G. Col VI myopathies: where do we stand, where do we go? Skeletal Muscle. 2011;1-30.
20. Kang PB, Morrison L, Iannaccone ST, Graham RJ, Bönnemann CG, Rutkowski A, et al. Evidence-based guideline summary: evaluation, diagnosis, and management of congenital muscular dystrophy. Neurology. 2015:84;1369-78.
21. Lewis SL. Continuum: Peripheral nerve and motor neuron disorders. October 2020, Vol 26, número 5.
22. Reed UC, Marques-Dias MJ. In: Schvartsman BGS, Maluf Jr PT Pediatria. Instituto da Criança do Hospital das Clínicas. 1. ed. São Paulo: Manole; 2012 p. 62-90.
23. Hoyle JC, Isfort MC, Roggenbuck J, Arnold WD. The genetics of Charcot–Marie–Tooth disease: current trends and future implications for diagnosis and management. Appl Clin Gen 2015:8 235-43.
24. Nucci A. Eletroneuromiografia e maturação neuromuscular. In: Moura-Ribeiro MVL, Gonçalves VMG. Neurologia do desenvolvimento da criança. 1. ed. Rio de Janeiro: Revinter; 2006. p. 149-69.
25. O'Ferrall EK, Sinnreich M. The role of muscle biopsy in the age of genetic testing. Curr Opin Neurol. 2009;22:543-53.
26. Wattjes MP, Kley RA, Fischer D. Neuromuscular imaging in inherited muscle diseases. Eur Radiol. 2010;20:2447-60.

CAPÍTULO 13

NEUROPATIAS NA INFÂNCIA

Nadson Bruno Serra Santos ▪ Anamarli Nucci
Marcondes Cavalcante França Jr. ▪ Alberto Rolim Muro Martinez

INTRODUÇÃO

As neuropatias da infância apresentam um amplo espectro clínico (Quadro 13-1). A compreensão desses achados, associada ao exame físico, e dentro do contexto clínico adequado compõem a ferramenta mais útil para alcançar o diagnóstico. Sendo assim, buscando uma forma mais didática iremos classificá-los a partir das seguintes perguntas:

1. A neuropatia é hereditária ou adquirida?
2. O envolvimento é exclusivamente motor?
3. Existe manifestação autonômica?
4. O dano é axonal ou mielínico na eletroneuromiografia?

Quadro 13-1. Etiologia das neuropatias mais comuns na infância

Neuropatias hereditárias	Neuropatias adquiridas
Neuropatia sensitivo-motora hereditária/CMT ▪ CMT 1 (desmielinizante, AD) ▪ CMT 2 (axonal, AD ou AR) ▪ CMT 4 (desmielinizante, AR) ▪ CMTX (desmielinizante, axonal, XD ou XR)	**Polineuropatia** ▪ Inflamatória ▪ Tóxico-metabólica
Neuropatia sensitivo-autonômica hereditária ▪ HSAN 1 ▪ HSAN 2-5	**Mononeurite múltipla** ▪ Inflamatória/infecciosa
Neuropatia motora distal hereditária (dHMN) ▪ dHMN	**Mononeuropatia** ▪ Inflamatória ▪ Traumática
Neuropatia episódica ▪ HNPP	**Plexopatia** ▪ Paralisia de Dejerine-Klumpke

NEUROPATIAS ADQUIRIDAS

Quando discutimos sobre neuropatias adquiridas, existe um amplo leque de hipóteses etiológicas, e a compreensão do padrão de acometimento associado ao padrão eletrofisiológico facilita o raciocínio diagnóstico (Fig. 13-1).[1-3]

Polirradiculoneuropatia Aguda

Paralisia flácida, simétrica, ascendente e arreflexa, essa espécie de mantra descritivo do quadro clínico das polirradiculoneuropatias desmielinizantes agudas (AIDP) nos adultos guarda alguma relação ao que ocorre na população pediátrica a qual possui suas particularidades a serem descritas a seguir.

A distribuição dos casos varia conforme a faixa etária e a localização geográfica sendo infrequente antes dos 2 anos de idade. A incidência anual estimada varia de 0,34 a 1,34 caso/100.000/ano,[4,5] número esse que é menor do que o observado em adultos no quais pode atingir até 1,91 caso/100.000/ano.[4]

O quadro clínico é dominado por achados agudos/subagudos compostos por fraqueza ascendente (que pode atingir membros superiores e face) simétrica, arreflexia e hipotonia. O nadir dos sintomas motores ocorre em geral dentro de 2 semanas, porém, por definição, o grau máximo de fraqueza é atingido em até 4 semanas. O mesmo ocorre com a redução dos reflexos. A insuficiência respiratória por envolvimento dessa musculatura ocorre por volta de 15% dos casos, frequência que representa a metade da observada em pacientes adultos que é de 30%.[5] Um outro fator que distingue as duas populações é a identificação de fatores desencadeantes do período de 2-3 semanas que precedem o aparecimento do quadro motor: 67-85% nas crianças e 40-70% nos adultos.[6]

Mas talvez a manifestação mais emblemática e, de certa maneira, mais peculiar às formas pediátricas de AIDP seja a dor. A dor, que pode obedecer a diversas subclassificações como radicular, neuropática ou até mesmo muscular, dificulta tanto para o exame físico de crianças mais novas, quanto no raciocínio diagnóstico uma vez que frente à recusa para deambular e com o antecedente de doença infecciosa o leque de diagnósticos diferenciais amplia-se devendo incluir também as miosites infecciosas (vide capítulo de Miopatias na Infância). A disautonomia pode estar presente em até 1/4 dos pacientes e em conjunto com uma fraqueza de rápida evolução e com o envolvimento da musculatura bulbar deve incorrer no tratamento desses pacientes em ambiente de terapia intensiva.[7] Ainda considerando os sinais e sintomas disautonômicos, o envolvimento esfincteriano adiciona uma nova camada de dificuldades à sua contextualização. Isso se dá pelo fato de que também está presente em condições que são diagnósticos diferenciais para a AIDP, como as síndromes medulares. Outro ponto delicado é a resposta exagerada a algumas medicações que ocorre pelo acometimento dos sistemas de controle pressórico e de ritmo cardíaco e que pode algumas vezes ser o primeiro indício do envolvimento associado do sistema autonômico.

Além dos quadros mais prototípicos descritos acima, a AIDP também pode apresentar-se de formas com manifestação atípica. Nesses casos, particularmente frequentes em crianças menores de 6 anos de idade, sintomas inespecíficos colaboram para o atraso diagnóstico e podem incluir: dor mal localizada, recusa a manter o ortostatismo e a deambulação, irritabilidade e, em casos mais raros, o envolvimento motor mais precoce na região proximal dos membros inferiores.[8]

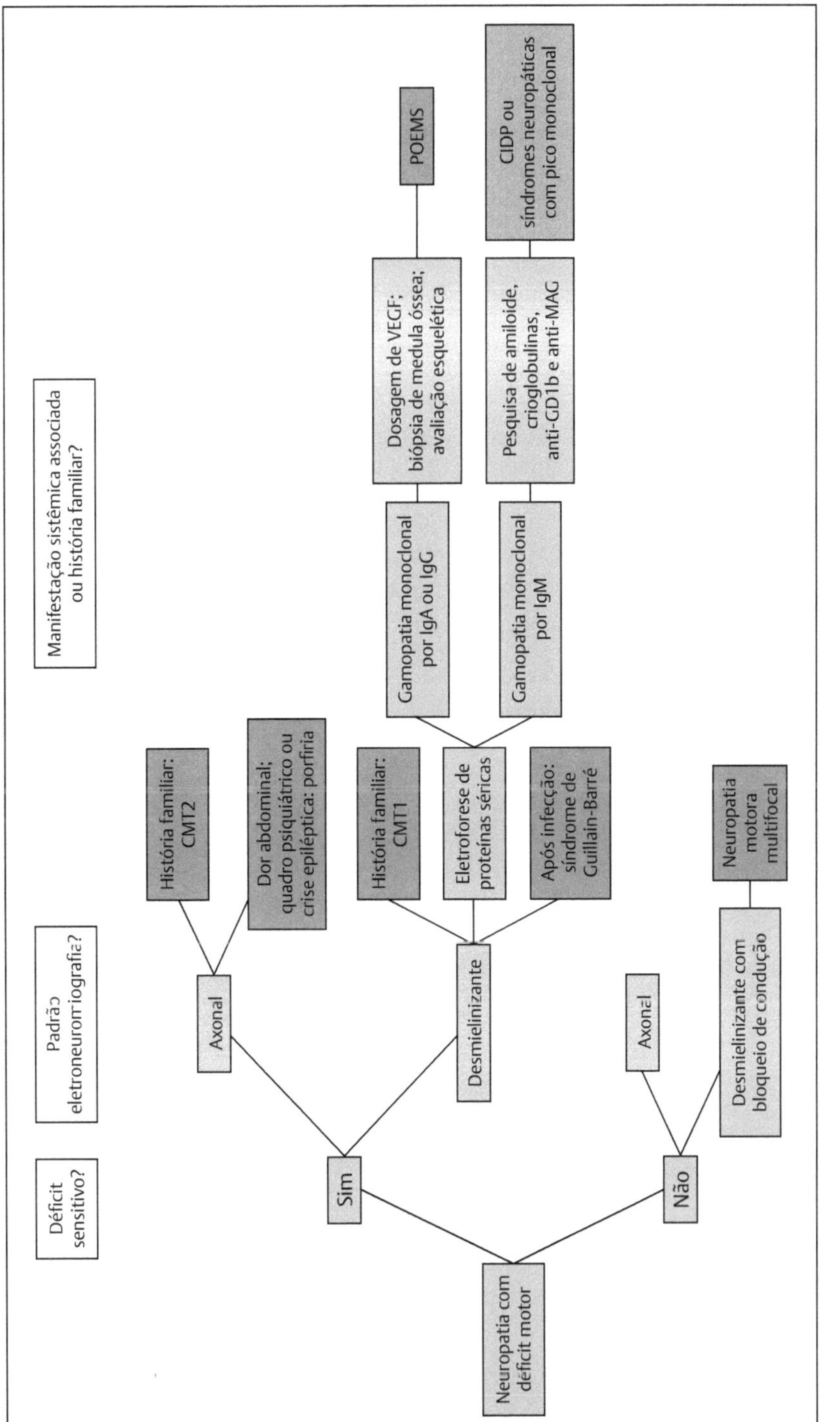

Fig. 13-1. Fluxograma para investigação diagnóstica dos pacientes pediátricos com neuropatia conforme o tipo de manifestação clínica e neurofisiológica.

As chamadas formas variantes da AIDP, diferenciadas pelo acometimento preferencial de fibras sensitivas ou motoras e ainda pela topografia lesional do componente neuronal envolvido dividida entre axonal ou mielínica, são infrequentes na população pediátrica. Além da forma de AIDP a forma de neuropatia aguda axonal motora (AMAN) também é relativamente comum.[6] Formas axonais sensitiva e motoras (ANSAM), a síndrome de Miller Fisher (ataxia, arreflexia e oftalmoparesia), a variante faringo-cérvico-braquial e formas puramente disautonômicas ou puramente sensitivas a despeito de já serem descritas na infância são menos frequentes.[8]

Muito embora o diagnóstico de AIDP seja, na grande maioria das vezes, direto no contexto de um quadro clínico compatível, algumas iniciativas de proposição de critérios diagnósticos foram realizadas. Dentre essas, ganha destaque a proposta pelo National Institute of Neurological Disorders and Stroke (NINDS) na qual algumas manifestações são necessárias ao diagnóstico e outros sintomas trazem suporte a esse diagnóstico.[9] O Quadro 13-2 esclarece esses pontos.

Assim como alguns elementos auxiliam no reforço à hipótese diagnóstica, outros fatores são considerados como alerta para eventuais diagnósticos diferenciais: assimetria significativa, pleocitose > 50 células/μL, envolvimento pulmonar e/ou sensitivo desproporcional à fraqueza, febre e/ou disfunção esfincteriana ao início, nível sensitivo, ptose.[10,11]

Nesse contexto, a lista de diagnósticos diferenciais torna-se bastante ampla e vai desde condições que afetam o sistema nervoso central, como doenças desmielinizantes (ADEM, síndrome anti-MOG, neuromielite óptica), neoplasias, quadros inflamatórios (sarcoidose) e carenciais (déficit de vitamina B12 e B1), passando pelo corno anterior com as mielites agudas flácidas (poliomielite, síndromes pólio-*like*), nervos periféricos (CIDP, paralisia do carrapato, neuropatia tóxica), junção neuromuscular (*miastenia gravis*, botulismo) até o músculo (miosite viral, inflamatória, metabólica, induzida por drogas).[10]

Uma vez formulada a hipótese clínica de AIDP, a investigação complementar deve prosseguir desde que não atrase de forma significativa a instituição do tratamento específico. Dentre as possíveis frentes de investigação complementar estão os exames laboratoriais, exames de imagem e a eletroneuromiografia.

- *Exames laboratoriais:* a avaliação do líquido cefalorraquidiano representa o exame mais tradicional no contexto da AIDP. Embora a dissociação proteinocitológica (aumento da proteinorraquia sem pleocitose concomitante) seja um achado clássico, não é fundamental para o diagnóstico uma vez que, ao menos em pacientes adultos, de 30% a 50% dos casos tem proteinorraquia normal na primeira semana, frequência que na segunda semana de déficit reduz-se para 10-30%.[12] Outro ponto relevante é o fato de que os exames

Quadro 13-2. Critérios diagnósticos para a polirradiculoneuropatia desmielinizante aguda (propostos pelo National Institute of Neurological Disorders and Stroke – NINDS)

Necessários para o diagnóstico	Suporte para o diagnóstico
▪ Fraqueza progressiva nos quatro membros (por vezes iniciado nos membros inferiores) ▪ Arreflexia/hiporreflexia nos membros paréticos	▪ Piora de dias até 4 semanas (geralmente 2 semanas) ▪ Sintomas sensitivos leves (ausentes na neuropatia aguda axonal motora) ▪ Déficits relativamente simétricos ▪ Envolvimento de nervos cranianos, particularmente nervos faciais ▪ Disfunção autonômica ▪ Dor

laboratoriais gerais objetivando afastar diagnósticos diferenciais devem ser realizados incluindo sorologias especialmente HIV em casos com pleocitose leve (< 50 células/μL). A investigação de outros agentes como desencadeantes do quadro de AIDP, como o *C. jejuni*, não auxilia no diagnóstico em si ainda que seja importante do ponto de vista epidemiológico. Os anticorpos antigangliosídeos, especialmente anti-GM1, anti-GD1A, anti-GT1A, anti-GQ1B, podem ser úteis para os casos nos quais há dúvida diagnóstica ainda que tenham valor preditivo negativo baixo, porém para algumas associações como síndrome de Miller Fisher e anticorpo anti-GQ1B estão presentes em 90% dos casos.[13]

- *Exames de imagem:* o uso de exames de imagem como a ressonância magnética e a ultrassonografia tem por objetivo, além de afastar diagnósticos diferenciais, demonstrar o espessamento radicular nesses pacientes. Ainda que os critérios diagnósticos atuais não tenham incorporado esses achados, a sua presença pode ser útil para o diagnóstico especialmente na faixa etária pediátrica.[14]
- *Eletroneuromiografia (ENMG):* a avaliação neurofisiológica é útil especialmente na subclassificação entre AIDP, AMAN e AMSAN, no entanto, por não ser fundamental para o diagnóstico, não deve atrasar o tratamento específico sob o argumento de sua realização.[10] Para as formas atípicas pode ser útil uma vez que, em alguns casos, alterações podem estar presentes já na primeira semana de sintomas.[4]

A potencial gravidade que a evolução da AIDP pode trazer, torna fundamental a vigilância quanto a alguns aspectos que incluem: deglutição, respiração e sinais vitais visando a detecção precoce de instabilidades. A admissão para tratamento e acompanhamento em ambiente de terapia intensiva deve ser instituída ao primeiro sinal de modificação dos parâmetros já mencionados. Com o intuito de tornar a vigilância ainda mais ativa foi proposto por Roodbol *et al.* um modelo prognóstico Erasmus GBS Respiratory Insufficiency Escore-kids (EGRIS-Kids).[15] Nesse modelo considerando idade, presença de acometimento de nervos cranianos e o escore na escala de *GBS disability* na admissão, seus valores vão de 1 a 9 pontos com riscos para necessidade de ventilação mecânica de 4% a 50% para uma área sob a curva de 0,71.[15]

O tratamento específico pode ser realizado com imunoglobulina humana (IVIG) 5% na dose de 2 g/kg divididos em 5 dias. De maneira geral efeitos relacionados com a velocidade de infusão incluem cefaleia, náuseas, febre, irritabilidade e mialgia, pacientes com deficiência de IgA têm maior risco de reações de hipersensibilidade incluindo a anafilaxia. Uma outra modalidade terapêutica na qual faz-se a remoção mecânica dos autoanticopos envolvidos com a fisiopatogenia da doença é a plasmaférese que demanda equipamento especial para indivíduos com menos de 40 kg e idealmente não deve ser indicada para os pacientes com disfunção autonômica. Para ambas as modalidades, o objetivo é acelerar a melhora clínica com redução da necessidade ou do tempo de ventilação mecânica. Até o momento, não existem evidências robustas o suficiente que sejam capazes de indicar uma modalidade, do ponto de vista de eficácia, sobre a outra. Evidências da população adulta não indicam um segundo ciclo de IVIG para os casos refratários à primeira infusão uma vez que não traz benefícios mensuráveis e ainda agregam risco de aumento de eventos tromboembólicos.[16]

Além do tratamento específico, é fundamental que os pacientes com AIDP sejam submetidos à fisioterapia precocemente buscando melhora no prognóstico e pelo fato de que a imobilidade aumenta o risco para quadros de trombose venosa profunda. Outro ponto a ser levado em consideração é a dor que por vezes necessita tratamento dirigido com anti-inflamatórios não esteroides ou mesmo gabapentinoides nos casos de características neuropáticas do quadro álgico.[10]

Quanto ao prognóstico, conforme as informações publicadas por Roodbol *et al.* ao avaliarem uma coorte retrospectiva de 421 pacientes pediátricos com AIDP, pontuações mais baixas na escala *GBS disability* no nadir dos sintomas foi o preditor mais fidedigno de marcha independente em 1 mês (OR 0,43 95% IC 0,25-0,74).[15]

Plexopatia de Dejerine Klumpke

São descritas ainda na primeira infância, com evidência logo após ao nascer ou na medida em que os marcos do desenvolvimento se estabelecem, e fica evidente a presença de fraqueza distal envolvendo a musculatura intrínseca da mão e dos flexores dos dedos/carpo o que topografa uma possível lesão do tronco inferior (C8 e T1).

A etiologia mais comum de plexopatia nesse cenário são tocotraumatismos que levam ao estiramento da região cervical e culminam na ruptura parcial ou total das fibras dessa região que é composta por raízes nervosas de C5-T1, e formam os nervos axilar, radial, mediano e ulnar.

Neuropatias Infecciosas

A hanseníase é uma doença infecciosa ainda frequente no Brasil, e que tem um difícil diagnóstico, o que resulta em impacto para o paciente, culminando em graves sequelas. O diagnóstico precoce e a terapia são os passos mais importantes na prevenção de deformidades e incapacidades.

A descrição em 1873 por G. H. A. Hansen, do *Mycobacterium leprae* permitiu o entendimento do agente etiológico e da história natural da doença. Hoje sabemos que ela pode manifestar-se de forma heterogênea conforme a resposta imune do hospedeiro, resultando em uma neuropatia autonômica, sensitiva e motora, que se manifesta como mononeurite múltipla.

A clínica pode ser incipiente a lesões anestésicas, na forma neurítica pura, como mononeurite, mononeurite múltipla ou polineuropatia (após um quadro de confluência), até uma forma grave com artrite.

Lembramos que podem ocorrer disfunções autonômicas na hanseníase e dor neuropática grave decorrente de neuropatia dolorosa de fibras finas. O paciente que desenvolve neuropatia inflamatória muitos anos depois de tratamento prévio da lepra cutânea deve ter como um dos diagnósticos diferenciais a neuropatia de início tardio.[17]

Neuropatias Inflamatórias associadas a Vasculites

As vasculites compõem um grupo de doenças inflamatórias que se caracterizam por inflamação nos vasos de diversos calibres (pequenos, médios ou grandes vasos) associado a manifestação sistêmica. Podem ser classificadas como primárias, quando não existe causa conhecida, ou secundárias, quando ela se apresenta no contexto de outras doenças sistêmicas. As vasculites são doenças nas quais o ataque imunomediado é dirigido contra os vasos sanguíneos, levando à isquemia de órgãos e estruturas supridas por esses vasos. As neuropatias vasculíticas, decorrem do processo inflamatório aos vasos de médio calibre e a *vasa nervorum*, resultando em isquemia dos nervos periféricos.

O grande desafio na população pediátrica é avaliar os nervos e a sensibilidade, tendo em vista as queixas descritas de maneira muito peculiar. A fraqueza muscular pode ser relatada pelos pais como dificuldade de correr, subir escadas, ou mesmo que a criança seja "desajeitada". Sintomas sensitivos podem ser descritos como "formigamento" ou dor tipo queimação, e a incoordenação associada a ataxia sensitiva.

O tratamento-padrão para as neuropatias vasculíticas é a corticoterapia com prednisona ou prednisolona 1 mg/kg/dia, seguido de desmame gradual, até uma dose de manutenção de 5 a 10 mg/dia.[18]

NEUROPATIAS GENÉTICAS

Sensitivo-Motora Padrão Desmielinizante na Eletroneuromiografia

Charcot-Marie-Tooth (CMT)

A descrição clínica clássica de CMT consiste em fraqueza simétrica; atrofia da musculatura distal das pernas; hipo/arreflexia de aquileu e patelar; deformidade de pés (pé cavo). O início das manifestações ocorre nas duas primeiras décadas de vida, com velocidade de progressão (musculatura proximal de coxas e mãos) muito variável e com gravidade heterogênea, com alguns pacientes pouco sintomáticos e outros gravemente acometidos.[19]

A forma mais frequente é o CMT1, representando 50-70% dos casos de CMT e ocorre pela duplicação do gene *PMP22*. A eletroneuromiografia (ENMG) é um exame que auxilia na investigação e apresenta uma velocidade de condução do nervo (VCN) motor reduzida de forma homogênea, geralmente abaixo de 38 m/s nos membros superiores (a referência é superior a 50 m/s), o que a classifica como desmielinizante.

O CMTX (variante dominante do cromossomo X) usualmente se manifesta em meninos como CMT1, e em meninas como neuropatia axonal. Sintomas adicionais como perda auditiva, atrofia óptica, paralisia das cordas vocais, progressão rápida, padrões atípicos na forma como a fraqueza se manifesta, escoliose ou insuficiência renal são sinais potenciais de certas mutações gênicas.

As neuropatias congênitas com manifestação na infância, são relevantes e chamam a atenção devido aos seus achados típicos. Essas doenças costumavam ser categorizadas como polineuropatia hipomielinizante congênita e síndrome de Déjerine-Sottas (CMT3) com neuropatia desmielinizante e hipertrófica, deficiências sensoriais pronunciadas, aumento da proteína LCR e um curso grave. Evidências genéticas moleculares mostraram que estas não são entidades genéticas independentes, mas sim as manifestações clinicamente mais graves de mutações CMT fenotipicamente e variáveis altamente conhecidas.

As neuropatias episódicas são diagnósticos desafiadores, e a neuropatia hereditária com paralisia de pressão (HNPP), é a mais conhecida desse grupo. É de herança autossômica dominante, com uma prevalência de 7 a 16 indivíduos em 100.000. Manifesta-se com déficits focais funcionais recorrentes nos nervos periféricos, especialmente em pontos de maior risco de compressão nervosa.[3,19]

Variante Axonal na Eletroneuromiografia

A variante axonal do CMT (CMT2), representa de 10-30% dos casos de CMT, é indistinguível clinicamente do CMT1, e apresenta-se na ENMG com VCN normal ou próximo de 50 m/s, mas com a amplitude do potencial de ação motora (CMAP) reduzida.[3]

Exclusivamente Motor

Neuropatias Motoras Distais Hereditárias (dHMN)

As dHMNs consistem de um grupo raro e geneticamente heterogêneo de doenças caracterizadas por sintomas exclusivamente motores e que afetam os grupos musculares distais. A manifestação clínica predominante é atrofia da extremidade distal dos membros inferiores associada a paresia, com algumas formas envolvendo membros superiores (especialmente mão e braço).

A ENMG pode apresentar estudo de condução nervosa sensitivo e motora normal com alterações exclusivamente ao exame de agulha (padrão neurogênico). Existe ainda, a descrição de associação de paraplegia espástica com formas de dHMN (BSCL2). Por este motivo, o exame físico detalhado com a busca de sinais piramidais pode corroborar alguns diagnósticos clínicos.[19]

Sensitivo-Motora com Manifestação Autonômica

Neuropatia Sensitivo-Autonômica Hereditária (HSAN)

Este grupo extremamente raro é caracterizado principalmente por déficit sensitivo de predomínio distal, associado a sintomas autonômicos, eventualmente apresenta envolvimento motor muito sutil. Aqui vamos classificar os cinco grupos:[18]

- HSAN I, de herança autossômica dominante, geralmente se manifesta na segunda década de vida com redução de sensibilidade à dor e temperatura. Progressivamente, os pacientes perdem outros domínios sensitivos e evoluem com dor espontânea. A perda sensorial leva a alterações tróficas e úlceras nas mãos e pés, eventualmente culminando com osteomielite. Nesse grupo a disautonomia é menos proeminente.
- HSAN II-V são de herança autossômica recessiva e se manifestam ainda na infância. HSAN II se caracteriza por lesões indolores (pela perda sensitiva) e acrodistrofia e degeneração articular. HSAN III (síndrome de Riley-Day ou disautonomia familiar) causa disfunção autonômica, vômitos e retardo psicomotor. HSAN IV se apresenta com anidrose generalizada associada a episódios febris isolados, associados a perda de sensibilidade dolorosa e déficit cognitivo. HSAN V tem apresentação semelhante à HSAN IV, mas sem déficit cognitivo.[3]

Dupla Neuronopatia (Sensitiva e Ganglionopatia) com Ataxia

Ataxia de Friedreich

A ataxia de Friedreich (AF) é a ataxia cerebelar autossômica recessiva mais frequente do mundo, descrita em 1863 por Nikolaus Friedreich, caracterizada por ataxia cerebelar e proprioceptiva, sinal de Babinski e arreflexia. O tripleto GAA no gene da *Frataxina (FXN)* quando expandido, leva a uma perda de função da proteína frataxina, que é codificada no núcleo, e importada para as mitocôndrias onde tem um papel fundamental no estresse oxidativo associado ao íon ferro.

É uma doença de manifestação multissistêmica, de início e progressão variáveis, sendo assim, o médico deve atentar-se especialmente a complicações ósseas, cardíacas, endócrinas e visuais. A clínica se instala entre 7 e 25 anos de idade e progride, levando a desequilíbrio, quedas e dificuldade nas atividades da vida diária, incluindo o autocuidado (escrever, vestir-se, banho e alimentação).

A escoliose é comum e pode ser a primeira manifestação. Pacientes com AF geralmente perdem a locomoção independente usualmente após os 10 anos de doença manifesta. A disartria e a disfagia contribuem para a incapacidade grave.

A hipertrofia ventricular esquerda, acomete cerca de 60% dos pacientes, podendo ser identificada alteração de repolarização no ECG e evoluir para cardiomiopatia terminal.

Assim, o acompanhamento com cardiologista é recomendado a cada 1 a 2 anos. Diabetes melito é descrito em cerca de 15% da população com ataxia de Friedreich.

Dois achados que são pouco compreendidos são a ausência de atrofia cerebelar consistente na ressonância magnética do cérebro durante os primeiros anos da doença e a ausência de nistagmo embora seja comum a presença de *square wave-jerks* no exame de motricidade ocular.

Diante de um paciente com ataxia, seja isolada ou que corroborem a hipótese de um quadro de herança recessiva familiar, associado aos achados descritos, a ataxia de Friedreich deve ser suspeitada e o teste diagnóstico deve ser realizada.[20,21]

Neuropatia Periférica de Padrão Axonal com Sintomas Sistêmicos

Doença de Fabry

A doença de Fabry é a segunda doença de depósito lisossomal mais comum, causada por uma mutação no gene *GLA* no cromossomo X (Xq22.1) que resulta na deficiência de α-galactosidase A levando ao acúmulo patológico de glicoesfingolípides, nesse caso principalmente a globotriaosilceramida (Gb_3).

Entre as suas manifestações clínicas estão descritas AVC isquêmico de origem indeterminada em pacientes jovens; miocardiopatia; doença renal crônica dialítica; alterações de córnea; angioqueratoma; deficiência auditiva; alteração do ritmo intestinal; e a neuropatia periférica, que se manifesta com padrão de fibras finas (sendo normal à eletroneuromiografia) e disautonomia com hipoidrose, alteração de pressão arterial e frequência cardíaca.[18]

PONTOS-CHAVE

- O padrão neurofisiológico de envolvimento dos nervos periféricos (sensitivo, sensitivo-motor ou motor e ainda axonal ou desmielinizante) torna a avaliação etiológica das neuropatias na infância mais simplificada e direcionada.
- A polirradiculoneuropatia aguda ou síndrome de Guillain-Barré na infância quando comparada com a forma do adulto, apresenta rotineiramente sintomas relacionados à dor, possui quadros desencadeantes identificados mais frequentemente e evoluem para a necessidade de ventilação mecânica em 15% dos casos.
- O instrumento EGRIS-Kids varia de 1 a 9 pontos e avalia o risco para insuficiência respiratória à admissão (4% a 50% respectivamente) enquanto o escore do GBS disability no nadir dos sintomas foi identificado como preditor de marcha independente em 1 mês.
- A doença de Charcot-Marie-Tooth tipo 1 é causada pela duplicação do gene *PMP22* e representa a polineuropatia sensitivo-motora geneticamente determinada mais comum. Inicia-se nas primeiras décadas de vida com fraqueza simétrica, atrofia da musculatura distal das pernas; hipo/arreflexia patelar e de aquileu e pés cavos.

REFERÊNCIAS BIBLIOGRÁFICAS

1. Barohn RJ, Amato AA. Pattern-recognition approach to neuropathy and neuronopathy. Neurologic Clin. 2013;313(2):343 361.
2. Latov N. Diagnosis and treatment of chronic acquired demyelinating polyneuropathies. Nature Rev Neurol. 2014;10(8):435-446.

3. Preston DC, Shapiro BE. Electromyography and neuromuscular disorders: clinical-electrophysiologic-ultrasound correlations. Elsevier Health Sciences. 2020.
4. Langille MM. Guillain-Barre Syndrome in Children and Adolescents. Adv Pediatr. 2023 Aug;70(1):91-103.
5. Lupu VV, Miron I, Cianga AL, Gavrilovici C, Grigore I, David AG, et al. Diagnostic Pitfalls in Guillain-Barré Syndrome: Case Report and Literature Review. Children (Basel). 2022 Dec 15;9(12):1969.
6. McGrogan A, Madle GC, Seaman HE, de Vries CS. The epidemiology of Guillain-Barré syndrome worldwide. A systematic literature review. Neuroepidemiology. 2009;32:150-163.
7. Agrawal S, Peake D, Whitehouse WP. Management of children with GBS. Arch Dis Child Edu Pract Ed. 2007;92(6):161-8.
8. Darras BT, Jones HR, Ryan MM, de Vivo DC (editores). Neuromuscular disorders of infancy, childhood, and adolescence: a clinician's approach. Elsevier; 2014.
9. Asbury AK, Cornblath DR. Assessment of current diagnostic criteria for Guillain-Barré syndrome. Ann Neurol 1990; 27(suppl):S21-24.
10. Leonhard SE, Mandarakas MR, Gondim FAA, Bateman K, Ferreira MLB, Cornblath DR, et al. Diagnosis and management of Guillain–Barré syndrome in ten steps. Nat Rev Neurol. 2019;15:671-683.
11. Willison HJ, Jacobs BC, van Doorn PA. Guillain-Barré syndrome. Lancet. 2016 Aug 13;388(10045):717-27.
12. Doets AY, Verboon C, van den Berg B, Harbo T, Cornblath DR, Willison HJ, et al. Regional variation of Guillain-Barré syndrome. Brain. 2018;141:2866-2877.
13. Yoshikawa K, Kuwahara M, Morikawa M, Fukumoto Y, Yamana M, Yamagishi Y, et al. Varied antibody reactivities and clinical relevance in anti-GQ1b antibody-related diseases. Neurol. Neuroimmunol. Neuroinflamm. 2018:e501.
14. Yikilmaz A, Doganay S, Gumus H, Per H, Kumandas S, Coskun A et al. Magnetic resonance imaging of childhood Guillain-Barré syndrome. Childs Nerv Syst. 2010;26:1103-1108.
15. Roodbol J, Korinthenberg R, Venema E, de Wit MY, Lingsma HF, Catsman-Berrevoets CE, et al. Predicting respiratory failure and outcome in pediatric Guillain-Barré syndrome. Eur J Paediatr Neurol. 2023 May;44:18-24.
16. Walgaard C, Jacobs BC, Lingsma HF, Steyerberg EW, van den Berg B, Doets AY, et al. Second intravenous immunoglobulin dose in patients with Guillain-Barré syndrome with poor prognosis (SID-GBS): a double-blind, randomised, placebo-controlled trial. Lancet Neurol. 2021 Apr;20(4):275-283.
17. Nascimento, Osvaldo JM. Leprosy neuropathy: clinical presentations. Arq Neuro-psiquiatria. 2013;71:661-666.
18. Rodrigues MM, Vilanova LCP. Tratado de neurologia infantil. Rio de Janeiro: Atheneu; 2017.
19. Korinthenberg R, Trollmann R, Plecko B, Stettner GM, Blankenburg M, Weis J, et al. Differential Diagnosis of Acquired and Hereditary Neuropathies in Children and Adolescents—Consensus-Based Practice Guidelines. Children. 2021;8(8):687.
20. Anheim M, Tranchant C, Koenig M. The autosomal recessive cerebellar ataxias. N England J Med. 2012;366(7):636-646.
21. Cook A, Giunti P. Friedreich's ataxia: clinical features, pathogenesis and management. Br Med Bulletin. 2017;124(1):19-30.

CAPÍTULO 14

SÍNDROMES MIASTÊNICAS

Ingrid Faber de Vasconcellos ▪ Marcondes Cavalcante França Jr.
Anamarli Nucci

INTRODUÇÃO

As palavras miastenia *gravis* têm origem grega e latina, "*mys*" significa músculo, "*astenia*" fraqueza e "*gravis*" pesado ou grave. As síndromes miastênicas possuem como principal sintoma a fatigabilidade (piora da força muscular com esforço ou ao final do dia) que resulta de disfunção na junção neuromuscular.[1] Em crianças, tais transtornos podem ser provocados por miastenia *gravis* juvenil (MGJ), miastenia congênita (MC) ou miastenia *gravis* neonatal (MGN).

MIASTENIA *GRAVIS* JUVENIL

A miastenia *gravis* é uma doença crônica autoimune provocada por autoanticorpos contra elementos da membrana pós-sináptica, sendo o mais frequente o anticorpo contra o receptor de acetilcolina (AcRCo). Sintomas oculares predominam como manifestação inicial da doença podendo ser exclusivos. Ptose (que leva a inclinação posterior da cabeça) e oftalmoparesia (provocando diplopia que pode manifestar-se com dificuldade ou medo de subir/descer escadas, dificuldade de leitura) são agravadas ao final do dia ou após exercício. Nos casos com sintomas generalizados há início subagudo de intolerância ao esforço, podendo evoluir com fraqueza proximal, comprometimento de músculos faciais, bulbares e respiratórios. Sintomas bulbares manifestam-se como regurgitação, resistência/dificuldade em ingerir alimentos de consistência aumentada ou líquidos ou tosse durante a alimentação. Hipomimia pode ser erroneamente interpretada como tristeza. Nos pacientes com início da doença no período pré-púbere (≤ 10 anos) o início é tipicamente ocular, sendo que 50% desenvolvem sintomas generalizados. O quadro clínico tem início tipicamente após o primeiro ano de vida em crianças com desenvolvimento neuropsicomotor prévio normal. Autoanticorpos têm menor positividade nesta faixa etária o que, em conjunto com a dificuldade técnica relacionada com a realização de exames eletrofisiológicos, dificultam o diagnóstico correto.[2]

Em pós-púberes há predominância do sexo feminino e aumento da frequência de doenças autoimunes associadas. A doença assemelha-se à forma do adulto, com 80% dos casos evoluindo com acometimento generalizado.[3] A exacerbação dos sintomas na MGJ é provocada mais frequentemente por infecções e uso inadvertido de medicações que pioram a transmissão sináptica (betabloqueadores, antagonistas de canais de cálcio, quinolonas, p. ex.) podendo evoluir com insuficiência (crise miastênica).[4]

Fatigabilidade no olhar sustentado para cima é um teste prático à beira-leito que pode sugerir o diagnóstico. Mede-se a distância interpalpebral do paciente em repouso olhando para a frente, solicita-se que ele olhe para cima por 1 minuto ou mais e, após, afere-se novamente a distância interpalpebral.[4] O teste do gelo também pode ser realizado à beira leito e apresenta alta sensibilidade e especificidade em pacientes com ptose, consistindo em aplicar gelo sobre as pálpebras (protegido dentro de uma luva) por 2 minutos. Logo após o teste observa-se melhora quando a ptose é devida à síndrome miastênica.[5]

Em crianças com sintomas característicos, a positividade de autoanticorpos (AcRCo, anti-MUSK, e anti-LRP4) confirma a doença. Ausência de positividade ocorre em até 50% das formas oculares e nas formas de início pré-puberes (mesmo que generalizadas), não afastando o diagnóstico. Já nas formas generalizadas com início pós-puberal, até 90% dos pacientes possuem receptores Anti-AcRCo. A eletroneuromiografia (ENMG) é útil tanto para afastar outras causas de fraqueza quanto para confirmar o diagnóstico (por meio das técnicas de estimulação repetitiva ou fibra única). O estudo com estimulação repetitiva a 3 Hz é compatível com transtorno de junção neuromuscular (não sendo específico para etiologia autoimune ou genética) quando ocorre decremento (redução da amplitude e/ou área do potencial de ação muscular composto) de pelo menos 10% entre o primeiro e o quarto ou quinto potencial. A ENMG com fibra única (pesquisa de *jitter* > 24 microssegundos), embora menos disponível, afasta o diagnóstico de síndrome miastênica quando realizado em músculo fraco. Na experiência dos autores, ambas as técnicas são toleradas por crianças cooperativas de pelo menos 5 anos. Metilsulfato de neostigmina (Prostigmina, ampolas de 0,5 mg) é usada como teste terapêutico à beira do leito com paciente monitorizado. Aplica-se 0,04 mg/kg intramuscular (se necessário, aplicar atropina, 0,02 mg/kg, em membro contralateral para minimizar os efeitos muscarínicos da neostigmina).[2] A melhora substancial dos sintomas após poucos minutos indica síndrome miastênica. A partir do diagnóstico devem-se investigar alterações tímicas como hiperplasia (presente em mais de 80% dos casos) e timoma (menos de 4% das crianças) por meio de tomografia computadorizada (lembrar que contraste iodado exacerba sintomas miastênicos) ou idealmente ressonância magnética (evitando exposição da criança à radiação ionizante).[6]

O tratamento, descrito a seguir, baseia-se no uso de anticolinesterásico (sintomático) e imunossupressão.

Brometo de piridostigmina (Mestinon®, comprimidos de 60 mg) é usado em monoterapia nas formas oculares e nas formas generalizadas com sintomas leves. A dose inicial é de 0,5 a 1 mg/kg/dose, em intervalos de 4 a 6 horas. Aumenta-se a dose gradualmente (até o máximo de 5 a 7 mg/kg ou 300 mg/dia) guiando-se pelo quadro clínico e sempre atentando para a ocorrência de sintomas colinérgicos (miose, hipotensão, bradicardia, diarreia, sialorreia). Crise colinérgica pode ocorrer mesmo em doses terapêuticas.[6]

Corticosteroides (prednisona ou prednisolona 0,5 a 2 mg/kg/dia) são indicados nas formas moderadas, inicialmente em combinação com anticolinesterásico ou nas formas generalizadas leves ou oculares quando não houve benefício com uso de piridostigmina, sendo mantido por pelo menos 3 meses (6 meses na maioria dos casos) após a remissão dos sintomas e reduzido lentamente (redução de cerca de 5 a 10 mg por mês). Piora transitória no início do tratamento ocorre em até 50% dos casos, devendo os pacientes com sintomas bulbares iniciar tratamento em regime de internação. Efeitos colaterais (obesidade, hipertensão, diabetes, osteoporose, retardo de crescimento, catarata) são frequentes em pacientes que necessitam manter o uso prolongado de corticosteroides, sendo indicados nestes casos o uso de imunossupressores e, em casos bem selecionados, timectomia (idealmente nos primeiros 3 a 4 anos de doença).[6,7]

Azatioprina (dose inicial de 0,5-1 mg/kg e manutenção de 2 a 3 mg/kg/dia) é a droga imunossupressora mais utilizada pelo perfil de tolerabilidade. O início da ação é por volta de 3 meses, podendo demorar até 1 ano. Os principais efeitos colaterais que exigem observação clínico-laboratorial incluem: leucopenia, trombocitopenia, intolerância gastrintestinal, toxicidade hepática, e aumento do risco de neoplasias.[6]

O uso de **rituximabe** (anticorpo anti-CD20) é indicado em casos refratários. Estudos retrospectivos indicam remissão de sintomas em até 60% dos pacientes, com perfil de segurança semelhante ao observado em adultos.[8]

Recentemente, um ensaio clínico aberto revelou que o **eculizumabe**,[3] inibidor de complemento terminal (C5) foi seguro e eficaz em adolescentes a partir de 12 anos com MGFG com anticorpo anti-AcrCO. **Micofenolato, tacrolimus, ciclosporina** e **ciclofosfamida** são outros imunossupressores utilizados em casos selecionados com menor nível de evidência.

Imunoglobulina humana (IVIG) (2 g/kg ao longo de 3 a 5 dias) e **plasmaférese** (PLx) (3 a 5 sessões em dias alternados ou com intervalo de 2 dias) são as modalidades de escolha para crise miastênica. A ação se inicia dentro de aproximadamente 3 dias com duração de poucas semanas. Em quadros graves com sintomas bulbares, a IVIG pode ser utilizada antes do início de corticosteroides. Em casos refratários a outros tratamentos IVIG também pode ser utilizada (mensalmente ou a cada 2 meses podendo-se aumentar o intervalo em casos que evoluem bem). Antes do uso é necessário afastar deficiência de IGA (risco de anafilaxia). A PLx é limitada a pacientes com mais de 40 kg na maioria dos centros.[9]

Timectomia pode promover controle da doença em casos generalizados com positividade de AcRCo, especialmente quando realizada do primeiro ao terceiro anos de doença.[10] Os riscos e benefícios entre a realização de procedimento cirúrgico e o uso prolongado de terapia imunossupressora são considerados caso a caso. Em crianças com timoma (menos de 4% dos casos) a cirurgia tem indicação oncológica devendo ser realizada o mais rapidamente possível. Antes da intervenção, a dose de corticosteroide deve ser a menor possível, sendo indicado IVIG ou PLx até 3 semanas antes do procedimento em pacientes com doença de difícil controle.[7,9]

Cerca de 25% dos pacientes com MGJ conseguem atingir remissão dos sintomas após desmame do tratamento em um período de até 7 anos do início dos sintomas.[11]

MIASTENIAS CONGÊNITAS (MC)

As MCs constituem um grupo de doenças causadas por variantes patogênicas em genes que codificam proteínas envolvidas com a transmissão neuromuscular, atualmente são descritos mais de 35 genes envolvidos.[12] O conhecimento das MCs é de grande importância para o neuropediatra, tanto por constituírem condições tratáveis como pelo risco de morte súbita.[13]

As características clínicas incluem fraqueza, fatigabilidade muscular podendo ser acompanhados em alguns casos de dismorfismos faciais menores e atraso neuropsicomotor. A presença do decremento patológico em estudo neurofisiológico de estimulação repetitiva ou presença de *jitter* aumentado na ENMG de fibra única são, via de regra, necessários para documentar a disfunção de junção pós-sináptica (ou mais raramente pré-sináptica), contudo, o estudo genético molecular deve ser empregado sempre que possível, tendo em vista que cada subtipo genético possui resposta a medicamentos e prognóstico diferenciados. Na maioria dos casos, os sintomas iniciam antes dos 2 anos de idade. Há também um subgrupo de pacientes que apresentam sintomas no período neonatal e permanecem assintomáticos até a adolescência ou mesmo idade adulta, com ressurgimento de sintomas após.[14] Os principais sintomas que devem levantar suspeita de MCs incluem:

A) *Pré-natal:* diminuição da movimentação fetal, polidrâmnio, artrogripose múltipla.
B) *Lactente:* hipotonia, fraqueza muscular, choro fraco, disfagia, engasgos, episódios de apneia.
C) *Infantil:* ptose, oftalmoparesia, diplopia, fadiga muscular, insuficiência respiratória, disfonia, disfagia, escoliose.

Múltiplos mecanismos moleculares podem resultar em disfunção da junção neuromuscular. Simplificadamente, pode ocorrer disfunção na junção pós-sináptica (formas mais prevalentes), disfunção sináptica, disfunções na cinética dos canais de acetilcolina (com período de abertura mais prolongado do que o esperado), ou, de maneira mais rara, disfunção na fenda pré-sináptica (mecanismo semelhante ao que ocorre de maneira adquirida na síndrome de Eaton-Lambert).[15]

Disfunção dos receptores de acetilcolina na fenda pós-sináptica ocorre mais frequentemente por variantes patogênicas no gene *CHRNE*. A MC-CHRNE responde por 70% dos casos de MCs no Brasil.[16] Outros genes envolvidos neste mecanismo incluem: *RAPSN*, *CHRNA1*, *CHRNB1* e *CHRND*. Com a menor funcionalidade dos receptores de acetilcolina na terminação pós-sináptica, estes pacientes apresentam fraqueza flutuante, ptose e oftalmoparesia. A flutuação dos sintomas pode ocorrer de um dia para o outro, sem um padrão nítido de piora ao final do dia como na MGJ. Há boa resposta à piridostigmina, mas a maioria das crianças desenvolve oftalmoparesia externa progressiva, o que resulta também em uma menor frequência de queixa de diplopia neste subgrupo. Alguns casos respondem à adição de agonista alfa-adrenérgico e/ou 3,4-diaminopiridina (não disponível no Brasil).

A síndrome do canal lento é uma condição autossômica dominante que resulta em canais de acetilcolina com abertura prolongada, determinadas variantes patogênicas em heterozigose acometendo as diferentes subunidades do receptor de acetilcolina podem resultar neste fenótipo (*CHRNA1*, *CHRNB1*, *CHRND, CHRNE*). Tal mecanismo resulta em bloqueio por despolarização e miopatia de placa.[14] Na ENMG, o sinal do duplo entalhe na neurocondução motora aponta para este diagnóstico. Clinicamente, fraqueza fixa e assimétrica de extensores dos braços e músculos esternocleidomastóideos caracterizam este subtipo. Há piora dos sintomas com anticolinesterásicos, o tratamento é feito com altas doses de fluoxetina (60-80 mg/dia).[14]

A forma sináptica mais importante é causada por mutação no gene *COLQ* que leva à deficiência da enzima acetilcolinesterase, resultando em bloqueio por despolarização e miopatia de placa motora. Mecanismo semelhante ocorre nas MCs associadas à *COL13A1* e *LAMB2*. Assim como na síndrome do canal lento, ocorre sinal do duplo entalhe na neurocondução motora, expressão da falta de sincronização do potencial de ação. Ptose e fraqueza flutuantes tipicamente estão presentes no período neonatal e alguns pacientes apresentam melhora espontânea na vida adulta. Reflexo pupilar lento, presente em 25%

dos casos, é característico da MC-COLQ. O uso de anticolinesterásico piora os sintomas e há risco aumentado de efeitos colaterais graves como bradicardia. Os agonistas alfa-adrenérgicos (no Brasil utiliza-se xarope de salbutamol 0,48 mg/mL na dose de 6 a 24 mg por dia, divididos em 4 a 6 tomadas) são utilizados no tratamento.[12]

A MC associada ao gene *DOK-7* também é uma causa importante no Brasil, responsável por 13% das formas não responsivas a anticolinesterásicos.[17] Além dos sintomas miastênicos clássicos há ocorrência de fraqueza fixa de cinturas que aponta para este diagnóstico. Na MC-DOK7 existe um prejuízo na formação de *clusters* de receptores de acetilcolina, o que também pode ocorrer em outros subtipos mais raros (*AGRN, LRP4 e MUSK*). Agonistas alfa-adrenérgicos constituem a classe de medicamentos mais efetivos neste grupo (no Brasil utiliza-se xarope de salbutamol). Anticolinesterásicos provocam piora dos sintomas na maioria dos casos. Resposta a 3,4-diaminopiridina e fluoxetina são variáveis.[13]

A deficiência da enzima colina acetiltransferase (anti-CHAT) causa mais frequentemente a forma pré-sináptica de MC, que também pode estar associada a variantes nos genes *SLC18A3, SLC5A7, SYT2, SNAP25, VAMP1, UNC13A, RPH3A*, e *LAMA5 PREPL*. A estimulação repetitiva de baixa frequência pode ser normal, enquanto a estimulação de alta frequência (≥10 Hz) ocasiona incremento > 100%. O sintoma mais característico da MC-CHAT é a ocorrência de crises de apneia no período neonatal, que podem ser confundidas com crises epilépticas além de gerar sequelas relacionadas com anóxia. As crises podem ocorrer de maneira isolada ou associadas a outros sintomas miastênicos. Uma parcela dos pacientes evolui com tetraparesia progressiva ao longo da infância ou da vida adulta. O tratamento mais efetivo parece ser a 3,4-diaminopiridina. Na indisponibilidade deste medicamento alguns pacientes respondem a piridostigmina. O tratamento das crises de apneia é feito com neostigmina IM (0,5 mg/kg/dose) e suporte ventilatório imediato.[12]

Disfunção da junção neuromuscular, vem sendo reconhecida em um número cada vez maior de pacientes com miopatias congênitas (centronucleares e associadas a *cores*). O índice de suspeição aumenta quando há flutuação da fraqueza, ptose e diplopia. A investigação de disfunção da junção neuromuscular por meio de estimulação repetitiva ou ENMG de fibra única abre possibilidades de tratamento para estes pacientes.[10]

MIASTENIA *GRAVIS* NEONATAL

A MGN acomete 10% a 20% dos filhos de mães miastênicas, devido à passagem transplacentária de autoanticorpos maternos, podendo ocorrer não só em filhos de mães com anticorpos detectáveis, mas também nos filhos de pacientes com miastenia "soronegativa".[15,18] O espectro clínico é amplo, encontrando-se formas leves, pouco sintomáticas e de rápida resolução; formas graves com risco à vida; e formas atípicas com artrogripose múltipla.[5] Os neonatos apresentam: disfagia, hipotonia generalizada, choro fraco, disfunção respiratória. Paresia facial e ptose são difíceis de serem percebidas no neonato. Os sintomas se iniciam tipicamente nas primeiras horas de vida, mas podem demorar até 4 dias. O tratamento é tradicionalmente feito com suporte ventilatório e anticolinesterásicos até a resolução do quadro, que se dá em até 8 semanas em 90% dos casos. Estudos recentes sugerem benefício do uso de imunoglobulina endovenosa nos neonatos com quadro mais grave, especialmente naqueles com anticorpos anti-MUSK.[15]

PONTOS-CHAVE

- As síndromes miastênicas se caracterizam por disfunção da junção neuromuscular provocando fatigabilidade, com piora da força muscular após esforço ou ao final do dia.
- A miastenia *gravis* juvenil (MGJ) é uma doença crônica autoimune provocada por autoanticorpos contra elementos da membrana pós-sináptica, sendo o mais frequente o anticorpo contra o receptor de acetilcolina, que é positivo em até 90% dos pacientes com início acima de 10 anos de idade.
- O tratamento sintomático da MGJ é feito com piridostigmina e, nas formas moderadas, adicionam-se corticosteroides ou acrescentam-se fármacos imunossupressores em casos selecionados, sendo a azatioprina a mais utilizada.
- Na crise miastênica (falência respiratória), ou na presença de sintomas bulbares significativos, a imunoglobulina humana é o tratamento de escolha.
- As miastenias congênitas (MC) são um grupo de distúrbios genéticos de início tipicamente precoce. Muitos pacientes evoluem com fraqueza fixa, especialmente oftalmoparesia externa progressiva.
- MC-CHRNE responde por até 70% dos casos de MCs no Brasil e apresenta boa resposta ao tratamento com piridostigmina, enquanto as síndromes de canal lento e a MC-DOK7 tipicamente se agravam com piridostigmina.
- Salbutamol e fluoxetina são tratamentos possíveis a depender do subtipo genético de MC.
- A miastenia *gravis* neonatal acomete até 20% dos neonatos filhos de mães miastênicas por passagem transplacentária de autoanticorpos. Os sintomas se iniciam tipicamente no primeiro dia de vida e duram até 8 semanas em 90% dos casos, piridostigmina e suporte ventilatório são a base do tratamento.

REFERÊNCIAS BIBIOGRÁFICAS

1. Cunha FMB, Scola RH, Wernek LC. Miastenia grave aspectos históricos. Arq Neuropsiquiatr. 1999;57:531-536
2. Della Marina A, Lutz HTS, Schara U. Juvenile Myasthenia Gravis: Recommendations for Diagnostic Approaches and Treatment. Neuropediatrics. 2014;45:75-83.
3. Brandsema JF, Ginsberg M, Hoshino H, Mimaki M, Nagata S, Rao V, et al. A phase 3, open-label, multicenter study to evaluate eculizumab in adolescents with refractory myasthenia gravis. Presented at: 2023 AAN Annual Meeting; April 22-27; in Boston, MA. Abstract 001926.
4. Peragallo JH. Pediatric Myasthenia Gravis. Semin Pediatr Neurol. 2017 May;24(2):116-121.
5. Ramirez-Antunez ÁG, García-Ramos G, Estañol-Vidal B, Juárez-Flores A. Validation of the ice pack test in ophthalmoparesis due to myasthenia gravis. Rev Neurol. 2013;57:385-395.
6. Andrews PI. A treatment algorithm for autoimmune myasthenia gravis in childhood. Ann N Y Acad Sci. 1998;841:789-802.
7. Ching Ng WC, Hartley L. Effectiveness of thymectomy in juvenile myasthenia gravis and clinical characteristics associated with better outcomes. Neuromuscul Disord. 2021 Nov;31(11):1113-1123.
8. Ramdas S, Della Marina A, Ryan MM, McWilliam K, Klein A, Jacquier D, et al. Rituximab in juvenile myasthenia gravis-an international cohort study and literature review. Eur J Paediatr Neurol. 2022 Sep;40:5-10.
9. Campbell JR, Bisio JM, Harrison MW, Campbell TJ. Surgical treatment of myasthenia gravis in childhood. J Pediatr Surg. 1983;18:857-866.

10. Caldas VM, Heise CO, Kouyoumdjian JA, Zambon AA, Silva AMS, Estephan EP, et al. Electrophysiological study of neuromuscular junction in congenital myasthenic syndromes, congenital myopathies, and chronic progressive external ophthalmoplegia. Neuromuscul Disord. 2020 Nov;30(11):897-903.
11. Vecchio D, Ramdas S, Munot P, Pitt M, Beeson D, Knight R, et al. Paediatric myasthenia gravis: Prognostic factors for drug free remission. Neuromuscul Disord. 2020 Feb;30(2):120-127.
12. Ohno K, Ohkawara B, Shen XM, Selcen D, Engel AG. Clinical and Pathologic Features of Congenital Myasthenic Syndromes Caused by 35 Genes-A Comprehensive Review. Int J Mol Sci. 2023 Feb 13;24(4):3730.
13. Engel AG, Shen XM, Selcen D, Sine SM. Congenital myasthenic syndromes: pathogenesis, diagnosis and treatment. Lancet Neurol. 2015;14:420-434.
14. Schara U, Della Marina A, Abicht A. Congenital myasthenic: current diagnostic and therapeutic approaches. Neuropediatrics. 2012;43:184-193.
15. Iijima S. Clinical and pathophysiologic relevance of autoantibodies in neonatal myasthenia gravis. Pediatr Neonatol. 2021 Nov;62(6):581-590.
16. Mihaylova V, Scola RH, Gervini B, Lorenzoni PJ, Kay CK, Werneck LC, et al. Molecular characterisation of congenital myasthenic syndromes in Southern Brazil. J Neurol Neurosurg Psychiatry. 2010;81:973-977.
17. Estephan EP, Zambon AA, Thompson R, Polavarapu K, Jomaa D, Töpf A, Helito PVP, Heise CO, Moreno CAM, Silva AMS, Kouyoumdjian JA, Morita MDP, Reed UC, Lochmüller H, Zanoteli E. Congenital myasthenic syndrome: Correlation between clinical features and molecular diagnosis. Eur J Neurol. 2022 Mar;29(3):833-842.
18. Donaldson JO, Penn AS, Lisak RP, Abramsky O, Brenner T, Schotland DL. Antiacetylcholine receptor antibody in neonatal myasthenia gravis. Am J Dis Child. 1981;135:222-26.

CAPÍTULO 15

MIOPATIAS EM PEDIATRIA

Alberto Rolim Muro Martinez ▪ Mariana Rabelo
Marcondes Cavalcante França Jr. ▪ Anamarli Nucci

INTRODUÇÃO

As miopatias, em pacientes pediátricos, representam um grupo heterogêneo no que diz respeito às suas etiologias. No capítulo consideraremos apenas as miopatias mais frequentes entre as miopatias adquiridas (miosites infecciosas e inflamatórias) e, dentre as miopatias de causas genéticas, as miopatias congênitas, as miopatias cintura-membros e as distrofinopatias.

MIOSITES

As miosites, etimologicamente, referem-se a uma inflamação no tecido muscular. Nessa seção descreveremos as principais miosites infecciosas/pós-infecciosas e a dermatomiosite juvenil (DMJ), como representante prototípica das miopatias inflamatórias.

A associação entre as miosites e infecções, foi inicialmente descrita por Leichtenstern no início do século passado, no período pós-pandêmico, da circulação do vírus *Influenzae*. Por volta de 1950, Lundberg estabeleceu essa ligação também na faixa etária pediátrica.[1] Na ocasião foi descrita a *myalgia cruris epidemica* que atualmente é denominada miosite viral ou ainda miopatia aguda benigna da infância (MABI). O caráter epidêmico da MABI deve se a um aspecto fundamental de sua fisiopatogenia: o início no período de convalescência do quadro infeccioso que, por sua vez, geralmente é viral.[1] Os vírus mais comumente associados à MABI são *influenza* A e B, fato que ocorre em aproximadamente 78% dos casos.[1] A miosite viral tem maior incidência nos períodos epidêmicos quando comparada com os períodos não epidêmicos (2,6 *vs.* 0,23).[2]

Clinicamente a MABI pode ser descrita por mialgia com distribuição simétrica e acometendo preferencialmente as panturrilhas. Observa-se também dificuldade de marcha e recusa à deambulação, quadro clínico que costuma ser transitório e autolimitado. Diferencia-se da mialgia generalizada que ocorre durante ou precedendo a infecção em si, geralmente no período febril. A MABI ocorre agudamente após o período sintomático já na convalescença do quadro gripal.[1,2]

Os exatos fatores por trás dos mecanismos fisiopatogênicos da MABI permanecem desconhecidos, porém dentre as possíveis explicações estão, além da invasão direta do tecido muscular pelo agente viral, a ação de citocinas miotóxicas liberadas durante a infecção viral e ainda respostas imunomediadas induzidas pelas próprias infecções.[2] A necrose e a regeneração muscular decorrentes de todo processo infeccioso e pós-infeccioso levam ao aumento de creatinoquinase (CK) que, em uma série retrospectiva europeia, variou de 954 a 27.075 IU/L. Essa elevação de CK pode estar acompanhada por leucopenia e trombocitopenia.[2]

Dentre as infeções por influenza que cursaram com alguma manifestação neurológica, as miosites representaram 6% e estavam associadas principalmente à influenza B.[1] O curso tende a ser benigno com tratamento sintomático e hidratação via oral. A maioria absoluta dos casos não necessita de internação hospitalar, devendo essa ser reservada às crianças com dificuldade de manter a hidratação adequada por via oral e/ou com sinais de mioglobinúria. Neste caso, a internação é indicada para uma monitorização da função renal e reconhecimento precoce de eventual rabdomiólise (0,5% a 6,7%).[2,3] Para os pacientes que requerem internação hospitalar, o uso do oseltamivir para os casos de *influenza* A/B foi associado a uma recuperação mais rápida,[3] A recorrência é infrequente e pode ocorrer em até 10% dos pacientes.

Além do vírus *influenza*, outros agentes foram descritos no contexto de MABI: adenovírus, vírus parainfluenza, rinovírus, vírus sincicial respiratório, enterovírus, micoplasma, metapneumovírus humano, Epstein-Barr, vírus do sarampo e dengue.[1,2]

As piomiosites bacterianas, menos frequentes que as anteriores, também representam uma afecção do tecido muscular em crianças. Com um pico de incidência entre os 5-9 anos de idade, acomete mais frequentemente a musculatura da coxa e da pelve e são causadas por *Staphylococcus aureus* ou *Streptococcus pyogenes*. Antibioticoterapia empírica deve ser prontamente instituída sob o risco do desenvolvimento de complicações tais como abscesso muscular ou mesmo choque séptico.[4]

MIOPATIAS INFLAMATÓRIAS

A DMJ, principal representante entre as miopatias inflamatórias, tem incidência estimada de 3-4 casos/milhão e prevalência média de 2,69 casos/milhão de pessoas/ano, segundo metanálise avaliando indivíduos < 16 anos.[5]

A DMJ guarda semelhanças com a forma do adulto uma vez que ambas têm acometimento muscular com fraqueza e envolvimento cutâneo. Todavia, complicações relacionadas com a vasculite, como o envolvimento digestivo e as manifestações cutâneas peculiares (calcinose e lipoatrofia) ocorrem em maior frequência na DMJ em contraposição à DM com malignidades do adulto.[6]

Histologicamente a DMJ é caracterizada por atrofia perifascicular com infiltrado inflamatório de graus variáveis e aumento da expressão do MHC I. As modificações microvasculares e miofibrilares observadas ocorrem por atividade do braço humoral da imunidade, corroboradas pela associação frequente à autoanticorpos.[6,7] Do ponto de vista da genética molecular, a DMJ não parece seguir padrões de herança mendelianos, todavia, além da associação com alguns genes de perfis de *HLA* bem-definidos, os grupos gênicos relacionados com a ativação e desregulação da sinalização de vias associadas aos interferons têm ganhado cada vez mais protagonismo. Essas vias são fortemente ativadas também em contextos infecciosos, o que auxilia no entendimento fisiopatológico da própria DMJ, especialmente em relação às alterações cutâneas que estão intimamente relacionadas com as vias dos interferons, as quais se oferecem como novos alvos para tratamento.[6]

A clínica, a despeito de serem descritas formas amiopáticas, é dominado pela manifestação muscular na perda de força proximal e simétrica, envolvendo musculatura de cinturas, da deglutição e respiratória e flexores cervicais. A instalação é aguda, mimetizando quadros infecciosos, porém com padrão insidioso, sendo mais frequente com sinais e sintomas extramusculares proeminentes e que estão resumidos no Quadro 15-1.[7]

Quadro 15-1. Manifestações extramusculares na dermatomiosite juvenil[7]

Sistema (frequência de apresentação)	Descrição
Dermatológico (73-97%)	Heliotropo[A], sinal de Gottron[B], eritema malar, sinal do xale, V do decote, *rash* eritematoso sensível à luz em joelhos e cotovelo, mãos de mecânico[C], irregularidades capilares periungueais, paniculite, anasarca, alopecia **Sinais que indicam cronicidade:** calcinose, lipoatrofia, poiquilodermia
Cardíaco (> 50% com ECG alterado)	Pericardite, arritmias (bradi e taquiarritmias), baixa fração de ejeção, cardiomiopatia dilatada
Respiratório (alterações da PFP em até 78%)	Redução da capacidade ventilatória, pneumopatia intersticial, pneumotórax, pneumomediastino
Gastrointestinais (37% de acometimento grave)	Disfagia, náuseas, dor, úlceras e perfurações (nos casos mais graves)
Genitourinários (n/d)	Insuficiência renal, necrose vasculítica ureteral, modificações de ciclos menstruais
Outros (80%)	Fadiga, febre, perda de peso, poliartrite, poliartralgia

A. Heliotropo: *Rash* violáceo periocular; B. Sinal de Gottron: eritema e descamação sobre as articulações interfalangianas; C. Mãos de mecânico: hiperqueratose e fissuras nas laterais e polpas digitais. ECG: eletrocardiograma; PFP: provas de função pulmonar; n/d: não definido.

Além do quadro clínico compatível, elevações de enzimas relacionadas com lesão muscular (CK, AST, ALT, LDH e aldolase) fazem parte da avaliação inicial dos pacientes com DMJ, ainda que em 10-15% das crianças resultem em exames normais.[7] A avaliação do perfil de autoanticorpos guarda grande utilidade clínica, pois se encontram presentes em até 70% dos casos de DMJ e permite refinar fenótipos bem estabelecidos. Esse é o caso dos anticorpos antissintetase (anti-Jo1) intimamente ligados à síndrome antissintetase (febre, miosite, artralgia, fenômeno de Raynaud, doença pulmonar intersticial, mãos de mecânico e anti-Jo1 positivo). Outros autoanticorpos como anti-p155/140, anti-Mi-2, anti-MJ, anti-TIF 1-γ, anti-NXP2, anti-MDA5, anti-SRP, anti-Ro, anti-PM-Scl são relevantes no contexto da DMJ.[6,7]

A eletroneuromiografia (ENMG) aponta, de maneira inespecífica, para uma miopatia que pese as dificuldades de realização em algumas faixas pediátricas. Dificuldades similares são observadas na execução daquele que é o exame padrão-ouro para o diagnóstico, a biópsia muscular. Nesse sentido, métodos menos invasivos ganham destaque ao permitirem uma avaliação generalizada como é o caso da ultrassonografia (US) e especialmente a ressonância magnética muscular (RMm). Sequências de RM como a STIR (short tau inversion recovery) permitem a detecção de sinais indiretos de inflamação.[5,7,8]

Os objetivos do tratamento na DMJ incluem além do controle da atividade da doença, a prevenção de lesões a outros órgãos, além de melhora da qualidade de vida. A precocidade de sua instituição auxilia na prevenção de complicações como a calcinose e contraturas e mesmo da mortalidade relacionada com a doença.[6] Dentre as opções disponíveis estão os corticosteroides (CE) que representam a primeira linha de tratamento, nas doses de 0,5 a 2 mg/kg/dia, mantidos até normalização do CK e melhora clínica e por não menos de 2 anos. Opções alternativas de CE são o metotrexato (0,4-1 mg/kg/semana) e a azatioprina (1-2 mg/kg/dia); o micofenolato e a ciclosporina também podem ser considerados. Para casos refratários e ou com manifestações graves (fraqueza ou disfagia grave, dispneia, vasculite intestinal, pneumopatia insterstícial) pulsoterapia com metilprednisolona (1 g/kg/dia por 5 dias), imunoglobulina humana (0,4 mg/kg/dia por 5 dias) ou ainda a ciclosfosfamina podem ser empregados.[6,7,9] Os imunobiológicos também estão alinhados às formas refratárias e de uma maneira geral carecem de estudos metodologicamente adequados para a população pediátrica.

Terapias dirigidas para o braço relacionado com os interferons como os inibidores da JAK são promissoras e opções como rituximabe, infliximabe, adalimumabe são também consideradas para pacientes com manifestações graves e refratárias.[9] Vale ainda lembrar que para manifestações cutâneas a hidroxicloroquina (3 a 5 mg/kg/dia, dividida em duas tomadas), aliada às estratégias de fotoproteção, são úteis. A reabilitação motora é fundamental para restauro da qualidade de vida dos pacientes.

No grupo das **miopatias de causa genética**, consideraremos as miopatias congênitas (MCs), distróficas e estruturais; as miopatias cinturas-membros (LGMDs) e as distrofinopatias, por serem as mais frequentes.

MIOPATIAS CONGÊNITAS

MCs são um grupo heterogêneo de afecção muscular que pode ter início e expressão clínica já na gestação, ao nascimento ou nos primeiros anos de vida. São de gravidade variável, desde casos benignos e lentamente progressivos a casos graves, nos quais além da miopatia há envolvimento óculo-cerebral.[10]

A suspeita de possível MC está incluída nas seguintes situações:[11] lentificação de movimentos fetais, polidrâmnio, distocia de posição fetal, malformações fetais ortopédicas ou cerebrais que podem ser observadas ao exame de ultrassonografia (USG) fetal. Ao nascimento, a expressão mais proeminente de MC é a hipotonia,[12] base fundamental da síndrome do bebê hipotônico. Hipotonia associada à fraqueza, em graus variáveis, pode impedir o recém-nascido de respirar e/ou deglutir, obrigando a assistência em terapia intensiva, para sobrevida.

As manifestações clínicas incluem a hipotonia de intensidade variável às manobras clássicas para pesquisa do tono, redução de reflexos, posturas anormais (abdução excessiva das pernas, por exemplo), luxação uni ou bilateral do quadril, palato ogival, ptose palpebral, pés tortos, criptorquidia, hernia umbilical, por exemplos. A fraqueza é melhor observada nas manobras contra a gravidade.[12] Os marcos do desenvolvimento motor costumam estar mais ou menos atrasados, atraso esse que espelha a gravidade da MC e, naquelas não associadas a afecção do sistema nervoso central (SNC), apenas atrasos motores e não psíquicos. Nas MCs com alteração do SNC, observa-se grave atraso neuromotor, evoluindo com não deambulação, distúrbio de linguagem, alterações oculares, e, geralmente, epilepsia.[10]

As MCs foram definidas a partir da década de 1950 pelo aspecto histopatológico na biópsia muscular em grandes categorias, como distrofia muscular congênita, miopatia do *central core*, nemalínica, centronuclear/miotubular, desproporção congênita de tipos de fibras, as mais frequentes.[13] Recentemente, em decorrência do conhecimento exponencial de seus genes causadores, observa-se que um gene pode relacionar-se com mais de um subtipo morfológico de MC e um determinado fenótipo pode estar associado a mais de um gene causador.[13] Assim, atualmente, uma ferramenta indispensável ao diagnóstico das MCs é a genética molecular que deve ser correlacionada com outros dados clínico-laboratoriais para diagnóstico e aconselhamento genético precisos, especialmente se a variante patogênica encontrada for de significado incerto (VUS) ou nova variante ainda não descrita.

Na categoria das **distrofias musculares congênitas** (DMCs) destacam-se pela prevalência:[10] 1. A DMC tipo 1ª, causada pelo gene *LAMA2* que codifica a laminina-alfa2 ou merosina; 2. As doenças do colágeno 6 (miopatia de Ullrich, de Bethlem e formas intermediárias) codificadas pelos genes *COL6A1, A2, A3*; 3. As alfa-distroglicanopatias (α-Dgnopatias).

O subgrupo DMC1A das MCs é causado por variantes patogênicas recessivas no gene *LAMA2* que codifica a subunidade alfa da proteína laminina2 ou merosina, cujo resultado inclui fenótipos clínicos em decorrência de deficiência total ou parcial da proteína. Na prática são ainda denominadas miopatias por merosina negativa e merosina positiva, as mais frequentes das MCs.[14]

A quantidade da merosina no organismo humano tem influência no fenótipo, pela sua expressão e função no músculo esquelético e no tecido nervoso. A laminina2 está na matriz extracelular dos miócitos e tem a função de manutenção da integridade do sarcolema durante a contração, além de participar na integridade da barreira hematoencefálica, no desenvolvimento e na organização cortical, na oligodendrogênese e na mielinização,[14] o que explicaria as alterações cerebrais associadas à DMC1A.

Quanto ao aspecto clínico da miopatia merosina negativa que é mais frequente que a miopatia merosina positiva, descreve-se grave hipotonia/fraqueza,[14] com significativo atraso no desenvolvimento motor, sendo que menos de 10% atinge a capacidade de marcha. Contraturas e cifoescoliose ocorrem na evolução, assim como a insuficiência ventilatória, obrigando ao uso de suporte ventilatório. Característica universal dessa miopatia é a alteração difusa da substância branca cerebral (RM: hipointensidade em T1w) isolada ou associada, em até 25%, a distúrbio focal da migração neuronal (polimicrogiria e lissencefalia;[8] malformação tipo *cobblestone*).[15] Epilepsia ocorre em 30% dos casos merosina negativos em pacientes acima dos 6 anos de vida, por vezes epilepsia refratária. Neuropatia periférica tem sido descrita. Comprometimento cardíaco expresso por distúrbios de ritmo ou cardiomiopatia é raro. A miopatia merosina positiva é uma versão mais benigna que a merosina negativa, porém também de gravidade variável.[14]

Os exames complementares na DMC1A mostram CK elevado, > 1.000u/L e a RM cerebral mostrando alteração da substância branca prediz o diagnóstico, entretanto, a confirmação genética é de boa prática, revelando variantes patogênicas bialélicas no gene *LAMA2*.[14] Quando o resultado genético e clínico não é concordante, a biópsia muscular deve revelar aspectos distróficos, ou seja, variabilidade no tamanho das fibras musculares, fibras hipertróficas, em degeneração, infiltração fibroadiposa muscular, assim como imuno-histoquímica negativa para laminina2 ou presença reduzida dessa proteína.[13]

As MCs relacionadas com o colágeno 6 apresentam-se como um espectro clínico de gravidade variável,[16] indo de uma miopatia leve, benigna, conhecida como miopatia de Bethlem, ao extremo grave, a miopatia de Ullrich, a qual impede a criança de ganhar a habilidade da marcha. Há subtipos fenotípicos intermediários, nos quais a deambulação pode ser tardia e transitória. Na miopatia de Ullrich acrescenta-se a acroatonia e hiperextensibilidade distal, calcâneo proeminente, cifoescoliose e insuficiência respiratória restritiva na evolução. Como parte da clínica, em todos os subtipos, além da hipotonia e da fraqueza proximal, as contraturas dos flexores dos dedos, ombros, cotovelos e tendão de Aquiles tendem a ser progressivas. O intelecto é normal. Alteração da pele pode ser uma chave na suspeita diagnóstica, ou seja, a presença de cicatriz hipertrófica tipo queloide e ou hiperceratose pilar. Dentre os exames complementares, a CK é normal ou levemente aumentada. A RMm em T1w mostra um padrão conhecido como "sanduíche" (a periferia dos músculos com infiltração gordurosa e a porção central menos comprometida, especialmente dos vastos do quadríceps) e "sinal do alvo" (infiltração central no reto femoral).[17] A genética indica herança autossômica dominante (AD) ou recessiva (AR) afetando os genes *COL6- A1, A2* (*locus* 21q22) ou *COL6A3* (*locus* 2q37), codificadores das subunidades alfa 1, 2 e 3 do colágeno, respectivamente.

O grupo das miopatias por defeito na O-glicosilação da alfadistroglicana (α-DG) é composto por vários genes causais e diversos fenótipos, como mostra o Quadro 15-2. A O-glicosilação consiste na adição de açucares ao radical hidroxila das cadeias laterais de serina ou treonina, principalmente do domínio mucina da α-DG e aos açucares se ligam a laminina2, agrina e neurexina na região da matriz extracelular.[18] No grupo estão incluídos fenótipos muito diversos, como a DMCs tipo Fukuyama (DMC-F), síndrome de Walker--Warburg (SWW), doença *Muscle-Eye-Brain* (MEB: músculo-olho-cérebro), a fenótipos intermediários, como DMC associada a retardo mental ou alta miopia e distrofia muscular cintura-membros (conhecida pela sigla inglesa LGMD), "pura", de início na criança ou no adulto jovem.[19]

As miopatias da DMC-F, da SWW e da MEB são de início precoce, perinatal, com as seguintes características genéricas comuns: hipotonia e fraqueza proximal e axial, significativo atraso neuropsicomotor, retardo mental, alteração ocular (catarata, glaucoma, displasia retiniana, atrofia de nervo óptico, alta miopia), distúrbios da migração neuronal e epilepsia, por vezes refratária. A CK é frequentemente elevada (> 10 vezes o limite superior) e a RM cerebral pode mostrar malformações tipo lissencefalia tipo II, paquigiria cerebral, hipoplasia pontina, atrofia ou cisto cerebelar, encefalocele occipital , por exemplo. Como peculiaridade temos que a DMC-F tem sua maior frequência/prevalência no Japão e a SWW tem prognóstico vital restrito.

No Quadro 15-2 resumimos as mais frequentes DMCs e seus respectivos genes, porém a literatura mostra outras possibilidades fenotípicas e etiológicas, as quais podem ser consultadas em artigos de referência.[19]

Quadro 15-2. Miopatias por defeitos da O-glicosilação da alfadistroglicana

αDGno-patia	Gene *locus*	Proteína	Localização	Fenótipo	LGMD alélica
Primária	DAG1 3p21	Glicoproteína associada a distrofina	Trans-membrana	MEB + leucodistrofia multicística HiperCKemia	LGMD R16
Secundárias	FKRP 19q13	Prot relacionda com Fukutina	Golgi	MEB; SWW DMC com retardo mental + microcefalia DMC com envolvimento cerebelar DMC sem retardo mental	LGMD R9

(Continua)

Quadro 15-2. *(Cont.)* Miopatias por defeitos da O-glicosilação da alfadistroglicana

αDGno-patia	Gene *locus*	Proteína	Localização	Fenótipo	LGMD alélica
	POMT1 9q31	O-manosil transferase 1	RE	MEB; SWW DMC com retardo mental + microcefalia DMC com envolvimento cerebelar	LGMD R11
	FKTN 9q31	Fukutina	Golgi	Fukuyama; SWW DMC com ou sem retardo mental	LGMD R13
	POMT2 14q24	O-manosil transferase 2	RE	DMC sem retardo mental	LGMD R14
Secundárias	POMGnT1 1p32	O-ligada a manose N acetil glucosamina transferase 1	Golgi	MEB; SWW DMC com envolvimento cerebelar	LGMD R15
	GMPPB 3p21	GDP manose pirofosforilase B	Citosol	MEB DMC com retardo mental DMC com envolvimento cerebelar	LGMD R19
	ISPD/CRPPA 7p21	CDBL L ribitol pirofosforilase A	Citosol	SWW	LGMD R20
	POMGnT2 3p21	O-ligada a manose N acetil-glucosamina transferase 2	Golgi	SWW	LGMD R24

RE: Retículo endoplasmático; DMC: distrofia muscular congênita; MEB: músculo-óculo-cerebral; SWW: síndrome de Walker-Warburg; LGMD R: miopatia cintura-membros, recessiva.

MIOPATIAS CONGÊNITAS ESTRUTURAIS

Dentre as MCs ainda temos as denominadas, em conjunto, miopatias estruturais, definidas como tendo alterações características da arquitetura dos miócitos vistas na biópsia muscular e na microscopia eletrônica,[13] das quais descreveremos apenas as mais frequentes.

A miopatia dos *cores*,[13] (focos, em português) tem o nome devido à falta de atividade enzimática focal, nas reações oxidativas pela histoquímica muscular, mais bem visualizada pela nicotinamida adenina nucleotídeo (NADH), sendo o foco no subtipo *central core*, em geral, central e único. Quando há pequenos focos (miopatia dos *minicores*) ou vários e pequenos focos, com similar característica histoquímica, trata-se da miopatia dos *multiminicores*. Qualquer dos focos indica áreas de ruptura miofibrilar e ausência de mitocôndrias. Os fenótipos clínicos nas miopatias dos *cores* é de gravidade variável. Na miopatia do *central core*, de herança AD, a etiologia mais frequente (90%) é variante patogênica no gene *RYR1*, codificador do receptor de rianodina1. Na miopatia dos multiminicores estão implicados os genes *RYR1, TTN, SELENON, MYH2, MYH7, CCDC78, UNC45B, ACTN2, MEGF10, NEB,*

ACTA1, KBTBD13, CFL2, TRIP4, TNNT1 e herança AR. Dado importante a ser lembrado é que a miopatia-*RYR1* pode estar associada a suscetibilidade à hipertermia maligna. Um recente subtipo da miopatia dos *cores* foi descrito como doença do *dusty core*,[20] de herança AR.

A miopatia nemalínica (MN) é um grupo heterogêneo sob o enfoque clínico, morfológico, de imagem, etiologia gênica e prognóstico. Entretanto, o aspecto histopatológico básico é a presença de bastonetes ou corpos nemalínicos subsarcolemais, citoplasmáticos ou nucleares nos miócitos, mais evidentes à coloração do tricrômio de Gomori modificado (TRI). À microscopia eletrônica fica evidenciada sua origem na linha Z e com frequência os bastões associam-se a irregularidades na mesma. A sobreposição de corpos nemalínicos a cores, desproporção de tipos de fibras, *caps*, na mesma biópsia está descrita.[13]

A variabilidade clínica na MN permitiu a seguinte classificação: forma clássica ou típica, grave, leve, intermediária, início adulto e outras pouco usuais. Nova classificação foi proposta por Sewry *et al.*[21] incluindo a correlação genética:

1. MN grave: ao nascimento, com contraturas ou fraturas ou com insuficiência respiratória, ausência de movimentos; genes *ACTA1* (AD/AR), *NEB* (AR), *LMOD-3* (AR), *KLHL40* (AR), *KLHL41* (AR), *TNNT3, TPM2, TPM3.*
2. MN congênita: início perinatal com atraso no desenvolvimento motor, mas capaz de adquiri-lo; genes *NEB* (AR), *ACTA1* (AD/AR), *CFL-2* (AR), *TPM2* (AD).
3. MN leve: início infância até a juventude; genes *ACTA1, NEB, TPM2, TPM3* (AD/AR), *KBTBD13, MYPN, TNNT1.*
4. MN tipo Amish; gene*TNNT1* (AR).
5. MN com lentidão de movimentos e histologia de cores e corpos nemalínicos, início na infância e na juventude; gene *KBTBD13* (AD).

A miopatia centronuclear (MCN) denomina um grupo heterogêneo de afecção muscular, cujo denominador comum é um núcleo central no miócito, em corte axial, geralmente associado a predomínio de fibras tipo 1 e de tamanho menor que as fibras tipo 2. Nas enzimas oxidativas é possível observar-se a região central mais escura e a periferia dos miócitos mais clara.[13] A expressão clínica mais grave, congênita, é causada pelo gene *MTM1*, codificador da miotubularina (miopatia miotubular), de herança recessiva ligada ao X. Nesse grupo estão presentes alterações oculares como ptose palpebral e oftalmoparesia externa. Outras formas incluem fenótipos congênitos, de gravidade variável ou de início mais tardio, na idade adulta. Os genes associados a MCN são *MTM1, DNN2* (AD), *BIN1* (AR), *RYR1* (AR), *TTN* (AR).

A miopatia por desproporção congênita de tipo de fibras caracteriza-se por predomínio de fibras musculares tipo 1 e fibras de tamanho menor, em pelo menos 25%, enquanto as fibras tipo 2 são normais.[13] Esse grupo de miopatias mostra variabilidade clínica e genética e dependente mais do gene envolvido que do aspecto morfológico.[10] Os vários genes descritos em associação com essa miopatia são: *TPM3* (AD), *RYR1* (AR), *MYH7* (AD), *TPM2* e *ACTA1* (AD), *SELENON* (AR), *HACD1* (AR).

Os exames complementares em relação a todos os subgrupos de MCs estruturais devem ser indicados, de preferência, observando-se os critérios de menor invasibilidade e maior sensibilidade diagnóstica. A CK é exame factível universalmente e de baixo custo, em geral, normal ou levemente aumentada nesse subgrupo de MCs. A USG de músculo tem sido largamente usada em centros de referência em doenças neuromusculares, discriminando músculos com infiltração gordurosa, atróficos, enfim, afetados *versus* normais.[22] A RMm tem interesse em crianças, inclusive porque a baixa estatura facilita a indicação do exame tipo *whole body*. A RMm define alguns padrões sugestivos de uma ou outra miopatia e, se houver posterior necessidade de biópsia, ela dá indicação do melhor músculo para o exame.[23] A genética molecular, através dos painéis de genes, é modo prático e de custo acessível e é prioridade no diagnóstico das MCs. Quando o resultado se correlaciona com os dados clínicos e a história familial (AD/AR/ligada ao X/caso isolado), o diagnóstico definido permite o aconselhamento genético. Naqueles resultados que não atendem a adequada correlação clínico-genética, ou a variante encontrada é uma VUS, então a biópsia muscular está indicada.

MIOPATIAS CINTURA-MEMBROS

As miopatias cintura-membros, conhecidas pela sigla inglesa LGMDs, são definidas como miopatias distróficas que afetam as cinturas pélvica e/ou escapular e músculos proximais dos membros, expressas através de herança AD e AR. Estudo multicêntrico sobre a epidemiologia das LGMD AR (LGMD-R) no Brasil mostra que as mais frequentes delas são as sarcoglicanopatias,[24] representando 21% das famílias amostradas. A média de idade de início ocorreu aos 8,8 anos, seguida do tipo LGMD-relacionada com teletonina (média de início aos 12,3 anos) e a LGMD-relacionada com calpaína (média de início aos 13,75 anos). As sarcoglicanopatias ocorrem por alteração de uma das proteínas do complexo proteico constituído pela alfa-, beta-, gama-, delta-sarcoglicanas e parte do complexo distrofina-glicoproteina cuja função é a proteção do sarcolema durante a contração muscular.

Considerando a precocidade de início das LGMD-Rs, antes dos 10 anos de idade,[25] o principal diagnóstico diferencial será com as MCs. Entretanto, nas primeiras, as crianças são normais na gestação e periparto, mostram o desenvolvimento motor praticamente normal e chegam a deambular, quando então, progressivamente, apresentam dificuldade em subir escadas, pular com dois pés ou um pé só, quedas frequentes, indicando déficit motor em cintura pélvica-membros inferiores. Dificuldade em pentear cabelo, arremessar bola, alcançar objetos em nível alto e escápulas aladas são características de comprometimento da cintura escapular. A hipertrofia de panturrilhas pode estar presente e o conjunto do fenótipo faz pensar em "Duchenne-like",[25] entretanto ambos os sexos estão afetados nas sarcoglicanopatias e a história de consanguinidade familial reforça a suspeita, por se tratar de herança AR. A CK está elevada nas sarcoglicanopatias e os painéis gênicos são, atualmente, o melhor modo de diagnóstico.

Importante reforçar que nas sarcoglicanopatias é frequente o comprometimento cardíaco, perda de deambulação precoce e consequente repercussão em coluna vertebral (escoliose), além de insuficiência respiratória restritiva. Esse conhecimento nos obriga ao monitoramento regular cardiorrespiratório e ortopédico desses pacientes e providenciar as intervenções pertinentes.

DISTROFINOPATIAS

As distrofinopatias fazem parte do grupo de doenças neuromusculares de herança ligada ao X, causadas por mutações do gene da distrofina (*DMD*), afetando tipicamente indivíduos do sexo masculino, em apresentações de distrofia muscular de duchenne (DMD) e distrofia muscular de Becker (DMB).[26-28] Variações patogênicas do gene *DMD*, ocorrem em aproximadamente dois terços dos casos, transmitidos pela mãe, enquanto o restante é causado por mutações de novo.

DMD é a forma mais grave e comum de distrofia muscular na infância, apresentando uma incidência de 1:3.500 a 1:6.000 meninos nascidos vivos. As variantes patogênicas do gene DMD resultam na ausência de distrofina, levando à degeneração muscular progressiva com consequente substituição do tecido muscular por tecido fibroadiposo.[27]

A DMB tem um fenótipo mais brando e de início mais tardio, caracterizado pela expressão de distrofina parcialmente funcional. Sua incidência é estimada em aproximadamente 1:18.500 meninos nascidos vivos.[27]

Como as distrofinopatias têm herança ligada ao X, as mulheres portadoras de variantes patogênicas no gene *DMD* costumam ser assintomáticas. No entanto, podem apresentar alterações cardíacas ou comprometimento muscular de cinturas, que geralmente é leve, sendo classificadas como portadoras manifestantes.[29]

O gene *DMD*, composto por 79 éxons, está situado no braço curto do cromossomo X (Xp21), é o responsável pela codificação da distrofina em diversas isoformas que se expressam em diferentes tecidos, como músculo estriado e cardíaco, cérebro, retina e rins resultando em doença multissistêmica, embora as manifestações mais conhecidas sejam a miopatia esquelética e cardíaca e as alterações do neurodesenvolvimento.[27,28]

A gravidade da distrofinopatia está relacionada com a quantidade e a qualidade da distrofina produzida pelo *DMD* e obedece à teoria do quadro de leitura (*open eading-frame*) do código genético.[30] Na DMD, a mutação interrompe a matriz de leitura (*out of frame*), resultando em RNA instável e, consequentemente, na produção de nenhuma ou de concentrações quase indetectáveis de distrofina (< 5%). Na DMB, a matriz de leitura é mantida, gerando distrofina anormal, mas parcialmente funcional. Essa teoria explica mais de 90% dos casos, DMD ou DMB, mas algumas discrepâncias entre genética e fenótipo não são totalmente compreendidas e podem estar associadas a eventos espontâneos de *exon-skipping* ou possivelmente a variantes intrônicas.[30] Clínica. A DMD é caracterizada pela perda progressiva de força muscular que geralmente se inicia entre os 3 e 5 anos de idade, podendo ocorrer com ou sem atraso no desenvolvimento motor. Inicialmente a criança apresenta quedas frequentes, marcha na ponta dos pés, dificuldade para correr e subir escadas. Um sinal clínico característico é a hipertrofia das panturrilhas, causada pela substituição fibroadiposa do músculo tríceps sural, que geralmente aparece antes dos 4 anos de idade. Devido à fraqueza na cintura pélvica, a criança adota a marcha com báscula do quadril e postura hiperlordótica. Além disso, manifesta o sinal de Gowers, que se caracteriza pela necessidade de apoiar-se progressivamente nas pernas e no quadril, como se estivesse escalando seu próprio corpo, para levantar-se da posição deitada. A retração do tendão de Aquiles também é evidente e progressiva, levando à marcha na ponta dos pés. A perda da marcha independente geralmente acontece por volta dos 12 anos, momento em que o declínio respiratório e a escoliose se intensificam. A maioria dos pacientes apresenta alterações eletrocardiográficas já nas fases iniciais, enquanto complicações arritmogênicas tendem a surgir mais tardiamente. A incidência de cardiomiopatia cresce com a idade, alterações subclínicas podem começar por volta dos 6 anos, e praticamente todos os pacientes apresentam sinais clássicos de insuficiência cardíaca após os 18 anos. Juntamente com complicações respiratórias, a cardiomiopatia é a principal causa de morte, levando ao óbito da maioria dos pacientes na terceira década de vida.[27] Cerca de 30% dos pacientes também apresentam comprometimento cognitivo e/ou comportamental, incluindo deficiência intelectual e risco aumentado de transtorno do espectro autista e epilepsia.[28]

A DMB apresenta fenótipo clínico heterogêneo quanto à idade de início dos sintomas, que geralmente ocorre entre os 5 e 15 anos, embora alguns pacientes só apresentem sintomas na fase adulta. A perda de força muscular evolui de forma mais branda, permitindo a manutenção da capacidade de andar após os 16 anos. Em pacientes com DMB, apesar dos sintomas musculares serem mais leves, o comprometimento cardíaco é significativo. Mais de 70% desenvolvem cardiomiopatia, que pode ser mais grave do que em pacientes com DMD.[27]

Diagnóstico

Devido ao elevado grau de lesão muscular, pacientes apresentam CK em altos níveis séricos, não raramente ocorre achado incidental de aumento de transaminases em pacientes sem hepatopatia. Níveis de ≥ 2.000 UI/L de CK em meninos já faz suspeitar de distrofinopatia.[26] A confirmação diagnóstica é realizada por meio de teste molecular, podendo ser realizado inicialmente o MLPA, que detecta variações no número de cópias nos éxons do gene *DMD*, sendo capaz de identificar grandes deleções ou duplicações de um ou mais éxons, que correspondem a cerca de 70% dos casos. Se o MLPA não revelar essas variações, prossegue-se com o sequenciamento de nova geração (NGS) a procura de mutações de ponto ou pequenas duplicações/deleções. Alternativamente, o NGS pode ser utilizado como primeiro teste diagnóstico se o laboratório possuir algoritmos validados para detectar variações no número de cópias a partir das informações deste teste. Diante de alta suspeição clínica associada a teste moleculares sem evidência de variantes patogênicas do gene *DMD*, a biópsia muscular deve ser realizada por um patologista neuromuscular experiente para confirmar a DMD ou considerar um diagnóstico alternativo.[26] O exame histopatológico exibe um padrão distrófico inespecífico, caracterizado pela degeneração das fibras musculares com variação de seus calibres e infiltração conjuntivo-gordurosa peri e endomisial. A análise imuno-histoquímica e o *Western blot* permitem a avaliação qualitativa e quantitativa respectivamente da distrofina nas amostras de tecido muscular.

Por fim, após a identificação de um paciente com DMD é importante também a identificação de mães portadoras, objetivando principalmente aconselhamento genético, triagem cardiológica basal e monitoramento cardíaco regular das mesmas.

Tratamento

Os corticosteroides têm sido a base do tratamento farmacológico para pacientes com DMD e, juntamente com adoção de métodos ventilatórios eficientes, gerou o aumento da sobrevida. A orientação sobre a idade de início do uso de corticosteroides (CE) pode variar em relação ao ritmo de progressão, sendo que a partir dos 5 anos é bem estabelecido o seu início e deve ser mantido após a perda de marcha, objetivando proteção cardíaca, prevenir cifoescoliose e insuficiência respiratória. O regime de CE utilizados são deflazacort (0,9 mg/kg/dia, via oral, uso contínuo) ou prednisona/prednisolona (0,75 mg/kg/dia, via oral, uso contínuo).[3] Os efeitos colaterais mais importantes são ganhos de peso, osteoporose, catarata, baixa estatura e mudanças comportamentais. Dependendo da gravidade dos efeitos colaterais, a dose de CE pode ser reduzida em 25-30% com posterior reavaliação precoce em 1 mês. Caso ocorra progressão dos déficits nesse período, a conduta ideal é o retorno à dose-padrão de CE. A descontinuação do CE é recomendada apenas na presença de efeitos adversos importantes que não podem ser controlados com medicamentos ou mudanças no estilo de vida.[26]

Uma avaliação cardiológica é recomendada desde o diagnóstico preferencialmente por um cardiologista. Recomenda-se a avaliação anual com eletrocardiograma e ecocardiograma a partir dos 6 anos. A cardioproteção com enalapril deve ser iniciada em todos os pacientes a partir dos 10 anos de idade.[27] Por fim, vale ressaltar a importância de acompanhamento, multidisciplinar, incluindo neurologista, cardiologista, ortopedista, nutricionista, entre outros, e fisioterapeuta, com reavaliações seriadas da função motora e respiratória. Protocolo detalhado de acompanhamento multissistêmico pode ser encontrado nas referências.[27]

PONTOS-CHAVE

- A miopatia aguda benigna da infância é mais frequentemente associada a quadros pós-infecciosos, especialmente pelo vírus da *influenza*, ocorre na convalescença da infecção viral, é simétrica, autolimitada e predominante nas panturrilhas.
- A dermatomiosite juvenil pelo mecanismo vasculítico pode trazer, além do quadro de fraqueza de cinturas e flexora de pescoço, quadros gastrointestinais e cutâneos como a calcinose. Por isso seu rápido reconhecimento e tratamento precoce são fundamentais para melhor prognóstico.
- As miopatias congênitas são um grupo heterogêneo em termos de etiologia, porém com manifestações precoces e diagnóstico que fundamentalmente passa pela utilização de exames de genética molecular.
- A distrofia muscular de Duchenne é a distrofia muscular mais comum na infância. O diagnóstico é feito com avaliação por genética molecular e o tratamento com corticoterapia é fundamental para os garotos que atingiram a fase de platô de ganhos motores e/ou ao redor dos 4-5 anos de idade.

REFERÊNCIAS BIBLIOGRÁFICAS

1. Kerr J, Macartney K, Britton PN. Influenza-associated myositis: a single-centre, 5-year retrospective study. Eur J Pediatr. 2021;180(2):577-584.
2. Costa Azevedo A, Costa E Silva A, Juliana Silva C, Poço Miranda S, Costa M, Martinho I. Benign acute childhood myositis: A 5-year retrospective study. Arch Pediatr. 2022;29(7):490-493.
3. Brisca G, Mariani M, Pirlo D, Romanengo M, Pistorio A, Gaiero A, Panicucci C, Piccotti E, Bruno C. Management and outcome of benign acute childhood myositis in pediatric emergency department. Ital J Pediatr. 2021;47(1):57.
4. Hannon M, Lyons T. Pediatric musculoskeletal infections. Curr Opin Pediatr. 2023;35(3):309-315.
5. Meyer A, Meyer N, Schaeffer M, Gottenberg JE, Geny B, Sibilia J. Incidence and prevalence of inflammatory myopathies: a systematic review. Rheumatology 2015;54(1):50-63.
6. Stenzel W, Goebel HH, Bader-Meunier B, Gitiaux C. Inflammatory myopathies in childhood. Neuromuscul Disord. 2021;31(10):1051-1061.
7. Huber AM. Juvenile Idiopathic Inflammatory Myopathies. Pediatr Clin North Am. 2018;65(4):739-756.
8. Lamer S, Carlier RY, Pinard JM, Mompoint D, Bagard C, Burdairon E, et al. Congenital muscular dystrophy: use of brain MR imaging findings to predict merosin deficiency. Radiology. 1998;206(3):811-6.
9. Spencer CH, Rouster-Stevens K, Gewanter H, Syverson G, Modica R, Schmidt K, et al. Biologic therapies for refractory juvenile dermatomyositis: five years of experience of the Childhood Arthritis and Rheumatology Research Alliance in North America. Pediatr Rheumatol Online J. 2017;15(1):50.
10. Schorling DC, Kirschner J, Bönnemann CG. Congenital muscular dystrophies and myopathies: an overview and update. Neuropediatrics. 2017;48:247-261.
11. Chikkannaiah, Reyes I. New diagnostic and therapeutic modalities in neuromuscular disorders in children. Curr Probl Pediatr Adolesc Health Care. 2021;51:101033.
12. Harris SR. Congenital hypotonia: clinical and developmental assessment. Develop Med Child Neurol. 2008;50(12):889-92.
13. Claeys KG. Congenital myopathies: an update. Dev Med Child Neurol. 2020;62(3)297-302.
14. Sarkozy A, Foley AR, Zambon AA, Bönnemann CG, Muntoni F. LAMA2-Related Dystrophies: clinical phenotypes, disease biomarkers, and clinical trial readiness. Front Mol Neurosci. 2020;13:123.

15. Borella LFM, Pereira FV, Mimura PMP, Duarte JA, Villarinho LL, Rezende T, et al. Widening the spectrum of LAMA 2 congenital muscular dystrophy (MDC1A): cobblestone malformation. Arq Neuropsiquiatr. 2022;80(3):333-334.
16. Bushby KM, Collins J, Hicks D. Collagen type VI myopathies. Adv Exp Med Biol 2014;802:185-99.
17. Aivazoglou LU, Guimarães JB, Link TM, Costa MAF, Cardoso FN, Badia BML et al. MR imaging of inherited myopathies: a review and proposal of imaging algorithms. Eur Radiol. 2021;31:8498-8512.
18. Dang K, Jiang S, Gao Y, Qian A. The role of protein glycosylation in muscle diseases. Molecular Biology Reports. 2022;49:8037-49
19. Cubilla MA, Papazoglu GM, Asteggiano CG. Dystroglycanopathies: genetic bases of muscular dystrophies due to alteration in the O-Glycosylation of α-dystroglycan. J Inborn Errors Metabol & Screening. 2023;11:e20220005.
20. Garibaldi M, Rendu J, Brocard J, Lacene E, Fauré J, Brochier G et al. 'Dusty core disease'(DuCD): expanding morphological spectrum of RYR1 recessive myopathies. Acta Neuropathol Commun. 2019;7(1):3.
21. Sewry CA, Laitila JM, Wallgren-Pettersson C. Nemaline myopathies: a current view. J Muscle Res Cell Mot. 2019;40:111-126.
22. Boon AJ, Wijntjes J, O'Brien TG, Sorenson EJ, Gonzalez MLC, van Alfen N. Diagnostic accuracy of gray scale muscle ultrasound screening for pediatric neuromuscular disease. Muscle Nerve. 2021;64:50-58.
23. Venturelli N, Tordjman M, Ammar A, Chetrit A, Renault V, Carlier RY. Contribution of muscle MRI for diagnosis of myopathy. Rev Neurol (Paris). 2023; 179(1-2):61-80
24. Winckler PB, da Silva MAS, Coimbra-Neto AR, Carvalho E, Cavalcanti EBU, Sobreira CFR et al. Clinicogenetic lessons from 370 patients with autosomal recessive limb-girdle muscular dystrophy. Clinical Genetics. 2019;96:341-353.
25. Vainzof M, Souza LS, Gurgel-Giannetti, Zatz M. Sarcoglycanopathies: an update. Neuromuscul Disord. 2021;31(10):1021-1027.
26. Araujo APQC, Saute JAM, Fortes CPDD, França MC Jr, Pereira JA, Albuquerque MAV et al. Update of the Brazilian consensus recommendations on Duchenne muscular dystrophy. Arq Neuropsiquiatr. 2023;81(1):81-94.
27. Bushby K, Finkel R, Birnkrant DJ, Case LE, Clemens PR, Cripe L, et al. Diagnosis and management of Duchenne muscular dystrophy, part 1: diagnosis, and pharmacological and psychosocial management. Lancet Neurol. 2010;9:77-93.
28. Ricotti V, Mandy WPL, Scoto MC, Pane M, Deconinck N, Messina S et al. Neurodevelopmental, emotional, and behavioural problems in Duchenne muscular dystrophy in relation to underlying dystrophin gene mutations. Develop Med Child Neurol. 2016;58:77-84.
29. Giliberto F, Radic CP, Luce L, Ferreiro V, de Brasi C, Szijan I. Symptomatic female carriers of Duchenne muscular dystrophy (DMD): Genetic and clinical characterization. J Neurol Sci. 2014;336:36-41.
30. Aartsma-Rus A, den Dunnen JT. Phenotype predictions for exon deletions/duplications: A user guide for professionals and clinicians using Becker and Duchenne muscular dystrophy as examples. Human Mutation. 2019;40:1630-1633.

ATROFIAS MUSCULARES ESPINHAIS

CAPÍTULO 16

Felipe Franco da Graça ▪ Cynthia Bonilha
Marcondes Cavalcante França Jr.

INTRODUÇÃO

As atrofias musculares espinhais (AME) constituem um grupo de enfermidades neuromusculares que compartilham duas características fundamentais:

1. A afecção primária dos neurônios motores inferiores (localizados ao longo da medula espinal e do tronco encefálico).
2. Etiologia genética (monogênica) – (Fig. 16-1).[1]

São caracterizadas, geralmente, por fraqueza associada a atrofia muscular com padrão tipicamente simétrico e curso progressivo. Levam, portanto, a alto impacto funcional nos pacientes afetados. Do ponto de vista genético, existe ampla variabilidade quanto aos padrões de herança e aos genes envolvidos (Fig. 16-2). Na prática, a AME relacionada com mutações

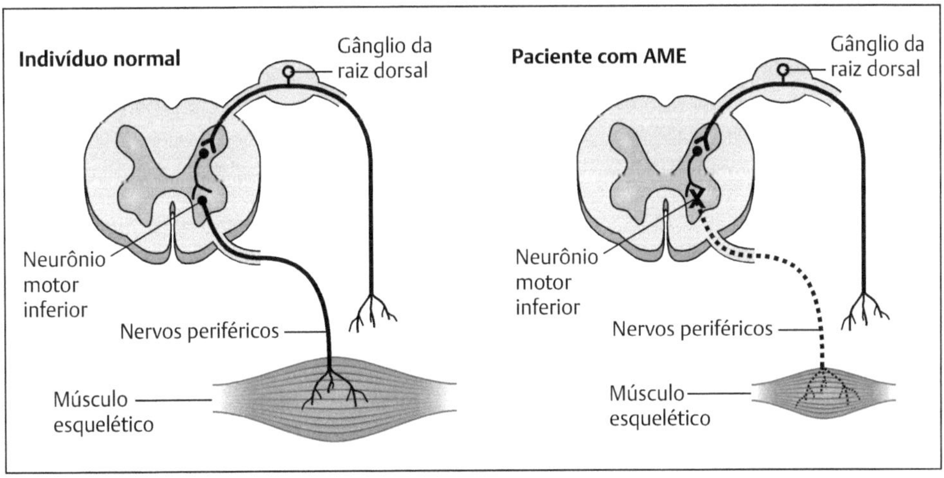

Fig. 16-1. Figura esquemática da medula espinal (corte axial). No paciente com AME, há morte dos neurônios motores inferiores o que ocasiona degeneração das fibras motoras e consequente atrofia muscular. (Fonte: Arquivo pessoal do autor.)

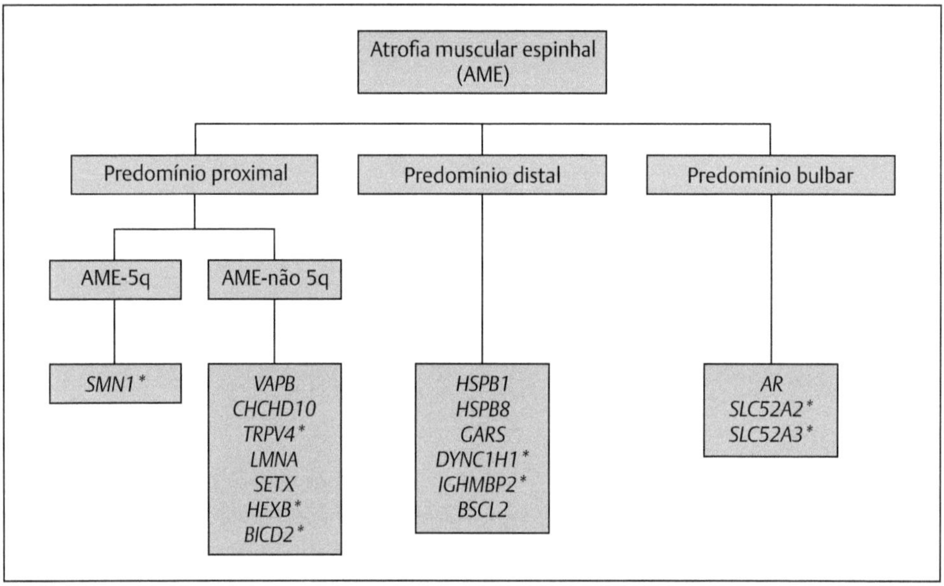

Fig. 16-2. Classificação das atrofias musculares espinhais de acordo com o fenótipo e os principais genes associados. As formas de maior interesse pediátrico estão realçadas em *. (Fonte: Arquivo pessoal do autor.)

no gene *SMN1* situado no braço longo do cromossomo (AME-5q) é a forma mais relevante no contexto pediátrico.[2] A AME-5q é uma enfermidade grave, potencialmente fatal, cujo prognóstico mudou drasticamente nos últimos anos com a chegada de terapias modificadoras de doença inovadoras. Por essa razão, o foco desse capítulo recairá sobre esta forma de AME.

AME-5Q: CONCEITO, GENÉTICA E CLASSIFICAÇÃO

A AME-5q é a principal forma de AME em crianças. Globalmente, a incidência da doença é estimada em 1 caso para 11.000 bebês nascidos vivos.[2] No Brasil, dados recentes de um estudo-piloto de triagem neonatal conduzido em Porto Alegre e Campinas encontraram uma estimativa semelhante, em torno de 1:10.000 nascidos vivos.[3] A AME-5q é considerada a causa neuromuscular mais comum para a síndrome do bebê hipotônico.

A AME-5q é uma doença de base genética e segrega como um traço autossômico recessivo. Sua causa básica é a deficiência de produção da proteína SMN (*survival of motor neuron*). Essa proteína é expressa em todas as células eucarióticas, tanto no núcleo quanto no citoplasma. Tem papel importante na manutenção da homeostase celular, processamento de RNA e prevenção de apoptose. Os efeitos mais notáveis da deficiência da proteína SMN são vistos nos neurônios motores, mas outros tecidos também são afetados.[4]

Do ponto de vista genético, a deficiência do SMN ocorre em decorrência de mutações em ambos os alelos do gene *SMN1*, que codifica esse peptídeo. Esse gene contém sete éxons (porções codificantes), e em 96% dos pacientes a doença está relacionada com a deleção em homozigose do sétimo éxon.[5,6] Uma proporção menor de casos apresenta heterozigose composta – deleção do éxon 7 em um alelo e mutação de ponto (levando à perda de função) no outro alelo. Em um estudo multicêntrico brasileiro publicado recentemente, a

Quadro 16-1. Formas clínicas de AME-5q

Tipo	Início	Cópias do SMN2	Sobrevida*	Marcos do desenvolvimento	Outros achados	Proporção dos casos de AME (%)
1A	Pré-natal (tipo 0) ou perinatal	2	< 6 meses	Nenhum	Falência respiratória, diplegia facial e artrogripose	60
1B/C	IB: 0-3 m IC: 3-6 m		< 2 anos	Não senta sem apoio	Fasciculações de língua, respiração paradoxal, sucção débil	
2	6-18 m	3	> 2 anos	Senta sem apoio Não deambula	Escoliose, tremor de mãos	27
3	> 18 m	4	Normal	Deambula	Tremor de mãos	12
4	> 21 anos	4 (ou mais)	Normal	Normal		1

*Sem tratamento.

heterozigose composta em *SMN1* foi identificada em 10,7% de todos os pacientes.[7] Nessa mesma região cromossômica, numa posição um pouco mais centromérica, há um gene homólogo ao *SMN1* chamado *SMN2*. Ambos os genes têm sequência codificante quase idêntica. Entretanto, o gene *SMN2* tem um polimorfismo na região de *splicing* do éxon 7 que faz com que o transcrito não inclua o éxon 7 e, portanto, gera uma proteína que não é funcional. Na prática, mutações no gene *SMN2* não causam AME, mas o número de cópias de *SMN2* é o principal fator modificador do fenótipo da doença, explicando ampla heterogeneidade fenotípica (Quadro 16-1).

De modo geral, a AME se caracteriza por fraqueza, atrofia muscular e hipotonia de predomínio proximal. Em geral, os déficits predominam nos membros inferiores.[7] Fasciculações (especialmente de língua) e alterações dos reflexos osteotendinosos são proeminentes nas formas de início precoce. Clinicamente, a doença é classificada em quatro tipos clínicos (I a IV), de acordo com a idade de início dos sintomas e a evolução clínica (Quadro 16-1). A história natural da doença tem curso progressivo e impacto na sobrevida, especialmente no tipo 1. Os pacientes com AME tipo 1 geralmente têm duas cópias, AME tipo 2, três cópias e AME tipo 3, acima de três cópias do gene *SMN2*. Fetos com deleção homozigótica do *SMN1* e número de cópias do *SMN2* igual a 0 ou 1 não são viáveis.

MANIFESTAÇÕES CLÍNICAS

A principal manifestação clínica da AME é a fraqueza muscular, secundária ao acometimento crônico do neurônio motor inferior. É simétrica, progressiva e associada à atrofia muscular, hipotonia e diminuição ou abolição de reflexos osteotendíneos. A gravidade dos sintomas está estritamente relacionada com o início das manifestações clínicas e com o perfil genético dos pacientes. O déficit motor é puramente periférico, predomina na cintura escapular e pélvica e também envolve o tronco. Podem ser observadas fasciculações em língua e membros, alteraçao de nervos cranianos, secundário à degeneração de seus núcleos, a presença de contraturas musculares e comprometimento de musculatura respiratória.[8]

Atrofia Muscular Espinhal Tipo 1

AME tipo 1 é a forma mais prevalente, ocorrendo em cerca de 60% dos pacientes.[9] O início dos sintomas surge entre 0 e 6 meses e as crianças adquirem, no máximo, sustento cefálico, mas nunca sentam sem apoio (pacientes não tratados).

A AME tipo 1 pode ser subclassificada, de acordo com início dos sintomas, em:

- *1A:* início neonatal (podendo também denominada AME tipo 0) ou perinatal.
- *1B:* início entre 1 a 3 meses.
- *1C:* início entre 3 a 6 meses.[9]

A AME tipo 1A é a forma mais precoce, com início no período pré-natal ou perinatal. Pode haver história de diminuição dos movimentos fetais durante a gestação e, ao nascimento, o recém-nascido já apresenta fraqueza muscular, alteração da musculatura facial e, mais raramente, oftalmoplegia.[8] Nenhum ou quase nenhum ganho no desenvolvimento motor é observado.[9] Deformidades ósseas graves podem ser observadas, como contraturas musculares, artrogripose e luxação de quadril e há relatos de malformações cerebrais. Há necessidade de suporte nutricional e ventilatório precocemente, devido à disfagia, hipoplasia pulmonar, a defeitos de septo atrial e, consequentemente, à insuficiência respiratória.[10]

Nos pacientes com formas tipo IB e IC, as manifestações se iniciam, respectivamente, após 3 e 6 meses. Habitualmente, a fraqueza muscular e a hipotonia são intensas, há pouco controle de tronco e, ao exame neurológico, observa-se postura em batráquio no decúbito dorsal e a criança não pode ser sustentada pelas axilas no sustento vertical. Há hiporreflexia ou arreflexia de reflexos osteotendíneos e a presença de fasciculações em língua é um achado clássico. Fraqueza facial pode ocorrer nos estágios mais avançados.[8]

O tórax adquire deformidade importante, "em sino", e a respiração evolui para padrão paradoxal devido à fraqueza da musculatura intercostal. Dessa forma, há necessidade de suporte ventilatório precoce, no primeiro ou segundo ano de vida. Há risco, também, para distúrbio de deglutição e broncoaspiração, necessitando de via alternativa para alimentação.[11] Apesar da alteração motora, não há comprometimento cognitivo e as crianças apresentam expressão facial alerta e bom contato visual (diferentemente do observado nas hipotonias de origem central). Embora tenha o predomínio de manifestações motoras, pacientes com AME tipo 1 podem apresentar manifestações sensitivas e malformações congênitas em outros órgãos, como síndrome do coração esquerdo hipoplásico.[8] A frequência de hidrocefalia também é cerca de 4 vezes maior nessa população.

Vale reforçar que, apesar de descrevermos as manifestações clássicas, os sintomas iniciais podem ser frustros, devendo ser considerada suspeita e testada qualquer hipotonia em que haja assimetria de mobilidade entre membros superiores e inferiores (com membros inferiores com menor mobilidade)

Atrofia Muscular Espinhal Tipo 2

Os pacientes com AME tipo 2 desenvolvem sintomas entre 7 e 18 meses e adquirem o marco motor de sentar (tipo 2A – sentam sem apoio, em geral com atraso de obtenção do marco – após os 8 meses e costumam, posteriormente, perder essa habilidade; tipo 2B – sentam sem apoio no tempo normal, até 8 meses e sintomas costumam surgir após os 12 meses).[9] Não adquirem a marcha independente (marcha sem necessidade de uso de dispositivos auxiliares, apoio em objetos ou terceiros). Além disso são propensos a desenvolver escoliose grave e progressiva que, em conjunto com a fraqueza da musculatura intercostal, causam doença pulmonar restritiva a longo prazo. Contraturas musculares em cotovelos, joelhos, quadril e pés, como contração em flexão de cotovelo e pés equinos, são frequentes.[8]

O acometimento de outros sistemas são descritos. Podem desenvolver sintomas gastrointestinais e distúrbios nutricionais, decorrentes de discinesia esofágica, dificuldade de mastigação e deglutição, ambos relacionados com a degeneração de núcleos de nervos cranianos. Refluxo gastroesofágico e constipação intestinal também são frequentes. Ainda podem ocorrer distúrbios da micção, como perda urinária secundária à fraqueza de musculatura perineal e hipotonia esfincteriana.[8]

Assim como em outras doenças neuromusculares, os pacientes com AME tipo 2 apresentam maior fatigabilidade, isto é, declínio físico ao realizar atividades motoras, que parece ser independente da sua força muscular. A percepção da fadiga, que não está ligada apenas à dimensão física e depende de outros fatores, como sono, estado mental, impacto funcional e cognição, também é muito mais relatada por estes pacientes (estudos sugerem prevalência entre 81 a 100%) e acarreta importante impacto em sua qualidade de vida.[12,13]

Atrofia Espinhal Tipos 3 e 4

O quadro clínico de pacientes com AME tipo 3 é extremamente variável. Desenvolvem todos os marcos motores adequadamente, adquirindo a marcha, e seus sintomas surgem após os 18 meses de vida. As crianças desse grupo apresentam deambulação independente, mas comumente perdem essa capacidade ao longo da vida, necessitando de dispositivos auxiliares ou cadeira de rodas. No caso da AME tipo 4 os sintomas se iniciam na idade adulta, após os 30 anos.[10]

A musculatura respiratória é menos afetada e a escoliose, quando ocorre, é menos grave. Um sinal clínico típico é o minipolimioclônus, isto é, presença de mioclonia postural irregular e de baixa amplitude em mãos e dedos (descrito pelos pacientes frequentemente com tremor fino de extremidades): fasciculações também podem ser relatadas.[8] Os pacientes com AME tipo 3 e 4 apresentam queixas importantes de fadiga.[12,13]

Por se tratar de um quadro de fraqueza proximal em pacientes mais velhos, muitas vezes levanta-se a suspeita clínica de miopatia (podendo inclusive haver CPK levemente aumentada). A pesquisa de minipolimioclonus, que não está presente nas miopatias, é simples e auxilia nesse diferencial.

DIAGNÓSTICO

O fluxograma para o diagnóstico da AME se alterou de maneira significativa nas últimas décadas, especialmente com o avanço e maior disponibilidade das técnicas de biologia molecular. A realização de testes como eletroneuromiografia, biópsia muscular, antes base da propedêutica armada para esses casos, não tem indicação na grande maioria dos pacientes, ficando reservada apenas às raras situações em que a testagem genética seja inconclusiva.[9,14]

Diante de um caso suspeito, a melhor conduta é a pronta solicitação do teste genético específico visando procurar mutações patogênicas bialélicas do gene *SMN1*. Como a maioria das mutações consiste na deleção em homozigose do gene *SMN1* as técnicas mais utilizadas incluem MLPA e PCR quantitativo (PCRq), que também permitem quantificação do número de cópias do gene *SMN2*, o que não é necessário para diagnóstico, mas como já discutido anteriormente, tem importante implicação na previsão de fenótipo. Ressalta-se que exames como o sequenciamento completo do exoma, pela técnica laboratorial utilizada, podem não identificar esse tipo de mutação, não devendo ser a escolha diante da hipótese de AME.[14]

Vale ressaltar que diante de um caso suspeito em que haja mutação em heterozigose do gene *SMN1*, ou seja, apenas um alelo com deleção, é essencial a realização de técnicas de sequenciamento (Sanger ou NGS) que permitam identificar possíveis mutações de ponto pelos métodos anteriormente citadas (heterozigose composta).[9,14]

Embora raros, há casos descritos com mutações de ponto ocorrendo nos dois alelos de modo que em pacientes com quadro clínico suspeito o exame de sequenciamento pode ser solicitado mesmo na ausência de qualquer deleção pelas técnicas de MLPA ou PCRq.[9,14]

Exames bioquímicos podem ser solicitados no contexto de investigação de hipotonia periférica, incluindo a CPK (creatinofosfoquinase), que pode estar discretamente aumentada nos casos de AME devido ao processo ativo de desnervação. Não se justifica, entretanto, retardar a solicitação da testagem genética nos casos suspeitos a fim de aguardar o resultado de qualquer outro teste considerando-se que o tratamento precoce tem direta relação com melhores resultados funcionais.[9]

TRATAMENTO

Desde as primeiras aprovações para o uso do Nusinersena em 2016, o cenário terapêutico e prognóstico para pacientes com AME mudou radicalmente, no que tem sido uma das maiores revoluções terapêuticas no campo das doenças neuromusculares até o momento. Na sequência, outras duas drogas foram aprovadas: o onasemnogeno abeparvoveque e o risdiplam (Quadro 16-2).[1,9,14,15]

Embora não tenhamos estudos comparativos de eficácia entre as drogas, os ensaios clínicos e de vida real têm demonstrado excelentes resultados para as três terapias, com algumas particularidades que serão discutidas abaixo para cada uma delas e, embora não

Quadro 16-2. Características dos tratamentos aprovados para AME[1,9,15]

	Nusinersena	**Risdiplam**	**Onasemnogeno Abeparvoveque**
Alvo	SMN2	SMN2	SMN1
Limitação de idade/peso	Não	Não	Sim Indicação em bula para pacientes menores que 2 anos/20 kg
Posologia	Ataque: D0, D14, D28, D63 e, após Manutenção: 4/4 meses Dose: 12 mg (5 mL)	Uso diário Dose variável até 20 kg, após, dose fixa	Administração única Dose variável, ajustada por peso
Via	Intratecal	Oral	Endovenosa
Efeitos adversos	Mais frequentemente relacionados com punção lombar	Efeitos gastrointestinais possíveis, em geral, leves. Preocupação com possíveis efeitos referentes à fertilidade masculina	Alterações assintomáticas de transaminases e plaquetopenia são comuns. Reações mais graves são incomuns e incluem hepatopatia e microangiopatia trombótica

haja comprovação de superioridade de nenhum dos tratamentos, o que fica evidente é que o início precoce das medicações implica em melhores desfechos clínicos sendo que, em casos mais graves, atrasos de poucos dias podem resultar em perdas funcionais graves.[9]

Nusinersena

Nusinersena é um oligonucleotídeo anti-sense (ASO) que atua no processo de *splicing* do gene *SMN2* favorecendo a inclusão do éxon 7 no transcrito e, portanto, a formação de uma proteína SMN funcional. Vale relembrar que a frequente exclusão do éxon 7 no *splicing* é o motivo de o gene *SMN2* produzir, na maioria das vezes, uma proteína SMN não funcional.[9]

Por ser um ASO (molécula grande) sua administração deve ser feita por via intratecal considerando-se que não passaria pela barreira hematoencefálica. Dessa maneira, sua ação ocorre exclusivamente nesse compartimento (não há ação sistêmica), o que limita o perfil de efeitos adversos.

Seu uso está aprovado para pacientes com AME tipos 1, 2 e 3, incluindo pacientes adultos. A dose é fixa (12 mg/5 mL) sendo realizadas quatro aplicações na fase de ataque (dias 0, 14, 28 e 63) e, posteriormente, aplicações a cada 4 meses.[9]

O perfil de efeitos adversos é bem favorável e, na maioria dos casos, inclui complicações associadas à aplicação intratecal e não à droga em si, sendo improváveis os efeitos adversos ameaçadores de vida. As contraindicações, por sua vez, incluiriam infecções no sítio de punção, hipertensão intracraniana e hidrocefalia.[9,14]

Pacientes com escoliose severa e/ou com coluna instrumentada podem ter aplicação desafiadora e requerer punção guiada por métodos de imagem (como ultrassom ou radioscopia).[9]

Risdiplam

Risdiplam é uma pequena molécula que também atua no *Splicing* do gene *SMN2* promovendo a inclusão do éxon 7. Pelo seu tamanho molecular consegue atravessar a barreira hematoencefálica podendo ser administrado por via oral. Também por essa característica tem ação sistêmica, e não apenas no sistema nervoso (embora as reais implicações, positivas ou negativas dessa ação sistêmica ainda não estejam claras).[9]

Seu uso também está aprovado para todos os tipos de AME, sendo sua dose oral diária variável por peso até os 20 kg e de 5 mg (6,6 mL) para os pacientes acima desta marca.

Geralmente é bem tolerado, sendo relatados efeitos gastrointestinais, especialmente no início do uso, por alguns pacientes. Possível comprometimento da fertilidade masculina foi observada em ensaios pré-clínicos (alteração de linhagens germinativas em ratos), cabendo a discussão desse possível efeito no contexto da prescrição, embora sua ocorrência em humanos não esteja bem estabelecida.[1,9,15]

Além disso, apesar de a administração via oral ser mais confortável que a aplicação intratecal ela pode levar a questões referentes à adesão ao tratamento. Os cuidados no armazenamento da medicação (que deve ser refrigerada de 2 a 8°C) também devem ser levados em conta.[9,15]

Onasemnogeno Abeparvoveque

Diferentemente das outras duas drogas citadas, o onasemnogeno abeparvoveque é uma terapia gênica que consiste em um capsídeo viral (AAV9) contendo um transgene *SMN1* associado a promotores sintéticos. Uma vez administrado, o vetor viral AAV9 entrega o transgene *SMN1* aos neurônios motores afetados, levando à produção da proteína SMN.[1,9,14]

Trata-se de uma droga de aplicação única até o momento com ótimos resultados nos estudos de acompanhamento a longo prazo, com preservação dos marcos alcançados nos estudos iniciais.

Sua indicação em bula se restringe a pacientes menores de 2 anos com AME tipo 1 e 2 ou pré sintomáticos. Apesar da praticidade posológica, sua administração exige alguns cuidados. O paciente deve ter sido testado para anticorpos anti-AAV9 e receber a medicação apenas em caso de resultado negativo. Além disso, precisa ser monitorado especialmente quanto à função hepática, renal e contagem de plaquetas após a infusão. Grande parte dos pacientes tratados apresenta elevação de transaminases e plaquetopenia assintomáticas, mas uma minoria pode apresentar efeitos adversos potencialmente fatais como hepatopatia grave e microangiopatia trombótica.[9,16]

Para minimizar o risco de complicações é realizada corticoterapia (1 a 2 mg/kg de prednisolona via oral) desde o dia anterior à aplicação, sendo mantida nessa dose por ao menos 1 mês e reduzida posteriormente se normalidade dos exames laboratoriais.[9]

Fatores que parecem aumentar o risco de complicações graves incluem a idade e peso dos pacientes (pacientes mais velhos e pesados parecem ter maior risco), assim como a ocorrência de infecções próximas à data de infusão.[15]

PRÉ-SINTOMÁTICOS

Uma vez que tenha ficado clara a associação entre precocidade do início dos sintomas e melhores desfechos clínicos aumentou o interesse em estudar a resposta terapêutica em pacientes pré-sintomáticos. Os estudos NURTURE (Nusinersena), SPR1NT (Onasemnogeno Abeparvoveque) e RAINBOWFISH (Risdiplam) vieram para fornecer essa resposta com resultados animadores.[9,15] Nos três estudos foi verificado que pacientes pré-sintomáticos com 2 ou 3 cópias do gene *SMN2* tratados precocemente obtiveram marcos motores muito próximos da normalidade e habitualmente no tempo normal (especialmente para o grupo com três cópias de *SMN2*), reforçando a necessidade de diagnóstico precoce e levando à inclusão da AME nos programas de triagem neonatal de diversos países, uma vez que essa prática, além de melhorar os desfechos, é custo-efetiva, mesmo considerando o alto custo das medicações modificadoras de doença.[9]

Ressalta-se que no caso dos pacientes pré-sintomáticos não é realizada a classificação em tipos (o que dependeria dos marcos motores alcançados). Em vez disso, refere-se a eles de acordo com o número de cópias do gene *SMN2* (p. ex., paciente pré-sintomático com 2 cópias do gene *SMN2*).[1,15]

AVALIANDO A RESPOSTA AO TRATAMENTO

A avaliação por escalas clínicas continua sendo a principal maneira de documentar a evolução dos pacientes com AME em tratamento. Em paralelo, a busca por outros biomarcadores tem trazido resultados relevantes. O uso da neurofisiologia já é uma realidade e técnicas como acompanhamento dos potenciais de ação musculares compostos associados ou não à quantificação de unidades motoras (como o MUNIX) têm sido utilizadas.[9,14]

Habitualmente sugere-se realização das escalas motoras ao menos semestralmente, sempre por profissional habilitado. O Quadro 16-3 resume as características das duas mais utilizadas.[9,15]

Considera-se que o tempo mínimo para avaliar resposta terapêutica em pacientes com AME tipo 1 seja de 6 meses e, nos casos com AME tipo 2 e 3, 1 ano. Ressalta-se que, apesar de os ganhos serem desejados, por se tratar de doença progressiva, a estabilidade também

Quadro 16-3. Escalas motoras mais utilizadas no acompanhamento de pacientes com AME[14]

	Grupo de pacientes	Pontuação máxima	Observação
CHOP-INTEND	AME 1/não sentam	64	Se a criança passa a sentar (em geral escala entre 50-60) complementa-se com avaliação da HFMSE
HFMSE	AME 2 e 3/pacientes que sentam	66	Se pontuação menor que 5, utilizar CHOP-INTEND como complemento

CHOP-INTEND: Children's Hospital of Philadelphia Infant Test of Neuromuscular Disordes. HFMSE: Hammersmith Functional Motor Scale Expanded.

pode ser considerada resposta terapêutica.[14] Além disso, diante de perdas funcionais, é importante sempre descartar causas não relacionadas com o tratamento como infecções, falta de reabilitação adequada ou alterações ortopédicas.

PROGNÓSTICO

Como já destacado anteriormente, a precocidade do tratamento é o principal fator determinante de prognóstico. Isso porque o número de neurônios restantes limitará a remodelação das unidades motoras. Essa precocidade é especialmente relevante em pacientes com formas mais graves em que poucos dias de diferença do início da terapia podem determinar desfechos muito distintos, tornando a AME uma verdadeira emergência genética.[9,14,15]

Pacientes tratados de maneira pré-sintomática costumam evoluir com marcos motores próximos aos da normalidade, enquanto aqueles que já apresentam comprometimento respiratório e bulbar acentuados raramente não progridem para uso de dispositivos auxiliares, mesmo com o tratamento.[9] Além das medicações, o acesso à reabilitação motora e respiratória e fonoaudiologia são determinantes nos resultados obtidos.[14,15]

É sempre essencial esclarecer e ajustar expectativas junto aos familiares no momento da prescrição dos tratamentos, deixando claro que as respostas são bastante distintas a depender da fase da doença em que o tratamento é instituído.

PONTOS-CHAVE

- A AME é uma doença genética, autossômica recessiva, causada por mutações bialélicas no gene *SMN1*.
- A AME tem subtipos clínicos com gravidades distintas (tipos 1 a 4) e o número de cópias do gene *SMN2* é um dos principais fatores que influenciam no fenótipo.
- O desenvolvimento de drogas modificadoras de doença mudou o panorama prognóstico da AME. Atualmente há três tratamentos aprovados, sendo dois com alvo de ação em *SMN2*: nusinersena (aplicação via intratecal) e risdiplam (via oral) e uma droga com alvo em *SMN1*: onasemnogeno abeparvoveque (terapia gênica de aplicação única).
- A resposta clínica ao tratamento depende do número de unidades motoras remanescentes e, portanto, da precocidade do tratamento.

REFERÊNCIAS BIBLIOGRÁFICAS

1. Pinto WBVR, Souza PVS, Badia BML, Farias IB, Albuquerque Filho JMV, et al. Adult-onset non-5q proximal spinal muscular atrophy: a comprehensive review. Arq Neuropsiquiatr. 2021 Oct;79(10):912-23.
2. Mostacciuolo ML, Danieli GA, Trevisan C, Müller E, Angelini C. Epidemiology of spinal muscular atrophies in a sample of the Italian population. Neuroepidemiology. 1992;11(1):34-8.
3. Oliveira Netto AB, Brusius-Facchin AC, Lemos JF, Pasetto FB, Brasil CS, Trapp FB, et al. Neonatal screening for spinal muscular atrophy: A pilot study in Brazil. Genet Mol Biol. 2023 Dec 11;46(3 Suppl 1):e20230126.
4. Singh RN, Howell MD, Ottesen EW, Singh NN. Diverse role of survival motor neuron protein. Biochim Biophys Acta Gene Regul Mech. 2017;1860(3):299-315.
5. Lefebvre S, Bürglen L, Reboullet S, Clermont O, Burlet P, Viollet L, et al. Identification and characterization of a spinal muscular atrophy-determining gene. Cell. 1995;80(1):155-65.
6. Pedroso JL, França Jr MC, Camargos ST, Barsottini OGP, Kok F. Neurogenética na prática clínica. Rio de Janeiro: Editora Atheneu; 2019.
7. Mendonça RH, Matsui C Jr, Polido GJ, Silva AMS, Kulikowski L, Torchio Dias A, et al. Intragenic variants in the *SMN1* gene determine the clinical phenotype in 5q spinal muscular atrophy. Neurol Genet. 2020 Sep 1;6(5):e505.
8. Rodriques MM, Vilanova LCP. Tratado de neurologia infantil. Rio de Janeiro: Atheneu; 2017. 991-1006 p.
9. Zanoteli E, Araújo APQC, Becker MM, Fortes CPDD, França Jr MC, Machado-Costa MC, et al. Consensus from Brazilian Academy Neurology for diagnosis, genetic counseling, and use of disease-modifying therapies in 5q spinal muscularatrophy. Arq Neuropsiquiatr. 2024;82(1):1-16.
10. Dubowitz V. Very severe spinal muscular atrophy (SMA type 0): an expanding clinical phenotype. Eur J Paediatr Neurol. 1999;3(2):49-51.
11. Oskui M, Levy G, Garland CJ, Gray JM, O'Hagen J, De Vivo DC, et al. The changing natural history of spinal muscular atrophy type 1. Neurology. 2007;69(20):1931-6.
12. Bartels B, de Groot JF, Habets LE, Wadman RI, Asselman FL, Nieuwenhuis EES, et al. Correlates of fatigability in patients with spinal muscular atrophy. Neurology. 2021;96(6):e845-52.
13. Rodriguez-Torres RS, Uher D, Gay EL, Coratti G, Young SD, Rohwer A, et al. Measuring fatigue and fatigability in spinal muscular atrophy (SMA): challenges and opportunities. J Cil Med. 2023;12(10):3458.
14. Mercuri E, Finkel RS, Muntoni F, Wirth B, Montes J, Main M, et al. Diagnosis and management of spinal muscular atrophy: Part 1: Recommendations for diagnosis, rehabilitation, orthopedic and nutritional care. Neuromuscul Disord. 2018 Feb;28(2):103-15.
15. Pitarch Castellano I, Cabrera-Serrano M, Calvo Medina R, Cattinari MG, Espinosa García S, Fernández-Ramos JA, et al. Delphi consensus on recommendations for the treatment of spinalmuscular atrophy in Spain (RET-AME consensus). Neurología. (EnglEd) 2022;37(03):216-28.
16. Kichula EA, Proud CM, Farrar MA, Kwon JM, Saito K, Desguerre I, et al. Expert recommendations and clinical considerations in the use of onasemnogene abeparvovec gene therapy for spinal muscular atrophy. Muscle Nerve. 2021;64(04):413-27.

Parte V Cefaleia

CAPÍTULO 17

ABORDAGEM AMBULATORIAL DA CEFALEIA

Renato Arruda ▪ Lisiane Seguti Ferreira

INTRODUÇÃO

A cefaleia é um sintoma bastante comum que leva muitas crianças e adolescentes a consultarem pediatras e neurologistas. De acordo com a última publicação do estudo *Global Burden of Disease* (GBD), mais de 700 milhões de pessoas com idades entre 5 e 19 anos apresentam migrânea ou cefaleia do tipo tensional.[1]

Revisões sistemáticas e meta-análises de estudos populacionais apontam que 90% das crianças e adolescentes apresentaram pelo menos um episódio de cefaleia na vida, ao passo que entre 50% e 60% têm cefaleia recorrente.[2-4] Estudos brasileiros replicam os achados de estudos internacionais.[5,6]

Os dados demonstram também o impacto na qualidade de vida, haja vista a elevada morbidade, caracterizada pelo absenteísmo e baixo desempenho escolar[1]. Além disso, na migrânea, observa-se uma elevada prevalência de comorbidades psiquiátricas em comparação com indivíduos sem cefaleia, especialmente naqueles com crises frequentes de dor.[4,5,7-12] Estudos clínicos e populacionais também mostram uma associação entre migrânea e sintomas somáticos, depressivos e ansiosos, além do aumento do risco de suicídio, dificuldades de ajuste psicossocial e comorbidade com o transtorno de déficit de atenção e hiperatividade (TDAH).[13,14]

O objetivo primordial deste capítulo é fornecer estratégias para obtenção do diagnóstico correto da cefaleia na infância, além de subsidiar a escolha da melhor propedêutica e modalidade terapêutica.

QUADRO CLÍNICO

As cefaleias são divididas em primárias e secundárias. As primárias são aquelas em que a própria cefaleia é a principal condição do paciente, como a migrânea e a tensional, enquanto as secundárias estão relacionadas com uma condição subjacente reconhecida.[15] A migrânea e a tensional são as causas mais comuns de cefaleia primária em crianças e adolescentes. Outras formas de cefaleia primárias, como as cefaleias trigêmino-autonômicas, são raras nessa faixa etária.

Na unidade de urgência, as cefaleias mais frequentemente encontradas em crianças e adolescentes são cefaleias secundárias às infecções de vias aéreas superiores, traumatismo craniano e migrânea.[16] A cefaleia atribuída a problemas de visão é uma causa pouco comum de cefaleia crônica em crianças e adultos, embora seja frequentemente superestimada pelo público e até mesmo por médicos em geral.[17]

A migrânea e a cefaleia tensional podem ser confundidas com a cefaleia causada por rinossinusite aguda, devido à semelhança na localização da dor e, no caso da migrânea, à presença de sintomas autonômicos nasais. No entanto, sinais como secreção nasal purulenta e febre ajudam a distinguir entre elas. Por outro lado, doenças nasais ou sinusais agudas podem desencadear ou piorar ataques de migrânea. A associação entre alterações nasais e sinusais crônicas e cefaleias crônicas ainda é objeto de debate, embora evidências recentes sugiram essa relação.[18] Para uma análise mais detalhada de cefaleia em crianças, é recomendada a consulta a uma revisão abrangente baseada nos critérios da Classificação Internacional de Cefaleias em sua 3ª edição (ICHD-3).[15]

As cefaleias primárias são divididas em quatro grupos a saber:

- *Grupo 1:* Migrânea.
- *Grupo 2:* Cefaleia tensional.
- *Grupo 3:* Cefaleias trigêmino-autonômicas.
- *Grupo 4:* Outras cefaleias primárias.

O Quadro 17-1 mostra as principais características das cefaleias primárias mais comuns na faixa etária pediátrica (migrânea e tensional) com um adendo sobre as cefaleias em salvas.[19] A migrânea sem aura, a migrânea com aura, a migrânea crônica e a cefaleia tensional episódica são os protótipos das cefaleias primárias.

Quadro 17-1. Características das principais cefaleias primárias

Critério	Migrânea	Cefaleia do tipo tensional	Cefaleia em salvas
Ataques	Ao menos 5 ataques	Ao menos 10 ataques	
Duração	2 a 72 horas	30 minutos a 7 dias	30 minutos a 3 horas
Localização	Comumente, bilateral em crianças e pré-púberes; unilateral em 60% a 70% dos adolescentes e bifrontal em 30%	Bilateral	Sempre unilateral, geralmente começa ao redor do olho ou têmpora
Tipo	Pulsátil, latejante; agravada por esforço físico rotineiro (caminhar, subir escada)	Em peso ou aperto (não pulsátil); não piora com esforço físico	Dor começa e evolui rapidamente, atingindo seu pico em minutos. Dor profunda, contínua, explosiva em qualidade
Intensidade	Moderada a severa	Fraca a moderada	Severa, excruciante
Sintomas associados	Durante a dor, ao menos um dos seguintes: A) Náusea e/ou vômito B) Foto e fonofobia	Deve ocorrer ambos: A) SEM náusea ou vômito B) Foto ou fonofobia (não ambos)	Sintomas autonômicos ipsilaterais à dor (lacrimejamento, hiperemia conjuntiva ocular, congestão nasal, rinorreia, sudorese etc.)
Aparência do paciente	Prefere descansar, procura lugar escuro e silencioso	Pode permanecer ativo, ou pode preferir descansar	Inquieto, agitado

Extraída com autorização do capítulo "Cefaleias" do livro "Neurologia Infantil: Fundamentos e Prática Clínica".[19]

Cefaleias trigêmino-autonômicas e as cefaleias do grupo 4 são raras em crianças e adolescentes e, embora seu diagnóstico seja feito com base exclusivamente clínica, é mandatória a realização de neuroimagem para descartar causas secundárias, haja vista o padrão de manifestações atípicas nesta faixa etária.[20]

AVALIAÇÃO DA CRIANÇA COM CEFALEIA

A história é fundamental para o diagnóstico correto da cefaleia. Muitas vezes, especialmente em crianças mais jovens, as observações do comportamento durante os ataques de cefaleia são cruciais neste processo. Sinais como: procurar um local escuro e silencioso podem indicar fotofobia e fonofobia respectivamente; recusar alimentos pode ser devido a inapetência ou náusea; suspender atividades como pular ou correr podem ser uma resposta à natureza pulsátil da dor. Expressões gestuais que descrevem a dor, como pulsante ou apertada, também podem ajudar a obter informações precisas durante a anamnese.

Inicialmente, a anamnese é obtida com o relato dos pais e, em sequência, a criança deve ser, quando possível, questionada sobre as características da dor. Em seguida, perguntas direcionadas aos pais ajudam a determinar o padrão temporal, a frequência e a duração dos episódios. Posteriormente, solicita-se que a criança informe melhor sobre aspectos como: localização, intensidade, qualidade da dor, além da relação de piora com o esforço físico.

Um interrogatório mais detalhado, estruturado ou semiestruturado, como se vê a seguir, pode ser aplicado para obter informações adicionais importantes para o diagnóstico e programação terapêutica:

A) *Padrão temporal e modo de instalação:* a classificação das cefaleias em agudas ou crônicas, contínuas ou recorrentes, baseia-se no padrão temporal, sendo crônica quando ocorre em 15 ou mais dias por mês, persistindo por mais de 3 meses. As agudas podem iniciar abruptamente ou de forma gradual, com diferentes evoluções. Cefaleias secundárias a infecções do sistema nervoso central, geralmente, progridem gradualmente. A migrânea apresenta ataques intercalados com períodos sem dor, podendo, ocasionalmente, ter episódios prolongados, denominados estado de mal migranoso. A cefaleia tensional episódica é menos intensa e frequente, enquanto a crônica ocorre mais de 15 dias por mês. A avaliação do padrão temporal é fundamental para o diagnóstico e o manejo adequado, considerando as características específicas de cada tipo de cefaleia (Fig. 17-1).

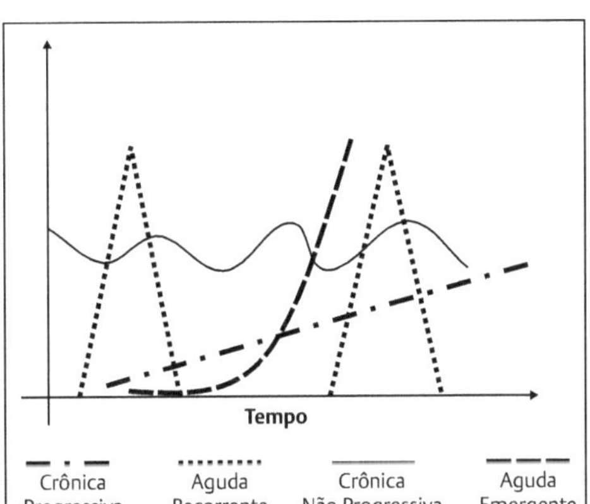

Fig. 17-1. Classificação das cefaleias, conforme distribuição temporal.

B) *Idade de início e tempo de evolução:* a migrânea muitas vezes começa na infância, com ataques iniciando antes dos 7 anos em mais da metade dos pacientes, especialmente meninos. Na adolescência e vida adulta, predomina nas meninas. Estudos mostram que sintomas como vômitos e sensibilidade à luz e som na infância podem indicar migrânea precoce. Muitas vezes, o início da cefaleia é percebido após piora dos ataques, dificultando o diagnóstico precoce. Crianças com tumores cerebrais raramente apresentam cefaleia por mais de 1 ano antes do diagnóstico, especialmente se o tumor tiver localização infratentorial, o que leva a sintomas neurológicos precoces.
C) *Horário preferencial:* a migrânea na infância geralmente não segue um horário específico para os ataques. No entanto, se houver um horário preferencial identificado pela criança ou pelos pais, é importante investigar fatores desencadeantes associados a esse horário, como ingestão de certos alimentos, jejum prolongado, atividade física, abstinência de cafeína ou analgésicos, ansiedade escolar, esforço visual, entre outros. Reconhecer esses fatores pode ser crucial para o diagnóstico e tratamento da criança. Tanto a cefaleia em salvas quanto a cefaleia devido à hipertensão intracraniana tendem a ocorrer durante a noite e podem despertar a criança.
D) *Frequência e duração dos ataques:* a frequência dos ataques ajuda a diferenciar as cefaleias na infância. Cefaleia em salvas, hemicrania paroxística, neuralgias e SUNCT (cefaleia neuralgiforme unilateral de curta duração com hiperemia conjuntival e lacrimejamento) e SUNA (ataques de cefaleia neuralgiforme de curta duração) apresentam múltiplos ataques diários. Migrânea e cefaleia tensional variam em frequência. Aumento progressivo sugere cefaleia secundária. A ICHD define a duração dos ataques: cefaleia tensional (30 min a 7 dias), cefaleia em salvas (15 a 180 min), hemicrania paroxística (2 a 30 min), neuralgias cranianas, cefaleia em facadas e SUNCT/SUNA (alguns segundos a 240 segundos). Migrânea na infância pode ter ataques mais curtos, podendo durar de 2 a 72 horas.
E) *Localização:* a unilateralidade da cefaleia na migrânea e a bilateralidade na cefaleia tensional não são critérios obrigatórios para o diagnóstico, exceto em certas condições específicas. Na prática clínica, a migrânea pode manifestar-se de forma bilateral na infância. A localização da dor varia de acordo com o tipo de cefaleia, mas não é o único critério diagnóstico na ICHD. Na cefaleia em salvas, hemicrania paroxística, e outras, a dor tem localizações específicas, enquanto nas neuralgias cranianas a dor segue o padrão de inervação do nervo afetado. Estudos sugerem uma predominância de dor unilateral na migrânea em adultos e bilateral em crianças, mas a observação clínica mostra uma mistura dos dois padrões em crianças.[6,12]
F) *Intensidade:* na infância, a intensidade das cefaleias é classificada como fraca, moderada ou forte, dependendo do impacto nas atividades diárias. Escalas visuais, como a visual de faces de Wong-Baker, são úteis para avaliar a dor.[21] A intensidade varia conforme a causa, sendo forte em condições graves como meningites e cefaleia em salvas, conhecida como "cefaleia suicida". A migrânea é considerada de moderada a forte intensidade, enquanto a tensional é geralmente fraca a moderada. Esses critérios ajudam a diferenciar e diagnosticar os diferentes tipos de cefaleia na infância.

Após coleta detalhada da anamnese, além dos aspectos supracitados, é importante questionar:[22]

A) Há apenas um único tipo de cefaleia.
B) Como se inicia a dor?
C) Há quanto tempo os sintomas começaram?
D) A dor está piorando?

E) Há fatores desencadeantes.
F) Há fatores agravantes?
G) O que alivia a dor?
H) É preciso usar analgésicos?
G) Os medicamentos são eficazes?
H) Faz uso crônico de alguma medicação?
I) Alguém na família tem cefaleia?

Informações sobre exames e tratamentos anteriores encerram essa parte da anamnese, seguida pelos antecedentes pessoais e familiares do paciente.

O próximo passo consiste em realizar o exame físico geral, incluindo avaliação de pressão arterial, e a seguir o exame físico neurológico completo, incluindo o exame cefaliátrico (disponível em *https://www.youtube.com/watch?v=KhRr-EFulpQ*). O exame físico é indispensável na avaliação do paciente com cefaleia, especialmente para se descartar causas secundárias, uma vez que nas cefaleias primárias, o exame costuma ser normal.

O exame neurológico deve incluir, minimamente, a avaliação do estado mental, nervos cranianos, força muscular, reflexos profundos e superficiais, coordenação e marcha (vide Capítulo 2).

O exame cefaliátrico detalhado envolve a palpação sobre os nervos supratroclear, supraorbital, occipital maior e occipital menor o que pode desencadear o sinal de Tinel (ou seja, formigamento com a palpação) ou excessiva sensibilidade à palpação sobre o nervo, acompanhada de irradiação da dor ao longo da distribuição do nervo no contexto de neuralgia.

A articulação temporomandibular (ATM) deve ser palpada em repouso para detectar hipersensibilidade à palpação e durante a abertura da boca para avaliar a amplitude do movimento, instabilidade ou travamento. Além da disfunção da ATM como causa da dor, ela pode coexistir com cefaleias primárias, o que requer manejo distinto.

No contexto de dor de cabeça aguda, a triagem para sinusite pela palpação sobre os seios nasais pode alertar ao médico para esta possibilidade, tendo em mente que a migrânea é incorretamente diagnosticada no contexto de cefaleia recorrente crônica por sinusite.

É importante auscultar o pescoço, as órbitas e têmporas em busca de sopros que possam sinalizar fluxo turbulento na vasculatura craniocervical, o que pode estar associado a doenças vasculares subjacentes. O exame do pescoço destinado a avaliar a amplitude do movimento e a dor que ocorre à mobilização pode ser útil na identificação de sinais consistentes com cefaleia cervicogênica. A palpação da musculatura cervical pode identificar pontos de gatilho, que são comuns no músculo trapézio de pacientes com migrânea.

Um instrumento complementar é o escore de *Beighton*, que é uma técnica de triagem para detectar hipermobilidade articular usando manobras simples. Um escore de *Beighton* ≥ 6 pode alertar o médico quanto à possibilidade de um transtorno do tecido conjuntivo subjacente, que pode aumentar o risco de distúrbios secundários como cefaleia cervicogênica, hipotensão intracraniana espontânea, síndrome de hipermobilidade articular, que pode ter uma associação com migrânea em crianças e adolescentes.[23]

Por fim, o diagnóstico na cefaleia é construído com base nas informações fornecidas pelo paciente e acompanhante sobre sua dor, o que pode tornar o diagnóstico desafiador na infância, especialmente nas crianças mais jovens, devido às limitações na identificação e na descrição dos sintomas. A ICHD-3 inclui critérios para 196 condições diagnósticas, das quais 113 já foram observadas em crianças e adolescentes. A ICHD-3 é um importante instrumento e deve ser o alicerce tanto na prática clínica quanto em pesquisas para a avaliação e o diagnóstico de cefaleias em qualquer faixa etária.[15] Os critérios para migrânea com e sem aura e cefaleia tensional crônica são apresentados nos Quadros 17-2 e 17-3.[15,19]

Quadro 17-2. Critérios diagnósticos da migrânea e da aura migranosa em crianças menores de 18 anos (ICHD-3)[15]

Migrânea sem aura (pelo menos cinco crises preenchendo os critérios de 1 a 3)
1. Cefaleia com duração de 2 a 72 horas (não tratada ou tratada sem sucesso) 2. Cefaleia que preenche pelo menos duas das seguintes características: A) Localização unilateral B) Caráter pulsátil C) Dor moderada ou forte D) Exacerbada por atividade física rotineira 3. Durante a cefaleia, pelo menos uma das seguintes manifestações: A) Náuseas ou vômitos B) Fotofobia e fonofobia 4. Não é atribuída a outra causa
Aura típica da migrânea (pelo menos duas crises preenchendo os critérios de 1 a 3)
1. Aura consistindo em pelo menos um dos seguintes sintomas totalmente reversíveis: A) Sintomas visuais, incluindo características positivas (fosfenos, manchas ou linhas) e/ou características negativas (perda da visão) B) Sintomas sensitivos, como formigamento ou dormência C) Dificuldade na fala e/ou na linguagem D) Motor E) Sintomas de envolvimento do tronco cerebral F) Queixas retinianas 2. Pelo menos três dos seguintes critérios: A) Pelo menos um sintoma de aura alastra gradualmente em 5 ou mais minutos B) Dois ou mais sintomas de aura que aparecem em sucessão C) Cada sintoma individual de aura dura entre 5 e 60 minutos D) Pelo menos um sintoma de aura unilateral E) Pelo menos uma aura com sintomas positivos F) A aura é acompanhada ou seguida dentro de 60 minutos por cefaleia 3. Não é mais bem explicada por outro diagnóstico da classificação ICHD-3

Quadro 17-3. Critérios diagnósticos da cefaleia tipo tensional crônica (ICHD-3 2018)[15]

Cefaleia que evolui da tensional episódica frequente
A) Cefaleia ocorre em ≥ 15 dias por mês em média, por > 3 meses, preenchendo critérios de B a D B) Cefaleia dura horas ou dias, pode ser contínua C) Cefaleia tem pelo menos duas das seguintes quatro características: 1. Localização bilateral 2. Pressão ou aperto (não pulsátil) 3. Intensidade fraca ou moderada 4. Não é agravada por atividade física habitual D) Presença dos seguintes fatores: 1. Apresenta apenas um dos seguintes: fotofobia, fonofobia ou náuseas leves 2. Ausência de vômitos e náuseas moderadas ou graves E) Não mais bem explicada por outro diagnóstico da classificação ICHD-3

DIAGNÓSTICO

Na abordagem da criança e do adolescente com cefaleia, seja no contexto de urgência, seja no contexto ambulatorial, o passo fundamental para o diagnóstico correto é a busca ativa para distinguir entre cefaleia primária e secundária.[19] Para tanto, diversos instrumentos foram criados com o intuito de levantar sinais de alarme que possam indicar maior suspeição de cefaleia secundária e, portanto, indicação de investigação complementar com propedêutica armada direcionada para a hipótese.

Um conhecido instrumento é o mnemônico "SNOOP" criado originalmente em língua inglesa,[24] sendo **S** (sinais e sintomas **S**istêmicos); **N** (sinais e sintomas **N**eurológicos); **O** (iníci**O** súbito); **O** (idade em muito j**O**vens < 2 anos); **P** (curso **P**rogressivo, cefaleia **P**ersistente, mudança no **P**adrão da cefaleia, dor **P**recipitada por esforço físico, cefaleia com componente **P**ostural). Adaptando este instrumento, há sugestão do mnemônico I.N.V.E.S.T.I.G.A.R,[19] apresentado no Quadro 17-4.

Além da distinção entre cefaleias primárias e secundárias, é importante estar atento, na infância, para condições como as síndromes periódicas da infância (SPI), que consistem numa série de sintomas recorrentes e transitórios, que ocorrem em crianças migranosas antes ou simultaneamente aos ataques de cefaleia. Na literatura, são descritos diversos sintomas, como dor abdominal recorrente, vômitos cíclicos, vertigem paroxística benigna da infância, dores nos membros (às vezes chamadas erroneamente de "dores do crescimento"), parassonias (como bruxismo, sonilóquio e sonambulismo), cinetose e torcicolo paroxístico benigno. No entanto, na ICHD-3, apenas a síndrome dos vômitos cíclicos, migrânea abdominal, vertigem paroxística benigna da infância e torcicolo paroxístico benigno estão incluídas sob essa denominação.[16]

Quadro 17-4. *Red flags* no diagnóstico das cefaleias na infância e adolescência, mnemônico I.N.V.E.S.T.I.G.A.R.

Red flags	Considerar	Possível investigação
Início abrupto	Hemorragia subaracnóidea, sangramento intratumoral, malformação vascular ou aneurisma	Neuroimagem Punção liquórica
Noturna	Migrânea, cefaleia em salvas, cefaleia hípnica e hipertensão intracraniana	Neuroimagem
Vômitos persistentes	Hipertensão intracraniana, hidrocefalia e lesão expansiva intracraniana	Neuroimagem
Esforço físico	Hemorragia subaracnóidea, sangramento intratumoral, Chiari I, hipertensão arterial, malformação vascular e aneurisma	Neuroimagem Medida da PA
Sinais neurológicos focais	Hipertensão intracraniana, doença cerebrovascular, hidrocefalia e lesão expansiva intracraniana	Neuroimagem

(Continua)

Quadro 17-4. *(Cont.) Red flags* no diagnóstico das cefaleias na infância e adolescência, mnemônico I.N.V.E.S.T.I.G.A.R.

Red flags	Considerar	Possível investigação
Temporalidade Evolução < 6 meses Piora progressiva Mudança do padrão da cefaleia	Hipertensão intracraniana, lesão expansiva intracraniana, malformação vascular e aneurisma	Neuroimagem
Infecção suspeita	Sinusite aguda, meningite, encefalite, infecção sistêmica, colagenoses e arterites	TC dos seios paranasais Punção liquórica Exames sanguíneos
Grande intensidade ou "a pior cefaleia"	Hipertensão intracraniana, lesão expansiva intracraniana, malformação vascular e aneurisma	Neuroimagem
Associação com crises epilépticas	Hipertensão intracraniana, lesão expansiva intracraniana, malformação vascular e aneurisma	Neuroimagem
Recente mudança comportamental ou declínio no desempenho escolar	Hipertensão intracraniana, lesão expansiva intracraniana e comorbidade psiquiátrica	Neuroimagem

Extraída, com autorização, do capítulo "Cefaleias" do livro "Neurologia Infantil: Fundamentos e Prática Clínica".[19]

A síndrome dos vômitos cíclicos é definida como episódios recorrentes e estereotipados de náuseas, vômitos, palidez e letargia, com duração entre 1 hora e 5 dias, com resolução completa dos sintomas entre os ataques, e não atribuídos a outro transtorno. A história e o exame físico não mostram sinais de doença gastrointestinal, e geralmente há histórico familiar de migrânea.[16]

A migrânea abdominal é caracterizada por ataques recorrentes de dor abdominal, que podem durar de 1 a 72 horas, com intensidade moderada a forte e localização na linha média ou região periumbilical. Esses ataques podem ser acompanhados de anorexia, náuseas, vômitos e palidez, e a história clínica, exame físico e investigação complementar não indicam a presença de doença subjacente.[16]

A vertigem paroxística benigna da infância (VPBI) é caracterizada por episódios recorrentes de vertigem intensa, que se resolvem espontaneamente após alguns minutos a horas. Durante esses episódios, podem ocorrer nistagmo e ataques de migrânea, com vômitos e cefaleia pulsátil e unilateral. Os exames neurológico, audiométrico, vestibular e eletroencefalográfico realizados entre os episódios não revelam anormalidades.[16]

Em um amplo estudo populacional, pesquisadores compararam a prevalência desses sintomas em crianças com migrânea, cefaleia do tipo tensional e um grupo-controle de crianças sem cefaleia. As crianças com migrânea apresentaram risco significativamente maior para a presença de cinetose, dor nos membros inferiores, dor abdominal recorrente, febre recorrente, sonilóquio, sonambulismo e bruxismo, em comparação com o grupo-controle sem cefaleia.[25]

TRATAMENTO

O diário de cefaleia é uma ferramenta essencial no acompanhamento de pacientes com cefaleia, e na infância tem implicações não apenas terapêuticas, mas também diagnósticas. Existem diversos tipos de diários de cefaleia, alguns enfocando aspectos relacionados com o tratamento, enquanto outros registram os fatores desencadeantes dos ataques. O diário de cefaleia apresentado aqui foi desenvolvido especialmente para acompanhar crianças e adolescentes com cefaleia (Fig. 17-2).

A observação prospectiva dos ataques de cefaleia por meio do diário, geralmente, permite definir o diagnóstico de uma cefaleia primária, eliminando dúvidas resultantes da falta de informações fornecidas pela criança ou seus pais, e também auxilia o médico na avaliação da abordagem terapêutica. Hoje em dia, o compartilhamento digital do diário de cefaleia entre pais, pacientes e médicos tem sido bastante útil no acompanhamento.

Concluída esta etapa, a intervenção terapêutica inicial consiste em educar os cuidadores e, se aplicável, os próprios pacientes sobre a migrânea, visando descartar preocupações com doenças graves. Recomendações sobre hábitos saudáveis devem incluir a manutenção de horários regulares de sono, com atenção ao tempo total de descanso noturno de acordo com a faixa etária. A dieta deve ser equilibrada e incluir vegetais verdes, enquanto o consumo de bebidas cafeinadas deve ser moderado. A prática regular de atividade física é fundamental, adaptada à idade da criança. Adolescentes que usam contraceptivos orais combinados podem considerar alternativas de progestágeno. O consumo de substâncias como álcool, tabaco e drogas ilícitas deve ser interrompido em adolescentes. O abuso de medicações sintomáticas deve ser monitorado e tratado.

Para o tratamento agudo da migrânea,[19,26] o objetivo não é apenas aliviar o ataque, mas também tratar os sintomas associados e minimizar o impacto no funcionamento da criança, restaurando sua funcionalidade normal e prevenindo a recorrência dos ataques

Mês: **Ano:**

	1	2	3	4	5	6	7	8	9	10	11	12	13	14	15	16	17	18	19	20	21	22	23	24	25	26	27	28	29	30	31	IC
Madrugada (0-6)																																
Manhã (6-12)																																
Tarde (12-18)																																
Noite (18-24)																																
Unilateral																																
Bilateral																																
Pressão/aperto																																
Latejante/pulsátil																																
Piora com esforço																																
Náusea																																
Vômito																																
Fotofobia																																
Fonofobia																																
Aura																																
Medicação																																
Resposta (++/+/-)																																
Manstruação																																
Desencadeante																																

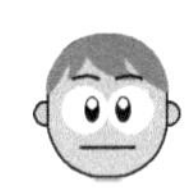

1 (fraca)

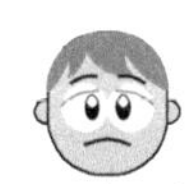

2 (moderada)

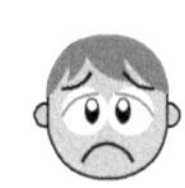

3 (forte)

Intensidade dador: (1) fraca, a criança continua a brincar e pular; (2) moderada, a criança para de correr e pular, mas não se deita; (3) forte, a criança se deita e pode chorar por causa de dor.

IC = ▒ Preencha de acordo com a intensidade da cefaleia ■ Preencha com um X □ Preencha conforme resposta à medicação (++/+/-)

Fig. 17-2. Exemplo de diário de cefaleia. (Extraída com autorização do capítulo "Cefaleias" do livro "Neurologia Infantil: Fundamentos e Prática Clínica".)[12]

em curto prazo. A abordagem terapêutica deve seguir alguns princípios: usar medicamentos em doses apropriadas, iniciar o tratamento o mais rápido possível, especialmente para pacientes com aura, e evitar o uso excessivo de medicamentos sintomáticos. Para muitas crianças, o descanso e o sono são eficazes no alívio da dor de cabeça, principalmente em idades mais jovens.[27] Portanto, recomenda-se repouso em ambiente escuro, silencioso e bem ventilado durante os ataques. O Quadro 17-5 lista os medicamentos usados para tratar a migrânea na infância e adolescência disponíveis no Brasil.[19]

Quadro 17-5. Medicamentos utilizados para o tratamento dos ataques de migrânea na infância e na adolescência disponíveis no Brasil

Medicação Idade**	**Posologia**		**Apresentações**	**Eventos adversos**	**Recomendações***
	< 40 kg	**> 40 kg**			
Ibuprofeno > 4 anos	10 mg/kg	400-1.200 mg/dose até 1,6 g/dia	SO 100 mg/mL (10 mg/gota) Cp 200; 300; 400; 600 mg	Tontura, cefaleia, dispepsia, náusea, vômitos, diarreia, dor abdominal, flatulência, discrasias sanguíneas	Classe I Nível A
Acetaminofeno > 4 anos	15 mg/kg/dose	500-1.000 mg/dose até 4 g/dia	SO 200 mg/mL (13,3 mg/gota) Cp 500; 750 mg	Náusea, vômitos, urticária e hepatotoxicidade (raro)	Classe I Nível B
Dipirona > 4 anos	10 mg/kg	500-1.000 mg/dose até 3 g/dia	SO 500 mg/mL (25 mg/gota) Cp 500 mg; 1.000 mg SI 500 mg	Hipotensão, urticária e outras reações anafiláticas, discrasias sanguíneas, insuficiência renal aguda (raro)	Classe IV Nível U
Cetorolaco > 4 anos	0,5-1 mg/kg, SL, em dose única até 20 mg/dose		Cp SL 10 mg	Diarreia, cefaleia, náusea, tontura, sonolência, edema, dispepsia, hipertensão arterial, urticária, púrpura	Classe IV Nível U
Piroxicam > 12 anos	0,25-0,5 mg/kg, SL, em dose única até 20 mg/dose		Cp SL 20 mg	Úlceras orais, diarreia, constipação, flatulência, cefaleia, náusea, tontura, sonolência, edema, dor abdominal, hipertensão arterial, urticária, púrpura	Classe IV Nível U
Sumatriptano > 8 anos	10-20 mg/dose		*Spray* nasal 10 mg/0,1 mL (10 mg por aplicação)	Alteração do paladar, parestesias, ruborização facial, desconforto torácico, fadiga	Classe I Nível A

(Continua)

Quadro 17-5. Medicamentos utilizados para o tratamento dos ataques de migrânea na infância e na adolescência disponíveis no Brasil

Medicação Idade**	Posologia		Apresentações	Eventos adversos	Recomendações*
	< 40 kg	> 40 kg			
Rizatriptano > 6 anos	5 mg	10 mg	Cp 5; 10 mg Cp RPD 10 mg	Astenia, tontura, boca seca	Classe I Nível B
Zolmitriptano > 12 anos		2,5-5 mg	Cp 2,5 mg Cp OD 2,5 mg	Tontura, sonolência e fraqueza	Classe IV Nível U
Sumatriptano + naproxeno > 12 anos	Uso apenas em adolescentes 50 mg sumatriptano + 500 mg naproxeno		Cp 50/500 mg Cp 85/500 mg	Tontura, sonolência, parestesia; náusea, dispepsia, boca seca; dor/desconforto no peito, dor/aperto/ pressão no pescoço, garganta, mandíbula; astenia, sensação de calor, rigidez muscular, palpitações	Classe I Nível A
Clorpromazina > 12 anos		0,1 mg/kg, EV, até 25 mg/dose	SI 25 mg	Sonolência, hipotensão, xerostomia, constipação, retenção urinária, prolongamento do intervalo QT, alterações motoras extrapiramidais, síndrome neuroléptica maligna (raro)	Classe IV Nível U
Ondansetrona§ (se náuseas e vômitos) > 2 anos	4 mg SL 0,1 mg/kg, EV	8-16 mg SL 4 mg, EV	Cp SL 4 e 8 mg SI 4 e 8 mg	Cefaleia, sonolência, fadiga, alterações motoras extrapiramidais (raro)	Classe IV Nível U
Metoclopramida (se náuseas e vômitos)	Crianças < 6 anos (EV/ VO): 0,1-0,2 mg/kg, 3-4 x dia, até 10 mg por dose	Crianças > 6 anos (EV/ VO): 0,5-1 mg/kg, 3-4 x dia, até 10 mg por dose	Cp 10 mg SO (xarope) 1 mg/mL SO (gotas) 4mg/mL SI 5mg/mL	Sonolência, reações extrapiramidais (acatisia; acinesia), diarreia, astenia, hipotensão, bradicardia, retenção líquida e reações alérgicas	Classe IV Nível U

Cp: comprimido; SO: suspensão oral; SI: solução injetável; SL: sublingual; EV: endovenoso; OD, RPD: orodispersíveis.
* Para definição de classe e nível de evidência consulte as recomendações da Academia Americana de Neurologia.[25]
** Para a qual há estudos demonstrando eficácia e segurança.
§ Repetir a cada 8 horas, até que haja melhora completa da cefaleia.
Extraída com autorização do capítulo "Cefaleias" do livro "Neurologia Infantil: Fundamentos e Prática Clínica".[19]

Com base na literatura e em nossa experiência, apresentamos um algoritmo para o tratamento dos ataques de migrânea na faixa etária pediátrica (Fig. 17-3).[19]

O clínico deve considerar cuidadosamente a faixa etária indicada para uso seguro dos triptanos. Suas contraindicações para crianças e adolescentes incluem histórico de doença cardiovascular, acidente vascular isquêmico, vasoespasmo coronariano e distúrbios de condução cardíaca. O uso de ergotamina e opioides em crianças deve ser evitado devido à falta de evidências de eficácia e segurança, além do risco de efeitos adversos e abuso.[17,27]

Para o tratamento preventivo da migrânea (Quadro 17-6), o principal enfoque é a redução da frequência, duração e intensidade das crises, além de melhorar a resposta aos medicamentos sintomáticos e a qualidade de vida. A falta de evidência para uso de medicamentos, associadamente à falta de bom senso pode ser danosa à criança com migrânea.[28]

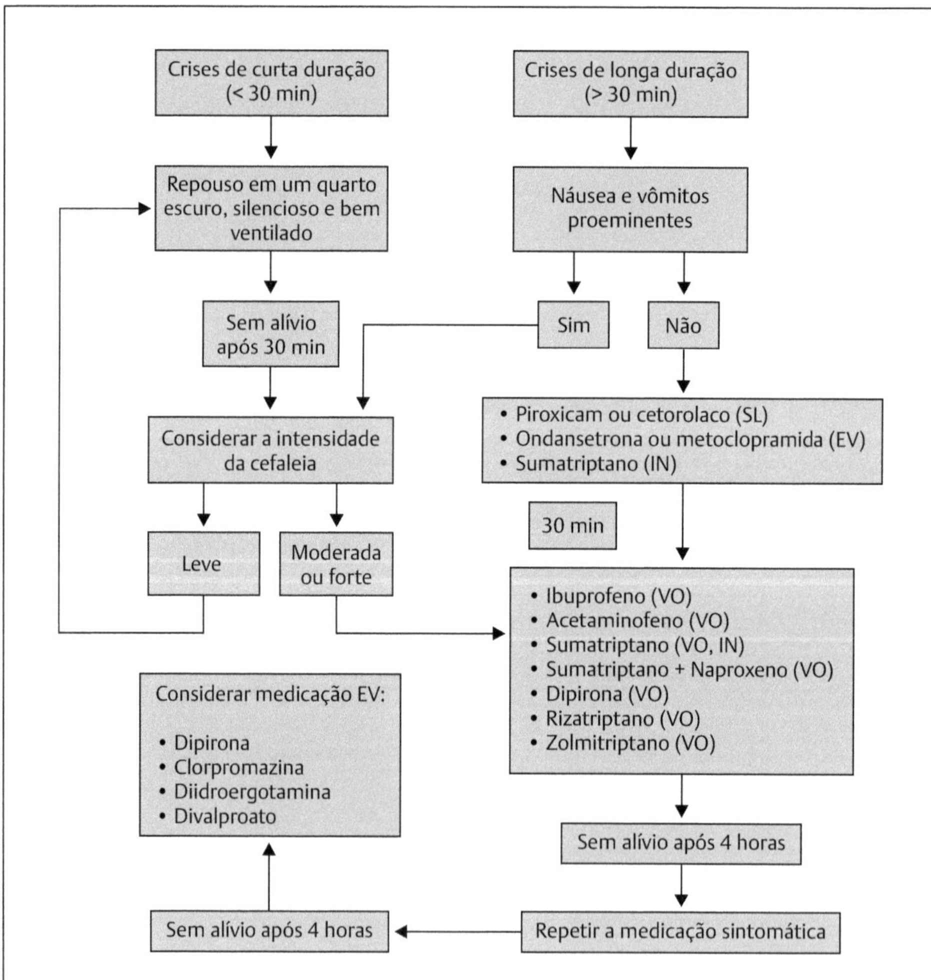

Fig. 17-3. Tratamento sintomático da migrânea.

Quadro 17-6. Medicamentos utilizados para o tratamento profilático da migrânea na infância e na adolescência disponíveis no Brasil – posologia, apresentações e evidências científicas*

Medicação*	Posologia	Apresentações	Eventos adversos	Recomendações**
Amitriptilina (≥ 6 anos)	0,25-1 mg/kg/dia, 24/24 h (10-75 mg/dia)	Cp 10, 25, 50, 75 mg	Sonolência, aumento do apetite, ganho de peso	Classe IV Nível U
Divalproato	15-45 mg/kg/dia, 12/12 h (250-1.000 mg/dia)	Cp 250, 500 mg Cp ER 250, 500 mg Cap *sprinkles* 125 mg	Desconforto gastrointestinal, ganho de peso, sonolência, tontura, tremor	Classe IV Nível U
Topiramato	3-9 mg/kg/dia, 12/12 h (25-200 mg/dia)	Cp 25, 50, 100 mg Cap *sprinkles* 15, 25 mg	Redução do apetite, perda de peso, sonolência, fadiga, tontura, hipoidrose, bradipsiquismo (menos frequente do que em adultos), parestesias em extremidades, turvação visual	Classe IV Nível U
Levetiracetam	20-40 mg/kg/dia, 12/12 h (250-500 mg/dia)	Cp 250, 500, 750, 1.000 mg SO 100 mg/mL	Sonolência, tontura e irritabilidade	Classe IV Nível U
Gabapentina	15 mg/kg/dia, 12/12 h ou 8/8 h (300-900 mg/dia)	Cap 300, 400, 600 mg	Não relatados	Classe IV Nível U
Propranolol	1-4 mg/kg/dia, 12/12 h ou 8/8 h (20-120 mg/dia)	Cp 10, 40, 80 mg Cap LA 80 mg	Náusea, dor abdominal e insônia	Classe II Nível U
Flunarizina	5-10 mg/dia, 24/24 h	Cp 10 mg Gotas: 20 gotas = 5 mg	Ganho de peso, fadiga, desconforto gastrointestinal	Classe I Nível B
Ciproeptadina§	0,25-1,5 mg/kg/dia, 24/24 h (2-8 mg/dia)	Cp 4 mg SO 1 mg/mL, 2 mg/5 L 4 mg/5 mL	Sonolência, aumento de apetite, ganho ponderal	Classe IV Nível U
Toxina botulínica tipo A	100 U	Frascos 100 U, 200 U	Ptose palpebral, turvação visual, equimoses nos locais de injeção	Classe IV Nível U

Cp: comprimido; Cap: cápsula; SO: suspensão oral.
* Para a qual há estudos demonstrando eficácia e segurança.
** Para definição da classe e nível de evidência consulte as recomendações da Academia Americana de Neurologia.[26]
§ Administrar no periodo noturno, cerca de 1 hora antes do horário em que se pretende que o paciente durma.
Extraída com autorização do capítulo "Cefaleias" do livro "Neurologia Infantil: Fundamentos e Prática Clínica".[19]

Poucos estudos têm sido rigorosamente desenhados para decidir pelo início do tratamento profilático, especialmente em crianças. No entanto, a opinião de *expertises* no assunto tem sido levada em conta, o que inclui:[29]

A) Duas crises intensas ou quatro crises moderadas de migrânea por mês.
B) Crise aguda de migrânea em que não houve tratamento efetivo ou que o tratamento na fase aguda foi contraindicado.
C) Identificação de abuso de analgésicos ou anti-inflamatórios.
D) Crises bastante incapacitantes (por exemplo: migrânea hemiplégica ou migrânea basilar (sintomas de envolvimento do tronco cerebral).
E) Preferência do paciente e sua família.

O clínico deve avaliar o impacto funcional da doença e envolver a família na decisão. O uso da medicação preventiva por pelo menos 6 semanas é necessário para avaliar sua eficácia. A escolha da medicação baseia-se em contraindicações e perfil do fármaco para tratar outras condições comórbidas (Fig. 17-4). Estudos sobre a profilaxia da migrânea em crianças e adolescentes são limitados, mas a eficácia das medicações parece ser semelhante à observada em adultos.[26] Uma redução de 50% na frequência de crises é considerada uma boa resposta ao tratamento profilático, juntamente com a impressão da própria criança e de sua família – "A criança se sente melhor após o início do tratamento profilático?"

Além das medicações tradicionais no tratamento da migrânea, a introdução dos anticorpos monoclonais anti-CGRP vem mostrando resultados promissores. Embora esses anticorpos monoclonais já sejam aprovados para várias condições em crianças e adolescentes, há poucos estudos sobre seu uso específico para cefaleia crônica nessa faixa etária. Um estudo preliminar em adolescentes com migrânea crônica mostrou melhora significativa

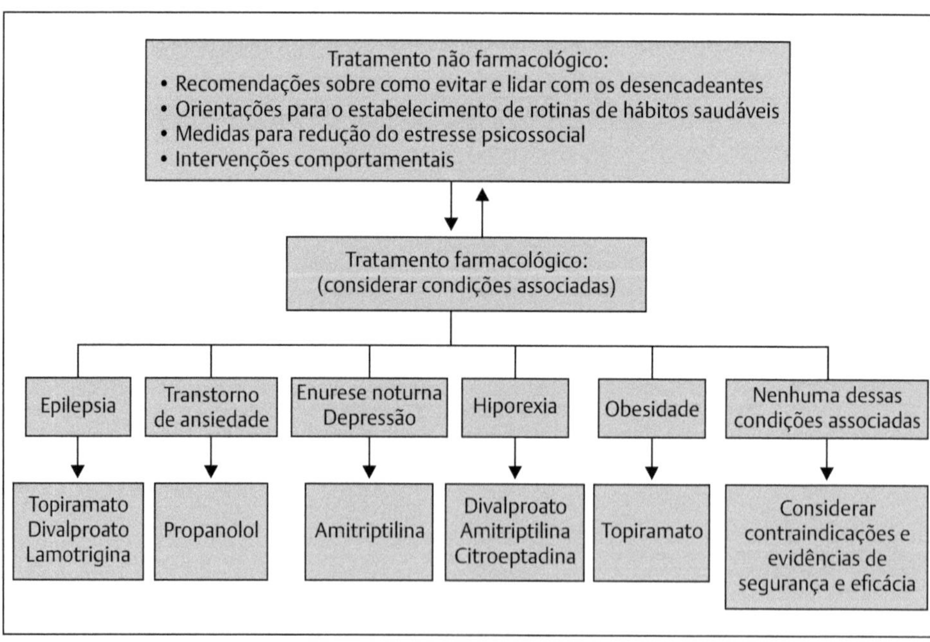

Fig. 17-4. Tratamento profilático da migrânea.

em um terço dos pacientes, com poucos efeitos colaterais relatados, semelhantes aos observados em adultos. Esses resultados sugerem um potencial promissor para o tratamento da migrânea em adolescentes.[30]

O tratamento não farmacológico é parte essencial na abordagem da migrânea. Além de promover a regularidade no estilo de vida de crianças e adolescentes com migrânea, as intervenções comportamentais estruturadas têm mostrado eficácia e segurança em comparação com placebo e até mesmo aos medicamentos tradicionais. Nesta categoria são incluídas técnicas como: relaxamento, *biofeedback*, estratégias de enfrentamento e terapia cognitivo-comportamental (TCC).[31] A TCC visa conscientizar sobre a interação entre pensamentos, emoções, respostas corporais e comportamento, ensinando estratégias de pensamento positivo e realista. O *biofeedback* capacita o paciente a regular suas respostas físicas ao estresse, promovendo autoconsciência e autorregulação. Ambas intervenções parecem reduzir a frequência, intensidade e duração das crises de migrânea em estudos controlados.

Apesar da grande esperança depositada nos suplementos para tratar a migrânea em crianças e adolescentes, as evidências positivas vêm principalmente de estudos abertos. Estudos controlados não conseguiram demonstrar a superioridade desses suplementos sobre o efeito placebo. Na literatura, são mencionados estudos sobre riboflavina, coenzima Q10, magnésio, melatonina, fitoterápicos e vitamina D.[17,32]

Por fim, na Figura 17-5 é apresentado um sumário da abordagem diagnóstica e terapêutica em crianças com cefaleia.

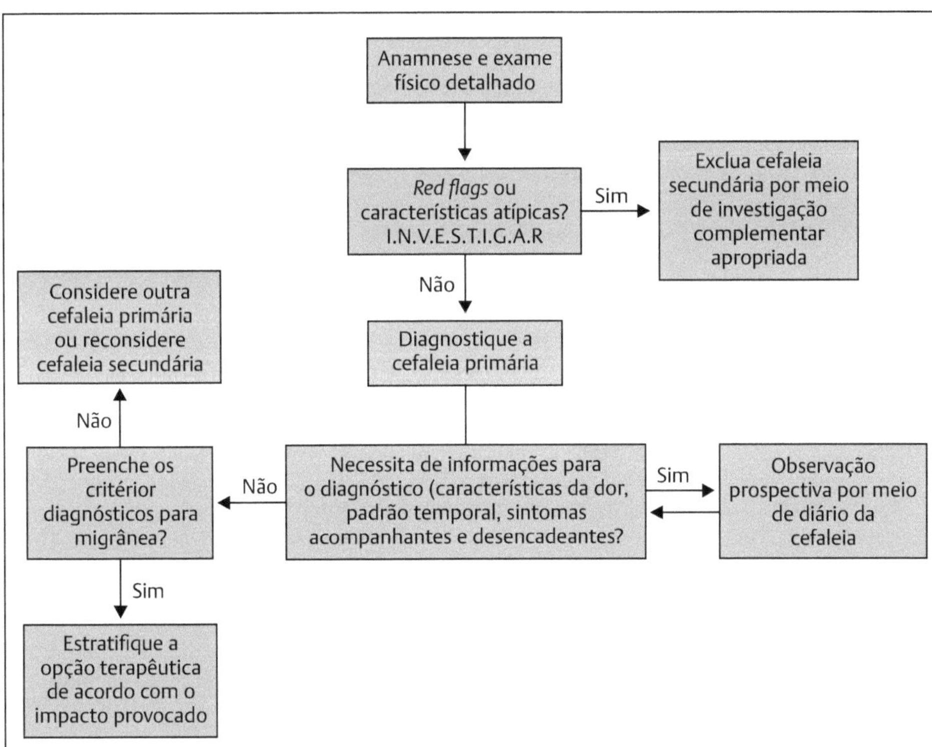

Fig. 17-5. Sumário da propedêutica diagnóstica e terapêutica em pacientes com cefaleia.

PONTOS-CHAVE

- Cerca de 50% a 60% das crianças e adolescentes têm cefaleia recorrente.
- A migrânea e a cefaleia tensional são as causas mais comuns de cefaleia primária na faixa etária pediátrica, o que dispensa a realização de exames complementares na maioria dos casos.
- A anamnese detalhada e o exame físico geral, neurológico e cefaliátrico cuidadosos são fundamentais para se alcançar o diagnóstico correto.
- Uma estratégia para facilitar a abordagem nas cefaleias é usar as dicas do acróstico SNOOP (inglês) ou INVESTIGAR (português), distinguindo cefaleia primária das causas secundárias.
- O diário de cefaleia é um instrumento essencial para melhor caracterização semiológica da dor e para definir a resposta ao tratamento.
- A abordagem terapêutica preventiva da migrânea deve ser individualizada, conforme a presença ou não de comorbidades e incluir, quando necessário, tratamento farmacológico e intervenções comportamentais.

REFERÊNCIAS BIBLIOGRÁFICAS

1. Steinmetz JD, Seeher KM, Schiess N, Nichols E, Cao B, Servili C, et al. Global, regional, and national burden of disorders affecting the nervous system, 1990-2021: a systematic analysis for the Global Burden of Disease Study 2021. Lancet Neurol. 2024 Apr 1;23(4):344-81.
2. Abu-Arafeh I, Razak S, Sivaraman B, Graham C. Prevalence of headache and migraine in children and adolescents: a systematic review of population-based studies. Dev Med Child Neurol. 2010 Dec;52(12):1088-97.
3. Onofri A, Pensato U, Rosignoli C, Wells-Gatnik W, Stanyer E, Ornello R, et al. Primary headache epidemiology in children and adolescents: a systematic review and meta-analysis. J Headache Pain. 2023 Feb 14;24(1):8.
4. Wöber-Bingöl C. Epidemiology of migraine and headache in children and adolescents. Curr Pain Headache Rep. 2013 Jun;17(6):341.
5. Arruda MA, Bigal ME. Behavioral and emotional symptoms and primary headaches in children: a population-based study. Cephalalgia Int J Headache. 2012 Nov;32(15):1093-100.
6. Arruda MA, Guidetti V, Galli F, Albuquerque RCAP, Bigal ME. Primary headaches in childhood--a population-based study. Cephalalgia Int J Headache. 2010 Sep;30(9):1056-64.
7. Arruda MA, Arruda R, Guidetti V, Bigal ME. Psychosocial adjustment of children with migraine and tension-type headache - a nationwide study. Headache. 2015 Feb;55 Suppl 1:39-50.
8. Bellini B, Arruda M, Cescut A, Saulle C, Persico A, Carotenuto M, et al. Headache and comorbidity in children and adolescents. J Headache Pain. 2013 Sep 24;14:79.
9. Galli F, Canzano L, Scalisi TG, Guidetti V. Psychiatric disorders and headache familial recurrence: a study on 200 children and their parents. J Headache Pain. 2009 Jun;10(3):187-97.
10. Guidetti V, Alberton S, Galli F, Salvi E. Gender, migraine and affective disorders in the course of the life cycle. Funct Neurol. 2009;24(1):29-40.
11. Rocha-Filho PAS, Santos PV. Headaches, quality of life, and academic performance in schoolchildren and adolescents. Headache. 2014 Aug;54(7):1194-202.
12. Wöber-Bingöl Ç, Wöber C, Uluduz D, Uygunoğlu U, Aslan TS, Kernmayer M, et al. The global burden of headache in children and adolescents – developing a questionnaire and methodology for a global study. J Headache Pain. 2014 Dec 11;15(1):86.
13. Arruda MA, Arruda R, Guidetti V, Bigal ME. ADHD Is Comorbid to Migraine in Childhood: A Population-Based Study. J Atten Disord. 2020 May;24(7):990-1001.

14. Arruda MA, Bigal ME. Migraine and migraine subtypes in preadolescent children: association with school performance. Neurology. 2012 Oct 30;79(18):1881-8.
15. Headache Classification Committee of the International Headache Society (IHS) The International Classification of Headache Disorders, 3rd edition. Cephalalgia Int J Headache. 2018 Jan;38(1):1-211.
16. Gelfand AA. Episodic syndromes of childhood associated with migraine. Curr Opin Neurol. 2018 Jun;31(3):281-5.
17. Orr SL. Headache in Children and Adolescents. Contin Minneap Minn. 2024 Apr 1;30(2):438-72.
18. Gelfand AA, Reider AC, Goadsby PJ. Cranial autonomic symptoms in pediatric migraine are the rule, not the exception. Neurology. 2013 Jul 30;81(5):431-6.
19. ebin.pub [Internet]. 2021. Tratado de Neurologia Infantil (Em Portuguese do Brasil) 8538807420, 9788538807421. Disponível em: https://ebin.pub/tratado-de-neurologia-infantil-em-portuguese-do-brasil-8538807420-9788538807421.html. Acesso em 19 abril 2024.
20. Irwin SL, Gelfand AA. Occipital Headaches and Neuroimaging in Children. Curr Pain Headache Rep. 2018 Jul 10;22(9):59.
21. Garra G, Singer AJ, Taira BR, Chohan J, Cardoz H, Chisena E, et al. Validation of the Wong-Baker FACES Pain Rating Scale in pediatric emergency department patients. Acad Emerg Med Off J Soc Acad Emerg Med. 2010 Jan;17(1):50-4.
22. Gherpelli, JLD. Cefaleias. In: Conti Reed U, Marques-Dias MJ, organizadores Pediatria. Instituto da Criança. Hospital das Clínicas. Neurologia. 1. ed. São Paulo: Manole; 2012. p. 139-153.
23. Neilson D, Martin VT. Joint hypermobility and headache: understanding the glue that binds the two together--part 1. Headache. 2014 Sep;54(8):1393-402.
24. Do TP, Remmers A, Schytz HW, Schankin C, Nelson SE, Obermann M, et al. Red and orange flags for secondary headaches in clinical practice. Neurology. 2019 Jan 15;92(3):134-44.
25. Arruda MA, Speciali JG, Ciciarelli MC, Bordini CA. Risk Factors and Associated Disorders of Childhood Migraine. Cephalalgia. 1995 Oct 1;15(16_suppl):83-83.
26. Oskoui M, Pringsheim T, Billinghurst L, Potrebic S, Gersz EM, Gloss D, et al. Practice guideline update summary: Pharmacologic treatment for pediatric migraine prevention: Report of the Guideline Development, Dissemination, and Implementation Subcommittee of the American Academy of Neurology and the American Headache Society. Neurology. 2019 Sep 10;93(11):500-9.
27. Oskoui M, Pringsheim T, Holler-Managan Y, Potrebic S, Billinghurst L, Gloss D, et al. Practice guideline update summary: Acute treatment of migraine in children and adolescents: Report of the Guideline Development, Dissemination, and Implementation Subcommittee of the American Academy of Neurology and the American Headache Society. Neurology. 2019 Sep 10;93(11):487-99.
28. Arruda MA. No evidence of efficacy or evidence of no efficacy. JAMA Pediatr. 2013 Mar 1;167(3):300-2.
29. Burch R. Preventive Migraine Treatment. Continuum (Minneap Minn). 2021 Jun 1;27(3):613-632.
30. Greene KA, Gentile CP, Szperka CL, Yonker M, Gelfand AA, Grimes B, et al. Calcitonin Gene-Related Peptide Monoclonal Antibody Use for the Preventive Treatment of Refractory Headache Disorders in Adolescents. Pediatr Neurol. 2021 Jan;114:62-7.
31. Law EF, Beals-Erickson SE, Noel M, Claar R, Palermo TM. Pilot Randomized Controlled Trial of Internet-Delivered Cognitive-Behavioral Treatment for Pediatric Headache. Headache. 2015;55(10):1410-25.
32. Gelfand AA. Melatonin in the Treatment of Primary Headache Disorders. Headache. 2017 Jun;57(6):848-9.

CAPÍTULO 18

CEFALEIA NA INFÂNCIA – ABORDAGEM NA UNIDADE DE URGÊNCIA

Juliana Pastana Ramos de Freitas ▪ Lisiane Seguti Ferreira

INTRODUÇÃO

No contexto de uma unidade de pronto-socorro (PS), as cefaleias não traumáticas representam até 2,6% das consultas, com uma tendência de aumento da prevalência. Tal sintoma comumente produz ansiedade nos cuidadores a fim de compreenderem o motivo da dor.[1,2] Para o médico, esse sintoma também representa um grande desafio, em virtude das várias possibilidades de diagnósticos diferenciais diante das múltiplas etiologias.

De acordo com uma revisão sistemática, as cefaleias em crianças avaliadas na urgência pediátrica são primariamente decorrentes de condições benignas, que tendem a ser autolimitadas. As cefaleias mais frequentes são aquelas secundárias a infecções virais sistêmicas (35,4-63,2%) e as cefaleias primárias (21,8-66,3%). As cefaleias secundárias potencialmente fatais são menos frequentes (2-15,3%), geralmente secundárias a processos expansivos, infecções do sistema nervoso central, disfunção das derivações ventrículo-peritoneais, hidrocefalia, hipertensão e hemorragia intracranianas.[3] O objetivo primário dos médicos que atuam na emergência é reconhecer as condições graves com risco de vida que requerem cuidados médicos imediatos face ao amplo espectro de diagnósticos.[4]

Uma das principais tarefas para diagnosticar corretamente e controlar a dor é diferenciar as causas primárias (sendo mais comuns as migrâneas e a do tipo tensional episódica) das causas secundárias (aquelas com uma causa subjacente à dor).[5] A avaliação inicia-se com uma anamnese aprofundada e adequada ao cenário de emergência, seguida da realização dos exames físico e neurológico, para que, quando pertinente, sejam solicitados exames complementares apropriados, maximizando a capacidade de determinar a causa com o mínimo de risco para o paciente, além de estabelecer uma terapia racional.[3,6]

Neste capítulo, abordaremos as principais situações que podem levar uma criança ao pronto-socorro com queixa de cefaleia, auxiliando na adequada identificação de situações potencialmente graves nesse cenário.

AVALIAÇÃO INICIAL NA UNIDADE DE PRONTO ATENDIMENTO

Quadro Clínico

No PS pediátrico, o manejo da cefaleia inicia-se com a anamnese direcionada. Como a queixa de dor é de natureza subjetiva, deve-se dar ênfase à sintomatologia relatada diretamente pelo paciente, com os pais ou cuidadores adicionando informações. Em crianças mais

Quadro 18-1. Roteiro de investigação semiológica básica[3,8,9]

- Características da dor
  - Tempo de início do sintoma, duração e frequência
  - Padrão (intermitente, progressivo, primeiro episódio)
  - Localização (pode ser útil pedir que a criança aponte)
  - Qualidade/característica*
  - Intensidade
  - Fator precipitante, agravante e de melhora
  - Interrompe as atividades, piora ao deitar ou desperta o paciente
- Sintomas associados (observar *red flags*)
- História de trauma ou exposição ambiental a monóxido de carbono **
- Eficácia das medicações utilizadas
- Presença de comorbidades
- História familiar positiva

* Para crianças pequenas, pergunte se a dor é como alguém apertando a cabeça (enquanto aperta as mãos), como se alguém batesse em sua cabeça (enquanto bate suavemente com um punho no outro) ou como se sua cabeça estivesse explodindo (movendo as mãos para fora).
** Paciente em área de risco, p. ex., áreas próximas a sistema de aquecimento avariado em ambiente mal ventilado, garagens de automóveis com o motor ligado ou próximo a focos de incêndio e com presença de sinais e sintomas gerais como: cefaleia, náuseas, vômitos, tonturas, diminuição de acuidade visual e fraqueza.

novas, essa etapa pode ser desafiadora, pois pode existir uma incapacidade de autorrelatar sintomas.[7] Um roteiro de investigação semiológica básica está exemplificado no Quadro 18-1, e deve ser adaptado de acordo com a apresentação clínica no pronto-socorro.[3,8,9]

Exame Físico e Neurológico

O exame neurológico geralmente é normal em crianças com cefaleia e comumente direcionam para o diagnóstico de condições secundárias benignas. Em contrapartida, alterações do exame clínico podem ser indícios de patologia grave e/ou intracraniana e devem ser rigorosamente pesquisados. Uma revisão retrospectiva de tumores cerebrais pediátricos identificou sinais neurológicos anormais no momento do diagnóstico em 88% dos casos. Nesse estudo, embora a cefaleia tenha sido o sintoma mais comum, todos apresentavam outros sintomas no momento do diagnóstico.[10] É importante lembrar que algumas crianças com migrânea apresentam anormalidades neurológicas focais como parte da sintomatologia e os cuidadores geralmente contribuem com o diagnóstico diferencial confirmando que o padrão é típico para os quadros de cefaleia da criança. Na Figura 18-1 é proposto um roteiro de exame que pode ser realizado no contexto de uma emergência.[5,11]

Diagnóstico

De acordo com o padrão temporal das cefaleias, é útil classificá-las em agudas recorrentes, agudas emergentes, crônicas não progressivas e crônicas progressivas. A cefaleia aguda representa um único episódio sem história de eventos anteriores. As cefaleias agudas são tipicamente cefaleias secundárias, muitas vezes causadas por infecções virais febris. Quando associada a manifestações neurológicas, o diagnóstico etiológico deve ser feito de forma rápida. As cefaleias agudas e recorrentes são quadros álgicos que têm características consistentes e facilmente descritas por pacientes ou pais/cuidadores. Geralmente são cefaleias primárias (ou seja, migrânea ou do tipo tensional). Crianças com alterações significativas na qualidade, gravidade ou tempo das cefaleias devem ser cuidadosamente

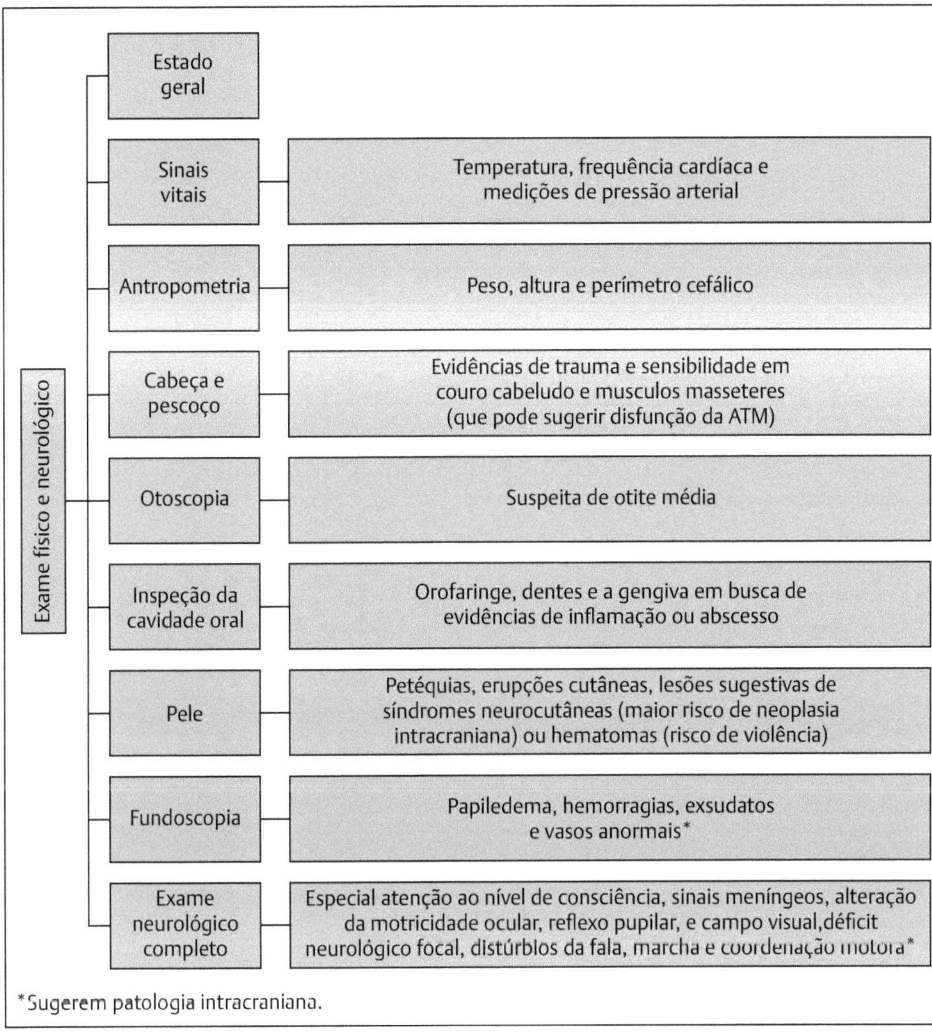

Fig. 18-1. Exame físico e neurológico em pacientes pediátricos com queixa de cefaleia. ATM: articulação temporomandibular.

avaliadas para outras causas. As cefaleias crônicas não progressivas são quadros persistentes e frequentes que não mudam de caráter e são geralmente do tipo tensional. As cefaleias crônicas progressivas aumentam em frequência e gravidade ao longo do tempo. Esse é um padrão preocupante associado a lesões que ocupam espaço, como tumores cerebrais, abscessos ou hemorragias (Quadros 18-2 a 18-5).[4,12,13]

Além de classificar pelo padrão temporal, é importante identificar a presença de *red flags*, que são os sinais de alerta sugestivos de cefaleia secundária. No Quadro 18-6 estão descritos alguns desses sinais.[11,14]

Com os dados de anamnese e exame físico, é possível elaborar um raciocínio diagnóstico diante de um quadro de cefaleia (Fig. 18-2).

Quadro 18-2. Causas de cefaleias agudas emergentes

- Infecção sistêmica (com ou sem febre)
- Meningite (viral ou bacteriana)
- Primeira crise da migrânea
- Cefaleia após crise epiléptica (pós-ictal)
- Hipertensão arterial sistêmica
- Abuso de substâncias
- Medicamentos (p. ex., metilfenidato, contraceptivos orais)
- Intoxicantes (p. ex., chumbo, monóxido de carbono)
- Mau funcionamento da derivação ventrículo-peritoneal
- Tumor cerebral
- Hidrocefalia
- Hemorragia subaracnóidea
- Hemorragia intracraniana
- Trombose do seio venoso

Quadro 18-3. Causas de cefaleias agudas recorrentes

- Migrânea
- Cefaleia tipo tensional
- Cefaleia em salvas
- Manifestação pós-ictal de crises epilépticas
- Hipertensão arterial sistêmica
- Hipertireoidismo
- Feocromocitoma
- Cefaleia induzida por medicamentos
- Encefalopatia mitocondrial

Quadro 18-4. Causas de cefaleias crônicas não progressivas

- Migrânea
- Cefaleia tensional crônicas (uso excessivo de analgésicos)
- Síndrome pós-traumática
- Depressão/psicogênica
- Disfunção da articulação temporomandibular
- Cefaleia em salvas

Quadro 18-5. Causas de cefaleias crônicas progressivas

- Tumor cerebral
- Hidrocefalia (obstrutiva ou comunicante)
- Pseudotumor cerebral
- Abscesso cerebral
- Hematoma (hematoma subdural crônico)
- Aneurisma e malformações vasculares
- Medicamentos (p. ex., pílulas anticoncepcionais, tetraciclina, vitamina A)
- Intoxicação (chumbo)

Quadro 18-6. Sinais de alerta da cefaleia: *Red flags*[11]

Características da cefaleia
■ Dor que acorda a criança durante o sono ou ocorre ao acordar ■ Piora da dor em decúbito e/ou durante esforço, tosse e/ou outras formas de manobra de Valsalva, atividade física ■ Dor intensa e súbita, dor em trovoada ■ Dor localizada recorrente ■ Dor occipital ■ Resposta inadequada à terapia ■ Mudanças nas características da dor ■ Dor crônica progressiva
História clínica
■ História clínica incompleta ■ Idade < 5 anos ■ Traumatismo cranioencefálico recente ■ População de alto risco (anemia falciforme, coagulopatia, imunodeficiência, tumor, doenças cardíacas com *shunt* direita-esquerda, hidrocefalia ou derivação ventrículo-peritoneal, neurofibromatose tipo 1, esclerose tuberosa, síndromes genéticas familiares ■ Mudanças de humor, comportamento ou personalidade* ■ Poliúria, polidipsia ■ Náuseas e/ou vômitos matinais/em jejum ■ Anomalias de crescimento (baixa estatura ou redução do crescimento, puberdade precoce) ■ Sintomas que se estendem à região cervical ■ Sintomas de doenças sistêmicas (perda de peso, suores noturnos, febre, dores nas articulações)
Dados do exame físico
■ Comprometimento do estado geral ■ Sinais e sintomas neurológicos (regressão do desenvolvimento psicomotor, náuseas e/ou vômitos persistentes, alteração do estado mental, ataxia, déficits focais, alteração da marcha, dificuldade de deglutição) ■ Distúrbios visuais (papiledema, hemorragia retiniana, reflexo pupilar alterado, diplopia, nistagmo ou movimentos oculares anormais, defeitos no campo visual, redução na acuidade visual) ■ Rigidez de nuca e outros sinais meníngeos ■ Macrocefalia

* Nas crianças, as mudanças no humor e no comportamento podem indicar apenas o agravamento da dor.

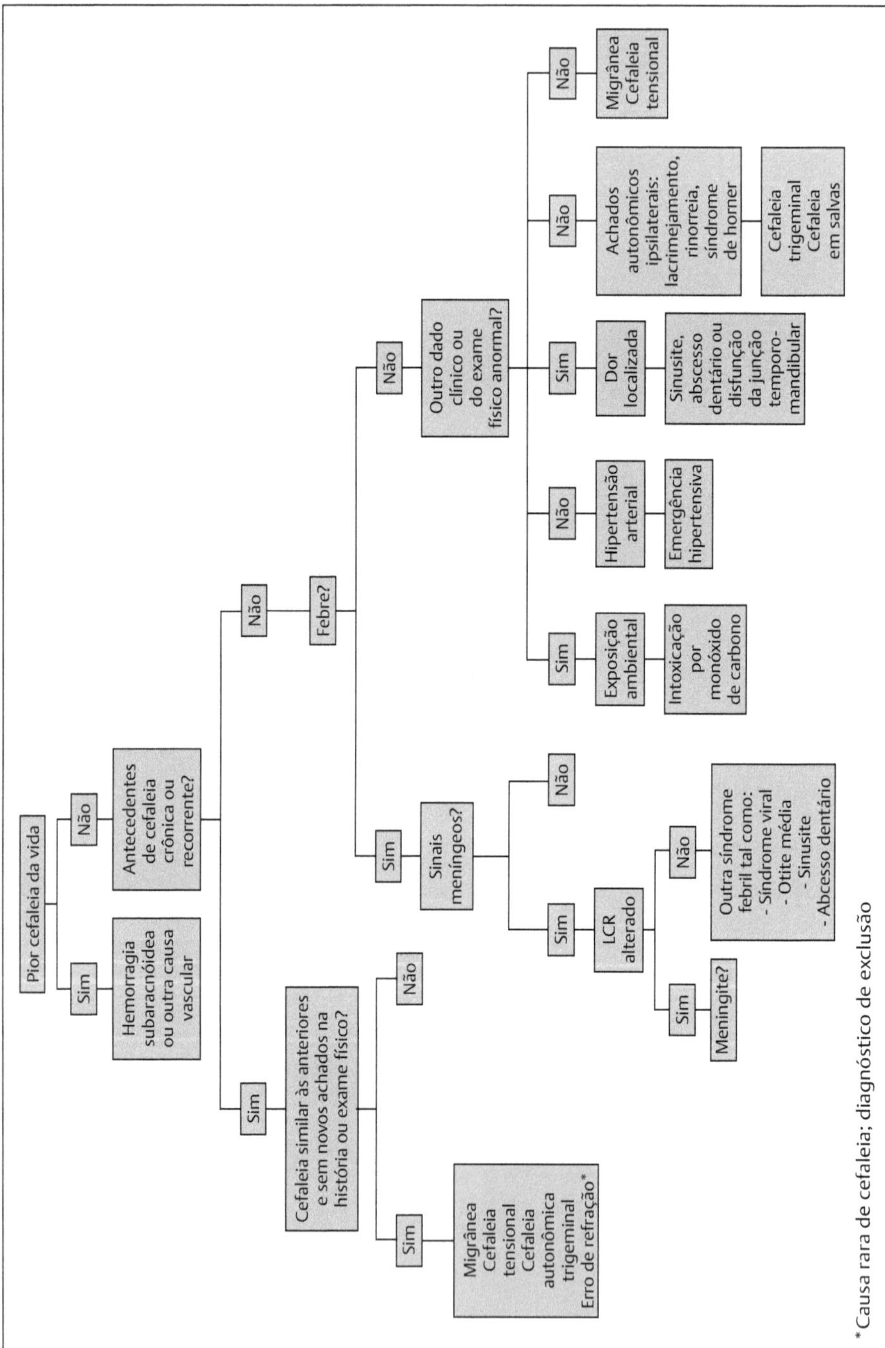

Fig. 18-2. Raciocínio diagnóstico em pacientes com queixa de cefaleia.

Exames Complementares

Crianças com cefaleia não traumática sem características preocupantes, fundoscopia e exame neurológico normais têm baixo risco de anormalidade intracraniana e rotineiramente não necessitam de neuroimagem. Um estudo realizado por Cain *et al.*[15] identificou que apenas 0,7% dos pacientes pediátricos submetidos à investigação por neuroimagem apresentavam achados intracranianos clinicamente importantes, ratificando a necessidade de uma ferramenta de decisão clínica baseada em evidências.

A TC é o exame de escolha no ambiente de urgência, naqueles pacientes com suspeita de cefaleia secundária por ser um exame rápido e de fácil realização, representando, portanto, o exame de eleição neste cenário. A ressonância magnética fornece imagens de qualidade superior, mas não faz parte do ambiente prático de muitos serviços de pronto atendimento, tem custos mais elevados e crianças menores de 6 anos podem precisar de sedação para realizá-la.[3,4]

Exames laboratoriais, incluindo hemograma e hemoculturas, devem ser realizados quando houver suspeita de infecção. Punção lombar é indicada na investigação de meningite, síndrome de hipertensão intracraniana idiopática ou hemorragia subaracnóidea. Se for detectada hipertensão arterial, o médico deve solicitar eletrólitos, eletrocardiograma e urinálise. Na suspeita de intoxicação, é indicada avaliação laboratorial específica (ou seja, nível de carboxi-hemoglobina e triagem toxicológica triagem). Exames neurofisiológicos, tais como o eletroencefalograma (EEG), não são exames rotineiros na investigação de cefaleia. O EEG pode ser solicitado quando a queixa de dor é a manifestação de um sintoma pós-ictal.[4] No algoritmo apresentado na Figura 18-3, há sugestões de solicitação de exame complementar na unidade de urgência.[3]

Tratamento

O manejo da cefaleia na emergência depende das condições gerais do paciente e da causa presumível da cefaleia. O tratamento das cefaleias de origem secundária deve ser direcionado para o tratamento etiológico e a prescrição farmacológica é similar ao tratamento de quadros álgicos para a faixa etária pediátrica (analgésico, anti-inflamatório e, em caso de dor muito intensa, opioides).[16]

A cefaleia do tipo tensional geralmente é de menor intensidade e não necessita de tratamento medicamentoso e dificilmente será motivo de avaliação em unidades de urgência pediátricas. O tratamento da migrânea pode ser dividido em sintomático, medicamentos utilizados na fase aguda da dor (Quadro 18-7),[3,4,17,18] e tratamento profilático (ver capítulo de Abordagem Ambulatorial da Cefaleia), quando os fármacos são selecionados, via ambulatorial, para reduzir o número e/ou intensidade das crises. O ibuprofeno e o paracetamol são seguros e eficazes na migrânea e são recomendados como terapia de primeira linha.[5] Os triptanos estão indicados em adolescentes com migrânea, possivelmente em associação ao ibuprofeno no caso de resposta insuficiente à monoterapia. Os triptanos aprovados em idade pediátrica são quatro: almotriptano, sumatriptano, zolmitriptano (crianças maiores de 12 anos) e rizatriptano, para crianças maiores de 6 anos. Seu uso é restrito a quadros álgicos que não respondem suficientemente ao tratamento com anti-inflamatórios não esteroides e devem ser utilizados precocemente, ou seja, numa fase em que a dor é de baixa a moderada intensidade. Embora ainda possam ser eficazes em casos de dor de moderada a intensa. Os triptanos estão disponíveis em formulações de administração por via oral e intranasal.[11] No Brasil, o uso dos triptanos é considerado *off-label* para a faixa etária pediátrica e a prescrição deve levar em consideração a avaliação de riscos e benefícios.

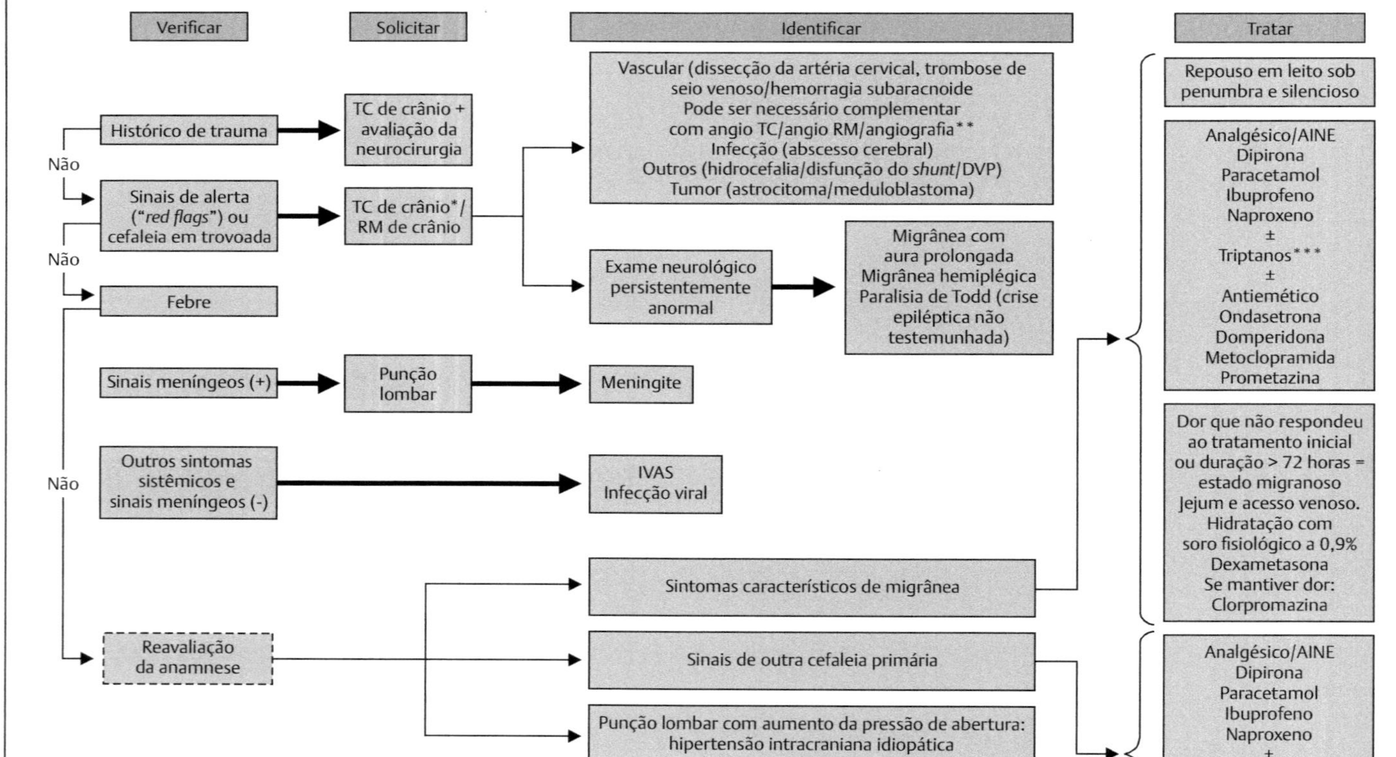

*Exame de escolha em ambiente de emergência
**Exames específicos para estudo dos vasos
*** Off-label na faixa etária pediátrica no Brasil. Não devem ser utilizados na migrânea com aura prolongada, basilar e hemiplégica
HII: Hipertensão intracraniana idiopática

Fig. 18-3. Investigação e tratamento das cefaleias no ambiente de emergência.

Quadro 18-7. Fármacos e doses utilizadas no tratamento agudo da cefaleia[3,4,17,18]

Ibuprofeno	10 mg/kg/dose a cada 8 horas Idade > 12 anos até adulto: 400-600 mg
Naproxeno	5-10 mg/kg a cada 8-12 horas Idade > 13 anos até adulto: 250-500 mg a cada 8 h
Paracetamol	10-15 mg/kg a cada 6 horas Idade > 13 anos até adulto: 500-1.000 mg a cada 6 horas
Dipirona	10 mg/kg/dose a cada 6 horas
Zolmitriptano*	Nasal: Crianças > 12 anos: 2,5-5 mg dose única **(dose máxima 10 mg/dia)** Oral: 2,5-5 mg
Sumatriptano*	Nasal Idade 4-6 anos: 5 mg Idade 7-11 anos: 10 mg Idade > 12 anos: 20 mg
Rizatriptano*	Oral: – Crianças < 40 kg: 5 mg – Crianças > 40 kg: 10 mg
Sumatriptano/ naproxeno*	12 a 17 anos: 1 comprimido de 10 mg de sumatriptano/60 mg de naproxeno **(dose máxima: 85 mg de sumatriptano/500 mg de naproxeno)**
Clorpromazina	EV: 0,1 mg/kg/dose **(dose máxima: 25 mg/dose)**
Dexametasona	EV: 0,15-0,30 mg/kg/dose
Domperidona	Oral: 0,25 mg/kg/dose
Metoclopramida	EV: 0,13-0,15 mg/kg **(dose máxima: 10 mg/dose)** Oral: 0,1-0,15 mg/kg máx. 30 mg/dose
Ondansetrona	EV: 0,1 mg/kg **(dose máxima: 8 mg/dose)** Oral: – < 15 kg: 0,2 mg/kg – 15 kg: 30 mg: 4 mg/dose – > 30 kg: 8 mg/dose
Prometazina	0,25-0,5 mg/kg via oral, intramuscular ou retal 4-6 horas

* No Brasil, são medicações consideradas *off-label* na faixa etária pediátrica. As doses descritas são referentes às recomendações da FDA e EMA.
EV: Endovenoso.

O uso de antieméticos em crianças é útil porque a sua administração pode aliviar os sintomas e induzir ao sono, particularmente quando o paciente está apresentando náuseas intensas e vômitos.[19] Nos casos resistentes e no estado de mal migranoso, indicam-se a clorpromazina e os corticoides.

Por fim, os anti-inflamatórios não hormonais (ibuprofeno, cetoprofeno e outros) e os medicamentos com potencial hemorrágico não devem ser utilizados em casos de cefaleia na qual há suspeita de dengue e outras arboviroses, sendo preferencial o uso de paracetamol ou dipirona conforme a indicação médica.[20]

A internação está indicada para pacientes que, independentemente da idade, apresentem exame físico geral indicativo de formas secundárias, cujas causas requeiram investigação diagnóstica e terapêutica adicional e/ou alterações ao exame neurológico e/ou sinais de alerta, além dos casos em que a resposta à terapia sintomática inicial foi ineficaz.[11]

CONCLUSÃO

A avaliação da queixa de cefaleia na emergência pediátrica requer a identificação de sinais de alerta na história clínica e no exame neurológico para orientar as condutas mais pertinentes, que podem envolver a solicitação de investigação complementar e o tratamento farmacológico.

PONTOS-CHAVE

- As cefaleias em crianças avaliadas na urgência pediátrica são, na quase totalidade, decorrentes de condições benignas, especialmente infecções virais.
- É fundamental diferenciar causas primárias das causas secundárias, seguindo um roteiro semiológico completo com definição das características da dor, sintomas associados e antecedentes, além de ficar alerta para identificação dos *red flags*.
- O exame neurológico é normal na maioria das crianças com cefaleia e comumente direcionam para o diagnóstico de condições secundárias benignas. Em contrapartida, alterações ao exame clínico podem ser indícios de patologia grave e/ou intracraniana.
- Menos de 1% dos exames de neuroimagem, que são solicitados de forma rotineira em pacientes com exame neurológico normal para investigação de cefaleia, apontam para anormalidades.
- Quase 90% das crianças com tumores do SNC apresentam outros sinais e sintomas além da cefaleia, no momento do diagnóstico.
- O tratamento das cefaleias deve ser direcionado para a causa da cefaleia e a prescrição farmacológica é similar àquela indicada para quadros álgicos na faixa etária pediátrica (analgésicos e anti-inflamatórios).

REFERÊNCIAS BIBLIOGRÁFICAS

1. Conicella E, Raucci U, Vanacore N, Vigevano F, Reale A, Pirozzi N, et al. The child with headache in a pediatric emergency department. Headache. 2008;48:1005-1011.
2. Massano D, Julliand S, Kanagarajah L, Gautier M, Vizeneux A, Elmaleh M, et al. Headache with focal neurologic signs in children at the emergency department. J Pediatr. 2014;165:376-382.
3. Raucci U, Della Vecchia N, Ossella C, Paolino MC, Villa MP, Reale A, et al. Management of Childhood Headache in the Emergency Department. Review of the Literature. Front Neurol. 2019;10:886.

4. Papetti L, Capuano A, Tarantino S, Vigevano F, Valeriani M. Headache as an emergency in children and adolescents. Curr Pain Headache Rep. 2015;19:3.
5. Gofshteyn JS, Stephenson DJ. Diagnosis and Management of Childhood Headache. Curr Probl Pediatr Adolesc Health Care. 2016;46:36.
6. Expert Panel on Pediatric Imaging: Hayes LL, Palasis S, Bartel TB, Booth TN, Iyer RS, et al. ACR Appropriateness Criteria Headache-Child. Expert Panel on Pediatric Imaging. J Am Coll Radiol. 2018;15:S78.
7. Dao JM, Qubty W. Headache diagnosis in children and adolescents. Curr Pain Headache Rep. 2018;22(3):17.
8. Hampson NB, Hampson LA. Characteristics of headache associated with acute carbon monoxide poisoning. Headache. 2002; 42:220.
9. Szperka C. Headache in Children and Adolescents. Continuum. 2021;27:703731.
10. Wilne SH, Ferris RC, Nathwani A, Kennedy CR. The presenting features of brain tumors: A review of 200 cases. Arch Dis Child. 2006;91:502-6.
11. Prezioso G, Suppiej A, Alberghini V, Bergonzini P, Capra ME, Corsini I, et al. Pediatric Headache in Primary Care and Emergency Departments: Consensus with RAND/UCLA Method. Life. 2022;12(2):142.
12. Lenglart L, Monteil C, Spreafico E, Moulding T, Titomanlio L. "Sudden onset headaches in paediatric emergency departments: diagnosis and management." Ital J Pediatr. 2023 Sep 14;49(1):122.
13. Lewis DW, Koch T. Headache evaluation in children and adolescents: when to worry? When to scan? Pediatr Ann. (2010) 39:399-406.
14. Perry MC, Yaeger SK, Toto RL, Suresh S, Hickey RW. A modern epidemic: increasing Pediatric Emergency Department visits and admissions for Headache. Pediatr Neurol. 2018;89:19-25.
15. Cain MR, Arkilo D, Linabery AM, Kharbanda AB. Emergency Department Use of Neuroimaging in Children and Adolescents Presenting with Headache. J Pediatr. 2018;201:196-201.
16. Arruda MA, Rodrigues MM. Cefaleias. In: Rodrigues, M.M., Vilanova, L.C.P. Tratado de Neurologia Infantil. Rio de Janeiro: Atheneu; 2017. p. 457.
17. Gherpelli JLD. Tratamento das cefaleias. J Pediatr (Rio J) 2002 July/Aug.;78(Suppl 1).
18. Parreira E. Recomendações Terapêuticas para Cefaleias da Sociedade Portuguesa de Cefaleias-2021. Sinapse. J Portuguese Society of Neurology. Vol 21.doi.org/10.46531/sinapse/GU/200048/2021.
19. Swanson JW, Matharu M. Migraine Management. Elsevier; 2024.
20. Brasil. Ministério da Saúde. Secretaria de Vigilância em Saúde. Diretoria Técnica de Gestão. Dengue: diagnóstico e manejo clínico: adulto e criança / Ministério da Saúde, Secretaria de Vigilância em Saúde, Diretoria Técnica de Gestão. – 4. ed. – Brasília: Ministério da Saúde, 2013.

Parte VI Afecções Vasculares Cerebrais

ACIDENTE VASCULAR ENCEFÁLICO PERINATAL

CAPÍTULO 19

Mônica Aparecida Pessoto ■ Jamil Pedro de Siqueira Caldas
Sérgio Tadeu Martins Marba ■ Marina Junqueira Airold
Katia Maria Ribeiro Silva Schmutzler

INTRODUÇÃO

O acidente vascular encefálico (AVE) perinatal tem se tornado cada vez mais conhecido, devido ao aumento da realização de exames de neuroimagem na investigação de alterações neurológicas detectadas ao exame físico dos recém-nascidos,[1] e ele é considerado uma das principais causas de paralisia cerebral e morbidade neurológica ao longo da vida.[2]

DEFINIÇÃO

O AVE perinatal pode ser definido como uma lesão cerebrovascular que pode ocorrer intrauterinamente, no parto ou no período neonatal, e compreende uma lesão cerebral focal aguda decorrente de oclusão arterial ou venosa, ou causada por uma hemorragia primária.[3-7]

Em um *workshop* internacional sobre o tema, realizado em 2006, o AVE isquêmico perinatal foi definido como "um grupo de condições heterogêneas em que há interrupção focal do fluxo sanguíneo cerebral secundário à trombose ou embolização venosa ou arterial, desde a 20ª semana de gestação até 28 dias de vida pós-natal, confirmado por exame de neuroimagem ou estudos neuropatológicos".[3]

CLASSIFICAÇÃO

Os subtipos mais comuns de AVE isquêmico no período perinatal são, o AVE isquêmico arterial e a trombose sinovenosa cerebral. Os vasos são ocluídos em todos os tipos de lesão, geralmente por trombose ou embolia.[4] A oclusão, no entanto, também pode ser causada por trauma direto, compressão, espasmo ou obliteração por um processo inflamatório.[4]

Segundo a época de aparecimento, o AVE isquêmico pode ser classificado em: **isquêmico fetal**, diagnosticado antes do nascimento, utilizando métodos de imagem fetal ou em natimortos por exame neuropatológico; **isquêmico neonatal,** diagnosticado após o nascimento ou antes de 28 dias pós-natal, confirmado por características clínicas e pelas alterações detectadas por neuroimagem, e **isquêmico perinatal presumido**, definido pela presença de déficits neurológicos focais (hemissíndrome, lateralidade precoce) que aparecem após o período neonatal até 1 ano de vida e que, por meio de exame de neuroimagem, pode ser identificada alteração em área cerebral correspondente às alterações clínicas.[4,7,8]

Por outro lado, o **AVE hemorrágico perinatal**, por definição, geralmente é limitado aos recém-nascidos a termo ou próximo ao termo, que se apresentam com sinais de encefalopatia, convulsões, comprometimento do estado comportamental e/ou déficit neurológico nos primeiros 28 dias de vida, associados à uma coleção sanguínea focal intraparenquimatosa cerebral, confirmada por exame de neuroimagem ou necropsia.[2] É diferente da hemorragia intracraniana dos recém-nascidos pré-termo, nos quais as hemorragias na matriz germinativa são as mais comuns, geralmente pela fragilidade capilar. Da mesma forma que seu homólogo isquêmico, o AVE hemorrágico é dividido em: **neonatal,** que se manifesta precocemente e é secundário à transformação hemorrágica de uma lesão isquêmica primária (arterial, venosa ou hipóxica) e **presumida** em caso de apresentação tardia.[2]

INCIDÊNCIA

A incidência de AVE perinatal é variável na literatura dependendo do tipo de lesão. Em muitos estudos a incidência é baseada em dados hospitalares em que as frequências são invariavelmente mais altas do que as baseadas em dados populacionais.[5] Estimativas de prevalência ao nascimento de todo o espectro de AVE perinatal com base populacional foram descritas na Estônia com um valor de 37-67/100.000 nascidos vivos, na Austrália de 9,6/100.000 nascidos vivos/ano e no Sul de Alberta, Canadá, de 1:1.100 nascidos vivos.[9-11] Para os subtipos da doença, há relatos de 5,8 a 24,6/100.000 nascidos vivos para AVE isquêmico arterial;[10,12,13] 20-29 de AVE isquêmico presumido/100.000 nascimentos; 16 AVE hemorrágico/100.000 nascimentos e 1,4-12 de trombose de seio venoso/100.000 nascimentos.[14]

No Brasil, a prevalência desses tipos de lesões no período perinatal não é conhecida. No serviço de neonatologia do CAISM-UNICAMP, em um levantamento de 2003 a 2016, a incidência encontrada de AVC foi de 56/100.000 nascidos vivos (estatística do Serviço de Neonatologia – UNICAMP).

PATOGÊNESE

A patogênese do AVE perinatal é complexa e multifatorial. Embora diversos fatores de risco tenham sido associados ao AVE isquêmico arterial, pouco se sabe sobre os mecanismos fisiopatológicos exatos responsáveis pela maioria dos casos. Em geral, acredita-se que o forame oval patente permita a passagem de trombos derivados da placenta ou da circulação venosa do feto, resultando na oclusão preferencial de ramos arteriais que nutrem o hemisfério cerebral esquerdo, principal local de infarto em recém-nascidos, talvez por causa da via direta da aorta para a artéria carótida comum esquerda.[1,6,14,15]

Alguns estudos associaram o AVE perinatal com fatores de risco específicos tais como características maternas, alterações placentárias, complicações de gestação e parto e fatores neonatais.[6,16-19] Contudo, é provável que a etiologia do AVE seja multifatorial e que o risco aumente quando vários fatores de risco estiverem presentes ao mesmo tempo.[1,6,14,20]

Com relação aos fatores maternos, o AVE já foi associado à infertilidade, pré-eclâmpsia, corioamnionite, doenças autoimunes, distúrbios de coagulação, síndrome de transfusão feto-fetal, tabagismo e uso de cocaína.[1,6,8,16,17,21] Para os distúrbios placentários destacam-se trombose placentária, infecção placentária, hemorragia e corioangioma placentário.[1,8,16,17] Algumas dessas condições predispõem a uma redução do fluxo sanguíneo placentário, favorecendo a hipoperfusão cerebral fetal e levando à isquemia global ou focal, bem como na formação potencial de êmbolos. Outras condições relacionadas com o parto, como bradicardia fetal, desacelerações fetais, bolsa rota prolongada, trabalho de parto prolongado e nascimento por parto cesárea de urgência, indicadas nas condições anteriormente descritas, também foram associadas a risco aumentado de AVE neonatal.[1,8,16,17,21]

A gravidez é um momento de relativa hipercoagulabilidade, durante a qual várias proteínas plasmáticas são afetadas e a geração de trombina é aumentada.[22] O tromboembolismo venoso é comum durante a gestação, com maior risco durante o terceiro trimestre e o puerpério, períodos em que a maioria dos acidentes vasculares cerebrais podem ocorrer.[22] A associação de uma coagulopatia no contexto da gravidez pode levar à trombose. Os distúrbios da coagulação materna, como anormalidades pró-trombóticas, presença de anticorpos do fator V Leiden ou antifosfolípides, já foram associados a um risco aumentado de trombose na gravidez e acidente vascular cerebral perinatal. Entretanto, o mecanismo pelo qual essas alterações podem provocar o AVE perinatal é indeterminado, mas pode ser devido à trombose na placenta, onde as artérias espirais uterinas maternas perfuram os vasos vilosos fetais em uma área de baixa pressão.[16]

A formação de trombos na placenta pode impedir a circulação materno-fetal e levar potencialmente a complicações na gravidez ou embolização. A trombose, no lado materno, pode levar a aborto espontâneo, pré-eclâmpsia e restrição de crescimento intrauterino, e, no lado fetal, pode fornecer uma fonte de êmbolos que poderiam contornar as circulações hepática e pulmonar e promover tromboembolismo no cérebro fetal.[16]

Os fatores de risco neonatais associados ao AVE neonatal incluem sexo masculino, cardiopatia congênita, anormalidades pró-trombóticas, índice de Apgar no 5° minuto inferior a 7, hipoglicemia, infecção e distorções vasculares.[1,8]

A força mecânica aplicada à cabeça e ao pescoço do recém-nascido durante o trabalho de parto, com extensão ou rotação exagerada do pescoço/cabeça, poderia comprometer o fluxo sanguíneo ou lesão arterial no sistema vertebrobasilar ou no sistema carotídeo ou das artérias vertebrais, com aumento do risco de dissecção arterial e consequentemente aumento do risco de acidente vascular cerebral.[1,8]

Os distúrbios cardíacos são um fator de risco comum para o AVE isquêmico em recém-nascidos e crianças. Esses distúrbios podem levar ao desenvolvimento de trombos intracardíacos que podem embolizar para o cérebro.[1,16] Nas cardiopatias congênitas o AVE pode ocorrer nos períodos pré, intra ou pós-operatório.[1,8] As características da lesão cardíaca e seu manuseio são importantes determinantes do AVE, com associações mais fortes com desvio intracardíaco da direita para a esquerda, atriosseptostomia com balão pré-operatório, transposição das grandes artérias ou ventrículo único. Outros fatores como duração do *bypass*, idade da correção cirúrgica, necessidade de reoperação, procedimentos diagnósticos como cateterismo cardíaco, e oxigenação por membrana extracorpórea (ECMO) também aumentam o risco de AVE.[1,8]

A trombofilia e fatores genéticos permanecem associados ao AVE neonatal. Os fatores mais comumente implicados nesse tipo de lesão cerebrovascular são a mutação do fator V de Leiden, mutação da protrombina, deficiência de metiltetra-hidrofolato redutase (MTHFR) (com hiper-homocisteinemia resultante), deficiência de proteína C, deficiência de antitrombina III, e lipoproteína (a) elevada.[1,8,23,24] Embora presente em 30% a 70% dos casos de AVE neonatal, esses fatores geralmente são combinados com outros fatores patogenéticos que favorecem a trombose ou a embolia, como pré-eclâmpsia, vasculopatia placentária, corioamnionite, sinais de asfixia perinatal, sepse e cardiopatia congênita.[1]

A infecção promove um estado de hipercoagulabilidade e é um fator de risco para AVE perinatal.[16] Tanto a trombose arterial como a venosa têm sido relatadas como uma complicação de meningite, coagulação intravascular disseminada e sepse.[1,16] Durante a infecção grave, há uma destruição rápida da proteína C e da antitrombina III, que normalmente inibem a coagulação. A infecção produz lesão endotelial e liberação de citocina inflamatórias, o que pode levar à regulação negativa da trombomodulina.[16]

A anormalidade do volume sanguíneo, como por exemplo a desidratação hipernatrêmica, também pode levar à trombose e por uma combinação de causas vasculares e hipovolêmicas, está entre as causas incomuns de trombose neonatal, afetando as artérias ou veias, mais comumente as veias.[1]

A policitemia raramente tem sido associada às lesões isquêmicas neonatais, frequentemente complicadas por hemorragia. Ela pode levar à trombose arterial ou venosa, e a natureza da patologia em casos neonatais não é clara.[1,25]

Quanto aos fatores de risco para o AVE hemorrágico, os dados na literatura são limitados. Os fatores de risco sugeridos incluem malformações vasculares, diáteses hemorrágicas e, possivelmente, trauma, embora sejam responsáveis por poucos casos. Os distúrbios sanguíneos parecem ser os mais comuns, incluindo trombocitopenia grave e coagulopatias. Lembrando que muitas vezes o sangramento pode ser secundário a uma isquemia nas tromboses sinovenosas cerebrais, que frequentemente apresentam transformação hemorrágica. As anormalidades vasculares compreendem a malformação arteriovenosa, o cavernoma e aneurisma.[2]

DIAGNÓSTICO

Quadro Clínico

A manifestação clínica mais frequente do AVE perinatal é a crise convulsiva, que em geral acontece após 12 horas de vida, principalmente nos primeiros 3 dias de vida e do tipo crise focal.[1,5,6,8,14,25-27] Frequentemente, são repetitivas e podem evoluir para mal epiléptico.[5,6] Muitos recém-nascidos podem apresentar apneia ou crise de cianose, muitas vezes de natureza epiléptica. Na recente classificação das crises neonatais pela Liga Internacional Contra Epilepsia (ILAE), o tipo de crise que mais se relaciona com a doença cérebro-vascular neonatal é a motora clônica focal (vide Capítulo 27).

Alterações do nível de consciência, anormalidade do tono muscular, déficits neurológicos focais, episódios de apneia inexplicada e dificuldades respiratórias ou alimentares também podem ser encontradas nos recém-nascidos com AVE, porém em menor frequência.[6,14,25,27,28] No recém-nascido pré-termo, as manifestações clínicas agudas são incomuns e o diagnóstico muitas vezes é feito incidentalmente na triagem sistemática por exame de neuroimagem.[5,14,26]

Em 40% das crianças, a apresentação clínica é tardia.[6,29,30] A maioria das crianças com AVE perinatal presumido apresenta achados motores progressivos. As primeiras características são lateralidade precoce, diminuição do uso da mão e rigidez do membro superior observado pelos pais enquanto as crianças brincam ou se vestem. Essas características tornam-se progressivamente mais óbvias em exames neurológicos repetidos, até que essas crianças sejam definitivamente identificadas como tendo as características clássicas da paralisia cerebral espástica unilateral.[6,29,30]

Exame de Neuroimagem

A suspeita clínica do AVE deve ser confirmada por exame de neuroimagem. A ultrassonografia (US) craniana é a mais fácil de ser realizada no período neonatal, mas também a menos sensível das modalidades de neuroimagem disponíveis. A tomografia computadorizada (TC) de crânio proporciona maior resolução de imagem do que a ultrassonografia, mas expõe a criança à irradiação-X excessiva e tem baixa sensibilidade na fase aguda.[14,31,32] A ressonância magnética (RM) é o método diagnóstico que fornece a mais alta resolução anatômica, a melhor sensibilidade para detectar o AVE, especificar sua extensão e fornecer elementos prognósticos, porém requer o transporte do paciente até o aparelho de ressonância magnética.[1,8,14,27,31,33,34]

O AVE arterial isquêmico pode levar vários dias antes que a mudança hiperecoica à US seja evidente.[5,35] As vantagens da US craniana incluem sua rapidez, acessibilidade, capacidade de ser realizada à beira do leito e de excluir outros diagnósticos.[14,31,33] No entanto, é dependente do operador, fornece janelas limitadas e é relativamente pouco sensível à detecção de lesão cerebral isquêmica aguda nas primeiras 24 horas.[33,34] Quando o operador é experiente, a sensibilidade geral da US craniana na detecção de lesões sugestivas de AVE isquêmico arterial pode chegar a 87%, sendo 83% nas primeiras 24 horas, 86% entre 24-48 horas e 93% além de 48 horas.[34] Com equipamentos modernos de US e equipe médica treinada, o exame é uma ferramenta muito útil para a detecção do AVE isquêmico até que a ressonância magnética (RM) possa ser realizada (Fig. 19-1).

Sequências específicas importantes para obter imagens com RM incluem imagens ponderadas por difusão (DWI), imagens ponderadas em T1 e T2 (T1W e T2W) e imagem ponderada de suscetibilidade.[1,8,31,32] Essas imagens possibilitam detectar mudanças de sinal na substância branca e substância cinzenta, mas especialmente sinal hiperintenso na sequência ponderada por difusão e uma queda no coeficiente de difusão aparente em relação ao edema citotóxico (restrição de difusão).[32] Uma sequência de gradiente ponderada em T2 indica um possível componente hemorrágico. O edema citotóxico secundário à isquemia é visível nos primeiros minutos após o acidente vascular cerebral isquêmico na forma de um hipersinal na sequência ponderada pela difusão e uma diminuição no coeficiente de difusão aparente calculada enquanto as alterações de sinal nas sequências T1 e T2 ainda são discretas. Como a queda do coeficiente de difusão é máxima entre o dia 2 e o dia 4 após a isquemia, é nesse estágio que a avaliação da localização e da extensão das lesões é a mais precisa e que a ressonância magnética deve ser realizada.[1,5,32] Alto sinal nas sequências T2 com perda de diferenciação de matérias branca e cinza e baixo sinal nas sequências T1 tornam-se evidentes após alguns dias. Este padrão evolui rapidamente para perda de tecido levando à mudança cística visualizada a partir do dia 14.[14]

A angiorressonância magnética de cabeça e pescoço pode ser considerada na investigação de arteriopatia craniocervical e tem como vantagem ser facilmente adicionada à avaliação inicial da ressonância magnética.[8,14]

A ressonância magnética é, portanto, a modalidade de escolha para confirmar o diagnóstico e fornecer informações prognósticas adicionais. Quanto mais extensa e profunda a lesão, atingindo os gânglios da base, pior o prognóstico. O comprometimento completo do território sylviano sempre é acompanhado por déficit motor unilateral. Um extenso envolvimento do trato corticospinal na RM de difusão na fase aguda está associado a um risco muito alto de desenvolver paralisia cerebral unilateral.[32]

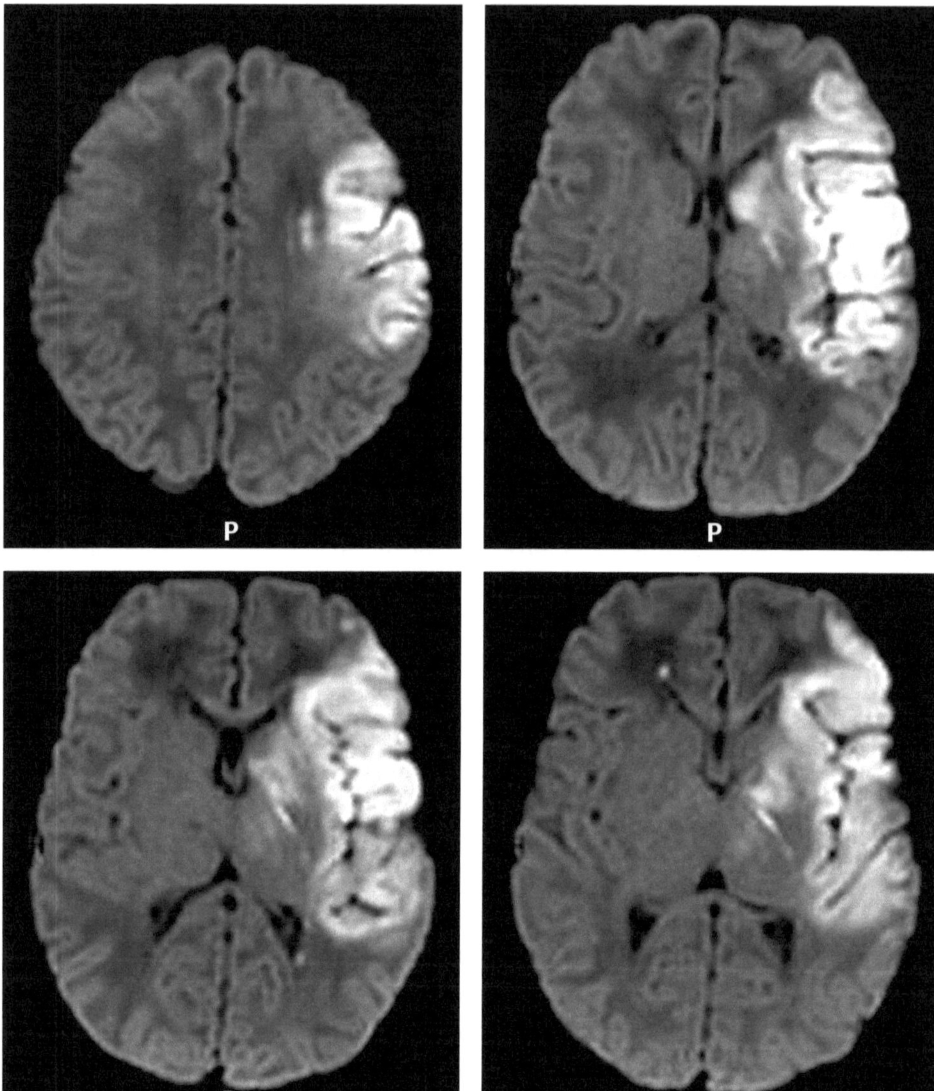

Fig. 19-1. Sequência de RM encefálica com cortes axiais mostra: extensa zona córtico-subcortical com hipersinal acometendo giros frontal inferior, médio, temporal superior, ínsula, porção inferior e média dos giros pré e pós-centrais e o giro supramarginal à esquerda, determinado apagamento da fissura sylviana e dos sulcos corticais. Há acometimento da cabeça do núcleo caudado, porção anterior do núcleo lentiforme e ramo anterior da cápsula interna esquerda (território da artéria cerebral média esquerda). RNT, que apresentou crises convulsivas, do tipo motora clônica no MSD, e antecedente gestacional materno de Covid-19 positivo, no segundo trimestre de gestação. (Acervo pessoal do autor.)

Eletroencefalograma

O eletroencefalograma (EEG) é de particular importância no acompanhamento da criança com lesão cerebrovascular, pois os achados focais podem auxiliar na identificação da localização do AVE.[1] Um registro de rotina do EEG geralmente é suficiente. Ondas agudas focais interictais com atividade de fundo preservada no hemisfério saudável são os achados típicos. Se disponível, o monitoramento contínuo precoce de vídeo por EEG, para detectar convulsões subclínicas e monitorar a resposta terapêutica, pode auxiliar na condução do quadro convulsivo.[14,36]

TERAPÊUTICA

A principal terapêutica na fase aguda do AVE é o tratamento das convulsões, pois tanto dados experimentais quanto clínicos indicam que as convulsões neonatais podem determinar ou aumentar a lesão cerebral.[1,8] Também são de fundamental importância o tratamento de suporte e controle de comorbidades, como manutenção da homeostase da glicemia, prevenção de trombocitopenia e administração profilática de vitamina K, quando indicada.[1]

A trombólise não é recomendada, pois nem a eficácia nem a segurança foram demonstradas em recém-nascidos.[5,8,32] Em situações específicas, como trombose intracardíaca ou em grande vaso sistêmico ou dissecção da artéria carótida, há recomendação para anticoagulação, por um período de várias semanas em alguns casos. Em relação à trombose sinovenosa cerebral existe controvérsia em relação à terapia anticoagulante, pois há preocupações sobre a falta de dados de segurança, ocorrência de hemorragia intracraniana espontânea, dificuldade em decidir a duração da terapia anticoagulante, e a ausência de estudos clínicos randomizados e controlados de longo prazo. [37,38] A maioria das recomendações é baseada em séries de casos e consenso de especialistas.[37] As diretrizes do American College of Chest Physicians sobre terapia antitrombótica e prevenção de trombose em recém-nascidos e crianças sugerem que em RN com trombose sinovenosa cerebral sem hemorragia intracraniana significativa, a realização de anticoagulação, inicialmente com heparina não fracionada ou heparina de baixo peso molecular (HBPM) e posteriormente com HBPM, por 6 semanas a 3 meses.[39] Para RN com trombose sinovenosa com hemorragia significativa, a sugestão é de anticoagulação ou cuidados de suporte com monitoramento radiológico da trombose em 5 a 7 dias e anticoagulação se for observada extensão do trombo em comparação com nenhuma terapia.[39]

Para os demais quadros de AVE, anticoagulação ou terapia antiplaquetária não são recomendadas, pois o risco de recorrência do acidente vascular é baixo.[1,5]

O tratamento para além do período neonatal inclui a reabilitação com a implementação precoce da fisioterapia, terapia ocupacional e fonoaudiologia.[1,8,40]

EVOLUÇÃO

Quanto à evolução clínica do AVE perinatal, pode-se afirmar que o óbito no período neonatal é incomum, principalmente para o AVE isquêmico arterial, no qual ocorre em menos de 2%.[1,6,8,26] Entretanto, para a trombose sinovenosa, a taxa de óbito é variável, podendo refletir em grande parte os distúrbios associados que levam à trombose bem como às lesões parenquimatosas associadas, especialmente quando múltiplos seios estão envolvidos.[1]

Os estudos de evolução tardia do AVE perinatal são escassos e os resultados variam muito, a depender dos subtipos de AVE incluídos, da duração do acompanhamento e das medidas usadas para a análise dos desfechos.[28,41]

As sequelas neurológicas de longo prazo das lesões vasculares no período perinatal podem incluir principalmente déficits motores, distúrbios cognitivos ou comportamentais e epilepsia.[1,6,8,14,26,28,30,41,42]

As deficiências sensório motoras assimétricas (hemiparesia/hemiplegia congênita, paralisia cerebral espástica unilateral) são as consequências mais comuns, afetando até metade das crianças com AVE neonatal.[1,8,26,28] Embora alguns estudos relatem capacidade cognitiva normal ou quase normal após AVE neonatal, outros revelaram déficits cognitivos variáveis.[28]

Com relação à evolução para epilepsia, os dados na literatura também são variáveis. Recém-nascidos com AVE comumente apresentam convulsão. Inicialmente, as convulsões podem ser repetidas e refratárias ao tratamento. Na maioria dos casos, as convulsões têm remissão e a maioria dessas crianças não terão convulsões novamente no futuro. Entretanto, muitas desenvolverão epilepsia.[8] Uma metanálise de 10 estudos revelou uma incidência de epilepsia em pacientes com AVE isquêmico arterial de 27,2% durante um período médio de estudo de 10,4 anos.[42]

Como a fisiopatologia do AVE permanece incerta para a grande maioria dos casos ainda há poucos tratamentos específicos para a doença e nenhuma estratégia de prevenção está atualmente disponível.[28] Apesar desses fatos, é importante investigar os casos suspeitos, tratar as crises convulsivas, as complicações associadas, encaminhar precocemente as crianças para reabilitação precoce, seguimento ambulatorial multiprofissional, além de fornecer acolhimento, apoio e orientações para os familiares.[40]

REABILITAÇÃO

As crianças com AVE apresentam deficiências motoras predominantemente assimétricas (paralisia cerebral unilateral) podendo ter déficits de movimento, planejamento e coordenação bimanual. Além disso, podem ter dificuldades também em realizar atividades da vida diária.[1,43]

Novak *et al.* (2020), realizaram revisões da literatura sobre programas eficazes de reabilitação indicando que as intervenções mais eficazes são abordagens baseadas na aprendizagem motora, com foco na função e em tratamentos de alta intensidade. Dentre as intervenções efetivas para o uso funcional da extremidade superior em crianças com AVE do tipo hemiparesia espástica destacam-se as técnicas que envolvem treinamento de alta intensidade, tais como a terapia de movimento induzido por restrição (*Constraint Induced Movement Therapy* – CIMT), treinamento intensivo bimanual de braço-mão (*Hand-Arm Bimanual Intensive Training* – HABIT) e HABIT-ILE (terapia intensiva bimanual mão-braço envolvendo membros inferiores).[44,45] O CIMT propõe um treino intensivo com movimento induzido por restrições envolvendo concomitantemente contenção física da mão menos afetada e treinamento unilateral da mão hemiparética. Através dessa técnica de treinamento intensivo, observa-se melhora da contingência do uso da extremidade afetada favorecendo ganhos de habilidades motoras importantes para o retorno da função do membro, promovendo a superação do desuso aprendido.[46,47]

No entanto, baseado em teorias de aprendizagem motora, alguns autores discutiam algumas limitações da técnica como a restrição da extremidade não afetada e treinamento exclusivo apenas da extremidade acometida e propuseram treinos intensivos bimanual. O HABIT (terapia intensiva bimanual mão-braço) é uma forma de treinamento bimanual intensivo eficaz para promover melhoras na quantidade e na qualidade do uso da extremidade superior comprometida, sendo uma intervenção potencial para esses indivíduos. Terapias intensivas como o HABIT são frequentemente administradas em ambientes que requerem supervisão individual por um intervencionista durante várias horas por dia trazendo algumas limitações relacionadas com custos e viabilidade dos tratamentos.[48,49]

A partir dos estudos do HABIT, novos estudos sobre a funcionalidade de crianças com hemiparesia unilateral levaram ao desenvolvimento do HABIT-ILE (terapia intensiva bimanual mão-braço envolvendo membros inferiores). Esse programa intensivo direcionado a objetivos visa fortalecer a capacidade da criança com hemiparesia melhorando o uso das mãos, incluindo atividades também de membros inferiores visando melhora de habilidades globais e atividades de vida diária.[50]

Há um esforço dos pesquisadores para encontrar formas eficazes de promover os treinos eficazes dos membros afetados que também possam ser mais eficientes em termos de custos se tornando mais acessível. A estimulação transcraniana por corrente contínua (ETCC) é um método não invasivo e de baixo risco e estudos recentes estão pesquisando se pode ser combinada com os treinamentos de habilidades já eficazes para ter resultados semelhantes com uma dosagem mais baixa de terapia.[51]

PONTOS-CHAVE

- O AVE perinatal é classificado: AVE isquêmico (pela idade divide-se em fetal, neonatal e o perinatal presumido) e o AVE hemorrágico.
- A patogênese do AVE perinatal é complexa e multifatorial, e associada a fatores de risco específicos tais como características maternas, alterações placentárias, complicações de gestação e parto e fatores neonatais.
- A principal manifestação clínica na fase aguda é a crise motora clônica focal, em geral nas primeiras 12 horas e primeiros 3 dias de vida, podendo o RN evoluir mais raramente para uma posterior epilepsia. Alterações do nível de consciência, anormalidade do tono muscular, déficits neurológicos focais, episódios de apneia inexplicada e dificuldades respiratórias ou alimentares podem ocorrer.
- Muitos casos são oligossintomáticos, com atraso no diagnóstico, por apresentação clínica tardia, caracterizando o AVE perinatal presumido.
- O exame padrão-ouro para o diagnóstico é a ressonância magnética de encéfalo. O exame de ultrassonografia apesar de ser o mais disponível, tem baixa sensibilidade.
- A realização do eletroencefalograma (EEG) é de particular importância, pois os achados focais auxiliam na identificação da localização do AVE.
- O tratamento consiste no controle das crises convulsivas e o suporte na fase aguda, para o controle de comorbidades (manutenção da homeostase da glicemia, prevenção de trombocitopenia e administração profilática de vitamina K). Em situações específicas, como trombose intracardíaca ou em grande vaso sistêmico ou dissecção da artéria carótida, há recomendação para anticoagulação.
- Devido às deficiências motoras predominantemente assimétricas (paralisia cerebral unilateral) a terapia indicada tem sido técnicas que envolvem treinamento de alta intensidade, tais como a terapia de movimento induzido por restrição.

REFERÊNCIAS BIBLIOGRÁFICAS

1. Inder TE, Volpe JJ. Stroke in the newborn. In: Volpe JJ, Inder TE, Darras BT, de Vries LS, du Plessis AJ, Neil JJ, Perlman JM (ed). Volpe's neurology of the newborn. 6. ed. Philadelphia: Elsevier; 2018. p. 564-589
2. Cole L, Dewey D, Letourneau N, Kaplan BJ, Chaput K, Gallagher C, et al. Clinical Characteristics, Risk Factors, and Outcomes Associated With Neonatal Hemorrhagic Stroke: A Population-Based Case-Control Study. JAMA Pediatr. 2017 Mar 1;171(3):230-238.
3. Raju TN, Nelson KB, Ferriero D, Lynch JK; NICHD-NINDS Perinatal Stroke Workshop Participants. Ischemic perinatal stroke: summary of a workshop sponsored by the National

Institute of Child Health and Human Development and the National Institute of Neurological Disorders and Stroke. Pediatrics. 2007Sep;120(3):609-16.
4. Govaert P, Ramenghi L, Taal R, de Vries L, Deveber G. Diagnosisof perinatal stroke I: definitions, differentialdiagnosisandregistration. Acta Paediatr. 2009 Oct;98(10):1556-67
5. Govaert P, Dudink J. Neonatal Stroke: Clinical Presentation, Imaging, Treatment, and Prognosis. In: Buonocore G., Bracci R., Weindling M. (eds) Neonatology. Springer; 2016.
6. Chabrier S, Husson B, Dinomais M, Landrieu P, Nguyen The Tich S. New insights (and new interrogations) in perinatal arterial ischemic stroke. Thromb Res. 2011 Jan;127(1):13-22.
7. Srivastava R, Mailo J, Dunbar M. Perinatal Stroke in Fetuses, Preterm and Term Infants. Semin Pediatr Neurol. 2022 Oct;43:100988.
8. Lehman LL, Rivkin MJ. Perinatal arterial ischemic stroke: presentation, risk factors, evaluation, and outcome. Pediatr Neurol. 2014 Dec;51(6):760-8.
9. Laugesaar R, Kolk A, Tomberg T, Metsvaht T, Lintrop M, Varendi H, et al. Acutely and retrospectively diagnosed perinatal stroke: a population-based study. Stroke. 2007 Aug;38(8):2234-40.
10. Roy B, Webb A, Walker K, Morgan C, Badawi N, Nunez C, et al. Prevalence & Risk Factors for Perinatal Stroke: A Population-Based Study. ChildNeurol Open. 2023 Dec17;10:2329048X231217691.
11. Dunbar M, Mineyko A, Hill M, Hodge J, Floer A, Kirton A. Population Based Birth Prevalence of Disease-Specific Perinatal Stroke. Pediatrics. 2020 Nov;146(5):e2020013201.
12. Oleske DM, Cheng X, Jeong A, Arndt TJ. Pediatric Acute Ischemic Stroke by Age-Group: A Systematic Review and Meta-Analysis of Published Studies and Hospitalization Records. Neuroepidemiology. 2021;55(5):331-341.
13. deVeber GA, Kirton A, Booth FA, Yager JY, Wirrell EC, Wood E, et al. Epidemiology and Outcomes of Arterial Ischemic Stroke in Children: The Canadian Pediatric Ischemic Stroke Registry. Pediatr Neurol. 2017 Apr;69:58-70.
14. Fluss J, Dinomais M, Chabrier S. Perinatal stroke syndromes: Similarities and diversities in aetiology, outcome and management. Eur J Pediatr Neurol. 2019.May;23(3):368-383
15. van der Aa NE, Benders MJ, Groenendaal F, de Vries LS. Neonatal stroke: a review of the current evidence on epidemiology, pathogenesis, diagnostics and therapeutic options. Acta Paediatr. 2014 Apr;103(4):356-64.
16. Lynch JK. Epidemiology and classification of perinatal stroke. Semin Fetal Neonatal Med. 2009 Oct;14(5):245-9.
17. Lee J, Croen LA, Backstrand KH, Yoshida CK, Henning LH, Lindan C, et al. Maternal and infant characteristics associated with perinatal arterial stroke in the infant. JAMA. 2005 Feb 9;293(6):723-9.
18. Darmency-Stamboul V, Cordier AG, Chabrier S. [Neonatal arterial ischemic stroke in term or near-term newborns: prevalence and risk factors]. Arch Pediatr. 2017 Sep;24(9S):9S3-9S11.
19. Li C, Miao JK, Xu Y, Hua YY, Ma Q, Zhou LL, et al. Prenatal, perinatal and neonatal risk factors for perinatal arterial ischaemic stroke: a systematic review and meta-analysis. Eur J Neurol. 2017 Aug;24(8):1006-1015.
20. Martinez-Biarge M, Cheong JL, Diez-Sebastian J, Mercuri E, Dubowitz LM, Cowan FM. Risk Factors for Neonatal Arterial Ischemic Stroke: The Importance of the Intrapartum Period. J Pediatr. 2016 Jun;173:62-68.
21. Darmency-Stamboul V, Chantegret C, Ferdynus C, Mejean N, Durand C, Sagot P, et al. Antenatal factors associated with perinatal arterial ischemic stroke. Stroke. 2012 Sep;43(9):2307-12.
22. ESHRE Capri Workshop Group. Venous thromboembolism in women: a specific reproductive health risk. Hum Reprod Update. 2013 Sep-Oct;19(5):471-82.
23. Günther G, Junker R, Sträter R, Schobess R, Kurnik K, Heller C, et al. Symptomatic ischemic stroke in full-term neonates: role of acquired and genetic prothrombotic risk factors. Stroke. 2000 Oct;31(10):2437-41.
24. Kenet G, Lütkhoff LK, Albisetti M, Bernard T, Bonduel M, Brandao L, et al. Impact of thrombophilia on risk of arterial ischemic stroke or cerebral sinovenous thrombosis in

neonates and children: a systematic review and meta-analysis of observational studies. Circulation. 2010 Apr 27;121(16):1838-47.
25. De Moura-Ribeiro MV, Pessoto MA, Marba ST. Cerebrovascular disease in neonates. Evaluation of four cases. Arq Neuropsiquiatr. 1999 Mar;57(1):84-7.
26. Kirton A, Armstrong-Wells J, Chang T, Deveber G, Rivkin MJ, Hernandez M, et al. Symptomatic neonatal arterial ischemic stroke: the International Pediatric Stroke Study. Pediatrics. 2011 Dec;128(6):e1402-10.
27. Whitaker EE, Cipolla MJ. Perinatal stroke. Handb Clin Neurol. 2020;171:313-326.
28. Lõo S, Ilves P, Männamaa M, Laugesaar R, Loorits D, Tomberg T, et al. Long-term neurodevelopmental outcome after perinatal arterial ischemic stroke and periventricular venous infarction. Eur J Paediatr Neurol. 2018 Nov;22(6):1006-1015.
29. Golomb MR, MacGregor DL, Domi T, Armstrong DC, McCrindle BW, Mayank S, et al. Presumed pre- or perinatal arterial ischemic stroke: risk factors and outcomes. Ann Neurol. 2001 Aug;50(2):163-8.
30. Kirton A, Deveber G, Pontigon AM, Macgregor D, Shroff M. Presumed perinatal ischemic stroke: vascular classification predicts outcomes. Ann Neurol. 2008Apr;63(4):436-43
31. Debillon T, Ego A, Chabrier S. Clinical practice guidelines for neonatal arterial ischaemic stroke. Dev Med Child Neurol. 2017 Sep;59(9):980-981.
32. Saliba E, Debillon T; Recommandationsaccidentvasculairecérébral (AVC) néonatal, Auvin S, Baud O, Biran V, Chabernaud JL, et al. [Neonatal arterial ischemicstroke: Review ofthecurrentguidelines]. Arch Pediatr. 2017 Feb;24(2):180-188.
33. Lee S, Mirsky DM, Beslow LA, Amlie-Lefond C, Danehy AR, Lehman L, et al. Pathways for Neuroimagingof Neonatal Stroke. Pediatr Neurol. 2017 Apr;69:37-48
34. Olivé G, Agut T, Echeverría-Palacio CM, Arca G, García-Alix A. Usefulness of Cranial Ultrasound for Detecting Neonatal Middle Cerebral Artery Stroke. Ultrasound Med Biol. 2019 Mar;45(3):885-890.
35. Cowan F, Mercuri E, Groenendaal F, Bassi L, Ricci D, Rutherford M, et al. Does cranial ultrasound imaging identify arterial cerebral infarction in term neonates? Arch Dis Child Fetal Neonatal Ed. 2005 May;90(3):F252-6.
36. Nguyen The Tich S. [Place of EEG in the management of arterial ischemic stroke newborn]. Arch Pediatr. 2017 Sep;24(9S):9S41-9S45.
37. Ramenghi LA, Cardiello V, Rossi A. Neonatal cerebral sinovenousthrombosis. Handb Clin Neurol. 2019;162:267-280.
38. Rossor T, Arichi T, Bhate S, Hart AR, Raman Singh R. Anticoagulation in the management of neonatal cerebral sinovenous thrombosis: a systematic review and meta-analysis. Dev Med Child Neurol. 2018 Sep;60(9):884-891.
39. Monagle P, Chan AKC, Goldenberg NA, Ichord RN, Journeycake JM, Nowak-Göttl U, et al. Antithrombotic therapy in neonates and children: Antithrombotic Therapy and Prevention of Thrombosis, 9th ed: American College of Chest Physicians Evidence-Based Clinical Practice Guidelines. Chest. 2012 Feb;141(2 Suppl):e737S-e801S.
40. Dinomais M, Marret S, Vuillerot C. [Brain plasticity and early rehabilitative care for children after neonatal arterial cerebral infarction]. Arch Pediatr.2017 Sep;24(9S):9S61-9S68.
41. Vuillerot C, Marret S, Dinomais M. [Long term outcome of perinatal stroke]. Arch Pediatr. 2017 Sep;24(9S):9S51-9S60.
42. Rattani A, Lim J, Mistry AM, Prablek MA, Roth SG, Jordan LC, et al. Incidence of Epilepsy and Associated Risk Factors in Perinatal Ischemic Stroke Survivors. Pediatr Neurol. 2019 Jan;90:44-55.
43. Gordon AM, Steenbergen B. Bimanual coordination in childrenwith cerebral palsy. Improving Hand Function in Childrenwith Cerebral Palsy: Theory, EvidenceandIntervention. London: Mac Keith Press. 2008:160-75.
44. Novak I, Morgan C, Fahey M, Finch-Edmondson M. Stateof the EvidenceTrafficLights 2019: Systematic Review ofInterventions for PreventingandTreatingChildrenwith Cerebral Palsy. Curr Neurol Neurosci Rep. 2020 Feb 21;20(2):3.

45. Novak I, McIntyre S, Morgan C, Campbell L, Dark L, Morton N, et al. A systematic review ofinterventions for childrenwith cerebral palsy: stateof the evidence. Dev Med Child Neurol 2013;55:885-910.
46. Taub E, Miller NE, Novack TA, Cook EW 3rd, Fleming WC, Nepomuceno CS, et al. Technique to improve chronic motor deficit after stroke. ArchPhys Med Rehabil. 1993;74:347-354.
47. Hoare BJ, Wallen MA, Thorley MN, Jackman ML, Carey LM, Imms C. Constraint-induced movement therapy in children with unilateral cerebral palsy. Cochrane Database Syst Rev. 2019 Apr 1;4(4).
48. Gordon AM, Schneider JA, Chinnan A, Charles JR. Efficacyof a hand-arm bimanual intensive therapy (HABIT) in children with hemiplegic cerebral palsy: a randomized controltrial. Dev Med Child Neurol 2007;49:830-38.
49. Brandao MB, Ferre C, Kuo HC, Rameckers EA, Bleyenheuft Y, Hung YC, et al. Comparison of structured skill and unstructured practice during intensive bimanual training in children with unilateral spastic cerebral palsy. Neurorehabiliationand Neural Repair. 2013;28:452-461.
50. Bleyenheuft Y, Arnould C, Brandao MB, Bleyenheuft C, Gordon AM. "Hand and arm bimanual intensive therapy including lower extremity (HABIT-ILE) in children with unilateral spastic cerebral palsy: a randomized trial." Neurorehabilitationand neural repair 2015;29(7):645-657.
51. Gordon AM, Ferre CL, Robert MT, Chin K, Brandao M, Friel KM. HABIT+tDCS: a studyprotocolof a randomisedcontrolledtrial (RCT) investigating the synergisticefficacyofhand-arm bimanual intensivetherapy (HABIT) plus targeted non-invasivebrainstimulationto improve upperextremityfunction in schoolagechildrenwith unilateral cerebral palsy. BMJ Open. 2022;12.

ACIDENTE VASCULAR ENCEFÁLICO NA INFÂNCIA: ABORDAGENS MÉDICA, FISIOTERÁPICA, FONOAUDIOLÓGICA E PSICOLÓGICA

CAPÍTULO 20

SEÇÃO 20-1

AFECÇÕES VASCULARES CEREBRAIS

Ronan José Vieira Neto
Maria Valeriana Leme de Moura-Ribeiro
Katia Maria Ribeiro Silva Schmutzler

INTRODUÇÃO

O acidente vascular encefálico (AVE) na infância tem merecido atenção, do ponto de vista científico, desde o século passado. O progresso nos conhecimentos se respaldava preponderantemente em achados necroscópicos, com avaliações neuropatológicas, complementadas por detalhados estudos microscópicos do tecido cerebral decorrentes da lesão vascular isquêmica ou hemorrágica. Com o advento de recursos técnicos não invasivos, por imagem (ultrassom transfontanela, tomografia de crânio, ressonância magnética, angiorressonância, SPECT, PET), torna-se possível confirmar o diagnóstico das anormalidades vasculares cerebrais em crianças de forma rápida e eficaz.

Estudos populacionais de AVE, observando a idade de 29 dias de vida a 18 anos, apresentam estimativa de 2,4 a 13 crianças por 100.000 habitantes/ano, com média de casos fatais entre 5% e 10%. É emergência médica que leva a incapacidades variadas, além de impacto no paciente e seus familiares.[1,2] Na avaliação evolutiva em longo prazo dos sobreviventes se constatam, em 50%, deficiências motoras, comprometimento da linguagem, do comportamento, do aprendizado, com elevados custos econômico e social, além do envolvimento emocional da família e cuidadores.[2] Adicionalmente, 30% das crianças acometidas podem apresentar recorrência do AVE.[3] Dentro desse contexto, pediatras, neurologistas pediátricos têm procurado solucionar dificuldades relacionadas com:

A) Identificação de sintomas e sinais para o diagnóstico.
B) Fatores de risco cardíaco, hematológico, infeccioso, metabólico e outros.
C) Exames laboratoriais e de imagens que comprovem o diagnóstico de AVE isquêmico arterial, AVE hemorrágico e trombose sinovenosa cerebral (TSVC).

Apesar das afirmações relacionadas anteriormente, aproximadamente 50% das crianças com AVEi, AVEh e TSVC se mantêm subdiagnosticadas em Serviços de Pronto-Socorro, de Pronto Atendimento Hospitalar, UTI neonatal, UTI infantil. Para os vários tipos de AVE é necessário identificar os fatores de risco, sendo os mais frequentes:

- Anormalidades sistêmicas agudas (febre, sepse, desidratação, acidose, gastroenterite viral).
- Arteriopatias (anemia falciforme, doença de Moyamoya, pós-varicela, vasculites inespecíficas.
- Anormalidades cardíacas (congênita, adquirida, forame oval patente, arritmia).
- Anormalidades agudas (trauma, otite, sinusite, faringite, meningite).
- Estados protrombóticos (fator V de Leiden, deficiência de proteínas S e C, mutação da protrombina 20210A, deficiência de antitrombina III, hiper-homocisteinemia).
- Anormalidades sistêmicas crônicas (deficiência de ferro, anormalidades de tecido conectivo, trissomia 21).

Entre as vasculopatias não inflamatórias devem ser lembradas também a síndrome da vasoconstrição cerebral reversível (*reversible cerebral vasoconstriction syndrome* – RCVS).

A International Pediatric Stroke Study (IPSS) divulgou mensagem: AVE PODE ACONTECER EM QUALQUER IDADE, alertando para os fatores de risco associados às condições genéticas e adquiridas do AVE na infância. As publicações atuais têm valorizado e reconhecido eventos cerebrovasculares no:

- Feto (14ª semana de gestação).
- Período perinatal (recém-nascido entre 20 semanas de gestação e 28 dias de vida pós-natal).
- Infância, (criança a partir de 29 dias de vida até os 18 anos, de predomínio nos primeiros 3 anos de vida).

As pesquisas atuais revelam que, em recém-nascidos normais, o fluxo sanguíneo na artéria cerebral média é de 60 a 80 mL/100 g de tecido cerebral/minuto. Em lactentes, o fluxo sanguíneo é de 80 mL/100 g de tecido cerebral/minuto. Em condições de risco, existe redução do fluxo com isquemia do tecido local e, como decorrência, modificações metabólicas teciduais agudas, edema citotóxico, neurólise, aumento de neurotransmissores excitatórios, alteração da homeostase do cálcio e radicais livres. Essas alterações determinam sintomas e sinais na dependência do local cerebral comprometido e da idade da criança, no episódio agudo.

No feto o AVE raramente é identificado através do ultrassom transabdominal na mãe gestante, em acompanhamento ambulatorial; somente após o nascimento, no primeiro mês de vida com crises epilépticas ou no terceiro ou no quarto mês de vida com alteração motora (hemiparesia) e, objetivamente confirmado, o AVE por TC ou RM de crânio, cujo território, frequentemente acometido, é o da artéria cerebral média.

Por apresentar características distintas da faixa etária infantil,[4] o AVE no período perinatal foi pormenorizado no Capítulo 19.

Na **infância** o quadro clínico inaugural caracteriza-se por: manifestações convulsivas típicas ou atípicas, precedidas, ou não, de modificações da vigilância, particularmente em crianças com idade inferior a 2 anos. As manifestações epilépticas podem ser breves ou prolongadas, lateralizadas ou generalizadas, sendo constatadas na pós-crise alterações motoras (hemiparesia, modificações posturais);[1,5-7] lactentes que iniciaram as primeiras palavras, após o icto, podem apresentar comprometimento da emissão de sílabas, de palavras, permanecendo o choro, a irritabilidade ou a apatia. Em crianças de idade superior a 2 anos, a suspeita diagnóstica já é mais comum com sintomas mais clássicos de hemiparesia, afasia, alteração na subida do nível de consciência e se torna mais preocupante ao sinalizar dor de cabeça súbita, associada ou não a vômitos, indicando a possibilidade de transformação hemorrágica ou AVEh. Abaixo estão dois exemplos de casos atendidos no serviço de emergência da FCM/UNICAMP:

- *Paciente 1 – G/sexo masculino:* 4 anos e 2 meses; andando de bicicleta, teve queda com objeto pontiagudo na boca e perfurou o palato. No pronto-socorro da FCM/UNICAMP, agitado, permaneceu em observação durante a noite; pela manhã, foi identificada hemiparesia direita, sendo que a TC de crânio identificou AVE isquêmico no território da artéria cerebral média esquerda. A angiorressonância comprovou obstrução da artéria carótida esquerda, e o Doppler confirmou presença de trombo.
- *Paciente 2 – T/sexo masculino:* 7 anos; teve desenvolvimento normal, e hoje, subitamente, apresentou hemiparesia esquerda associada a comprometimento da consciência. No pronto-socorro da FCM/UNICAMP o LCR lombar revelou 200 células (88% de linfócitos); TC constatou AVEi à direita. A revisão completa da anamnese identificou que a criança havia apresentado varicela há 30 dias, sendo confirmada arterite pós-varicela.

Os dois casos relatados na UNICAMP, assim como o da Figura 20-1, confirmam o parecer do estudo multicêntrico da IPSS, de que na infância parece haver um predomínio do sexo masculino para o acomentimento do AVE isquêmico.[8]

FATORES DE RISCO PARA AVE ISQUÊMICO

As condições associadas ao AVE isquêmico arterial em crianças incluem uma grande variedade de doenças e fatores de risco, como malformações cardíacas congênitas, anemia falciforme, infecções e vasculopatias, embora a etiologia possa se manter indefinida.[9,10] Subpopulações infantis específicas apresentam maior risco para AVE: meninos, crianças negras e de baixo nível socioeconômico. Os fatores de risco catalogados em adultos (hipertensão, dislipidemia, tabagismo e diabete) não são comumente identificados na infância, apesar de maior prevalência de dislipidemia e hipertrigliceridemia em crianças com AVE isquêmico em comparação com controles. Os fatores de risco variam conforme o grupo etário acometido e o tipo de AVE.[1,10]

Doenças Cardíacas

As cardiopatias congênitas cianóticas constituem causa frequente de AVEi em crianças (anomalias de válvulas, de septos, forame oval patente, a tetralogia de Fallot e a transposição de grandes vasos). Nas cardiopatias cianóticas, detecta-se, também, policitemia que, associada à hipoxia, aumenta o risco de trombose e embolia. Além disso, anemia, desidratação e infecções podem também atuar como fatores desencadeantes. Em crianças com comunicação cardíaca direita esquerda ou portadoras de próteses valvares, existe a possibilidade de formação de aneurismas micóticos, secundários a êmbolos sépticos. A correção cirúrgica da alteração cardíaca congênita reduz, objetivamente, o risco de recorrência do AVE, entretanto a possibilidade de embolia permanece considerável.[11]

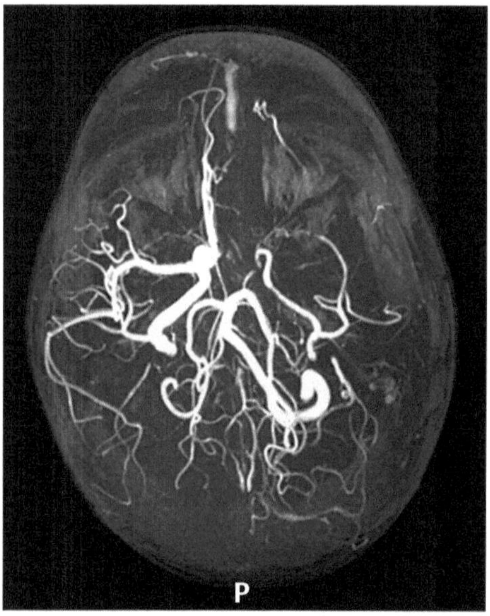

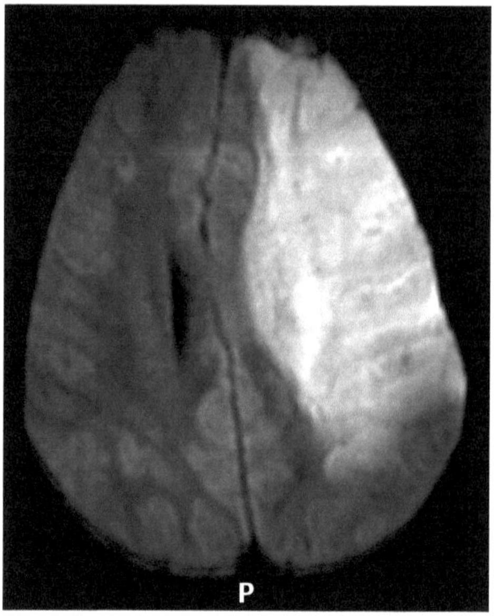

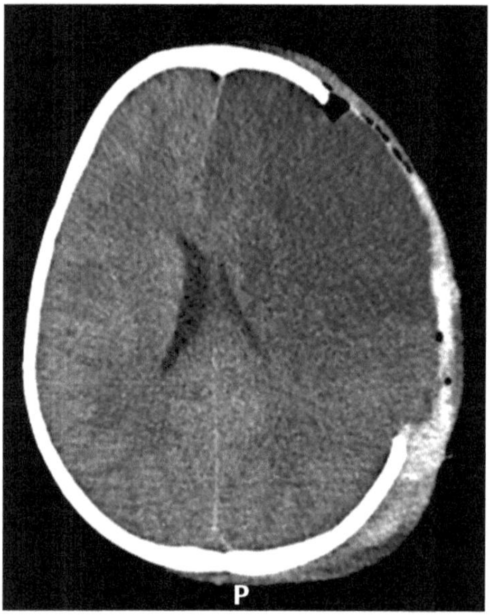

Fig. 20-1-1. AVEi extenso de paciente de 4 anos de idade com AVE maligno da artéria cerebral média (ACM) esquerda secundário a leucemia mieloide aguda, com angiorressonância mostrando oclusão desta artéria e imagens subsequentes com extensa restrição à difusão em território de ACM esquerda, e efeito pós-craniectomia descompressiva em TC de crânio. (Arquivo pessoal do autor.)

Dissecção Arterial

Algumas crianças, com doença cardíaca congênita, parecem ter risco aumentado de aneurisma ou também dissecção da parede arterial. Todavia, esta última ocorre, com maior frequência, horas, dias ou semanas após evento traumático ocular ou intraoral ocasionado por objetos pontiagudos (lápis, estiletes, escova de dentes) e outros.

A partir do acidente agudo, com lesão da íntima do vaso, inicia-se a dissecção da parede arterial, o que, progressivamente, determina estreitamento da luz e comprometimento secundário dos ramos arteriais distais, levando à hemiparesia e alteração da consciência, na dependência do vaso lesado (artéria carótida, vertebral, oftálmica). A angiografia demonstra a extensão do vaso com dissecção, e a RM comprova as características do hematoma intramural, sendo indicada a correção cirúrgica imediata.

Vasculites

As vasculites secundárias às meningoencefalites bacterianas agudas (MBAs) constituem causa de AVEi na infância, e a oclusão vascular é particularmente constatada quando a febre se mantém persistente, as crises convulsivas são repetidas, e o exame neurológico mostra alteração focal.[3] A RM comprova a vasculite em MBA e também em neurotuberculose, infecção pelo HIV, varicela e vacinação, revelando o território vascular comprometido, bem como sua extensão, predominantemente em crianças com menos de 2 anos. Entre as causas inflamatórias autoimunes, podemos enumerar lúpus eritematoso sistêmico, poliarterite nodosa, artrite reumatoide, dermatomiosite, angeíte granulomatosa, arterite de Takayasu, síndrome hemolítico-urêmica e uso de drogas.

Arteriopatia Cerebral Focal

Comumente associada a antecedentes de processos inflamatórios infecciosos, como vírus varicela-zóster, tonsilite, e mais recentemente pela infecção de Covid-19. Estes processos inflamatórios são geralmente unilaterais, nas proximidades do segmento distal da carótida interna e proximal da ACM, onde determinam redução do calibre e irregularidades dos contornos das paredes arteriais. Seu curso é de estabilização ou melhora, contudo podem evoluir com progressão da estenose. Raramente há recorrência. Os estudos de neuroimagem demonstram lesões nas regiões ganglionares, por acometimento das artérias do polígono de Willis e lentículo-estriadas.[12]

Anemia Falciforme

Na criança em idade precoce, a anemia falciforme tem, como importante complicação, o infarto isquêmico (predomínio no território das artérias cerebrais média e anterior), oclusão sinovenosa, que se manifesta por déficits focais recorrentes ou também assintomáticos, fato este comprovado por estudos por meio de RM. Em adolescentes e adultos ocorrem, mais frequentemente, as hemorragias parenquimatosa e subaracnóidea.[11] Nas crianças em idade precoce, a anemia concomitante mantém o FSC basal elevado, impedindo a resposta normal às alterações de fluxo, durante situações de estresse, o que compromete a irrigação das áreas-limites dos territórios vasculares das grandes artérias cerebrais. A terapia transfusional previne a recorrência de episódios isquêmicos e hemorrágicos nessas crianças.

Coagulopatias

Os defeitos de coagulação sanguínea podem predispor ao AVE, sendo, sem dúvida, a hemorragia intracraniana temível no trauma craniano dos pacientes com hemofilias A (deficiência de fator VIII) ou B (deficiência de fator IX). Em RN a termo e lactentes, são importantes os mecanismos de coagulação, hipercoagulabilidade, envolvendo mutações no DNA genômico com comprometimento do fator V de Leiden e fator II (o primeiro, gerando aumento de protrombinas, e o segundo, dos níveis plasmáticos de trombina) e da enzima 5,10-metileno tetra-hidrofolato redutase (MTHR).

Essas anormalidades trombofílicas apresentam risco hereditário para AVEi, embora existam outras condições genéticas e não genéticas, causadoras de *ictus* e *stroke-like*. Assim, a deficiência de proteínas C e S constitui causa comum de trombose familiar.

Policitemia e Trombocitose

Existe risco de infarto cerebral, com instalação aguda de déficits neurológicos focais, sendo as sintomatologias iniciais cefaleia, tonturas e comprometimento da consciência. A policitemia pode ocorrer em conjunto com doenças cardíacas congênitas, com anormalidades renais, com hemangioblastoma cerebelar e telangiectasia hemorrágica hereditária (Osler-Weber-Rendu). No período neonatal, a policitemia pode ser detectada a partir de transfusão materno-fetal ou feto-fetal.

Na trombocitose, existe aumento de plaquetas, com obstrução da microvasculatura, sendo que o quadro clínico do paciente assemelha-se à migrânea complicada. A trombocitopenia pode ter como causas: deficiência de ferro, infecção, doença de Kawasaki.

Doenças Metabólicas e AVE-*LIKE*

As doenças do grupo das encefalomitocondriopatias podem levar a episódios isquêmicos cerebrais recorrentes, sendo diagnosticadas as denominadas MELAS (*myopathy, encephalopathy, lactic acidosis and stroke*), de herança não mendeliana, transmitidas pela mãe. O quadro clínico manifesta-se por episódios de vômitos, cefaleia, convulsões, fraqueza muscular e, a seguir, áreas cerebrais isquêmicas com hipoatenuação na TC. As anormalidades nas mitocôndrias do endotélio vascular determinam modificações estruturais, predispondo a fenômenos de natureza trombótica. Vários outros defeitos metabólicos podem facilitar episódios de oclusão vascular, com sintomas que podem ter início na infância ou mesmo na idade adulta. A produção inadequada de ATP constitui a via final comum das anormalidades neurológicas em acidemia metilmalônica, acidemia propiônica e acidemia isovalérica.

Homocistinúria

A homocistinúria constitui acidemia orgânica por deficiência de cistationina sintetase, que pode causar trombose arterial e venosa. Do ponto de vista sistêmico, causa infarto do miocárdio e trombose venosa profunda, com embolia pulmonar, alterações esqueléticas (ossos longos, pés cavos) e oculares (glaucoma, ectopia do cristalino), sendo possível o diagnóstico por meio de testes urinários para erros metabólicos. Embora os pacientes com homocistinúria, homozigotos ou heterozigotos apresentam retardo mental, aproximadamente 50% podem ser intelectualmente normais.

Síndrome Hemolítico-Urêmica

Tal síndrome caracteriza-se pelo conjunto de uremia, anemia hemolítica e trombocitopenia, e 40% dos pacientes apresentam manifestações neurológicas. Em crianças, embora pouco frequente, manifesta-se com crises convulsivas, hemiparesia transitória ou não e comprometimento da consciência, em variados graus. A TC expressa hipodensidade correspondente à oclusão vascular local.

Doença de Moyamoya

É uma doença vascular cerebral crônica e progressiva, com características angiográficas oclusivas peculiares, particularmente no território da artéria carótida. O padrão

Moyamoya pode, também, ser detectado nos estudos por imagem na anemia falciforme, na síndrome de Apert, na tuberculose, na esclerose tuberosa, na anemia de Fanconi, na leptospirose, na síndrome de Marfan, na síndrome de Turner, na síndrome de Down e na neurofibromatose. A coexistência, em crianças e adolescentes, da síndrome de Down e DCV tem sido registrada na literatura nos últimos 20 anos e também na UNICAMP, por meio de estudos por imagem, que revelam a arteriopatia do tipo Moyamoya.[13] O quadro clínico sugere episódios isquêmicos transitórios e é caracterizado por hemiparesia associada ou não a crises convulsivas. Os pacientes que apresentaram recorrência do AVE desenvolveram movimentos involuntários e deterioração mental progressiva.

No início da doença, a TC pode ser absolutamente normal, porém, na evolução, pode revelar áreas hipoatenuantes múltiplas, que denotam os infartos isquêmicos recentes ou pregressos. Os estudos evolutivos por angiografia ou ângio-RM confirmam o diagnóstico e revelam oclusão vascular progressiva, mesmo naqueles com quadros clínico e neurológico estáveis.

O tratamento é cirúrgico (encefaloduroarteriossinangiose), visando a promover novas anastomoses entre os territórios carotídeos extra e intracranianos, com resultados positivos em 50% dos pacientes.

Outras Etiologias

As anomalias congênitas cerebrovasculares, assim como a displasia fibromuscular e anormalidades vasoespásticas, na migrânea, devem ser consideradas no conjunto das etiologias de DCV, na infância. Também devem ser lembrados os infartos cerebrais a partir de hipofluxo em função de hipovolemia, com repercussão na perfusão vascular, em territórios limítrofes das grandes artérias cerebrais.

A subluxação da articulação atlantoaxial, como a observada na síndrome de Down, nas mucopolissacaridoses e na artrite reumatoide juvenil, pode levar a obstrução da circulação vertebrobasilar e isquemia da fossa posterior, por instabilidade articular em C1-C2, e, quando ocorre o deslocamento da vértebra, levando a compressão vascular e formação de trombos.[12]

Outra etiologia de AVE na infância é a leucemia mieloide aguda. Na Figura 20-1 apresentamos um caso de AVE maligno em criança de 4 anos de idade.

FATORES DE RISCO PARA AVE HEMORRÁGICO

Em crianças e adolescentes, na ausência de fator traumático, pode-se constatar, agudamente, conjunto sintomatológico que, associado aos estudos por imagem, confirma o diagnóstico de hemorragia cerebral ou subaracnóidea. O quadro neurológico inicial é de vômitos, manifestação epiléptica, cefaleia, paresia, modificação do comportamento, com ou sem comprometimento da consciência. A avaliação da causa provável da hemorragia requer um conjunto de exames que visam a:

- Detectar lesões estruturais, como malformações arteriovenosas, aneurismas, cavernomas e malformação da veia de Galeno.
- Procedimentos laboratoriais para identificar anormalidades hematológicas e defeitos de coagulação.
- Possibilidade de sangramento intratumoral, com crescimento silencioso.

Do ponto de vista diagnóstico definitivo, as imagens obtidas por angiografia digital tridimensional ou angiorressonância fornecem as características das alterações, sendo a orientação final do tratamento indicada pelo neurocirurgião ou por profissionais intervencionistas.

Malformações Vasculares Intracranianas

As malformações arteriovenosas comprometem artérias, veias, capilares ou todas, conjuntamente, sendo consideradas de natureza congênita, mesmo quando diagnosticadas em pacientes adultos. As malformações arteriovenosas, de tamanhos variados, podem ser identificadas em exames angiográficos; todavia, aquelas de dimensões reduzidas são apenas constatadas em estudos necroscópicos. Na doença de Rendu-Osler-Weber, existe acometimento das células endoteliais das veias, e os *shunts* arteriovenosos parecem indicar as veias como primariamente comprometidas, no desenvolvimento da malformação.

Cavernomas ou Angioma Cavernoso

Trata-se de malformação congênita, composta por espaços vasculares sinusoidais largos, adjacentes, sem interposição de parênquima cerebral. Os cavernomas podem ser únicos ou múltiplos, comprometendo também outros órgãos (hepático, renal, suprarrenal, baço). A expressão clínica em crianças, adolescentes e adultos pode ser hemorragia no SNC, havendo período assintomático, ou apresentar manifestações epilépticas ou, mais tardiamente, adquirir características expansivas. É importante, na malformação cavernosa cerebral, atentar para o componente familiar e, nesta situação, investigar do ponto de vista genético (mutação do gene *CCM1*).[14] O tratamento cirúrgico é indicado em função da possibilidade de novos sangramentos.

Malformação da Veia de Galeno

Apesar de ser malformação rara, as avaliações clínica e neurológica, no RN ou no lactente, devem ser realizadas de forma completa, envolvendo o cuidadoso exame das suturas, fontanelas e, principalmente, ausculta sistemática craniana com estetoscópio, visando a detectar sopro grosseiro audível, seja na região occipital ou parietotemporal, bilateralmente. De maneira geral, o crânio do RN ou dos lactentes, nos primeiros meses de vida, está aumentado, e, dessa forma, pode ser levantada a hipótese de hidrocefalia em evolução, sendo indicado o estudo por meio de imagem (US ou TC). No período neonatal, pode ser detectada insuficiência cardíaca, causada pela descompensação hemodinâmica e facilitada pela malformação de grandes proporções, comprometendo o débito cardíaco. O estudo angiográfico possibilita a análise das características da malformação e dos vasos que alimentam a área comprometida, alterando o tecido cerebral subjacente, em função da anoxia e isquemia. O planejamento neurocirúrgico, com modernas técnicas de embolização, tem possibilitado resultados satisfatórios e progressivamente animadores, com índices de complicações cada vez menores.

Aneurismas Arteriais

Em crianças, o aneurisma intracraniano mantém-se assintomático nos primeiros anos de vida. No entanto, sua ruptura com hemorragia subaracnóidea determina manifestação súbita de cefaleia, vômitos e deterioração da consciência. Podem ser constatados, junto à cefaleia, ptose palpebral unilateral, sinais de comprometimento de nervos cranianos e de irritação meníngea, sendo que a TC revela o grau da hemorragia e de sua extensão; a RM e a angiorressonância tridimensional para vasos pequenos e o estudo angiográfico conduzem ao diagnóstico e à localização precisa das alterações. Em relação às orientações na fase aguda, devem-se observar repouso, fisioterapia respiratória, controle medicamentoso das crises convulsivas e da agitação psicomotora.[15] A síndrome de HIC deve ser tratada com manitol, e a hidrocefalia deve ser acompanhada do ponto de vista clínico e por exames de imagem. O tratamento do aneurisma intracraniano é habitualmente cirúrgico e está diretamente relacionado com a gravidade do quadro neurológico. A neurorradiologia intervencionista, com embolização endovascular, vem sendo realizada em centros especializados por profissionais treinados, com perspectivas de grande sucesso terapêutico.

Doenças Metabólicas

Em lactentes com encefalopatia aguda, associada a sangramento cerebral, temos os defeitos do ciclo da ureia, por alteração da coagulação, assim como as acidemias (metilmalônica, acidemia propiônica e isovalérica), que se manifestam com cetoacidose e alterações hematológicas com discrasias. Uma possível causa de hematoma subdural associado a aumento dos espaços liquóricos em regiões frontotemporais é a acidemia glutárica do tipo I, com sangramento subdural crônico e hematoma, às vezes acompanhado de hemorragia retiniana.

CONDUTA NA INVESTIGAÇÃO

O tratamento, as chances de recorrência e o prognóstico estão relacionados com a etiologia, e toda criança com doença cerebrovascular (DCV) deve ser submetida a protocolo de investigação.

Tratamento

A partir da confirmação do diagnóstico, seja AVEi ou AVEh, a caracterização do subtipo (trombótico, embólico, com hemorragia intracerebral, com hemorragia subaracnóidea) deverá facilitar a instalação de condutas, visando ao tratamento e à prevenção de recorrências.

Em relação às condutas, podemos subdividir em:

1. *Cuidados gerais:* monitorização respiratória, cardiovascular, balanceamento hidreletrolítico, nutricional e controle de infecções concomitantes.
2. *Cuidados específicos:* observando as opções de tratamentos clínico, cirúrgico ou intervencionista; nas duas últimas condições, obrigatoriamente, devem ser ponderados fatores de ordem profissional (equipe clínica, cirúrgica, amparos tecnológicos e laboratorial do próprio hospital), sempre relacionados com a criança em estudo e analisados os fatores de risco, as condições cardiorrespiratórias e de fisioterapia precoce intra-hospitalar. Com a criança internada em UTI infantil ou neonatal, ou nas enfermarias, continuamente estudada do ponto de vista neurológico e dos exames subsidiários, deve existir a imediata preocupação da intervenção terapêutica, visando à interrupção dos eventos metabólicos, decorrentes da isquemia ou hemorragia, proteção neuronal, melhora da circulação, atuação no edema cerebral e nas manifestações epilépticas. Portanto, para cada criança existem medidas específicas a serem tomadas, na dependência do tipo, da extensão da lesão, das condições críticas que comprometem a integridade funcional e estrutural da região afetada.

Manter repouso, indicar analgésicos, manter normotermia, tranquilizantes, anticonvulsivantes caso apresente crises, antiedematoso, correção metabólica e manutenção das condições vitais constituem providências indicadas pela equipe médica, com atento assessoramento da enfermagem. Até o final da primeira semana de internação, torna-se necessária a avaliação fisioterápica e, por ocasião da alta, a fonoaudiológica, quando indicada.

Ainda na fase aguda, estudos experimentais mostram evidências de que a hipotermia induzida por medicamentos reduz os danos cerebrais em modelos de AVE agudo e em humanos no período perinatal e no adulto.[16,17]

Em crianças com AVEi do tipo trombótico, o uso de **antiagregantes plaquetários, anticoagulantes e de ativador do plasminogênio tecidual** (tPA) não é consenso, principalmente para o AVE perinatal (o tema é bem discutido no capítulo específico sobre trombose sinovenosa central).[18] Não têm sido indicados, também, anticorpos monoclonais.

Ainda há poucos estudos que determinem a eficácia dos agentes trombolíticos na infância, mas estudo realizado com quase 30 crianças, no Hospital Sick Children, de Toronto, submetidas a tratamento com tPA evidenciou dissolução do coágulo em 79% delas, porém quase 25% evoluíram com hemorragia e necessidade de hemotransfusão. Existe no entanto evidência quanto à eficácia e segurança da trombectomia mecânica em crianças e adolescentes, e artigos recentes propõem a consideração desta para pacientes com oclusão proximal de grandes vasos dos 2 aos 18 anos de idade.[19,20]

O tratamento específico e a prevenção da recorrência devem estar voltados para a etiologia. Assim, na anemia falciforme, por exemplo, é aconselhável a transfusão regular para manter a HbS < 30%; na Moyamoya, deve ser considerada revascularização; em crianças homozigóticas do gene *MTHFR*, o suplemento com vitamina do complexo B é indicado; em crianças com dissecção arterial e doenças pró-trombóticas, a possibilidade de anticoagulação ou antiagregação plaquetária.[21] De forma geral, na dependência de outras etiologias, pode-se utilizar o ácido acetilsalicílico (aspirina) via oral, em dose única de 2 a 5 mg/kg/dia, com ação de antiagregante plaquetário.[22]

Prognóstico

O prognóstico do AVE na infância está relacionado com a etiologia, o tipo e a extensão da lesão, a possibilidade de recorrência e a idade do paciente.[23] Com o grupo de pesquisa Anormalidades Neurovasculares na Infância (ANVIA), que atua no hospital de clínicas da UNICAMP, realizando atendimento em crianças e adolescentes, constatamos anormalidades sequelares do tipo hemiparesia, distúrbios do movimento, epilepsia, dificuldades perceptuais (visuais, auditivas),[24,25] de linguagem, comprometimento do aprendizado e do rendimento intelectual.[26]

PONTOS-CHAVE

- *Pense em AVE na infância:* alto nível de suspeição e diagnóstico precoce são essenciais para introdução terapêutica adequada e elaboração dos tratamentos específicos para a etiologia.
- *Etiologia distinta:* AVE infantil tem etiologias específicas para a faixa etária, que devem ser aventadas desde a admissão do paciente e vão impactar em todas as decisões terapêuticas.
- *Pense multifatorial:* é comum, que na infância, o paciente possua múltiplas causas que corroboraram com o AVE. Não pare a investigação assim que encontrar a primeira causa.
- *Cuidados gerais:* o princípio de cuidado de proteção deve sempre ser mantido, com estabilização do paciente na fase aguda, evitando aumento da perda neuronal em áreas de penumbra e oliguemia.

- *Tratamentos hiperagudos:* nas primeiras horas de evolução de um AVE, caso o diagnóstico seja feito, ainda existem terapias para tentativa de reversão do processo de isquemia a depender da etiologia e da capacidade de tratamento do local de admissão.
- *Tratamentos específicos da etiologia:* cada etiologia carrega seu risco de recorrência e cuidados específicos que deve ser seguido. Tratamentos comuns incluem anticoagulação, atiagregação plaquetária, terapia transfusional (anemia falciforme) etc.
- *Etiologia desconhecida:* mesmo após uma investigação completa, uma grande quantidade dos pacientes ainda fica sem etiologia esclarecida. Nesses casos, recomenda-se uso de AAS 2 a 5 mg/kg por pelo menos 2 anos, baseando-se na probabilidade de recorrência de todos os AVEs infantis.
- *Atenção ao prognóstico:* os distúrbios de aprendizado e neuropsiquiátricos são muito comuns em pacientes com sequelas de doenças neurovasculares, mesmo que não apresentem déficits motores. O médico deve manter uma alta suspeição para esses distúrbios para iniciar terapias comportamentais e medicamentosas.

REFERÊNCIAS BIBLIOGRÁFICAS

1. Oliveira CC, Ciasca SM, Moura-Ribeiro MVL. Stroke in patients with sickle cell disease: clinical and neurologicalnaspects. Arq Neuropsiquiatr. 2008;66(1):30-33.
2. Spence JD, Barnett HJM. Acidente vascular cerebral, prevenção, tratamento e reabilitação. Porto Alegre: AMGH; 2013. p. 243-60.
3. Guimarães IE, Ciasca SM, Moura-Ribeiro MVL. Cerebrovascular disease in childhood: neuropsychological investigation in 14 cases. Arq Neuropsiquiatr. 2007;65:41-47.
4. Kirton A, Armstrong-Wells J, Chang T, Deveber G, Rivkin MJ, Hernandez M, et al. Simptomatic neonatal. Arterial ischemic stroke: International Pediatric Stroke Study Investigators. Pediatrics. 2011;128(6):1402-10.
5. Abend NS, Beslow LA, Smith SE, Kessler SK, Vossough A, Mason S, et al. Seizures as a presenting symptoms of acute arterial ischemic stroke in childhood. J Pediatr. 2011;159:479-83.
6. Mackay NT, Deveber GA, Ganesan V. IPSS Group. Arterial ischemic stroke risk factors: The international pediatric stroke study. Ann Neurol. 2011;69(1):130-40.
7. Ranzan J, Rotta NT. Ischemic stroke in children: a study of the associated alterations. Arq Neuropsiquiatr. 2004;62(3-A):618-25.
8. Golomb MR, Fullerton HJ, de Veber G. IPSS group. Male predominance in childhood ischemic stroke: findings from the international pediatric stroke study. Stroke 2009;40(1):52 57.
9. Kirkham F, Sébire G, Steinlin M, Sträter R. Arterial ischemic stroke in children. Review of the literatures and strategies for futures stroke studies. Thromb Haemost 2004;92:697-706.
10. Rincon F, Friedman DP, Bell R, Mayer SA, Bray PF. Targeted temperature management after intracerebral hemorrhage (TTM-ICH): methodology of a prospective randomized clinical trial. Int J Stroke 2014 July;9(5):646-51.
11. Moura-Ribeiro MVL, Ciasca SM. Afecções vasculares na infância: condutas. In: Moura-Ribeiro MVL, Ferreira LS. Condutas em neurologia infantil. 2. ed. Rio de Janeiro: Revinter; 2010. p. 150-73.
12. Ehrenreich H, Hasselblatt M, Dembowski C, Cepek L, Lewczuk P, Stiefel M, et al. Erythropoietin therapy for acute stroke is both safe and beneficial. Mol Med. 2002;8(8):495-505.
13. Junqueira PA, Moura-Ribeiro MVL. Arteriopatia do tipo moyamoya na síndrome de Down. Arq Neuropsiquiatr. 2002;60:274-80.
14. Fullerton HJ, Wu YW, Sidney S, Johnston SC. Risk of recurrent childhood arterial ischemic stroke in a population-based cohort: the importance of cerebrovascular imaging. Pediatrics. 2007;119:495-501.

15. Hills NK, Johnston SC, Sidney S, Zielinski BA, Fullerton HJ. Recent trauma and acute infection as risk factors for childhood arterial ischemic stroke. Ann Neurol. 2012;72:850-58.
16. Kollmar R, Blank T, Han JL, Georgiadis D, Schwab S. Different degrees of hypothermia after experimental stroke: short- and long-term outcome. Stroke. 2007;38:1585-89.
17. Kollmar R, Juettler E, Huttner HB, Dörfler A, Staykov D, Kallmuenzer B, et al. CINHC investigators. Cooling in Intracerebral Hemorrhage (CINCH) Trial: Protocol of a Randomized German–Austrian Clinical Trial. Int J Stroke. 2012 Feb.;7:168-72.
18. Jordan LC, Rafay MF, Smith SE, Askalan R, Zamel KM, deVeber G, et al. IPSS Group. Antithrombotic tratment in Neonatal cerebral sinovenous thrombosis. J Pediatr. 2010;156(5):704-10.
19. Bhatia KD, Chowdhury S, Andrews I, Goetti R, Webster R, Troedson C, et al. Association Between Thrombectomy and Functional Outcomes in Pediatric Patients With Acute Ischemic Stroke From Large Vessel Occlusion. JAMA Neurol. 2023;80(9):910-918.
20. Mastrangelo M, Giordo L, Ricciardi G, De Michele M, Toni D, Leuzzi V. Acute ischemic stroke in childhood: a comprehensive review. Eur J Pediatr. 2022 Jan;181(1):45-58.
21. Tuckuviene R, Kristensen SR, Helgestad J, Christensen AL, Johnsen SP. Predictive value of pediatric thrombosis diagnosis diagnoses in the Danish National Patient Registry. Clin Epidemiol. 2010;2:107-22.
22. Guyatt GH, Akl EA, Crowther M, Gutterman DD, Schuünemann HJ; American College of Chest Physicians Antithrombotic Therapy and Prevention of Thrombosis Panel. American College of Chest Physicians. Antithrombotic therapy and prevention of thrombosis evidence-based clinical practice guidelines. 9th ed. Chest. 2012;141(2 Suppl):7S-47S.
23. Karnatovskaia LV, Wartenberg KE, Freeman WD. Therapeutic hypothermia for neuroprotection. History, mechanisms, risks, and clinical applications. Neurohospitalist. 2014 July;4(3):153-63.
24. Elias KMIF, Oliveira CC, Airoldi MJ, Franco KM, Rodrigues Sd, Ciasca SM, et al. Central auditory processing outcome after stroke in children. Arq Neuropsiquiatr. 2014;72:680-86.
25. Elias KMIF, Moura-Ribeiro MVL. Stroke caused auditory attention deficits in children. Arq Neuropsiquiatr. 2013;71:11-17.
26. Rodrigues SD, Ciasca SM, Moura-Ribeiro MVL. Ischemic cerebrovascular disease in childhood: cognitive assessment of 15 patients. Arq Neuropsiquiatr. 2004;62:802-7.

SEÇÃO 20-2

ABORDAGEM FISIOTERAPÊUTICA

Carolina Camargo de Oliveira

A morbidade após o AVE pediátrico é alta, em torno de 60% dos casos, com déficits neurológicos permanentes, abrangendo aspectos motores, cognitivos e comportamentais; impactando nas atividades escolares e de autocuidados e comprometendo a qualidade de vida dos participantes e de seus pais.[1-4]

Considerando o quadro motor sequelar mais frequente, a hemiparesia espástica, essas crianças e adolescentes frequentemente são encaminhados para fisioterapia, com diagnóstico de AVE ou encefalopatia crônica não progressiva da infância (ECNPI), tendo como etiologia o evento vascular encefálico, quando ocorrido até 2-3 anos de idade.

Em estudo prospectivo, comparando o AVE ocorrido em crianças e adultos jovens, Simonetti *et al.* (2015) constataram que as crianças não apresentam melhor recuperação que os adultos,[5] como se pensava até pouco tempo atrás. E, ainda, as crianças sobreviverão por muito mais tempo com as sequelas do AVE, além de sofrerem impacto na capacidade de adquirir independência funcional, ao invés de perdê-la, como acontece nos adultos.[3,6]

Diante deste contexto, caberá ao fisioterapeuta realizar a avaliação convencional e aplicar instrumentos padronizados e validados para identificar e quantificar melhor todos os aspectos comprometidos, possibilitando estabelecer o quadro disfuncional; quais funções/tarefas/atividades são executadas adequadamente, com dificuldade ou não são executadas; e as causas sensório-motoras (estruturais e funcionais) que estão interferindo na execução das tarefas e em sua participação nos diferentes contextos. A partir dessas conclusões, o fisioterapeuta deve orientar paciente e família em relação a necessidade ou não de tratamento fisioterapêutico, frequência de atendimento, técnicas e abordagens que deverão ser utilizadas para a melhor reabilitação.

Quanto a escalas de avaliação, recentemente o *International Pediatric Stroke Study* (IPSS) elaborou e publicou instrumento de avaliação neurológica evolutiva validado para crianças e adolescentes com AVE, o *Pediatric Stroke Outcome Measure* (PSOM).[7] Utilizando este instrumento, Felling *et al.* (2020)[8] detectaram melhor recuperação dos déficits neurológicos no grupo de AVE neonatal comparado com o AVE pediátrico. E, em ambos, as sequelas sensório-motoras foram prevalentes em relação às de linguagem, cognitivas ou de comportamento, avaliadas pela *PSOM*.

Em estudo prospectivo longitudinal, deVeber (2000) constatou que a PSOM foi considerada medida de avaliação de boa acurácia para a classificação de crianças com bom ou mau prognóstico,[9] assim como boa preditora das sequelas motoras, sensoriais, de linguagem e de comportamento; a EuroQol, escala que avalia qualidade de vida em adultos após AVE, também foi considerada boa preditora das consequências desse âmbito, após AVE pediátrico.

Nesse contexto, pesquisadores e profissionais clínicos têm reconhecido a necessidade de enxergar cada paciente em toda sua complexidade, incluindo também os contextos intelectual, psíquico e social que fazem parte do desempenho funcional.

Já referente às condutas fisioterapêuticas, a fisioterapia pode contribuir para restabelecer a função e prevenir déficits motores secundários ao desuso.[10] As abordagens terapêuticas atuais compreendem fundamentalmente a prática repetida de movimentos desejados, tendo a criança como um participante ativo. A maioria das atividades considera os princípios da aprendizagem motora e neuroplasticidade e é adaptada à idade e à capacidade cognitiva da criança.[11,12]

Embora ainda faltem pesquisas para fornecer orientações mais precisas aos profissionais que atendem essa população, conclui-se que todas as crianças e adolescentes com AVE devem ser encaminhadas ainda na fase aguda/subaguda para uma avaliação fisioterapêutica especializada, envolvendo aspectos sensório-perceptomotores e funcionais (tarefa/atividade e participação), promovendo a reabilitação precoce e a melhor recuperação funcional possível.

PONTOS-CHAVE

Todo lactente, criança ou adolescente com diagnóstico de AVE deve ser encaminhado para uma avaliação fisioterapêutica especializada, mesmo que se considere que não há déficits motores. Porque na maioria dos casos há déficits que podem ser sensório-perceptomotores, mesmo que sutis; e estes podem impactar drasticamente a vida desses indivíduos. O acompanhamento e, quando necessária, a reabilitação precoce são fundamentais para a melhor recuperação funcional possível.

REFERÊNCIAS BIBLIOGRÁFICAS

1. Moura-Ribeiro MVL, Ferreira LS, Montenegro MA, Vale-Cavalcante M, Piovesana AMSG, Scotoni AE, et al. Doença cerebrovascular na infância II. Aspectos clínicos em 42 casos. Arq Neuropsiquiatr. 1999;57(3-A):594-98.
2. deVeber G. Arterial ischemic strokes in infants and children: an overview of current approaches. Semin Thromb Hemost. 2003;29:567-73.
3. Gordon AL, Ganesan V, Towell A, Kirkham FJ. Functional outcome following stroke in children. J Child Neurol. 2002;17:429-34.
4. Oliveira CC. Neuromotor and functional outcomes in patients with sickle cell disease and stroke. Arq Neuropsiquiatr. 2008;66(3):603.
5. Simonetti BG, Cavelti A, Arnold M, Bigi S, Regényi M, Mattle HP, et al. Long-term outcome after arterial ischemic stroke in children and young adults. Neurology. 2015;84:1941-1947.
6. Westmacott R, Askalan R, MacGregor D, Anderson P, Deveber G. Cognitive outcome following unilateral arterial ischaemic stroke in childhood: effects of age at stroke and lesion location. Dev Med Child Neurol. 2010;52:386-393.
7. Kitchen L, Westmacott R, Friefeld S, MacGregor D, Curtis R, Allen A, et al. The pediatric stroke outcome measure: A Validation and Reliability Study. Stroke. 2012;43:00-00.
8. Felling RJ, Rafay MF, Bernard TJ, Carpenter JL, Dlamini N, Hassanein SMA, et al. Predicting Recovery and Outcome after Pediatric Stroke: Results from the International Pediatric Stroke Study. Ann Neurol. 2020;87:840-852.
9. deVeber GA, MacGregor D, Curtis R, Mayank S. Neurologic outcome in survivors of childhood arterial ischemic stroke and sinovenous thrombosis. J Child Neurol. 2000; 15:316-324.
10. Matta APC, Galvão KRF, Oliveira BS. Cerebrovascular disorders in childhood. Arq Neuropsiquiatr. 2006;64:181-85.
11. Basu AP, Pearse J, Kelly S, Wisher V, Kisler J. Early intervention to improve hand function in hemiplegic cerebral palsy. Frontiers in Neurology. 2015;5(281):1-9.
12. Shumway-Cook A, Woollacott MH. Controle Motor – Teoria e aplicações práticas. São Paulo: Manole; 2003.

SEÇÃO 20-3

ABORDAGEM FONOAUDIOLÓGICA

Karla Maria Ibraim da Freiria Elias

No acompanhamento multidisciplinar da criança com AVE é de suma importância a participação do fonoaudiólogo e este deve estar inserido na equipe desde o período de internação nas unidades de terapia intensiva e enfermarias até nas etapas de seguimento evolutivo após a alta hospitalar.

Na atuação fonoaudiológica, a abordagem relacionada com os aspectos de desenvolvimento, aquisição ou recuperação da fala e linguagem, seja ela na modalidade oral ou escrita, assim como na intervenção nos comprometimentos envolvendo as funções orofaciais, é bem estabelecida e recomendada.[1] Mais recentemente, esse olhar passou a compreender as possíveis complicações que o AVE pode provocar nos processos e mecanismos relacionados com a audição,[2-4] lançando novas possibilidades para o tratamento e a recuperação dessas crianças.

A audição consiste em uma função complexa sustentada pela análise dos sons em seus domínios temporal, espectral e espacial. Anatomicamente requer a transmissão dos sinais acústicos da orelha ao córtex cerebral e o adicional processamento que levará à percepção e ao reconhecimento, à atenção, à memória e ao aprendizado, que são todos componentes integrais da modalidade auditiva.[3-5] Qualquer dano nesse sistema poderá comprometer a detecção, transmissão e interpretação da informação auditiva e, por conseguinte, impactar o desenvolvimento pleno da criança e, assim, a avaliação desta função deve ser sempre implementada após eventos vasculares. Deve ser ressaltado que a seleção dos instrumentos pode incluir técnicas psicoacústicas e eletrofisiológicas combinadas, ou não, a depender da idade e da condição da criança.[4-6]

Entre os pequenos, os comprometimentos auditivos de natureza periférica são raramente observados e resultantes do AVE nos domínios da artéria cerebelar anteroinferior ou da basilar.[7] O mais comum nesta população, considerando-se as ocorrências entre o 29° dia de vida e os 18 anos, é o envolvimento da artéria cerebral média,[3] a principal responsável pelo suprimento das áreas corticais auditivas, localizadas nos lobo temporal, parietal e ínsula e, como resultante, poderá ser observado o comprometimento no processamento auditivo.[2-5] Este, por sua vez, compreende conjunto relativamente amplo de mecanismos e processos responsáveis pelas habilidades de localização e lateralização do som, discriminação de sinais verbais e não verbais, *performance* auditiva em ambientes desfavoráveis para a escuta, como o que ocorre na audição de estímulos degradados ou apresentados em competição com outros tipos sonoros, além de uma variedade de processos temporais auditivos. Do ponto de vista comportamental podem ser observadas sérias dificuldades para ouvir em situações acústicas adversas como na presença de reverberação ou de sons competitivos. A depender das habilidades afetadas, em discernir elementos prosódicos da fala, que muitas vezes podem alterar completamente o sentido do que foi dito, complicando o acesso ao significado de enunciados, de poesias e piadas, ocasionar prejuízos nas habilidades musicais e mesmo no monitoramento da própria voz,[8] podendo levar aos abusos vocais ou ao uso de padrão vocal inapropriado. Se a atenção e a memória estão rebaixadas haverá dificuldade em seguir orientações e instruções longas ou complexas, o que faz com que haja a necessidade de novas explicações até que a compreensão total do enunciado seja atingida ou falha no cumprimento do que foi proposto, entre vários outros prejuízos. Com este perfil comportamental fica claro que haverá interferência na aquisição e no desenvolvimento da fala e da linguagem, considerando que a audição é a principal via de acesso,[3-5] assim como também poderá levar a dificuldades de leitura e escrita, e por óbvio na aprendizagem.[8] Lembrando que a referida interferência pode ocorrer em graus e extensões variáveis a depender da habilidade ou do conjunto de habilidades auditivas que foram afetadas pelo AVE.[3] E, importante salientar, mais que compreender a disfunção em sua totalidade e abrangência e poder traçar um programa terapêutico individualizado e incisivo,[4,5] o conhecimento da real capacidade auditiva permitirá a adequação do ambiente, familiar e escolar, em que a criança circula, fator essencial para a amenizar o impacto que oferece na comunicação, interação e aprendizagem.

Em resumo, a criança com AVE para além das clássicas alterações de fala e linguagem, pode apresentar limitações funcionais auditivas, e essa possibilidade deve ser considerada na evolução, especialmente porque sua identificação possibilita a implementação de intervenção precisa, no aconselhamento e no suporte aos familiares e professores, favorecendo o adequado planejamento dos serviços e dos esforços para reabilitação.

PONTOS-CHAVE

A avaliação fonoaudiológica é importante pois possíveis complicações nos processos e nos mecanismos relacionados com a audição[2-4] podem ser observadas no AVE infantil, lançando novas possibilidades para o tratamento e a recuperação dessas crianças.

REFERÊNCIAS BIBLIOGRÁFICAS

1. Silva AB, Poleti FS, Piovesana AMSG. Atuação fonoaudiológica em crianças com anormalidades neurológicas. In: Moura-Ribeiro MVL, Ferreira LS. Condutas em neurologia infantil. Rio de Janeiro: Revinter; 2004. p. 284-92.
2. Elias KMIF, Moura-Ribeiro MVL. Stroke caused auditory attention deficits in children. Arq Neuropsiquiatr. 2013;71(1):11-17.
3. Freiria Elias KM, Oliveira CC, Airoldi MJ, Franco KM, Rodrigues Sd, Ciasca SM, et al. Central auditory processing outcome after stroke in children. Arq Neuropsiquiatr. 2014;72(9):680-86.
4. Stadulni ARF, Bueno CD, Schochat E, Sleifer P. Evaluation of central auditory processing in children affexted by stroke: a systematic review of the literature. Audiol Commum Res. 2019; 24:e2024.
5. Berticelli AZ, Bueno CD, Rocha VO, Ranzan J, Riesgo RS, Sleifer P. Central auditory processing: behavioral and electrophysiological assessment of children and adolescents diagnosed with stroke. Braz J Otorhinolaryngol. 2021;87(5):512-520.
6. Stadulni ARP, Sleifer P, Berticelli AZ, Riesgo R, Rocha-Muniz CN, Schochat E. Stroke in children and adolescents: analysis of electrophysiological and behavioral assessment findings of auditory processing. Clinics. 2023
7. Häusler R, Levine RA. Auditory dysfunction in stroke. Acta Otolaryngol. 2000;120(6):689-703.
8. Ramos JS, Feniman MR, Gielow I, Silverio KCA. Correlation between voice and auditory processing. J Voice.2 018;32(6)771e25 771.

SEÇÃO 20-4

ABORDAGEM PSICOLÓGICA

Janaína Aparecida de Oliveira Augusto

AVALIAÇÃO

Do ponto de vista cognitivo, crianças e adolescentes acometidos podem apresentar déficits na atenção, memória, percepção, inteligência, linguagem e funções executivas. Ressalta-se que esses prejuízos impactam no desenvolvimento, qualidade de vida e funcionamento adaptativo. Estudos recentes têm descrito uma variabilidade no perfil cognitivo dessas crianças, isto pode ser explicado por fatores como idade do AVE, localização da lesão, gravidade e extensão, tipo de AVE e etiologia.[1]

Ademais, dificuldades na aprendizagem podem ser observadas nessa população, nesse sentido, a avaliação neuropsicológica deverá também abarcar os processos de aprendizagem, visando contribuir para o planejamento e implementação de intervenções.

Pouco citada nos estudos em crianças com histórico de AVE, a avaliação da cognição social é importante, visto que prejuízos nesta habilidade, podem oportunizar em mais chances da presença de comportamentos sociais desajustados, dificuldade no reconhecimento de sentimentos e comprometimento em Teoria da mente (capacidade de compreender/assumir na perspectiva do outro).[1]

Queixas comportamentais e emocionais após AVE são frequentemente relatadas por familiares, cerca de 4 a 24% dos indivíduos que tiveram AVE na infância ou adolescência apresentam sintomas de ansiedade e/ou depressão e sinais de estresse pós-traumático.[2,3]

INTERVENÇÃO

Apesar da escassez de estudos focados na intervenção cognitiva e comportamento no AVE na infância, estudos recentes têm indicado resultados interessantes e promissores, principalmente reabilitações direcionadas para o treino de habilidades cognitivas. Uma metanálise recente evidenciou que processos de reabilitação cognitiva que envolvem treino de memória e funções executivas podem oportunizar melhorias nos processos mnemônicos de crianças e adolescentes com histórico de AVE.[4] Por outro lado, as evidências de intervenções comportamentais e/ou emocionais no AVE na infância são limitadas, no entanto, que protocolos de reabilitação que englobam estratégias compensatórias, adaptação ambiental, bem como psicoeducação para as famílias e escola tem se mostrado mais eficazes e com impactos significativos no desenvolvimento global e qualidade de vida de crianças e adolescentes com histórico de AVE.[5]

PONTOS-CHAVE

Após AVE, crianças e adolescentes podem apresentar alterações em funções cognitivas e comportamento, o que pode impactar no desenvolvimento e qualidade de vida. Nesse sentido, o processo de reabilitação neuropsicológica deve abarcar estratégias compensatórias, adaptação ambiental e na orientação parental e escolar.

REFERÊNCIAS BIBLIOGRÁFICAS

1. Krivitzky LS, Westmacott R, Boada R, Sepeta L, Reppert L, Mrakotsky C. Recent Advances in Neuropsychological Outcomes and Intervention in Pediatric Stroke. Stroke. 2022 Dec;53(12):3780-3789.
2. Greenham M, Gordon AL, Cooper A, Ditchfield M, Coleman L, Hunt RW, et al. Social functioning following pediatric stroke: contribution of neurobehavioral impairment. Dev neuropsychol. 2018;43:312-328.
3. Lehaman LL, Maletsky K, Beaute J, Rakesh K, Kapur K, Rivkin MJ, et al. Prevalence of symptoms of anxiety, depression and post traumatic stress disorder in parents and children following pediatric stroke. J Children Neurol. 2020;35;472-479.
4. Mirkowski M, McIntyre A, Faltynek P, Sequeira N, Cassidy C, Teasell R. Nonpharmacological rehabilitation interventions for motor and cognitive outcomes following pediatric stroke: a systematic review. Eur J Pediatr. 2019 Apr;178(4):433-454.
5. Laatsch L, Dodd J, Brown T, Ciccia A, Connor F, Davis K, et al. Evidence-based systematic review of cognitive rehabilitation, emotional, and family treatment studies for children with acquired brain injury literature: From 2006 to 2017. Neuropsychol Rehabil. 2020 Jan;30(1):130-161.

CAPÍTULO 21

TROMBOSE SINOVENOSA CEREBRAL EM CRIANÇAS

Katia Maria Ribeiro Silva Schmutzler ▪ Danilo dos Santos Silva

INTRODUÇÃO

A drenagem venosa cerebral ocorre por meio de veias e seios venosos intracranianos (Fig. 21-1). A formação de um trombo neste sistema leva a um tipo de evento cerebrovascular agudo conhecido como trombose sinovenosa cerebral (TSVC) e a sinais e sintomas neurológicos que podem ser atribuídos a hipertensão intracraniana, hemorragia cerebral, infarto venoso ou uma combinação destes mecanismos relacionados com a redução da drenagem venosa cerebral (Fig. 21-2).[1]

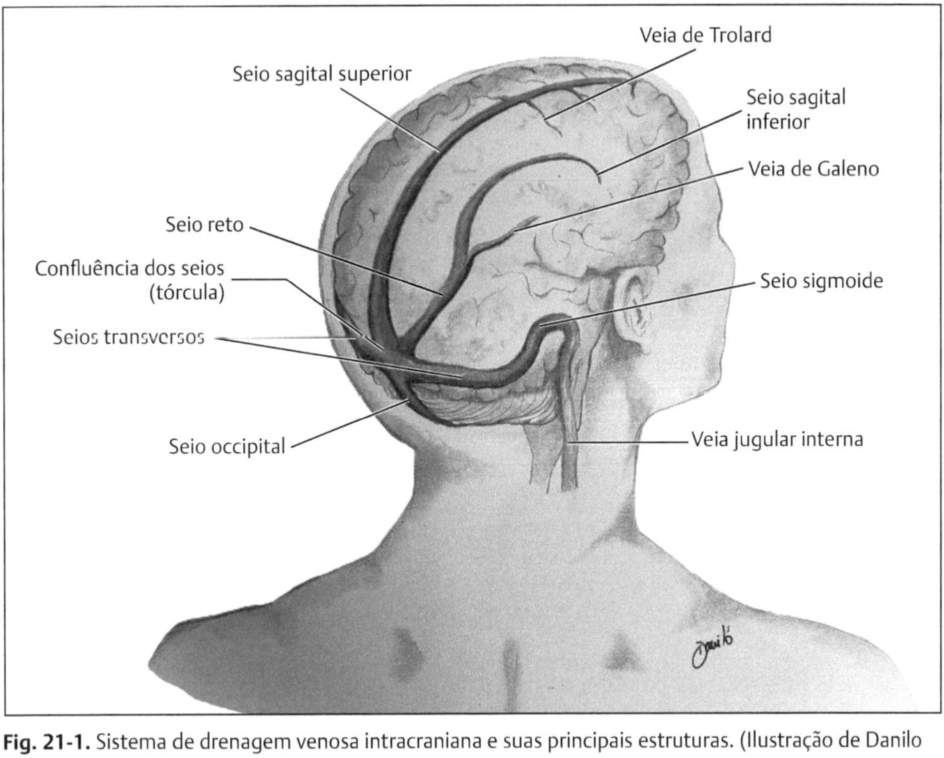

Fig. 21-1. Sistema de drenagem venosa intracraniana e suas principais estruturas. (Ilustração de Danilo dos Santos Silva.)

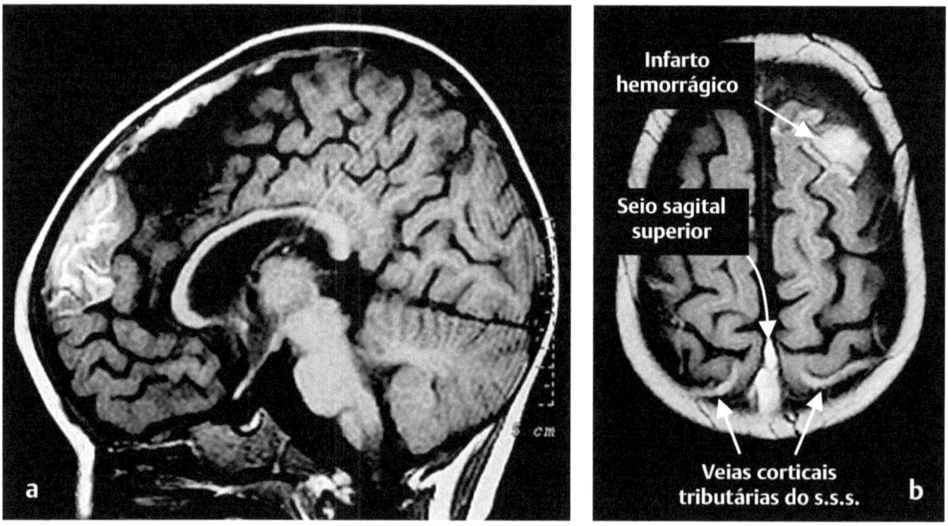

Fig. 21-2. Paciente masculino de 10 meses com TSVC de seio sagital superior. (**a**) RM em T1 sem contraste, mostra hipersinal da metemoglobina preenchendo a porção anterior e média do seio sagital superior (corresponde a um trombo recente nesta localização). Há metemoglobina no córtex e substância branca do giro frontal superior e médio, com extensão à região mesial (corresponde a um infarto hemorrágico). (**b**) Mesmo paciente, corte axial T1 com contraste. (Imagem gentilmente cedida pelo Prof. Dr. Luciano de Souza Queiroz. Acervo didático de neuroimagem, Departamento de Radiologia da FCM – UNICAMP. https://anatpat.unicamp.br/neupimportal.html.)

A chave para o manejo bem-sucedido da TSVC na população pediátrica é o reconhecimento precoce desta condição em crianças com síndromes neurológicas agudas, em especial quando fatores de risco para TSVC estão presentes.[2]

A despeito de uma baixa taxa de mortalidade (3% segundo último *scientific statment* da AHA),[2] a TSVC é potencialmente fatal e de desfecho tempo-dependente. Estudá-la é crítico para aqueles que atuam com emergências pediátricas, uma vez que houve aumento significativo da incidência e número total das hospitalizações por TSVC na infância na última década.[3]

EPIDEMIOLOGIA E FATORES DE RISCO

A TSVC é responsável por 25% dos eventos cerebrovasculares na infância. Em recente estudo norte americano, foi cinco vezes mais frequente em infantes sendo 2/3 destes neonatos.[3] A prevalência foi maior em meninos e a doença só passou a ser mais incidente em mulheres que nos homens na faixa etária de 15 a 19 anos.[3] A incidência está aumentando com o aparecimento de novas tecnologias e o uso dos exames de ressonância magnética.[4,5]

Principais Fatores de Risco Envolvidos[5,6]

- *Fatores trombóticos:* mutação no gene da protrombina, fator V de Leiden e deficiências de proteína C, proteína S e antitrombina além de colagenoses como a síndrome do anticorpo antifosfolípide (SAAF). Hiper-homocisteinemia apresenta uma relação controversa com a TSVC.

- *A gestação:* principalmente no último trimestre e no período de pós-parto.
- *Uso de contraceptivos orais hormonais:* especialmente contraceptivos de terceira geração, que contêm em sua composição gestodeno ou desogestrel.
- *Quadros neoplásicos:* aumento do risco de quadros tromboembólicos como TSVC.
- *Quadros infecciosos:* sinusite, otite e mastoidite podem evoluir com TSVC e representam de 6% a 12% de todos os casos de trombose venosa cerebral. Infecções sistêmicas como meningoencefalites e Covid-19 também são fatores de risco.
- *Causas mecânicas:* como traumatismo craniano, procedimentos neurocirúrgicos, manipulação ou trauma de seios venosos ou veias jugulares e, ainda, punção lombar.
- *Síndrome nefrótica:* é associada a um estado de hipercoagulabilidade e complicações tromboembólicas.

FISIOPATOLOGIA, LOCALIZAÇÃO E MANIFESTAÇÕES CLÍNICAS

A TSVC leva à hipertensão intracraniana secundária. Edema cerebral pode ocorrer por **mecanismo citotóxico** secundário a isquemia com lesão da membrana celular e edema intracelular e por **mecanismo vasogênico**, a partir da alteração da barreira hematoencefálica. Quando da oclusão dos seios venosos principais, há distúrbio associado da dinâmica liquórica e, consequentemente, aumento da pressão intracraniana.

Na faixa etária neonatal há uma combinação de fatores de risco, maternos e fetais. Os neonatos possuem características peculiares, como pequeno diâmetro dos vasos, hematócrito elevado e sistema hemostático relativamente imaturo, o que os torna predisponentes a fenômenos trombóticos.[7] A infecção por Covid-19 pode ser especulada na TSVC neonatal por exagerar ainda mais a hipercoagulabilidade da gravidez e provavelmente infectando o próprio feto.[8] As principais manifestações são hiperexcitabilidade, crises epilépticas, sinais neurológicos difusos (perda de consciência, letargia, tremores) e focais (hemissíndrome e/ou comprometimento de nervos cranianos) além de dificuldades alimentares e respiratória.[6,9] Numa coorte recente, TSVC nesta faixa etária foi mais frequente no seio sagital superior, transverso e sigmoide.[9]

Na faixa etária não neonatal, os fatores de risco comuns são: doenças infecciosas de cabeça e pescoço, principalmente nos pré-escolares, e, ainda, as doenças do colágeno e hematológicas, em crianças maiores.[4,10] As principais manifestações clínicas nesta idade são: cefaleia, alteração do nível de consciência, tremores, papiledema e sinais focais.[11]

DIAGNÓSTICO

TSVC deve ser sempre considerado em pacientes com quadro de cefaleia não explicada por outra condição ou acompanhada de sinais ou sintomas sugestivos de acidente vascular cerebral (déficit neurológico focal dimidiado, crise epiléptica nova/inédita, déficit visual/perda de campo visual, distúrbio da consciência e paralisia de nervos cranianos).

Após a suspeita diagnóstica é indispensável realizar estudo de neuroimagem dedicada a vasculatura intracraniana, sobretudo se há fatores de risco habituais para TSVC.

Como regra geral, a investigação cronológica de um caso suspeito de TSVC deve começar na emergência médica com a realização de neuroimagem e exames indicados para a fase aguda (hemograma, função hepática, função renal, dosagem de eletrólitos, coagulograma, proteína C-reativa e outros testes considerados apropriados para o contexto clínico como, por exemplo, hemoculturas nas crianças com febre ou síndrome infecciosa). Depois de anticoagulação por 3 a 6 meses (para casos associados a fatores de risco transitórios ou provocados) ou 6 a 12 meses (para TSVC não provocada) de acordo com as *guidelines* da AHA/ASA,[2] recomenda-se seguir a avaliação hematológica com pesquisas de trombofilias. Esta pesquisa na fase aguda não muda a conduta inicial em relação aos casos já confirmados de TSVC.

O exame de escolha para o diagnóstico é a ângio-RM venosa craniana (Fig. 21-2), mas na emergência, os casos suspeitos podem ser submetidos à TC simples inicialmente para exclusão de outros diagnósticos diferenciais.

Tomografia de Crânio (TC)

A TC pode ser normal em até 50% dos casos.[10] Com contraste, aparecem veias tributárias meníngeas e colaterais proeminentes (sinal da corda) junto ao seio obliterado. Há, ainda, o "sinal do delta vazio", ou seja, o seio aparece hiperdenso, pelo preenchimento do contraste, com área hipodensa central correspondendo ao trombo. Podem ocorrer falsos-positivos, como resultado do elevado hematócrito neonatal, da substância branca hipomielinizada e do fluxo venoso mais lento, que mimetiza o sinal do delta vazio no seio sagital superior.[12,13] A TC pode eventualmente mostrar hipodensidades que não respeitam território arterial específico ou hemorragias intracranianas, principalmente ocorrendo em topografias não habituais.

Ângio-TC Venosa Intracraniana

Tem emergido como uma alternativa razoável, na emergência, para o diagnóstico de TSVC, pela sua rapidez e maior disponibilidade. Trata-se de TC com contraste, aquisição helicoidal com cortes inframilimétricos e programada de forma a maximizar a quantidade de contraste presente no sistema venoso cerebral.

Ressonância Magnética (RM) de Crânio com Ângio-RM Venosa Cerebral

É o exame de escolha por não ser invasiva e demonstrar com fidedignidade a extensão do trombo.[6,10,14] A RM é capaz de avaliar o tempo de formação do trombo, pois sua composição e, consequentemente, suas propriedades, variam ao longo da evolução do quadro. Trombos hiperagudos a agudos podem ser isointensos em T1 e hipointensos em T2. Os trombos subagudos são hiperintensos em T1. Na trombose crônica, há fibrose do seio com veias tributárias proeminentes. As alterações parenquimatosas da substância branca podem ser focais ou difusas. Há, também, alteração do sinal da substância cinzenta profunda e infartos hemorrágicos que geralmente não respeitam territórios vasculares (Fig. 21-2).

Angiografia Cerebral Digital

Deve ser solicitada na suspeita de falso-negativo à RM, como na TSVC só de veias corticais.

TRATAMENTO

O tratamento de primeira linha para TSVC é a anticoagulação plena, para evitar a progressão do processo trombótico e embolizações sistêmicas, porém, no período neonatal, a terapêutica deve ser individualizada, pois os resultados clínicos relatados variam amplamente, sendo baseados em séries de casos, faltando dados de segurança.[11,15,16] Hemorragias intracranianas atribuídas à TSVC não contraindicam a anticoagulação.[2] Outras opções terapêuticas que podem ser consideradas de forma individualizada, sejam para o tratamento da TSVC seja para o manejo das complicações dela, são a trombectomia mecânica ou abordagem endovascular venosa, craniectomia descompressiva e a trombólise.

Os estudos têm mostrado morbidade significativamente mais elevada nos pacientes que não recebem terapêutica anticoagulante, entretanto não houve diferenças de mortalidade entre o grupo tratado e o não tratado.[4,6] A maioria dos autores recomenda terapia anticoagulante por 6 meses após o primeiro episódio de TSVC, quando não houver fator de risco.[6] O tratamento antitrombótico definitivo deve ser mantido, caso ocorram episódios recorrentes espontâneos, em qualquer das trombofilias ou associação delas ou diante da persistência dos fatores de risco. Caso haja progressão do trombo, a anticoagulação deve ser mantida.

Alguns estudos compararam o uso de heparina de baixo peso molecular à heparina convencional e mostram tendência de maior benefício com heparina de baixo peso molecular.[17]

A duração da terapia anticoagulante é controversa, mas o estudo Kids-DOTT examinou este tema em paciente abaixo de 21 anos de idade de forma randomizada, controlada e multicêntrica, apontando que a duração de 6 semanas de anticoagulação foi "não inferior" ao curso de 3 meses de anticoagulação em paciente com trombose venosa provocada e não associada a SAAF.[18] Neste estudo 38 participantes tinham TSVC, sendo 16 tratados por 6 semanas e 22 tratados por 3 meses. O protocolo do HC-UNICAMP baseia-se nas considerações que vêm a seguir.[13]

Trombofilias

- Fator V Leiden e mutação protrombina:
  - Homozigoto: anticoagulação por 1 ano.
  - Heterozigoto: anticoagulação por 6 meses.
- Deficiência de proteínas S ou C: anticoagulação por 1 ano.
- Deficiência de antitrombina III: anticoagulação por 2 anos.
- SAAF: anticoagulação definitiva.

Terapia Anticoagulante Parenteral (Heparinização)

A terapêutica com heparina em crianças é diferente da terapia em adultos; a depuração de heparina é mais rápida nos mais jovens. Ao nascimento, os níveis de antitrombina (AT) são 50% dos valores em adultos. Durante toda a infância, os níveis são 25% menores. Os níveis de AT também estão reduzidos na criança a termo (0,5 U/mL) e nos prematuros (0,2 a 0,37 U/mL) e normalizam aos 3 meses de vida. O uso de heparina no período neonatal é complicado, portanto, pelos baixos níveis de AT, resultando em relativa resistência à medicação.[17]

Heparina de Baixo Peso Molecular (Enoxaparina)

É a forma de anticoagulação mais usada nas UTIs neonatais atualmente. As vantagens supostas incluem farmacocinética previsível, administração subcutânea, ausência de interferência por outras drogas ou dieta, risco diminuído de trombocitopenia e de osteoporose. As doses recomendadas de enoxaparina na neonatologia CAISM/UNICAMP são:[3]

- *Dose para RN pré-termo:* 1 mg/kg/dose de 8/8 horas.
- *Dose para RN termo:* 1,5 mg/kg/dose de 12/12 horas.
- *Via de administração:* subcutânea.
- *Apresentação:* 10 mg/0,1 mL.

Monitorização

A monitorização deve ser feita com o nível de atividade antifator Xa entre 0,5 e 1,0 U/mL em uma amostra colhida de 4 a 6 horas após a injeção subcutânea (Quadro 21-1).

Cuidados e Possíveis Complicações

A administração subcutânea de enoxaparina já foi descrita como não confiável em populações de pacientes internados em UTIs por causa do edema subcutâneo ou da vasoconstrição periférica em pacientes recebendo vasopressores. Além disso, neonatos (especialmente prematuros), com pouco tecido subcutâneo, podem sofrer necrose ou hemorragia após aplicações repetidas da droga.

Se necessário fazer punção lombar, suspender pelo menos duas doses da droga e, se possível, determinar o antifator Xa. Em animais o sulfato de protamina reverte o efeito da heparina de baixo peso molecular. Usar as mesmas instruções para reversão da heparina convencional (1 mg enoxaparina = 100 U).

Heparina Convencional (Não Fracionada)

O início de ação da heparina é imediato. Mais frequentemente é utilizada em condições agudas e deve ser administrada por via parenteral.

Proposta de Roteiro para Anticoagulação com Heparina[17]

A) Realizar hemograma, tempo de protrombina (TP) e tempo de tromboplastina parcial (TTP) antes do tratamento.

B) Dose: heparina não fracionada:

	Ataque	**Manutenção**
< 28 semanas IG	25 UI/kg IV em 10 minutos	15 UI/kg/h
28-37 semanas IG	50 UI/kg IV em 10 minutos	15 UI/kg/h
> 37 semanas IG	100 UI/kg IV em 10 minutos	28 UI/kg/h

C) Monitorizar TTP a cada dia e após 3 a 5 dias de heparinização com a medicação convencional, trocar a anticoagulação pelo uso de enoxaparina.

Nível anti Xa U/mL	**Suspender próxima dose?**	**Modificar dose?**	**Repetir exame**
< 0,35	Não	+25%	4 horas após próxima dose
0,35-0,49	Não	+10%	4 horas após próxima dose
0,5-1,0	Não	Não	Próximo dia; após 1 semana e depois mensalmente
1,1-1,5	Não	–20%	Antes da próxima dose
1,6-2,0	3 horas	–30%	Antes da próxima dose e 4 horas após
> 2,0	Até exame 0,5 U/mL	–40%	Antes da próxima dose e a cada 12 horas até exame < 0,5 U/mL

D) Ajustes de dosagem: o uso de um normograma de dosagem ajuda a atingir e manter o TTP no intervalo terapêutico. O normograma seguinte foi validado para manter o TTP no intervalo de 60-85 segundos **em pacientes pediátricos**:

TTP(s)	*Bolus* (U/kg)	Suspenda a infusão por (min)	Mudança da infusão%	Controle de TTP
< 50	50	0	+10%	4 h
50-59	0	0	+10%	4 h
60-85	0	0	0	Dia seguinte
86-95	0	0	−10%	4h
96-120	0	30	−10%	4h
120	0	60	−10%	4h

E) Monitorização: ao nascimento, o TTP é prolongado, refletindo a imaturidade do sistema de coagulação. Os níveis de heparina podem ser mais confiáveis do que TTP para monitorizar os recém-nascidos e algumas crianças (desejável de 0,5 a 1 unidade/mL após 4 horas de injeção). Também pode ser usado o nível de atividade do antifator Xa entre 0,3 e 0,7 U/mL.

Complicações

O sangramento é o efeito adverso mais comum da heparina. Se ocorrerem grandes sangramentos, interromper a heparina. A administração de sulfato de protamina endovenoso pode ser usada para neutralizar os efeitos da heparina. Em sangramentos menores, as doses devem ser ajustadas.

Tempo desde a última dose em min	Dose de protamina mg/100 U heparina
< 30	1,0
30-60	0,5-0,75
60-120	0,375-0,5
> 120	0,25-0,375
Dose máxima de 50 mg. Velocidade de infusão de uma solução a 10 mg/mL não deve exceder 5 mg/min	

Reações de hipersensibilidade podem ocorrer em pacientes alérgicos a proteínas de peixe ou naqueles que receberam protamina previamente. **Níveis elevados de protamina também provocam sangramento**.

A osteoporose é um e feito colateral grave e raro, associado ao uso prolongado de altas doses de heparina. Trombocitopenia associada ao uso de heparina, geralmente aparece entre 3 e 15 dias após o início do tratamento (queda das plaquetas < 70 a 100.000 por mm).[4] Com a suspensão da heparina, os níveis de plaquetas podem retornar ao normal em torno do quarto dia.

Anticoagulação Oral

Antagonista de Vitamina K: Varfarina Sódica

A criança tem maior sensibilidade ao anticoagulante oral (ACO), pois possui em torno de 50% dos fatores dependentes de vitamina K (II, VII, IX, X) até os 6 meses de idade. Portanto,

não está indicado o seu uso no 1º mês de vida, pelo alto risco de sangramento, sendo indicado em crianças acima de 3 meses. A varfarina deve ser introduzida no 1º dia de anticoagulação, concomitante com a heparina. A heparina é retirada apenas quando a dose de ACO estiver adequada, por, pelo menos, 24 horas. Iniciar com 0,2 mg/kg por 2 dias consecutivos, a fim de manter o RNI entre 2 e 3. A monitorização preconizada no tratamento inicial é diária, até o ajuste da dose ideal e, posteriormente, quinzenal ou mensal.

A desvantagem do uso do ACO, na criança, está na dificuldade de absorção, interferência com a dieta, medicamentos e idade, além do controle sérico dos níveis terapêuticos.

Além do sangramento, podem ocorrer efeitos adversos, como calcificação traqueal e queda de cabelo. A conduta na intoxicação varfarínica varia de acordo com a existência de hemorragia e sua gravidade. Se não houver risco de vida ou morbidade, administra-se vitamina K por via oral (0,5 a 2 mg); caso contrário, utiliza-se vitamina K por via parenteral.

Novos Anticoagulantes Orais (NOACs): Inibidores da Trombina (Dabigatrana) e do Fator Xa (Rivaroxabana, Apixabana e Edoxabana)

Apesar de não constarem como recomendação formal de uso nas últimas *guidelines* até a atualização deste capítulo, os NOACs vêm sendo cada vez mais estudados e respaldados como possível opção terapêutica nos casos de TSVC. Estes estudos trouxeram as vantagens da comodidade da via oral de administração, baixo perfil de interação medicamentosa, ausência da necessidade de monitorização constante do efeito anticoagulante e maior segurança quanto a eventos hemorrágicos comparados a antagonistas da vitamina K sem, no entanto, reduzir a proporção de casos que sofrem recanalização venosa com a terapia. Em geral estes estudos excluíram casos de TSVC em gestantes, traumas, neoplasias e infecções nas suas amostras randomizadas, por isso é importante cautela quanto a esta opção terapêutica em tais populações.

O estudo RE-SPECT-CVT examinou eficácia e segurança, em adultos de 18 a 80 anos, do uso de dabigatrana *versus* antagonista de vitamina K na TSVC.[19] Não houve diferença significativa no desfecho primário de recorrência de tromboembolia entre os dois grupos.[19]

Especificamente na população pediátrica, a segurança e a eficácia da rivaroxabana no tratamento da TSVC foi recentemente avaliada pelo estudo randomizado (2:1), multicêntrico e *open-label* EINSTEIN Jr CVT,[20] um subestudo do *Oral Rivaroxaban in Children With Venous Thrombosis* (estudo clínico de fase 3 intitulado EINSTEIN Jr trial).[21] Neste estudo a dose de rivaroxabana foi ajustada para o peso corporal e equivalente a 20 mg/dia da droga que foi comparada com o uso de antagonista da vitamina K ou terapia *standard* após um período inicial de heparinização. Um total de 114 crianças entre 0 até 17 anos com diagnóstico de TSVC confirmado por exame de imagem cerebral foram randomizadas. O desfecho primário de eficácia foi a recorrência de evento tromboembólico em 3 meses e o desfecho de segurança neste estudo foi a ocorrência de evento hemorrágico maior ou não maior, mas clinicamente relevante. Nenhuma das 73 crianças no braço anticoagulado com rivaroxabana mostrou recorrência sintomática de tromboembolia venosa em 3 meses. Uma criança no braço do estudo utilizando antagonista de vitamina K/terapia *standard* teve recorrência de fenômeno tromboembólico e um caso deste braço teve um hematoma subdural contra cinco crianças no grupo usando rivaroxabana que apresentaram sangramentos não maiores, mas clinicamente relevantes todos, entretanto, extracranianos.[20] O estudo concluiu que as crianças com TSVC tratadas com rivaroxabana ou terapia *standard* tinham baixas taxas de recorrência de fenômenos tromboembólicos e de sangramentos clinicamente relevantes, com bom desfecho clínico na maioria dos casos e altas taxas de recanalização completa ou parcial do seio venoso envolvido além de nenhum infarto venoso novo ou hemorragia cerebral.[20]

Em que pese a escolha de NOACs na faixa etária pediátrica, os autores recomendam cautela e individualização dos casos no momento de escolher a terapia anticoagulante pois até o momento só há um estudo randomizado de fase 3 que empregou um NOAC em crianças e, mesmo este, trata-se de subestudo que não foi cego e apresenta amostra pequena de casos de TSVC, especialmente quando considerados neonatos, que apresentam pior prognóstico.[20] NOACs não devem ser utilizados em casos de TSVC relacionadas com síndrome do anticorpo antifosfolípide/SAAF.

Antiplaquetário: Aspirina

Na dose de 1-5 mg/kg/dia é comumente prescrita para evitar trombos em crianças submetidas aos procedimentos de Blalock-Taussig, Glenn, Fontan ou Norwood após profilaxia intraoperatória com heparina convencional.[17]

Terapia Trombolítica Local, Trombectomia e Terapia Endovascular

Podem ser consideradas em raros casos com grave evolução e deterioração clínica, mesmo após a anticoagulação, e representam modalidades de terapias com dados limitados na literatura, ainda muito discutíveis e controversas.[1,22]

O estudo TO-ACT não mostrou melhora no desfecho funcional de pacientes com TSVC submetidos a tratamento endovascular.[23] A posição atual da AHA/ASA em relação ao uso de técnica endovascular no manejo da TSVC é, até o momento da confecção deste capítulo, a de que este recurso terapêutico deve ser considerado de resgate para casos de evolução desfavorável com a terapia de primeira linha, falha terapêutica com anticoagulantes ou na vigência de uma contraindicação para terapia *standard*.[2] Portanto, a recomendação dos autores para a prática clínica é a de que terapias endovasculares devem ser instituídas apenas de forma individualizada, caso a caso, e levando em consideração que se trata de opção controversa na literatura.

PROGNÓSTICO

Indicam pior prognóstico: alteração da consciência (fator de maior risco), hemorragia de hemisfério direito, lesões de fossa posterior.[12] A constatação de infarto, em crianças de qualquer idade, e de crises epilépticas, em pacientes maiores, é fator preditivo de mau prognóstico. Apesar de não haver consenso, a terapêutica anticoagulante parece conferir menor morbidade.[4,10]

PONTOS-CHAVE

- Alto nível de suspeição e diagnóstico precoce são a chave para um desfecho bem-sucedido, como em qualquer outra doença cerebrovascular aguda.
- Fatores de risco classicamente associados a TSVC devem sempre levantar a suspeita para este diagnóstico em crianças com quadros agudos de síndrome neurológica: uso de hormônios, gestação/puerpério, neoplasias, infecções, cirurgias, trombofilias e síndrome nefrótica são os principais.
- A ângio RM venosa cerebral é o método de eleição para o diagnóstico de TSVC, mas a ângio-TC é uma alternativa razoável para o cenário de pronto atendimento.

- A anticoagulação parenteral continua sendo a principal abordagem de primeira linha no manejo da TSVC na infância, inicialmente com heparina e sequencialmente transicionada para um anticoagulante oral.[2]
- Quando a evolução clínico-radiológica é desfavorável: considerar abordagem endovascular e craniectomia descompressiva para casos com importante efeito de massa e risco de herniações.[2]

REFERÊNCIAS BIBLIOGRÁFICAS

1. Hashmi M, Wasay M. Caring for cerebral venous sinus thrombosis in children. J Emerg Trauma Shock. 2011 Jul;4(3):389-94.
2. Saposnik G, Bushnell C, Coutinho JM, Field TS, Furie KL, Galadanci N, et al. Diagnosis and Management of Cerebral Venous Thrombosis. Stroke. 2024;55:e00-e00.
3. Otite FO, SM, Vanguru H, Anikpezie N, Patel SD, Chaturvedi S. Contemporary Incidence and Burden of Cerebral Venous Sinus Thrombosis in Children of the United States. Stroke. 2022;53:e496–e499.
4. deVeber G, Andrew M, Adams C, Bjornson B, Booth F, Buckley DJ, et al. Cerebral sinovenous thrombosis in children. N Engl J Med. 2001;345:417-22.
5. deVeber G, Monagle P, Chan A, MacGregor D, Curtis R, Lee S, et al. Prothrombotic disorders in infants and child with cerebral thromboembolism. Arch Neurol. 1995;55:1539-43.
6. Campos LR, Sztajnbok FR. Thrombosis investigation in children - who, when and how? Residência Pediátrica. Artigo de Revisão 2014;4(1).
7. Sutor AH, Markus UHL. Diagnosis of thromboembolism disease during infancy and childhood. Sem Thromb Hemost. 1997;23:237-45.
8. Ozdil M, Cetin ID. A neonatal case of cerebral venous sinus thrombosis with intrauterine onset after COVID-19 infection during pregnancy: Cause or coincidence? Journal of Stroke and Cerebrovascular Diseases, Vol. 32, No. 2 (February), 2023:106922.
9. Ramenghi LA, Cardiello V, Rossi A. Neonatal cerebral sinovenous thrombosis: Handbook of Clinical Neurology, Vol. 162 (3rd series). Neonatal Neurology. L.S. de Vries and H.C. Glass, Editors. 2019 Elsevier B.V. All rights reserved.
10. deVeber G, Chan A, Monagle P, Marzinotto V, Armstrong D, Massicotte P, et al. Anticoagulation therapy in pediatric patients with sinovenous thrombosis. Arch Neurol. 1998;55:1533-37.
11. Rivkin MJ, Anderson ML, Kaye EM. Neonatal idiopathic cerebral venous thrombosis: an unrecognized cause of transient seizures or lethargy. Ann Neurol. 1992;32:51-56.
12. Ferro JM, Canhão P. Treatment and prognosis of cerebral venous thrombosis. Disponível em www.uptodate.com. 2013.
13. Protocolo de anticoagulação do Depto. de Hematologia da Universidade Estadual de Campinas, 2000.
14. Equipe da Divisão de Neonatologia, núcleo técnico de gestão por processos, diretora executiva do CAISM – Centro de Atenção Integral da Saúde da Mulher da Universidade Estadual de Campinas. Unidade de Internação Neonatal, junho 2016.
15. Jordan LC, Rafay MF, Smith SE, Askalan R, Zamel KM, deVeber G, et al. Anti thrombotic treatment in Neonatal Cerebral Sinovenus Thrombosis: referents of the IPSS. J Pediatric. 2010; 156(5):704-710.
16. Niclot P, Bousser MGB. Cerebral venous thrombosis. Curr Treat OpinNeurol 2000;2:343-52.
17. Serafim AP. Trombose neonatal. In. Margotto PR. (Ed.). Assistência ao recém-nascido de risco. 3. ed. 2009. Editado por Paulo R Margotto.
18. Goldenberg NA, Kittelson JM, Abshire TC, Bonaca M, Casella JF, Dale RA, et al. Effect of Anticoagulant Therapy for 6 Weeks vs 3 Months on Recurrence and Bleeding Events in Patients Younger Than 21 Years of Age With Provoked Venous Thromboembolism: The Kids-DOTT Randomized Clinical Trial. JAMA. 2022;327(2):129–137.

19. Ferro JM, Coutinho JM, Dentali F, Kobayashi A, Alasheev A, Canhão P, et al. Safety and efficacy of dabi_gatranetexilate vs dose-adjusted warfarin in patients with cerebral venous thrombosis: a randomized clinical trial. JAMA Neurol. 2019;76:1457-1465.
20. Connor P, Sánchez van Kammen M, Lensing AWA, Chalmers E, Kállay K, Hege K, et al. Safety and efcacy of rivaroxaban in pediatric cerebral venous thrombosis (EINSTEIN-Jr CVT). Blood Adv. 2020;4:6250-8. Substudy examining CVT cases in randomized clinical trial of rivaroxaban versus standard care in pediatric VTE.
21. Male C, Lensing AWA, Palumbo JS, Kumar R, Nurmeev I, Hege K, et al. Rivaroxaban compared with standard anticoagulants for the treatment of acute venous thromboembolism in children: a randomised, controlled, phase 3 trial. Lancet Haematology. 2019;7(1).
22. Costa P, Biscoito L, Vieira M, Marçal M, Camilo C, Neto L, et al. Trombose venosa cerebral maciça submetida a trombóliseendovascular, num adolescente com síndrome nefrótica. Acta Medica Portuguesa. 2010;23:1141-46.
23. Coutinho JM, Zuurbier SM, Bousser MG, Ji X, Canhão P, Roos YB, et al. Effect of Endovascular Treatment with Medical Management vs Standard Care on Severe Cerebral Venous Thrombosis: The TO-ACT Randomized Clinical Trial. JAMA Neurol. 2020;77(8):966-973.

Parte VII Neurocirurgia

DEFORMIDADE CRANIANA

CAPÍTULO 22

Enrico Ghizoni ▪ Cássio Eduardo Raposo do Amaral
César Augusto Raposo do Amaral ▪ João Pedro Leite Pereira

ANATOMIA CRANIANA

O crânio do recém-nascido é composto de múltiplos ossos e suturas que o tornam maleável e sujeito a forças externas que o deformam para permitir sua passagem pelo canal de parto e para acomodar o encéfalo, cujo volume é quadruplicado nos dois primeiros anos de vida.

Em situações fisiológicas, as suturas cranianas progridem para fusão. No Quadro 22-1 apresentamos os períodos iniciais de fusão das principais suturas.[1] O mesmo ocorre com as fontanelas, que se fecham normalmente até o segundo ano (Quadro 22-2).[2]

É fundamental o diagnóstico diferencial entre uma deformidade puramente posicional, a mais prevalente das anomalias encontradas em lactentes, e uma craniostenose, evitando a exposição desnecessária da criança à radiação ionizante da tomografia computadorizada, além dos custos do procedimento e riscos da sedação para a realização de tal exame.[3,4]

Quadro 22-1. Principais suturas do crânio e idade do início da fusão[1]

Sutura	Início da fusão
Metópica	2 meses
Sagital	22 meses
Coronal	24 meses
Lambdoide	26 meses
Frontonasal	68 meses
Frontoesfenoidal	22 meses
Temporoescamosa	35-39 meses

Quadro 22-2. Idade de fechamento das fontanelas cranianas[2]

Fontanela	Idade de fechamento
Anterior ou bregmática	24 meses
Posterior ou lambdoide	3 meses
Anterolateral (Esfenoidal)	6-24 meses
Posterolateral (Mastóidea)	6-24 meses

PLAGIOCEFALIA POSICIONAL

A partir da introdução da campanha para prevenir a síndrome de morte súbita infantil (*Back to Sleep*) no início da década de 1990, na qual se preconiza que os bebês permaneçam preferencialmente em posição supina, ocorreu um importante aumento na incidência de crianças com plagiocefalia posicional (5% a 48%).[2] Esta deformidade resulta de uma ação contínua de forças gravitacionais sobre a região occipital, acarretando achatamento local. Caso nenhuma intervenção seja realizada, a deformidade pode prosseguir e, em casos graves, evoluir com deformidades faciais. A plagiocefalia posicional ocorre com maior frequência do lado direito (70% dos casos) e acomete mais o sexo masculino. Os principais fatores de risco são: torcicolo, prematuridade, multiparidade e posição fixa para dormir.

Diagnóstico

O diagnóstico é eminentemente clínico e o diferencial com a plagiocefalia sinostótica (fusão da sutura lambdoide) é fundamental.[2] O exame físico e a história clínica são suficientes para se estabelecer o diagnóstico diferencial entre a deformidade posicional e a cranioestenose na grande maioria dos casos.

Epidemiologia

Plagiocefalia posicional ou deformacional, é causa mais comum de plagiocefalia (prevalência de 5% a 48% em recém-nascidos saudáveis) contra uma incidência de 0,003% das plagiocefalias sinostóticas (estenose da sutura lambdoide).[2,5] Ou seja, as plagiocefalias sinostóticas são muito raras.

História Clínica

Classicamente, os pacientes portadores de estenose da sutura lambdoide já apresentam a deformidade ao nascimento, enquanto os portadores de deformidade posicional apresentam crânio normal ao nascimento e desenvolvem a deformidade nas semanas ou meses subsequentes. Quando perguntados, os pais podem referir que há uma posição preferencial do posicionamento do bebê nos portadores de plagiocefalia posicional, enquanto nos portadores de plagiocefalia sinostótica não existe posição preferencial.

Exame Clínico

O médico deve realizar o exame físico com o auxílio dos pais: inicialmente o paciente permanece no colo da mãe/pai virado para o médico e em seguida voltado para os pais; por fim, o examinador deve observar a criança sob uma visão superior. Durante o exame físico devem ser analisadas as simetrias entre crânio, orelhas e fronte.

- *Crânio:* na plagiocefalia posicional, apresenta formato de um paralelogramo enquanto na plagiocefalia posterior sinostótica apresenta a forma de um trapezoide.[6] Ainda, um abaulamento ipsilateral na região mastoide e uma crista sobre a sutura lambdoide fusionada podem ser observados e palpados (Fig. 22-1).
- *Orelhas:* nos pacientes portadores de cranioestenose da sutura lambdoide a orelha ipsilateral à estenose tende a se posicionar posteriormente e para baixo, como se fosse puxada pela sutura. Enquanto na plagiocefalia posicional tende a se posicionar anteriormente como se tivesse sido empurrada (Fig. 22-1).
- *Fronte:* nos casos moderados a graves em ambas as deformidades podem ser observadas bossas frontais compensatórias, ipsilateral na plagiocefalia posicional e contralateral na plagiocefalia sinostótica. Esse acometimento da fronte pode progredir levando a uma escoliose facial em ambas as patologias, tornando o caso mais grave do ponto de vista cosmético (Fig. 22-1).

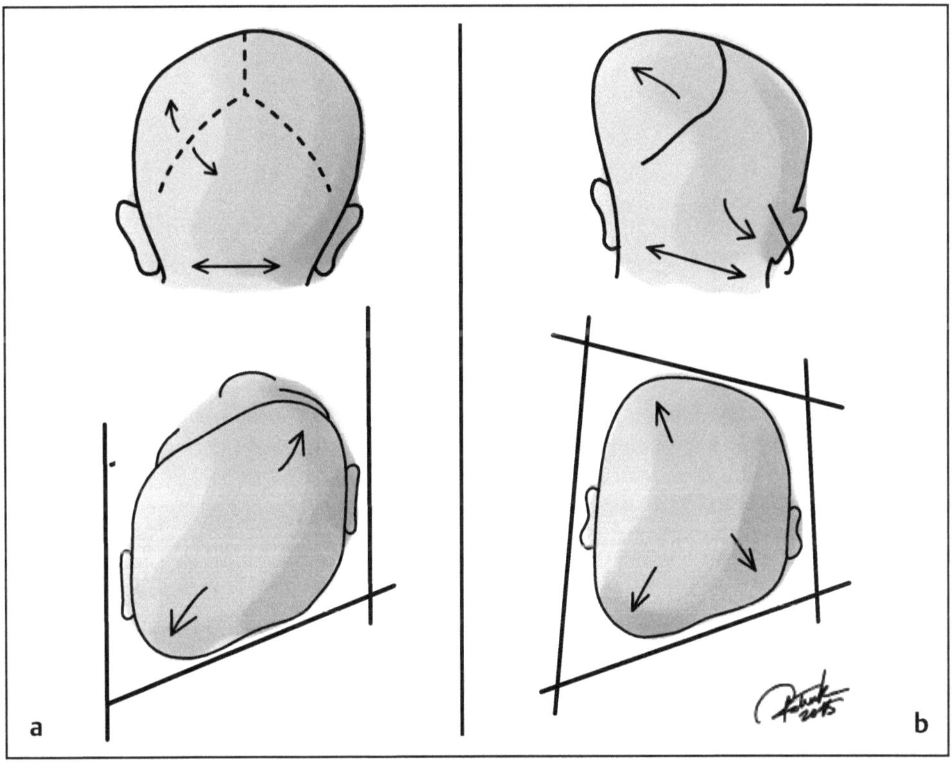

Fig. 22-1. Representação das plagiocefalias posteriores posicional e sinostótica. (**a**) Plagiocefalia posicional mostrando: ausência de estenose da sutura lambdoide, crânio com formato de paralelogramo, bossa frontal ipsilateral compensatória, orelha ipsilateral posicionada anteriormente como se tivesse sido empurrada. (**b**) Plagiocefalia posterior verdadeira: presença de estenose da sutura lambdoide, formato de um trapezoide, abaulamento da mastoide ipsilateral, bossa frontal compensatória contralateral, orelha ipsilateral tendendo a ficar em uma posição mais posterior e inferior, como se a sutura a tivesse puxado. (Adaptada de Ghizoni E, Denadai R, Raposo-Amaral CA, Joaquim AF, Tedeschi H, Raposo-Amaral CE. Diagnosis of infant synostotic and nonsynostotic cranial deformities: a review for pediatricians. Rev Paul Pediatr. 2016;34(4):495-502.)

Quadro 22-3. Características importantes para subsidiar o diagnóstico diferencial entre plagiocefalia posicional *versus* cranioestenose da sutura lambdoide[1]

Características	**Plagiocefalia posicional**	**Plagiocefalia sinostótica (cranioestenose lambdoide)**
Incidência na população geral	5-48%	0,003%
Posição preferencial	Frequente	Raro
Torcicolo	Presente	Ausente
Crista óssea ao longo da sutura lamdoide	Ausente	Presente
Abaulamento mastóideo	Ausente	Presente
Bossa frontal	Ipsilateral	Contralateral
Deslocamento da orelha ipsilateral	Anterior	Posterior
Formato da cabeça	Paralelogramo 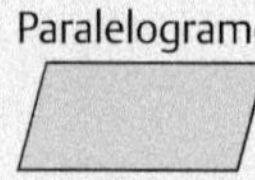	Trapezoide 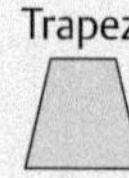
Tratamento	Clínico	Cirurgia

O exame físico deve incluir avaliação da região cervical e buscar indícios de torcicolo congênito e/ou espessamento do músculo esternocleidomastóideo (ECM), que estão diretamente relacionados com a plagiocefalia posicional. As diferenças entre as duas deformidades estão sumarizadas no Quadro 22-3.[1]

Tratamento

Assim como o diagnóstico, o tratamento das plagiocefalias posicionais é clínico, sendo a prevenção o seu ponto mais importante. Algumas orientações devem ser dadas aos pais já na primeira consulta, como evitar posições viciosas para dormir ou no trocador de fraldas, notar a presença de torcicolo, passar o menor tempo possível no “bebê conforto”, além de encorajar um maior tempo do bebê em decúbito ventral, desde que sob supervisão. Também é essencial diagnosticar eventuais restrições cervicais (torcicolo congênito, espessamento do músculo esternocleidomastóideo) e orientar acompanhamento fisioterápico precoce.

Além das orientações, medidas terapêuticas podem ser empregadas, como forçar que o bebê durma do lado contralateral à deformidade, incentivar mudanças de local do berço e do trocador de fraldas com o intuito de forçar que o bebê vire a cabeça para o lado são, além de estimular o bebê a sentar. Tais medidas são eficazes até os 4 a 6 meses como tratamento da plagiocefalia posicional.[7]

Ressalta-se que, mesmo sem intervenção alguma, a prevalência da deformidade posicional diminui progressivamente até os 2 anos de idade (atingindo 3,3%) o que evidencia a capacidade natural do remodelamento do crânio. Contudo, entre os 6 e 12 meses de idade, o uso de capacete específico pode ser indicado nos pacientes com deformidades graves para auxílio no remodelamento da calota. Enfatiza-se que o capacete requer pelo menos 23 horas por dia para ter eficácia, o que pode resultar em úlceras de pressão e abrasões locais, além do custo da órtese e incômodo à criança.[8]

CRANIOESTENOSES

A definição de cranioestenose é fusão precoce de uma ou mais suturas do crânio. Tem incidência de cerca de 1 em cada 2.000-2.500 nascidos vivos.[9] A fusão precoce da sutura impede o crescimento do crânio no sentido perpendicular à sutura fechada, sendo que o aumento do volume cerebral leva ao crescimento compensatório do crânio paralelo a tal sutura. As cranioestenoses são classificadas em primárias ou secundárias (Quadro 22-4).[1] As cranioestenoses primárias decorrem de influências genéticas e ambientais, sendo classificadas em:

1. *Simples:* fusão de sutura única.
2. *Complexas:* fusão de duas suturas ou mais.

As cranioestenoses complexas são ainda divididas em não sindrômicas e sindrômicas (destacando-se as síndromes de Apert, Crouzon e Pfeiffer).[10,11]

Cranioestenoses Primárias Simples (Sagital, Coronal, Metópica e Lambdoide)

Devido à maior prevalência, discutiremos sobre o diagnóstico das cranioestenoses simples: sagital, coronal, metópica e lambdoide (Fig. 22-2). Em seguida, as plagiocefalias posicionais são apresentadas, enfatizando pontos importantes para o diagnóstico diferencial.

Diagnóstico

Após a suspeita clínica de cranioestenose, o exame subsidiário de escolha consiste na tomografia computadorizada com reconstrução 3D. Ressalta-se que o perímetro cefálico em geral não sofre alterações devido ao crescimento compensatório dos outros ossos na maioria dos casos de cranioestenoses simples.

Os pacientes portadores de cranioestenose não tratados cirurgicamente podem evoluir com diversas complicações, tais como:[12-14]

1. Desenvolvimento de hipertensão intracraniana (HIC). Ocorre em até 60% das crianças portadoras de cranioestenose complexa e 20% das portadoras de cranioestenose simples.

Quadro 22-4. Classificação das cranioestenoses[1]

Primárias
Simples (envolvem uma única sutura) ▪ Sagital, coronal, metópica, lambdoide Complexas (fusão de duas ou mais suturas) ▪ Não sindrômicas: bicoronal ▪ Sindrômicas: Crouzon, Apert, Pfeiffer, Saethre-Chotzen
Secundárias
▪ Desordens metabólicas – hipertiroidismo, erros inatos do metabolismo ▪ Malformações diversas– microcefalia, encefalocele ▪ Após derivação ventricular com drenagem excessiva de líquor ▪ Exposição do feto a algumas substâncias – ácido valproico, fenitoína ▪ Mucopolissacaridose

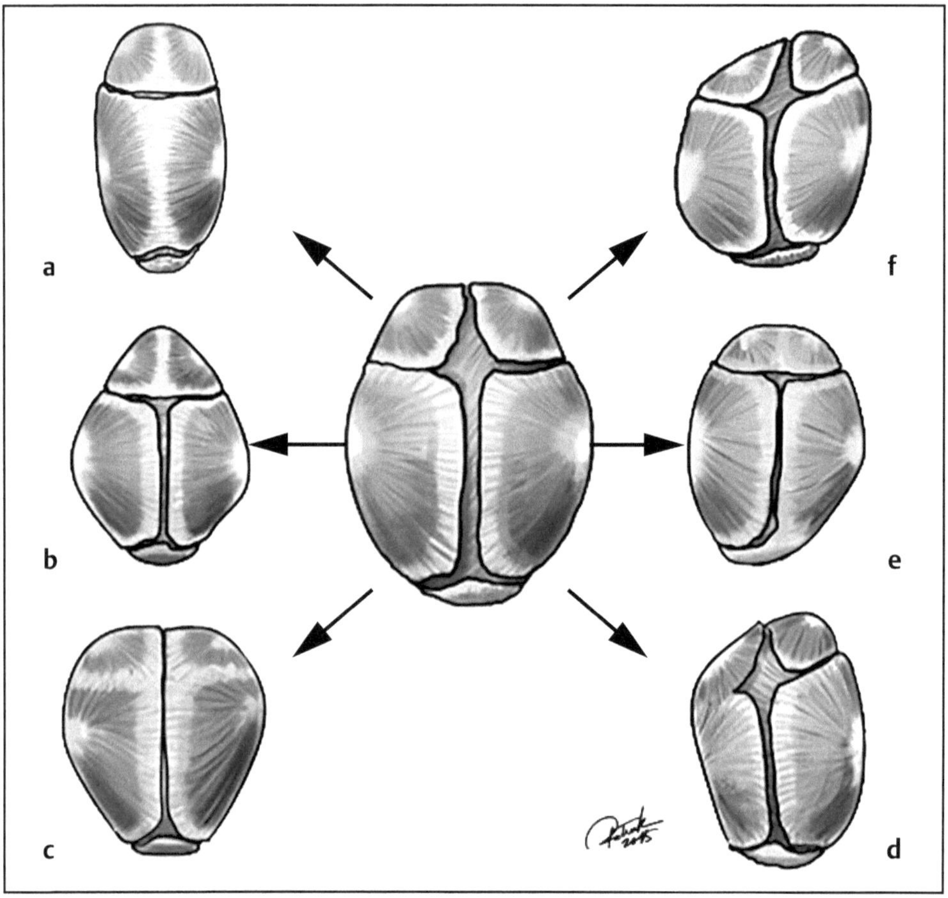

Fig. 22-2. Representação das cranioestenoses e deformidade posicional. (**a**) Estenose da sutura sagital levando a escafocefalia. (**b**) Estenose da sutura metópica levando a trigonocefalia. (**c**) Estenose das duas suturas coronais levando a braquicefalia. (**d**) Estenose de uma sutura coronal levando a plagiocefalia anterior. (**e**) Estenose de uma sutura lambdoide levando a plagiocefalia posterior. (**f**) Ausência de estenose e plagiocefalia posicional.

2. Distúrbios cognitivos e do desenvolvimento, baixo ganho ponderal, distúrbios visuais, auditivos e de linguagem.
3. Problemas psicológicos, como baixa autoestima e isolamento social.

Após o diagnóstico, o manejo do paciente portador de cranioestenose deve ser realizado por uma equipe multidisciplinar especializada em anomalias craniofaciais, composto por anestesista, cirurgião plástico, fonoaudiólogo, neurocirurgião, neurologista pediátrico, ortodontista, otorrinolaringologista e psicólogo. O objetivo do tratamento cirúrgico é a prevenção da HIC e correção das anormalidades craniofaciais. O momento ideal da correção cirúrgica na maioria das vezes é entre os 6 e 9 meses de idade, uma vez que nessa idade há uma franca expansão do volume cerebral, associada a uma maturidade óssea que permite uma boa remodelação do crânio.[15] Contudo, a presença de sinais de HIC (irritabilidade, edema de papila, fontanela abaulada e achados de imagem) pode acarretar a necessidade de intervenção cirúrgica precoce, para a realização de procedimentos descompressivos ou cirurgias de derivação ventricular se associada à hidrocefalia (bastante rara nos casos de cranioestenose simples).

Cranioestenose da Sutura Sagital

É a forma mais comum das cranioestenoses simples e responde por 40% a 60% dos casos, sendo mais prevalente no sexo masculino (75% a 85%). O crânio assume um formato alongado e estreito, semelhante a um bote, recebendo então o nome de escafocefalia (ou dolicocefalia). Ao exame físico, pode ser palpada uma crista sobre a sutura sagital. Destacamos que a fontanela anterior pode não estar fechada. Uma bossa frontal compensatória e uma protrusão occipital podem ocorrer em graus variados.

O tratamento cirúrgico é indicado entre os 3 e 12 meses de vida e os procedimentos podem variar desde a simples ressecção endoscópica da sutura sagital até a reconstrução total do crânio, dependendo da gravidade de apresentação clínica. Em nosso serviço, indicamos a cirurgia entre os 6 e 9 meses de idade e utilizamos a craniectomia em forma de "π" associada a inúmeras osteotomias (cortes ósseos) retangulares paralelas com cerca de 2 centímetros de extensão no osso parietal, entre as suturas coronal e lambdoide, que permitem ganho de espaço lateral para maior acomodação do cérebro. As osteotomias laterais permitem ainda a redução do diâmetro anteroposterior e melhor remodelagem do crânio, com excelentes resultados cosméticos (Fig. 22-3).[16]

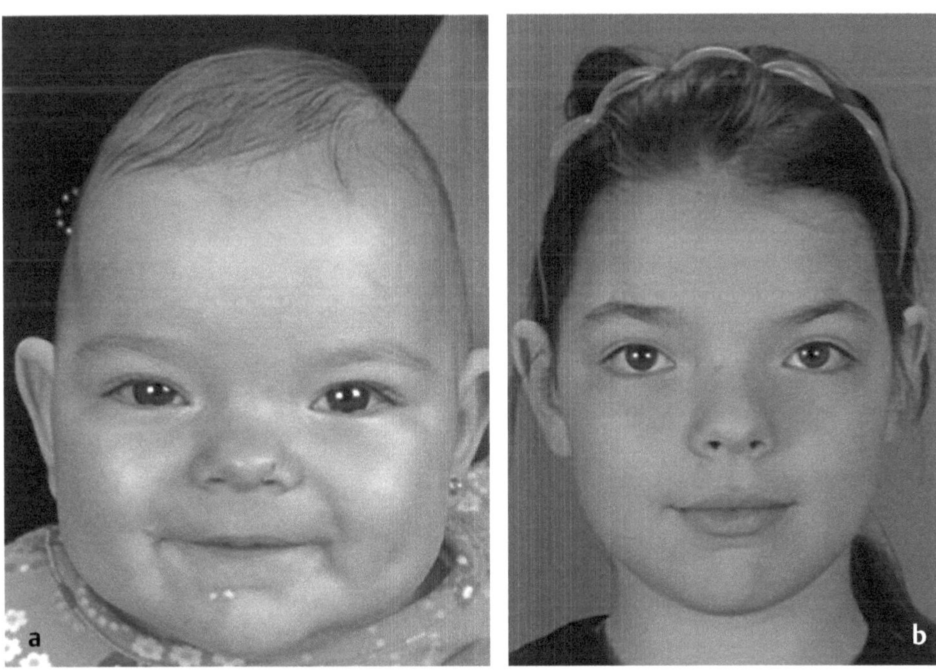

Fig. 22-3. (**a**) Fotografia frontal de um paciente com fusão prematura da sutura sagital mostrando redução do diâmetro biparietal. (**b**) Fotografia frontal pós-operatória tardia. *(Continua)*

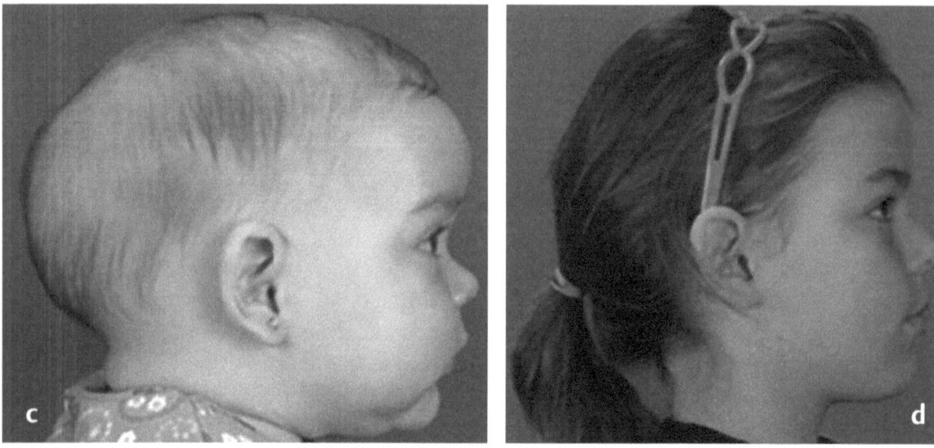

Fig. 22-3. *(Cont.)* (**c**) Fotografia lateral evidenciando aumento do diâmetro anteroposterior, com uma bossa frontal e alongamento occipital. (**d**) Fotografia lateral pós-operatória tardia.

Cranioestenose da Sutura Coronal

É a segunda forma mais comum, sendo responsável por até 25% dos casos de cranioestenose. O fechamento de uma sutura coronal recebe o nome de plagiocefalia anterior enquanto o fechamento das duas suturas é denominado de braquicefalia (comumente encontrada em cranioestenoses sindrômicas). Acomete predominantemente o sexo feminino (60%) e com incidência similar em ambos os lados.

A fusão precoce da sutura coronal leva ao achatamento do osso frontal e da rima orbitária ipsilateral à fusão, com uma bossa frontal compensatória contralateral.[17,18] Estrabismo é um achado comum (50% a 60% dos casos) e decorre de alterações morfológicas no teto da órbita e tróclea, alterando a função do músculo oblíquo superior. A elevação da asa do esfenoide ipsilateral pode ser observada na radiografia de crânio simples e é reconhecida como órbita de "arlequim".[19] A fusão prematura da sutura coronal também afeta a base do crânio, mudando a posição das órbitas, assimetria das sobrancelhas, assimetria da posição das orelhas, desvio da mandíbula e distúrbios de oclusão, com importante comprometimento estético.

O tratamento cirúrgico é indicado para a correção da deformidade morfológica do crânio e suas repercussões na face, mas também devido ao estrabismo e aos riscos de desenvolvimento de HIC. Indicamos o procedimento entre os 6 e 9 meses de idade, quando já existe uma maturidade óssea suficiente para o remodelamento. Basicamente, realiza-se um avanço fronto-orbitário associado a um remodelamento frontal e liberação de ambas as suturas coronais (Fig. 22-4).[6]

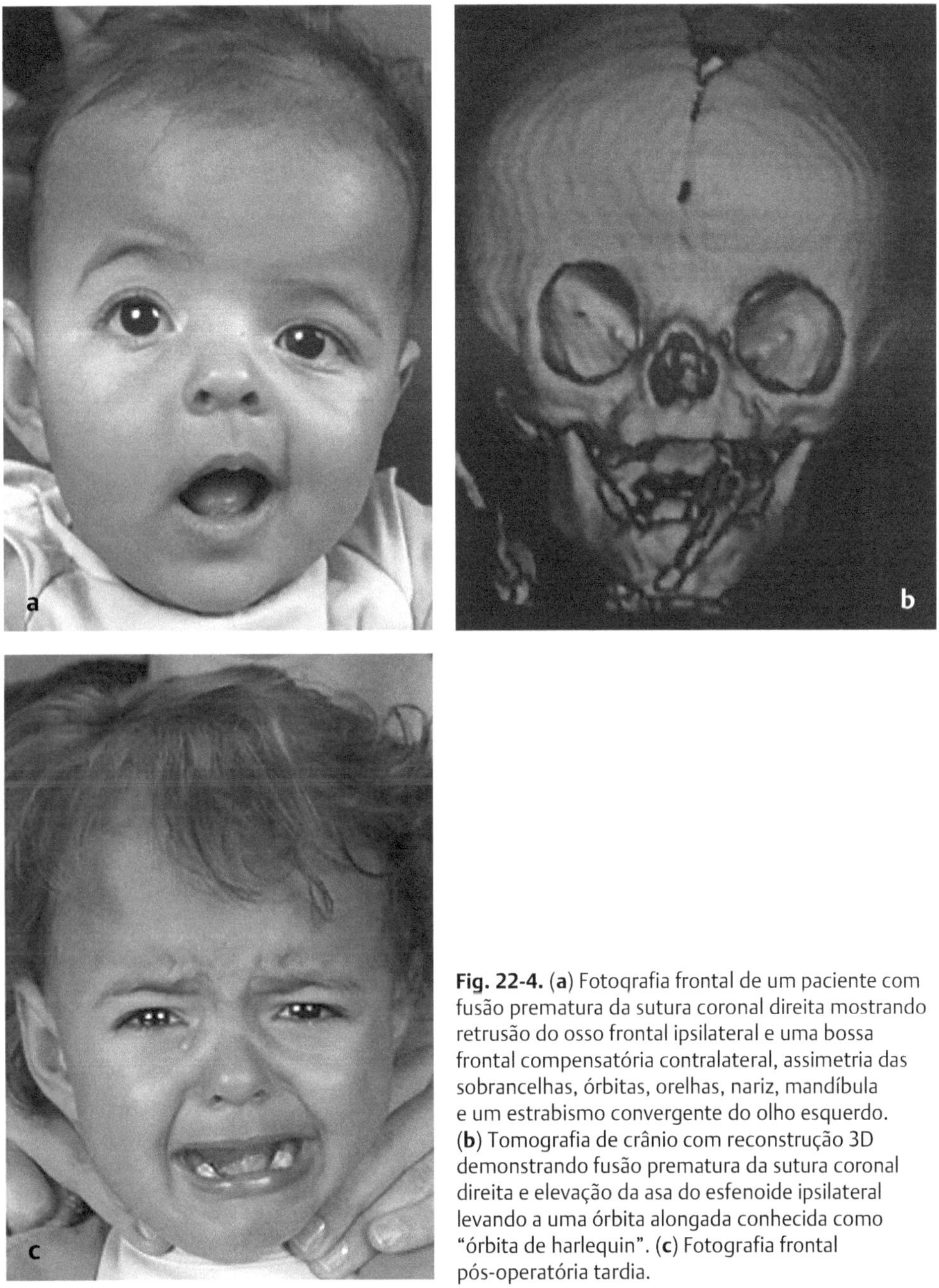

Fig. 22-4. (**a**) Fotografia frontal de um paciente com fusão prematura da sutura coronal direita mostrando retrusão do osso frontal ipsilateral e uma bossa frontal compensatória contralateral, assimetria das sobrancelhas, órbitas, orelhas, nariz, mandíbula e um estrabismo convergente do olho esquerdo. (**b**) Tomografia de crânio com reconstrução 3D demonstrando fusão prematura da sutura coronal direita e elevação da asa do esfenoide ipsilateral levando a uma órbita alongada conhecida como "órbita de harlequin". (**c**) Fotografia frontal pós-operatória tardia.

Cranioestenose da Sutura Metópica

Corresponde a 10% de todas as cranioestenoses e predomina no sexo masculino (75% a 85% dos casos). A fusão precoce da sutura metópica restringe o crescimento transversal dos ossos frontais e em casos mais graves pode restringir a expansão da fossa anterior, o que acarreta hipotelorismo consequente à trigonocefalia. A cranioestenose metópica é a estenose de sutura única mais associada a distúrbios cognitivos, basicamente por restrição de crescimento dos lobos frontais,[6] evidenciada por hipoperfusão em exames de PET-CT.

O aumento do volume da fossa anterior é o objetivo principal no tratamento dos pacientes com trigonocefalia, bem como o remodelamento frontal e o avanço fronto-orbitário. Semelhante às outras estenoses apresentadas, o melhor período para tratamento ocorre entre o 6º e o 9º mês de vida (Fig. 22-5).

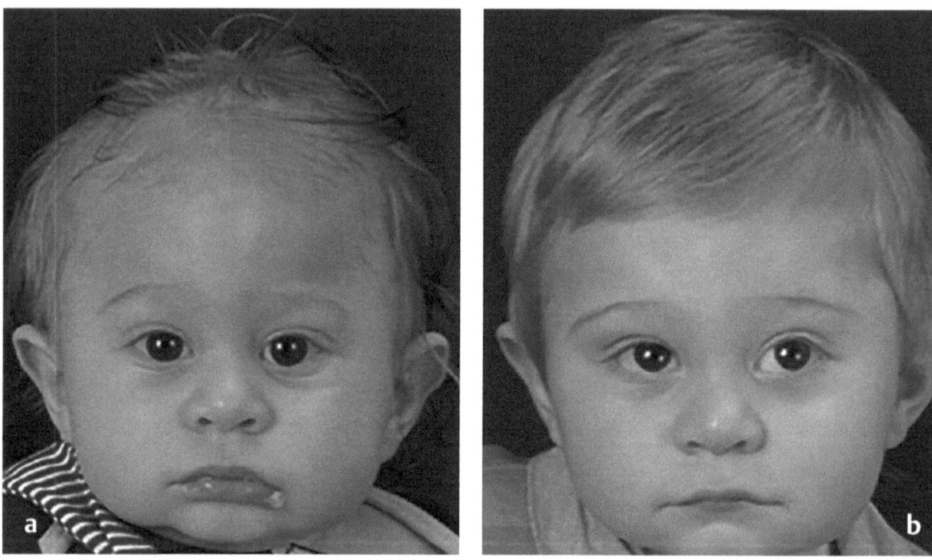

Fig. 22-5. (**a**) Fotografia frontal de um paciente com fusão prematura da sutura metópica mostrando o aspecto triangular da fronte com retrusão das rimas orbitárias e hipoteleorbitismo (aproximação das órbitas). (**b**) Fotografia frontal pós-operatória. *(Continua)*

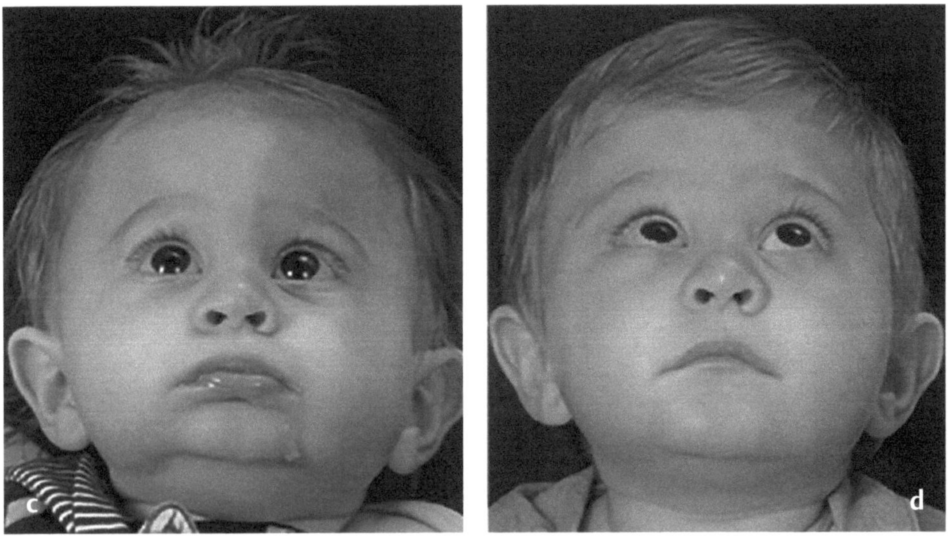

Fig. 22-5. *(Cont.)* (**c**) Visão basal revelando o formato triangular do crânio. (**d**) Fotografia basal pós-operatória.

Cranioestenose da Sutura Lambdoide

Esta é a mais rara das cranioestenoses simples, com incidência de cerca de 0,3 por cada 10.000 nascidos vivos, o que corresponde a aproximadamente 1% a 5,5% de todas cranioestenoses. Quando avaliada em população de crianças com achatamento occipital (denominada também de plagiocefalia posterior) é responsável apenas por 0,9% a 4% dos casos.[20]

A fusão de uma sutura lambdoide leva à deformidade occipital (plagiocefalia posterior) com formato trapezoide, enquanto a fusão de ambas as suturas lambdoides leva à braquicefalia. O diagnóstico diferencial com a plagiocefalia posterior não sinostótica (plagiocefalia posicional) é de fundamental importância.

Além da deformidade posterior (achatamento, mal posicionamento de orelhas, bossa parietal compensatória) causada pela estenose da sutura lambdoide, importantes alterações morfológicas podem ocorrer concomitantemente na fossa posterior. Esta cranioestenose está associada a herniação de tonsilas cerebelares (também conhecida como malformação de Chiari do tipo I) e estenose do forame jugular, resultando em alto risco de hipertensão venosa. Assim, esta é a forma de cranioestenose simples com maior risco de HIC.

O tratamento cirúrgico baseia-se em expansão do volume da porção posterior do crânio (região parietal e occipital) e liberação das suturas lambdoides. Contudo, esta região possui grande drenagem venosa, com inúmeras veias do escalpo que atravessam o osso em direção aos seios durais, aumentando consideravelmente o risco cirúrgico de uma craniotomia e do remodelamento ósseo. Em nosso serviço, optamos por técnica de distração posterior, em que o volume craniano é progressivamente aumentado, reduzindo consideravelmente os riscos de sangramento e necessidade de transfusão sanguínea, com excelentes resultados cosméticos (Fig. 22-6).[20]

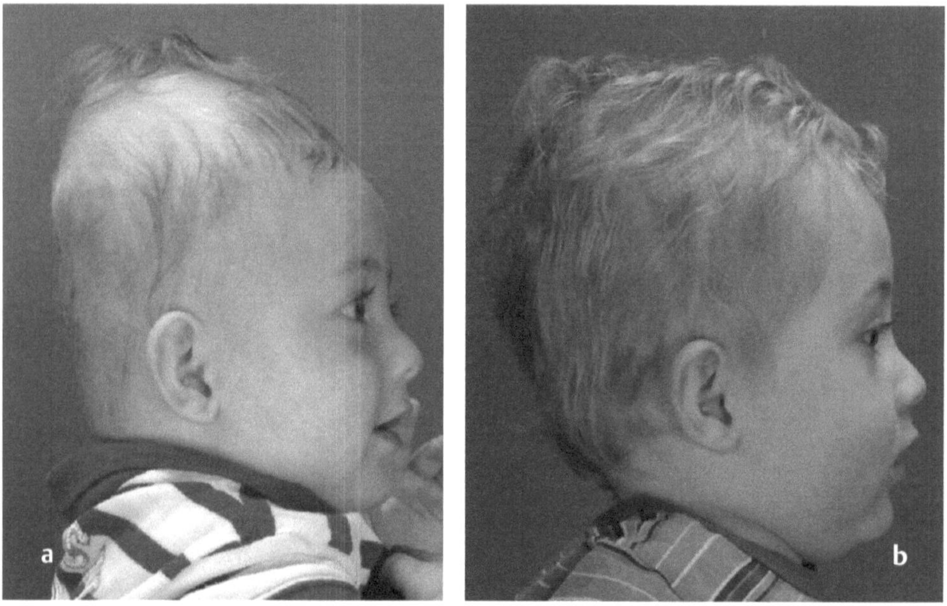

Fig. 22-6. (**a**) Fotografia lateral de um paciente com fusão prematura de ambas suturas lambdoides evidenciando o formato turricefálico do crânio. (**b**) Fotografia lateral pós-operatória.

Cranioestenoses Sindrômicas

As cranioestenoses sindrômicas consistem em casos mais complexos, em que, além da deformidade óssea craniana (secundária à ossificação precoce de múltiplas suturas), há uma considerável associação a outras malformações neurológicas e sistêmicas (Fig. 22-7). Cita-se, por exemplo, a malformação de Chiari tipo 1, hidrocefalia, anomalias da drenagem venosa intracraniana, SAOS (síndrome da apneia obstrutiva do sono) e malformações de extremidades, como sindactilia.[19]

De acordo com a síndrome genética específica de cada paciente, as alterações clínicas apresentam suas particularidades. As síndromes mais comuns são: Apert, Crouzon, Pfeiffer e Saethre-Chotzen, cuja etiologia genética é a mutação do gene *FGFR* (receptor do fator de crescimento de fibroblastos).[19]

Como dito anteriormente, as craniossinostoses sindrômicas têm um risco mais elevado de apresentação clínica com sinais e sintomas de hipertensão intracraniana. Existem diversos motivos para a elevação da pressão intracraniana, sendo o principal deles intrinsicamente associado à própria definição de uma craniossinostose. Trata-se da desproporção conteúdo-continente, isto é, a deformidade do formato do crânio pode tornar o volume intracraniano inapropriadamente pequeno para comportar de forma eficaz os tecidos encefálicos. Com muito volume em pouco espaço, obtém-se como resultado a elevação da pressão intracraniana.[19]

Além da desproporção, outros fatores associados à hipertensão intracraniana são a hidrocefalia e a SAOS (síndrome da apneia obstrutiva do sono), que tende a se desenvolver mais facilmente em decorrência da hipoplasia do terço médio da face, fenótipo bastante característico dos pacientes sindrômicos. Em alguns casos, é inclusive necessário realizar traqueostomia no período neonatal.[19]

Enquanto nas craniossinostoses não sindrômicas o objetivo mais comum da abordagem cirúrgica é a melhora estética do formato do crânio, nas craniossinostoses sindrômicas o principal objetivo é a resolução do quadro de hipertensão intracraniana – embora a questão estética também tenha sua relevância.[17] Deste modo, a cirurgia se concentra na abordagem da desproporção conteúdo-continente, através do aumento do volume intracraniano. Existem diversas técnicas operatórias para esse objetivo, tanto de maneira fixa quanto de maneira progressiva através de distratores. É importante ressaltar que, nos casos em que haja hidrocefalia, é recomendado que ela também seja tratada através de derivação ventricular (DVP).[8,19]

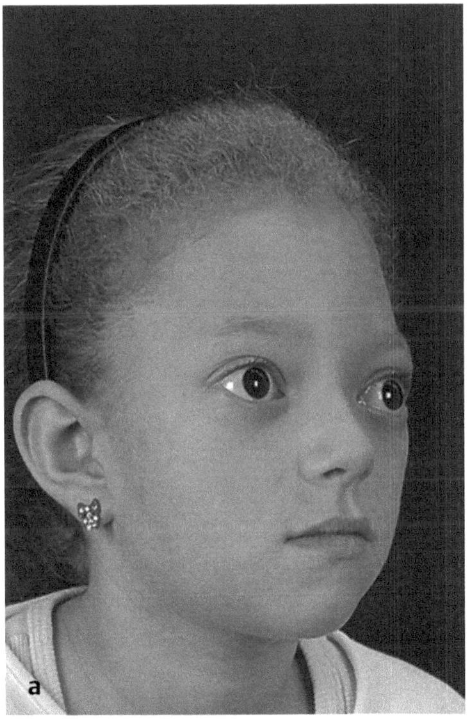

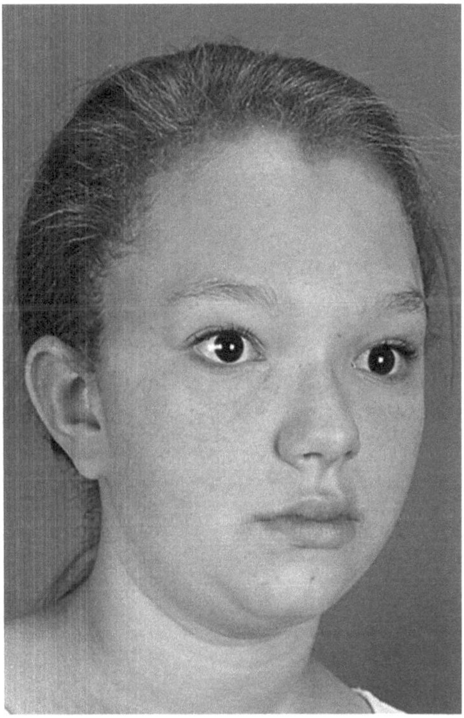

Fig. 22-7. (**a-c**) Paciente com síndrome de Crouzon submetida a avanço frontofacial em monobloco. Imagens da paciente e das tomografias do pré e do pós-operatório. *(Continua)*

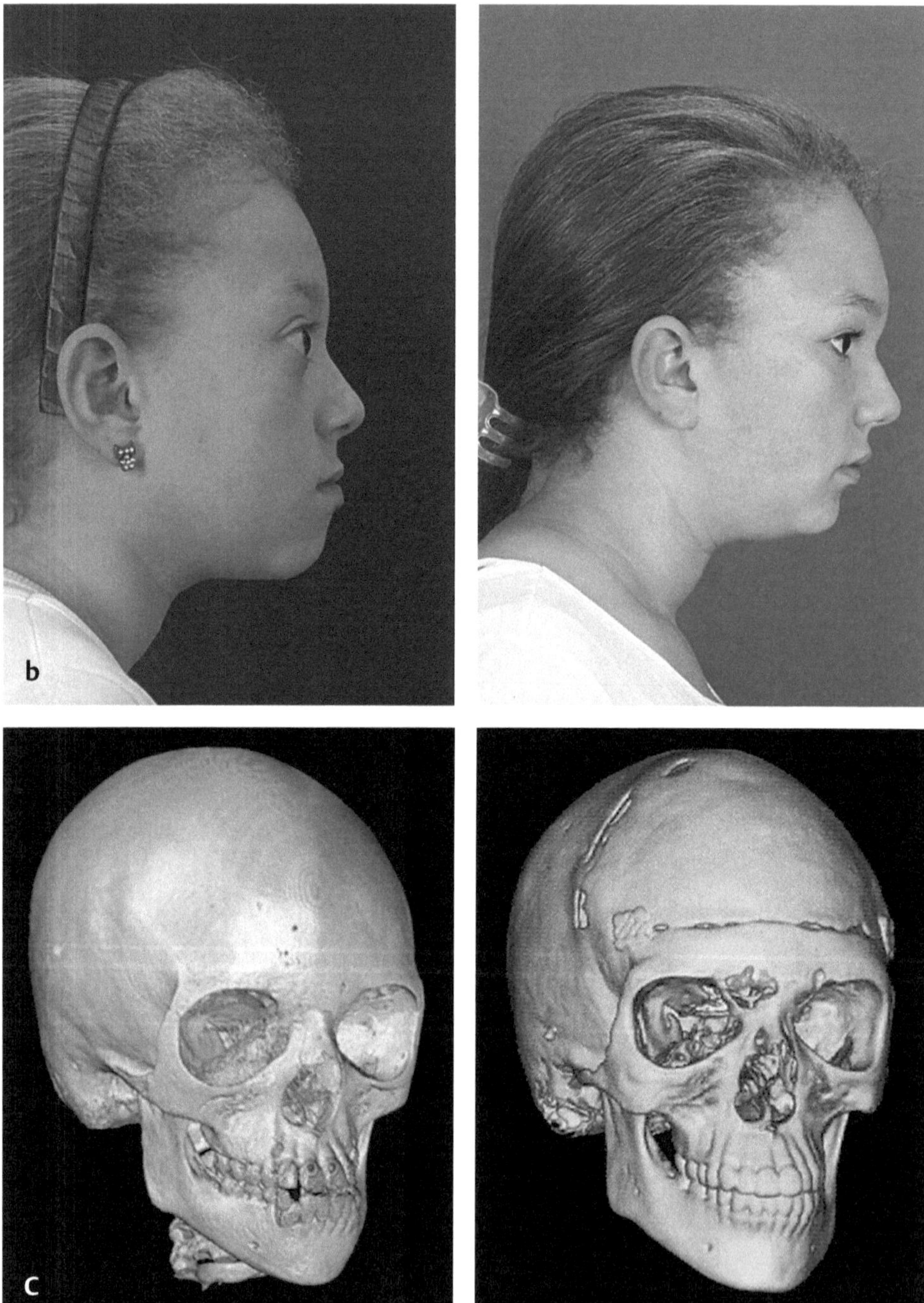

Fig. 22-7. *(Cont.)*

PONTOS-CHAVE

- A deformidade craniana posicional é a mais prevalente em lactentes e é fundamental o diagnóstico diferencial com as craniostenoses.
- O exame físico e a história clínica são suficientes para se estabelecer o diagnóstico diferencial entre a deformidade posicional e a cranioestenose na grande maioria dos casos.
- Nas cranioestenoses, a fusão precoce da sutura do crânio impede seu crescimento no sentido perpendicular à sutura fechada e o aumento do volume cerebral leva ao crescimento compensatório do crânio paralelo a tal sutura.
- As cranioestenoses não tratadas cirurgicamente podem evoluir com complicações, como hipertensão intracraniana, distúrbios cognitivos e do desenvolvimento, baixo ganho ponderal, distúrbios visuais, auditivos e de linguagem.
- As craniossinostoses sindrômicas têm risco mais elevado de hipertensão intracraniana. Fatores que contribuem para isso são a desproporção conteúdo-continente, além de hidrocefalia e síndrome da apneia obstrutiva do sono.

REFERÊNCIAS BIBLIOGRÁFICAS

1. Ghizoni E, Denadai R, Raposo-Amaral CA, Joaquim AF, Tedeschi H, Raposo-Amaral CE. Diagnosis of infant synostotic and nonsynostotic cranial deformities: a review for pediatricians. Rev Paul Pediatr. 2016;34(4):495-502.
2. Losee JE, Mason AC. Deformational plagiocephaly: diagnosis, prevention, and treatment. Clin Plast Surg. 2005 Jan;32(1):53-64.
3. Peitsch WK, Keefer CH, LaBrie RA, Mulliken JB. Incidence of cranial asymmetry in healthy newborns. Pediatrics. 2002;110(6): e72.
4. Raposo-Amaral CE, Neto JG, Denadai R, Raposo-Amaral CM, Raposo-Amaral CA. Patient-reported quality of life in highest-functioning Apert and Crouzon syndromes: a comparative study. Plast Reconstr Surg. 2014;133:182e-91e.
5. Pogliani L, Mameli C, Fabiano V, Zuccotti GV. Positional plagiocephaly: what the pediatrician needs to know. A review. Childs Nerv Syst. 2011 Nov;27(11):1867-76.
6. Van der Meulen J. Metopic Synostosis. Childs Nerv Syst. 2012 Sep;28(9):1359-67.
7. Matushita H, Alonso N, Cardeal DD, Andrade FG. Major clinical features of synostotic occipital plagiocephaly: mechanisms of cranial deformations. Childs Nerv Syst. 2014 Jul;30(7):1217-24.
8. van Wijk RM, van Vlimmeren LA, Groothuis-Oudshoorn CG, Van der Ploeg CP, Ijzerman MJ, Boere-Boonekamp MM. Helmet therapy in infants with positional skull deformation: randomised controlled trial. BMJ. 2014 May 1;348:g2741.
9. Pandey S, Reddy GS, Chug A, Dixit A. Posterior cranial vault distraction osteogenesis: A systematic review. J Oral Biol Craniofac Res. 2022 Nov-Dec;12(6):823-832.
10. Pearce MS, Salotti JA, Little MP, McHugh K, Lee C, Kim KP, et al. Radiation exposure from CT scans in childhood and subsequent risk of leukaemia and brain tumors: a retrospective cohort study. Lancet. 2012;380:499-505.
11. Slater BJ, Lenton KA, Kwan MD, Gupta DM, Wan DC, Longaker MT. Cranial sutures: a brief review. Plast Reconstr Surg. 2008;121:170e.
12. Phillips J, Whitaker LA. The social effects of craniofacial deformity and its correction. Cleft Palate J. 1979;16:7.
13. Starr JR, Collett BR, Gaither R, Kapp-Simon KA, Cradock MM, Cunningham ML, et al. Multicenter study of neurodevelopment in 3-year-old children with and without single-suture craniosynostosis. Arch Pediatr Adolesc Med. 2012;166:536.

14. Tamburrini G, Caldarelli M, Massimi L, Santini P, Di Rocco C. Intracranial pressure monitoring in children with single suture and complex craniosynostosis: a review. Childs Nerv Syst. 2005;21:913.
15. Persing JA. MOC-PS(SM) CME article: management considerations in the treatment of craniosynostosis. Plast Reconstr Surg 2008:121:1-11.
16. Raposo-Amaral CE, Denadai R, Takata JP, Ghizoni E, Buzzo CL, Raposo-Amaral CA. Progressive frontal morphology changes during the first year of a modified Pi procedure for scaphocephaly. Childs Nerv Syst. 2015 Sep 26.
17. Di Rocco C, Paternoster G, Caldarelli M, Massimi L, Tamburrini G. Anterior plagiocephaly: epidemiology, clinical findings, diagnosis, and classification. A
18. Raposo-Amaral CE, Denadai R, Ghizoni E, Buzzo CL, Raposo-Amaral CA. Facial changes after early treatment of unilateral coronal synostosis question the necessity of primary nasal osteotomy. J Craniofac Surg. 2015;26:141-6.
19. Katouni K, Nikolaou A, Mariolis T, Protogerou V, Chrysikos D, Theofilopoulou S,. (December 13, 2023) Syndromic Craniosynostosis: A Comprehensive Review. Cureus 15(12).
20. Nowinski D, Di Rocco F, Renier D, SainteRose C, Leikola J, Arnaud E. Posterior cranial vault expansion in the treatment of craniosynostosis. Comparison of current techniques. Childs Nerv Syst. 2012 Sep;28(9):1537-44.
21. review Childs Nerv Syst. 2012 Sep;28(9):1413-22.

CAPÍTULO 23

HIDROCEFALIA PEDIÁTRICA

Humberto Belém de Aquino ▪ Carlos Eduardo Vasconcelos Miranda
Enrico Ghizoni ▪ João Pedro Leite Pereira

INTRODUÇÃO

A hidrocefalia é definida como a distensão ativa do sistema ventricular decorrente de uma inadequada passagem do líquido cefalorraquidiano (LCR) através das vias de circulação, desde o local de produção no interior dos ventrículos cerebrais até o local de absorção na circulação sistêmica, configurando um desequilíbrio da dinâmica liquórica.[1-3] Esta condição não é uma doença, mas sim o resultado de várias condições que afetam o feto, o recém-nascido, crianças maiores ou mesmo adultos.

O sistema ventricular (SV) é formado pelos ventrículos laterais, terceiro e quarto ventrículos. É revestido pelo epêndima e, dentre suas diversas funções no metabolismo cerebral, destaca-se a secreção permanente de LCR que, em conjunto com o plexo coroide, produz cerca de 0,33 a 0,36 mL/minuto (~ 500 mL por dia). O LCR circula por todo SV, alcança as cisternas basais, os espaços subaracnóideos medular e cortical, para então ser absorvido junto às vilosidades aracnóideas de Paccioni e para seios venosos sob pressão dependente.[1,3]

A capacidade total de LCR dentro do sistema nervoso (SN) é de aproximadamente 60 mL nos recém-nascidos e de 150 mL nos adultos, distribuído entre o SV e cisternas. Assim, qualquer fator que possa interferir no equilíbrio existente entre a produção, circulação e absorção do LCR pode resultar em acúmulo e, consequentemente, no aumento da pressão intracraniana (PIC).

ETIOLOGIA

A etiologia da hidrocefalia é multifatorial,[4] ocorrendo desde apresentações de formas congênitas, diagnosticadas intraútero, no período neonatal e formas adquiridas (Quadros 23-1 e 23-2).

Quadro 23-1. Etiologias mais comuns de hidrocefalia

- Hidrocefalia associada a mielomeningocele
- Hidrocefalia associada a hemorragia da matriz germinativa
- Hidrocefalia por estenose primária do aqueduto cerebral
- Hidrocefalia associada a malformações encefálicas
- Hidrocefalia pós-meningite ou ventriculite bacterianas
- Hidrocefalia pós-infecção congênita
- Hidrocefalia pós-trauma de crânio
- Hidrocefalia associada a tumores da fossa posterior
- Hidrocefalia por aumento da produção do LCR e associada a papiloma, carcinoma e hiperplasia do plexo coroide

Quadro 23-2. Principais etiologias por idade

RN pré-termo	RN a termo/lactente	Escolar
▪ Hemorragia intraventricular ▪ Malformações cerebrais ▪ Infecções congênitas	▪ Estenose do aqueduto de Sylvius ▪ Chiari II ▪ Dandy–Walker ▪ Malformações cerebrais ▪ Malformações espinhais ▪ Cisto aracnóideo ▪ Neoplasias ▪ Malformação da veia de Galeno ▪ Infecções congênitas	▪ Trauma ▪ Neoplasias ▪ Infecções do SNC ▪ Estenose do aqueduto de Sylvius

CLASSIFICAÇÃO

As hidrocefalias podem ser classificadas em adquiridas ou congênitas. As hidrocefalias adquiridas (ou secundárias) são decorrentes de causas extrínsecas, como hemorragia, infecções e tumores, enquanto as hidrocefalias congênitas (intrínsecas) não apresentam causa extrínseca óbvia.

Para fins de conduta terapêutica, podem-se classificar as hidrocefalias de forma binária em comunicante (não obstrutiva) e não comunicante (obstrutiva).[1] Quando o exame de imagem mostra todos os ventrículos (laterais, III e IV) dilatados, classifica-se como hidrocefalia tetraventricular ou do tipo comunicante (Fig. 23-1a). Na hidrocefalia não comunicante ou obstrutiva observa-se assimetria entre algum dos ventrículos, revelando obstrução no fluxo do LCR (forames de Monro, aqueduto de Sylvius, forames de Lushka e Magendie) dentro do sistema ventricular (Fig. 23-1b). Locais de obstrução mais comuns podem ser observados na Figura 23-2.

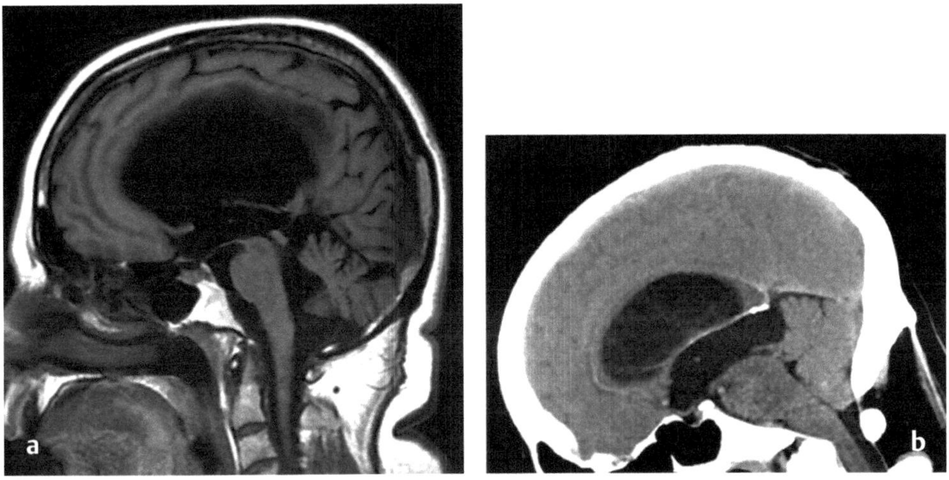

Fig. 23-1. (a) Exemplo de hidrocefalia comunicante, com dilatação tetraventricular. (b) Exemplo de hidrocefalia obstrutiva, com dilatação poupando o quarto ventrículo devido à estenose aquedutal.

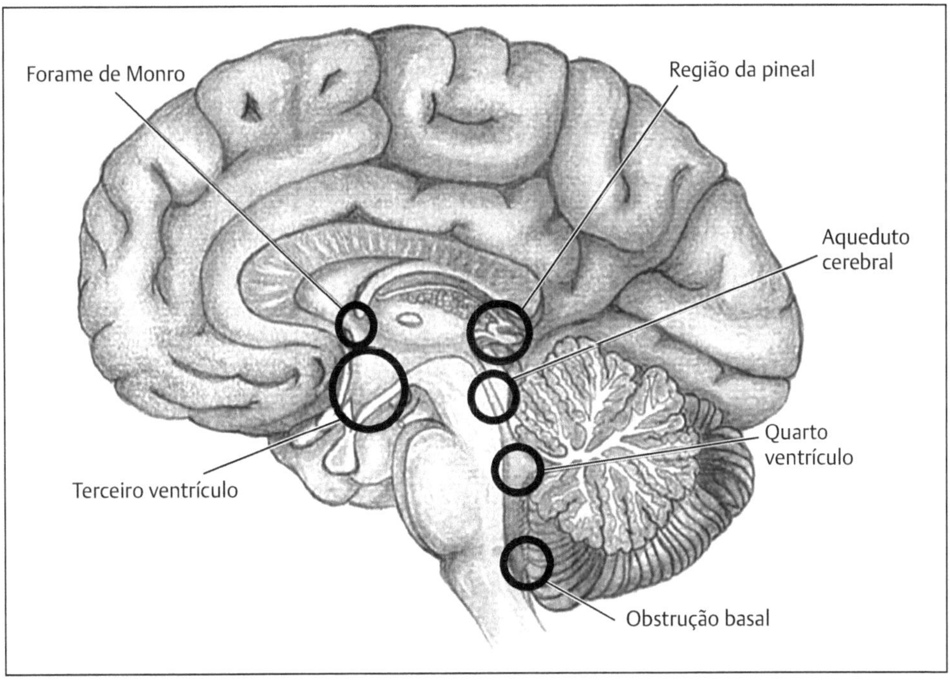

Fig. 23-2. Locais de obstrução mais comuns no sistema ventricular.

APRESENTAÇÃO CLÍNICA

O quadro clínico da hidrocefalia depende do alargamento e estiramento do SV, em decorrência de efeito compressivo exercido em estruturas neurais e vasculares adjacentes, com consequente aumento da pressão intracraniana, e também depende se o efeito for agudo ou crônico. Assim, para cada faixa etária, sintomas e sinais diferentes podem-se manifestar e devem ser reconhecidos.[1] O Quadro 23-3 mostra os principais sintomas e sinais de hidrocefalia, conforme a faixa etária.

INVESTIGAÇÃO

Estudos de imagem para investigação da hidrocefalia incluem o ultrassom transfontanelar (USTF), a tomografia de crânio (TC) e a ressonância magnética (RM) de crânio.

A USTF é a ferramenta de escolha para acompanhamento do tamanho ventricular no período neonatal e pode ser utilizada enquanto a fontanela anterior (bregma) ainda fornecer boa janela acústica. Na ultrassonografia cerebral, devem-se avaliar o grau de dilatação ventricular e monitorar seu alargamento. Uma das medidas mais aceitas é o índice ventricular de Levene. Pelo plano coronal, mede-se a distância da foice até a borda lateral dos ventrículos laterais, cujos valores são colocados num gráfico, expresso em percentis e idade gestacional. Pode-se, também, usar a medida do tamanho ventricular, no corte coronal no nível do forame de Monro, como marco confiável e facilmente reprodutível.[5] Este exame fornece informações suficientes para a indicação e realização da maioria dos procedimentos de neurocirurgia no tratamento da hidrocefalia.

A RM de crânio é o exame de escolha para definição etiológica da hidrocefalia e fundamental na indicação da modalidade de tratamento nas hidrocefalias complexas, pois fornece informações precisas sobre a anatomia ventricular e o fluxo do LCR.

A TC de crânio fica reservada para abordagem na urgência em pacientes com fontanela fechada, trauma ou na suspeita/confirmação de hematomas.

Quadro 23-3. Principais sintomas e sinais relacionados com hidrocefalia por idade

RN pré-termo	Lactente a termo	Escolar
Apneia	Macrocefalia	Cefaleia persistente
Bradicardia	Irritabilidade	Letargia
Fontanela tensa	Náusea e vômitos	Borramentos da visão
Distensão das veias	Distensão das veias	Déficit de aprendizado
Cabeça globoide	Paralisia do reto lateral	Náuseas e vômitos
Aumento do PC	Olhar do sol poente	Diplopia
	Sinal de Parinaud	Paralisia do reto lateral
	Papiledema (raro)	Papiledema

TRATAMENTO

O objetivo do tratamento da hidrocefalia é restaurar a circulação normal do LCR acumulado dentro do SV gerando aumento da pressão intracraniana. Cabe ressaltar que a hidrocefalia não é um fenômeno "tudo ou nada", e a decisão inicial quanto à intervenção cirúrgica nem sempre é fácil. Além disso, uma vez implantado o sistema de derivação ventricular, o paciente estará sujeito a todas as implicações, que incluem, também, a permanência definitiva deste sistema. Assim, na decisão entre uma conduta cirúrgica ou conservadora, devem ser pesados os riscos e benefícios, avaliados conforme a apresentação clínica, etiológica e características de imagem.[6]

A derivação ventriculoperitoneal (DVP) é a forma de tratamento definitivo da hidrocefalia mais utilizada, seguida pela derivação ventriculoatrial (DVA). No procedimento, um cateter é implantado dentro do sistema ventricular (cateter ventricular ou proximal), conectado a um componente com válvula para controle de pressão. Esta se conecta a um sistema de cateter que passa pelo espaço subcutâneo do crânio ao abdome, para então ser implantado dentro do abdome, através do peritônio (cateter peritoneal ou distal). Diversos sistemas de válvula estão disponíveis no mercado, válvulas de pressão fixa e de pressão regulável com ou sem mecanismo antissifão, ficando a escolha dependente da experiência de cada serviço.

A DVA é recomendada para pacientes com: malformações abdominais, gastrostomia ou má absorção do LCR pela cavidade peritoneal após cirurgias repetidas.[7]

Durante o primeiro ano após implante do sistema de DVP, a taxa de falha é de, aproximadamente, 40% e de infecção, em torno de 10%. O tratamento diante da infecção do SNC é a retirada do sistema de derivação permanente e a troca por sistema de derivação temporário, além de associação antibiótica por, pelo menos, 21 dias. O novo sistema de DVP será internalizado após resolução do quadro infeccioso. A possibilidade de reinfecção é de 25%, particularmente em crianças de idade precoce.[7]

As principais complicações mecânicas são: hiperdrenagem de LCR, causando a síndrome de ventrículo em fenda; hiperdrenagem com hematoma subdural; obstrução do cateter proximal pelo plexo coroide; formação de pseudocisto abdominal (comumente associado a infecções bacterianas de baixa virulência).[7]

Uma outra opção para o manejo de hidrocefalias que tem ganhado cada vez mais notoriedade é a terceiro-ventriculostosmia endoscópica (3VT/TVE). O procedimento consiste na comunicação, sob visualização endoscópica, entre o assoalho do terceiro ventrículo (túber cinéreo) e a cisterna interpeduncular, passando pela membrana de Lilliequist, fazendo com que o LCR acumulado volte a circular pelo espaço cisternal e seja absorvido nas granulações de aracnoide (Fig. 23-3). Inicialmente, era utilizada predominantemente em hidrocefalias diagnosticadas claramente como obstrutivas (estenose do aqueduto de Sylvius; tumor de fossa posterior; cisto aracnoide; estenose do forame de Monro), em crianças com idade superior a 1 ano, mas atualmente suas indicações têm sido cada vez mais ampliadas, tanto em questão de idade quanto de etiologias, podendo inclusive ser uma tentativa terapêutica antes da implantação do cateter definitivo de DVP. A incidência de complicações é de 10% a 15%, variando desde a paresia de nervos cranianos a lesão da artéria basilar.[8]

Uma escala que busca avaliar a taxa de sucesso da terceiro-ventriculostomia endoscópica é a ETVSS (*endoscopic third ventriculostomy success escore*) (Quadro 23-4). Ela leva em consideração a idade, a etiologia e o uso prévio de *shunt* para dar uma estimativa da porcentagem de sucesso do procedimento para cada paciente.[8]

A neuroendoscopia também é útil para a abordagem de hidrocefalias multicompartimentalizadas, cistos de aracnoide, coagulação de plexo coroide e para fins de biópsia ventricular.[7]

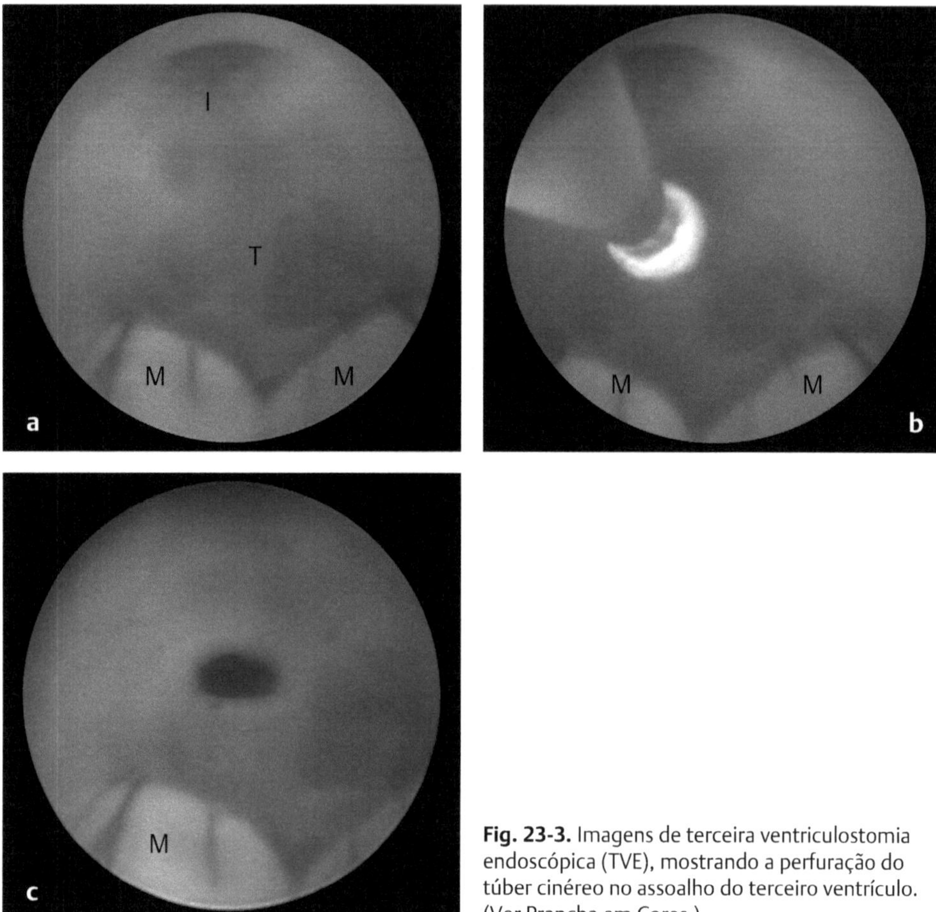

Fig. 23-3. Imagens de terceira ventriculostomia endoscópica (TVE), mostrando a perfuração do túber cinéreo no assoalho do terceiro ventrículo. (Ver Prancha em Cores.)

Quadro 23-4. Cálculo do escore de sucesso da terceiro ventriculostomia endoscópica (ETVSS)

Escore	Idade	Etiologia	***Shunt* prévio**
0	< 1 mês	Pós-infecciosa	Com *shunt* prévio
10	1 mês a < 6 meses	–	Sem *shunt* prévio
20	–	Mielomeningocele Hemorragia intraventricular Tumor cerebral (exceto do teto do mesencéfalo)	–
30	6 meses a < 1 ano	Estenose de aqueduto Tumor do teto do mesecéfalo Outras etiologias	–
40	1 ano a < 10 anos	–	–
50	≥ 10 anos	–	–

Adaptado de Kulkarni *et al.*[8]

FORMAS ESPECIAIS DE HIDROCEFALIA

Hidrocefalia Neonatal

Neste grupo de hidrocefalias podem-se incluir aquelas diagnosticadas nos períodos perinatal e neonatal, sendo a incidência de 0,48 a 0,81 por 1.000 nascidos vivos. O tratamento é desafiador, pois os índices de déficit neurológico alcançam até 78%.[9]

As principais etiologias neste grupo são:

- Hemorragia ventricular associada à prematuridade.
- Malformações congênitas do SNC.
- Infecções congênitas do SNC.
- Associadas à mielomeningocele (MMC).
- Pós-meningite.

Atualmente, a maioria dos diagnósticos é realizada no período pré-natal por meio de US obstétrica e, com melhor resolução, pela RM fetal. O diagnóstico na fase neonatal é feito pela USG complementada pela RM.[10]

A apresentação clínica consiste no aumento progressivo do perímetro cefálico, irritabilidade, fontanela abaulada e pulsátil, crises convulsivas e síndrome de Parinaud (olhar de sol poente) e, nos casos graves, pode evoluir para apneia, bradicardia, coma e óbito.[9,10]

O tratamento está indicado nos pacientes com aumento ventricular progressivo e consequente aumento do perímetro encefálico (PC), ambos sinais de aumento da PIC. A resolução precoce da HIC é o objetivo principal do tratamento, devendo ser realizada de forma definitiva, quando possível, ou temporária (paliativo) em casos selecionados. Na escolha do tratamento, os pacientes são classificados conforme o peso: < 1.500 g; > 1.500 g.

Nos neonatos com peso < 1.500 g existe risco elevado de enterocolite necrosante e dificuldade do peritônio em absorver o LCR. Nesses, opta-se por tratamento temporário até que seja alcançado o peso mínimo. Tal fato aplica-se principalmente aos neonatos com hemorragia intraventricular associada à prematuridade. Nestes pacientes, a incidência de hidrocefalia, que requer tratamento definitivo, é de 25% a 50%. As formas de tratamento paliativo são: punções lombares; punções ventriculares; derivação ventricular externa; reservatório ventricular; lavagem ventricular endoscópica (nos casos de hemoventrículo) e derivação ventrículo-subgaleal. Esta última, mostrada na Figura 23-4, consiste no tratamento de escolha neste serviço.

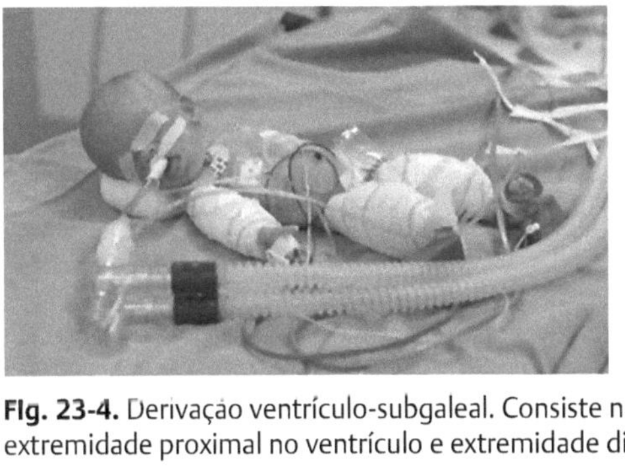

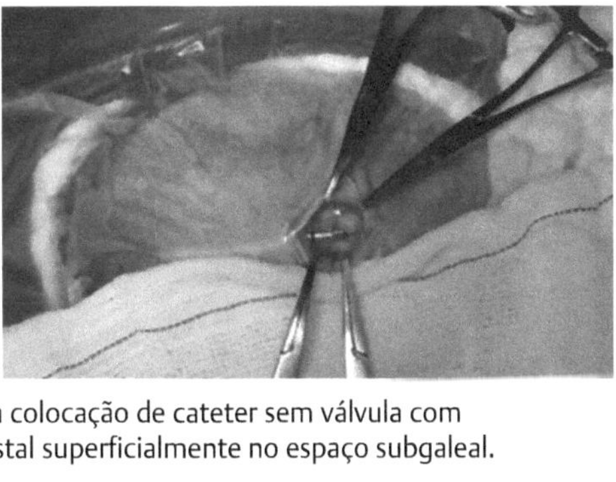

Fig. 23-4. Derivação ventrículo-subgaleal. Consiste na colocação de cateter sem válvula com extremidade proximal no ventrículo e extremidade distal superficialmente no espaço subgaleal.

Nos neonatos com peso > 1.500 g, opta-se por DVP com válvula de média pressão, podendo-se tentar a terceiro-ventriculostomia endoscópica em casos selecionados (alta taxa de falha devido à idade).

Hidrocefalia Relacionada com a Mielomeningocele

Apenas uma em cada seis crianças com mielomeningocele (MMC) nascem com sinais de HIC. A maioria desenvolve hidrocefalia após a correção do defeito, geralmente nas primeiras 3 semanas de vida. Atualmente, com o auxílio da USTF, podem-se monitorar as medidas do ventrículo. As indicações de tratamento da hidrocefalia nestes pacientes são evidências de HIC ou fístula de LCR na ferida operatória da MMC.

A incidência de complicações mecânicas e infecciosas da DVP, aparentemente, é superior nesta população, e a necessidade de tratamento varia de 63% a 91%. Deste modo, o tratamento pode ser postergado para momento mais propício.[11]

Coleção Pericerebral Benigna da Infância/Alargamento Benigno do Espaço Subaracnóideo

Trata-se de condição benigna que se traduz clinicamente por aumento progressivo do perímetro cefálico (PC) nos primeiros meses de vida, desproporcional ao crescimento corporal, que muitas vezes ultrapassa o percentil 95. A análise da curva de perímetro cefálico permite verificar aumento rápido do PC que se estabiliza e volta a acompanhar a velocidade de crescimento normal. A incidência é desconhecida, contudo, é comum no sexo masculino, e em 88% existe história de macrocrania em familiares. Não há necessidade de tratamento cirúrgico ou intervenção medicamentosa.

A fisiopatologia não está bem definida, mas estudos com RM sugerem aumento progressivo dos espaços subaracnóideos, enquanto as suturas estão abertas, formando coleções de predomínio frontais e parietais (Fig. 23-5). É fundamental o diagnóstico diferencial com coleções subdurais (espaço virtual entre dura-máter e aracnoide) relacionadas com traumas, em especial não acidentais, e outras causas, como meningite e complicações de DVP. A RM de crânio é o exame de escolha para o diagnóstico diferencial.[12]

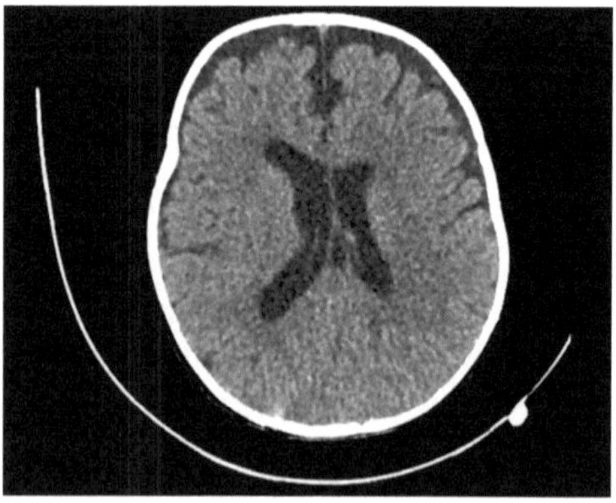

Fig. 23-5. TC de crânio evidenciando exemplo de alargamento benigno do espaço subaracnóideo.

Hidranencefalia e Holoprosencefalia

A hidranencefalia é uma condição pouco comum, em que os hemisférios cerebrais não estão presentes e são substituídos por uma cavidade cheia de LCR, podendo ou não apresentar hipertensão intracraniana com aumento do perímetro cefálico e fontanela abaulada. A opção mais comum de tratamento é o implante de sistema de DVP; no entanto, recentemente, a coagulação do plexo coroide sob visão endoscópica pode ser adotada como primeira opção de tratamento a fim de evitar a DVP e suas complicações (Fig. 23-6a).[12-14]

A holoprosencefalia alobar é um transtorno do desenvolvimento do prosencéfalo, com a formação de cavidade única central, que pode acarretar hipertensão intracraniana com necessidade de tratamento cirúrgico, como a DVP (Fig. 23-6b).[12] Ambas as malformações são graves, com prognóstico reservado. O tratamento deve ser feito em pacientes com aumento progressivo do PC.

Síndrome de Dandy-Walker

A síndrome de Dandy-Walker é a malformação mais comum da fossa posterior, consistindo em agenesia ou hipoplasia do vérmis cerebelar, dilatação cística do quarto ventrículo, resultando em um aumento volumétrico da fossa posterior com deslocamento superior do tentório e da tórcula.[6]

A hidrocefalia está presente em cerca de 80% dos pacientes com Dandy-Walker, e a grande maioria apresenta sintomatologia nos primeiros 3 meses de vida.[6]

O tratamento de escolha é o implante de *shunt*, seja cisto-peritoneal ou ventrículo-peritoneal, ainda havendo discussão na literatura a respeito da técnica de primeira escolha. Em nosso serviço, é optado pela derivação ventrículo-peritoneal, devido ao menor risco de complicações. Nos raros casos em que ocorre herniação ascendente e quarto ventrículo isolado, pode ser necessária à associação da derivação cisto-peritoneal.[6]

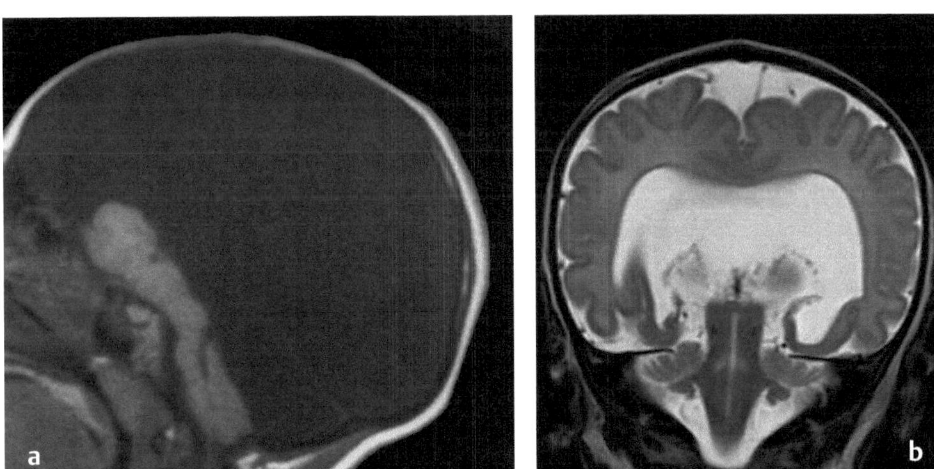

Fig. 23-6. (**a**) RM de crânio evidenciando **hidranencefalia.** (**b**) RM de crânio evidenciando **holoprosencefalia alobar.** (Fonte: (a) Pavone P, Praticò AD, Vitaliti G, Ruggieri M, Rizzo R, Parano E, et al. Hydranencephaly: cerebral spinal fluid instead of cerebral mantles. Ital J Pediatr. 2014; 40: 79. (b) Malta M, AlMutiri R, Martin CS, Srour M. Holoprosencephaly: Review of Embryology, Clinical Phenotypes, Etiology and Management. Children (Basel). 2023 Apr; 10(4): 647)

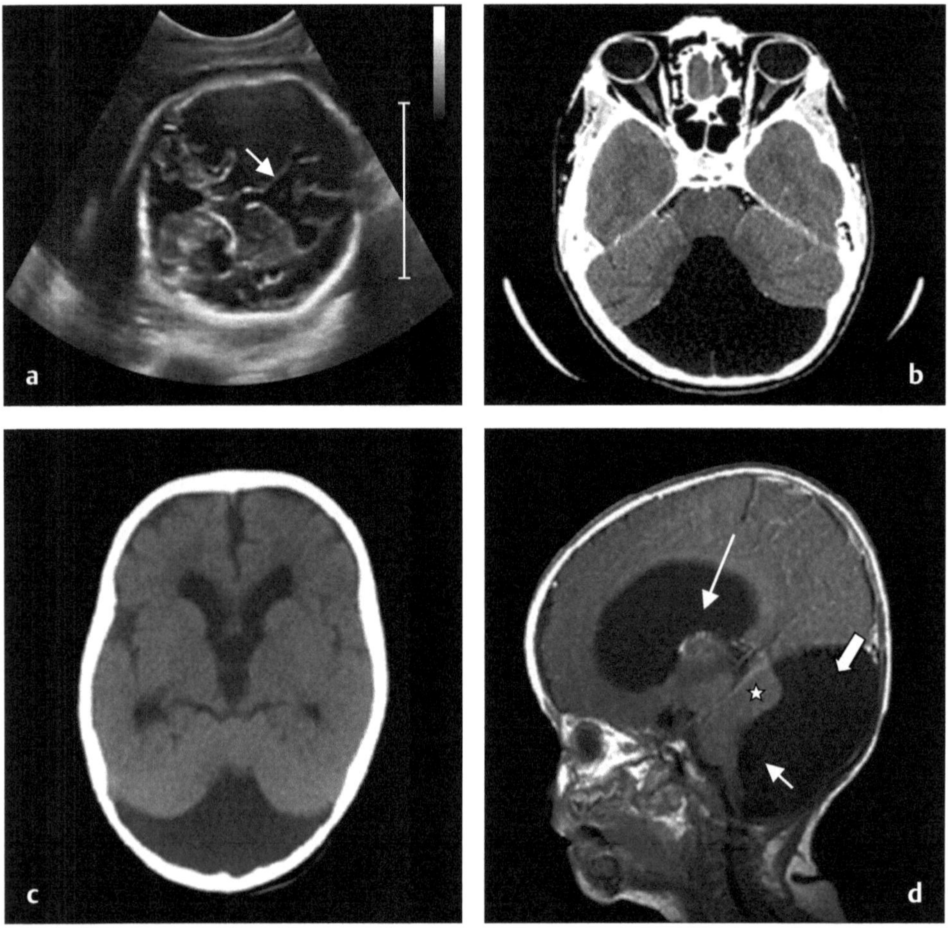

Fig. 23-7. Síndrome de Dandy-Walker em imagens de USG (**a**), tomografia (**b**, **c**) e ressonância magnética (**d**).

REFERÊNCIAS BIBLIOGRÁFICAS

1. Rekate HL. A consensus on the classification of hydrocephalus: its utility in the assessment of abnormalities of cerebrospinal fluid dynamics. Childs Nerv Syst. 2011;27:1535-41.
2. Rekate HL. The definition and classification of hydrocephalus: a personal recommendation to stimulate debate. Cerebrospinal Fluid Research. 2008;5:2.
3. Wright Z, Larrew TW, Eskandari R. Pediatric Hydrocephalus: Current State of Diagnosis and Treatment. Pediatrics in Review. Vol. 37 No. 11, November 2016.
4. Tully HM, William B, Dobyns WB. Infantile hydrocephalus: a review of epidemiology, classification and causes. Eur J Med Genet. 2014 Aug.;57(8):359-68.
5. De Bruyn R. Pediatric ultrasound how, why and when. Elsevier: Churchill Livingstone, 2005.
6. Haddadi K, Zare A, Asadian L. Dandy-Walker Syndrome: A Review of New Diagnosis and Management in Children. J Pediatr Rev. 2018 July; 6(2):e63486.
7. Drake JM. The surgical management of pediatric hydrocephalus. Neurosurgery. 2008;62 (Suppl 2):633-42.

8. Kulkarni AV, Drake JM, Mallucci CL, Sgouros S, Roth J, Constantini S; et al. Endoscopic third ventriculostomy in the treatment of childhood hydrocephalus. J Pediatr. 155:254-259.
9. Volpe J. Neurology of the newborn. 3rd ed. Philadelphia: WB Saunders, 1995. p. 31-34.
10. Vinagre LEF, Marba STM. Manual de neonatologia – UNICAMP. 2. ed. Rio de Janeiro: Revinter; 2009. p. 193-95.
11. Tamburrini G, Frassanito P, Iakovaki K, Pignotti F, Rendeli C, Murolo D, et al. Myelomeningocele: the management of the associated hydrocephalus. Childs Nerv Syst. 2013;29:1569-79.
12. Dincer A, Ozek MM. Radiologic evaluation of pediatric hydrocephalus. Childs Nerv Syst. 2011;27(10):1543-62.
13. Pavone P, Praticò AD, Vitaliti G, Ruggieri M, Rizzo R, Parano E, et al. Hydranencephaly: cerebral spinal fluid instead of cerebral mantles. Ital J Pediatr. 2014;40:79.
14. Malta M, AlMutiri R, Martin CS, Srour M. Holoprosencephaly: Review of Embryology, Clinical Phenotypes, Etiology and Management. Children (Basel). 2023 Apr;10(4):647

CAPÍTULO 24

TUMORES DO SISTEMA NERVOSO CENTRAL EM CRIANÇAS

Enrico Ghizoni ▪ Cleiton Formentin

EPIDEMIOLOGIA

Os tumores do sistema nervoso central (SNC) são os mais comuns em crianças de 0 a 19 anos, embora quando considerada apenas a faixa etária de 5 a 9 anos, a leucemia ainda predomina.[1,2] Mais especificamente, pacientes com menos de 1 ano de idade têm a maior incidência de tumores cerebrais. De acordo com o Central Brain Tumor Registry of the United States (CBTRUS), a incidência média de tumores do SNC em crianças e adolescentes é de 6,13 por 100.000 habitantes.[2] A incidência também parece ter uma discreta predominância no sexo feminino comparada com o masculino, ser maior em brancos em relação a negros, e não hispânicos em comparação com hispânicos.[2]

Os tumores do SNC são a principal causa de óbito relacionada com o câncer em crianças de 0 a 14 anos.[2,3] Em relação ao comportamento da lesão, os tumores malignos predominam em crianças e adolescentes, sendo a proporção malignos/não malignos significativamente maior em crianças menores.

Já em relação à topografia, tumores da região selar, cerebelo, tronco cerebral e ventrículo representaram, respectivamente, 19%, 14%, 10% e 5% de todos os tumores de SNC na infância e adolescência.[4] Apenas considerando-se crianças de 0 a 14 anos, tumores de cerebelo (15,3%) são os mais comuns.[5]

Considerando-se o tipo histológico, astrocitoma pilocítico, gliomas difusos e tumores embrionários representaram 15,9%, 9,6% e 9,1%, respectivamente, dos tumores de SNC em pacientes de 0 a 19 anos.[2] No geral, o grupo dos gliomas representa aproximadamente 50% dos tumores em crianças. O tipo mais comum de glioma em crianças é o astrocitoma pilocítico, enquanto o meduloblastoma representa o tumor embrionário mais prevalente.[2]

Uma variedade de síndromes genéticas associa-se a um aumento do risco de desenvolvimento de tumores cerebrais em crianças. A mais comum é a neurofibromatose tipo 1 (NF1), com uma prevalência de aproximadamente 1:3.000 indivíduos, está associada ao aumento do risco de gliomas.[6] Outras síndromes menos comuns incluem: esclerose tuberosa, associada a astrocitomas subependimários de células gigantes; neurofibromatose tipo 2 (NF2), associada a meningiomas, schwannomas e ependimomas; doença de von Hippel-Lindau, associada a hemangioblastomas; síndromes de Li-Fraumeni e Turcot, associadas a diversos tumores malignos do SNC; e síndrome de Gorlin, associada a meduloblastomas.[7] A delimitação das causas ambientais dos tumores cerebrais tem sido mais complexa, embora se saiba que exposição à radiação ionizante aumenta consideravelmente o risco de tumor cerebral.

QUADRO CLÍNICO

A apresentação clínica dos tumores do SNC é influenciada pela idade do paciente, localização e taxa de crescimento lesional.[6] Os tumores cerebrais em crianças com menos de 3 anos de idade geralmente se manifestam por meio de sinais e sintomas não localizatórios, como perda de marcos de desenvolvimento, déficit de crescimento e irritabilidade. Crianças com mais de 3 anos são mais propensas a apresentar sinais neurológicos focais.

Portanto, muitos dos sintomas de tumores do SNC na infância são inespecíficos e podem mimetizar aqueles de doenças infantis mais comuns, pelo menos em seu início, e o atraso entre o início dos sintomas e o diagnóstico final é maior do que para a maioria dos outros tumores pediátricos.[8] Apenas 40% das crianças se apresentam com sinais e sintomas de hipertensão intracraniana (HIC), como cefaleia matinal, vômitos e papiledema.[6] O Quadro 24-1 demonstra a frequência dos sinais e sintomas observados em uma revisão sistemática incluindo 4.171 pacientes com tumores do SNC.[6]

DIAGNÓSTICO

A tomografia computadorizada (TC) de crânio é geralmente o exame inicial realizado, uma vez que costuma ser amplamente disponível, apresenta um menor tempo de estudo e geralmente não requer sedação. Entretanto, a ressonância magnética (RM) é a melhor modalidade de neuroimagem para tumores cerebrais, fornece imagens mais detalhadas das lesões parenquimatosas e é mais sensível na detecção de lesões em fossa posterior, espaços subaracnóideos e leptomeníngeos. Para alguns tipos de tumor, como o glioma difuso de ponte (atualmente classificado como glioma difuso de linha média), a aparência é suficiente para estabelecer o diagnóstico sem a necessidade de biópsia.[9]

Quadro 24-1. Apresentação clínica dos tumores do sistema nervoso central[6]

Sinais e sintomas	Frequência
Cefaleia	33%
Náuseas e vômitos	32%
Alteração de marcha ou coordenação	27%
Papiledema	13%
Crises epilépticas	13%
Alteração comportamental ou desempenho escolar	7%
Estrabismo	7%
Macrocefalia	7%
Alteração de déficit de nervo craniano	7%
Letargia	6%
Alteração de movimento ocular (nistagmo, Parinaud)	6%
Hemiplegia	6%
Perda de peso	5%

Quadro 24-2. Indicações de exame de neuroimagem em pacientes pediátricos de acordo com a diretriz britânica[10]

- Cefaleia persistente e/ou recorrente
  - Acorda a criança à noite
  - Início ao despertar
  - Idade < 4 anos
  - Associada a desorientação ou confusão
- Vômitos persistentes ao despertar
- Anormalidades visuais
  - Papiledema/atrofia óptica
  - Nistagmo novo
  - Baixa acuidade visual (não atribuída a erro de refração)
  - Alteração de campo visual
  - Proptose
  - Estrabismo novo
- Anormalidades motoras
  - Regressão em marcos do desenvolvimento
  - Déficit motor focal
  - Alteração de marcha ou coordenação
  - Paresia facial
  - Dificuldade de deglutição

Avaliações de estadiamento do neuroeixo são imprescindíveis para alguns tipos tumorais propensos à disseminação leptomeníngea, como os meduloblastomas e ependimomas, e idealmente devem ser realizados antes da ressecção cirúrgica para minimizar o risco de artefato pós-operatório. Para todos os tumores ressecados cirurgicamente, a imagem pós-operatória precoce (idealmente realizada dentro de 48 horas da cirurgia) fornece determinação objetiva do volume residual do tumor, o que tem valor prognóstico.

Uma diretriz britânica, baseada em evidências e publicada em 2010, ajuda no processo de tomada de decisão sobre quando realizar um estudo de neuroimagem em crianças, com o intuito de reduzir atrasos no diagnóstico.[10] O Quadro 24-2 demonstra as indicações para neuroimagem em crianças com suspeita de tumor cerebral conforme tal diretriz.[10]

CLASSIFICAÇÃO

A 5ª edição da classificação dos tumores do SNC da Organização Mundial da Saúde (OMS) publicada em 2021 apresentou algumas mudanças fundamentais de paradigma que afetaram particularmente a classificação dos tumores pediátricos.[11] Essas mudanças, entre outras, incluíram:

A) O conceito geral de integração de padrões histológicos com o diagnóstico molecular de última geração para formar um diagnóstico integrado.
B) A introdução de designações como “tipo pediátrico” e “tipo adulto” para gliomas, a fim de explicar a biologia específica da idade, bem como síndromes de predisposição genética associadas.
C) A inclusão de novos tipos tumorais, muitos dos quais são primariamente definidos do ponto de vista molecular.

Revisaremos a seguir alguns tipos de tumores do SNC mais prevalentes na população pediátrica.

TIPOS DE TUMORES DO SNC PEDIÁTRICOS

Meduloblastomas

O meduloblastoma é o tumor cerebral maligno mais comum na infância, representando 20% de todos os tumores cerebrais pediátricos e 63% dos tumores embrionários intracranianos.[12] A incidência do meduloblastoma atinge um pico durante a primeira década de vida, com maior incidência observada em crianças entre 3 e 4 anos e entre 8 e 10 anos.[13] Em geral, o meduloblastoma é mais comum no sexo masculino (incidência 1,7 vez maior).

Meduloblastomas são graduados como grau 4 da OMS, e, devido a sua semelhança histológica com tumores provenientes de pequenas células redondas com núcleos hipercromáticos, historicamente foram classificados como PNETs.[14] Entretanto, estudos com análises de expressão gênica evidenciaram que o meduloblastoma é um tipo de tumor distinto e, desde a quarta edição da classificação de tumores do SNC da OMS, o meduloblastoma e seus subtipos são distinguidos de outros PNETs do SNC.[11]

Podem ser divididos em grupos distintos de acordo com suas características histológicas: clássico, desmoplásico e anaplásico de células grandes. Contudo, a expressão molecular permite a divisão em quatro grupos distintos – Grupo *Sonic Hedgehog* (SHH); grupo *Wingless* (WNT); grupo 3; grupo 4 – tem maior correlação com evolução clínica e prognóstico.[15] O grupo WNT é subtipo molecular menos comum e o que apresenta o melhor prognóstico, com sobrevida de aproximadamente 90% em 5 anos, enquanto o grupo 3 é o que apresenta o pior prognóstico, com sobrevida de 50% em 5 anos. Os grupos SHH e 4 apresentam prognóstico intermediário, com sobrevida de 75% em 5 anos.

A apresentação clínica é relacionada com a presença de lesão expansiva na fossa posterior, com sinais de HIC, comumente em um contexto de hidrocefalia obstrutiva (cefaleia, vômitos, letargia, deteriorações motora e cognitiva).[5]

O exame de escolha para diagnóstico é a RM de crânio, e para estadiamento da doença é indicada a RM de todo o neuroeixo. Os principais diagnósticos diferenciais são ependimoma de fossa posterior e astrocitoma pilocítico. Na tomografia computadorizada (TC), o meduloblastoma clássico apresenta-se como um tumor bem definido e espontaneamente hiperdenso. A maioria dos tumores são iso ou hipointensos nas imagens ponderadas em T1 e heterogêneos em T2. Em razão de sua alta celularidade e grande relação núcleo–citoplasma, estas lesões também apresentam hipersinal na sequência de difusão (DWI) e baixo sinal nos mapas de coeficiente de difusão aparente (ADC), caracterizando restrição à difusão das moléculas de água.[5] Após a administração endovenosa do gadolínio, há geralmente impregnação homogênea de intensidade variável (Fig. 24-1). A disseminação liquórica é a forma comum de metástases, sendo bem-avaliada por RM com contraste.

O objetivo atual da ressecção cirúrgica em pacientes com meduloblastoma é alcançar uma ressecção macroscópica total segura, isto é, sem sequelas neurológicas significativas. Além da resolução da HIC, a cirurgia fornece material para análise histológica e molecular, além de ser um fator determinante no prognóstico do paciente. Em geral, sempre que possível, o paciente é submetido diretamente à ressecção tumoral para desobstrução do quarto ventrículo e resolução da hidrocefalia e HIC. Em casos mais graves, em pacientes com alteração de consciência, opta-se por realizar algum procedimento de derivação liquórica, seguida de cirurgia ressectiva.

Após a cirurgia, o estadiamento dos pacientes é avaliado por meio da análise liquórica (citologia oncótica), presença de metástases na RM de neuroeixo e resíduo tumoral na RM pós-operatória precoce. Classificam-se os pacientes em dois grupos: de risco intermediário e de alto risco (sobrevida média de 80% e de 60% em 5 anos, respectivamente), conforme Quadro 24-3.[16]

A abordagem para o subgrupo de crianças com risco intermediário e idade superior a 3 anos inclui ressecção máxima segura e irradiação cranioespinal (23,4 Gy) com dose de reforço na fossa posterior (32,4 Gy), seguida de quimioterapia adjuvante com múltiplos agentes. O objetivo principal do tratamento é alcançar resultados positivos com mínimos efeitos colaterais tardios, e os esforços para diminuir alguns efeitos adversos incluem a desintensificação de dose e volume da irradiação cranioespinal.[17] O tratamento adjuvante padrão para a doença de alto risco inclui radioterapia, com doses mais altas em comparação com a doença de risco intermediário (36 Gy de CSI mais 18 Gy de reforço no local primário) e quimioterapia multiagente após a radioterapia.

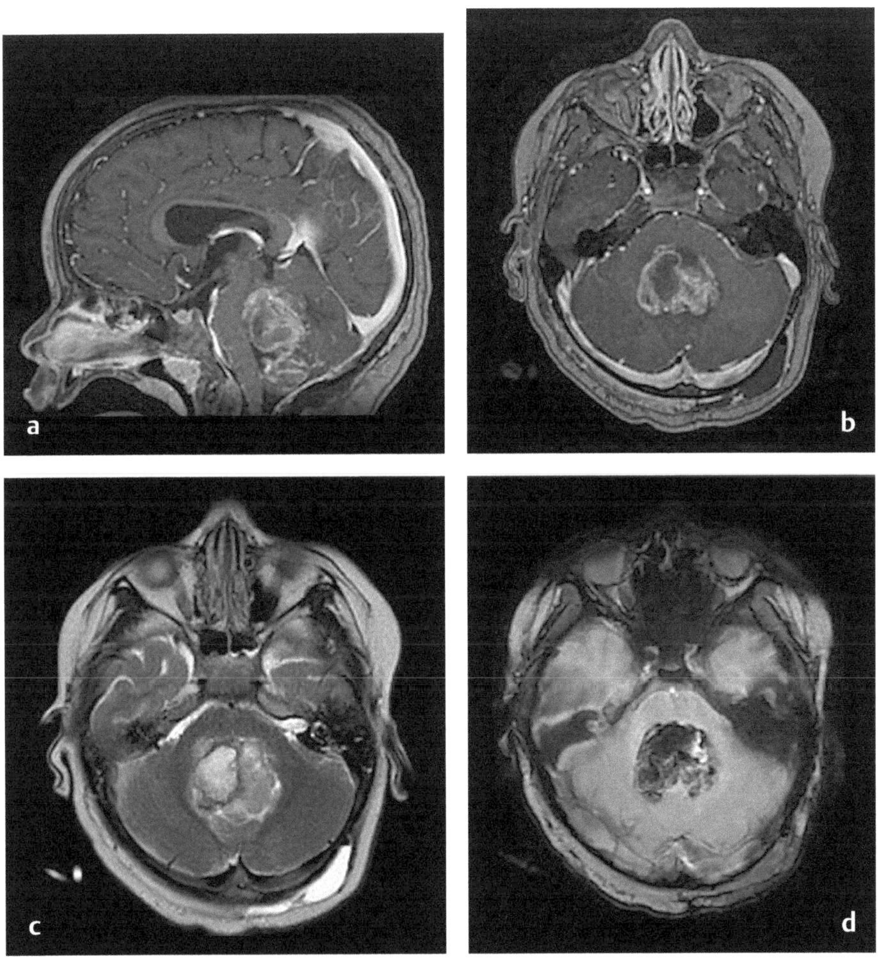

Fig. 24-1. RM de paciente com meduloblastoma demonstrando lesão em quarto ventrículo. (**a**) Imagem em corte sagital evidenciando lesão vermiana com invasão de quarto ventrículo e captação heterogênea pelo meio de contraste. (**b**) Imagem em corte axial após injeção de gadolínio. (**c**) Imagem ponderada em T2 demonstrando lesão heterogênea com áreas isointensas e hiperintensas, com edema adjacente. (**d**) Hipossinal compatível com micro-hemorragias no SWI. *(Continua)*

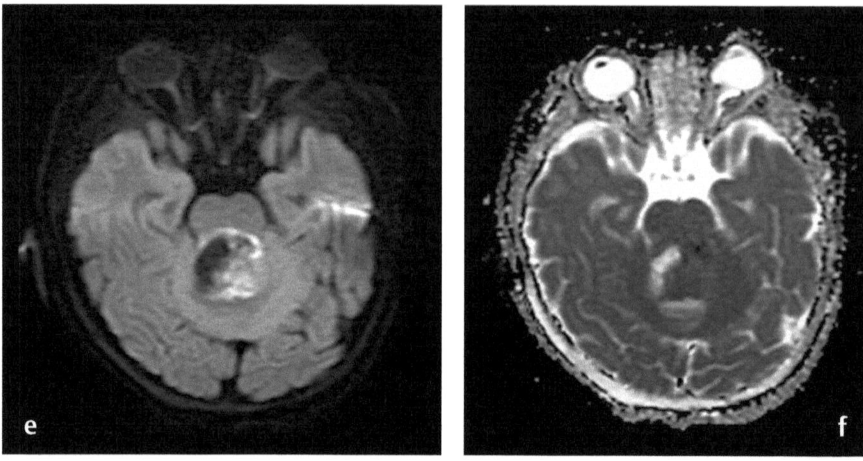

Fig. 24-1. *(Cont.)* (**e**) Lesão hiperintensa no DWI. (**f**) Marcado hiposinal do componente sólido no mapa de ADC. (Fonte: Arquivo pessoal do autor.)

Quadro 24-3. Estratificação de risco de pacientes com meduloblastoma[16]

Classificação de risco	Características
Risco intermediário	■ ≥ 3 anos de idade ■ Sem evidência de doença metastática ■ Ressecção total ou ≤ 1,5 cm^2 de doença residual após a cirurgia
Alto risco	■ < 3 anos de idade e/ou ■ Doença metastática e/ou ■ ≥ 1,5 cm^2 de doença residual após a cirurgia

Crianças com idade inferior a 3 anos apresentam alto risco da irradiação do neuroeixo e graves sequelas neuropsicológicas, tornando a radioterapia proibitiva. O tratamento baseia-se no uso de múltiplos agentes quimioterápicos, com vários protocolos em andamento com taxa de sobrevida de 52% a 58% nos pacientes de baixo risco.

Gliomas

As neoplasias gliais na infância são geralmente gliomas de baixo grau e com envolvimento preferencial da fossa posterior. Após os 2 anos de idade, mais da metade das neoplasias gliais ocorrem no compartimento infratentorial, sendo o cerebelo e o tronco cerebral as principais localizações. Geralmente, os tumores envolvendo os hemisférios cerebelares e a placa tectal do mesencéfalo tendem a ser astrocitomas pilocíticos (grau I), enquanto aqueles envolvendo o tronco cerebral costumam ter um comportamento mais agressivo, sendo comumente classificados com gliomas difusos de linha média (grau IV). É importante ressaltar que os ependimomas são um subtipo de glioma e também predominam no compartimento infratentorial.

Astrocitoma Pilocítico

Os astrocitomas pilocíticos são gliomas de baixo grau comuns em crianças, representando cerca de 15% dos tumores cerebrais primários e 25% dos tumores de fossa posterior em crianças.[2] Ocorrem principalmente em crianças acima de 5 anos, com pico de incidência na faixa etária de 5 a 9 anos.[18] São tumores circunscritos que frequentemente surgem no hemisfério cerebelar e determinam sinais e sintomas de hidrocefalia obstrutiva e aumento da pressão intracraniana.[19] Sinais cerebelares, como ataxia e dismetria, também são comumente observados.

A apresentação radiológica mais comum dos astrocitomas pilocíticos na fossa posterior são lesões bem circunscritas sólidas associadas a áreas císticas/necróticas ou lesões císticas com nódulos sólidos murais, hemisféricas ou vermianas. A porção sólida é iso ou hipoatenuante em comparação com a substância branca na TC; na RM apresenta iso ou hipossinal em T1, hipersinal em T2, decorrente de sua baixa celularidade, com intensa impregnação homogênea ou heterogênea pelo contraste. Não há restrição à difusão das moléculas de água.[4] A porção cística é discretamente mais hiperdensa que o liquor na TC e não apresenta supressão completa de seu sinal na sequência FLAIR na RM. A presença de edema perilesional é mínima ou ausente (Fig. 24-2).

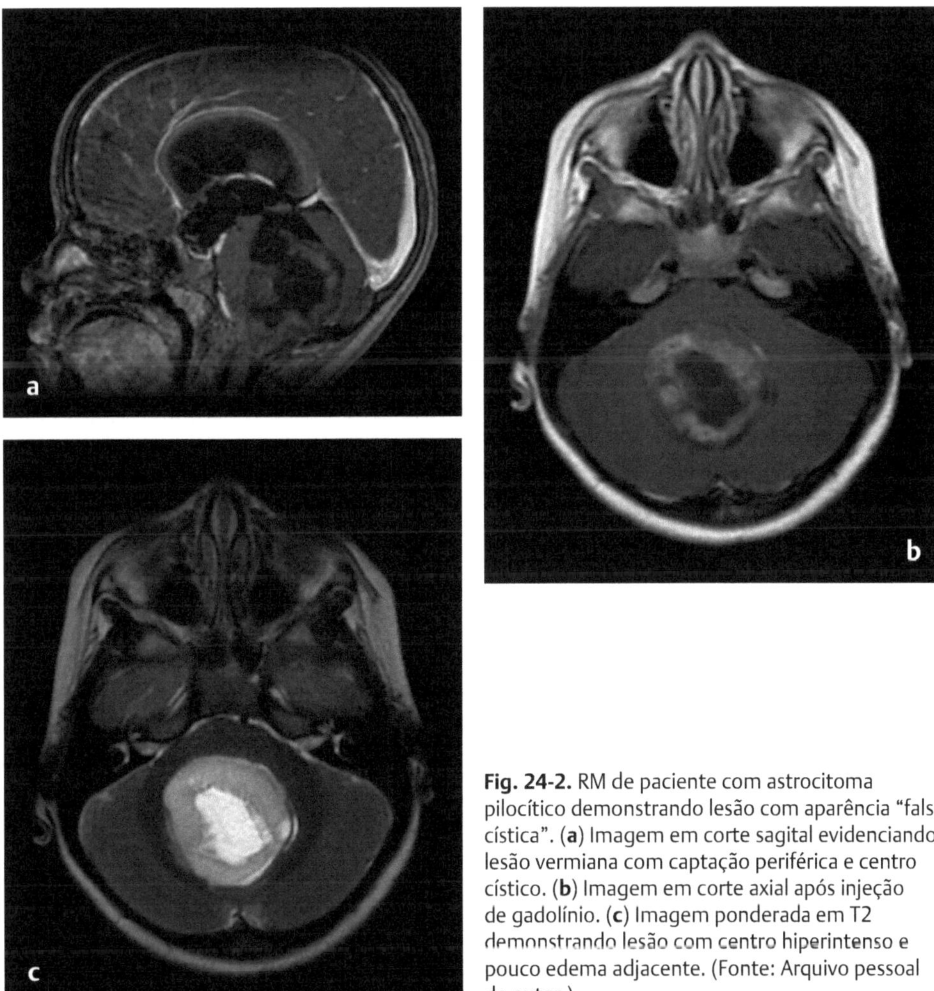

Fig. 24-2. RM de paciente com astrocitoma pilocítico demonstrando lesão com aparência "falsa cística". (**a**) Imagem em corte sagital evidenciando lesão vermiana com captação periférica e centro cístico. (**b**) Imagem em corte axial após injeção de gadolínio. (**c**) Imagem ponderada em T2 demonstrando lesão com centro hiperintenso e pouco edema adjacente. (Fonte: Arquivo pessoal do autor.)

A maioria dos tumores apresenta alterações que afetam a sinalização da via da proteína quinase ativada por mitógeno (MAPK).[20] A alteração mais comum é a fusão BRAF-KIAA, que é observada em aproximadamente 60% dos tumores.[21] Outras alterações incluem: mutações na neurofibromina 1 (NF1), mutações pontuais BRAF V600E (5% a 10%), fusões de BRAF com outros genes, mutações no receptor tipo 1 do fator de crescimento de fibroblastos (FGFR1) e fusões de genes de tirosina quinase (NTRK).

A ressecção cirúrgica é o tratamento de escolha, e o objetivo é a ressecção completa, um importante fator prognóstico em relação à recorrência e à sobrevida do paciente.[19] O envolvimento do tronco cerebral é um fator prognóstico negativo para extensão da ressecção, recorrência e sobrevida.[19] Mesmo que a ressecção seja incompleta, a radioterapia e a quimioterapia geralmente são postergadas até que haja evidência de crescimento tumoral. Em lesões irressecáveis, a quimioterapia é utilizada com o intuito de postergar a radioterapia.

Ependimoma

O ependimoma é um subtipo de glioma definido histologicamente, típico de crianças e adultos jovens e que pode surgir em qualquer região do SNC: cerca de 30% das lesões ocorrem no compartimento supratentorial, 60% na fossa posterior e 10% na medula espinhal.[22] Ependimomas de fossa posterior são mais comuns em crianças, mas sua incidência depende do tipo histológico e do grupo molecular.

Acredita-se que tal neoplasia surja do revestimento ependimário de ventrículos ou do canal central da medula espinhal, embora estudos sugiram que células-tronco gliais de disposição radial possam ser as responsáveis por sua origem.[23] Constituem-se no terceiro tumor cerebral mais comum, atrás dos astrocitomas e meduloblastomas, sendo que ocorre em crianças menores de 5 anos em 50% dos casos.

No compartimento infratentorial, os ependimomas originam-se do assoalho do IV ventrículo e tendem a se protrair pelos forames de Luschka e Magendie, geralmente associados à hidrocefalia obstrutiva. São lesões relativamente bem delimitadas e com aspecto "plástico". No compartimento supratentorial, as lesões tendem a ser maiores, mais expansivas e com aspecto mais agressivo.

Os tumores ependimários são classificados pela OMS em três graus distintos. O grau I inclui o subependimoma, enquanto o grau II engloba o ependimoma, com suas variantes como celular, papilar, células claras, misto e mixopapilar. Por fim, o grau III refere-se ao ependimoma anaplásico. No entanto, na última década, houve um progresso na caracterização das alterações moleculares associadas aos ependimomas, incorporadas na última classificação dos tumores do SNC da OMS.[11] No compartimento infratentorial, foram divididos em PFA e PFB, com características genéticas, clínicas e prognósticas distintas. Os tumores do grupo PFA ocorrem em pacientes mais jovens e, em geral, apresentam pior prognóstico, enquanto aqueles do grupo PFB predominam em pacientes com idade mais avançada, com melhores taxas de sobrevida.[24]

O quadro de apresentação clínica é variável, conforme a localização da lesão, destacando-se sinais de HIC para lesões de fossa posterior. Hidrocefalia secundária à obstrução do quarto ventrículo é comum nesses pacientes. A infiltração do assoalho do quarto ventrículo resulta, por vezes, em paralisia de nervos cranianos, do VI ao XI.

Do ponto de vista radiológico, são lesões homogêneas ou heterogêneas na TC, com a presença de pequenos cistos, calcificações focais em até metade dos casos e hemorragia macroscópica em pequena parte destes. Na RM, são lesões hipointensas em relação ao parênquima em T1, hiperintensas em T2, muitas vezes, com áreas focais de restrição (Fig. 24-3). A avaliação do neuroeixo é mandatória, pré ou pós-operatória, uma vez que estas lesões apresentem risco importante de disseminação liquórica, implicando no estadiamento, no prognóstico e no tratamento.

A cirurgia desempenha um papel primordial no controle local do tumor e a extensão da ressecção é o fator prognóstico independente relatado de maneira mais consistente na literatura.[25] O resultado favorável de pacientes sem doença residual e a grande diferença em sobrevida entre pacientes submetidos a ressecção completa e aqueles submetidos a ressecção subtotal (até 50% em algumas séries) introduziram os conceitos de *debulking* agressivo e "segunda cirurgia".[25]

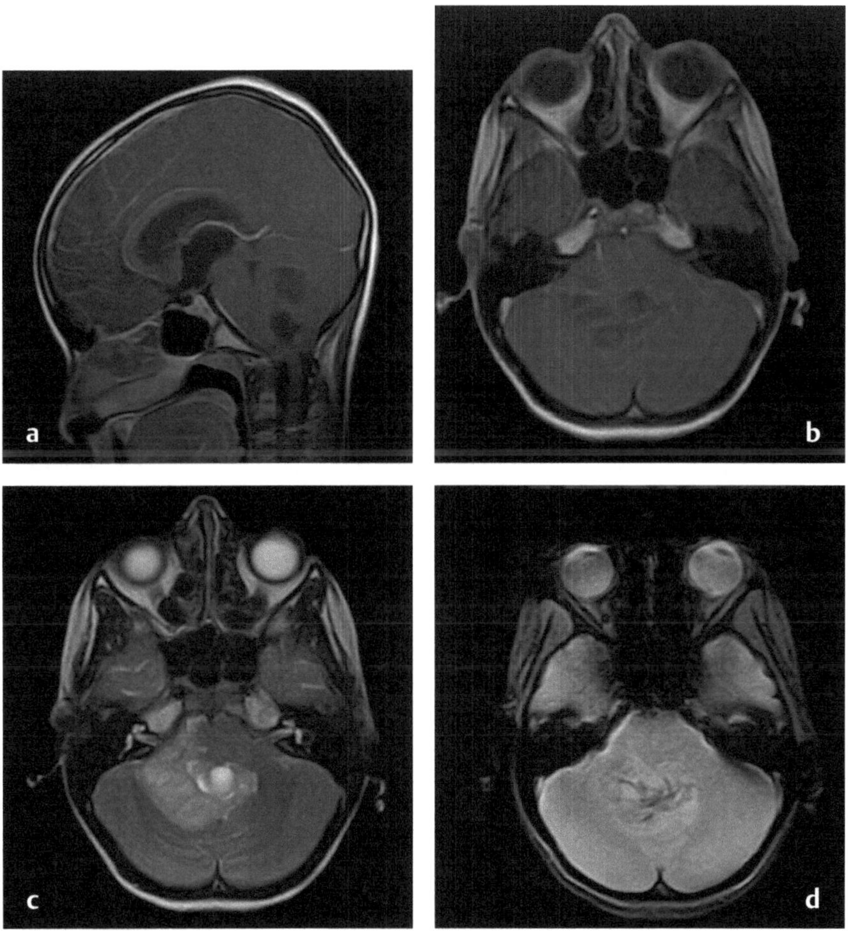

Fig. 24-3. RM de paciente com ependimoma de fossa posterior. (**a**) Imagem em corte sagital evidenciando lesão predominantemente sólida, com captação heterogênea pelo meio de contraste; (**b**) imagem em corte axial após injeção de gadolínio demonstrando extensão para o forame de Luschka direito; (**c**) imagem ponderada em T2 demonstrando lesão heterogênea com áreas isointensas e hiperintensas, envolvendo recesso lateral; (**d**) hipossinal central compatível com micro-hemorragias no SWI; *(Continua)*

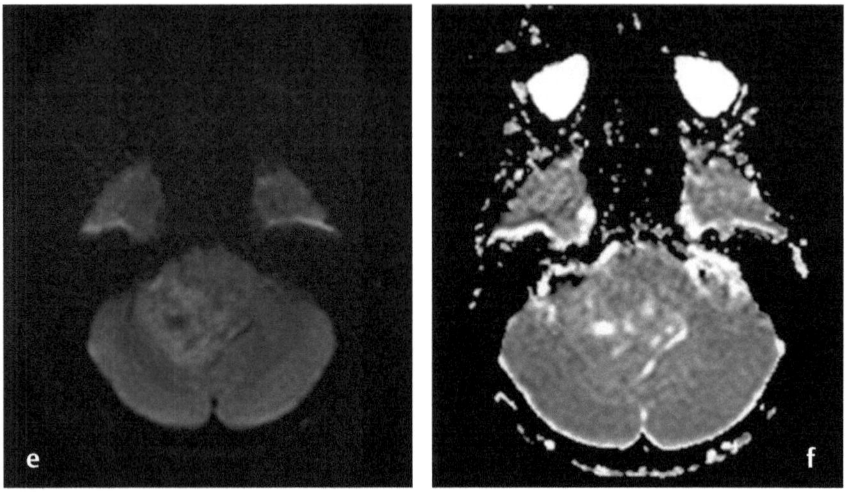

Fig. 24-3. *(Cont.)* (**e**) lesão hiperintensa no DWI; (**f**) hipointensidade do componente sólido no mapa de ADC. (Fonte: Arquivo pessoal do autor.)

Em tumores intracranianos de grau II, a radioterapia deve ser considerada, principalmente frente a lesões residuais irressecáveis. Em tumores de grau III, a radioterapia é sempre indicada. Radioterapia de neuroeixo é indicada para os pacientes com evidência de disseminação tumoral na RM ou no LCR (citologia oncótica positiva). Em contraste com a cirurgia e a radioterapia, o papel da quimioterapia no manejo do ependimoma permanece incógnito, apesar da extensa investigação. A sobrevida média em 5 anos é de, aproximadamente, 60% a 89%, quando possível a ressecção completa, e de 21% a 46%, quando a ressecção for incompleta.

Gliomas de Tronco Cerebral

Os gliomas de tronco cerebral são tumores heterogêneos, representando de 10% a 20% de todos os tumores do SNC em crianças, e consistem em tumores focais, geralmente gliomas de baixo grau, e tumores intrínsecos difusos, que comumente envolvem a ponte e são lesões de alto grau. Em crianças, a idade média ao diagnóstico é de 5 a 9 anos.[9] O único fator de risco hereditário conhecido para gliomas de tronco cerebral, tanto de baixo quanto de alto grau, é a NF1. Avanços nas técnicas de imagem e a dificuldade em obter uma amostra de biópsia satisfatória tornam a análise dos estudos de imagem crucial no diagnóstico desses tumores.

A apresentação clínica depende das estruturas acometidas, mas, geralmente, apresentam-se com a combinação de acometimento de múltiplos nervos cranianos, envolvimento de vias longas, além de ataxia. Apenas 10% são diagnosticados em razão de hidrocefalia hipertensiva.

São divididos em duas grandes categorias: tumores difusos intrínsecos e tumores focais ou exofíticos.

Gliomas Difusos de Linha Média

Os gliomas difusos de tronco são representados em sua maioria pelos tumores previamente denominados "gliomas pontinos difusos", devido sua localização preferencial na ponte. Estudos recentes evidenciaram que cerca de 80% dos gliomas difusos de tronco abrigam mutações na posição K27 em um dos genes que codificam histonas, e essas mutações foram utilizadas para classificá-los como "gliomas difusos de linha média, com alteração H3K27" a partir de 2021.

Os gliomas de linha média com alteração em H3K27 são tipicamente tumores de alto grau (OMS grau 4), associados à infiltração local e um péssimo prognóstico.[5] Classicamente, são diagnosticados radiologicamente e tratados sem biópsia. No entanto, em casos atípicos em que há dúvidas sobre o diagnóstico, a biópsia deve ser considerada. Além disso, existe uma discussão constante na literatura sobre biópsia rotineira de tais lesões, com objetivo de pesquisa molecular e inclusão em ensaios clínicos para terapia-alvo.

O glioma difuso de tronco demonstra uma taxa de sobrevida inferior a 1% em 5 anos.[26] Além disso, muitos dos sobreviventes apresentam comprometimento cognitivo moderado ou grave, provavelmente devido à radioterapia, além dos efeitos adversos secundários à administração prolongada de corticoides. A radioterapia é o único tratamento com algum benefício estabelecido em alterar o curso clínico desses tumores e fornece melhora sintomática em alguns casos.

Gliomas Exofíticos de Tronco

Com base nos achados de RM e observações feitas durante cirurgias de glioma de tronco cerebral, Epstein introduziu um sistema de classificação, categorizando os gliomas de tronco cerebral em três tipos: exofíticos, intrínsecos e disseminados.[6] Na classificação de Epstein, um tumor exofítico dorsal refere-se a um tipo específico de tumor focal cujo crescimento é limitado por fibras vizinhas, fazendo com que ele mude sua direção de crescimento para o quarto ventrículo através do epêndima. A maioria desses tumores é classificada como astrocitomas de baixo grau.

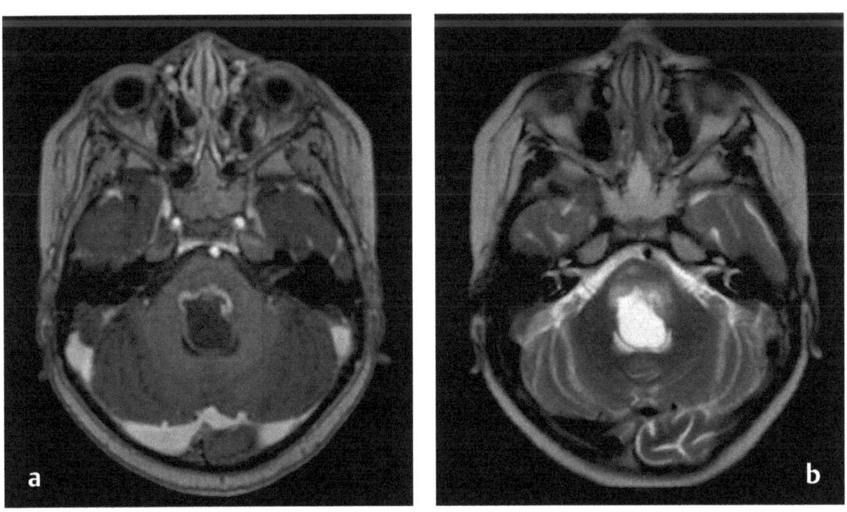

Fig. 24-4. Imagens comparativas de um astrocitoma pilocítico exofítico dorsal (**a-c**) e de um glioma difuso de linha média, com alteração em H3K27 (**d-f**). (**a**) Imagem axial ponderada em T1 com contraste, mostrando um astrocitoma pilocítico de linha média surgindo do aspecto dorsal da junção pontomedular e estendendo-se posteriormente para o quarto ventrículo. (**b**) Imagem axial ponderada em T2 exibindo uma lesão hiperintensa, com componente cístico predominante. *(Continua)*

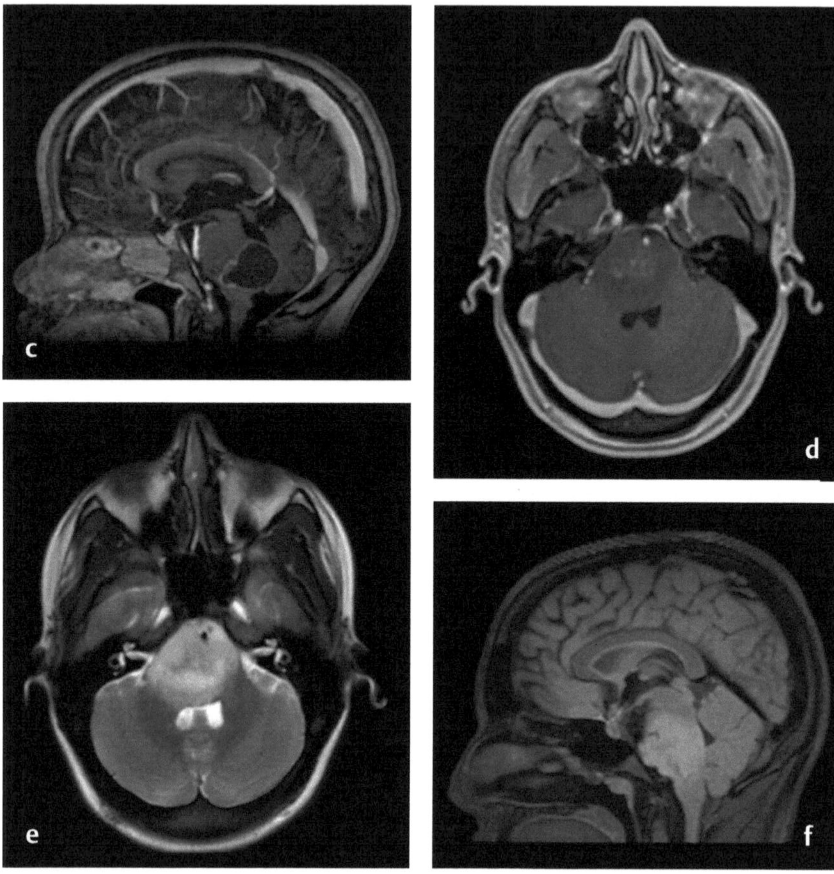

Fig. 24-4. *(Cont.)* (**c**) Imagem sagital demostrando a extensão da lesão até o quarto ventrículo. (**d**) Imagem axial ponderada em T1 com gadolínio evidenciando uma lesão expansiva centrada na ponte com mínimo realce de contraste. (**e**) Imagem axial ponderada em T2 demonstrando uma lesão tumefativa com sinal hiperintenso envolvendo a artéria basilar. (**f**) Imagem sagital FLAIR mostra uma expansão difusa da ponte com extensão exofítica para a cisterna pré-pontina. (Fonte: Arquivo pessoal do autor.)

A natureza exofítica dessas lesões e seu tipo histológico de baixo grau apoiam o potencial benefício da intervenção cirúrgica primária. No entanto, sua infiltração no assoalho do quarto ventrículo geralmente impede a excisão completa do tumor, e o monitoramento intraoperatório é mandatório para uma ressecção segura. Embora a ressecção seja frequentemente incompleta, a maioria das crianças tem um prognóstico favorável. A radioterapia de rotina pós-operatória não é recomendada e deve ser considerada apenas para os casos excepcionais que envolvem lesões de alto grau ou lesões de baixo grau que apresentam rápida progressão após a ressecção inicial. A recorrência da doença pode ser tratada por meio de nova cirurgia, radioterapia, quimioterapia e, em casos específicos, terapias-alvo.

Além dos astrocitomas de baixo grau, os gangliogliomas também são identificados nesta área. As estratégias para o diagnóstico e o tratamento desses tumores assemelham-se às empregadas para os astrocitomas de baixo grau. Cerca de 60% dos gangliogliomas possuem a mutação BRAF V600E, tornando-os candidatos adequados para a terapia combinada com inibidores MEK/BRAF em certas circunstâncias.

Tumores de Células Germinativas

Os tumores de células germinativas (TCG) intracranianos são um subconjunto de TCGs extragonadais que surgem no SNC, sem evidência de um tumor primário nos testículos ou ovários. Os TCGs intracranianos apresentam predileção pela linha média, como as regiões pineal e suprasselar. Cerca de 80% dos tumores estão nas proximidades do terceiro ventrículo, com a região da pineal sendo a mais comum. Eles afetam principalmente adolescentes e adultos jovens, com um pico de incidência na segunda década de vida e predominância para o sexo masculino (2:1). Incluem-se duas categorias de tumores: germinomas e tumores não germinomatosos. Os germinomas compreendem 60% a 65% de todos os TCGs intracranianos pediátricos. Os TCGs mistos representam aproximadamente 25% dos tumores não germinomatosos e são mais comumente uma combinação de germinoma e teratoma.[27]

O manejo inicial na suspeita de TCGs intracranianos difere da maioria dos outros tumores cerebrais primários, uma vez que a ressecção máxima segura geralmente não é realizada como procedimento inicial. Os TCGs surgem em locais profundos e de linha média, os quais podem não ser passíveis de ressecção radical sem alto risco de morbidade cirúrgica. Além disso, mais da metade dos TCGs são germinomas, que não necessitam de ressecção cirúrgica, porque são extremamente sensíveis à radioterapia e quimioterapia. A biópsia é, portanto, o primeiro passo no diagnóstico de TCGs intracranianos.[28] Exceções incluem casos de germinoma bifocal e TCGs não germinomatosos com elevação de alfafeto proteína (AFP) ou β-hCG, nos quais o tratamento pode ser iniciado sem confirmação tecidual, embora não haja consenso na literatura.[28]

Germinomas

São tumores comuns da região da pineal em adolescentes e adultos jovens. A aparência típica dos germinomas na TC é de lesão bem-definida, isoatenuante ou hiperatenuante em relação ao córtex, frequentemente localizada na região da pineal ou suprasselar, com impregnação pelo contraste. Na RM, geralmente são tumores bem circunscritos, arredondados ou ovais, que apresentam isossinal ou hipossinal em relação ao córtex em T1 e T2, com áreas císticas e calcificação, podendo apresentar difusão restrita decorrente da alta celularidade. A impregnação pelo agente paramagnético é intensa e geralmente homogênea.

Esta lesão apresenta grande propensão a se disseminar pelo liquor, o que requer a avaliação de todo o neuroeixo. Podem também ocorrer lesões sincrônicas na região da pineal e suprasselar. O diagnóstico é essencialmente histológico. São tumores com bom prognóstico (sobrevida em 5 anos de 80-90%) e extremamente radiossensíveis, sendo a radioterapia associada à quimioterapia o tratamento-padrão.

Não Germinomas

Os tumores não germinomatosos compreendem alguns subtipos tumorais: tumor de saco vitelínico, coriocarcinoma, carcinoma embrionário e teratomas maduro e imaturo. O tumor do saco vitelínico apresenta altos níveis de AFP sérica e liquórica, e valores superiores a 1.000 ng/mL são sugestivos destes tumores. Os coriocarcinomas apresentam altos níveis de β-hCG. Teratomas e carcinomas embrionários podem apresentar níveis variados destes marcadores.

Craniofaringioma

Os craniofaringiomas são tumores sólidos ou sólido-císticos que surgem a partir de remanescentes da bolsa de Rathke ao longo de uma linha que vai da nasofaringe ao diencéfalo. É um tumor benigno, extra-axial, epitelial, envolvendo as regiões selar e/ou suprasselar. Corresponde a apenas 3% dos tumores intracranianos na infância, porém representa cerca de 50% dos tumores localizados na região suprasselar. Existe uma distribuição bimodal, com um pico de incidência em crianças entre 5 e 14 anos e um segundo pico em adultos entre 50 a 75 anos de idade. Os craniofaringiomas podem ser divididos em dois tipos histopatológicos: adamantinomatoso e papilífero. O tumor adamantinomatoso é o mais comum e ocorre preferencialmente em crianças. O tumor induz uma cápsula glial e emite projeções no parênquima adjacente, tornando a ressecção completa difícil e a taxa de recidiva alta.[29] O tumor papilífero é mais comum em adultos.

Por serem tumores benignos e de crescimento lento, os sinais e sintomas geralmente instalam-se insidiosamente. Os sintomas visuais ocorrem em aproximadamente 30% das crianças, decorrentes da compressão do quiasma óptico pelas artérias do complexo comunicante anterior. O déficit visual predominante é a hemianopsia bitemporal. Disfunção endocrinológica pode estar presente em todos os grupos etários, levando a atraso de crescimento (30%), *diabetes insipidus* (25%), hipotireoidismo, impotência ou amenorreia. Alguns pacientes apresentam sinais de HIC secundária a hidrocefalia obstrutiva por invasão ou compressão do terceiro ventrículo.

O aspecto à TC é característico – são lesões lobuladas, sólido-císticas (90% têm componente cístico), parcialmente calcificadas (90%), podendo ser calcificações linear e periférica nos cistos, ou mesmo grosseira na porção sólida. Em 90% dos casos, há impregnação da porção sólida após a infusão endovenosa de contraste. Na RM, o conteúdo cístico pode ser isointenso ou hiperintenso em relação ao parênquima em T1, na dependência de menor ou maior conteúdo proteico. Em T2, tanto o componente cístico quanto o componente sólido apresentam hipersinal; no entanto, o componente cístico apresenta sinal mais alto que o componente sólido. Tanto as porções sólidas quanto as paredes císticas impregnam intensamente pelo agente paramagnético. Estas lesões, quando volumosas, tendem a envolver e encarcerar os vasos sanguíneos.

A avaliação radiológica do grau de envolvimento hipotalâmico é outra forma de classificar os craniofaringiomas. É provavelmente a mais significativa, pois influencia na estratégia de tratamento. São classificados em três tipos:

- *Tipo 0:* sem evidência de envolvimento.
- *Tipo 1:* envolvimento parcial, com hipotálamo deformado e deslocado, mas ainda visível.
- *Tipo 2:* envolvimento total, hipotálamo não visível.

A cirurgia permanece como o foco central do tratamento, sendo o objetivo final a ressecção completa da lesão e cura do paciente. Contudo, a alta taxa de morbidade, gerada por ressecções radicais, como disfunção hipotalâmica e declínio cognitivo grave, associada ao alto índice de recidiva, gera debate sobre qual a melhor estratégia a ser adotada. O tratamento dos craniofaringiomas deve ser individualizado, com base nas condições clínicas do paciente e radiológica da lesão. A terapia inicia-se mediante a avaliação endocrinológica completa, visual e clínica do paciente. Disfunções hipotalâmicas (hiperfagia/obesidade, distúrbios da homeostase, distúrbios de memória) devem ser diagnosticadas e, se possível, tratadas previamente ao procedimento cirúrgico. As características de imagem definem o acesso cirúrgico e a estratégia de tratamento a ser adotada.

Os avanços significativos nas técnicas neurocirúrgicas diminuíram significativamente a morbimortalidade associada à ressecção cirúrgica, tornando a ressecção agressiva viável em mais casos. Ao mesmo tempo, melhorias nas técnicas de radioterapia permitiram a entrega mais precisa de radiação ao alvo tumoral, minimizando danos a tecidos neurais adjacentes, e terapias-alvo moleculares surgiram para tumores papilares.

Na presença de lesões císticas volumosas que comprimem estruturas visuais ou hipotalâmicas ou determinam obstrução sintomática do terceiro ventrículo, pode-se adotar alguma terapia para redução do cisto, como implante de cateter com reservatório subcutâneo e subsequente aspiração. Essa estratégia é geralmente adotada em crianças muito pequenas. Ainda assim, a remoção cirúrgica do tumor é o tratamento mais definitivo. Terapias intracísticas, como o uso de alfainterferon, também podem ser utilizadas nos tumores predominantemente císticos, especialmente na recidiva, através do implante de cateter com reservatório subcutâneo.

Lesões consideradas completamente ressecadas pelo cirurgião podem ser acompanhadas somente com imagens seriadas. Nos casos de ressecção incompleta, a radioterapia estereotáxica conformacional e a radiocirurgia são opções de tratamento adjuvante. A radioterapia reduz significativamente o risco de recorrência local.

As maiores séries pediátricas relatam exérese total das lesões em 55,3% a 90%, com recidiva entre 7% e 53%. A mortalidade em 15 anos pode variar de 3,7% a 17%. Distúrbios endocrinológicos são a principal causa de morbidade e mortalidade, *diabetes insipidus* em 76% a 94% dos pacientes (mesmo em forma transitória), pan-hipopituitarismo em até 80% e a obesidade hipotalâmica em 14% a 62%. Deterioração neuropsicológica pode ser observada em até 15% dos pacientes. Os distúrbios visuais, geralmente, têm melhora com a descompressão das vias ópticas (68%), contudo uma pequena parcela dos pacientes pode ter piora após a cirurgia (21%).

CONCLUSÃO

Em resumo, os tumores pediátricos do SNC representam um desafio complexo de diagnóstico e tratamento. Avanços significativos em técnicas cirúrgicas, radioterapia e terapias direcionadas têm melhorado as perspectivas de tratamento e sobrevida. No entanto, o manejo desses tumores requer uma abordagem multidisciplinar cuidadosa, considerando não apenas a eficácia do tratamento, mas também a qualidade de vida a longo prazo das crianças.

PONTOS-CHAVE

- Os tumores do SNC são os tumores mais comuns em crianças de 0 a 19 anos e a principal causa relacionada com o câncer em crianças de 0 a 14 anos.
- Os tumores malignos do SNC predominam em relação aos benignos em crianças e adolescentes. A ressonância magnética de crânio, com contraste, é a principal ferramenta para o diagnóstico.
- Gliomas representam aproximadamente 50% dos tumores do SNC em crianças.
- O meduloblastoma é o tumor cerebral maligno mais comum na infância, ocorre na fossa posterior, está comumente associado à hidrocefalia obstrutiva, apresenta marcada restrição à difusão na RM de crânio e tem um prognóstico variável de acordo com o subtipo molecular.

- Astrocitomas pilocíticos são os gliomas mais comuns na infância, com pico de incidência entre 5 e 9 anos, principal localização no hemisfério cerebelar, com aparência sólido-cística, sendo a cirurgia a principal modalidade de tratamento.
- Ependimoma é um tipo de glioma que ocorre mais comumente na fossa posterior em crianças no qual a extensão da ressecção é o fator prognóstico independente relatado de maneira mais consistente na literatura.
- Os gliomas de tronco cerebral são tumores heterogêneos, representam de 10% a 20% de todos os tumores do SNC em crianças, são divididos em tumores focais, geralmente gliomas de baixo grau, e tumores intrínsecos difusos, que comumente envolvem a ponte e são lesões de alto grau.
- Os tumores de células germinativas intracranianos exibem predileção pela linha média, como as regiões pineal e suprasselar e apresentam um manejo particular, sendo classificados em germinomas e tumores não germinomatosos.
- Os craniofaringiomas são tumores que surgem a partir de remanescentes da bolsa de Rathke, com pico de incidência em crianças de 5 a 14 anos e são classificados em adamantinomatosos e papilíferos.

REFERÊNCIAS BIBLIOGRÁFICAS

1. Feliciano SVM, Santos M de O, Pombo-de-Oliveira MS. Cancer Incidence and Mortality among Children and Adolescents: a Narrative Review. Rev Bras Cancerol. 2018;64(3):385-91.
2. Ostrom QT, Price M, Neff C, Cioffi G, Waite KA, Kruchko C, et al. CBTRUS Statistical Report: Primary Brain and Other Central Nervous System Tumors Diagnosed in the United States in 2016-2020. Neuro Oncol. 2023;25:IV1-99.
3. Parkin DM, Stiller CA, Draper GJ, Bieber CA. The international incidence of childhood cancer. Int J Cancer. 1988;42(4):511-20.
4. Arai K, Sato N, Aoki J, Yagi A, Taketomi-Takahashi A, Morita H, et al. MR signal of the solid portion of pilocytic astrocytoma on T2-weighted images: Is it useful for differentiation from medulloblastoma? Neuroradiology. 2006 Apr;48(4):233-7.
5. Formentin C, Joaquim AF, Ghizoni E. Posterior fossa tumors in children: current insights. Eur J Pediatr. 2023 Nov;182(11):4833-4850.
6. Epstein FJ, Farmer JP. Brain-stem glioma growth patterns. J Neurosurg. 1993 Mar.;78(3):408-12.
7. Evans DG, Howard E, Giblin C, Clancy T, Spencer H, Huson SM, et al. Birth incidence and prevalence of tumor-prone syndromes: estimates from a UK family genetic register service. Am J Med Genet A. 2010 Feb.;152A(2):327-32.
8. Haimi M, Nahum MP, Arush MW Ben. Delay in diagnosis of children with cancer: A retrospective study of 315 children. Pediatr Hematol Oncol. 2004 Jan-Feb;21(1):37-48.
9. Pollack IF, Jakacki RI. Childhood brain tumors: Epidemiology, current management and future directions. Nat Rev Neurol [Prieiga per internetą]. 2011;7(9):495-506.
10. Wilne S, Koller K, Collier J, Kennedy C, Grundy R, Walker D. The diagnosis of brain tumours in children: A guideline to assist healthcare professionals in the assessment of children who may have a brain tumour. Arch Dis Child. 2010;95(7):534-9.
11. Louis DN, Perry A, Wesseling P, Brat DJ, Cree IA, Figarella-Branger D, et al. The 2021 WHO classification of tumors of the central nervous system: A summary. Neuro Oncol. 2021 ;23(8):1231-51.
12. Ostrom QT, Gittleman H, Truitt G, Boscia A, Kruchko C, Barnholtz-Sloan JS. CBTRUS statistical report: Primary brain and other central nervous system tumors diagnosed in the United States in 2011-2015. Neuro Oncol. 2018;20:iv1-86.
13. Millard NE, De Braganca KC. Medulloblastoma. J Child Neurol. 2016;31(12):1341-53.

14. Louis DN, Ohgaki H, Wiestler OD, Cavenee WK, Burger PC, Jouvet A, et al. The 2007 WHO classification of tumours of the central nervous system. Acta Neuropathol. 2007;114(2):97-109.
15. Taylor MD, Northcott PA, Korshunov A, Remke M, Cho YJ, Clifford SC, et al. Molecular subgroups of medulloblastoma: The current consensus. Acta Neuropathol. 2012;123(4):465-72.
16. Zeltzer PM, Boyett JM, Finlay JL, Albright AL, Rorke LB, Milstein JM, et al. Metastasis stage, adjuvant treatment, and residual tumor are prognostic factors for medulloblastoma in children: conclusions from the Children's Cancer Group 921 randomized phase III study. J Clin Oncol Off J Am Soc Clin Oncol. 1999;17(3):832-45.
17. Michalski JM, Janss AJ, Vezina LG, Smith KS, Billups CA, Burger PC, et al. Children's Oncology Group Phase III Trial of Reduced-Dose and Reduced-Volume Radiotherapy With Chemotherapy for Newly Diagnosed Average-Risk Medulloblastoma. J Clin Oncol. 2021 ;39(24):2685-97.
18. Sridhar K, Sridhar R, Venkatprasanna G. Management of posterior fossa gliomas in children. J Pediatr Neurosci. 2011;6(Suppl 1):S72-7.
19. Desai KI, Nadkarni TD, Muzumdar DP, Goel A. Prognostic factors for cerebellar astrocytomas in children: A study of 102 cases. Pediatr Neurosurg. 2001 Dec;35(6):311-7.
20. Reitman ZJ, Paolella BR, Bergthold G, Pelton K, Becker S, Jones R, et al. Mitogenic and progenitor gene programmes in single pilocytic astrocytoma cells. Nat Commun [2019 Aug 19;10(1):3731.
21. Miklja Z, Pasternak A, Stallard S, Nicolaides T, Kline-Nunnally C, Cole B, et al. Molecular profiling and targeted therapy in pediatric gliomas: Review and consensus recommendations. Neuro Oncol. 2019;21(8):968-80.
22. Sasaki A, Hirato J, Hirose T, Fukuoka K, Kanemura Y, Hashimoto N, et al. Review of ependymomas: assessment of consensus in pathological diagnosis and correlations with genetic profiles and outcome. Brain Tumor Pathol. 2019;36(2):92-101.
23. Taylor MD, Poppleton H, Fuller C, Su X, Liu Y, Jensen P, et al. Radial glia cells are candidate stem cells of ependymoma. Cancer Cell. 2005;8(4):323-35.
24. Archer TC, Pomeroy SL. Posterior Fossa Ependymomas: A Tale of Two Subtypes. Cancer Cell. 2011 Aug;20(2):133-4.
25. Pajtler KW, Mack SC, Ramaswamy V, Smith CA, Witt H, Smith A, et al. The current consensus on the clinical management of intracranial ependymoma and its distinct molecular variants. Acta Neuropathol. 2017;133(1):5-12.
26. Cooney T, Lane A, Bartels U, Bouffet E, Goldman S, Leary SES, et al. Contemporary survival endpoints: An international diffuse intrinsic pontine glioma registry study. Neuro Oncol. 2017 Sep;19(9):1279-80.
27. Hoffman HJ, Otsubo H, Hendrick EB, Humphreys RP, Drake JM, Becker LE, et al. Intracranial germ-cell tumors in children. J Neurosurg. 1991;74(4):545-51.
28. Frappaz D, Dhall G, Murray MJ, Goldman S, Faure Conter C, Allen J, et al. EANO, SNO and Euracan consensus review on the current management and future development of intracranial germ cell tumors in adolescents and young adults. Neuro Oncol. 2022 Apr;24(4):516-27.
29. Garrè ML, Cama A. Craniopharyngioma: modern concepts in pathogenesis and treatment. Curr Opin Pediatr. 2007 Aug;19(4):471-9.

SÍNDROME DA MEDULA PRESA

CAPÍTULO 25

Bianca Gomes Wanderley ▪ Enrico Ghizoni
Andrei Fernandes Joaquim

INTRODUÇÃO

A síndrome da medula presa (SMP) é definida por uma disfunção do cone medular (CM) e da medula espinhal anormalmente baixa, induzida por tração, em decorrência do ancoramento a estruturas inelásticas, o que resulta em alterações funcionais nos neurônios motores e sensitivos.[1-5]

FISIOPATOLOGIA

A medula espinhal é sustentada e protegida dentro do canal espinhal pelos ligamentos denteados, que se estendem desde a junção craniocervical até o nível de T12/L1.[2] Tais ligamentos tracionam a medula durante o crescimento da coluna vertebral e a estabilizam durante os movimentos de flexão e extensão (Fig. 25-1). Na região do cone e caudalmente à medula, a sustentação e a estabilização são feitas pelo *filum terminale* (FT), que se estende do final do CM até o cóccix.[6,7]

Anomalias localizadas na região lombossacra, sejam distúrbios congênitos, como os diversos tipos de disrafismos espinhais (lipomas espinhais, mielomeningocele, diastematomielia) ou adquiridos (tumores, traumas ou infecções), que acometam o CM e/ou FT, podem levar ao ancoramento, com tração progressiva da porção caudal da medula espinhal, resultando em isquemia.[6,7]

Sabe-se então que a fisiopatologia da SMP está diretamente relacionada com o comprometimento do metabolismo oxidativo na medula espinhal afetada. Além disso, também pode haver efeito compressivo local associado, a depender da causa subjacente.[7]

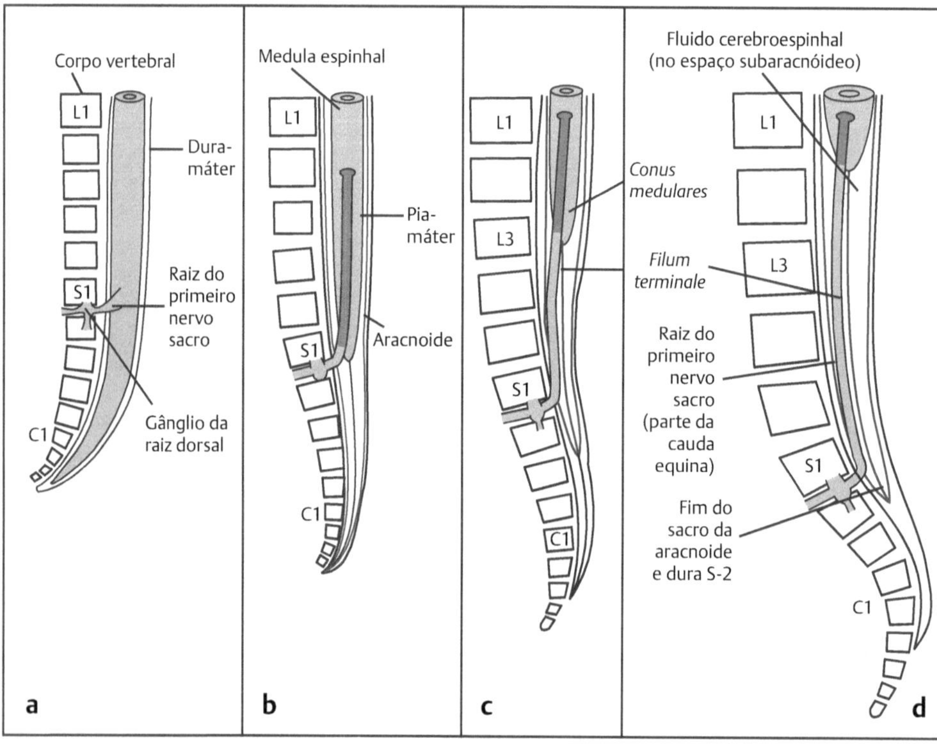

Fig. 25-1. Formação e ascensão da medula espinhal, cone medular (CM) e *filum terminale* (FT) durante o crescimento. (**a**) Durante o período embrionário, entre a terceira e quarta semanas de gestação, ocorre a neurulação primária com o fechamento do tubo neural. (**b**) Durante a neurulação secundária, ocorre o processo de regressão caudal com diversas cavitações na massa celular caudal, levando à formação do CM e FT. (**c**) Progressivamente, durante a gestação, a medula é tracionada pelos ligamentos denteados com alongamento das raízes e do FT. (**d**) Ao nascimento, o cone medular encontra-se na altura do disco intervertebral L1-L2.

QUADRO CLÍNICO

O quadro clínico instala-se de forma crônica e progressiva, com a proeminência dos sintomas sendo vista com o crescimento da criança (fases de estirão entre 2 e 5 anos e durante a puberdade), devido ao aumento na tensão entre o ponto de fixação caudal e o último par de ligamentos denteados. Entretanto, podem aparecer sintomas de forma aguda, após traumas.[3,5,8,9] A SMP inclui sintomas neurológicos (fraqueza nos membros inferiores e alteração de marcha); urológicos (bexiga neurogênica, incontinência e infecções do trato urinário), e alterações ortopédicas (deformidades dos membros inferiores e escoliose). O curso clínico varia conforme a idade. Na primeira infância predominam os distúrbios de marcha, já na adolescência, queixa de dores nas costas e nas pernas, que podem ser agravadas por exercícios que provocam flexoextensão da coluna.[2,5,10,11] Os principais sintomas e sinais estão descritos no Quadro 25-1.

Quadro 25-1. Principais sintomas da SMP segundo a idade[2]

Infância	Adolescentes/adultos
Distúrbios de marcha	Relacionado com estiramento do cone por exercício físico intenso ou trauma
Perda de força e deformidades nos membros inferiores	Escoliose
Incontinência esfincteriana	Perda de sensibilidade e força em membros inferiores
Raramente dor	Dor – sintoma mais comum

Quadro 25-2. Estigmas cutâneos relacionados com disrafismo espinhal[12,13]

Alta probabilidade de disrafismo subjacente	Baixa probabilidade
Hipertricose	Malformação capilar (mancha em vinho do Porto)
Dimples tipos II e III	Telangiectasia
Apêndices cutâneos	Hiperpigmentação
Lipomas subcutâneos	Nevos melanocíticos
Hemangioma	Dimples tipo I
Aplasia cútis ou cicatriz	
Cisto ou seio dermoide	

Ainda como parte do quadro clínico, podem ser evidenciadas anormalidades cutâneas na região lombossacra, que aumentam a suspeição diagnóstica para presença de um disrafismo espinhal oculto, sendo este uma das principais causas da SMP. Dentre esses estigmas cutâneos, alguns apresentam alta probabilidade de associação com disrafismos subjacentes, outros menos, como demonstrado no Quadro 25-2.[12,13]

As fóveas sacrais, também conhecidas como *dimples*, são os achados mais comuns. Contudo, apenas uma pequena parcela está relacionada com disrafismos espinhais e SMP. As fóveas podem ser classificadas em tipo I (dentro do sulco interglúteo, < 2,5cm da borda anal), tipo II (no final do sulco interglúteo e com deformidade do sulco em pescoço de ganso) e tipo III (distante do sulco interglúteo associado a apêndice, lipoma, pigmentação anormal e prega glútea desviada).[13] As fóveas classificadas como tipos II ou III estão relacionadas com disrafismo oculto e exigem investigação precoce (Fig. 25-2).

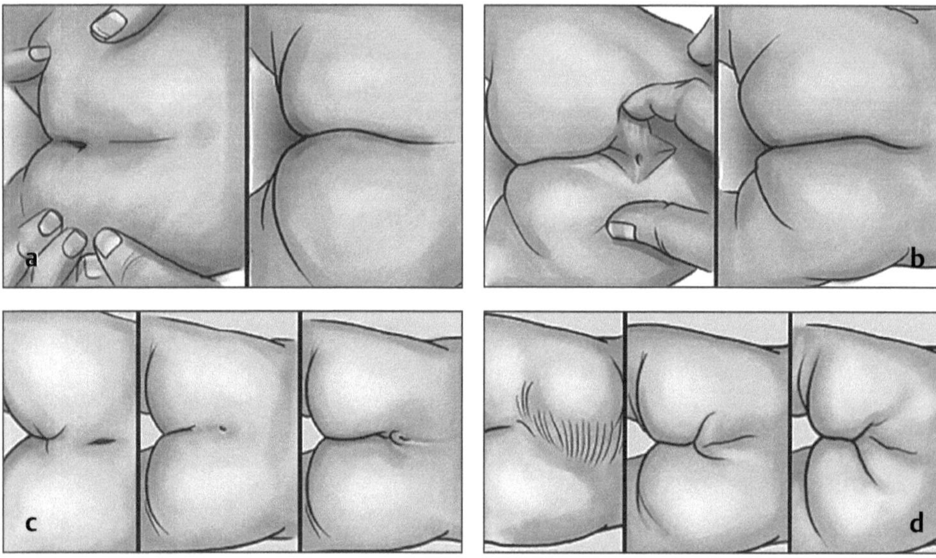

Fig. 25-2. Esquematização das fóveas sacrais ("dimples") e outros estigmas cutâneos. (**a**) Fóvea do tipo 1 – dentro do sulco interglúteo, próxima ao ânus, tem característica benigna, pouco associada à medula presa. (**b**) Fóvea do tipo 2 – no final do sulco interglúteo, formato do sulco em "pescoço de ganso", tem associação com medula presa, e deve ser investigado disrafismo oculto. (**c**) Fóvea do tipo 3 – acima do sulco interglúteo, pode estar associada a alterações cutâneas, como *nevus*, tufo de pelos, hemangiomas. Tem forte associação com medula presa e seio dermal congênito. (**d**) Presença de massa subcutânea sacral, apêndice cutâneo e sulco interglúteo bífido, todos fortemente associados a disrafismos ocultos. (Ver Prancha em Cores.)

DIAGNÓSTICO

É fundamental salientar a importância do alto índice de suspeição para o diagnóstico precoce, pois o quadro clínico pode não regredir, mesmo após completa liberação do ancoramento medular, principalmente quando já estiverem instalados os distúrbios esfincterianos.[11,14,15] A presença dos estigmas cutâneos de alta probabilidade para disrafismos ocultos, por si só, é recomendação para complementar investigação.[16,17]

A investigação radiológica é realizada com ressonância magnética (RM) das colunas lombossacra, torácica e cervical com sequências ponderadas T1 e T2.

Devemos ainda estar atentos ao diagnóstico de síndrome de medula presa oculta, na qual não há evidência radiográfica clara de um cone baixo, embora se apresente com as mesmas manifestações clínicas.[10]

A principal causa da SMP é congênita, secundária aos disrafismos espinhais. Os disrafismos espinhais podem, por sua vez, ser divididos em abertos e ocultos, diferenciados pela exposição ou não de tecido neural através de um defeito na pele.[2,12,15] A seguir comentaremos sobre alguns tipos de disrafismos espinhais, como exemplificado no Quadro 25-3.

Disrafismo Espinhal Aberto

Mielomeningocele (MMC) é o defeito do tubo neural aberto mais comum e ocorre pela falha da neurulação primária, durante a terceira e a quarta semanas de gestação. Ocorre herniação das meninges e da medula pelo defeito cutâneo, com o placódio neural se projetando

Quadro 25-3. Disrafismos espinhais[2,12,15]

Disrafismo aberto	Disrafismo oculto	
	Sem massa subcutânea	**Com massa subcutânea**
Mielomeningocele	Distúrbios do *filum terminale*	Meningocele
	Seio dermal	
Mielocele	Mielosquise limitada dorsal	Mielocistocele
Mielosquise	Cisto neuroentérico	Lipomas com defeito dural
	Diastematomielia	

acima do nível da pele devido a expansão do espaço subaracnoide. Há perda intermitente de líquido cefalorraquidiano (LCR) e a superfície do placódio costuma ser visível à inspeção (Fig. 25-3). A malformação de Chiari tipo II (herniação das tonsilas cerebelares e do tronco encefálico pelo forame magno) acompanha a MMC com frequência, bem como outras malformações do sistema nervoso central (SNC), como a agenesia do corpo caloso.[12,18]

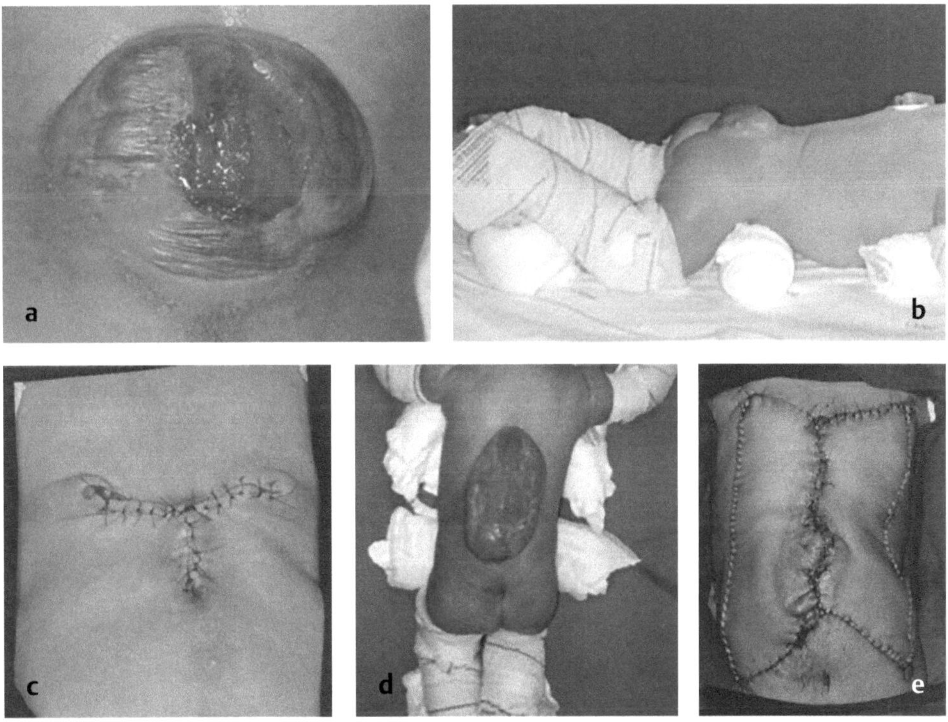

Fig. 25-3. (**a**) Mielomeningocele (MMC) sacral não rota, evidenciando o placódio com defeito cutâneo pequeno. (**b**) Posicionamento cirúrgico para correção da MMC, evidenciando pequeno defeito de pele na região sacral. (**c**) Fechamento primário da MMC sem necessidade de retalhos cirúrgicos. (**d**) Extensa MMC toracolombar com extenso defeito cutâneo. (**e**) Reparo com retalho *Keystone* realizado por cirurgião plástico.

A mielocele é outro tipo de defeito aberto, similar a MMC, porém sem dilatação cística do espaço subaracnoide, com o placódio localizado a nível da pele.[12]

A mieloesquise representa o espectro mais grave dos defeitos abertos, sendo caracterizada pela placa neural aberta com epêndima formando a camada externa, como resultado da falta de neurulação, sem um saco sobrejacente e com defeitos cutâneos mais extensos.[19,20] Em alguns casos, pode ocorrer herniação de parte da coluna vertebral (cifose congênita associada) juntamente com a medula e meninges.[21]

Os disrafismos abertos devem ser corrigidos de forma precoce não apenas para reduzir os riscos de infecção (meningite), mas também para propiciar a rápida reconstrução do tubo neural e meninges. No entanto, a presença do tecido cicatricial resultante da correção cirúrgica pode causar aderência da medula nas estruturas adjacentes,[18,22] agravando os sintomas em até 32% dos casos, principalmente entre o quinto e nono ano de vida, com acentuação da escoliose ou piora da bexiga neurogênica.[2] Por esse motivo, o acompanhamento deve ser periódico, com exame clínico e avaliação urodinâmica anuais, para detecção precoce da deterioração da continência.[18]

Disrafismo Espinhal Oculto

Sem Massa Subcutânea

Distúrbios do Filum Terminale

Após a neurulação secundária, ocorre ascensão do CM, que é permitida pelas propriedades elásticas do FT, até o nascimento, quando na maioria das crianças o cone se encontra no nível de L1-L2 (Fig. 25-1). Como descrito anteriormente, o FT tem função estabilizadora e protetora do CM, assim qualquer alteração na sua estrutura (perda da elasticidade) pode propiciar o desenvolvimento da SMP.[2,7]

Os distúrbios do FT mais comuns são: o *filum* lipomatoso, o *filum* espessado e o *filum* endurecido.[1,4,23] Os achados à RM mais frequentes são: cone medular baixo (normalmente abaixo de L2, embora um cone tão baixo quanto a placa superior de L3 possa ser considerado para crianças < 6 meses de idade); *filum* espessado maior do que 2 mm; e hipersinal em T1, no caso *filum* lipomatoso (que representa tecido adiposo infiltrado no mesmo)[10] (Fig. 25-4).

Segundo a nova classificação dos lipomas espinhais, que será detalhada na sessão "Lipomas com defeito dural", os distúrbios do FT são atualmente classificados como tipo IV, decorrentes de defeitos na fase final da neurulação secundária.[24]

Seio Dermal

Consiste em uma comunicação fistulosa revestida de epitélio escamoso estratificado, entre o SNC ou sua cobertura meníngea e a pele, com esse trato terminando na linha média ou próximo a esta. Resulta da disjunção focal incompleta entre o neuroectoderma e o ectoderma cutâneo, ainda durante a neurulação primária.[12,23]

Clinicamente, uma fóvea ou óstio na linha média são encontrados na superfície cutânea e são comumente associados a outros estigmas cutâneos de disrafismo espinhal. Também podem vir associados a tumores dermoides ou epidermoides intracanal.[12,17] A infecção de SNC é uma complicação frequente, podendo ser a causa de meningites de repetição na infância. E devido a esse risco, a exploração e o reparo cirúrgico estão indicados em todos os casos[2,12](Fig. 25-4).

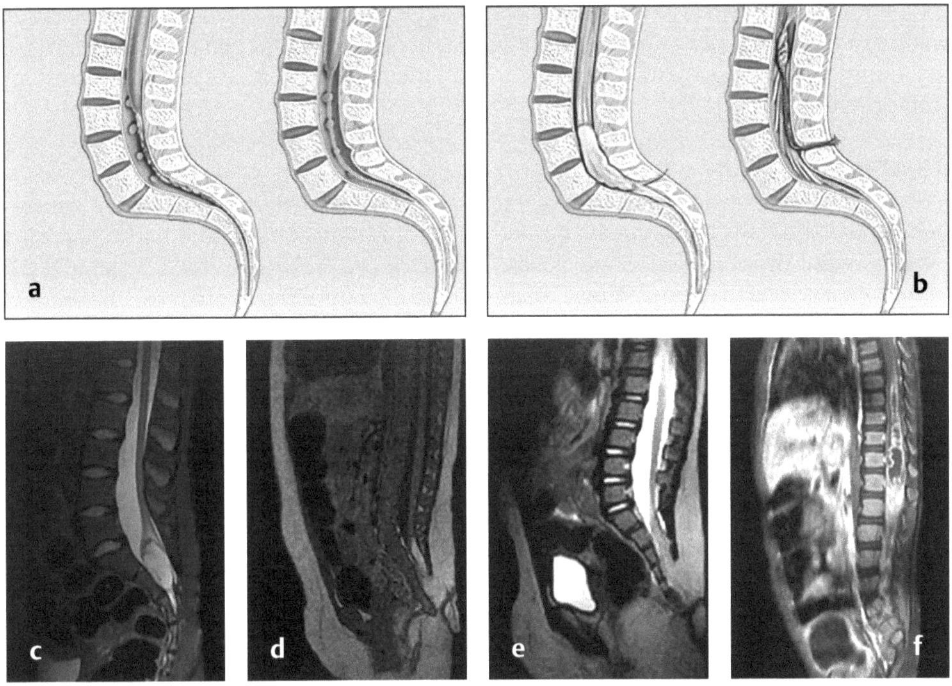

Fig. 25-4. Disrafismos espinhais ocultos. (**a**) Esquematização de um CM tracionado por um FT gorduroso (à esquerda) e um CM normal e tópico (à direita). (**b**) Esquematização de seio dermal congênito associada a tumor epidermoide (à esquerda) e sem tumor epidermoide (à direita). (**c**) Sequência sagital T2 com supressão de gordura de ressonância magnética (RM) evidenciando tumor epidermoide em CM baixo após correção de mielomeningocele ao nascimento. (**d**) Sequência sagital T1 de RM sem contraste, demonstrando CM em região sacral aderido à lipoma com defeito dural. (**e**) Sequência sagital T2 de RM demonstrando CM em região sacral aderido à lipoma com defeito dural. (**f**) Sequência T1 com contraste sagital de RM evidenciando abscesso intramedular e empiema subdural decorrentes de seio dermal congênito não diagnosticado com infecção secundária.

Mielosquise limitada dorsal

A mielosquise dorsal limitada é caracterizada pela presença de um trato fibroneural conectando uma lesão cutânea à medula espinhal subjacente. Diferentemente do seio dermal, na mielosquise limitada dorsal o trato não possui lúmen em seu interior, com defeito cutâneo fechado, e, portanto, com menores chances de infecção. Podem ser do tipo sacular, quando ocorre hidromielia concomitante desse trato, ou não sacular, esta última geralmente com estigmas cutâneos associados, em especial a chamada "marca de queimadura de cigarro". Devido ao ancoramento medular ao trato fibroneural, é comum o desenvolvimento dos sintomas característico da SMP.[12,25]

Cisto Neuroentérico

Ocorre durante a gastrulação como um defeito de integração da notocorda na linha média, e pode estar associado a diferentes malformações do trato gastrointestinal (duplicação intestinal e má rotações intestinais), cistos entéricos mediastinais e cistos mesentéricos intestinais.[12,23] Os cistos ocorrem predominantemente nas regiões cervical baixa e torácica alta seguidos pelos do CM. Podem ainda ser intra ou extradurais. O procedimento cirúrgico está reservado ao tratamento da SMP ou a eventuais cistos que comprimam a medula.[2]

Diastematomielia

É o distúrbio mais comum de integração da notocorda, gerando duas placas neurais, o que resulta na divisão da medula espinhal em duas porções longitudinais e paralelas. As duas hemicordas podem estar contidas em envelopes durais distintos e separadas por um septo osseocartilaginoso (tipo 1, mais comum); ou estarem contidas no mesmo saco dural e separadas por um septo fibroso (Tipo 2). Incide comumente nas regiões torácica baixa e lombar alta. Pode existir associação com estigmas cutâneos (tufos localizados de pelos ou depressão) e deformidades da coluna (escoliose).[12,21,23,25]

Com Massa Subcutânea

Meningocele

As meningoceles decorrem de defeitos na neurulação secundária, havendo uma herniação das meninges através de defeito nos arcos posteriores, sem herniação da medula. A localização mais comum é na coluna lombar ou sacral, apesar de meningoceles torácicas e até cervicais poderem ser encontradas. São recobertas por pele normal ou com algum grau de displasia, com boa transiluminação.[12,23] Geralmente o exame neurológico destas crianças é normal, sem distúrbios esfincterianos ou deformidades em membros inferiores.[2]

As meningoceles sacrais, apesar de tratadas neste tópico, são lesões ocultas e decorrem de distúrbio na embriogênese das células caudais. Estão associadas a anomalias retais, malformações do sistema geniturinário, anomalias vertebrais, cistos dermoides, teratomas e hamartomas.[17] Os cistos tendem a aumentar de tamanho progressivamente com a pulsação do LCR e podem comprimir as estruturas da cavidade pélvica.[23]

Mielocistocele

É um disrafismo complexo, provavelmente relacionado com a neurulação secundária, sendo caracterizada por uma herniação do canal central da medula, formando uma hidrossiringomielia terminal, através de um defeito vertebral posterior ou anterior, para dentro de uma meningocele.[12] A criança pode nascer sem déficits neurológicos, que podem instalar-se posteriormente, em razão da expansão do cisto e da progressão da hidromielia.[26]

Lipomas com Defeito Dural

Os lipomas espinhais estão entre as malformações mais comuns do desenvolvimento da coluna vertebral e podem ser decorrentes tanto de defeitos na neurulação primária, devido a uma disjunção prematura entre as ectodermes cutânea e neural, permitindo que células do mesênquima penetrem o canal vertebral, a dura-máter e a medula, ou na neurulação secundária.[23,24] Os lipomas lombares não são tumores verdadeiros, são apenas hamartomas. Como ficam aderidos à medula ou ao CM dentro do canal e ao tecido subcutâneo, impedem a ascensão da medula, durante a fase de crescimento.[27]

A atual classificação divide os lipomas espinhais em quatro tipos, com base na formação do tubo neural durante o desenvolvimento embrionário. O tipo 1 corresponde aos lipomas originários de uma falha exclusiva na neurulação primária, em que a gordura do subcutâneo penetra a fáscia e alcança a superfície dorsal da dura-máter através da espinha bífida patológica, fixando-se na face dorsal ou dorsolateral da medula espinhal, com preservação do CM. O tipo 2 decorre de uma falha entre a neurulação primária e secundária, a chamada neurulação juncional, sendo similar ao tipo 1, exceto pelo acometimento do CM, que é malformado. O tipo 3 ocorre devido uma a falha na fase precoce da neurulação secundária, e envolve o CM, cuja extremidade caudal não é formada e se conecta diretamente ao lipoma espinhal, que se estende inferiormente para penetrar na extremidade caudal da dura-máter, conectando-se com a gordura do subcutâneo através do hiato sacral aumentado. E o tipo 4, por sua vez, decorre de uma falha na fase final da neurulação secundária, correspondendo ao lipoma de FT, já comentado anteriormente.[24]

TRATAMENTO

A cirurgia consiste na liberação do CM e da medula de quaisquer estruturas que estejam impedindo a adequada ascensão das estruturas neurais dentro do canal raquídeo, com o objetivo de reduzir danos neurológicos que venham a surgir em decorrência da tração.[2,5,15]

Nos casos de ancoramento secundário a cirurgia para correção de MMC, o tratamento é baseado na reabordagem e na liberação das aderências da medula, bem como ressecção de eventual tumor epidermoide, que se forma por inclusão dérmica a partir de resquícios da epiderme, implantados durante o ato cirúrgico inicial.[18]

Os disrafismos sintomáticos devem ser operados o mais precocemente possível e com monitorização neurofisiológica intraoperatória, para liberação e reconstituição da anatomia, e expansão do espaço subaracnoide ao redor do CM, evitando a formação de cicatrizes que possam levar à nova aderência medular.[2,28]

Os disrafismos assintomáticos podem ser tratados de forma conservadora. No entanto, a instalação dos sintomas de medula presa pode ser progressiva e silenciosa, com distúrbios esfincterianos (como a bexiga neurogênica) que podem levar a déficits algumas vezes irreversíveis.[14] Assim, a maioria dos disrafismos assintomáticos deve ser corrigida de maneira profilática.[28] Para os lipomas tipo 1, a intervenção cirúrgica é moderadamente difícil, mas a ressecção radical é possível desde que exista uma linha de fusão. Já para os lipomas tipo 2 (anteriormente chamados de caóticos) e tipo 3, em que há acometimento direto do CM, uma ressecção radical não é recomendada, com indicação cirúrgica reservada principalmente para os casos sintomáticos.[24,27]

Ainda há controvérsia quanto à indicação de abordagem cirúrgica para os casos de SMP oculta. Alguns autores consideram a possibilidade de que a SMP tradicional e oculta sejam manifestações do mesmo processo fisiopatológico, em diferentes estágios de alterações radiológicas, vendo então benefício na abordagem dos casos sintomáticos, mesmo quando o CM se encontra normalmente implantado, devido evidência de melhora dos sintomas neurológicos, urológicos e ortopédicos, especialmente na combinação desses sintomas.[10]

O reancoramento é considerado uma causa de deterioração tardia após a abordagem cirúrgica inicial. Os principais fatores de risco são a liberação incompleta, ressecção incompleta de lipomas do cone, mantendo uma alta proporção medula-saco dural, lipomas tipo 2, e baixo nível do cone. As manifestações clínicas são as mesmas e a reabordagem está indicada para pacientes com sintomas e sinais de rápida progressão, devendo ser realizada da maneira mais precoce possível.[28]

PROGNÓSTICO

As evidências apontam que um dos grandes determinantes de bom prognóstico é a duração dos sintomas antes da abordagem cirúrgica, favorecendo a intervenção precoce. Quando a causa do ancoramento é a presença de um lipoma, os resultados tendem a ser piores.[29]

Deve-se mencionar que a melhora funcional pela cirurgia pode ser esperada para casos que envolvem fatores volumétricos, ou seja, causas compressivas, e de ancoramento. Porém, os resultados costumam ser inferiores quando já há um comprometimento intrínseco, tanto no nível do ancoramento, quanto em níveis mais craniais, causado principalmente por mielodisplasia subjacente.[28,30]

CONCLUSÃO

A SMP pode apresentar-se em pacientes com diversos tipos de distúrbios do fechamento neural. Assim, o conhecimento da síndrome associado a elevado grau de suspeição permite um diagnóstico e tratamento precoces e melhor prognóstico para o paciente.

PONTOS-CHAVE

- A SMP consiste em uma disfunção do cone medular e da medula espinhal, induzida por tração e consequente isquemia, secundária ao ancoramento a estruturas inelásticas.
- O quadro clínico instala-se de forma crônica e progressiva, especialmente durante o crescimento da criança. Inclui sintomas neurológicos, urológicos e/ou ortopédicos, e, uma vez instalados, os déficits podem ser irreversíveis.
- A presença de estigmas cutâneos, como as fóveas sacrais, pode apontar para a presença de um disrafismo espinhal oculto, e exige investigação complementar.
- A principal causa da SMP é congênita, secundária aos disrafismos espinhais, que podem ser abertos ou ocultos.
- A cirurgia para liberação do ancoramento medular e ressecção de estruturas associadas está indicada para todos os casos sintomáticos e, para a maioria dos assintomáticos, de maneira precoce.

REFERÊNCIAS BIBLIOGRÁFICAS

1. Barson AJ. The vertebral level of termination of the spinal cord during normal and abnormal development. J Anatomy. 1970;106(Pt 3):489-97.
2. Hertzler DA, 2nd, DePowell JJ, Stevenson CB, Mangano FT. Tethered cord syndrome: a review of the literature from embryology to adult presentation. Neurosurg Focus. 2010;29(1):E1.
3. Hoffman HJ, Hendrick EB, Humphreys RP. The tethered spinal cord: its protean manifestations, diagnosis and surgical correction. Childs Brain. 1976;2(3):145-55.
4. Pang D, Wilberger Jr JE. Tethered cord syndrome in adults. J Neurosurg 1982;57(1):32-47.
5. Yamada S, Won DJ, Siddiqi J, Yamada SM. Tethered cord syndrome: overview of diagnosis and treatment. Neurolog Res. 2004;26(7):719-21.
6. Filippidis AS, Kalani MY, Theodore N, Rekate HL. Spinal cord traction, vascular compromise, hypoxia, and metabolic derangements in the pathophysiology of tethered cord syndrome. Neurosurgical Focus. 2010;29(1):E9.
7. Yamada S, Won DJ, Pezeshkpour G, Yamada BS, Yamada SM, Siddiqi J, et al. Pathophysiology of tethered cord syndrome and similar complex disorders. Neurosurg Focus. 2007;23(2):E6.

8. Warder DE. Tethered cord syndrome and occult spinal dysraphism. Neurosurg Focus. 2001;10(1):e1.
9. Yamada S. Tethered cord syndrome in adults and children. Neurolog Res. 2004;26(7):717-18.
10. Michael MM, Garton ALA, Kuzan-Fischer CM, Uribe-Cardenas R, Greenfield JP. A critical analysis of surgery for occult tethered cord syndrome. Child's Nervous System. 2021;37:3003–11.
11. Sanchez T, John RM. Early identification of tethered cord syndrome: a clinical challenge. J Pediatr Health Care. 2014;28(3):e23-33.
12. Chellathurai A, Kathirvelu G, Mukkada PJ, Rajendran K, Ramani R. Spinal Dysraphisms: A New Anatomical–Clinicoradiological Classification. Indian J Radiol Imaging. 2021;31:809-29.
13. Gomi A, Oguma H, Furukawa R. Sacrococcygeal dimple: new classification and relationship with spinal lesions. Childs Nerv Syst. 2013;29(9):1641-45.
14. Gupta G, Heary RF, Michaels J. Reversal of longstanding neurological deficits after a late release of tethered spinal cord. Neurosurgical Focus. 2010;29(1):E11.
15. Lew SM, Kothbauer KF. Tethered cord syndrome: an updated review. Pediatr Neurosurg. 2007;43(3):236-48.
16. Khanna AJ, Wasserman BA, Sponseller PD. Magnetic resonance imaging of the pediatric spine. J Am Acad Orthop Surg. 2003;11(4):248-59.
17. Yamada S, Won DJ. Occult tethered cord. J Neurosurg. 2007;106(5 Suppl):411-13; author reply 3-4.
18. Al-Holou WN, Garton HJ, Muraszko KM, Maher CO. Secondary tethered cord syndrome in patients with myelomeningocele. J Pediatric Rehabilitation Med. 2009;2(1):29-36.
19. Morioka T, Hashiguchi K, Mukae N, Sayama T, Sasaki T. Neurosurgical management of patients with lumbosacral myeloschisis. Neurol Med Chir. (Tokio) 2010;50(9):870-76.
20. Schindelmann KM, Paschereit F, Steege A, Stoltenburg-Didinger G, Kaindl AM. Systematic Classification of Spina Bifida. J Neuropathol Exp Neurol. 2021;80(4):294-305.
21. Duddy JC, Caird J, Connolly P. Repair of a large thoracolumbar myelomeningocele with associated lumbar kyphosis. Acta Neurochirurgica. 2013;155(10):1965-68.
22. Hudgins RJ, Gilreath CL. Tethered spinal cord following repair of myelomeningocele. Neurosurg Focus. 2004;16(2):E7.
23. McComb JG. A practical clinical classification of spinal neural tube defects. Childs Nerv Syst. 2015;31(10):1641-57.
24. Morota N, Ihara S, Ogiwara H. New classification of spinal lipomas based on embryonic stage. J Neurosurg Pediatr. 2017;19:428–39.
25. Pang D, Zovickian J, Oviedo A, Moes GS. Limited dorsal myeloschisis: a distinctive clinicopathological entity. Neurosurgery. 2010;67(6):1555-79; discussion 79-80.
26. James HE, Lubinsky G. Terminal myelocystocele. J Neurosurg 2005;103(5 Suppl):443-45.
27. Pang D, Zovickian J, Wong ST, Hou YJ, Moes GS. Surgical treatment of complex spinal cord lipomas. Childs Nerv Syst. 2013;29(9):1485-513.
28. Morota N, Sakamoto H. Surgery for spina bifida occulta: spinal lipoma and tethered spinal cord. Child's Nervous System. 2023;39:2847–64.
29. O'Connor KP, Smitherman AD, Milton CK, Palejwala AH, Lu VM, Johnston SE, et al. Surgical Treatment of Tethered Cord Syndrome in Adults: A Systematic Review and Meta-Analysis. World Neurosurg. 2020;137:e221-e241.
30. Sysoev K, Tadevosyan A, Samochernykh K, Khachatryan W. Prognosis of surgical treatment of the tethered cord syndrome in children. Childs Nerv Syst. 2018;34:305-10.

Parte VIII Anormalidades Neonatais

CAPÍTULO 26

AVALIAÇÃO E CONDUTA NAS INFECÇÕES CONGÊNITAS

Karina Nascimento Costa ▪ Geraldo Magela Fernandes
José Alfredo Lacerda de Jesus

TOXOPLASMOSE, CITOMEGALOVÍRUS, HIV, RUBÉOLA, ZIKA E SÍFILIS

O sistema imune sistêmico (SIS) é constituído por células (macrófagos, neutrófilos, linfócitos e mastócitos) e substâncias proteicas (citocinas, quimiocinas, complemento sérico, imunoglobulinas) que, em resposta à ação de agentes infecciosos ou seus produtos de degradação, tentam bloqueá-los, neutralizá-los ou destruí-los. O sistema nervoso central (SNC), constituído por neurônios e células da glia, para se manter funcional e saudável, é protegido de insulto externo, incluindo o de natureza infecciosa, por uma barreira anatômica composta pelo crânio, meninges e barreira hematoencefálica (BHE). O sistema neuroimune (SNI) é constituído por células da micróglia, astrócitos e mastócitos. No SNC, as células da micróglia desempenham funções imunológicas básicas como fagocitose, apresentação de antígenos e ativação de respostas inflamatórias (citocinas e quimiocinas) contra patógenos ou seus produtos. Embora os astrócitos sejam as células gliais mais abundantes do SNC, não são consideradas típicas do SNI porque não contribuem para a apresentação de antígenos e para a modulação da resposta neuroinflamatória por meio da produção de citocinas. Os mastócitos são células mais reconhecidas pelo papel em reações alérgicas e anafilaxia, porém, a ativação destas por agentes infecciosos promove a liberação de inúmeros mediadores inflamatórios como citocinas (interleucinas e fator de necrose tumoral), triptase, eicosanoides (leucotrienos e prostaglandinas), entre outros, que atuam na resposta imune do SNC.[1] A BHE consiste em células endoteliais e gliais e atua como uma parede de proteção contra bactérias, vírus, fungos e parasitas, além de não permitir a passagem de peptídeos e proteínas séricas.[2] Estudos sugerem que o SIS se comunica com o SNI através de canais vasculares que se abrem quando da necessária passagem de células e proteínas oriundas do SIS, como ocorre na resposta sistêmica à infecção. Assim, como o SNI é separado do SIS pela BHE (sangue-liquor e liquor-SNC), o SNC possui pequena quantidade de anticorpos e células imunológicas quando comparado ao existente no SIS.[3]

Agentes infecciosos como vírus (*Citomegalovírus, Zika, HIV, Rubéola, Herpes simples*), protozoários (*Toxoplasma gondii*), espiroquetas (*Treponema pallidum*) e outros incluídos no acrônimo STORCHZ podem ser transmitidos da gestante ao feto ou ao recém-nascido pela placenta, secreções durante o parto ou pela amamentação.[4] A grande maioria dos fetos e dos recém-nascidos (RNs) infectados é assintomática, mas as formas ativas desses agentes infecciosos, além de atingirem diversos órgãos da economia corporal, podem acometer, em particular, o SNC e os aparelhos visual e auditivo, acarretando inflamação e morte tecidual que resultam em malformações ou disfunções destes sítios no feto ou ao longo da vida extrauterina.[5] Entender como se processam esses insultos infecciosos nas STORCHZ, as repercussões agudas e a longo prazo sobre o SNC, conhecer e aplicar o protocolo básico de tratamento são fundamentais para uma boa assistência ao paciente.

TOXOPLASMOSE CONGÊNITA

Toxoplasmose congênita (TC) é a doença resultante da infecção fetal pelo protozoário *Toxoplasma gondii (T. gondii)* durante infecção aguda em gestante susceptível ou, raramente, durante a fase crônica da infecção em gestantes imunossuprimidas. A transmissão materno-fetal decorre da passagem transplacentária de formas trofozoíticas do parasita, que se multiplicam sistemicamente, com tropismo especial para as células do SNC e da coriorretina, onde produzem necrose e reação inflamatória. Ao longo da resposta imunológica e inflamatória, o parasita é neutralizado na forma de cistos teciduais, caracterizando a fase latente da infecção, os quais podem ser reativados em situações de imunossupressão.[5] A maioria das crianças infectadas é assintomática (90%), entretanto, entre as sintomáticas, 60 e 80% destas, se não tratadas, apresentam graves manifestações neurológicas ou oftalmológicas.[6,7]

A prevalência e a gravidade da TC varia em função de diferenças genotípicas do *T. gondii* (maior patogenicidade dos sorotipos I, III e formas atípicas recombinantes quando comparados ao sorotipo I), da idade gestacional ao diagnóstico da infecção materna (a taxa de transmissão vertical aumenta com o avanço da gestação, enquanto as manifestações clínicas são mais graves durante o primeiro trimestre de gestação e geralmente leves ou os fetos são assintomáticos quando a infecção materna ocorre durante o terceiro trimestre), da distinta oferta de triagem sorológica pelos serviços de saúde, do correto tratamento da toxoplasmose materna durante o período pré-natal (tratar precocemente a gestante infectada reduz a taxa de transmissão para o feto de 56% para 24% ou reduz a gravidade da doença se o feto já se encontra infectado), entre outras.[8-11] Entre 2001 e 2016, estudos brasileiros com amostras de conveniência e metodologias diversas para o diagnóstico da TC mostraram prevalência entre 3 e 25 casos/10.000 nascidos vivos, considerada elevada quando comparada aos países desenvolvidos.[11-13]

No SNC, o *T. gondii* causa meningoencefalite difusa, com vasculite periaquedutal e periventricular levando à obstrução dos forames de Monro e o aqueduto de Sylvius (o que faz com que a hidrocefalia seja uma manifestação neurológica frequente), necrose, lesões císticas e calcificações grosseiras predominantemente em regiões corticais dos lobos temporais. A necrose pode destruir gravemente o cérebro, formando cavidades e configurando a leucomalacia, microcefalia ou hidranencefalia. O acometimento oftálmico ocorre na região macular da retina, com o aparecimento de membranas retrolenticulares, sinéquias, atrofia óptica e microftalmia, além de glaucoma e catarata, que determinam perda visual variável e significativa. As lesões extraneurológicas são múltiplas, sendo detectadas em pulmões, miocárdio, rins, suprarrenal, tireoide, ovários, testículos, pâncreas, baço, fígado e intestino. Nos casos de icterícia grave, persiste a hematopoiese extramedular.[7]

Quadro Clínico

Embora, na TC, a maioria dos RNs seja assintomática, os sinais e sintomas podem aparecer em qualquer tempo ao longo da vida, enquanto na TC sintomática o quadro clínico apresenta as categorizações adiante:

A) Generalizada neonatal, com manifestações viscerais – retardo do crescimento intrauterino (RCIU), prematuridade, hepatoesplenomegalia, icterícia, anemia, púrpura, pneumonia intersticial e miocardite. Usualmente são encontradas manifestações neurológicas e oculares.[14]

B) Cerebral, as características mais evidentes são as calcificações intracranianas e a coriorretinite. Trata-se de encefalite crônica, irreversível, apresentando ou não alterações no exame neurológico.
C) Lesão cerebral ao nascimento, sem os sinais clássicos da TC (calcificações intracranianas e coriorretinite). Corresponde à encefalite em evolução, com vários sinais neurológicos (crises epilépticas, macrocefalia, abaulamento da fontanela bregmática, nistagmo, estrabismo). Frequentemente constatam-se retardo do desenvolvimento neuropsicomotor e epilepsia.
D) Sequela ou recaída pode ocorrer em qualquer época, desde a primeira infância até a adolescência, associada à infecção subclínica. Podem ser identificadas alterações oculares, hidrocefalia, calcificação.
E) A retinocoroidite ou coriorretinite compõe o quadro clínico em 75-80% dos RNs sintomáticos, é bilateral em 85% dos casos e sua localização macular causa deficiência visual.[14] Cabe ressaltar que seu diagnóstico é frequente após os 5 anos de idade e se manifesta em aproximadamente 30% das crianças com infecção subclínica ao nascimento. As recidivas, mesmo em crianças já tratadas, decorrem da ruptura de cistos, ou por queda da defesa imunológica.
F) A surdez incide nas crianças gravemente comprometidas e é de menor prevalência em relação a outras infecções congênitas.

A chamada "Tríade de Sabin" é caracterizada pela presença concomitante de hidrocefalia ou microcefalia, calcificações cranianas e coriorretinite.[10]

Diagnóstico Complementar

A confirmação da TC faz-se pelo achado direto do parasita em tecidos e líquidos orgânicos (placenta, sangue, LCR, saliva, urina, líquido amniótico, medula óssea etc.) ou em camundongos de laboratório inoculados ou demonstração do *T. gondii* por meio de técnicas de detecção de antígenos (imuno-histoquímica), estes ditos padrão-ouro, ou indiretamente, através da reação em cadeia de polimerase em tempo real (PCR-RT) em sangue, urina, líquido cefalorraquidiano ou por intermédio de reações sorológicas para detecção de anticorpos antitoxoplasma (anticorpos IgG, IgM e IgA).

Os métodos ditos padrão-ouro, face à não usual disponibilidade e demora nos resultados, são utilizados em pesquisa. As reações sorológicas recomendadas para dosagem dos anticorpos utilizam o teste de ELISA e as comparações de resultados devem sempre ser realizadas com a mesma técnica e no mesmo laboratório. A presença de anticorpos IgM específicos em sangue neonatal estabelece o diagnóstico de infecção congênita, uma vez que os anticorpos IgM maternos não passam para a circulação fetal. A ocorrência de falso negativo deve ser considerada nas seguintes condições: 1) a infecção fetal ocorreu no início da gravidez e não há IgM circulante; 2) a infecção fetal foi muito recente e a IgM se mantém em títulos baixos ou negativos; 3) há muita IgG materna no sangue circulante, que desloca a IgM fetal dos sítios antigênicos. A PCR-RT apresenta sensibilidade variável e, quando negativa, não afasta o diagnóstico. Uma situação que também confirma o diagnóstico de TC é o aumento da titulação da IgG durante o acompanhamento ou sua permanência positiva ao final de 12 meses.

A neuroimagem, através do uso de ultrassonografia transfontanelar (UST) e/ou tomografia computadorizada do crânio evidencia nódulos e/ou calcificações em 30 a 80% dos casos, que podem ser detectados imediatamente após o nascimento (nos casos discutíveis, pode-se recorrer à ressonância magnética nuclear do crânio). Nessas imagens são observados pequenos nódulos (2-3 mm) espalhados pelo córtex e pela região subependimária ou calcificações finas, lineares, em torno da parede dos ventrículos laterais, principalmente na cabeça do núcleo caudado. No Quadro 26-1 observam-se um resumo e comentários a respeito dos principais exames a serem pesquisados na investigação da TC.[5,7,11]

Quadro 26-1. Investigação inicial do RN/lactente com suspeita de toxoplasmose congênita

Exame	Comentário
Avaliação clínica	
Exame físico completo	Buscar achados típicos, lembrando que na maioria dos casos, o exame físico é normal
Exame neurológico detalhado	Tônus muscular anormal, atraso no desenvolvimento, sinais deficitários, distúrbios de movimento
Exame oftalmológico (a ser realizado pelo oftalmologista pediátrico)	Alterações retinianas podem ser as únicas manifestações clínicas. A lesão ocular mais característica é a retinocoroidite focal. A natureza das lesões, se ativas ou cicatrizadas, bem como sua localização macular, perivascular ou periférica devem ser determinadas
Exame auditivo	O exame auditivo de rotina no Brasil é o de emissões otoacústicas ("Teste da Orelhinha"). No caso de suspeita de toxoplasmose ou outra infecção congênita, o teste indicado é o de potencial evocado de tronco encefálico (PEATE)
Punção lombar (em alguns casos)	
Exame completo de liquor (células, proteína e glicose): indicado na presença de anormalidades neurológicas e/ou de imagem cerebral	Em casos graves, com acometimento extenso do SNC, a proteína liquórica pode estar elevadíssima. Quando atinge mais de 1 g/dL, está indicada a terapêutica sistêmica com corticosteroide
Pesquisa de *T. gondii* por reação em cadeia da polimerase (PCR)	PCR positiva no liquor confirma o diagnostico, porém, a sensibilidade é baixa (caso negativa, não afasta)
PCR de sangue e urina	Quando disponível, o PCR de sangue periférico e urina podem ser úteis para o diagnóstico. O exame de PCR deve ser realizado tão logo quanto possível após o nascimento e antes do início do tratamento
Exame de neuroimagem	
Tomografia computadorizada de crânio sem contraste ou UST (operador-dependente, com fidedignidade variável)	Em alguns casos, podem ser encontradas calcificações cerebrais e/ou dilatação dos ventrículos cerebrais/hidrocefalia (6,5% a 18% ao nascimento). A tomografia é um método mais sensível
Ultrassonografia abdominal	Poderá detectar calcificações intra-hepáticas e/ou hepatoesplenomegalia

(Continua)

Quadro 26-1. Investigação inicial do RN/lactente com suspeita de toxoplasmose congênita

Exame	Comentário
Sorologia (realizada e analisada em conjunto com a sorologia materna) **Imunoglobulinas (Ig) G, M e A**	
IgG específica	No período neonatal não caracteriza infecção no RN, pois existe passagem transplacentária da gestante para o feto, mesmo na ausência da doença
IgM específica	Não atravessa a barreira placentária e, portanto, indica infecção congênita, a não ser em casos raros de contaminação pelo sangue materno no momento do nascimento. Nestes casos, deve-se repetir a pesquisa no RN, 5 dias após o nascimento. Também podem ocorrer falso-positivos, quando há histórico de hemotransfusão, o que implica repetição do exame após 7 dias. A negatividade da IgM não exclui toxoplasmose congênita (é negativa em 30 a 40% dos RN infectados)
IgA específica, se disponível	É útil, principalmente, quando a IgM é negativa ou indeterminada. Não atravessa a barreira placentária, indicando infecção congênita. No caso de falsa positividade, é feita a mesma interpretação para o exame de IgM, devendo ser repetido em prazos específicos
Observação	Se a infecção materna foi adquirida no final da gestação, a pesquisa de IgM e IgA pode ser negativa no RN por este ainda não ter iniciado a produção de anticorpos. Nesses casos, a sorologia deve ser repetida entre 2 e 4 semanas após o nascimento e, mensalmente, até os 3 meses de idade
Outros exames	Hemograma completo, provas de função hepática, creatinina sérica, EAS, pesquisa de outras infecções STORCHZ

Fontes: Maldonado *et al.* 2017,[7] Peyron et al. 2016,[5] SES-RS 2021,[11] com adaptações.

Tratamento e Profilaxia

O manuseio e o tratamento da toxoplasmose gestacional devem ser levados em conta no diagnóstico e tratamento da TC. Estes últimos objetivam reduzir os danos, principalmente os neurológicos e os oftalmológicos. Os RNs com o diagnóstico de TC, ainda que assintomáticos, seguem esquema de tratamento com 1 ano de duração, mesmo aqueles cujas mães receberam medicação durante a gestação em razão da cronicidade da doença. A finalidade é manter a carga de *T. gondii* em nível mínimo até que a imunidade celular e humoral se tornem eficazes no controle da infecção.[6,15] O tratamento por mais de 1 ano está indicado quando existe evidência de evolução da infecção, principalmente da coriorretinite. Na TC com sequelas neurológicas definidas (leucomalacia, hidrocefalia, retardo do neurodesenvolvimento) o tratamento deve ser instituído, mesmo havendo dúvidas quanto à sua eficácia. Os corticosteroides estão indicados associadamente quando há evidência de processo inflamatório em atividade a nível sistêmico (hepatite e pneumonite importantes), quando houver hiperproteinorraquia acima de 1 g/dL no LCR e coriorretinite, uma vez que reduzem a reação inflamatória, evitam aderências e facilitam a penetração das drogas. Nos casos de coriorretinite com edema inflamatório e hemorragia com descolamento de retina está indicado o uso de anticorpos monoclonais contra o fator de crescimento endotelial

Quadro 26-2. Tratamento da toxoplasmose congênita no 1º ano de vida

Indicação	Terapêutica	Posologia
Toxoplasmose congênita	Sulfadiazina (S)	100 mg/kg/dia, em 2 doses, por 1 ano
	Pirimetamina (P)	1 mg/kg/dia, entre 2 e 6 meses, a depender da gravidade. A seguir, 3 dias/semana, até completar 1 ano
	Ácido folínico (F)	10 mg 3 vezes/semana. Aumentar para 20 mg, se neutropenia
	Prednisona ou prednisolona	1 mg/kg/dia, em 2 doses, se houver retinocoroidite ou hiperproteinorraquia > 1 g/dL, sempre associada ao esquema S+P+F. Retirar gradualmente após estabilização
Toxoplasmose ocular	Esquema em casos refratários: S + P + Azitromicina ou Clindamicina + Dexametasona intravítrea	
Hemorragia retiniana	Anti-VEGF ou terapia fotodinâmica	Avaliação e acompanhamento pela oftalmologia
Hidrocefalia	Derivação ventriculoperitoneal	Avaliação e acompanhamento pela neurocirurgia
Outras complicações e sequelas da TC	Fármacos anticrise, estimulação precoce, suporte visual e auditivo etc.	Acompanhamento neuropediátrico e com equipe multidisciplinar

Fontes: Mansour et al. 2012;[16] Khan & Khan, 2018;[14] Brasil, 2022;[6] com adaptações.

vascular (VGEF) – o processo inflamatório na região da coriorretina promove o aumento deste fator, com proliferação vascular e risco de sangramento.[14,16] Na TC com hidrocefalia obstrutiva está indicada a colocação de derivação ventriculoperitoneal. No Quadro 26-2, observa-se um resumo do tratamento.[6,14,16]

Como medida profilática da TC, em gestantes com sorologia negativa, recomenda-se o manuseio de alimentos crus com luvas, a ingestão de carnes, leite e ovos bem cozidos (cozimento total da carne, com temperatura acima de 66°C, destrói o toxoplasma, e o congelamento causa redução da sua viabilidade, embora não consiga destruir todos os microrganismos), bem como a ingestão de líquidos potáveis. Afastar os gatos, ou alimentá-los com rações ou enlatados, eliminando suas fezes de forma segura, pode reduzir a disponibilidade de oocistos viáveis e novas infecções.

CITOMEGALOVIROSE CONGÊNITA

A infecção congênita por citomegalovírus (CMVc), um herpes-vírus do tipo 5 chamado citomegalovírus (CMV), é a mais frequente e menos reconhecida infecção transmitida ao feto durante o período gestacional. Sua prevalência situa-se entre 0,2 e 2% das crianças ao nascer. Assim como observado na TC, o risco de transmissão na infecção materna e a gravidade da doença variam de acordo com a fase da infecção materna e a idade gestacional. Na infecção materna primária, o risco de transmissão é de 50%, enquanto na crônica/recorrente o risco é de 1%. De outro modo, o risco de transmissão é maior com o prolongar da gestação, enquanto a gravidade da doença assume proporções inversas. Cerca de 90% dos neonatos com CMVc são assintomáticos ao nascer, porém, entre 60 e 90% dos RNs com CMVc sintomática e 10 a 15% dos com CMVc assintomática desenvolvem sequelas neurológicas que variam entre déficits intelectuais e motores a perdas neurossensoriais.[4,15,17] Em estudo de coorte retrospectiva composta por 60 RNs com CMVc, embora a maioria dos neonatos infectados fosse assintomática ao nascer (67%), a maior parte destes apresentou alguma manifestação neurológica, auditiva ou visual (65%) ao final de 2 anos de acompanhamento.[15]

Patogenia

O CMV, após atravessar a barreira placentária e alcançar a circulação fetal, invade e se multiplica nas células de inúmeros tecidos e órgãos do corpo humano, com especial tropismo para as do SNC e dos sistemas auditivo e ocular. Ele é encontrado em praticamente todos os líquidos e secreções corporais, especialmente com elevada carga viral presente na urina e na saliva dos RNs infectados. De modo resumido, o vírus instala-se no SNC, preferencialmente na matriz germinativa e na região periventricular, onde produz necrose tecidual e reação inflamatória que levam a alterações proliferativas neuronais, ventriculomegalia decorrentes da destruição do tecido cerebral, calcificações periventriculares, que são responsáveis por microcefalia e interferência na migração neuronal com as consequentes disgenesias corticais.

Manifestações Clínicas e Diagnóstico Complementar

A CMVc clássica é caracterizada por RCIU, hepatoesplenomegalia, trombocitopenia com petéquias e púrpura, pneumonia e danos ao SNC (vasculopatia lenticuloestriada, calcificações intracerebrais, lisencefalia, paquigiria, microcefalia, coriorretinite, perda neurossensorial). Ainda podem ser observadas: ventriculomegalia, leucomalacia periventricular, alterações císticas periventriculares, com ou sem calcificações (nos exames de imagem); estrabismo, atrofia óptica (na avaliação do fundo de olho), osteíte de ossos longos caracterizada por finas estriações verticais (na radiografia de ossos longos, eventualmente solicitada na investigação de outras infecções congênitas), vasculites cutâneas, anemia hemolítica, ascite e hepatite crônica. Até 90% dos bebês assintomáticos ao nascimento podem apresentar, ao longo da vida, sequelas neurológicas ou surdez. A coriorretinite ocorre em 17 a 41% dos RNs infectados e sintomáticos, raramente nos assintomáticos. No Quadro 26-3 observa-se a categorização clínica da CMVc, conforme as recomendações de um grupo internacional para seu diagnóstico.[4,17]

O diagnóstico complementar para CMVc é direcionado pelo reconhecimento clínico-laboratorial da infecção materna aguda ou crônica com sinais de reativação durante a gestação e/ou evidência de infecção fetal através da presença do CMV no líquido amniótico. Apesar de a cultura viral ser considerada o padrão-ouro para o diagnóstico da CMVc, esse método é pouco utilizado rotineiramente em razão do alto custo, da dificuldade técnica e da demora do resultado. A demonstração do DNA viral em amostras de saliva ou urina através da técnica de reação em polimerase de cadeia em tempo real (PCR-RT) confirma o diagnóstico da infecção congênita. Esse exame, quando realizado na saliva após 1 hora da amamentação, tem altas sensibilidade (97%) e especificidade

Quadro 26.3. Caracterização da citomegalovirose congênita (CMVc)

CMVc sintomática moderada a severa	
Múltiplas manifestações atribuíveis à infecção	Trombocitopenia, petéquias, hepatomegalia, esplenomegalia, hepatite, pneumonite, RCIU, ou
Envolvimento do SNC	Microcefalia, anormalidades de exames de imagem (ventriculomegalia, calcificação cerebral, ecogenicidade periventricular, malformação cerebral ou cerebelar), alteração/detecção DNA viral no LCR, coriorretinite, perda neurossensorial
CMVc sintomática leve	
Uma ou duas manifestações transitórias atribuíveis à infecção (trombocitopenia ou hepatomegalia, por exemplo) sobreposta à manifestação mais severa	
CMVc assintomática com perda neurossensorial isolada	
Nenhuma manifestação sugestiva de CMVc e com perda neurossensorial > 21 dB	
CMVc assintomática	
Nenhuma manifestação sugestiva de CMVc, sem perda neurossensorial	

Fonte: Rawlisson, 2017.[17]

(99%) na detecção da CMVc.[18] O consenso do Grupo Internacional sobre CMVc é de que o diagnóstico de CMVc em neonatos deve incluir PCR-RT de saliva, urina ou ambas, sendo a saliva a amostra preferida, o mais rápido possível, após o nascimento, dentro das primeiras 3 semanas de vida, pois depois desse período sua positividade pode representar contaminação perinatal.[17]

Exame complementar diagnóstico usual na triagem da CMVc é a dosagem de anticorpos específicos IgM e IgG para citomegalovírus por métodos imunoenzimáticos (ELISA ou radioimunoensaio), situação em que a persistência de título elevado de IgG, bem como a presença de IgM também evidenciam a infecção congênita do RN, visto que a IgM não atravessa a barreira placentária. Cabe ressaltar que as situações citadas no parágrafo anterior devem ser complementadas por exames confirmatórios como o PCR-RT na saliva e outros exames que sugiram o diagnóstico da CMVc, pois esses métodos imunoenzimáticos têm confiabilidade discutível para confirmação diagnóstica quando analisados isoladamente.

No caso de acometimento do SNC, o exame do líquido cefalorraquidiano pode apresentar pleocitose e hiperproteinorraquia. O exame de UST pode ser utilizado como método de triagem inicial. Embora possa ser normal em avaliação inicial de neonato com CMVc com acometimento do SNC, o exame, realizado por imaginologista experiente, detecta com assertividade a presença de hiperecogenicidade, cistos e calcificações periventriculares, ventriculomegalia ou hidrocefalia e malformações em virtude de alteração na migração neuronal (microcefalia, polimicrogiria, lisencefalia). Alterações observadas no UST devem ser complementadas e acompanhadas ao longo dos primeiros 2 anos, conforme a evolução clínica do doente por tomografia ou RM de crânio, preferencialmente esta última, por fornecer imagens mais precisas. A presença de trombocitopenia, leucopenia ou de testes alterados da função hepática no sangue fetal também sugere evidência da doença.[15]

Todos os RNs com CMVc devem ser submetidos à avaliação oftalmológica na busca de coriorretinite ao nascimento, com 12 e 60 meses de vida e às triagens auditivas com emissão otoacústica (teste da orelhinha) e potencial evocado do tronco cerebral (PEATE ou BERA) para o diagnóstico de perda neurossensorial ao nascer e, sequencialmente, com 3, 6, 12, 18, 24, 30 e 36 meses, e a partir daí com audiometria condicionada, de 6 em 6 meses até os 6 anos de idade.[4,17]

Tratamento

O tratamento específico da CMVc é realizado com terapia antiviral (TAV) e sua indicação é condicionada à categorização da doença. Na TAV atualmente são utilizados o ganciclovir, por via endovenosa (EV), e sua pró-droga valganciclovir, por via oral (VO). Essas drogas são eficazes na redução da morbidade (especialmente a estabilização da perda neurossensorial e das lesões do SNC) bem como sobre a redução da mortalidade nos casos graves. Entretanto, possuem graves efeitos adversos, entre eles a neutropenia e ser potencial indutora de disgenesia gonadal e carcinogênese. Estudos em andamento com o uso de aciclovir, outro antiviral, mostram-se promissores, com semelhante potencial de estabilização da doença e menor toxicidade. Nos RNs ou lactentes com CMVc assintomática ou leve, sem envolvimento do SNC e sem perda neurossensorial, o tratamento antiviral não é indicado, considerando-se a ausência de comprovação de benefícios e os efeitos adversos da terapia antiviral (TAV). As indicações atuais são baseadas em estudo randomizado controlado com placebo a partir de 6 semanas de tratamento que comparou crianças recebendo valganciclovir, 16 mg/kg/dose de 12 em 12 horas durante 6 meses. Observou-se, ao final de 24 meses de acompanhamento, que as crianças tratadas por 6 meses apresentaram taxas de melhora da audição em 2 a 6 vezes quando comparadas àquelas tratadas por somente 6 semanas, bem como o desempenho do neurodesenvolvimento foi superior ao do grupo controle.[19] O Quadro 26-4 mostra as indicações, doses e duração da TAV na CMVc em função da categorização da infecção ou doença.[17,19]

Quadro 26-4. Tratamento da CMVc em função da categoria da CMVc

Categoria da CMVc	Indicação/Dose/Via	Duração/Observação
CMVc sintomática moderada a severa	Valganciclovir 16 mg/kg/dose, de 12 em 12 horas, VO. Em caso de impedimento da VO, iniciar com Ganciclovir 6 mg/kg/dose, de 12/12 horas, EV e passar para VO assim que possível	O tratamento objetiva reduzir a mortalidade e estabilizar/reduzir a perda neurossensorial e as alterações do SNC. Deve ser administrado por 6 meses
CMVc sintomática leve	Não administrar rotineiramente a TAV, salvo em casos específicos a critério médico	Registrar os resultados obtidos
CMVc assintomática com perda neurossensorial isolada	Não há evidência de indicação para TAV. Monitorizar a perda neurossensorial com PEATE	Se tais casos forem tratados, registrar os resultados obtidos em futuras análises para o seu uso
CMVc assintomática	Não há indicação para terapêutica medicamentosa	

Fonte: Kimberlin et al., 2015;[19] Rawlison, 2017;[17] com adaptações.

Prognóstico

Quanto ao prognóstico, nas crianças mais gravemente afetadas, a mortalidade pode atingir 30%, a maioria no período neonatal, causada por insuficiência hepática, hemorragias, coagulação intravascular disseminada ou infecções bacterianas secundárias. No lactente com sequelas neurológicas graves, o óbito ocorre por pneumonia aspirativa ou infecções secundárias.[16] Crianças com quadros leves ao nascer têm melhor prognóstico, e pacientes assintomáticos podem desenvolver sequelas neurológicas, de grau variável, deficiência intelectual e defeitos auditivos. Estima-se que apenas 20% sejam normais a longo prazo.[10,15,20]

INFECÇÃO CONGÊNITA PELO VÍRUS HIV

Em 2022 foram registradas 3,1 gestantes/parturientes/puérperas por 1.000 nascidos vivos convivendo com a infecção pelo HIV (IHIV). Destas, 60% tinham o diagnóstico prévio à gestação. Nesse mesmo ano, ainda que a testagem precoce durante a gestação para a IHIV, a profilaxia da transmissão com terapia antirretroviral (TARV) para as gestantes infectadas e as medidas de profilaxia da transmissão vertical durante o parto fossem medidas amplamente executadas, ainda persistiam 1,5 crianças menores de 5 anos por 100 mil habitantes com a IHIV/AIDS no Brasil.[20]

A transmissão vertical do HIV pode acontecer durante a gestação, o parto e a amamentação, sendo que 1/3 dos casos ocorre na primeira situação e 2/3 nas 2 restantes. Como a amamentação é contraindicada na alimentação do recém-nascido (RN) exposto ao HIV durante a gestação e parto, o risco atribuível a essa prática é desprezível, salvo quando a puérpera adquire a infecção no pós-parto. Cabe ressaltar que o risco da transmissão vertical varia conforme o uso regular da TARV, a carga viral plasmática, a presença de corioaminionite, o tipo de parto, o tempo de ruptura das membranas amnióticas, os cuidados ao RN na sala de parto e a profilaxia intraparto e pós-natal no RN exposto com antirretrovirais.[4,21]

Diagnóstico Clínico-Laboratorial

Face aos cuidados da atenção pré-natal quanto aos seus aspectos assistenciais específicos, à prevenção da transmissão vertical com TARV, aos cuidados de prevenção da transmissão perinatal, aos cuidados nutricionais e sociais de gestantes portadoras do HIV, os RNs de mães portadoras do HIV são, em sua absoluta maioria, assintomáticos e a grande maioria evolui livre da infecção ao fim de 18 meses de acompanhamento. A prematuridade e o RCIU ocorrem como na população geral. Com o advento da profilaxia antirretroviral no RN e o próprio tratamento com TARV para os casos confirmados de infecção nos lactentes, as manifestações sistêmicas e neurológicas são muito raras, e se existirem são de caráter leve. Suspeitar-se-á quando da presença de falência do crescimento, manifestações respiratórias associadas ou não a infecções e atraso no desenvolvimento neuropsicomotor. São descritos três padrões evolutivos da IHIV em crianças, caso não seja instituída a TARV: 1) progressão rápida: ocorre em 20 a 30% das crianças, as crianças apresentam quadros graves no primeiro ano de vida e podem morrer antes dos 4 anos; 2) progressão normal: ocorre em 70 a 80% dos casos, o desenvolvimento dos sintomas se inicia após 1 ano de idade, com tempo médio de sobrevida de 9 a 10 anos; 3) progressão lenta: ocorre em menos de 5% dos casos, com progressão lenta da infecção, com contagens normais de linfócitos T CD4+. A suspeita de IHIV parte do vínculo epidemiológico citado anteriormente ou deve ser sempre considerada em crianças de todas as faixas etárias que apresentem as manifestações descritas no Quadro 26-5.[20]

Quadro 26-5. Sinais, sintomas e alterações laboratoriais na IHIV

- Déficit pôndero-estatural ou falência do crescimento
- Atraso no desenvolvimento neuropsicomotor
- Pneumonias de repetição
- Linfadenopatia generalizada
- IVAS recorrentes
- Parotidite recorrente
- Púrpura
- Febre de origem indeterminada
- Anemia, linfopenia, trombocitopenia
- Diarreia recorrente ou crônica
- Monilíase oral recorrente

Fonte: Manejo da Infecção pelo HIV em crianças e adolescentes, Brasil, 2023.[20]

Como a IHIV materna pode causar imunossupressão, o médico deve ficar atento a coinfecções por CMV, *T. gondii*, hepatite B e C, herpes, HTLV, sífilis e tuberculose e possíveis transmissões e manifestações fetais e neonatais clássicas das infecções congênitas.

Os testes sorológicos rotineiros para detecção de anticorpos (ELISA IgG) não auxiliam no diagnóstico da infecção na criança antes dos 18 meses de idade, já que durante a gestação ocorre transferência dos anticorpos maternos IgG anti-HIV para o feto. Em 50% das crianças não infectadas pelo HIV eles desaparecem até 12 meses, em quase 100% delas até 18 meses, e em raros casos até 24 meses de idade pós-natal.[9] Para o diagnóstico precoce devem ser utilizados ensaios de alta sensibilidade e especificidade que quantifiquem frações nucleotídicas do RNA– carga viral (CV) ou do DNA pró-viral do HIV pela técnica de amplificação de ácidos nucleicos por reação em cadeia da polimerase (PCR). Em criança exposta ao HIV durante a vida intrauterina deve-se quantificar a CV para o diagnóstico de transmissão vertical ao nascimento, com 14 dias de vida e com 2 e 8 semanas após o término da profilaxia da transmissão (com 6 semanas e 12 semanas de vida pós-natal). CV detectável, independente do valor, indica a realização preferencial e imediata do teste de DNA pró-viral ou de segunda CV. Caso o DNA pró-viral seja detectável ou a segunda CV seja ≥ 100 cópias/mL, confirma-se o diagnóstico de transmissão vertical. Caso a segunda CV seja < 100 cópias/mL, coletar nova testagem para o DNA pró-viral do HIV e caso este seja detectável o diagnóstico da transmissão vertical também se confirma. No caso da primeira ou segunda CV e do DNA pró-viral não detectáveis, deve-se continuar o rastreamento com CV conforme descrito anteriormente. Dois testes sucessivos após a suspensão da profilaxia antirretroviral (às 6 e 12 semanas de vida) com CV indetectável, na ausência de manifestações clínicas sugestivas de IHIV, permitem o diagnóstico presumível de não infecção. Para que esse diagnóstico presumível de ausência de IHIV seja confirmado é necessária a demonstração sororreversão de anticorpos IgG contra HIV (ELISA ou outra técnica) após 12 meses de idade, ou em casos destes testes sorológicos ainda serem positivos, deve-se prolongar essa análise até 18 ou 24 meses de vida.[22]

Profilaxia da Transmissão, Tratamento dos Casos Confirmados e Acompanhamento

A profilaxia da transmissão vertical inicia-se na captação precoce com testagem para o HIV da gestante, TARV para os soropositivos e com AIDS e os cuidados perinatais obstétricos e neonatais. para maiores detalhes a respeito, consultar o *site* http://bvsms.saude.gov.br/bvs/publicacoes/protocolo_clinico_hiv_sifilis_hepatites.pdf.[21]

No que diz respeito, especificamente, à profilaxia medicamentosa da IHIV no RN e no lactente, esta deve ser iniciada até 4 horas após o parto (de preferência de imediato) e é condicionada pela classificação do risco da exposição ao HIV durante a gestação e o parto, conforme se observa no Quadro 26-6.

Quadro 26-6. Risco de exposição ao HIV para criança nascida de mãe com HIV

Risco	Critérios
Alto risco	▪ Mãe sem pré-natal, OU ▪ Mãe sem TARV durante a gestação, OU ▪ Mãe com indicação de profilaxia durante o trabalho de parto sem profilaxia e que não a receberam, OU ▪ Mãe com início de TARV após a 2ª metade da gestação, OU ▪ Mãe com IHIV aguda durante a gestação, OU ▪ Mãe com carga viral para HIV detectável no 3º trimestre, com TARV ou não, OU ▪ Mãe com carga viral para HIV desconhecida, OU ▪ Mãe com teste rápido para HIV positivo periparto sem diagnóstico e/ou acompanhamento prévio
Baixo risco	Mãe em uso de TARV, com adesão sem falha, na gestação E carga viral HIV indetectável a partir da 28ª semana gestacional (3º trimestre)

Fonte: DCCI/SVS/MS, 2023.[22]

No Quadro 26-7, observa-se como se utilizar os antirretrovirais na profilaxia da IHIV na criança exposta conforme a idade gestacional e a classificação de risco.

Recomenda-se ainda que todas as crianças expostas ao HIV recebam profilaxia contra o *P. jeroveci* com sulfametoxazol + trimetoprima (SMX+TMP) a partir da quarta semana de vida, até que tenham, pelo menos, duas CV-HIV coletadas com 6 e 12 semanas de vida indetectáveis.

Crianças e adolescentes com o diagnóstico confirmado da IHIV devem receber TARV com 3 antivirais o mais precoce possível, independentemente de apresentar manifestação e ter sua carga viral e contagem de linfócitos T – CD4 determinadas. Cabe ressaltar que antes de se iniciar a TARV deve-se coletar amostra para genotipagem do HIV obrigatoriamente, que se destina, eventualmente, a guiar ajustes necessários nos antivirais utilizados e que o HIV seja resistente. O esquema terapêutico inicial deve ser estruturado com três antirretrovirais, sendo dois inibidores da transcriptase reversa (ITRN), associado a um terceiro ARV de classe terapêutica diferente: inibidores da integrase (INI) ou inibidores de protease (IP/r) ou, excepcionalmente, inibidores da transcriptase reversa não análogos de nucleosídeos (ITRNN). A escolha do medicamento deve estar relacionada com a faixa etária. Nos casos em que houver alteração do desenvolvimento neuropsicomotor deve-se reavaliar a TARV e, se necessário, incluir medicamentos que alcancem boa penetração no SNC.

Quadro 26-7. Utilização de antirretrovirais na profilaxia de criança exposta conforme a idade gestacional e o risco de exposição

Risco	IG	AZT	3TC	RAL	NVP
Baixo risco	Qualquer IG	XXXXXX	Não usar	Não usar	Não usar
Alto risco	37 semanas ou mais	XXXXXX	XXXXX	XXXXX	Não usar
	34 a 37 semanas	XXXXXX	XXXXX	Não usar	XXXXX
	< 34 semanas	XXXXXX	Não usar	Não usar	Não usar

IG: idade gestacional; AZT: Zidovudina; 3TC: Lamivudina; RAL: Raltegravir; NVP: Nevirapina.
Fonte: DCCI/SVS/MS, 2023.[22]

Para mais informações sobre acompanhamento clínico-laboratorial da criança exposta ao HIV, uso de imunobiológicos para prevenção de coinfecções, vacinação e orientação sobre alimentação consulte o *site*: https://www.gov.br/conitec/pt-br/midias/protocolos/protocolo-clinico-e-diretrizes-terapeuticas-para-manejo-da-infeccao-pelo-hivi-em-criancas-e-adolescentes-modulo-1-e-2-diagnostico-manejo-e-acompanhamento-de-criancas-expostas-ao-hiv.pdf.[22]

RUBÉOLA CONGÊNITA

Embora a infecção pelo vírus da rubéola seja controlada na maior parte do mundo desenvolvido e em desenvolvimento, como no Brasil, graças à vacinação em massa de meninas antes da puberdade, casos ainda ocorrem devido à permanência de mulheres não vacinadas em idade fértil em regiões de baixa cobertura vacinal, particularmente durante viagens. A infecção aguda na gestante, particularmente durante o primeiro trimestre, pode ser transmitida ao feto e comprometer quase todos os órgãos, caracterizando o que se chama síndrome da rubéola congênita (SRC).[23] Miller *et al.*, num estudo envolvendo 1.016 mulheres com rubéola, durante a gestação, constataram risco de infecção fetal em 81% no primeiro trimestre, 39% no segundo e 53% no terceiro; o risco de defeitos congênitos era de 90%, se as infecções maternas tivessem ocorrido antes da 11ª semana de gestação, 33% entre 11 e 12 semanas e 24% entre 15 e 16 semanas.[24]

As manifestações clínicas da SRC incluem baixo peso ao nascer, *rash* cutâneo, hepatoesplenomegalia, malformações cardíacas, catarata e surdez, sendo que estas 3 últimas fazem parte do seu quadro clássico. A surdez é a manifestação mais comum, ocorrendo em 80% dos infectados, variando de leve à profunda, uni ou bilateral, progressiva ou de início tardio. Podem-se encontrar, ainda, alterações no SNC em decorrência da lesão cerebral difusa, entre elas: microcefalia, atraso motor grave ou paralisia cerebral, distúrbios de comportamento, incluindo transtorno do espectro autista.[24]

Não existem tratamentos antivirais profilático/terapêutico intraútero e pós-natal, de forma que a melhor conduta é a prevenção por meio de vacinação em massa das mulheres antes da puberdade.[23]

VÍRUS ZIKA

O vírus Zika (ZIKV), membro da família de vírus Flaviviridae, gênero Flavivirus, é um vírus transmitido por artrópodes e é conhecido por ter efeitos teratogênicos em humanos que podem levar à microcefalia, calcificação intracraniana e, muitas vezes, à morte fetal.[25] O principal modo de transmissão do ZIKV é através da picada dos mosquitos *Aedes aegypti* e *Aedes albopictus*, mas também pode ocorrer através de relações sexuais e pela transmissão vertical. O ZIKV foi detectado em vários fluidos corporais, como leite materno (não foi confirmada que a amamentação transmita o vírus Zika),[26] urina, secreções do trato genital feminino, líquido amniótico, saliva, líquido cefalorraquidiano, humor aquoso, líquido conjuntival e área nasofaríngea.[25]

Na população em geral, a maioria das infecções por ZIKV é assintomática e as infecções sintomáticas são geralmente leves. Após um período de incubação de 3 a 14 dias, os sintomas mais frequentes incluem erupção cutânea macular ou papular com prurido, febre de leve intensidade, artralgia, conjuntivite não purulenta, mialgia, cefaleia, edema e vômito.[26]

Nas gestantes o ZIKV infecta células placentárias, causando apoptose e danos à vasculatura, tornando a placenta mais permeável, facilitando assim a entrada do vírus nos citotrofoblastos subsinciciais. Após a ruptura da barreira placentária, o ZIKV se replica em vários tipos de células, dentre elas as células de Hofbauer presentes nas vilosidades dos capilares fetais, possibilitando a disseminação do vírus no sangue fetal. A capacidade do vírus em infectar quase todos os tipos de células do cérebro fetal (a presença do ZIKV foi demonstrada em progenitores neurais corticais, células gliais radiais e progenitores neurais, além de infectar células da micróglia e da astróglia) resulta em morte celular de várias de suas regiões, levando à microcefalia.[25]

A síndrome congênita pelo ZIKV (SCZ) compreende um padrão reconhecível de anomalias estruturais e incapacidades funcionais no SNC e no sistema nervoso periférico. A microcefalia é definida como perímetro cefálico (PC) dois desvios-padrão (DP) abaixo da média para sexo e idade e a microcefalia grave é um PC inferior a 3 DP abaixo da média nos gráficos de referência (padrões Intergrowth 21st). É importante lembrar que as anomalias cerebrais associadas ao ZIKV podem ocorrer na ausência de microcefalia, o que torna a neuroimagem fundamental no diagnóstico fetal.[17] Outras anomalias cerebrais graves descritas SCZ são hipoplasia cerebelar, lisencefalia com hidrocefalia e sequência de deformação de acinesia fetal (artrogripose).

As crianças com SCZ têm incidência alta de epilepsia, com início já nos primeiros 6 meses de vida. Os principais tipos de crises descritos foram espasmos epilépticos, crises motoras focais e crises tônicas (4%). A SCZ também pode levar a comprometimento motor grave, alterações auditivas e visuais, além de dificuldades de sono.[5] É importante lembrar que a ausência de anomalias clínicas e radiológicas ao nascimento indicativas de infecção pelo ZIKV não exclui a eventual ocorrência de comprometimento posterior do neurodesenvolvimento, incluindo anomalias do tônus corporal, crises epilépticas, perda auditiva, deficiência visual, disfagia ou atraso no desenvolvimento neurológico. A função de linguagem parece ser o domínio mais afetado em crianças expostas ao ZIKV.[26]

Diagnóstico Laboratorial

O diagnóstico laboratorial de infecção pelo ZIKV é baseado em duas abordagens principais: a detecção do RNA viral por teste de amplificação de ácidos nucleicos (NAAT), cujo método principal é a reação em cadeia da polimerase com transcrição reversa quantitativa em tempo real (qRT-PCR); e a detecção de anticorpos (IgM e IgG) contra ZIKV por ensaios sorológicos (ensaio imunoenzimático – testes ELISA-). A qRT-PCR é o método mais confiável para confirmar a infecção pelo ZIKV, embora a janela estreita de detecção em amostras de sangue de 3 a 14 dias após o início dos sintomas represente uma limitação no diagnóstico.[26]

Tratamento

Não existe tratamento específico para a infecção pelo vírus Zika. As demandas de cuidados para as crianças afetadas pela síndrome congênita do Zika estão relacionadas com as manifestações clínicas, com desafios para a alimentação, o sono, o desenvolvimento neuromotor e socioemocional, visual, auditivo e da linguagem. São importantes as ações de estímulo da criança com orientações às famílias e atenção às demandas de cuidados das crianças com participação de equipes multiprofissionais.[27]

SÍFILIS CONGÊNITA

A sífilis congênita (SC) é uma complicação insidiosa da sífilis adquirida durante a gestação e resulta da disseminação vertical do *Treponema pallidum* (*T pallidum*) da mãe para o feto durante a gestação. A patogênese dessa transmissão implica uma série de eventos, começando pela invasão da barreira placentária com posterior aderência bacteriana às células trofoblásticas e seguida pela multiplicação localizada e disseminação hematogênica para órgãos fetais.

A Organização Mundial da Saúde (OMS) estima que anualmente ocorram cerca de 1 milhão de gestações complicadas pela sífilis globalmente, resultando em mais de 300 mil mortes fetais e neonatais, com mais de 200 mil crianças em risco de morte prematura. No Brasil, nos últimos 5 anos, houve aumento constante nos casos de sífilis em gestantes, SC e sífilis adquirida, atribuído em parte à disseminação dos testes rápidos, mas também relacionado com a redução do uso de preservativos.[28,29]

Quadro Clínico

O desenvolvimento de lesões cutâneas, hepatomegalia, esplenomegalia e alterações ósseas é consequência direta da disseminação hematogênica. Lesões cutâneas, frequentemente observadas no início da SC, são resultado de reações inflamatórias perivasculares. Hepatomegalia e esplenomegalia refletem a invasão do fígado e baço pelos treponemas, enquanto as anormalidades ósseas decorrem da osteíte e periostite. A prematuridade e baixo peso ao nascer são complicações frequentes relacionadas com inflamação crônica e comprometimento do desenvolvimento fetal. A vulnerabilidade neonatal é agravada pela resposta imune inadequada do feto diante da infecção, contribuindo para a disseminação sistêmica.[30]

Nos casos de SC tardia, com diagnóstico após 2 anos de idade, as manifestações clínicas resultam da inflamação persistente ou cicatricial da infecção inicial, caracterizando-se pela formação de gomas sifilíticas em vários tecidos. Aproximadamente 40% das crianças nascidas de mulheres não tratadas para sífilis durante a gestação desenvolvem essas manifestações. Complicações como ceratite intersticial, articulações de Clutton e surdez neurossensorial podem ocorrer e progredir, mesmo com terapia adequada.[28]

A neurossífilis congênita (NC), uma possível manifestação grave da SC, destaca-se pela sua complexidade fisiopatológica e pelos desafios clínicos associados. A fisiopatologia da NC inicia-se com a disseminação hematogênica do *Treponema pallidum* através da barreira placentária, invadindo o SNC do feto. A invasão localizada de treponemas nas meninges desencadeia uma resposta inflamatória exacerbada. As células endoteliais dos capilares cerebrais são alvo direto da infecção, resultando em vasculite e comprometimento da integridade vascular. A resposta inflamatória, caracterizada pela migração de células imunológicas, como linfócitos e macrófagos, para o SNC, desencadeia a produção de citocinas pró-inflamatórias. A ativação de células gliais, especialmente astrócitos e micróglia, contribui para a neuroinflamação persistente. A presença do *T. pallidum* nos espaços subaracnóideos e ventriculares promove uma resposta imune ineficaz, culminando na formação de granulomas e fibrose. A incapacidade de ativar efetivamente células T específicas para o *T. pallidum*, juntamente com a redução da capacidade fagocítica dos macrófagos residentes, contribui para a persistência da infecção. A resposta imunológica inadequada na neurossífilis congênita leva à formação de complexos imunes e à ativação do sistema complemento. A presença destes complexos em áreas do SNC intensifica a inflamação e a disfunção neuronal. A liberação de radicais livres e espécies reativas de oxigênio por células ativadas agrava o estresse oxidativo, contribuindo para o dano neuronal e a disfunção sináptica.

O quadro clínico da NC é heterogêneo e pode se manifestar de diversas formas. Os sinais clínicos frequentemente incluem alterações neurológicas, como crises epilépticas, déficits motores e sensoriais, além de atrasos no desenvolvimento psicomotor. A hidrocefalia comunicante, decorrente da obstrução dos espaços subaracnóideos, é uma complicação recorrente. Exames complementares, como o liquor, revelam pleocitose linfocítica, elevação das proteínas e, ocasionalmente, a presença de treponemas. A neuroimagem, utilizando técnicas como a ressonância magnética, pode evidenciar atrofia cerebral, dilatação ventricular e lesões inflamatórias.[31]

Diagnóstico

O primeiro passo no diagnóstico de SC é a implementação de uma avaliação pré-natal abrangente. Isso inclui a anamnese detalhada da gestante, histórico de exposição à sífilis, exames físicos e sorologia para sífilis. A sífilis não tratada pode resultar em complicações para a gestante, incluindo aborto espontâneo, parto prematuro e, mais significativamente, a transmissão vertical para o feto. A dinâmica da transmissão está intrinsecamente relacionada com o estágio da sífilis na gestante. Durante o primeiro trimestre da gestação, a transmissão vertical da sífilis pode ocorrer, embora a taxa de transmissibilidade seja relativamente menor em comparação com os estágios mais avançados da gravidez.

A terapia padrão é baseada na administração de penicilina, sendo este o antibiótico de escolha devido à sua eficácia contra o *T. pallidum*. As doses e intervalos de administração variam de acordo com o estágio da sífilis diagnosticada na gestante: a) sífilis primária, secundária ou latente precoce - a recomendação é a administração de penicilina G benzatina na dose 2,4 milhões por via intramuscular (IM) em uma única aplicação; b) sífilis latente tardia ou indeterminada: a terapia com penicilina G benzatina é indicada, a administração é realizada em 3 doses de 2,4 milhões de unidades IM cada, com intervalo de 1 semana entre elas; c) neurossífilis: a administração de penicilina G cristalina é preferida devido à sua capacidade de penetrar nas barreiras hematoencefálica e placentária. A dose recomendada é de 18 a 24 milhões de unidades por dia, divididas em doses intravenosas (IV) a cada 4 horas, durante 10 a 14 dias. Vale ressaltar que qualquer alergia à penicilina requer uma avaliação cuidadosa e ajuste do tratamento conforme apropriado. A gestante é considerada adequadamente tratada quando seguem o tratamento proposto acima, com penicilina, de acordo com o estágio da doença, com início de tratamento até 30 dias antes do parto. Além disso, a documentação de redução na titulação do teste não treponêmico em até 3 meses após o tratamento, ou até 12 meses para sífilis tardia, é considerada indicativa de uma resposta eficaz. Vale mencionar que, em alguns casos, a estabilidade de títulos pode ser observada, especialmente quando o título inicial é menor ou igual a 1:4, destacando a importância de monitoramento adequado durante a gestação.[28]

Cada criança nascida de mães que receberam diagnóstico de sífilis durante o pré-natal deve passar por uma avaliação minuciosa no momento do parto. Essa avaliação inclui a coleta de informações clínicas, exame físico e a realização de testes não treponêmicos. Considerando o que foi mencionado, é necessário realizar uma avaliação em todos os RNs expostos à sífilis ou que apresentem SC no momento do nascimento.[28,30]

O diagnóstico e seguimento da criança exposta à sífilis na gestação é apresentado no Quadro 26-8 adiante.[28]

A SC pode manifestar-se como precoce, até o segundo ano de vida, ou tardia, com sinais após os 2 anos da criança. O diagnóstico da SC precoce requer uma avaliação detalhada da situação materna, integrando aspectos clínicos e epidemiológicos, juntamente com exames clínico-laboratoriais e de imagem na criança. Quando a mãe não recebeu

Quadro 26-8. Diagnóstico e acompanhamento da criança exposta à sífilis

Exame físico e diagnóstico de sífilis congênita	O exame físico da criança exposta deve ser normal. Qualquer sinal ou sintoma encontrado requer investigação complementar, considerando que os sintomas da sífilis são inespecíficos e podem ocorrer em outras síndromes congênitas. A identificação de sinais e sintomas clássicos coloca a criança na categoria de SC sintomática, demandando notificação compulsória e tratamento imediato
Testagem para sífilis na criança exposta	Todos os recém-nascidos (RN) de mães com diagnóstico de sífilis durante a gestação devem realizar teste não treponêmico no sangue periférico, evitando o uso de sangue de cordão umbilical. A testagem simultânea da mãe e do RN configura o melhor cenário para a interpretação dos achados sorológicos da criança. O título do teste não treponêmico maior, por pelo menos duas diluições, que o materno indica infecção congênita, mas a ausência desse achado não exclui a possibilidade do diagnóstico de sífilis congênita
Acompanhamento clínico-laboratorial da criança exposta	Espera-se que os testes não treponêmicos das crianças expostas declinem aos 3 meses, sendo não reagentes aos 6 meses, caso não tenham sido infectadas ou tenham sido adequadamente tratadas. A falha no tratamento é indicada por persistência da titulação reagente ou aumento nos títulos não treponêmicos ao longo do acompanhamento. Nestes casos, a notificação e o tratamento imediato são necessários, incluindo punção lombar para avaliação do líquido cefalorraquidiano

Fonte: Adaptado de Brasil, 2022.[28]

tratamento adequado durante o pré-natal, as crianças são classificadas como casos de sífilis congênita, independentemente dos resultados de avaliação clínica ou exames adicionais. Independentemente do histórico de tratamento materno, crianças com teste não treponêmico reagente em pelo menos duas diluições acima do da mãe (p. ex., mãe 1:4 e RN ≥ 1:16) são consideradas casos de SC. Esses casos demandam notificação, investigação, tratamento e acompanhamento clínico e laboratorial. A investigação completa para sífilis congênita inclui a realização de punção lombar para análise do liquor e radiografia de ossos longos. O Quadro 26-9 aborda os exames complementares para o recém-nascido com sífilis congênita:

Estima-se que aproximadamente 60% das crianças com SC desenvolvam neurossífilis, com base em alterações no líquido cefalorraquidiano, como reatividade no VDRL, pleocitose e aumento na proteinorraquia. A reatividade do VDRL no líquido cefalorraquidiano do recém-nascido pode resultar em resultados falso-reagentes devido aos anticorpos maternos no SNC ou contaminação com sangue periférico por acidente de punção. Além disso, podem ocorrer resultados falso-negativos em RNs inicialmente com VDRL não reagente que desenvolvem sinais de neurossífilis posteriormente.[32] O Quadro 26-10 apresenta os valores de referência para análise liquórica nos casos de neurossífilis.

Quadro 26-9. Exames complementares para o recém-nascido com sífilis congênita

Exame	Momento de realização	Análise
Teste não treponêmico	Realizar a coleta de amostras de sangue periférico tanto do recém-nascido quanto da mãe para análise comparativa. Não é recomendada a coleta de sangue do cordão umbilical Executar o teste nos períodos de 1, 3, 6, 12 e 18 meses de idade. Encerrar a monitorização laboratorial após a obtenção de dois resultados não reagentes consecutivos	É previsto que os resultados dos testes não treponêmicos diminuam até os 3 meses de idade e, se a criança for devidamente tratada, espera-se que não sejam reagentes até os 6 meses. Recomenda-se, idealmente, realizar o exame com o mesmo método e no mesmo laboratório
Teste treponêmico	Não é uma exigência. Pode ser efetuado a partir dos 18 meses de vida	Um teste treponêmico positivo após os 18 meses de idade, quando os anticorpos maternos transferidos durante o período intrauterino desaparecem, confirma o diagnóstico de sífilis congênita. Contudo, um resultado negativo não descarta a sífilis congênita em casos de tratamento precoce. Se uma criança apresentar teste treponêmico positivo após os 18 meses e não tiver histórico de tratamento prévio, ela deve ser submetida a uma avaliação completa, receber tratamento e ser notificada como um caso de sífilis congênita
Hemograma completo	Realizar coleta de amostra na maternidade e no decorrer no acompanhamento a depender da evolução clínica	Durante o período neonatal, pode ocorrer anemia hemolítica com teste de Coombs não reagente ou, no período pós-natal, uma forma crônica não hemolítica dessa anemia. Outras manifestações incluem leucopenia ou leucocitose, sendo possível a ocorrência de hemólise acompanhada de crioglobulinemia, formação de complexo imune e macroglobulinemia. Este quadro pode persistir por semanas e geralmente não responde bem à terapia. Além disso, pode haver plaquetopenia
Exames para avaliação de função hepática, pancreática, renal e distúrbios eletrolíticos	Realizar coleta de amostra na maternidade e no decorrer no acompanhamento a depender da evolução clínica	O aumento das transaminases, a manifestação de icterícia e a presença de distúrbios hidroeletrolíticos são características observadas em casos de sífilis congênita

(Continua)

Quadro 26-9. *(Cont.)* Exames complementares para o recém-nascido com sífilis congênita

Exame	Momento de realização	Análise
Liquor – LCR	É necessário realizar avaliações a cada 6 meses em crianças que manifestaram alterações iniciais, como no caso de neurossífilis, até que haja normalização	Presença de VDRL reagente no liquor, a ocorrência de pleocitose e o aumento nos níveis de proteína são sinais indicativos de possíveis complicações neurossífilis. Quando há presença de VDRL reagente no liquor, aumento da celularidade ou elevação da proteína, sem que essas alterações possam ser atribuídas a outras causas, é necessário iniciar o tratamento para abordar a possível neurossífilis
Radiografia de ossos longos	Realizar na maternidade e no decorrer do acompanhamento a depender da evolução clínica	Presença de bandas metafisárias luzentes; desmineralizações simétricas focalizadas e destruição óssea na porção média da metáfise proximal da tíbia, conhecido como sinal de Wimberger; aparência serrilhada na região metafisária, conhecido como sinal de Wegener; inflamação do periósteo na região diafisária acompanhada de formação óssea adicional, que pode ocorrer em outras condições patológicas; presença de áreas com aumento irregular de densidade óssea e rarefação
Radiografia de tórax	Realizar de acordo com critério clínico	A descrição clássica inclui a total opacificação dos dois campos pulmonares. Contudo, com a introdução da penicilina, tornou-se mais frequente observar um infiltrado difuso que afeta todos os campos pulmonares
Neuroimagem	Realizar de acordo com critério clínico	Recomenda-se realizar neuroimagem em crianças que manifestem alterações persistentes no líquido cefalorraquidiano (como VDRL reagente, aumento de proteína ou celularidade), sem uma explicação mais plausível. O ultrassom transfontanelar (USTF) é uma alternativa de exame não invasivo que pode ser considerado

Fonte: Adaptado de Brasil, 2022.[28]

Quadro 26-10. Valores de exames liquóricos em crianças suspeitas de neurossífilis

Parâmetro	LCR sugestivo de neurossífilis em RN	LCR sugestivo de neurossífilis em crianças maiores de 28 dias
Leucócitos	> 25 células/mm^3	> 5 células/mm^3
Proteínas	> 150 mg/dL	> 40 mg/dL
VDRL	Reagente	Reagente

Fonte: Adaptado de Brasil, 2022.[28]

Tratamento

O tratamento da SC em crianças envolve o uso da benzilpenicilina procaína ou potássica/cristalina. A primeira opção consiste na administração de benzilpenicilina procaína, com uma dose de 50.000 UI/kg, por via intramuscular, uma vez ao dia, durante um período de 10 dias. Alternativamente, a segunda abordagem envolve o uso de benzilpenicilina potássica/cristalina, com a mesma dose de 50.000 UI/kg, por via intravenosa. A frequência da administração varia de 12/12 horas para crianças com menos de uma semana de vida e de 8/8 horas para aquelas com mais de uma semana de vida, também ao longo de um período de 10 dias, dependendo do histórico de tratamento materno, titulação de teste não treponêmico da criança e avaliação clínica e laboratorial. Para casos de neurossífilis, a benzilpenicilina cristalina é obrigatória, exigindo internação. Em ausência de neurossífilis, o tratamento pode ser feito com benzilpenicilina procaína fora do hospital ou com benzilpenicilina potássica/cristalina, intravenosa, durante internação.

A utilização da benzilpenicilina benzatina como tratamento está limitada às crianças cujas mães não receberam tratamento adequado ou não foram tratadas nos casos em que as crianças possuem exame físico normal, resultados normais em exames complementares e teste não treponêmico não reagente ao nascimento.[32]

Acompanhamento

O acompanhamento ambulatorial para crianças com SC segue as recomendações da Saúde da Criança pelo Ministério da Saúde. Consultas são agendadas na primeira semana de vida e nos meses 1, 2, 4, 6, 9, 12 e 18, com revisão de exames, se necessário. A avaliação laboratorial inclui testes não treponêmicos aos 1, 3, 6, 12 e 18 meses, interrompendo-se após dois resultados não reagentes consecutivos. Espera-se que os testes não treponêmicos tornem-se não reagentes aos 6 meses após tratamento adequado. Se houver elevação de títulos, falta de negativação até 18 meses ou persistência de títulos baixos, é necessária reavaliação e possível retratamento.

Consultas oftalmológicas e audiológicas semestrais por 2 anos são recomendadas para detectar anomalias como ceratite intersticial, coriorretinite, glaucoma, cicatriz córnea, atrofia óptica e perda auditiva sensorial, que pode ocorrer mais tarde, entre 10 e 40 anos de idade. Além disso, consultas neurológicas semestrais por 2 anos avaliam o desenvolvimento neuropsicomotor, com punção lombar repetida a cada 6 meses, em casos de neurossífilis, até normalização bioquímica, citológica e sorológica. Persistindo alterações, uma nova investigação clínico-laboratorial é realizada com consideração de exames de imagem.[28]

PONTOS-CHAVE

- As infecções congênitas decorrem, na grande maioria dos casos, da passagem transplacentária ao feto de agentes virais, bacterianos ou protozoóticos durante infecção aguda na gravidez.
- A maioria das gestantes e dos fetos/recém-nascidos é assintomática, mas caso não investigados, não tratados e não acompanhados, podem desenvolver manifestações clínicas, com particular acometimento do SNC e dos sistemas auditivo e visual acarretando sequelas graves.
- O diagnóstico clínico baseia-se na identificação de fatores de risco gestacionais e em exames complementares diagnósticos específicos. Os protocolos de investigação e manejo devem ser rigorosamente seguidos.
- A prevenção e o tratamento contribuem para a redução da transmissão congênita, para o controle da infecção nos casos assintomáticos e para a redução da gravidade das sequelas nos sintomáticos.

REFERÊNCIAS BIBLIOGRÁFICAS

1. Lee KY. Common immunopathogenesis of central nervous system diseases: the protein-homeostasis-system hypothesis. Cell Biosci [Internet]. 2022;12(1):1-15.
2. Fu BM, Zhao Z, Zhu D. Blood-Brain Barrier (BBB) Permeability and Transport Measurement In Vitro and In Vivo. In 2020. p. 105-22.
3. Kadry H, Noorani B, Cucullo L. A blood–brain barrier overview on structure, function, impairment, and biomarkers of integrity. Fluids Barriers CNS [Internet]. 2020 Dec 18;17(1):69.
4. BRASIL. Ministério da Saúde. Secretaria de Atenção Primária à Saúde. Departamento de Ações Programáticas Estratégicas. Atenção à Saúde do Recém-Nascido. Guia para os Profissionais de Saúde. Volume 2, 2. ed. Brasília; 2014.
5. Peyron F, l'Ollivier C, Mandelbrot L, Wallon M, Piarroux R, Kieffer F, et al. Maternal and congenital toxoplasmosis: Diagnosis and treatment recommendations of a French multidisciplinary working group. Pathogens. 2019;8(1):1-15.
6. BRASIL. Ministério da Saúde. Secretaria de Atenção Primária à Saúde. Departamento de Saúde Materno Infantil. Nota Técnica No 100/2022-CGPAM/DSMI/SAPS/MS, Secretaria de Atenção Primária à Saúde. Brasília; 2022.
7. Maldonado YA, Read JS, Byington CL, Barnett ED, Davies HD, Edwards KM, et al. Diagnosis, treatment, and prevention of congenital toxoplasmosis in the United States. Pediatrics. 2017;139(2).
8. Bichara, CC Andrade, GMQ Lago E. Toxoplasmose congênita. In: Sousa W BRJ, editor. Toxoplasmose & Toxoplasma gondii. Rio de Janeiro: Editora Fiocruz; 2014. p. 137-55.
9. Boyer KM. Congenital toxoplasmosis: current status of diagnosis, treatment, and prevention. Semin Pediatr Infect Dis [Internet]. 2000 Jul;11(3):165-71.
10. Dubey JP, Murata FHA, Cerqueira-Cézar CK, Kwok OCH, Villena I. Congenital toxoplasmosis in humans: An update of worldwide rate of congenital infections. Parasitology. 2021;148(12):1406-16.
11. SES-RS (Secretaria da Saúde do Governo do Estado do Rio Grande do Sul). Grupo de Estudos em Toxoplasmose Congênita. Protocolo de Toxoplasmose Congênita. 2021.
12. Paraguassú-Chaves CA, Dantas LRM, Almeida FM de, Serruta AJ, Leite JMS, Neto LS da L, et al. Incidence of Congenital Toxoplasmosis in Newborn Infant in the Western Amazon, Brazil. International Journal of Advanced Engineering Research and Science. 2019;6(5):659-70.
13. Tedford E, McConkey G. Neurophysiological changes induced by chronic Toxoplasma gondii infection. Pathogens. 2017;6(2).
14. Khan K, Khan W. Congenital toxoplasmosis: An overview of the neurological and ocular manifestations. Parasitol Int [Internet]. 2018;67(6):715-21.

15. de Juan Gallach A, Alemany Albert M, Marco Hernández AV, Boronat González N, Cernada Badía M, Tomás Vila M. Neurological sequelae in patients with congenital cytomegalovirus. An Pediatr (Engl Ed) [Internet]. 2020;93(2):111-7.
16. Mansour AM, Mackensen F, Mahendradas P, Khairallah M, Lai TYY, Bashshur Z. Five-year visual results of intravitreal bevacizumab in refractory inflammatory ocular neovascularization. Clinical Ophthalmology. 2012;6(1):1233-7.
17. Rawlinson WD, Boppana SB, Fowler KB, Kimberlin DW, Lazzarotto T, Alain S, et al. Congenital cytomegalovirus infection in pregnancy and the neonate: consensus recommendations for prevention, diagnosis, and therapy. Lancet Infect Dis. 2017;17(6):e177-88.
18. Boppana SB, Ross SA, Shimamura M, Palmer AL, Ahmed A, Michaels MG, et al. Saliva polymerase-chain-reaction assay for cytomegalovirus screening in newborns. N Engl J Med [Internet]. 2011 Jun 2;364(22):2111-8.
19. Kimberlin DW, Jester PM, Ahmed A, Michaels MG, Englund JA, Estrada B, et al. Valganciclovir for Symptomatic Congenital CMV Disease. New Engl J Med. 2015;372(10):1-19.
20. BRASIL. Ministério da Saúde. Secretaria de Vigilância em Saúde e Ambiente. Departamento de HIV/Aids, Tuberculose HV e IST. Boletim Epidemiológico Número Especial Dezembro 2023. Secretaria de Vigilância em Saúde e Ambiente. Brasília; 2023.
21. BRASIL. Ministério da Saúde. Secretaria de Vigilância em Saúde. Secretaria de Ciência, Tecnologia I e IE em Saúde. Protocolo Clínico e Diretrizes Terapêuticas para Prevenção da Transmissão Vertical de HIV, Sífilis de Hepatites Virais. Brasília; 2022.
22. BRASIL. Ministério da Saúde. Secretaria de Ciência T e I e do CEI da SSECTICS. Protocolo Clínico e Diretrizes Terapêuticas - Manejo da Infecção pelo HIV em Crianças e Adolescentes Modulo 2: Diagnóstico, manejo e tratamento de crianças e adolescentes vivendo com HIV. Brasília; 2023.
23. Vynnycky E, Knapp JK, Papadopoulos T, Cutts FT, Hachiya M, Miyano S, et al. Estimates of the global burden of Congenital Rubella Syndrome, 1996-2019. International Journal of Infectious Diseases. 2023;137:149-56.
24. Miller E, Waight P, Gay N, Ramsay M, Vurdien J, Morgan-Capner P, et al. The epidemiology of rubella in England and Wales before and after the 1994 measles and rubella vaccination campaign: fourth joint report from the PHLS and the National Congenital Rubella Surveillance Programme. Commun Dis Rep CDR Rev. 1997;7:R26-32.
25. Bhagat R, Kaur G, Seth P. Molecular mechanisms of zika virus pathogenesis: An update. Indian Journal of Medical Research [Internet]. 2021;154(3):433.
26. Marbán-Castro E, Goncé A, Fumadó V, Romero-Acevedo L, Bardají A. Zika virus infection in pregnant women and their children: A review. European Journal of Obstetrics and Gynecology and Reproductive Biology. 2021;265:162-8.
27. Matiello F de B, Hilário JSM, Gondim EC, Santos DN, Mello DF de. Health surveillance and development of children with congenital Zika Virus syndrome: an integrative literature review. Rev Paul Pediatr. 2021;40:e2020335.
28. BRASIL. Ministério da Saúde, Secretaria de Vigilância em Saúde, Departamento de Doenças de Condições Crônicas e Infecções Sexualmente Transmissíveis. – Brasília: Ministério da Saúde, 2022. p. 211 p. : il. Protocolo Clínico e Diretrizes Terapêuticas para Atenção Integral às Pessoas com Infecções Sexualmente Transmissíveis – IST.
29. Gao R, Liu B, Yang W, Wu Y, Wang B, Santillan MK, et al. Association of maternal sexually transmitted infections with risk of preterm birth in the United States. JAMA Network Open. 2021 Nov 29;4(11):e2133413.
30. Stafford IA, Workowski KA, Bachmann LH. Syphilis complicating pregnancy and congenital syphilis. Ingelfinger JR, Lee C, editors. New England Journal of Medicine. 2024 Jan 18;390(3):242-53.
31. Ropper AH. Neurosyphilis. Longo DL, editor. New England Journal of Medicine. 2019 Oct 3;381(14):1358-63.
32. Sankaran D, Partridge E, Lakshminrusimha S. Congenital syphilis — An illustrative review. Children. 2023 Jul 29;10(8):1310.

SÍNDROMES EPILÉPTICAS E CRISES CONVULSIVAS NO PERÍODO NEONATAL

CAPÍTULO 27

Magda Lahorgue Nunes ▪ Katia Maria Ribeiro Silva Schmutzler

INTRODUÇÃO

As crises convulsivas (CC) no período neonatal são definidas como evento agudo reativo associado a uma grande variedade de fatores etiológicos, caracterizam-se clinicamente por alterações paroxísticas das funções clínicas (motora, comportamental e autonômica), em decorrência de descargas elétricas excessivas síncronas com despolarização de neurônios, nos primeiros 28 dias após o nascimento de um recém-nascido a termo ou antes de 44 semanas de idade gestacional no recém-nascido pré-termo. Mesmo com os cuidados de monitorização nas unidades de terapia intensiva, representam a manifestação neurológica mais frequente de disfunção do sistema nervoso central (SNC), associada a elevadas taxas de morbidade e mortalidade, podendo acarretar dano neurológico posterior, sendo de suma importância a precocidade de seu diagnóstico.[1,2]

Dentre as razões para a maior predisposição do cérebro em desenvolvimento às crises encontram-se as rápidas modificações estruturais e o desequilíbrio entre excitabilidade e inibição. O último trimestre de gestação e o período neonatal caracterizam-se pelo rápido crescimento e desenvolvimento cerebral, tanto estrutural quanto funcionalmente, ocorrendo, em curto período de tempo, mudanças que exigem expressivas demandas metabólicas. Em adição, há a relativa maior excitabilidade nesse período, quando se comparam crianças a adultos. As bases neuroanatômicas e neuroquímicas, que explicam tal excitabilidade, vêm sendo mais elucidadas nas últimas décadas e são resumidas no Quadro 27-1.[3]

A maioria das CC neonatais são eventos sintomáticos agudos (provocados) e não evoluem para quadros de epilepsia pós-neonatal, entretanto, 10-15% das CC que iniciam no período neonatal podem ser a manifestação inicial de síndromes epilépticas precoces. Crises neonatais cuja etiologia é determinada como metabólica, estrutural ou genética têm maior tendência a serem manifestação de síndromes epilépticas.[4,5] Por outro lado algumas etiologias sintomáticas agudas levam a maior risco de epilepsia pós-neonatal, como exemplo a encefalopatia hipóxico-isquêmica (EHI) e as causas infecciosas.[6-11] Estas condições levam a um dos primeiros desafios diagnósticos que iremos abordar neste capítulo, a diferenciação entre evento agudo ou manifestação inicial de síndrome epiléptica.

Outro desafio diagnóstico é o seu correto reconhecimento que não é fácil sem o auxílio do vídeo-EEG, em razão da semiologia das crises, algumas com manifestações sutis, e o fenômeno de dissociação eletroclínica, caracterizada por Kellway e Mizhari em sua

Quadro 27-1. Fatores neuroanatômicos e neuroquímicos relacionados com a excitabilidade do cérebro imaturo

Aumento de mecanismos excitatórios (excitação)
A) Elevada voltagem de *input* da membrana neuronal; pequenas correntes implicam grandes flutuações do potencial da transmembrana B) Glia imatura levando a estado de hiperexcitação por maior acúmulo de potássio extracelular decorrente da lentidão nos sistemas enzimáticos da membrana glial, com consequente menor depuração de neurotransmissores excitatórios do meio extracelular C) Maior proporção de sinapses excitatórias que inibitórias D) Maior desenvolvimento de receptores sinápticos para neurotransmissores excitatórios E) Substância negra que funciona, nesta fase, como propagadora de descargas para a periferia em vez de inibidora, como habitualmente
Redução dos mecanismos inibitórios (desinibição)
A) Menor proporção de sinapses inibitórias B) Menor desenvolvimento de receptores sinápticos para neurotransmissores inibitórios C) Neurotransmissores inibitórios com papel excitatório em certas áreas do encéfalo (p. ex., subst. negra) durante o período neonatal
Prováveis mecanismos geradores de crises epilépticas no RN
A) Falência da bomba de sódio e potássio decorrente da diminuição de ATP, o que ocorre em hipoxia, isquemia e hipoglicemia B) Excesso de neurotransmissores excitatórios – ocorre em hipoxia, isquemia e hipoglicemia C) Deficiência de neurotransmissores inibitórios – ocorre na dependência de piridoxina D) Alteração na membrana neuronal, com aumento na permeabilidade ao sódio – ocorre na hipocalcemia e na hipomagnesemia

proposta de classificação dos eventos neonatais.[12,13] Consequentemente, a sua ocorrência precisa é difícil de ser estabelecida, pois depende dos critérios diagnósticos (clínico e vídeo-EEG) e das características da população estudada (estudos de base populacional x estudos focados em população de risco).[8,14-18]

Diante de um neonato com crise convulsiva, é essencial a obtenção do máximo de informações sobre as condições gerais do paciente por meio de rigorosas investigações clínica e laboratorial. Priorizando os seguintes aspectos: identificação de recém-nascidos de risco, correto reconhecimento e confirmação das crises, identificação da etiologia, tratamento das crises, avaliação do prognóstico e por fim duração do tratamento.

INCIDÊNCIA E PREVALÊNCIA

Estes dados podem variar de acordo com a localidade geográfica, o desenho do estudo (base populacional × população de risco em unidade de terapia intensiva neonatal) e método diagnóstico (observação clínica × vídeo-EEG).

Os estudos de base populacional clássicos, mostram uma incidência variando entre 1,8 e 4,4: 1.000 nascidos vivos. O estudo de Lanska foi retrospectivo, por meio de registros hospitalares (entre 1985-1989), do condado de Fayette no estado de Kentucky. Evidenciou incidência de 3,5-4,4/1.000 nascidos vivos. Identificou uma associação na qual quanto menor fosse o peso de nascimento maior o risco de crises.[14] O estudo de Ronen *et al.* foi prospectivo utilizando dados coletados em toda a província de Newfoundland, Canadá, por questionários enviados às maternidades e unidades de terapia intensiva neonatal (UTINEO) entre 1990-94. Observaram incidência de 2,6/1.000 nascidos vivos, considerando aqueles a termo, 11,1/1.000 nos prematuros e 13,5/1.000 nos com peso inferior a 2.500 gramas. A etiologia mais frequente foi a EHI.[15] O estudo de Saliba *et al.* coletou dados no condado Harris, no Texas, entre 1992 e 1994, no qual a incidência observada foi de 1,8/1.000 nascidos vivos. Naqueles com peso de nascimento abaixo de 1.500 gramas era bem superior (19/1.000). Observaram também relação entre maior risco e menor peso tanto nos prematuros quanto nos neonatos a termo.[16]

Os estudos realizados em população de risco e com dados coletados em UTINEO trazem incidência variada. Pisani *et al.* num período de 13 anos observaram a taxa média de 2,29/1.000 nascidos vivos (prematuros 14,2/1.000 e a termo 1,10/1.000). Crises confirmadas por EEG. Também observaram relação com baixo peso de nascimento.[17] Já no estudo de Silva *et al.* a incidência foi de 24,2/1.000 nascidos vivos, neste estudo as crises eram reconhecidas por meio da semiologia não havendo necessariamente EEG simultâneo.[8]

O estudo de Berry *et al.*, com desenho retrospectivo e dados coletados entre 2003 e 2013 pelos certificados de nascimento em todo o território norte-americano, relatou taxas mais baixas 0,30/1.000 nascidos vivos, sendo 0,26/1.000 em nascidos a termo. Os autores observaram que possivelmente este dado é subestimado em função da queda no número de registros.[18]

RECONHECIMENTO DAS CRISES

A semiologia das crises convulsivas, neste período da vida, caracteriza-se pela dificuldade no seu reconhecimento, uma vez que as crises generalizadas são menos frequentes que em outros grupos etários, pois no recém-nascido as conexões trans-hemisféricas ainda estão em desenvolvimento. Por esse motivo, as crises epilépticas, nesse período, foram consideradas de forma independente pela Liga Internacional contra a Epilepsia (ILAE), que reuniu um grupo de especialistas na área para propor uma adaptação da classificação para esta faixa etária. O Quadro 27-2 traz a nova classificação proposta pela força tarefa neonatal da ILAE.

A nova classificação já parte do pressuposto de que as crises são focais e podem ocorrer na forma eletroclínica (quando a manifestação clínica é acompanhada por descargas críticas no EEG) ou somente eletrográficas (descargas críticas no EEG sem manifestação clínica evidente associada e com duração superior a 10 segundos). As crises eletroclínicas podem ser motoras (automatismos, clônicas, tônicas, mioclônicas, espasmos), não motoras (autonômica, parada comportamental) ou sequenciais (sequência de manifestações semiológicas diferentes dentro de um mesmo evento sem predomínio de um tipo específico). As crises eletrográficas parecem ocorrer nos neonatos com encefalopatias mais graves, ou naqueles que foram submetidos a tratamento prévio com fármacos anticrise (FACs). São consideradas como uma dissociação entre a atividade epileptogênica e a função de áreas responsáveis pelas manifestações clínicas das crises e tem forte relação com a encefalopatia hipóxico isquêmica (EHI).

Alguns autores sugerem associação entre semiologia das crises e etiologia. A etiologia HIE geralmente se associa a crises clônicas ou eletrográficas somente, as canalopatias com crises tônicas, as demais de origem genética com crises sequenciais incluindo atividade tônica com manifestações autonômicas como apneias e quedas na saturação, o infarto e a infecção congênita com crises clônicas, as metabólicas com crises mioclônicas e as hemorragias com crises autonômicas.[5,19]

Apresentamos no Quadro 27-2 a classificação das crises segundo a ILAE.

Quadro 27-2. Classificação das crises no período neonatal (revisadas pela ILAE)

A. Crises eletroclínicas (com correlação eletrográfica consistente)
  1. Motoras
    - Automatismos (atividade motora com grau de coordenação variável, tipicamente oral em neonatos)
    - Clônicas (abalos simétricos ou assimétricos repetitivos, envolvendo o mesmo grupo muscular, ocorrem de forma focal, multifocal ou bilateral)
    - Espasmos epilépticos (flexão ou extensão súbita da muscular cervical e do tronco, manifestação rara em recém-nascidos)
    - Mioclônicas (contração breve, única ou múltipla de grupos musculares – axial, distal, proximal, membros; podem ocorrer de forma focal, multifocal, bilateral simétrica ou assimétrica)
    - Tônicas focais (contração muscular sustentada durando segundos ou minutos, podem ocorrer de forma unilateral ou bilateral assimétrica ou assimétrica)
  2. Não motoras
    - Autonômica (alteração autonômica distinta cardiovascular, respiratória – apneia, pupilar, gastrointestinal, vasomotora, termorregulatória)
    - Parada comportamental (pausa da atividade, imobilização, pode ser seguida de automatismo ou autonômica)
  3. Sequencial (sequência de manifestações clínicas variadas sem predominância de semiologia específica ocorrendo em um mesmo evento)
  4. Não classificada

B. Crises somente eletrográficas (ausência de manifestações clínicas)

CONFIRMAÇÃO DAS CRISES

O vídeo-EEG prolongado ou contínuo, é considerado o padrão-ouro para reconhecimento e confirmação diagnóstica das crises neonatais, por permitir melhor diferenciação entre os fenômenos epilépticos e os não epilépticos, além do reconhecimento das crises eletrográficas sem manifestação clínica, adicionalmente oferece parâmetros bioelétricos (organização e maturidade do ritmo de base) que são fatores que corroboram na elaboração do prognóstico neurológico.[20,21] Entretanto esse método diagnóstico não é disponível em grande parte das unidades neonatais.

Nas unidades em que o vídeo-EEG não é disponível a força tarefa neonatal sugere o uso do algoritmo desenvolvido no estudo colaborativo de Brighton que determina o grau de certeza do diagnóstico das crises neonatais de acordo com o método de investigação disponível na unidade local (EEG, aEEG, observação clínica) e o tipo (classificação semiológica) da crise.[22]

É importante iniciar a monitoração o mais precocemente possível nos neonatos de risco, principalmente naqueles com EHI, pelo elevado risco de crises eletrográficas. Lembrar que exames seriados têm valor prognóstico e podem ser uma alternativa na monitoração das crises se o EEG contínuo não estiver disponível. Uma forma mais simplificada de monitorização contínua da atividade elétrica cerebral também pode ser feita por meio do aEEG (EEG de amplitude integrada) que consiste em registro do sinal de um ou dois canais de EEG, sendo esse sinal modificado por filtragem, compressão temporal e retificação, de forma a permitir avaliar de modo contínuo a tendência da diferença entre a amplitude máxima e mínima do EEG em cada momento. O uso isolado do aEEG possui limitações sendo recomendados aparelhos que também permitem ver o traçado de EEG original. As suas indicações estão bem estabelecidas, sendo útil no diagnóstico na monitorização da resposta ao tratamento das convulsões neonatais, assim como na monitorização de neonatos com encefalopatia neonatal. A leitura do EEG neonatal requer profissional experiente em exames desta faixa etária em função de aspectos bioelétricos distintos (Quadro 27-3).

Quadro 27-3. Alterações de caráter epiléptico ao EEG neonatal

São alterações observadas no EEG neonatal
▪ Atividade rítmica nas faixas delta, teta, alfa ou beta em uma ou mais faixas de frequência em uma ou mais regiões corticais, com envolvimento progressivo ou flutuante com duração igual ou maior que 10 segundos (crise eletrográfica, Fig. 27-1) ▪ BIRDs: breves descargas rítmicas interictais, com duração menor que 10 segundos – não definem um fenômeno crítico, porém, quando associado a quadro clínico torna-se fortemente sugestiva ▪ Ondas pontiagudas transitórias com frequência maior ou igual 3 por minuto têm forte relação com crises epilépticas
Atividades ictais
▪ Em frequências rápidas ou lentas, chegam a teta e delta (mais lentas que de crianças e adultos). Podem ter a morfologia da onda mantida durante toda a crise ou ter diminuição de sua frequência com aumento de amplitude

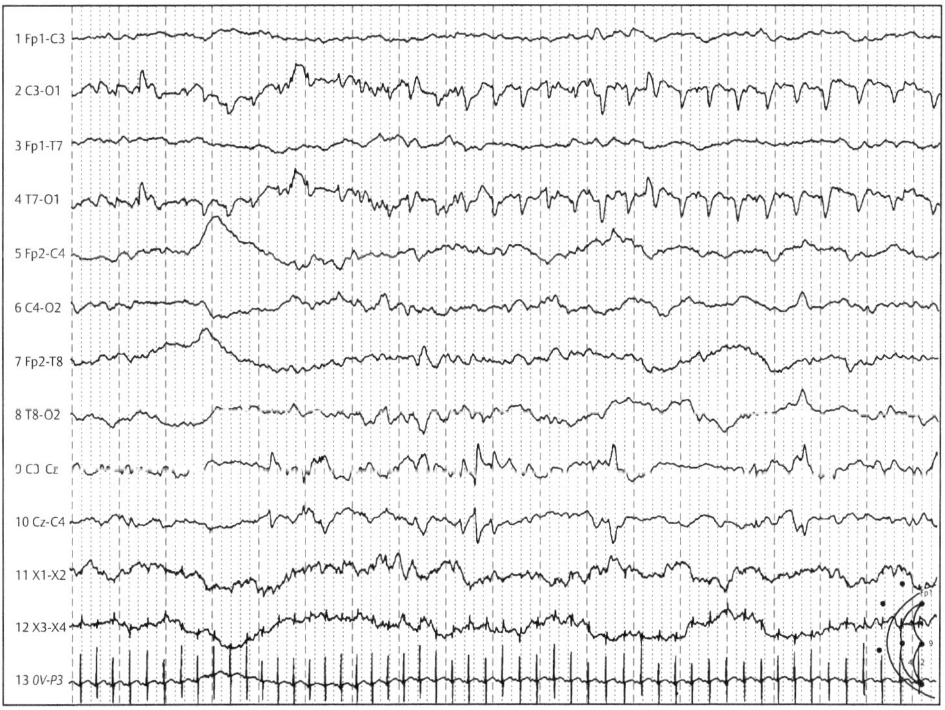

Fig. 27-1. Crise eletrográfica na região occipital esquerda: por atividade de ondas agudas que progressivamente tornam-se rítmicas, diminuem a frequência e aumentam a amplitude.

No EEG neonatal a presença de espículas ou de ondas agudas nem sempre é associada a evento epiléptico, pois estas podem ser elementos transitórios fisiológicos associados a padrões maturacionais. A seguir apresentamos as alterações de caráter epiléptico ao EEG neonatal. Observamos atividades rítmicas ou pseudorrítmicas nas faixas alfa, delta, teta, delta-*like*, ou descargas de ritmos lentos denominadas de padrão dicrótico ou depressão da atividade de base como atividades críticas. A presença, no traçado EEG, de elementos rítmicos de duração inferior a 10 segundos, semelhantes às miniaturas de crises eletrográficas, é denominada "breves descargas rítmicas ictais/interictais" (do inglês, BIRD: *brief interictal rhythmic discharges*) e sua presença associa-se à história de crises. A associação de crises eletrográficas, eletroclínicas e o BIRD, em um mesmo EEG, é comum em crises neonatais não controladas.[20,21]

IDENTIFICAÇÃO DA ETIOLOGIA

A identificação da etiologia das crises neonatais e seu diagnóstico diferencial com as síndromes epilépticas do período neonatal é de fundamental importância para o estabelecimento do tratamento mais adequado e do prognóstico neurológico. A maioria das etiologias está relacionada com eventos/insultos agudos, sendo a EHI uma das principais causas.[4,7,8,17,23-25]

Dentro da nova proposta de classificação das crises neonatais os grupos de etiologia que devem ser considerados são: EHI e outros eventos hipóxicos isquêmicos, estrutural: vascular (infarto isquêmico agudo, hemorragia – intraventricular, subaracnóidea, intraparenquimatosa, leucomalácia periventricular) ou malformação cerebral, genética (canalopatias e outras), metabólica (erros inatos do metabolismo, deficiência de vitaminas), infecciosa (congênita ou adquirida).[23]

SÍNDROMES EPILÉPTICAS DO PERÍODO NEONATAL

A força tarefa de nosologia e definições da ILAE reconhece três síndromes epilépticas que podem iniciar no período neonatal.[26]

Epilepsia Neonatal (Familial) Autolimitada

- *Contexto clínico:* as crises iniciam em torno do 2°-7° dia de vida, (em prematuros na idade corrigida de 40 semanas), ambos os sexos são afetados de forma equivalente, gestação e parto sem intercorrências, perímetro cefálico (PC) e exame neurológico (EN) normais. Características clínicas e EEG semelhantes, diferem pela história familiar. Base genética semelhante, casos não familiares decorrentes de mutações *de novo*.
- *Epidemiologia:* incidência estimada de 5,3/100.00 nascidos vivos.
- *Semiologia das crises:* predomínio de crise clônica e tônica focal em face e membros, lateralização variável, podem progredir na forma sequencial incluindo mioclônica e autonômica (apneia e/ou cianose frequentes) e automatismos. As crises têm duração de minutos e são mais longas que em eventos agudos. Ocorrem em salvas com neonato normal entre as crises.
- *Evolução:* remissão até 6 meses de vida (maioria até 6 semanas). DNPM normal, (raros relatos de atraso ou dificuldade aprendizagem) 1/3 pode ter outras CC (crise febril, salvas de crises focais, TCG isolada, rolândicas). Algumas variantes genéticas levam a miokimia (contração muscular contínua com rigidez e torção).
- *EEG:* ritmo de base geralmente normal. Anormalidades epileptiformes focais podem ocorrer (regiões centrotemporais – CT, frontotemporais – FT). Padrão *theta pointu alternant*

em torno de 50%. Eventual alentecimento focal ou generalizado nos períodos com mais crises. Padrão ictal: atenuação do EEG (±20s) seguido por descargas de pontas (geralmente CT) bilateral e assíncrona. Topografia e lateralidade podem mudar a cada episódio.

- *Neuroimagem:* normal.
- *Genética:* herança autossômica dominante com penetrância variável. Mutações *de novo* do KCNQ2 e KCNQ3. Na familiar a história de crises neonatais autolimitadas tem que ser positiva. Variações patogênicas do KCNQ2 é achado mais comum. KCNQ3 e SCN2A são menos frequentes.

Epilepsia Neonatal-Infantil (Familial) Autolimitada

- *Contexto clínico:* síndrome autossômica dominante com início no período neonatal ou até 23 meses de vida (média 11 semanas). As crises iniciam a partir do 2° dia de vida. A história familiar auxilia no diagnóstico, tratamento, investigação e prognóstico.
- *Epidemiologia:* incidência desconhecida.
- *Semiologia das crises:* inicialmente observa-se desvio ocular e da cabeça, seguido por crises clônicas e tônicas. Pode ocorrer apneia ou olhar fixo. Duração: entre 20 s a 4 minutos. Podem ocorrer em salvas e serem recorrentes (horas/dias). A frequência das crises varia muito de indivíduo a indivíduo, em alguns casos não é necessário uso de FAC. Cessam em torno de 12-24 meses e geralmente não recorrem.
- *Evolução:* desenvolvimento neuropsicomotor, exame neurológico e perímetro cefálico normais.
- *EEG:* ritmo de base normal. No período de crises mais ativas podem ocorrer descargas focais em regiões posteriores ou alentecimento generalizado. EEG interictal pode ter descargas posteriores ou rolândicas.
- *Neuroimagem:* normal.
- *Genética:* herança autossômica dominante com penetrância variável observada em vários membros da família. Variantes do *SCN2A* ou mais raramente *KCNQ2*. Nos casos não familiares mutações *de novo*.

Encefalopatia Epiléptica e do Desenvolvimento Precoce – do Lactante

- *Contexto clínico:* Início antes do 3° mês de vida, crises farmacorresistentes frequentes. A etiologia é variável e inclui os diagnósticos prévios de Ohtahara e epilepsia mioclônica precoce (EMP). Exame neurológico anormal (tônus, postura, movimentos). História familiar, parto e nascimento, geralmente sem intercorrências. Perímetro cefálico (PC) varia com etiologia, mas geralmente normal ao nascimento.
- *Epidemiologia:* 10/100.000 nascidos vivos.
- *Semiologia das crises:* tônica focal ou generalizada, mioclônica, clônica focal, crises sequenciais e espasmos epilépticos.
- *EEG:* o padrão interictal é anormal podendo ocorrer surto-supressão, alentecimento difuso ou descargas multifocais. Padrão ictal variável (surto-supressão, multifocal).
- *Exames complementares:* neuroimagem, testes metabólicos e/ou genéticos permitem definir etiologia em quase 80% dos casos.
- *Evolução:* as crises são refratárias e evoluem com frequência para síndrome dos espasmos epilépticos. Déficit intelectual profundo. Podem apresentar transtornos paroxísticos não epilépticos associados (tremor, coreia, distonia). Diversas comorbidades associadas (déficit cortical visual, déficit motor, problemas ortopédicos – comportamentais, deglutição, elevada morbimortalidade). Declínio moderado a profundo do desenvolvimento

neuropsicomotor. Importante ressaltar que algumas etiologias (metabólicas/genéticas ou estruturais) podem ser alvo para terapia de precisão.

- *Genética:* mutações em diversos genes podem ser identificadas, entre eles: *KCNQ2, SCN2A, SCN8A, STXBP1, CDKL, KCNT1, UBA5, ALDH7A1* (dependência piridoxina), PNPO (deficiência de piridoxal fosfato).

TRATAMENTO DAS CRISES

O manejo adequado das crises convulsivas no período neonatal consiste na identificação e no tratamento da etiologia de base da crise, na intervenção farmacológica adequada e na eliminação de crises eletrográficas e eletroclínicas.

A abordagem imediata consiste em:

1. Estabilização das funções vitais: liberação de vias aéreas, manutenção da ventilação/circulação, normotermia, estabelecimento de acesso venoso.
2. Propedêutica inicial: eletrólitos, hemograma, PCR e LCR.
3. Correção dos distúrbios hidreletrolíticos; afastar as causas infecciosas e metabólicas, instituindo imediatamente o tratamento corretivo e a DAE. No caso de hipoglicemia, administrar solução de glicose a 10%: 2 mL/kg por via endovenosa (EV), mantendo-se a infusão de até 0,5 g/kg/h. Nos pacientes com hipocalcemia, indica-se a correção com gluconato de cálcio, solução a 5%, na dose de 4 mL/kg EV, com manutenção VO de 500 mg/kg/dia. Quando houver hipomagnesemia, deve-se administrar sulfato de magnésio, solução a 50%, na dose de 0,2 mL/kg IM, com manutenção de 0,2 mL/kg IM. O magnésio VO pode causar diarreia.
4. Em pacientes com infecção, devem-se utilizar medicações por via endovenosa para cobertura do SNC.

A força tarefa neonatal juntamente com a Organização Mundial da Saúde elaborou um protocolo para tratamento das crises neonatais, este documento foi baseado nas evidências científicas vigentes e na opinião de especialistas.[27]

No período neonatal, nenhum estudo controlado e randomizado ou observacional bem conduzido foi realizado comparando os efeitos do tratamento em pacientes em uso de FACs àqueles que não utilizam. Apesar da falta de estudos, os efeitos benéficos de tratamento curto e adequado superam possíveis danos ou efeitos colaterais da medicação. Devem ser tratadas não somente as crises eletroclínicas, mas também as eletrográficas.[27]

De acordo com as diretrizes,[27] o fenobarbital deve ser utilizado como medicação de primeira linha em crises neonatais independente da etiologia. Entretanto, se em função de aspectos clínicos e história familiar, houver suspeita de alguma canalopatia, bloqueadores de canal de sódio passam a ser a primeira opção. Como segunda linha de tratamento, no caso de não resposta ao FAC de primeira linha, as recomendações são o uso de fenitoína, levetiracetam, midazolam ou lidocaína para a maioria das etiologias (EIH, infarto, hemorragia); se a suspeita for de canalopatias estão indicados tanto a fenitoína como a carbamazepina; se recém-nascido com cardiopatia a indicação é o levetiracetam. Teste terapêutico com piridoxina está indicado como adição ao FAC em caso de neonatos com características clínicas e/ou EEG sugestivos de epilepsia por dependência de piridoxina ou em neonatos que não respondem a segunda linha de FAC e cuja etiologia das crises não tenha sido identificada.

É altamente recomendado que cada unidade tenha um algoritmo padronizado para abordagem do neonato com crises convulsivas. Na Figura 27-2 apresentamos o de Brighton.[22]

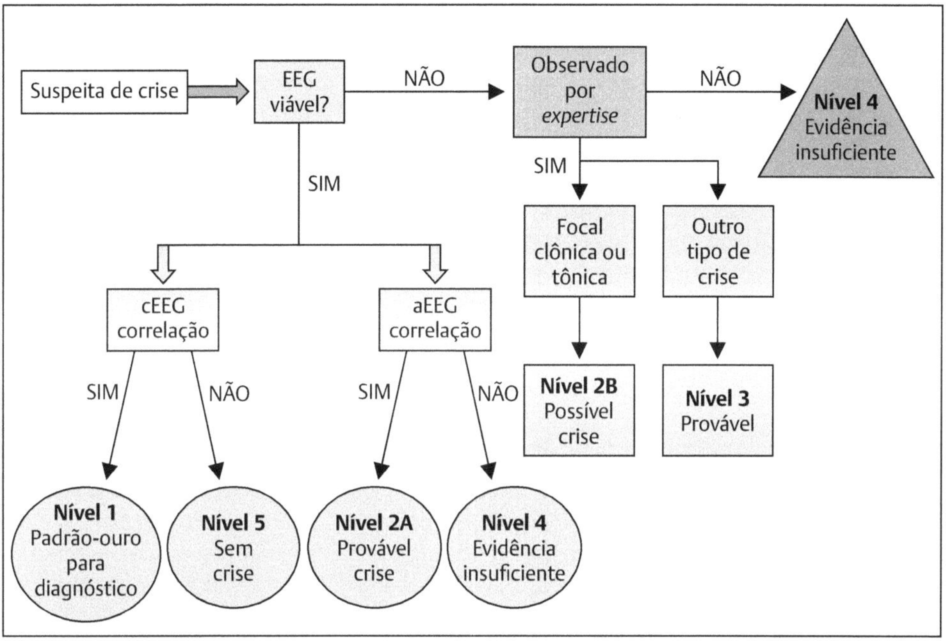

Fig. 27-2. Algoritmo de Brighton.

As novas diretrizes sugerem que a suspensão do tratamento com FAC após controle das crises sintomáticas agudas (eletroclínicas ou eletrográficas) nos neonatos sem evidências de epilepsia precoce deve ser realizada preferencialmente antes da alta hospitalar independente de achados de neuroimagem ou de EEG interictal.[27] Dois estudos balizaram esta decisão, o primeiro avaliou o risco de epilepsia pós-neonatal após crises sintomáticas agudas. Não houve diferença significativa entre os que tiveram FAC suspensas antes da alta ou que mantiveram tratamento após. O segundo, também multicêntrico, observou grande variabilidade na taxa de alta hospitalar com FAC (10-88% dos pacientes) e a análise multivariada mostrou que esta escolha estava relacionada com o protocolo local e a etiologia das crises.[28,29]

AVALIAÇÃO DO PROGNÓSTICO

O prognóstico neurológico está fortemente associado à etiologia das crises convulsivas e o risco de desenvolver epilepsia pós-neonatal foi avaliado em diferentes estudos. Em revisão da literatura, incluindo artigos publicados entre 1976 e 2005, a média encontrada de epilepsia pós-neonatal foi de 34,9% (variando entre 9,4-100%).[9] No estudo retrospectivo, baseado em diagnóstico clínico das crises, publicado pelo grupo do Children's Hospital de Boston, 21% dos neonatos tiveram alta com crises convulsivas.[7] Em estudo multicêntrico mais recente, com crises confirmadas por vídeo-EEG, a incidência de epilepsia pós-neonatal foi mais baixa 13%.[4]

No estudo de Pisani *et al.* o seguimento mostrou óbito em 25%, epilepsia em 14,3%, paralisia cerebral em 29,5% e atraso no neurodesenvolvimento em 34,8%. O principal fator de risco para epilepsia foi a presença de estado de mal convulsivo.[17]

Nas coortes acompanhadas no Hospital São Lucas da PUCRS de Porto Alegre a incidência de epilepsia pós-neonatal foi de 33,8% nos nascidos entre 1977 e 1997; 29,6% nos nascidos entre 1999 e 2003 e 45,5% nos nascidos entre 2004 e 2009 (todos com crises confirmadas por EEG). Na coorte de nascidos entre 2010 e 2017, houve registro ictal em 40,2%, 70,6% tiveram alta recebendo FAC.[8,24,25]

Glass *et al.* avaliando uma coorte de neonatos a termo com EHI observaram epilepsia pós-neonatal em 25% daqueles que tiveram crises agudas e um risco elevado (RR 35,8, 95% IC 6,5-196,5) naqueles com estado de mal convulsivo.[30]

É consenso que o tratamento das crises (tanto eletroclínica como eletrográfica) com o intuito de reduzir a densidade da atividade epileptogênica está associado a melhor prognóstico neurológico tanto em termos de neurodesenvolvimento como reduz o risco de epilepsia pós-neonatal.

PONTOS-CHAVE

- A maioria das CC neonatais são eventos sintomáticos agudos, entretanto 10-15% das CC podem ser a manifestação inicial de síndromes epilépticas precoces. A diferenciação entre evento agudo ou manifestação inicial de síndrome epiléptica é um desafio e de fundamental importância para o estabelecimento do tratamento mais adequado e do prognóstico neurológico.
- As crises são focais e podem ocorrer nas formas: eletroclínica (manifestação clínica acompanhada por descargas críticas no EEG) ou eletrográfica (descargas críticas no EEG sem manifestação clínica evidente associada e com duração superior a 10 segundos); e caracterizam-se pela dificuldade no seu reconhecimento, sendo importante a realização mais precoce possível de métodos diagnósticos (vídeo-EEG prolongado/poligrafia ou aEEG).
- A ILAE atualmente reconhece três síndromes epilépticas: epilepsia neonatal (familial) autolimitada; epilepsia neonatal-infantil (familial) autolimitada e encefalopatia epiléptica e do desenvolvimento precoce – do lactente.
- É altamente recomendado que cada unidade tenha um algoritmo padronizado para abordagem do neonato com crises convulsivas. Os efeitos benéficos de tratamento curto e adequado superam possíveis danos ou efeitos colaterais da medicação. Devem ser tratadas não somente as crises eletroclínicas, mas também as eletrográficas.
- O fenobarbital é a medicação de primeira linha em crises neonatais independente da etiologia. Entretanto, se em função de aspectos clínicos e história familiar, houver suspeita de alguma canalopatia, bloqueadores de canal de sódio passam a ser a primeira opção.

REFERÊNCIAS BIBLIOGRÁFICAS

1. McBride MC, Laroia N, Guillet R. Electrographic seizures in neonates correlate with poor neurodevelopmental outcome. Neurology. 2000;55:506-13.
2. McCabe BK, Silveira DC, Cilio MR, Cha BH, Liu X, Sogawa Y, et al. Reduce neurogenesis after neonatal seizures. J Neuroscience. 2001;21(6):2094-103.
3. Lombroso CT. Neonatal seizures: gaps between the laboratory and the clinic. Epilepsia. 2007;48 Suppl 2:83-106.

4. Shelhaas RA, Wusthoff CJ, Numis AL, Chu CJ, Massey SL, Abend NS, et al. Early-life epilepsy after acute symptomatic neonatal seizures: a prospective multicenter study. Epilepsia. 2021;62:1871-1882.
5. Nunes ML, Zuberi SM, Yozawitz, Mizrahi EM, Cilio MR, Moshé SL, E et al. Neonatal seizures: Is there a relationship between electroclinical features and etiology? A critical appraisal based on a systematic literature review. Epilepsia Open. 2019;4:10-29.
6. Mizrahi EM, Kellaway P. Incidence and epidemiology. Diagnosis and management of neonatal seizures. Philadelphia: Lippincott–Raven; 1998. p. 7-14.
7. Tekgul H, Gauvreau K, Soul J, Murphy L, Robertson R, Stewart J, et al. The current etiologic profile and neurodevelopmental outcome of seizures in term newborn infants. Pediatrics. 2006;117:1270-80.
8. Garcias Da Silva LF, Nunes ML, Da Costa JC. Risk factors for developing epilepsy after neonatal seizures. Pediatr Neurol. 2004;30:271-77.
9. Nunes ML, da Costa JC. Outcome of newborns with neonatal seizures: risk factors and predictors. Current Pediatrics Reviews. 2006; 2:315-321.
10. Carvalho MDCG, Miranda-Filho DB, van der Linden V, Sobral PF, Ramos RCF, Rocha MÂW, et al Sleep EEG patterns in infants with congenital Zika virus syndrome. Clin Neurophysiol. 2017;128:204-214.
11. Nunes ML, Esper NB, Franco AR, Radaelli G, Soder RB, Bomfim R, et al. Epilepsy after congenital zika virus infection: EEG and neuroimaging features. Seizure: European J Epilepsy. 2021;84:14-22.
12. Mizhari E, Kellaway P. Characterization and classification of neonatal seizures. Neurology. 1987;37:1837-1844.
13. Mizhari E, Kellaway P. Characterization of seizures in neonates and young infants by time-synchronized electroencephalographic/polygraphic/video monitoring. Ann Neurol. 1984a;16:384.
14. Lanska MJ, Lanska DJ, Baumann RJ, Kryscio RJ. A population-based study of neonatal seizures in Fayette County, Kentucky. Neurology. 1995;45:724-32.
15. Ronen GM, Penney S, Andrews W. The epidemiology of clinical neonatal seizures in Newfoundland: a population-based study. J Pediatr. 1999;134:71-5.
16. Saliba RM, Annegers JF, Waller DK, Tyson JE, Mizrahi EM. Incidence of neonatal seizures in Harris County, Texas, 1992–1994. Am J Epidemiol. 1999;150:763-9.
17. Pisani F, Facini C, Bianchi E, Giussani G, Piccolo B, Beghi E. Incidence of neonatal seizures, perinatal risk factors for epilepsy and mortality after neonatal seizures in the province of Parma, Italy. Epilepsia. 2018;59:1764-1773.
18. Berry K, Pesko MF, Hesdorffer DC, Shellhaas RA, Seirup JK, Grinspan ZM. An evaluation of national birth certificate data for neonatal seizure epidemiology. Epilepsia. 2017;58:446-455.
19. Cornet MC, Morabito V, Lederer D, Glass HC, Ferrao Santos S, Numis AL, et al. Neonatal presentation of genetic epilepsies: early differentiation from acute provoked seizures. Epilepsia. 2021;00:1-14.
20. Tsuchida TN, Wusthoff CJ, Shellhaas RA, Abend NS, Hahn CD, Sullivan JE, et al; American Clinical Neurophysiology Society Critical Care Monitoring Committee. American Clinical Neurophysiology Society standardized EEG terminology and categorization for the description of continuous EEG monitoring in neonates: report of the American Clinical Neurophysiology Society Critical Care Monitoring Committee. J Clin Neurophysiol. 2013;30(2):161-173.
21. Oliveira AJ, Nunes ML, Da Costa JC. Polysomnograhy in neonatal seizures. Clin Neurophysiol. 2000;111(Suppl 2):S74-S80.
22. Pellegrin S, Munoz FM, Padula M, Heath PT, Meller L, Top K, et al. Neonatal seizures :case definitions and guidelines for data collection, analysis, and presentation of immunization safety data. Vaccine. 2019;37:7596-7609.
23. Pressler RM, Cilio MR, Mizhari E, Moshé SL, Nunes ML, Plouin P, et al. The ILAE classification of seizures and the epilepsies: Modification for seizures in neonates. Position paper by the ILAE Task Force on Neonatal Seizures. Epilepsia. 2021;62:615-628.

24. Nunes ML, Martins MP, Barea BM, Wainberg RC, Costa JC. Neurological outcome of newborns with neonatal seizures. A cohort study in a tertiary university hospital. Arq Neuropsiquiatr. 2008;66:168-74.
25. Correa NC, Bom JMS, Scherer MR, Nunes ML. Clinical profile of a cohort of neonates with seizures: association between semiology, etiology and electroencephalographic findings. Pediatrics & Neonatology. 2022;63:582-589.
26. Zuberi SM, Wirrell E, Yozawitz E, Wilmshurst JM, Specchio N, Riney K, et al. ILAE classification and definition of epilepsy syndromes with onset in neonates and infants: Position statement by the ILAE Task Force on Nosology and Definitions, ILAE classification and definition of epilepsy syndromes with onset in neonates and infants: Position statement by the ILAE Task Force on Nosology and Definitions. Epilepsia. 2022;00:1-49.
27. Pressler RM, Abend NS, Auvin S, Boylan G, Brigo F, Cilio MR, et al. Treatment of Seizures in the Neonate: Guidelines and Consensus-based Recommendations – Special Report from the ILAE Task Force on Neonatal Seizures. Epilepsia. 2023;64:2550-2570.
28. Glass HC, Soul JS, Chang T, Wusthoff CJ, Chu CJ, Massey SL, et al. Safety of early discontinuation of antiseizure medication after acute symptomatic neonatal seizures. JAMA Neurol. 2021;78:817-825.
29. Shellhaas RA, Chang T, Wusthoff CJ, Soul JS, Massey SL, Chu CJ, et al; Neonatal Seizure Registry Study Group. Treatment duration after acute symptomatic seizures in neonates: a multicenter cohort study. J Pediatr. 2017;181:298-301.e1.
30. Glass HC, Hong KJ, Rogers EE, Jeremy RJ, Bonifacio SL, Sullivan JE, et al. Risk factors for epilepsy in children with neonatal encephalopathy. Pediatr Res. 2011;70:535-40.

ENCEFALOPATIA HIPÓXICO-ISQUÊMICA

CAPÍTULO 28

Karina Nascimento Costa ▪ Geraldo Magela Fernandes
José Alfredo Lacerda de Jesus

INTRODUÇÃO

A prevalência da encefalopatia hipóxico-isquêmica (EHI) é estimada em 0,5 a 1 por 1.000 nascidos vivos nos Estados Unidos e nos países desenvolvidos e pode ser significativamente maior em países em desenvolvimento, onde os números precisos permanecem desconhecidos, mas são, provavelmente, mais elevados.[1] Mesmo com a hipotermia terapêutica (HT), a taxa de mortalidade e a morbidade neurológica moderada a grave por EHI variam entre 29 e 45%.[2]

A EHI é uma forma de encefalopatia neonatal que ocorre em neonatos a termo e prematuros que apresentam evidência de acidose grave ou necessidade de reanimação ao nascimento seguida por:

1. Evidência de um estado neurocomportamental anormal caracterizado por crises epilépticas ou alterações na consciência, tônus, postura e reflexos.
2. Evidência de um evento perinatal agudo.
3. Achados característicos de neuroimagem.
4. Exclusão de outras causas de encefalopatia neonatal. Nem sempre é viável cumprir todos os critérios acima, especialmente no período pós-natal imediato.[3]

FISIOPATOLOGIA

O mecanismo de ação celular e fisiopatológico da EHI envolve três fases cruciais, começando por hipóxia e isquemia, seguida de reperfusão após reanimação e, eventualmente, a fase de latência.

Na primeira fase, a diminuição do fluxo sanguíneo e a redução da oferta de oxigênio geram uma resposta imediata nas células cerebrais. A privação de oxigênio leva à interrupção da síntese de adenosina trifosfato (ATP), a principal fonte de energia celular. Como resultado, as células recorrem à glicólise anaeróbica, produzindo ácido lático e acúmulo de íons de hidrogênio intracelulares. Esse ambiente ácido compromete a função das bombas de íons e promove a entrada de cálcio nas células, desencadeando uma cascata de eventos que leva à ativação de enzimas prejudiciais, liberação de radicais livres e danos às membranas celulares.

A fase de reperfusão ocorre quando o fluxo sanguíneo é restaurado, seja espontaneamente ou por meio de intervenções médicas como a reanimação neonatal. Paradoxalmente, a reintrodução de oxigênio pode agravar os danos celulares. A presença de oxigênio nas células danificadas pode resultar na produção excessiva de radicais livres, intensificando o estresse oxidativo. A ativação de mediadores inflamatórios e a resposta imune exacerbada durante a reperfusão contribuem para danos adicionais ao tecido cerebral.

Na fase de latência, que se segue à reperfusão, ocorrem processos complexos de lesão celular e inflamação. As células que inicialmente sobrevivem ao insulto hipóxico-isquêmico podem entrar em apoptose (morte celular programada) ou necrose em fases posteriores. A liberação de citocinas pró-inflamatórias, a ativação de células gliais e a formação de edema cerebral são características desta fase, ampliando o impacto da EHI.[3,4]

QUADRO CLÍNICO E DIAGNÓSTICO

Recém-nascidos (RNs) com EHI apresentam sinais e sintomas logo após o nascimento, que se caracterizam por achados fisiológicos e bioquímicos, alterações no exame neurológico e alterações eletroencefalográficas.

Os critérios gasométricos, utilizados em ensaios para indicação de HT, incluem: pH entre 7,01 e 7,15 e um déficit de base (BE) entre (-10) e (-15,9) ou mais no sangue do cordão umbilical ou qualquer amostra de sangue colhida na primeira hora de vida juntamente a qualquer um dos seguintes: um evento perinatal agudo, índice de Apgar de 5 ou menos no 10° minuto de vida, ventilação assistida iniciada ao nascimento e continuada por pelo menos 10 minutos. Os achados da avaliação neurológica incluem crises epilépticas e evidências de encefalopatia neonatal (Quadro 28-1),[1] ou outros sinais de disfunção do sistema nervoso central (p. ex., tremores, clônus, apneia, postura e movimentos anormais). Outros achados clínicos incluem sinais ou sintomas clínicos de lesão de múltiplos órgãos. Os achados eletroencefalográficos incluem crises eletrográficas ou anormalidades no padrão basal, na reatividade, na organização dos estados e na maturação. Além disso, o eletroencefalograma integrado de amplitude (EEG) (aEEG) pode revelar padrões ictais, desorganização da atividade de base, padrão surto-supressão, eletrodecremento etc.).[3]

Quadro 28-1. Critério de Sarnat modificado para a determinação do estágio da encefalopatia hipóxico-isquêmica

Categoria	Normal	Leve	Moderado	Grave
Nível de consciência	Alerta, responsivo	Hiperalerta, olhar fixo, resposta exagerada a estímulos mínimos, nervosismo, inconsolável	Letárgico	Estupor, coma
Postura	Normal	Flexão leve das articulações distais (dedos, punho)	Forte flexão distal, extensão completa	Postura de descerebração intermitente
Atividade espontânea	Predominantemente em flexão quando quieto	Reduzida, com ou sem períodos de atividade excessiva	Reduzida	Sem atividade

(Continua)

Quadro 28-1. *(Cont.)* Critério de Sarnat modificado para a determinação do estágio da encefalopatia hipóxico-isquêmica

Categoria	Normal	Leve	Moderado	Grave
Tônus	Tônus flexor em todas as extremidades	Tônus periférico ligeiramente aumentado	Hipotonia ou hipertonia	Flacidez ou rigidez
Reflexo primitivo				
▪ Sucção	Forte, fácil de desencadear	Fraco,	Ambos fracos ou incompletos	Ambos ausentes
▪ Moro	Forte, fácil de desencadear	Limiar baixo para estimular		
Sistema nervoso autônomo				
▪ Pupilas	Tamanho normal, reativo à luz	Midríase	Miose	Dilatadas, não reativas
▪ FC	FC Normal	Taquicardia (> 160)	Bradicardia (< 100)	FC variável
▪ Respiração	Normal	Hiperventilação > 80)	Respiração periódica	Apneia, em VM ou sem respiração espontânea

FC: frequência cardíaca; VM: ventilação mecânica.
Adaptado de Pappas *et al.*[1]

TRATAMENTO

É fundamental reconhecer que a HT, embora seja um componente-chave do cuidado neurocrítico em neonatos com EHI, é apenas uma faceta do cuidado que também envolve fornecer analgesia e sedação adequadas, detectar e controlar crises, corrigir distúrbios metabólicos, evitar hipocapnia, hipoxemia, hipotensão e fornecer nutrição adequada.[2,5]

Para a abordagem hemodinâmica dos neonatos com EHI é preciso considerar que os potenciais contribuintes para distúrbios hemodinâmicos são complexos, sendo necessária a individualização da abordagem nesses pacientes.

A dopamina pode ser utilizada como terapia de primeira linha para tratamento de hipotensão em neonatos instáveis com EHI com e sem insuficiência respiratória hipoxêmica, porém, foi demonstrado que ela aumenta a resistência vascular pulmonar acima da resistência vascular sistêmica em modelos animais de EHI, especialmente em doses > 10 mcg/kg/min. É essencial que a insuficiência respiratória hipoxêmica e a hipertensão pulmonar sejam controladas, se possível, antes do início da HT para minimizar os efeitos da vasoconstrição pulmonar induzida pelo frio. Uma vez estabelecida a capacidade residual funcional e a ventilação alveolar, o uso de óxido nítrico inalatório (NOi) deve ser considerado para diminuir a resistência vascular pulmonar e melhorar o fluxo sanguíneo pulmonar se houver sinais clínicos de hipertensão pulmonar. Milrinona, um inibidor da fosfodiesterase-3, é um adjuvante comumente usado para hipertensão pulmonar em neonatos. Nos casos de hipotensão sistólica isolada sem sinais de hipertensão pulmonar aguda, a dobutamina, que atua principalmente como um β-agonista, aumentando a contratilidade miocárdica e, consequentemente, o fluxo sanguíneo sistêmico, pode ser utilizada. Doses elevadas de dobutamina (> 10 mg/kg/min), devem ser evitadas por precipitar uma taquicardia relativa. A epinefrina, que possui propriedades α e β-agonistas, é um inotrópico positivo mais potente que a dobutamina, deve ser usada em doses baixas (< 0,1 mcg/kg/min) para minimizar a vasoconstrição pulmonar.[6]

O manejo da sedação no neonato a termo com EHI submetido à HT é um elemento importante do cuidado neurocrítico neonatal. O uso adequado da sedação é importante para prevenir o estresse e os tremores que ocorrem nas temperaturas necessárias para uma neuroproteção eficaz durante a HT.

Os opioides têm sido amplamente utilizados nos cuidados neonatais e apresentam benefícios claros na morbidade e mortalidade no contexto de dor aguda e intensa. Os opioides exercem sua ação por meio de receptores μ-opioides acoplados à proteína G, presentes no cérebro fetal humano. De todos os opioides naturais e sintéticos, a morfina e o fentanil são os mais utilizados nos cuidados neonatais. Com base no conhecimento farmacocinético em neonatos, é sugerida uma dose de ataque "otimizada" de morfina de 50 μg/kg seguida por uma infusão contínua de 5 μg/kg/h, ou 0,04-0,05 mg/kg a cada 6 horas. Previu-se que essas estratégias de dosagem atingiriam concentrações de morfina consideradas eficazes para analgesia em neonatos (10-40 ng/mL), minimizando, ao mesmo tempo, o risco de concentrações extremamente altas associadas à toxicidade. No entanto, a individualização da dose para um recém-nascido ainda é necessária, dada a variação entre os neonatos na farmacocinética e nas exposições necessárias para analgesia e conforto.[7]

A dexmedetomidina, um potente agonista alfa-2, proporciona analgesia, ansiólise e sedação por meio da redução do fluxo simpático do *locus coeruleus* e da liberação da substância P do corno dorsal da medula espinal.[8] A dexmedetomidina foi avaliada, retrospectivamente, em neonatos a termo com EHI recebendo HT e a dose de 0,3 μg/kg/hora (variação de 0,2-0,5 μg/kg/hora) eliminou a necessidade de *bolus* de opioide para controle de dor/agitação, tremores ou taquicardia nos neonatos. É importante uma adequada cardiomonitorização para avaliação da frequência cardíaca, prevenindo a ocorrência de bradicardia, importante efeito colateral do seu uso.[1]

As crises epilépticas agudas estão entre as emergências neurológicas neonatais mais comuns (1-4 por 1.000 nascidos vivos) e a EHI é a causa mais comum de crises entre os neonatos.[8] As crises neonatais são classificadas de acordo com as manifestações clínicas predominantes, incluindo fenômenos motores clássicos (espasmos, clônicos, tônicos, mioclônicos), sinais motores sutis (automatismos) e sintomas não motores (alterações autonômicas). A semiologia é ainda caracterizada como unilateral, multifocal ou bilateral (simétrica ou assimétrica).[9]

A Organização Mundial da Saúde (OMS) recomenda o monitoramento de EEG sempre que houver suspeita de crises para facilitar a identificação e o tratamento precoce. Embora a HT reduza a frequência de crises entre os neonatos com EHI, ela não elimina completamente o risco de crises. Assim, o monitoramento rigoroso e o tratamento cuidadoso das crises fazem parte do acompanhamento de neonatos submetidos à HT por EHI.[10]

Incialmente deve ser avaliada e tratada qualquer instabilidade cardiovascular e comprometimento das vias aéreas, além da identificação e o tratamento de distúrbios metabólicos (p. ex., distúrbios eletrolíticos ou glicêmicos) ou infecções. A hipertermia deve ser evitada e a febre deve ser tratada imediatamente, dado seu efeito conhecido na exacerbação da lesão cerebral isquêmica e na redução do limiar convulsivo. Os fármacos anticrise mais utilizados são: fenobarbital, fenitoína, midazolam, lorazepam, levetiracetam e lidocaína (Ver capítulo 27 – Crises epilépticas no período neonatal).[11]

HIPOTERMIA TERAPÊUTICA

A utilização da HT começou a ganhar destaque no início do século XXI, mas as primeiras experiências foram descritas por Sir John Floyer ainda em 1697, no Reino Unido. Os primeiros estudos destacaram a necessidade de abordar a EHI de maneira efetiva, considerando seu impacto na saúde neurológica dos neonatos. Inicialmente, as investigações foram conduzidas em modelos animais, explorando os efeitos benéficos da hipotermia moderada na redução da lesão cerebral e na melhoria do prognóstico neurológico.[8]

O ensaio clínico controlado randomizado de Shankaran *et al.*, em 2005, foi fundamental para validar a eficácia da HT. Essa pesquisa pioneira demonstrou uma redução significativa nas taxas de mortalidade e sequelas neurológicas em RNs tratados com hipotermia em comparação com aqueles que receberam cuidados-padrão.[12] Além da melhoria na sobrevida, houve uma redução significativa nas morbidades relacionadas com asfixia perinatal, incluindo paralisia cerebral, deficiências cognitivas e atrasos no desenvolvimento motor. Estudos subsequentes, como o ensaio TOBY (*Total Body Hypothermia for Neonatal Encephalopathy*), fortaleceram ainda mais as evidências em favor da HT, contribuindo para sua aceitação generalizada nas práticas clínicas neonatais.[13]

A HT deve ser iniciada, preferencialmente, durante a fase de reperfusão após reanimação, nas primeiras 6 horas de vida. Essa janela terapêutica é crucial, abordando o período crítico em que ocorre a cascata de eventos patológicos associados à EHI, permitindo uma intervenção precoce para minimizar danos cerebrais. Inicialmente, a redução da temperatura corporal resulta na diminuição da taxa metabólica, reduzindo a demanda de oxigênio das células cerebrais e, por conseguinte, diminuindo a produção de radicais livres durante o metabolismo celular. Além disso, a HT exerce papel importante na modulação da cascata inflamatória. Reduz a ativação de citocinas pró-inflamatórias e a resposta inflamatória exacerbada, proporcionando uma inibição eficaz da liberação de substâncias tóxicas que podem contribuir para danos neuronais. A estabilização da membrana celular é uma consequência direta desse processo, inibindo a ativação de enzimas prejudiciais e reduzindo a apoptose.

A HT modula a excitotoxicidade por diminuir a liberação de neurotransmissores excitotóxicos, evitando assim a superexcitação neuronal e a entrada excessiva de íons. Esse mecanismo também ajuda a proteger contra o edema cerebral. Adicionalmente, preserva a barreira hematoencefálica, reduzindo sua permeabilidade e limitando a entrada de substâncias prejudiciais no cérebro, favorecendo a manutenção da homeostase.[4,10]

Formas de Aplicação

Preconizam-se duas formas para realizar a HT em RNs com EHI: a hipotermia corporal total e a hipotermia seletiva da cabeça.

Na abordagem de hipotermia corporal total, todo o corpo do recém-nascido (RN) é resfriado para atingir uma temperatura corporal central reduzida. Isso é alcançado por meio do uso de um colchão refrigerado ou de um cobertor térmico especial. O controle preciso da temperatura é crucial para garantir que a hipotermia atinja o nível desejado, geralmente entre 33°C e 34°C, e a duração do tratamento é cuidadosamente monitorada, normalmente mantendo-se por 72 horas.

Já na hipotermia seletiva da cabeça, a hipotermia é aplicada de forma específica à região da cabeça do RN. Isso é feito utilizando um sistema específico, como um capacete refrigerado. Assim como na hipotermia corporal total, a temperatura é mantida entre 33°C e 34°C, e a duração do tratamento é rigorosamente monitorada.[14]

Indicações da Hipotermia Terapêutica

A hipotermia terapêutica é indicada em RNs com EHI moderada a grave, baseando-se em critérios específicos. As principais indicações incluem:

A) RNs a termo ou próximos ao termo, geralmente com idade gestacional igual ou superior a 35 semanas.
B) O tratamento é mais eficaz quando iniciado nas primeiras 6 horas de vida do recém-nascido.
C) A presença de encefalopatia moderada a grave, descrita pela avaliação clínica que evidencia sinais de comprometimento neurológico, como alterações no tônus muscular, reflexos e estado de consciência e escore de Apgar ≤ 5 no 10º minuto de vida.
D) Gasometria arterial de sangue de cordão umbilical ou na primeira hora de vida com pH < 7,0 ou BE ≤ -15.

O monitoramento inicial durante a HT abrange diversos aspectos. É essencial manter a temperatura central do recém-nascido estritamente controlada, dentro da faixa desejada de 33°C a 34°C. Envolve a avaliação contínua dos sinais vitais, incluindo frequência cardíaca, frequência respiratória e saturação de oxigênio.[14] Além disso, requer um monitoramento constante dos sinais de encefalopatia, atentando para qualquer alteração nos reflexos, tônus muscular e ocorrência de crises. A avaliação regular dos níveis de glicose, eletrólitos e outras variáveis bioquímicas contribui para assegurar a estabilidade metabólica do recém-nascido. Além disso, a avaliação da perfusão tecidual é essencial, envolvendo a observação da perfusão cutânea, coloração da pele e presença de pulsos periféricos para avaliar a adequada circulação sanguínea.[4]

Critérios para Interrupção da Hipotermia Terapêutica

A interrupção do protocolo de HT é uma decisão clínica crucial e cuidadosamente avaliada com base nos parâmetros, a saber:

A) O protocolo de HT é aplicado por 72 horas. Após esse período, ocorre um processo de reaquecimento gradual.
B) Agravamento clínico dos sintomas neurológicos, crises persistentes ou deterioração geral do estado clínico, a equipe médica pode considerar a interrupção do protocolo.
C) Surgimento de complicações adversas, como distúrbios metabólicos graves, infecções intratáveis ou problemas cardiovasculares, pode levar à suspensão da hipotermia terapêutica.
D) Condições clínicas do RN, como instabilidade hemodinâmica severa sem resposta a drogas vasoativas.

Material Necessário ao Protocolo de Hipotermia Terapêutica

O protocolo de HT requer equipamentos e materiais específicos para garantir a eficácia e a segurança do procedimento. Os principais componentes incluem:

A) Colchão térmico especial, capacete refrigerado ou dispositivo de resfriamento para aplicar a hipotermia corporal total ou seletiva da cabeça.
B) Monitor multiparamétrico para sinais vitais, como frequência cardíaca, frequência respiratória e saturação de oxigênio.
C) Cateter venoso central para administração de fluidos e medicações.

D) Termômetros e sondas de temperatura para monitorar a temperatura do corpo e da pele do recém-nascido.
E) Sistemas de reaquecimento gradual para o período pós-hipotermia.
F) Infraestrutura adequada: unidade de terapia intensiva neonatal (UTIN).
G) Equipe médica e multidisciplinar treinada.

Procedimento de Hipotermia Terapêutica

Durante o procedimento de HT, o RN é posicionado em um colchão térmico especial ou em um dispositivo de resfriamento, cuja função é proporcionar resfriamento ao corpo como um todo. Este dispositivo é responsável por controlar a temperatura do colchão de forma a assegurar uma diminuição gradual e controlada da temperatura corporal do bebê. Deve ser colocado um lençol entre o colchão e o neonato e este deve ser mudado de posição a cada 2 horas para evitar lesões de pele.

É essencial realizar monitorização cuidadosa para garantir a eficácia e a segurança do tratamento. A temperatura do colchão e as temperaturas da pele, esofagiana ou retal do RN devem ser continuamente monitorizadas e, na impossibilidade, essas medidas devem ser realizadas a cada hora nas primeiras 12 horas e, posteriormente, a cada 4 horas.

A equipe médica deve manter uma vigilância constante por meio da monitorização cardíaca, saturimetria e pressão arterial média (PAM), seja de forma invasiva ou não, de maneira contínua. Outros sinais vitais devem ser monitorizados de forma contínua ou observados e registrados a cada 15 minutos nas primeiras 4 horas, a cada hora, nas próximas 8 horas e, posteriormente, a cada 2 horas até o final do período de resfriamento.

A monitorização sistemática da diurese e a realização de dosagens de parâmetros como glicose, ureia, creatinina, cálcio, magnésio, tempo de protrombina, creatinofosfoquinase, transaminases e eletrólitos devem ocorrer no início do processo. Hemograma e plaquetas devem ser avaliados no início, bem como após 24, 48 e 72 horas, sendo necessário manter as plaquetas acima de 50.000/mm^3. As dosagens de glicose, ureia, creatinina, cálcio, magnésio, tempo de protrombina, creatinofosfoquinase e eletrólitos devem ser repetidas após 24, 48 e 72 horas do início da hipotermia.

Essas medidas de monitorização abrangente são fundamentais para ajustes imediatos e apropriados na terapia, garantindo que a HT seja aplicada de maneira segura e eficaz, contribuindo para os melhores resultados clínicos possíveis no contexto da EHI.[4,14,15]

A prescrição básica inclui o uso de cateteres em artéria e veia umbilical para monitoramento vascular. A nutrição parenteral é administrada com um aporte hídrico de 50-60 mL/kg/dia, taxa de infusão de glicose (TIG) de 5 mg/kg/minuto e aminoácidos começando com 1 g/kg no primeiro dia, aumentando em 1 g/kg/dia se houver diurese presente e a acidose estiver controlada.[16] A nutrição enteral mínima ou nutrição trófica é iniciada com leite materno ou leite humano, começando com 10 mL/kg/dia a 20 mL/kg/dia após a estabilização. Volumes superiores a 20 mL/kg/dia, como nutrição trófica, podem não ser seguros devido à possível diminuição da perfusão do trato gastrointestinal durante a hipotermia.[17]

Morfina EV contínua na dose de 5 a 10 mcg/kg/hora ou fentanil a 1 mcg/kg/hora são prescritos para o controle da dor. Ampicilina e gentamicina são administradas nas doses habituais se houver indicação de infecção precoce. Drogas vasoativas são prescritas, se necessárias, seguindo as doses-padrão.[4,17]

O reaquecimento idealmente deve ser realizado com 72 horas de protocolo. É uma etapa delicada para evitar reações adversas, como reperfusão rápida, que podem ocorrer quando os tecidos são aquecidos rapidamente. Portanto, a abordagem é meticulosa, visando proteger o bebê enquanto restaura gradualmente a temperatura corporal normal, em média 0,2 a 0,5°C por hora até atingir a temperatura de 36,5°C.

Durante o procedimento de hipotermia terapêutica, e especialmente durante o reaquecimento, é possível a ocorrência de crises epilépticas. Se isso ocorrer, o paciente deve receber tratamento com fármacos anticrise. Inicialmente, é recomendado o uso de fenobarbital com uma dose de ataque de 20 mg/kg por via intravenosa, seguido por uma dose de manutenção de 5 mg/kg ao dia, dividida em duas administrações diária.[4]

LEUCOMALACIA PERIVENTRICULAR

A leucomalacia periventricular (LPV) é a forma mais comum de lesão da substância branca cerebral em bebês prematuros e resulta em paralisia cerebral em 60-100% dos sobreviventes. A substância branca periventricular em prematuros é extremamente sensível a lesões relacionadas com a perfusão, pois recebe apenas 25% do fluxo sanguíneo que a substância cinzenta cortical recebe por meio de artérias penetrantes curtas ou longas. Além disso, a neurovasculatura da substância branca em bebês prematuros é particularmente imatura e, portanto, tem pouca capacidade de autorregular o fluxo sanguíneo. Portanto, fatores relacionados com hipoxia e/ou com isquemia perinatal podem desempenhar papel importante no desenvolvimento da LPV em prematuros. Uma metanálise que avaliou a associação entre hipóxia e isquemia perinatal e LPV em prematuros observou os seguintes fatores de risco para o desenvolvimento da LPV: oligoidrâmnio, presença de acidose no neonato, índice de Apgar do 1ª e do 5ª minutos de vida < 7, síndrome do desconforto respiratório.[18]

PROGNÓSTICO

Paralisia cerebral é um termo que descreve um grupo de distúrbios caracterizados por anormalidades no tônus muscular, movimento e/ou postura associadas à perda de função que se presume ser devida a uma lesão não progressiva ou anormalidade no desenvolvimento do cérebro fetal ou infantil. Em uma metanálise de estudos randomizados controlados de hipotermia para EHI, 19% dos neonatos que receberam hipotermia desenvolveram paralisia cerebral incapacitante aos 18 a 24 meses de idade, em comparação com 31% daqueles tratados com cuidados intensivos neonatais somente.[9] Taxas semelhantes são relatadas em escolares (17% e 29%, respectivamente). Os fatores de risco para tal evolução podem incluir variáveis clínicas (gravidade inicial e persistência da encefalopatia) e outros fatores intrínsecos (suscetibilidade genética, polimorfismos genéticos).[3]

CONCLUSÃO

Diante do respaldo científico consolidado, a aplicação da hipotermia terapêutica representa uma abordagem substancial e acessível, contribuindo significativamente para a propedêutica eficaz em neonatos que enfrentaram eventos asfíxicos. Essa prática não apenas se constitui uma recomendação valiosa, mas também reflete um padrão de cuidado essencial na busca de prognóstico favorável e melhor qualidade de vida.[19,20]

PONTOS-CHAVE

- Os recém-nascidos com EHI apresentam sinais e sintomas logo após o nascimento, caracterizados por achados fisiológicos e bioquímicos e anormalidades ao exame neurológico. Coletivamente, esses critérios são usados para definir os estágios da encefalopatia.
- A aplicação da HT representa uma abordagem substancial e acessível, contribuindo significativamente para o manejo eficaz de neonatos com asfixia.
- O acompanhamento de neonatos com EHI deve incluir avaliações seriadas do desenvolvimento neuropsicomotor, investigação de distúrbios sensoriais, controle adequado de crises epilépticas e transtornos psiquiátricos, além de suporte nutricional. Devem ser valorizados os aspectos relacionados com a qualidade de vida não somente da criança, mas também de sua família. Devido à elevada morbidade, o acompanhamento regular pode ser necessário até a adolescência.

REFERÊNCIAS BIBLIOGRÁFICAS

1. O'Mara K, Weiss MD. Dexmedetomidine for sedation of neonates with HIE undergoing therapeutic hypothermia: a single-center experience. AJP Rep. 2018;8: e168-73.
2. Christopher McPherson C, Frymoyer A, Ortinau CM, Miller SP, Groenendaal F. Management of confort and sedation in neonates with neonatal encephalopathy treated with therapeutic hypothermia. Sem Fetal Neonatal Med. 2021;26 :101264.
3. Pappas A, Milano G, Chalak LF. Hypoxic-ischemic encephalopathy: changing outcomes across the spectrum. Clin Perinatol. 2023;50:31-52.
4. Wintermark P, Mohammad K, Bonifacio SL. Proposing a care practice bundle for neonatal encephalopathy during therapeutic hypothermia. Sem Fetal Neonatal Med. 2021 Out;26(5):101303.
5. Greco P, Nencini G, Piva I, Scioscia M, Volta CA, Spadaro S, et al. Pathophysiology of hypoxic-ischemic encephalopathy: a review of the past and a view on the future. Acta Neurol Belgica. 2020 Abr 28;120(2):277-288.
6. Rios DR, Lapointe A, Schmolzer GM, Mohammad K, VanMeurs KP, Keller RI, et al. Hemodynamic optimization for neonates with neonatal encephalopathy caused by a hypoxic ischemic event: Physiological and therapeutic considerations. Sem Fetal Neonatal Med. 2021;26:101277.
7. Frymoyer A, Bonifacio SL, Drover DR, Su F, Wustoff CJ, Van Meurs KP. Decreased morphine clearance in neonates with hypoxic-ischemic encephalopathy receiving hypothermia. J Clin Pharmacol. 2017;57:64-76.
8. Chalak L. Historical perspectives for therapeutic hypothermia in the newborn: a life worth saving. Pediatric Res. 2021 Apr 2;89(5):1057-58.
9. Shellhaas RA, Chang T, Tsuchida T, Scher MS, Riviello JJ, Abend NS, et al. The American Clinical Neurophysiology Society's Guideline on Continuous Electroencephalography Monitoring in Neonates. J Clin Neurophysiol. 2011;28(6):611-7.
10. Guidelines on Neonatal Seizures. Geneva: World Health Organization; 2011.
11. DeLaGarza-Pineda O, Mailo JA, Boylan G, Chau V, Glass HC, Mathur AM, et al. Management of seizures in neonates with neonatal encephalopathy treated with hypothermia. Sem Fetal Neonatal Med. 2021;26:101279.
12. Shankaran S, Laptook AR, Ehrenkranz RA, Tyson JE, McDonald SA, Donovan EF, et al. Whole-body hypothermia for neonates with hypoxic-ischemic encephalopathy. N England J Med. 2005 Out 13;353(15):1574-84.
13. Azzopardi D, Brocklehurst P, Edwards D, Halliday H, Levene M, Thoresen M, et al. The TOBY Study. Whole body hypothermia for the treatment of perinatal asphyxial encephalopathy: A randomised controlled trial. BMC Pediatrics. 2008 Dez 30;1:17.

14. Thayyil S, Pant S, Montaldo P, Shukla D, Oliveira V, Ivain P, et al. Hypothermia for moderate or severe neonatal encephalopathy in low-income and middle-income countries (HELIX): a randomised controlled trial in India, Sri Lanka, and Bangladesh. Lancet. 2021 Set;9(9):e1273-e1285.
15. Afzal B, Chandrasekharan P, Tancredi DJ, Russell J, Steinhorn RH et al. Monitoring gas exchange during hypothermia for hypoxic-ischemic encephalopathy. Pediatric Crit Care Med. 2019;20(2):166-71.
16. Andrew MJ, Parr JR, Montague-Johnson C, Laler K, Qi C, Baker B, et al. Nutritional intervention and neurodevelopmental outcome in infants with suspected cerebral palsy: the Dolphin infant double-blind randomized controlled trial. Develop Med Child Neurol. 2018 Set 12;60(9):906-13.
17. Faingold R, Cassia G, Prempunpong C, Morneault L, Sant'Anna GM. Intestinal ultrasonography in infants with moderate or severe hypoxic-ischemic encephalopathy receiving hypothermia. Pediatr Radiol. 2016 Jan 2016;46(1):87-95.
18. Huang J, Zhang L, Kang B, Zhu T, Li Y, Zhao F et al. Association between perinatal hypoxic-ischemia and periventricular leukomalacia in preterm infants: a systematic review and meta-analysis. PLoS ONE. 2017;12(9):e0184993.
19. Mathew JL, Kaur N, Dsouza JM. Therapeutic hypothermia for neonatal encephalopathy in low-resource settings: methodological inaccuracies and inconsistencies in the latest systematic review. Neonatology. 2023;120(2):268-69.
20. Tagin MA, Woolcott CG, Vincer MJ, Whyte RK, Stinson DA. Hypothermia for neonatal hypoxic ischemic encephalopathy: an updated systematic review and meta-analysis. Arch Pediatr Adolesc Med. 2012;166(6):558-66.

Parte IX Encefalopatias Crônicas Não Progressivas

PARALISIA CEREBRAL: DEFINIÇÃO, CLASSIFICAÇÃO E DIAGNÓSTICO DIFERENCIAL

CAPÍTULO 29

Laura Silveira-Moriyama ▪ Sabrina Vechini Gouvêa
Geruza Perlato Bella ▪ Jean-Pierre Lin

INTRODUÇÃO

O entendimento e o manejo da paralisia cerebral (PC) mudaram significativamente no último século. A paralisia cerebral é definida de maneira vaga, como uma lesão não progressiva no cérebro em desenvolvimento que afeta tanto funções motoras quanto não motoras. Assim, para melhor entendimento dessa condição, é necessário entender as lesões bem como as alterações motoras e não motoras na PC.

Nas últimas décadas, a supervalorização dos fatores perinatais e a associação quase que imediata de PC à anóxia neonatal foi substituída por um melhor entendimento de lesão cerebral fetal, incluindo lesões focais, bem como os efeitos da inflamação e infecção materna sobre o cérebro em desenvolvimento, e o papel crescente da prematuridade nesse contexto.

A classificação tradicional da PC de acordo com a fenomenologia (unilateral, bilateral, discinética, atáxica etc.) tem perdido relevância em relação a sistemas de classificação funcional, como o *Gross Motor Function Classification System* (GMFCS), o *Manual Ability Classification System* (MACS) e o *Communication Function Classification System* (CFCS), que, provavelmente, refletem melhor as capacidades de cada paciente e são mais sensíveis para indicação das intervenções adequadas a cada caso.

Investigações avançaram para incluir um uso mais amplo da ressonância magnética (RM) e de testes genéticos, melhorando a compreensão da etiologia da paralisia cerebral e os diagnósticos diferenciais conhecidos como *PC mimics* (quadros que imitam PC), alguns dos quais são potencialmente tratáveis, como alguns erros inatos do metabolismo com tratamentos específicos que podem mudar radicalmente o prognóstico.

Aspectos importantes da história natural da PC incluem fatores prognóstico para sobrevida, como: respiração, proteção de via aérea, alimentação, nutrição e crescimento; habilidades de comunicação, desenvolvimento emocional e cognitivo; função das mãos, mobilidade (incluindo habilidades para transferência); presença, tempo e impacto das complicações musculoesqueléticas; habilidades de autocuidado.

CONCEITO DE PARALISIA CEREBRAL

O termo "paralisia cerebral" foi inicialmente cunhado por William Osler a partir de grupo de casos com distúrbios motores de início precoce.[1] A percepção da sua associação a lesões perinatais e da necessidade de tratamento desses distúrbios motores dominou o cenário no século XX, enquanto no início do século XXI sugiram novas evidências sobre interação de fatores de risco (incluindo os ambientais e os genéticos) que levam a apresentação clínica da PC. Por convenção, os déficits motores causados por lesões cerebrais ocorridas em qualquer estágio pré-natal e até a idade de 2 anos são incluídos na definição de PC. Esse conceito exclui lesões neurológicas fora do cérebro, como doenças da medula espinal, neuropatias periféricas e miopatias.

A PC geralmente é usada para descrever um grupo bastante heterogêneo de lesões cerebrais não progressivas que levam a síndromes motoras deficitárias que podem mudar durante o crescimento da criança.[2] Esse conceito é interessante e sobreviveu ao tempo, mas associa-se a dificuldades diagnósticas e a classificações inadequadas da PC. O aumento crescente da sobrevivência de crianças com prematuridade extrema está mudando rapidamente a classificação da PC. Essas crianças podem-se apresentar com sinais neurológicos, déficits funcionais e deficiências diferentes dos padrões motores previamente descritos na PC.

Os mecanismos de lesões cerebrais no período perinatal são extremamente amplos, embora fatores que podem ser remediados por meio de políticas públicas mereçam destaque. Exemplos incluem a doença hemolítica perinatal, as condições infecciosas, citocinopatias neuroinflamatórias materno-fetal, saúde obstétrica precária e desnutrição materna. Em países desenvolvidos e em grupos economicamente privilegiados de países em desenvolvimento, fatores como pais mais velhos, concepção assistida, prematuridade extrema e uma maior sobrevivência desses prematuros remodelaram a demografia da paralisia cerebral.

A prevalência da PC é amplamente citada como 1,1-3/1.000 nascidos vivos em países de alta renda como Austrália, parte da Europa e Japão. A maior prevalência relatada em países de média e baixa renda continua a ser um marcador da saúde perinatal (e, portanto, dos padrões de vida) de um país.[3]

SINAIS E SINTOMAS MOTORES

A PC pode ser considerada um distúrbio do movimento com predomínio de fraqueza e um controle motor seletivo pobre, associado a movimentos involuntários excessivos durante a vigília, e posturas exacerbadas por fatores não específicos (estresse, dor, excitação, fome, fadiga, prazer, concentração). Estudos eletrofisiológicos mostram que com a maturação da destreza da atividade motora voluntária, contrações recrutam unidades motoras maiores e mais rápidas, associado a mecanismos de inibição recíproca de músculos antagonistas, gerando maior potência. Essas contrações são seguidas por um processo de relaxamento de forma rápida e suave, o que está comprometido na PC, levando a movimentos mais lentos e menos precisos.[4,5] Essa ativação excessiva e menos precisa de unidades motoras podem ser observadas na eletrofisiologia como a ativação simultânea de músculos agonistas e antagonistas durante atividades voluntárias, chamada de cocontração, que é uma característica clássica da distonia. A cocontração produz movimentos mais rígidos e desajeitados, mas aumenta a estabilidade da *performance* motora. A cocontração pode ser observada fisiologicamente na aprendizagem de tarefas novas tanto em crianças como em adultos (como um adulto patinando pela primeira vez, por exemplo). Ela constitui a base da caminhada retesada e lenta, porém funcional, em crianças com fraqueza muscular na PC. Historicamente, a prevalência de distonia foi subestimada na paralisa cerebral, embora seja reconhecida, atualmente, como um fenômeno comum em muitas apresentações de PC. Este assunto foi explorado amplamente na revisão de Lin e Nardocci.[6] Elze *et al.*[7] observaram a relação entre GMFCS, MACS e CFCS com a escala de avaliação de distonia de Burke-Fahn-Marsden (BFMDRS) em 161 crianças e jovens com distonia e mostrou que a gravidade da distonia está altamente associada ao comprometimento funcional e mais ainda na paralisia cerebral distônica do que em distonias genéticas isoladas.

Diferenciando Distonia de Espasticidade

Na prática clínica, é frequente a confusão entre distonia e espasticidade. O termo espasticidade deve ser aplicado somente a aumentos velocidade-dependente na excitabilidade reflexa (secundária a dano ou perda presumida nos estímulos supraespinhais). Estes podem ser observados e mensurados e devem ser reduzidos somente quando clinicamen te relevantes. Raramente é útil reduzir excitabilidade à custa da redução do controle de tronco, aumento da sedação e sialorreia (todos estes são efeitos colaterais de medicações orais para espasticidade). Mas a prática clínica é caracterizada pela prescrição excessiva de medicações que reduzem o tônus muscular sem um benefício funcional, levando, muitas vezes, a graves consequências como aumento da fraqueza e/ou da instabilidade postural, piorando dificuldades respiratórias prévias, comprometimento cognitivo e a escoliose. Os pacientes com PC geralmente apresentam hipotonia axial e não conseguem manter a postura cervical, o que aumenta a dificuldade de contato visual e socialização. Muitas vezes, o que se está procurando tratar não é uma espasticidade verdadeira, e sim uma mistura de distonia e aumento dos reflexos labirínticos. A espasticidade genuína pode produzir sintomas muito incapacitantes como hiperatividade do quadríceps e dos músculos flexores-plantar interferindo no levantar do pé durante a fase de balanço da marcha e, mais raramente, clônus de tornozelo incapacitante. No entanto, o que muitos podem chamar de "marcha espástica" é, na verdade, uma marcha fraca e imatura com liberação dos reflexos labirínticos tônicos. Muitos médicos mantêm a ideia equivocada de que a marcha em tesoura é marca registrada da espasticidade, quando, na verdade, se trata de um reflexo labiríntico para permitir a bipedestação, como demonstrado na Figura 29-1.

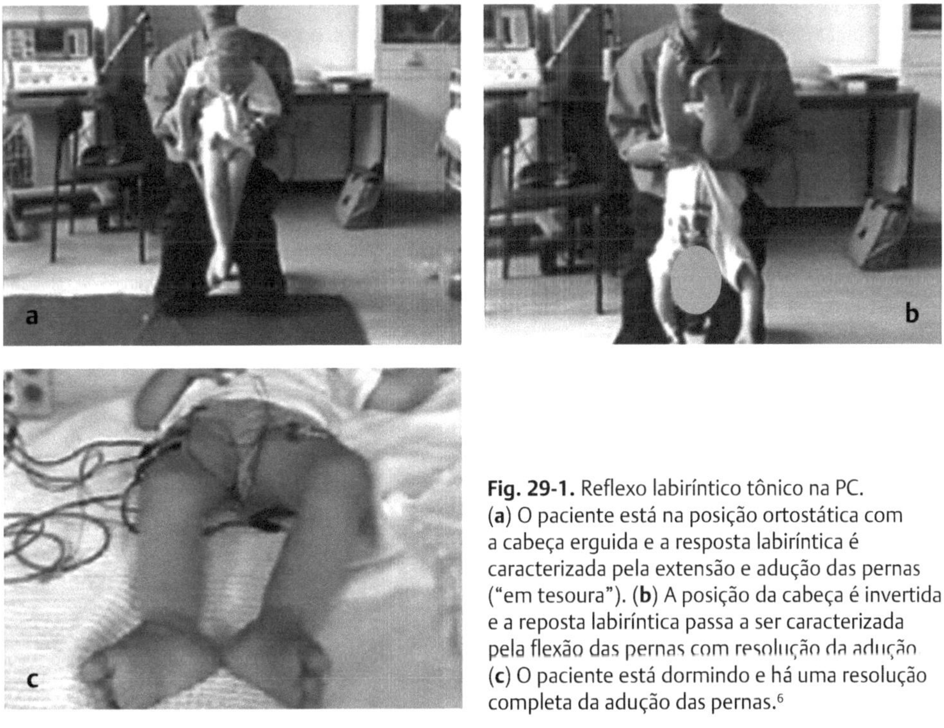

Fig. 29-1. Reflexo labiríntico tônico na PC. (**a**) O paciente está na posição ortostática com a cabeça erguida e a resposta labiríntica é caracterizada pela extensão e adução das pernas ("em tesoura"). (**b**) A posição da cabeça é invertida e a reposta labiríntica passa a ser caracterizada pela flexão das pernas com resolução da adução (**c**) O paciente está dormindo e há uma resolução completa da adução das pernas.[6]

O sono acaba por abolir esses padrões extrapiramidais, incluindo a distonia e as posturas labirinto-dependentes.[6,8] O efeito do sono em abolir a distonia deve ser adequadamente abordado no manejo de pacientes distônicos de qualquer idade: crianças com distonia que não conseguem dormir, necessariamente passarão a maior parte do dia em posturas distônicas, lavando a um ciclo-vicioso e podendo levar a uma emergência por *Status Dystonicus*.[9]

Avaliação da Força Muscular

Na PC, a avaliação e o tratamento da fraqueza motora são complexos, porque a força muscular frequentemente é influenciada por fatores mecânicos que geralmente estão alterados. Lin, Brown e Walsh mostraram que reflexos tendíneos,[10,11] clônus e movimentos voluntários do tornozelo são influenciados por propriedades musculares, excitabilidade do reflexo osteomuscular, posição e amplitude da articulação do tornozelo (desde equino até dorsiflexão). O desempenho motor foi ideal com o ângulo articular próximo ao neutro e bastante prejudicado nos extremos da amplitude articular, como no pé equino.[10,12,13] Clinicamente, posturas anormais produzem uma contração muscular menos eficiente que pode ser percebida como "fraqueza" mesmo sem um déficit neurogênico verdadeiro, enquanto uma melhora da postura pode produzir contrações musculares mais eficientes sem uma melhora neurológica verdadeira. Mudanças na massa e na estrutura óssea, ou na elasticidade/viscosidade muscular e propriedades de deformação e movimentação são influenciadas pelo crescimento normal na infância e mudanças corporais habituais na PC.[4,5,14] A redução do repertório de movimento associado a deformidades incipientes leva a aumento de posturas e movimentos de qualidade prejudicada, que podem ter consequências estéticas, sociais e funcionais.

Prognóstico para Marcha

Uma importante preocupação na criança com PC é o prognóstico da marcha. A marcha é dependente da estabilidade na postura em pé, do amadurecimento do balanço do tronco, e da habilidade de produzir movimentos rítmicos e recíprocos entre braços e pernas.

O clássico de 1959 "A Histórias Natural da Paralisia Cerebral" mostrou que a porcentagem de pacientes com capacidade para andar 10 passos de maneira independente entre 2 e 3 anos de idade era muito maior naqueles com hemiplegia (80-95%) do que nas crianças com fenótipos bilaterais,[15] tetraplégicos espásticos ou extrapiramidais (20-25% e 35%, respectivamente), representando um alerta para suspeita de lesão bilateral em qualquer criança que não estivesse andando até os 3 anos de idade. Pacientes com PC extrapiramidal ainda apresentavam uma contínua e lenta melhora da marcha durante a adolescência, podendo deambular tardiamente, um ponto positivo importante para os pais.

A deambulação é esperada para quase todas as crianças que conseguem sentar sem apoio antes dos 2 anos de idade.[16] De maneira geral, alcançar o sustento cefálico antes de 9 meses, sentar antes de 24 meses e engatinhar antes 30 meses são bons preditores para a marcha,[17] confirmando que a aquisição de controle cervical e de tronco em idades específicas são determinantes no prognóstico futuro da marcha. Aqui novamente destacamos a importância do equilíbrio entre o benefício de reduzir a espasticidades dos membros e o custo da redução de tônus do tronco, um efeito colateral frequente do baclofeno, uma das principais medicações prescritas para esta população. Esses dados também demonstraram que a marcha surge do potencial de desenvolvimento inerente das próprias crianças apesar dos poucos tratamentos na época e coloca em questão a validade de inúmeros tratamentos para marcha em PC que são amplamente utilizados sem dados científicos de comparação com placebo ou história natural.

Deformidades

Para um grande número de crianças com PC, a história natural é uma aquisição difícil e atrasada de habilidades, com variação da sequela motora resultante de um ciclo vicioso de deterioração funcional. Um declínio neurológico verdadeiro (com o surgimento de sintomas cognitivos, comportamentais, visuais e epilepsia) deve levar à procura de outros diagnósticos, no entanto, é comum a deterioração clínica em uma significativa proporção de paciente com PC devido à combinação de fatores, incluindo o crescimento normal. Há uma duplicação do comprimento dos membros entre os 3 anos e a idade adulta levando a uma inércia dos membros 32 vezes maior,[4,14] o que aumenta o efeito da fraqueza. Além disso, o crescimento ósseo está preservado no paciente com PC, mas o crescimento muscular é extremamente dependente de estímulos neurais, frequência e duração de movimentos funcionais. Nesse contexto, o crescimento da ossatura do membro na ausência de um crescimento muscular adequado resulta em contraturas musculares com deformidade osteoarticulares. Clinicamente se observa um declínio da tolerância ao exercício, e o desenvolvimento de contraturas musculares que surgem durante o crescimento e que, por vezes, pioram com a terapia com toxina botulínica que pode acarretar, como efeito adverso, na atrofia muscular. Metade das crianças com PC distônica irão apresentar deformidades musculoesqueléticas aos 5 anos de idade.[18]

A marcha é um fator de proteção contra a displasia de quadril, que muitas vezes resulta em uma luxação dolorosa e é relativamente comum na PC bilateral. Scrutton, Baird e Smeeton fizeram uma coorte prospectiva com crianças com PC bilateral com radiografias de quadril seriadas entre 18 e 60 meses.[19] Eles mostraram que a displasia de quadril era incomum em pacientes com deambulação (0% de 69 pacientes com marcha em 30 meses), mas extremamente prevalente em crianças que não conseguiam andar (> 50% de 202 pacientes que não deambulavam).

Disfunção Bulbar

Em casos mais graves de paralisa cerebral, o envolvimento total do corpo geralmente implica disfunção bulbar, levando à desnutrição e à comunicação pobre causadas por síndromes bulbares ou pseudobulbares.

A limitação para ingestão de fluidos, a falta de crescimento e a ocorrência de pneumonias broncoaspirativas recorrentes devem ser fatores que levam a consideração precoce de uma via alimentar por sonda nasogástrica ou gastrostomia. Inicialmente as famílias podem estar relutantes, mas o bem-estar nutricional, a satisfação de uma criança relaxada e redução da carga dos cuidadores são benefícios duradouros.

O oferecimento de variações de misturas da refeição familiar (em detrimento das alimentações lácteas industriais) constitui um debate moderno e uma área interessante de estudo. O uso de dietas caseiras ainda é uma prática comum em locais com recursos limitados e alguns estudos demonstram que pode fornecer um suporte nutricional adequado.[20]

SINAIS E SINTOMAS NÃO MOTORES

As dificuldades motoras não devem ofuscar as necessidades educacionais, cognitivas, sociais, emocionais, visuais, auditivas e de higiene dos pacientes com PC, nem a alta prevalência de sintomas não motores em geral. A lista abaixo descreve sintomas não motores na PC e fornece uma ferramenta de triagem rápida. No entanto, os sintomas não motores podem ser ainda mais abrangentes.

- Problemas de expressão da linguagem – apesar de boa compreensão, a capacidade mental dos pacientes é subestimada devido a dificuldades de expressar seus pensamentos, sentimentos e intenções, levando a dificuldades de comunicação e socialização.
- Complicações relacionadas à pouca ingesta hídrica secundárias às dificuldades de deglutição, ou até mesmo à mobilidade reduzida em pacientes que não têm disfagia, porém, não têm oferta normal de líquidos, como constipação, infecções de trato urinário, nefrolitíase, problemas dentários relacionadas com alterações da salivação, cefaleia, câimbras musculares e espamos.
- Alterações visuais secundárias à retinopatia da prematuridade e descolamento de retina; dificuldades relacionadas com a percepção de profundidade, movimentação e orientação; dificuldades para o reconhecimento de rostos familiares; dificuldades de orientação em ambientes familiares e não familiares; dificuldades em alcançar/agarrar/seguir; tropeços e quedas associados a dificuldades visuais centrais pela leucomalacia periventricular.
- Perda auditiva em infecções congênitas, perda neurossensorial de frequências altas em "rampa-de-*ski*" com preservação da audição de frequências baixas levando a uma surdez de consoantes em Kernicterus e outras formas de surdez congênita.
- Deficiência intelectual, autismo, epilepsia e outros transtornos neurológicos.

CLASSIFICAÇÃO E ESCALAS

Os sistemas de classificação mais antigos baseiam-se fortemente no fenótipo motor, mas os sistemas de classificação mais recentes se aliam melhor com as definições da OMS de "deficiência" (do inglês *impairment*, deficiência se refere a um distúrbio ao nível do órgão, do corpo físico),[21] "limitação de atividade" (*disability*, a dificuldades para execução de atividades devido a deficiência) e "restrição a participação" (equivalente ao inglês *handicap*, expressa uma desvantagem do indivíduo decorrente da limitação das atividades por conta da deficiência, acarretando em problemas ao se envolver em atividades diárias). Estas classificações são mais úteis para educar famílias, realizar avaliações objetivas, evidenciar conquistas, atrasos motores e objetivos estratégicos para intervenção.

A classificação neurológica mais simples é se o comprometimento é bilateral ou unilateral, seguido pelo número de membros afetados: monoplegia, hemiplegia, diplegia, triplegia e quadriplegia. A divisão da PC em espástico, distônico-discinético ou atáxico informa muito pouco sobre dificuldade funcional individual. O Quadro 29-1 resume os três esquemas de classificação ainda comumente usada na PC: a *Modified Swedish Classification*,[2] o *Surveillance of Cerebral Palsy in Europe* (SCPE) e a 11ª Classificação Estatística Internacional de Doenças e Problemas Relacionados à Saúde (CID-11),[22] que pode ser acessada agora em português no *website* https://icd.who.int/browse/2024-01/mms/pt.

A criação e validação de uma série de Escalas de Classificação Funcional de 5 pontos (Gross Motor Function Classification System, GMFCS;[23] Manual Ability Classification System, MACS e Communication Function Classification system, CFCS) que são definidas operacionalmente foi um enorme avanço no manejo da PC.[24,25] Essas escalas podem ser graduadas pela história clínica e registros bem-feitos, e são focados em função. O Quadro 29-2 mostra esses três sistemas de classificação funcional comumente usados na PC.[23-25] Mesmo que mais precisas do ponto de vista de capacidade funcional, essas classificações ainda não fornecem informação sobre o paciente de maneira individual, tornando a cuidadosa avaliação de cada indivíduo fundamental.

Quadro 29-1. Esquemas de classificação da PC

***Modified Swedish Classification*[2]**	
Espástica	Hemiplegia, tetraplegia, diplegia
Atáxica	Aquirida Congênita
Discinética	Predominantemente coreoatetoide Predominantemente distônico
***Surveillance of Cerebral Palsy in Europe guidelines*[22]**	
Espástica	Unilateral espástica Bilateral espástica
Discinética	Discinética-distônica Discinética-coreoatetoide Discinética não classificável
Atáxica	
Não classificável	
11ª Classificação Estatística Internacional de Doenças e Problemas Relacionados com a Saúde (CID-11) – Paralisia cerebral (PC)	
8D20 PC espástica	8D20.0 PC espástica unilateral 8D20.1 PC bilateral espástica 8D20.Y Outra PC espástica especificada 8D20.Z PC espástica, não especificada
8D21 PC discinética	
8D22 PC atáxica	
8D23 Síndrome de Worster-Drought	
8D2Y Outra PC especificada	
8D2Z PC não especificada	
Classificações Etiológicas (exemplos)	
Tipo de lesão cerebral	Genético, malformação, deformação, destruição Infarto metabólico, hemorragia, infeccioso, inflamatório, leucomalacia periventricular (PVL), trauma/compressão
Momento da lesão cerebral	Primeiro trimestre da gestação, segundo trimestre, terceiro trimestre, perinatal, pós-natal
Local da lesão cerebral	Cortical, corticossubcortical, substância branca, núcleos da base, tronco encefálico, cerebelo, linha médica ou difuso

Quadro 29-2. Sistema de classificação funcional da PC

	Gross Motor Function Classification System (GMFCS)[23]
GMFCS Nível I	**RESUMO** A pessoa anda em casa, na escola, ao ar livre e na comunidade. Consegue subir escadas sem o uso de corrimãos. Tem habilidades motoras grosseiras como correr e pular, mas tem limitações na velocidade e coordenação **DESCRIÇÃO** As crianças (6 a 12 anos) caminham em casa, na escola, em espaços externos e na comunidade. As crianças são capazes de subir e descer meios-fios e escadas sem assistência física ou sem o uso de corrimão. As crianças apresentam habilidades motoras grossas como correr e saltar, mas a velocidade, o equilíbrio e a coordenação são limitados. As crianças podem participar de atividades físicas e esportes, dependendo das escolhas pessoais e fatores ambientais Os jovens (12 a 18 anos) andam em casa, na escola, em espaços externos e na comunidade. Os jovens são capazes de subir e descer meios-fios sem a assistência física e escadas sem o uso de corrimão. Os jovens desempenham habilidades motoras grossas, como correr e pular, mas a velocidade, o equilíbrio e a coordenação são limitados. Os jovens podem participar de atividades físicas e esportes, dependendo de escolhas pessoais e fatores ambientais
GMFCS Nível II	**RESUMO** A pessoa consegue andar na maior parte dos ambientes e sobem escadas utilizando o corrimão. Ela pode ter dificuldade de andar longas distâncias e de se equilibrar em terrenos irregulares, inclinados, locais lotados ou espaços pequenos. Pode andar com ajuda física, utilizar um dispositivo portável de mobilidades ou rodas para longas distâncias. Tem uma capacidade mínima de realizar atividades motoras grosseiras como correr e pular **DESCRIÇÃO** As crianças (6 a 12 anos) caminham na maioria dos ambientes. As crianças podem apresentar dificuldade em caminhar longas distâncias e de equilíbrio em terrenos irregulares, inclinações, áreas com muitas pessoas, espaços fechados ou quando carregam objetos. As crianças sobem e descem escadas segurando em corrimão ou com assistência física se não houver este tipo de apoio. Em espaços externos e na comunidade, as crianças podem andar com assistência física, um dispositivo manual de mobilidade, ou utilizar a mobilidade sobre rodas quando percorrem longas distâncias. As crianças têm, na melhor das hipóteses, apenas habilidade mínima para realizar as habilidades motoras grossas como correr e pular. As limitações no desempenho das habilidades motoras grossas podem necessitar de adaptações para permitirem a participação em atividades físicas e esportes Os jovens (12 a 18 anos) andam na maioria dos ambientes. Os fatores ambientais (como terrenos irregulares, inclinações, longas distâncias, exigências de tempo, clima e aceitação pelos colegas) e preferências pessoais influenciam as escolhas de mobilidade. Na escola ou no trabalho, os jovens podem andar utilizando um dispositivo manual de mobilidade por segurança. Em espaços externos e na comunidade, os jovens podem utilizar a mobilidade sobre rodas quando percorrem longas distâncias. Os jovens sobem e descem escadas segurando em um corrimão ou com assistência física se não houver corrimão. As limitações no desempenho de habilidades motoras grossas podem necessitar de adaptações para permitir a participação nas atividades físicas e esportes

GMFCS Nível III	**RESUMO** A criança anda utilizando um dispositivo portátil de mobilidade na maioria dos ambientes internos. Pode subir escadas usando um corrimão com supervisão ou assistência. Utiliza mobilidade sobre rodas quando percorrem longas distâncias e pode-se autoimpulsinar em distâncias mais curtas **DESCRIÇÃO** As crianças (6 a 12 anos) andam utilizando um dispositivo manual de mobilidade na maioria dos espaços internos. Quando sentadas, as crianças podem exigir um cinto de segurança para alinhamento pélvico e equilíbrio. As transferências de sentado para em pé e do chão para posição em pé requerem assistência física de uma pessoa ou uma superfície de apoio. Quando se movem por longas distâncias, as crianças utilizam alguma forma de mobilidade sobre rodas. As crianças podem subir ou descer escadas segurando em um corrimão com supervisão ou assistência física. As limitações na marcha podem necessitar de adaptações para permitir a participação em atividades físicas e esportes, incluindo a autopropulsão de uma cadeira de rodas manual ou mobilidade motorizada Os jovens (12 a 18 anos) são capazes de caminhar utilizando um dispositivo manual de mobilidade. Os jovens no nível III demonstram mais variedade nos métodos de mobilidade dependendo da habilidade física e de fatores ambientais e pessoais, quando comparados a jovens de outros níveis. Quando estão sentados, os jovens podem precisar de um cinto de segurança para alinhamento pélvico e equilíbrio. As transferências de sentado para em pé e do chão para em pé requerem assistência física de uma pessoa ou de uma superfície de apoio. Na escola, os jovens podem autoimpulsionar uma cadeira de rodas manual ou utilizar a mobilidade motorizada. Em espaços externos e na comunidade, os jovens são transportados em uma cadeira de rodas ou utilizam mobilidade motorizada. Os jovens podem subir e descer escadas segurando em um corrimão com supervisão ou assistência física. As limitações na marcha podem necessitar de adaptações para permitir a participação em atividades físicas e esportes incluindo a autopropulsão de uma cadeira de rodas manual ou mobilidade motorizada
GMFCS Nível IV	**RESUMO** A criança usa métodos de mobilidade que requerem assistência física ou mobilidade motorizada na maioria dos ambientes. Pode andar pequenas distâncias em casa com assistência física ou usar uma mobilidade motorizada ou, ainda, andador de apoio, quando posicionadas. Na escola, lugares abertos e na comunidade, a criança é transportada na cadeira de rodas manual ou motorizada **DESCRIÇÃO** As crianças (6 a 12 anos) utilizam métodos de mobilidade que requerem assistência física ou mobilidade motorizada na maioria dos ambientes. As crianças requerem assento adaptado para controle pélvico e do tronco e assistência física para a maioria das transferências. Em casa, as crianças movem-se no chão (rolar, arrastar ou engatinhar), andam curtas distâncias com assistência física ou utilizam mobilidade motorizada. Quando posicionadas, as crianças podem utilizar um andador de apoio corporal em casa ou na escola. Na escola, em espaços externos e na comunidade, as crianças são transportadas em uma cadeira de rodas manual ou utilizam mobilidade motorizada. As limitações na mobilidade necessitam de adaptações que permitam a participação nas atividades físicas e esportes, incluindo a assistência física e/ou mobilidade motorizada Os jovens (12 a 18 anos) usam a mobilidade sobre rodas na maioria dos ambientes. Os jovens necessitam de assento adaptado para o controle pélvico e do tronco. Assistência física de 1 ou 2 pessoas é necessária para as transferências. Os jovens podem apoiar o peso com as pernas para ajudar nas transferências para ficar em pé. Em espaços internos, os jovens podem andar por curtas distâncias com assistência física, utilizam a mobilidade sobre rodas, ou, quando posicionados, utilizam um andador de apoio corporal. Os jovens são fisicamente capazes de operar uma cadeira de rodas motorizada. Quando o uso de uma cadeira de rodas motorizada não for possível ou não disponível, os jovens são transportados em uma cadeira de rodas manual. As limitações na mobilidade necessitam de adaptações para permitir a participação nas atividades físicas e esportes, inclusive a assistência física e/ou mobilidade motorizada

Quadro 29-2. *(Cont.)* Sistema de classificação funcional da PC

GMFCS Nível V	**RESUMO** A criança transportada numa cadeira de rodas manual em todos os ambientes. Habilidade limitada de manter posturas antigravitacionais da cabeça e do tronco, e de controlar os movimentos dos braços e das pernas **DESCRIÇÃO** As crianças (6 a 12 anos) são transportadas em uma cadeira de rodas manual em todos os ambientes. As crianças são limitadas em sua habilidade de manter as posturas antigravitacionais da cabeça e tronco e de controlar os movimentos dos braços e pernas. Tecnologia assistiva é utilizada para melhorar o alinhamento da cabeça, o sentar, o levantar e/ou a mobilidade, mas as limitações não são totalmente compensadas pelo equipamento. As transferências requerem assistência física total de um adulto. Em casa, as crianças podem se locomover por curtas distâncias no chão ou podem ser carregadas por um adulto. As crianças podem adquirir automobilidade utilizando a mobilidade motorizada com adaptações extensas para sentar-se e controlar o trajeto. As limitações na mobilidade necessitam de adaptações para permitir a participação nas atividades físicas e em esportes, inclusive a assistência física e uso de mobilidade motorizada Os jovens (12 a 18 anos) são transportados em uma cadeira de rodas manual em todos os ambientes. Os jovens são limitados em sua habilidade para manter as posturas antigravitacionais da cabeça e tronco e o controle dos movimentos dos braços e pernas. Tecnologia assistiva é utilizada para melhorar o alinhamento da cabeça, o sentar, o ficar de pé, e a mobilidade, mas as limitações não são totalmente compensadas pelo equipamento. Assistência física de 1 ou 2 pessoas ou uma elevação mecânica é necessária para as transferências. Os jovens podem conseguir a automobilidade utilizando a mobilidade motorizada com adaptações extensas para sentar e para o controle do trajeto. As limitações na mobilidade necessitam de adaptações para permitir a participação nas atividades físicas e esportes incluindo a assistência física e o uso de mobilidade motorizada
Manual Ability Classification System (MACS)[24]	
MACS Nível I	Manipula objetos facilmente e com sucesso. No máximo, limitações na facilidade de realizar tarefas manuais que requerem velocidade e precisão. Porém, quaisquer limitações nas habilidades manuais não restringem a independência nas atividades diárias
MACS Nível II	Manipula a maioria dos objetos, mas com a qualidade e/ou velocidade da realização um pouco reduzida. Certas atividades podem ser evitadas ou serem realizadas com alguma dificuldade; maneiras alternativas de realização poderiam ser utilizadas, mas as habilidades manuais geralmente não restringem a independência nas atividades diárias
MACS Nível III	Manipula objetos com dificuldade; necessita de ajuda para preparar e/ou modificar as atividades. O desempenho é lento e obtido com sucesso limitado em relação à qualidade e quantidade. Atividades são realizadas independentemente se elas tiverem sido organizadas ou adaptadas
MACS Nível IV	Manipula uma variedade limitada de objetos facilmente manipuláveis em situações adaptadas. Desempenham parte das atividades com esforço e com sucesso limitado. Requer suporte e assistência contínuos e/ou equipamento adaptado para mesmo assim realizar parcialmente equipamento adaptado, para mesmo assim realizar parcialmente a atividade
MACS Nível V	Não manipula objetos e tem habilidade severamente limitada para desempenhar até mesmo ações simples. Requer assistência total

Communication Function Classification system[25]	
CFCS Nível I	Emissor e receptor eficaz com parceiros desconhecidos e conhecidos. O indivíduo alterna independentemente seus papéis de emissor e receptor com a maioria das pessoas, em vários lugares. A comunicação ocorre facilmente e em um ritmo confortável com parceiros desconhecidos e conhecidos. Equívocos de comunicação são resolvidos rapidamente e não interferem na eficácia geral da comunicação
CFCS Nível II	Emissor ou receptor eficaz, mas mais lentos com parceiros desconhecidos ou conhecidos. O indivíduo alterna independentemente seus papéis de emissor e receptor com a maioria das pessoas, na maioria dos ambientes, mas o ritmo de conversação é lento e pode dificultar a interação na comunicação. O indivíduo pode precisar de mais tempo para entender as mensagens, compor mensagens ou resolver mal-entendidos. Os equívocos de comunicação muitas vezes são resolvidos e não interferem com a eventual eficácia da comunicação do indivíduo com parceiros desconhecidos e conhecidos
CFCS Nível III	Emissor e receptor eficaz com parceiros conhecidos. O indivíduo alterna seus papéis de emissor e receptor com parceiros conhecidos de conversação (mas não desconhecidos) na maioria dos ambientes. A comunicação não é consistentemente eficaz com a maioria dos parceiros desconhecidos, mas geralmente é eficaz com os parceiros conhecidos
CFCS Nível IV	Emissor e/ou receptor inconsistente com parceiros conhecidos. O indivíduo não alterna consistentemente seu papel de emissor e receptor. Este tipo de inconsistência pode ser visto em diferentes tipos de comunicadores, incluindo: a) um emissor e receptor ocasionalmente eficaz; b) um emissor eficaz, mas receptor limitado; c) um emissor limitado, mas receptor eficaz. Às vezes a comunicação é eficaz com parceiros conhecidos
CFCS Nível V	Emissor e receptor raramente eficaz, mesmo com parceiros conhecidos. O indivíduo é limitado tanto como emissor quanto receptor. A comunicação deste é difícil para a maioria das pessoas entender. O indivíduo parece compreender pouco as mensagens emitidas pela maioria das pessoas. A comunicação é raramente eficaz, mesmo com parceiros conhecidos

* Classificações compiladas de: CanChild Centre for Childhood Disability Research, McMaster University. ** Foram utilizadas as descrições do GMFCS nas faixas etárias entre 6 e 12 anos e entre 12 e 18 anos. As descrições das demais faixas etárias podem ser encontradas em: https://canchild.ca/system/tenon/assets/attachments/000/000/075/original/GMFCS-ER_Translation-Portuguese2.pdf

INVESTIGAÇÕES E DIAGNÓSTICO DIFERENCIAL

O diagnóstico de PC requer cautela e um acompanhamento regular. O National Collaborative Perinatal Project, nos Estados Unidos, mostrou que dois terços das crianças diagnosticadas com "diplegia espástica" no primeiro ano de vida "superam" os sintomas aos 7 anos de idade.[26] Parte da confusão diagnóstica pode, em parte, ser devida a um fenômeno conhecido como "distonia da prematuridade" que pode diminuir ao longo do tempo ou pode simplesmente ser uma interpretação errada de uma vasta gama de variantes motoras, inclusive outros distúrbios motores, ou mesmo alterações motoras iatrogênicas (hipotonia axial devido a fármacos anticrise ou antispásticos, distúrbios do movimento induzidos por medicação como a ataxia por fármacos anticrise etc.).

Além do problema da confirmação do diagnóstico de PC, temos a questão dos diagnósticos diferenciais da PC. Várias condições que causam sintomas neurológicos em idade precoce mimetizam os sintomas de PC e são denominadas pelo anglicismo PC-*mimics*. Essas complexas possibilidades de diagnóstico diferencial estão resumidas no Quadro 29-3. Na PC verdadeira há uma lesão cerebral estática (que pode ou não ser detectada através de neuroimagem) causando um dano irreversível e comprometendo a função da circuitaria motora cerebral levando a um quadro de fenótipo motor. Condições genéticas que causam lesão cerebral estática podem ser chamadas de *PC-mimics* por alguns autores (para diferenciá-las da PC esporádica) ou de "PC genética. Condições em que não há lesão cerebral (como distonia dopamina-responsiva) e aquelas em que a lesão cerebral é progressiva (como a maioria das doenças neurometabólicas) são considerados *PC-mimics* pela maioria dos autores.

Hoje em dia há um crescente interesse em condições *PC-mimics*, uma vez que algumas dessas condições são tratáveis.[27] Essas incluem doenças de neurotransmissores (p. ex., distonia levodopa-responsiva causada por mutações em *GCH1/SPR/TH*, deficiência de AADC (L-aminoácido descarboxilase aromática), distúrbios dos gânglios da base biotina--tiamina responsivos, síndrome da deficiência de GLUT1 causada por mutações no gene *SLC2A1*, aminoacidopatias e acidúrias orgânicas (incluindo a acidúria glutárica tipo 1), distúrbios mitocondriais, entre outras. Para melhor compressão dos distúrbios neurometabólicos tratáveis, visite o *site Treatable ID*, que inclui uma lista não exaustiva, porém útil, classificada por fenótipos (https://treatable-id.net/apex/r/a12231/treatable-id/signs-and-symptoms1?clear=10&session=6817224854839).

Quadro 29-3. Condições que ser apresentam com fenótipo semelhante a PC

	Condições sem lesão estrutural	Condições com lesão estrutural não progressiva	Condições com lesão estrutural progressiva
Condições genéticas	**PC-*mimics*** P. ex., GCH1	**PC genético** P. ex., síndrome de Joubert	**PV-*mimics*** P. ex., PLA2G6
Condições não genéticas	**PC-*mimics*** P. ex., doença de Legg-Calvé-Perthes	**PC** P. ex., síndrome congênita associada à infecção pelo vírus Zika	**PC-*mimics*** P. ex., sífilis congênita

GHC1: GTP *cyclohydrolase* 1, PLA2G2: *phospholipase* A2, *Group* VI, PC: paralisia cerebral.

A triagem metabólica básica (incluindo o estado nutricional, deficiência de ferro, vitamina B12 e homocisteína, função tireoidiana) pode ser complementada por triagem neurometabólica mais direcionada (incluindo testes para aminoacidopatias e acidúrias orgânicas, dosagem de glicose/lactato/piruvato/neurotransmissores no liquor etc.) e testes genéticos em casos selecionados. Achados que indicam a necessidade de uma investigação neurogenética ou neurometabólica incluem:

1. Ausência de história de qualquer risco pré e perinatal para lesão cerebral.
2. Histórico familiar de irmão com sintomas neurológicos semelhantes.
3. Início de sintomas motores após o período de desenvolvimento normal.
4. Involução do desenvolvimento.
5. Sintomas neurológicos progressivos.
6. Sintomas motores paroxísticos ou flutuação marcada dos sintomas motores.
7. Piora clínica no contexto de sintomas metabólicos (p. ex., doença febril).
8. Hipotonia motora generalizada.
9. Ataxia significativa.
10. Doença neuromuscular periférica.
11. Anormalidades da movimentação ocular.[24]

Embora a neuroimagem por meio da RM desempenhe um papel importante tanto no esclarecimento da etiologia quanto na exclusão de diagnósticos diferenciais da PC, ela não é realizada rotineiramente e em razão da necessidade de sedação e da disponibilidade limitada, sendo frequentemente substituída por tomografia computadorizada, apesar de menos informativa. A neuroimagem pode ser útil para entender quando ocorreu a lesão dentro da sequência do desenvolvimento cerebral embrionário e fetal. Lisencefalia e heterotopias de substância cinzenta são associadas a distúrbios da migração neuronal, indicando dano entre 15ª e 22ª semana de gestação e muitas vezes são acompanhados de fatores de risco genéticos. A leucomalacia periventricular resultando na destruição ou perda de estrutura da substância branca é idade-dependente, com pico na 28ª semana da gestação, período de atividade oligodendroglial quando ocorre o início da mielinização.[28] Por outro lado, insultos no terceiro trimestre da gestação tendem a causar lesões destrutivas na substância cinzenta e branca semelhantes aos padrões de acidente vascular cerebral mais típicos encontrados no período pós-natal. Algumas formas de PC, em particular aquelas causadas por malformações cerebrais sindrômicas, podem ser diagnosticadas com base em imagens de tomografia de crânio. Kernicterus, uma clássica forma de PC discinético, pode apresentar lesões típicas na imagem de RM. Lesões tardias ou mais leves podem aparecer como "imagem normal" na PC, mas, como regra, uma imagem de RM deve levantar suspeita de diagnósticos alternativos, como condições genéticas mimetizando PC discinético.

PONTOS-CHAVE

- O termo PC ainda é usado para definir um grande grupo de condições heterogêneas.
- Sintomas motores e não motores coexistem, e os primeiros são usados para o diagnóstico e a classificação da PC.
- A implementação de escalas de classificação definidas operacionalmente na prática clínica ou na pesquisa levou a um melhor manejo da PC.

- O diagnóstico diferencial deve levar em consideração causas neurogenéticas, particularmente distúrbios neurometabólicos tratáveis.
- Achados que indicam a necessidade de uma investigação neurogenética ou neurometabólica incluem a ausência de história de risco pré e perinatal; histórico familiar de sintomas neurológicos semelhantes; início de sintomas motores após o período de desenvolvimento normal ou involução; sintomas neurológicos progressivos ou com flutuação marcada, incluindo piora no contexto de sintomas metabólicos; sinais neurológicos específicos, como hipotonia generalizada, ataxia significativa, doença neuromuscular e anormalidades da movimentação ocular.

REFERÊNCIAS BIBLIOGRÁFICAS

1. Osler W. The cerebral palsies of children: a clinical study from the Infirmary for Nervous Diseases, Philadelphia. Creative Media Partners, LLC 2021. https://books.google.com.br/books?id=556zzgEACAAJ
2. Mutch L, Alberman E, Hagberg B, Kodama K, Perat MV. Cerebral palsy epidemiology: where are we now and where are we going? Dev Med Child Neurol. 1992;34:547-51.
3. McIntyre S, Goldsmith S, Webb A, Ehlinger V, Hollung SJ, McConnell K et al. Global prevalence of cerebral palsy: A systematic analysis. Dev Med Child Neurol. 2022;64:1494-506.
4. Lin JP, Brown JK, Walsh EG. Physiological maturation of muscles in childhood. Lancet Lond Engl. 1994;343:1386-9.
5. Lin JP, Brown JK, Walsh EG. The maturation of motor dexterity: or why Johnny can't go any faster. Dev Med Child Neurol. 1996;38:244-54.
6. Lin J-P, Nardocci N. Recognizing the common origins of dystonia and the development of human movement: a manifesto of unmet needs in isolated childhood dystonias. Front Neurol. 2016;7:226.
7. Elze MC, Gimeno H, Tustin K, Baker L, Lumsden DE, Hutton JL, et al. Burke-Fahn-Marsden dystonia severity, Gross Motor, Manual Ability, and Communication Function Classification scales in childhood hyperkinetic movement disorders including cerebral palsy: a "Rosetta Stone" study. Dev Med Child Neurol. 2016;58:145-53.
8. Fish DR, Sawyers D, Allen PJ, Blackie JD, Lees AJ, Marsden CD. The effect of sleep on the dyskinetic movements of Parkinson's Disease, Gilles de la Tourette Syndrome, Huntington's Disease, and Torsion Dystonia. Arch Neurol. 1991;48:210-4.
9. Lumsden DE, Lundy C, Fairhurst C, Lin JP. Dystonia severity action plan: a simple grading system for medical severity of status dystonicus and life-threatening dystonia. Dev Med Child Neurol. 2013;55:671-2.
10. Lin JP, Brown JK, Walsh EG. Soleus muscle length, stretch reflex excitability, and the contractile properties of muscle in children and adults: a study of the functional joint angle. Dev Med Child Neurol. 1997;39:469-80.
11. Lin J-P, Brown JK, Walsh EG. Continuum of reflex excitability in hemiplegia: influence of muscle length and muscular transformation after heel-cord lengthening and immobilization on the pathophysiology of spasticity and clonus. Dev Med Child Neurol. 1999;41:534-48.
12. Marsh E, Sale DG, McComas A, Quinlan J. Influence of joint position on ankle dorsiflexion in humans. J Appl Physiol. 1981;51:160-7.
13. Sale D, Quinlan J, Marsh E, McComas AJ, Belanger AY. Influence of joint position on ankle plantarflexion in humans. J Appl Physiol. 1982;52:1636-42.
14. Lin JP. The interaction of muscle maturation with movement and posture. Neurophysiology and Neuropsychology of Motor Development. London: Connolly K, Forssberg H 1997:143-4.
15. Crothers B, Paine RS. The Natural History of Cerebral Palsy. Harvard University Press 1959. -
16. Molnar GE, Gordon SU. Cerebral palsy: predictive value of selected clinical signs for early prognostication of motor function. Arch Phys Med Rehabil. 1976;57:153-8.

17. da Paz Júnior AC, Burnett SM, Braga LW. Walking prognosis in cerebral palsy: a 22-year retrospective analysis. Dev Med Child Neurol. 1994;36:130-4.
18. Lumsden DE, Gimeno H, Elze M, Tustin K, Kaminska M, Lin JP. Progression to musculoskeletal deformity in childhood dystonia. Eur J Paediatr Neurol EJPN Off J Eur Paediatr Neurol Soc. 2016;20:339-45.
19. Scrutton D, Baird G, Smeeton N. Hip dysplasia in bilateral cerebral palsy: incidence and natural history in children aged 18 months to 5 years. Dev Med Child Neurol. 2001;43:586-600.
20. Caselli TB, Lomazi EA, Montenegro MAS, Bellomo-Brandão MA. Comparative study on gastrostomy and orally nutrition of children and adolescents with tetraparesis cerebral palsy. Arq Gastroenterol. 2017;54:292-6.
21. World Health Organization, editor. International classification of impairments, disabilities, and handicaps: a manual of classification relating to the consequences of disease. Geneva: [Albany, N.Y: World Health Organization ; sold by WHO Publications Centre USA] 1980.
22. Gainsborough M, Surman G, Maestri G, Colver A, Cans C. Validity and reliability of the guidelines of the surveillance of cerebral palsy in Europe for the classification of cerebral palsy. Dev Med Child Neurol. 2008;50:828-31.
23. Russell DJ, Rosenbaum PL, Cadman DT, Gowland C, Hardy S, Jarvis S. The gross motor function measure: a means to evaluate the effects of physical therapy. Dev Med Child Neurol. 1989;31:341-52.
24. Eliasson AC, Krumlinde-Sundholm L, Rösblad B, Beckung E, Arner M, Ohrvall AM, et al. The Manual Ability Classification System (MACS) for children with cerebral palsy: scale development and evidence of validity and reliability. Dev Med Child Neurol. 2007;48:549-54.
25. Hidecker MJ, Paneth N, Rosenbaum PL, Kent RD, Lillie J, Eulenberg JB, et al. Developing and validating the Communication Function Classification System for individuals with cerebral palsy. Dev Med Child Neurol. 2011;53:704-10.
26. Nelson KB, Ellenberg JH. Children who "outgrew"cerebral palsy. Pediatrics. 1982;69:529-36.
27. Pearson TS, Pons R, Ghaoui R, Sue CM. Genetic mimics of cerebral palsy. Mov Disord. 2019;34:625-36.
28. Zupan V, Gonzalez P, Lacaze-Masmonteil T, Boithias C, d'Allest AM, Dehan M, et al. Periventricular leukomalacia: risk factors revisited. Dev Med Child Neurol. 1996;38:1061-7.

TRATAMENTO DAS INCAPACIDADES RELACIONADAS COM A PARALISIA CEREBRAL

CAPÍTULO 30

Patricia Dumke da Silva Möller ■ Kênnea Martins Almeida Ayupe

INTRODUÇÃO

A paralisia cerebral (PC) é definida como "um grupo de desordens permanentes do desenvolvimento do movimento e da postura, causando limitações em atividades, que são atribuídas a distúrbios não progressivos que ocorreram no cérebro em desenvolvimento do feto ou do lactente. Essas desordens frequentemente são acompanhadas de distúrbios de sensação, percepção, cognição, comunicação e comportamento, além de epilepsia e outros problemas musculoesqueléticos".[1]

O dano cerebral é irreversível e está diretamente relacionado com a diminuição da movimentação espontânea, atraso no desenvolvimento infantil e diversas incapacidades que perduram por toda a vida.[1] A gravidade do comprometimento motor é definida pelo *Gross Motor Function Classification System* (GMFCS), que varia do Nível I (anda sem limitações) ao Nível V (criança é transportada em cadeira de rodas).[2] Crianças com GMFCS IV e V, além de pior desempenho motor, apresentam maior prevalência de alterações sensoriais e outras condições associadas. O manejo deve ser direcionado ao nível de GMFCS, às manifestações clínicas e aos interesses individuais, objetivando melhora da qualidade de vida da criança e da família.[3]

A avaliação padronizada para detecção precoce de PC deve ser realizada em populações de alto risco (p. ex., prematuridade, hipoxia, muito baixo peso, infecções congênitas, cuidados intensivos neonatais) desde o nascimento.[4] A aplicação de instrumentos com forte validade preditiva, como a Ressonância Magnética, o *General Movement Assessment* (GMA) e o *Hammersmith Infant Neurological Examination* (HINE), associada ao raciocínio clínico, permite o diagnóstico antes dos 6 meses de vida. A identificação precoce de crianças em alto risco de PC, seguida por intervenção precoce, é fortemente recomendada e deve ser o padrão de cuidado para aperfeiçoar a neuroplasticidade infantil, prevenir complicações e promover o bem-estar da criança e dos responsáveis.[4] Por isso, sugere-se emitir um diagnóstico clínico provisório de alto risco de PC quando há apenas suspeita clínica.

A abordagem biopsicossocial da Classificação Internacional de Funcionalidade, Incapacidade e Saúde (CIF-OMS) deve direcionar a avaliação da funcionalidade (estruturas e funções do corpo, atividades e participação), avaliação do ambiente e o estabelecimento de metas terapêuticas individualizadas.[5] Dentro dessa perspectiva, a *CanChild* recomenda o emprego de seis palavras, denominadas *F-words*, que devem ser o foco de toda a equipe multidisciplinar do tratamento da criança com PC (Quadro 30-1).[6]

Quadro 30-1. *F-words* – minhas palavras favoritas – de acordo com o modelo da CIF[6]

Domínio da CIF	F-word	Implicação clínica
Estrutura e função do corpo	Saúde/*Fitness*	Todo mundo precisa estar em forma e saudável, incluindo eu! Ajude-me a encontrar maneiras de me manter saudável
Atividade	Funcionalidade/*Functioning*	Pode ser que eu faça as coisas de maneira diferente, mas eu POSSO fazê-las. O jeito que eu faço, não importa. Por favor, deixe-me tentar!
Participação	Amigos/*Friends*	Ter amigos é importante. Por favor, dê oportunidades para eu fazer amizades
Fatores ambientais	Família/*Family*	Minha família me conhece muito bem e eu acredito que eles fazem o melhor para mim. Ouça-os. Converse com eles. Respeite-os
Fatores pessoais	Diversão/*Fun*	A vida precisa de diversão! Ajude-me a fazer atividades que eu acho divertidas
Futuro/*Future* – Encontre maneiras de eu participar e ser incluído na minha comunidade!		

INTERVENÇÃO PRECOCE

A intervenção precoce (IP) é o acompanhamento multiprofissional para lactentes com alto risco de comprometimento do desenvolvimento neuropsicomotor (DNPM) e está indicada para todos aqueles com suspeita de PC. É implementada na fase de maior plasticidade cerebral, antes que padrões atípicos de movimento e postura se incorporem ao repertório motor e comportamental (geralmente, entre 0 e 3 anos).[4] São princípios da IP: modificação da atividade do sistema nervoso central por meio de estímulos externos; importância da participação ativa da criança para o aprendizado; repetição, intensidade e progressão adequadas; treino específico da tarefa pretendida; engajamento, motivação e significado do tratamento para o lactente e família.[4] O foco é o desenvolvimento global, motor, visual, auditivo, de linguagem e de habilidades cognitivas e sociais.[7,8]

CUIDADO MOTOR

Atividade Motora Grossa e Manual (Mobilidade) e Participação

A reabilitação motora, principalmente fisioterapia e terapia ocupacional, tem o objetivo de prevenir as deficiências secundárias, promover o desenvolvimento da mobilidade (p. ex., ficar de pé, andar, manipular objetos) e otimizar o envolvimento e a independência na participação da criança nas atividades de casa, da escola e comunidade.[9,10] A reabilitação motora segue os seguintes princípios: avaliação padronizada com instrumentos confiáveis; definição de metas terapêuticas específicas, mensuráveis, alcançáveis, relevantes e em conjunto com a criança/família; escolha da intervenção com maior evidência científica disponível para atingir a meta desejada; definição da intensidade e frequência adequadas; reavaliação e verificação das metas alcançadas.[9-11]

As evidências atuais demonstram que os ingredientes terapêuticos com maior potencial para promover benefícios motores na criança com PC consistem na prática específica da tarefa que se deseja alcançar ou melhorar e no emprego de maior intensidade nas terapias.[9,10] Dentre as técnicas com maior evidência para melhora da mobilidade e da participação, destacam-se: treino de marcha com suporte parcial de peso, treino específico de tarefa, terapia de movimento induzido por restrição, treino bimanual, fortalecimento muscular, esporte/atividade física, enriquecimento do ambiente, uso adequado de equipamentos de tecnologia assistiva (p. ex., órteses e andadores) e gerenciamento postural.[10] Importante destacar que terapias com manipulações passivas e que visam inibição de movimentos não são recomendadas pela literatura atual.[9,10]

Distúrbios do Movimento

A classificação da PC nos subtipos espástica, discinética (distonia e/ou coreoatetose) e hipotônico-atáxica não significa que essas manifestações sejam excludentes (Quadros 30-2 e 30-3).[12,13] Distúrbios mistos são a regra, e a associação entre espasticidade e distonia é a mais comum. Portanto, tratar somente a espasticidade, em muitos casos, não é suficiente.[1,8,14]

O tratamento dos distúrbios do movimento é fundamental para controle da dor, redução do gasto calórico excessivo, melhora do posicionamento e do sono, prevenção de deformidades, otimização da funcionalidade, entre outros, e deve ser iniciado tão logo os primeiros sinais apareçam.[8,15,16] Na abordagem dos transtornos do movimento, é comum que seja necessária uma combinação de terapias não farmacológicas e de medicamentos em politerapia (preferencialmente com mecanismos de ação diferentes), além da reabilitação continuada. Deve-se concomitantemente pesquisar fatores potencialmente reversíveis que possam ocasionar sua exacerbação, como constipação, úlceras de pressão, dor dentária, luxações, fraturas, refluxo gastroesofágico e outros. Esta relação é particularmente evidente na evolução da distonia para estado distônico, uma condição subdiagnosticada e com alta mortalidade.[8,16]

Quadro 30-2. Diferenciação dos principais distúrbios do movimento na paralisia cerebral[12]

Espasticidade	Distonia	Coreoatetose
▪ Tônus aumenta de acordo com a velocidade na mobilização **passiva** e varia conforme a direção deste movimento ▪ A resistência à mobilização passiva pode aumentar abruptamente a partir de determinada velocidade (**catch**) ▪ Sinal do canivete ▪ Não se reduz durante o sono	▪ Contrações musculares sustentadas ou intermitentes que levam a posturas e/ou movimentos anormais e frequentemente **repetitivos** ▪ Os movimentos são tipicamente **padronizados**, em **torção** (contração simultânea de agonistas e antagonistas), eventualmente tremulantes ▪ Movimentos frequentemente dolorosos ▪ Aumento com movimento voluntário, tarefas mentais, emoções e toque; alívio no **sono**	▪ Movimentos **irregulares**, não repetitivos e contínuos, que frequentemente se deslocam de uma parte do corpo para outra ▪ Espectro atetose, coreia e balismo ▪ Podem ser incorporados às ações voluntárias (**paracinesia**), mas não podem ser voluntariamente suprimidos ▪ Aumento com emoções e toque; alívio no **sono**

Quadro 30-3. Padrões altamente sugestivos de distonia[13]

▪ Opistótono	▪ Dedos das mãos afastados	▪ Inversão do pé
▪ Rotação de ombro	▪ Dedos em pescoço de cisne	▪ Extensão do hálux (dedo estriatal)

Quadros generalizados de espasticidade e distonia geralmente demandam tratamento inicial por via sistêmica, complementado por aplicação de toxina botulínica tipo A (TBA). Entretanto, em quadros focais, a TBA é a primeira escolha. A TBA apresenta alto nível de evidência para diminuição da hipertonia e prevenção da deformidade articular, é considerada segura, pode ser aplicada a partir dos dois anos e em quase todos os músculos, respeitando-se a técnica.[16,17]

Pacientes, com distonia de difícil controle, devem ser avaliados precocemente para a possibilidade de tratamento neurocirúrgico associado ao tratamento clínico, por meio de bomba de baclofeno intratecal, estimulação cerebral profunda (*deep brain stimulation* – DBS) e/ou palidotomia, com efeito positivo também na dor.[16] Para a espasticidade há a possibilidade de bomba de baclofeno intratecal e rizotomia dorsal seletiva. Articulações com deformidade fixa e/ou que evoluíram para retração tendínea não respondem à terapia farmacológica e neurocirúrgica, demandando avaliação para abordagem invasiva ortopédica.[17] O Quadro 30-4 apresenta as possibilidades de tratamento farmacológico para os diferentes distúrbios do movimento.[8,18-20]

Alinhamento Articular

A deformidade em equino do tornozelo é a complicação articular mais prevalente nas crianças com PC em todos os níveis de GMFCS e está associada à fraqueza muscular e à hipertonia. O tratamento envolve prevenção com incentivo à movimentação ativa (fortalecimento/atividade física) e alinhamento adequado do tornozelo. As órteses, de modo geral, fornecem alinhamento/suporte a articulações ou músculos enfraquecidos, ajudando na mobilidade (órtese articulada) ou restringindo (órtese rígida) movimentos indesejados.[8,10,21] Uma vez que a contratura começa a se desenvolver, o tratamento com maior evidência científica é o uso do gesso seriado, que pode ser potencializado com a aplicação prévia de TBA.[10] Quando a contratura for grave (> 20°) e de longa duração, deve-se considerar a cirurgia ortopédica.[9]

A luxação/deslocamento de quadril e a escoliose também são muito prevalentes e com grande impacto na qualidade de vida. As crianças com níveis de GMFCS IV e V (não deambulam) representam o maior risco para o deslocamento do quadril. Dor, diminuição da amplitude de movimento articular, dificuldade de permanecer sentado/de pé e dificuldade em realizar a higiene íntima são os principais fatores associados. A escoliose está ainda associada à piora da função pulmonar e gastrointestinal.[8,10]

A "vigilância do quadril", fortemente recomendada pela American Academy of Cerebral Palsy and Developmental Medicine (AACPDM), consiste em: monitorar o desenvolvimento do quadril ao longo do tempo pela avaliação da porcentagem de migração do quadril (índice de *Reimers*); identificar crianças "em risco" de deslocamento, favorecer a implementação de intervenção precoce adequada, e dar suporte à educação/comunicação clara entre os profissionais e familiares.[22] O programa de vigilância do quadril inclui a avaliação de todas as crianças com PC por meio de exame físico e radiografias seriadas da pelve (6 a 12 meses, dependendo da idade e nível de GMFCS), necessários para capturar precocemente o deslocamento do quadril e favorecer o gerenciamento oportuno.[22] A AACPDM disponibiliza uma *guideline* de vigilância do quadril de crianças com PC, baseado nas evidências científicas atuais, encontrado no *site* https://www.aacpdm.org/publications/care-pathways/hip-surveillance-in-cerebral-palsy. A prevenção/tratamento do deslocamento do quadril inclui o gerenciamento postural, principalmente das crianças GMFCS IV e V, que devem ser colocadas na postura de pé, com auxílio de equipamentos, a partir dos dez meses de idade, uma vez que a ausência da postura ortostática representa o maior risco para o deslocamento do quadril.[23]

Quadro 30-4. Tratamento farmacológico dos distúrbios do movimento na paralisia cerebral[8,18-20]

Medicamento	Espasticidade	Distonia	Coreoatetose	Dose	Observações
Toxina botulínica tipo A (TBA)	✓	✓	×	Individualizada	▪ Bloqueador colinérgico na junção neuromuscular ▪ Injeção intramuscular com efeito localizado ▪ Forte grau de evidência ▪ Efeito entre 3 a 6 meses ▪ Risco de fraqueza localizada ▪ Necessidade de fisioterapia motora e, eventualmente, uso de órteses para potencializar os efeitos ▪ Uso comum na coexistência de espasticidade e distonia ▪ Atua também na dor
Baclofeno	✓	✓	×	Inicial: 0,2 mg/kg/dia Máxima: 1-2 mg/kg/dia 2 a 3 vezes ao dia	▪ Agonista gabaérgico ▪ Monitorar hipotonia axial, constipação, sedação ▪ Reduz a secreção salivar ▪ Uso comum na coexistência de espasticidade e distonia ▪ Pode agravar a coreatetose
Triexifenidil	×	✓	×	Inicial: 0,1-0,2 mg/kg/dia Aumento semanal de 0,15 mg/kg Máxima: 0,75-2 mg/kg/dia 3 vezes ao dia	▪ Anticolinérgicos ▪ Triexifenidil é o tratamento de primeira linha para distonia generalizada ▪ Efeito completo percebido em semanas a meses ▪ Monitorar constipação, retenção urinária, irritabilidade, piora cognitiva, arritmias ▪ Reduzem a secreção salivar ▪ Podem agravar a coreatetose
Biperideno	×	✓	×	Inicial: 1-2 mg/kg/dia Máxima: 12 mg/dia 1-3 vezes ao dia	
Benzotropina	×	✓	×	Inicial: 0,02-0,05 mg/kg/dia Máxima: 4 mg/dia 1- 2 vezes ao dia	

(Continua)

Quadro 30-4. *(Cont.)* Tratamento farmacológico dos distúrbios do movimento na paralisia cerebral[8,18-20]

Medicamento	Espasticidade	Distonia	Coreoatetose	Dose	Observações
Clonidina	✓	✓	×	Inicial: 1-3 mcg/kg/dia Máxima: 75 mcg/kg/dia 1-4 vezes ao dia	■ Agonista alfa-2-adrenérgico ■ Monitorar sedação, hipotensão, piora paradoxal dos movimentos ■ Muito importante no estado distônico (em doses geralmente mais altas, via enteral ou venosa) ■ Atua também na dor
Tizanidina	✓	×	×	Inicial: 1-2 mg/kg/dia Máxima: 36 mg/dia Até 4 vezes ao dia	■ Agonista alfa-2-adrenérgico ■ Monitorar sedação, hipotensão
Gabapentina	✓	✓	×	Inicial: 5 mg/kg/dia Máxima: 40 mg/kg/dia 3 vezes ao dia	■ Bloqueador dos canais de cálcio voltagem-dependentes ■ Monitorar sedação, ataxia ■ Atua também na epilepsia e na dor
Tetrabenazina	×	✓	✓	Inicial: 6,25-12,5 mg/dia Aumento semanal de 6,25-12,5 mg/dia Máxima: 50 mg/dia 3 vezes ao dia	■ Depletor dopaminérgico ■ Monitorar sedação, depressão, piora paradoxal dos movimentos, parkinsonismo ■ Uso comum na coexistência de distonia e coreoatetose
Levodopa	×	✓	×	Inicial: 1 mg/kg/dia Aumento semanal de 1 mg/kg/dia Máxima: 10 mg/kg/dia ou 600 mg/dia 3 vezes ao dia	■ Agonista dopaminérgico ■ Formulação associada à carbidopa (preferencial) ou à benserazida ■ Um teste terapêutico por pelo menos 3 meses em dose máxima deve ser considerado em todos os casos de suspeita de distonia não explicada (em caso de questionamento do diagnóstico de PC) ■ Monitorar náusea, irritabilidade, hipotensão

Risperidona	×	×	✓	Inicial: 0,25 mg/dia Máxima: 6 mg/dia 2 vezes ao dia	▪ Antagonistas dopaminérgicos (antipsicóticos) ▪ Monitorar hipotensão, sedação, arritmias, ganho de peso, parkinsonismo, síndrome neuroléptica maligna ▪ Haloperidol usado em casos graves de coreoatetose ▪ Atuam também em comorbidades psiquiátricas
Haloperidol	×	×	✓	Inicial: 0,25 mg/dia Aumento semanal de 0,25-0,5 mg/dia Máxima: 5 mg/dia 1-2 vezes ao dia	
Levetiracetam	×	×	✓	Inicial: 15-20 mg/kg/dia Máxima: 60 mg/kg/dia 2 vezes ao dia	▪ Bloqueador do canal de cálcio ▪ Monitorar sedação, depressão ▪ Atua também na epilepsia
Diazepam	✓	✓	✓	Inicial: 0,05 mg/kg/dia Máxima: 0,5-1 mg/kg/dia ou 20 mg/dia 2-4 vezes ao dia	▪ Agonistas gabaérgicos (benzodiazepínicos) ▪ Efeito sistêmico ▪ Monitorar hipotonia axial, sedação, sialorreia, depressão ventilatória ▪ Importantes no curto prazo e no estado distônico ▪ Uso comum na coexistência de espasticidade e distonia ▪ Atuam também na epilepsia
Clonazepam	✓	✓	✓	Inicial: 0,05 mg/kg/dia Máxima: 0,5-1 mg/kg/dia ou 20 mg/dia 2-3 vezes ao dia	

Para a escoliose, o acompanhamento inclui radiografia posteroanterior de coluna total anualmente, principalmente se GMFCS IV ou V ou se houver distonia.[24] Fisioterapia continuada, movimentação ativa, gerenciamento postural, manejo adequado da hipertonia e avaliação ortopédica precoce são fundamentais para a prevenção e o manejo dessas e de todas as outras complicações articulares.[10,23] A PC discinética geralmente demanda prescrição diferenciada da PC espástica.[8,10,21]

Saúde Óssea

A criança com PC apresenta risco aumentado de fraturas decorrentes de baixa densidade mineral óssea e alterações no metabolismo ósseo, especialmente em membros inferiores. Fatores de risco incluem imobilidade ou pouca movimentação ativa, desnutrição, deficiência de esteroides sexuais e uso de fármacos anticrise. A suplementação de cálcio e vitamina D possivelmente aumenta a densidade mineral óssea na PC, sendo recomendada como ação preventiva contra a osteoporose.[25] A literatura demonstra que exercícios contra resistência (para crianças GMFCS I-III) e manutenção da postura ortostática por meio de equipamentos (para crianças GMFCS IV-V) contribuem para o aumento da densidade mineral óssea do fêmur.[9] O Quadro 30-5 aborda a prevenção medicamentosa da osteoporose em crianças com PC.[25]

DOR

O rastreio de dor na criança com PC deve ser constante, uma vez que sua ocorrência é muito frequente, as causas são inúmeras e o reconhecimento pode ser difícil, tornando-a, frequentemente, subdiagnosticada e subtratada.[26] Causas comuns são problemas musculoesqueléticos (escoliose, luxação/subluxação de quadril), hipertonia (espasticidade, distonia), imobilidade, tempo prolongado em uma mesma posição, constipação, dismenorreia e dor dentária. Recomenda-se o uso de ferramentas de identificação e gradação de dor em crianças e adolescentes com PC, que estão disponíveis e adaptadas à língua portuguesa, como o Inventário de Comportamento de Dor na Deficiência Neurológica (ICDDN); o *Face, Legs, Activity, Cry, Consolablity revised* (FLACCr) traduzido; e, naqueles sem limitações de comunicação, a Escala Numérica Visual de Avaliação da Dor.[15,27] O Quadro 30-6 apresenta alguns comportamentos que sugerem a presença de dor, auxiliando a avaliação de crianças não verbais.

Dores agudas com causas identificadas e reversíveis podem ser manejadas com medidas não farmacológicas associadas a analgésicos simples e anti-inflamatórios não

Quadro 30-5. Prevenção medicamentosa de osteoporose em crianças e adolescentes com paralisia cerebral[25]

Micronutriente	Conduta	Monitoramento mínimo
Cálcio	Revisar ingesta diária mínima de cálcio elementar: ▪ 1 a 3 anos: 500 mg ▪ 4 a 8 anos: 800 mg ▪ 9 a 18 anos: 1300 mg Aumentar ingesta diária (preferencialmente) ou considerar suplementação de cálcio para atingir o alvo	A cada 6 a 12 meses: ▪ Cálcio sérico ▪ Fósforo ▪ Fosfatase alcalina ▪ 25-OH-vitamina D ▪ Paratormônio ▪ Razão cálcio urinário/creatinina
Vitamina D	Considerar suplementação de vitamina D_2 ou D_3 de 800 a 1.000 UI ao dia	

Quadro 30-6. Comportamentos sugestivos de dor em crianças não verbais com grave comprometimento neurológico[27]

- Vocalização: choro, gemido, lamentação, respiração ofegante
- Expressão facial: caretas, sobrancelhas franzidas, olhos bem abertos, dentes cerrados, ranger de dentes, expressão de angústia
- Consolabilidade: incapacidade de ser consolado e confortado
- Comportamento: embotamento, busca de conforto, autolesão
- Sono: distúrbios do sono, aumento ou diminuição do sono
- Movimento: exacerbação dos distúrbios do movimento, agitação, sustos, fuga ao toque
- Disautonomia: taquicardia, sudorese, tremores, palidez, apneia, lágrimas

esteroidais. Para dores crônicas ou recorrentes, sugere-se iniciar tratamento empírico com gabapentina associado à investigação e abordagens específicas das causas (Quadro 30-7). Em casos refratários, pode-se associar antidepressivos tricíclicos (amitriptilina, nortriptilina), clonidina e/ou, eventualmente, opioides de curta duração (tramadol, morfina) (Quadro 30-7). Benzodiazepínicos e canabinoides têm pouca evidência nesta população e são considerados de terceira linha.[27]

Quadro 30-7. Tratamento farmacológico da dor crônica na paralisia cerebral[27]

Medicamento	Dose	Observações
Primeira linha		
Gabapentina	Dias 1-3: 2 mg/kg/dia ou 100 mg/dia Dias 4-6: 4 mg/kg/dia Aumento a cada 2-4 dias de 5-6 mg/kg/dia Manutenção: 30-45 mg/kg/dia Máxima: 50-72 mg/kg/dia ou 2400-3600 mg/dia 3 vezes ao dia	Melhor evidência Titular mais lentamente se houver sedação Crianças < 5 anos requerem doses mais altas
Pregabalina	Dias 1-3: 1 mg/kg/dia ou 50 mg/dia, dose única à noite Dias 4-6: 2 mg/kg/dia, 2 vezes ao dia Aumento a cada 2-4 dias Máxima: 9 mg/kg/dia 2-3 vezes ao dia	Menor efeito sedativo
Segunda linha (em associação)		
Amitriptilina Nortriptilina	Dias 1-4: 0,2 mg/kg/dia ou 10 mg/dia, dose única à noite Dias 4-6: 0,4 mg/kg/dia, dose única à noite Aumento a cada 4-5 dias de 0,2 mg/kg/dia Máxima: 1 mg/kg/dia ou 50 mg/dia Dose única à noite ou 25-30% de manhã e 70-75% à noite	Monitorar efeitos anticolinérgicos (redução da salivação, sedação, constipação retenção urinária)
Clonidina	Dias 1-3: 2 mcg/kg/dia ou 100 mcg/dia, dose única à noite Dias 4-6: 4 mcg/kg/dia, 2 vezes ao dia Dias 7-9: 6 mcg/kg/dia, 3 vezes ao dia Aumento a cada 2-4 dias de 2 mcg/kg/dia Manutenção: 20 mcg/kg/dia	Monitorar hipotensão, sedação

EPILEPSIA

Crises epilépticas ocorrem em aproximadamente um terço das crianças com PC, que é uma das principais condições de saúde associadas à epilepsia. O tratamento em geral não difere de outras causas de epilepsia e é abordado em capítulo específico.[15,28] Particularidades da epilepsia na criança com PC estão destacadas no Quadro 30-8.

SONO

Distúrbios do sono, particularmente fragmentação do sono, dificuldade de início do sono e distúrbios de ritmo, são frequentes na PC e podem ter diferentes causas (Quadro 30-9).[15]

Normalmente se prioriza o uso noturno de doses maiores de medicamentos utilizados para outros fins (especialmente epilepsia) que tenham efeito indutor do sono, vigiando a possibilidade de efeito paradoxal. É também fundamental tratar, inclusive ao longo da noite, os distúrbios do movimento que melhoram com o sono, particularmente distonia e coreoatetose, pois eles tendem a surgir nos microdespertares, dificultando a retomada do sono. Se as causas tratáveis tiverem sido manejadas, pode ser considerado um teste com melatonina para tentar minimizar dificuldade de início do sono.[15]

ALIMENTAÇÃO E ELIMINAÇÕES

Disfagia

Cerca de metade das crianças com PC apresenta disfagia, particularmente os lactentes. Ela é um grande limitador do aporte de nutrientes e água, e está associada a engasgos, tosse, regurgitação nasal e broncoaspiração. Deve ser pesquisada em todas as crianças com PC, mesmo na ausência de sinais e sintomas clínicos óbvios.[8,29] Estratégias como posicionamento adequado durante as refeições, modificação de texturas e sabores de líquidos e alimentos, adaptação de ritmo e posicionamento da colher, uso de utensílios de alimentação especializados e otimização do ambiente durante as refeições são indicadas precocemente, mas não devem retardar a avaliação multiprofissional quanto à segurança da manutenção da dieta por via oral.[15,29]

Quadro 30-8. Pontos de destaque relacionados com a epilepsia na paralisia cerebral[15,28]

- A epilepsia pode ocorrer em crianças e jovens com qualquer nível de GMFCS ou subtipo, mas a prevalência aumenta com a gravidade do comprometimento motor
- O EEG não deve ser realizado rotineiramente em pacientes com PC sem indícios clínicos de crises epilépticas
- O diagnóstico de PC não exclui a possibilidade de uma epilepsia focal autolimitada
- É frequente que movimentos discinéticos sejam interpretados erroneamente como crises epilépticas

Quadro 30-9. Principais causas tratáveis de distúrbio do sono na paralisia cerebral[15]

- Higiene do sono inadequada
- Dor e desconforto
- Necessidade de reposicionamento devido à imobilidade
- Distúrbios respiratórios induzidos pelo sono, como apneia obstrutiva do sono
- Crises epilépticas
- Distúrbios do movimento (especialmente distonia)
- Intervenções noturnas, incluindo alimentação por sonda durante a noite, administração de medicamentos ou uso de órteses
- Eventos adversos de medicamentos

Sialorreia

A sialorreia na PC tende a ser subvalorizada, mas é frequente e resulta em isolamento social, sobrecarga do cuidador, dificuldade de higiene, prejuízo à dentição, interferência na alimentação e na fala, infecções periorais e pneumopatia aspirativa. Ela é comum e se deve à menor mobilização de saliva, por dismotilidade orofaríngea e alterações sensitivas intraorais. Pode-se apresentar como sialorreia anterior, em que ocorre perda de saliva pela boca, e/ou sialorreia posterior, em que a saliva desliza para a faringe.[30] O tratamento fonoaudiológico e o tratamento farmacológico com ação anticolinérgica devem ser considerados precocemente. A prática clínica traz várias opções medicamentosas, mas as evidências em geral são fracas. TBA, atropina, escopolamina e propantelina são os mais utilizados. Triexifenidil e amitriptilina são preferíveis se houver comorbidade associada (distonia e dor, respectivamente) (Quadro 30-10).[8,9,15,30-32] Pode ser necessário combinar medicamentos. Casos refratários devem ser submetidos à avaliação cirúrgica.[9]

Quadro 30-10. Tratamento farmacológico da sialorreia na paralisia cerebral[8,9,15,30-32]

Medicamento	Via	Observações
Toxina botulínica (TBA)	Injeção intraglandular	Forte grau de evidência Efeito geralmente por 3 a 6 meses
Sulfato de atropina	Sublingual	Solução oftálmica 0,5% e 1% Dose: 1-2 gotas sublinguais Até 4 vezes ao dia
Escopolamina	Transdérmica	Adesivo 1,5 mg Dose: ¼-1 adesivo a cada 72 h
	Enteral	Dose: 0,3 mg/kg/dose Até 3 vezes ao dia
Brometo de propantelina	Transdérmica	Gel a 1% Aplicado em região retroauricular bilateral Até 4 vezes ao dia
Triexifenidil	Enteral	Indicado em pacientes com distonia concomitante Dose inicial: 0,1-0,2 mg/kg/dia Dose máxima: 0,75 mg/kg/dia Dividir em até 3 tomadas ao dia
Amitriptilina	Enteral	Dose: 1-1,5 mg/kg/dia Dividir em até 3 tomadas ao dia
Brometo de ipratrópio	Inalatória	8 a 20 gotas Até 4 vezes ao dia
Glicopirrolato	Enteral	Dose inicial: 0,01-0,6 mg/kg/dia Dose de manutenção: 0,09-0,15 mg/kg/dia Dividir em até 5 tomadas ao dia
Benzotropina	Enteral	Dose: 0,02-0,05 mg/kg/dia Dose máxima 4 mg/dia Dividir em até 2 tomadas ao dia

Doença do Refluxo Gastroesofágico

A dismotilidade gástrica decorrente do prejuízo neurológico frequentemente ocasiona retardo de esvaziamento gástrico e doença do refluxo gastroesofágico (DRGE), levando a maior prejuízo no estado nutricional e queda na qualidade de vida.[33] Devem ser adotadas medidas não farmacológicas, como posicionamento adequado e otimização do conteúdo e do tempo de administração da dieta. Devido à alta prevalência de DRGE nesta população, um teste terapêutico com inibidor de bomba de prótons é aceitável naqueles que não conseguem tolerar investigações específicas como pHmetria esofágica ou endoscopia digestiva alta. Procinéticos não são rotineiramente indicados, mas podem ser associados em caso de DRGE não controlada. Casos refratários devem ser avaliados quanto a opções cirúrgicas.[33]

Desnutrição Crônica

Devido ao significativo risco de desnutrição, o estado nutricional dos indivíduos com PC deve ser acompanhado por meio de exame clínico, antropometria e níveis de micronutrientes no mínimo a cada três meses em lactentes, a cada 6 a 12 meses em crianças maiores.[33] Para a antropometria, é possível usar fórmulas baseadas na altura calcanhar-joelho em pacientes com impossibilidade de posicionamento adequado. Quando plotadas em curvas para crianças típicas, a maioria se encontra muito abaixo dos limites inferiores, e se discute se isso não dificultaria a detecção de insultos adicionais ao crescimento. Por outro lado, o uso de curvas de crescimento específicas para crianças com PC não é consenso, pois são descritivas e não padrões de referência, ou seja, não mostram, necessariamente, como essas crianças deveriam crescer. As curvas específicas atualmente mais utilizadas são separadas conforme o nível GMFCS foram revisadas com o objetivo de minimizar esses vieses e estão disponíveis em https://www.lifeexpectancy.org/articles/GrowthCharts.shtml.[33]

O aporte nutricional na PC é individualizado e deve ser acompanhado por equipe multiprofissional. Deve-se monitorar o risco de superalimentação, especialmente em crianças com baixa mobilidade, uma vez que sua demanda calórica diária é em geral significativamente menor que a das recomendações típicas. Por outro lado, crianças discinéticas comumente têm maior demanda calórica e hídrica.[33] A complementação nutricional por sonda nasoenteral ou gastrostomia deve ser considerada precocemente, antes do desenvolvimento de uma desnutrição.[33] O Quadro 30-11 aborda as deficiências de micronutrientes mais comuns na PC.

Gastrostomia

A via oral de alimentação é sempre a preferencial, exceto quando ela não é segura e/ou suficiente para o paciente.[33] É comum observar resistência por parte das famílias a restrições à alimentação oral. No entanto, embora haja limitações quanto à robustez das evidências, cada vez mais se considera fundamental avaliar séria e precocemente a possibilidade de uma via alternativa de alimentação.[9]

A gastrostomia é a via de escolha nos pacientes com PC que demandam via complementar de alimentação prolongada.[33] Ela pode melhorar o ganho de peso e costuma reduzir sintomas da disfagia e infecções respiratórias, além de otimizar o processo e o tempo das refeições, trazendo maior qualidade de vida ao indivíduo e aos seus cuidadores.[34] É um procedimento reversível e que pode ser realizado por via laparoscópica ou endoscópica. Deve-se lembrar que a instalação de uma gastrostomia não necessariamente melhora a DRGE, a não ser que tenha sido acompanhada por um procedimento para esse fim, como a fundoplicatura a Nissen.[33]

Quadro 30-11. Deficiências de micronutrientes mais comuns na paralisia cerebral[33]

Micronutrientes	Fator comumente associado
Ferro	Baixa ingestão de vitamina C Baixo aporte Coingestão com inibidores da absorção
Zinco	
Cobre	
Vitamina B12	Uso de fármacos anticrise Baixo aporte
Carnitina	
Ácido fólico	
Vitamina E	Baixo aporte
Selênio	
Vitamina D	Baixa exposição à luz solar

A alimentação por gastrostomia deve ser considerada em crianças com PC que: apresentam uma deglutição clinicamente insegura; não conseguem manter um estado nutricional satisfatório apenas com alimentação oral; têm um tempo de alimentação oral total excessivamente longo (> 3 horas/dia); a alimentação oral é fonte de desgaste para os cuidadores; são dependentes da alimentação por sonda nasogástrica.[8,15,33,34]

Constipação Intestinal

Embora seja frequentemente subvalorizada, a constipação intestinal é comum na PC e pode ser responsável por náuseas, vômitos, dor abdominal, saciedade precoce e limitação no esvaziamento vesical levando a infecções de trato urinário. Pode também ser causa de descompensação de epilepsia, discinesia e piora no comportamento em pacientes predispostos. O tratamento não difere daquele para crianças típicas, mas tende a ser menos responsivo (Quadro 30-12).[8,33]

Quadro 30-12. Tratamento de manutenção da constipação na paralisia cerebral[33]

Medida	Observações
Adequação da oferta de fibras e água	No mínimo conforme recomendações padrões para a idade
Aumento do aporte de fibras	Pode causar flatulência e distensão abdominal
Laxativos osmóticos ▪ Lactulose 1-2 ml/kg/dia ▪ Polietilenoglicol 0,8 g/kg/dia	Vigilância quanto ao risco de aspiração
Terapia de desimpactação-padrão	Antes do início da terapia de manutenção e quando necessário

Incontinência Urinária

A disfunção neurogênica do trato urinário inferior pode se manifestar por problemas no armazenamento ou no esvaziamento da bexiga. Os sintomas incluem aumento de frequência e incontinência urinária, muitas vezes ligada a uma bexiga hiperativa, disfunção dos esfíncteres uretrais ou ambos. Esvaziamento vesical incompleto pode aumentar o risco de infecções urinárias recorrentes.[35] A continência vesical, embora adquirida com atraso na maioria das crianças com PC, pode ser afetada pelo espasmo tônico do esfíncter externo urinário, que tende a piorar com a idade.[36]

É crucial abordar a constipação antes da incontinência urinária, pois ela pode induzir ou agravar os sintomas urinários. Para tratar a incontinência devido à bexiga hiperativa, recomenda-se, inicialmente modificações comportamentais, como micção programada e redução de alimentos irritantes da bexiga, como bebidas carbonatadas e ricas em açúcar. O tratamento medicamentoso inclui oxibutinina, baclofeno e/ou aplicação de toxina botulínica na musculatura vesical.[35,36]

Saúde Oral

Crianças com PC apresentam mais cáries, pior higiene oral e saúde gengival e mais alterações dentárias, que impactam negativamente no estado nutricional, no conforto e na qualidade de vida. O acompanhamento odontológico deve ser precoce e regular e as intervenções podem demandar sedação.[15,33,36]

PNEUMOPATIA ASPIRATIVA

A aspiração, penetração da via aérea por material estranho inalado, resulta da proteção inadequada da via aérea superior, seja pela laringe (via superior) ou pelo refluxo de conteúdo gastroesofágico (via inferior). As causas são a remoção ineficaz de secreções da via aérea superior, disfagia orofaríngea e/ou refluxo gastroesofágico, consequentemente levando a síndromes aspirativas (traqueobronquite, pneumonite aspirativa e pneumonia aspirativa), que são causas de significativa morbimortalidade em pessoas com PC.[33,36]

É fundamental identificar e tratar precocemente os fatores predisponentes à aspiração, particularmente disfagia, sialorreia e DRGE. O suporte respiratório, essencial durante doenças agudas, também pode ser necessário diariamente para auxiliar na dilatação das vias aéreas ao redor de secreções mal eliminadas e para reduzir a inflamação. Indica-se terapia broncodilatadora e remoção de secreções por meio da fisioterapia respiratória e/ou dispositivos mecânicos (aspiradores, máquina da tosse).[36]

PUBERDADE

A puberdade precoce é mais frequente em crianças com PC, e há uma probabilidade aumentada de efeitos clinicamente relevantes na saúde óssea e muscular. A ocorrência também comum de baixa estatura dificulta sua identificação.[36] A menstruação pode trazer impacto na qualidade de vida em termos de manutenção da higiene, sintomas dolorosos e comportamentais e descompensação da epilepsia, devendo ser considerada, além do tratamento sintomático, uma avaliação individualizada de regulação ou supressão farmacológica dos ciclos menstruais.[36]

COGNIÇÃO, COMPORTAMENTO, LIMITAÇÕES SENSORIAIS E COMUNICAÇÃO

Indivíduos com PC apresentam maior risco de transtornos do neurodesenvolvimento e transtornos psiquiátricos. Deficiência intelectual, transtorno do espectro autista, transtorno de déficit de atenção e hiperatividade, transtornos do humor e de ansiedade são os mais frequentes, e demandam acompanhamento por equipe de saúde mental.[36] É também importante monitorar a presença de alterações visuais e auditivas associadas, que, muitas vezes subdiagnosticadas, prejudicam a participação da criança nas atividades da escola e interação com outras pessoas.[8,15,36] Sistemas de comunicação aumentativa e alternativa (p. ex., pranchas de comunicação, *tablet*) devem ser considerados com o objetivo de viabilizar e potencializar a comunicação de crianças com tal limitação, principalmente para a adequada escolarização.[15,36] Devem-se explorar as potencialidades e evitar o baixo estímulo, por meio da promoção de inclusão e autonomia.

PONTOS-CHAVE

- O olhar para a criança com PC deve ser ampliado para além das incapacidades relacionadas com o movimento.
- A literatura mostra que é necessário e eficaz envolver a família no tratamento, atuar precocemente, prevenir complicações e fomentar a participação da criança na escola e na sociedade, mesmo aquelas mais comprometidas.
- É fundamental monitorar periodicamente a resposta aos tratamentos, a progressão dos sintomas, a ocorrência de complicações e a necessidade de alterar os objetivos individualizados.
- O profissional que cuida da criança com PC deve estar sempre atento aos seguintes domínios: transtornos da mobilidade, dor, epilepsia, sono, distúrbios alimentares, riscos de pneumonia, distúrbios endocrinológicos, distúrbios comportamentais e cognitivos e a importância da inclusão na sociedade.

REFERÊNCIAS BIBLIOGRÁFICAS

1. Rosenbaum P, Paneth N, Leviton A, Goldstein M, Bax M, Damiano D, et al. A report: the definition and classification of cerebral palsy April 2006. Developmental Medicine & Child Neurology. 2007;109:8-14.
2. Palisano R, Rosenbaum P, Bartlett D, Livingston M. GMFCS-E & R Sistema de Classificação Da Função Motora Grossa Ampliado e Revisto. 1997;39.
3. Novak I, Morgan C, Adde L, Blackman J, Boyd RN, Brunstrom-Hernandez J, et al. Early, accurate diagnosis and early intervention in cerebral palsy: Advances in diagnosis and treatment. JAMA Pediatr. 2017;171(9):897-907.
4. ICF Beginner's Guide: towards a common language for functioning, disability and health. Accessed March 12, 2024. https://www.who.int/publications/m/item/icf-beginner-s-guide-towards-a-common-language-for-functioning-disability-and-health
5. Rosenbaum P, Gorter JW. The "F-words" in childhood disability: I swear this is how we should think. Child Care Health Dev. 2012;38(4):457-63.
6. Panteliadis CP. Cerebral palsy: a multidisciplinary approach. 3rd ed. (Christos P. Panteliadis, ed.). Springer Cham; 2018.

7. Novak I, Morgan C, Fahey M, Finch-Edmondson M, Galea C, Hines A, et al. State of the Evidence Traffic Lights 2019: systematic review of interventions for preventing and treating children with cerebral palsy. Curr Neurol Neurosci Rep. 2020;20(2).
8. Camargos ACR, Leite HR, Morais RLS, Lima VP. Fisioterapia em pediatria - da evidência à prática clínica. Medbook; 2019.
9. Faccioli S, Pagliano E, Ferrari A, Maghini C, Siani MF, Sgherri G, et al. Evidence-based management and motor rehabilitation of cerebral palsy children and adolescents: a systematic review. Front Neurol. 2023;14.
10. Sanger TD, Chen D, Fehlings DL, Hallett M, Lang AE, Mink JW, et al. Definition and classification of hyperkinetic movements in childhood. Movement Disorders. 2010;25(11):1538-49.
11. Sanger TD, Ferman D. Similarity of involuntary postures between different children with dystonia. Mov Disord Clin Pract. 2017;4(6):870-4.
12. Rice J, Skuza P, Baker F, Russo R, Fehlings D. Identification and measurement of dystonia in cerebral palsy. Dev Med Child Neurol. 2017;59(12):1249-55.
13. Institute for Health N, Excellence C. Cerebral Palsy in under 25s: Assessment and Management NICE Guideline.; 2017. www.nice.org.uk/guidance/ng62.
14. Gorodetsky C, Fasano A. Approach to the treatment of pediatric dystonia. Dystonia. 2022;1.
15. Spasticity in under 19s: Management Clinical Guideline; 2012. www.nice.org.uk/guidance/cg145.
16. Monbaliu E, Himmelmann K, Lin JP, Ortibus E, Bonouvrié L, Feys H, et al. Clinical presentation and management of dyskinetic cerebral palsy. Lancet Neurol. 2017;16(9):741-9.
17. Yilmaz S, Mink JW. Treatment of Chorea in Childhood. Pediatr Neurol. 2020;102:10-19.
18. Gorodetsky C, Fasano A. Approach to the treatment of pediatric dystonia. Dystonia. 2022;1.
19. Garavaglia L, Pagliano E, Baranello G, Pittaccio S. Why orthotic devices could be of help in the management of Movement Disorders in the young. J Neuroeng Rehabil. 2018;15(1).
20. Australian Hip Surveillance Guidelines for Children with Cerebral Palsy 2020 Background and Development of National Hip Surveillance Guidelines in Australia. www.ausacpdm.org.au/professionals/hip-surveillance.
21. Huser A, Mo M, Hosseinzadeh P. Hip surveillance in children with cerebral palsy. Orthopedic Clinics of North America. 2018;49(2):181-90.
22. Howard JJ, Sees JP, Shrader MW. Management of Spinal Deformity in Cerebral Palsy: Current Concept Review. J Pediatric Orthopaedic Society North Am. 2019;1.
23. Ozel S, Switzer L, Macintosh A, Fehlings D. Informing evidence-based clinical practice guidelines for children with cerebral palsy at risk of osteoporosis: an update. Dev Med Child Neurol. 2016;58(9):918-23.
24. Eriksson E, Hägglund G, Alriksson-Schmidt AI. Pain in children and adolescents with cerebral palsy - A cross-sectional register study of 3545 individuals. BMC Neurol. 2020;20(1).
25. Hauer J, Houtrow AJ; Section On Hospice And Palliative Medicine, Council On Children With Disabilities. Pain Assessment and Treatment in Children With Significant Impairment of the Central Nervous System. Pediatrics. 2017 Jun;139(6):e20171002.
26. Cooper MS, Mackay MT, Dagia C, Fahey MC, Howell KB, Reddihough D, et al. Epilepsy syndromes in cerebral palsy: varied, evolving and mostly self-limited. Brain. 2023;146(2):587-99.
27. Benfer KA, Weir KA, Bell KL, Ware RS, Davies PSW, Boyd RN. Oropharyngeal Dysphagia and Cerebral Palsy. Pediatrics. 2017 Dec;140(6):e20170731.
28. Dias BLS, Fernandes AR, Maia Filho H de S. Sialorreia em crianças com paralisia cerebral. J Pediatr (Rio J). 2016;92(6):549-58.
29. Liguori S, Young VM, Arienti C, Pollini E, Patrini M, Gimigliano F, et al. Overview of Cochrane systematic reviews for rehabilitation interventions in individuals with cerebral palsy: A mapping synthesis. Dev Med Child Neurol. 2023;65(10):1280-91.
30. You P, Strychowsky J, Gandhi K, Chen BA. Anticholinergic treatment for sialorrhea in children: A systematic review. Paediatrics and Child Health (Canada). 2022;27(2):82-7.
31. Romano C, van Wynckel M, Hulst J, Broekaert I, Bronsky J, Dall'Oglio L, et al. European Society for Paediatric Gastroenterology, Hepatology and Nutrition Guidelines for the Evaluation and

Treatment of Gastrointestinal and Nutritional Complications in Children with Neurological Impairment. J Pediatr Gastroenterol Nutr. 2017;65(2):242-64.

32. Ferluga ED, Sathe NA, Krishnaswami S, Mcpheeters ML. Surgical intervention for feeding and nutrition difficulties in cerebral palsy: A systematic review. Dev Med Child Neurol. 2014;56(1):31-43.
33. Urinary Incontinence in Neurological Disease: Assessment and Management Clinical Guideline; 2012.
34. Miller F, Bachrach S, Lennon N, O'Neil ME. Cerebral palsy. 2nd ed. 2020.

Parte X Transtornos do Neurodesenvolvimento

TRANSTORNO ESPECÍFICO DA APRENDIZAGEM

CAPÍTULO 31

Simone Aparecida Capellini ▪ Maria Isabel C. R. Morais Jacini
Jeanne Alves de Souza Mazza

INTRODUÇÃO

Muitos são os transtornos do neurodesenvolvimento que podem interferir na relação ensino-aprendizagem da criança no período da escolarização, entre eles o transtorno específico da aprendizagem. De acordo com a CID-11, esse distúrbio, também denominado transtorno do desenvolvimento da aprendizagem, caracteriza-se por dificuldades significativas e persistentes na aquisição de habilidades acadêmicas, como leitura, escrita, aritmética, que são marcadamente inferiores ao esperado para a idade cronológica e o nível geral de funcionamento intelectual.[1]

Esse distúrbio ocorre em indivíduos com inteligência e habilidades sensoriais normais, mas com dificuldades persistentes em aprender habilidades básicas em uma ou mais área acadêmica.[1,2] Identificar esse transtorno é desafiador, pois um dos problemas para identificação e realização de um diagnóstico preciso, em escolares com queixas acadêmicas, deve-se ao fato de que frequentemente vários déficits de aprendizagem ocorrem simultaneamente na mesma criança.[2,3]

E embora diagnosticados na infância parecem perdurar ao longo da vida, especialmente na ausência de intervenção e estão claramente associados a deficiências acadêmicas e dificuldades funcionais sociais, emocionais e comportamentais ao longo do tempo.[2,4] Com base nisso, este capítulo tem por objetivo discorrer sobre o quadro clínico, bem como o diagnóstico e as intervenções propostas para esse grupo de condições.

ETIOLOGIA E EPIDEMIOLOGIA

Transtorno específico da aprendizagem (TA) afeta de 5% a 15% das crianças, sendo mais comum em homens do que em mulheres, com variação de cerca de 2:1 a 3:1.[2,4] Eles resultam da neurodiversidade do desenvolvimento cerebral, ou seja, um desvio biológico da trajetória típica do neurodesenvolvimento tendo como principais causas as genéticas.[2,4]

Estudos neurogenéticos quantitativos estimam que 30-80% da variação nos resultados de leitura, matemática ou ortografia é explicada por fatores hereditários.[4] Parto prematuro, muito baixo peso ao nascer, uso de nicotina na gravidez estão entre os fatores de risco para TA mais estudados; e em indivíduos com neurofibromatose tipo 1 o risco de TA é de até 75%.[2] Todavia, fatores neurais e genéticos são mais bem compreendidos como fatores de risco ou proteção que se manifestam de forma variável, dependendo do ambiente doméstico e escolar e dos atributos da criança, como a motivação.[4]

Sabe-se que esses transtornos têm herança poligênica e o risco relativo de apresentar o distúrbio é maior para crianças com história familiar positiva, principalmente se for num parente de primeiro grau (pai, mãe ou irmão), com aumento de 4 a 8 vezes mais se o distúrbio familiar for na área da leitura, e 5 a 10 vezes maior se for na área de matemática.[2] Sendo mais expressivo quando o transtorno está presente em ambos os pais.[5]

Quando se fala especificamente do transtorno de aprendizagem da leitura uma metanálise de 49 estudos com mais de 38.000 gêmeos revelou um padrão causal consistente nas funções neurocognitivas relacionadas com a leitura, indicando que essas habilidades são fortemente influenciadas geneticamente. As estimativas mostraram herdabilidade de moderada a alta, com contribuições ambientais menores e nenhum efeito significativo de moderadores como sexo e linguagem falada. As médias de herdabilidade para conhecimento letra-palavra, decodificação fonológica e compreensão de leitura foram altas (62-68%), sendo, porém, a ortografia a mais alta (80%).[5,6]

Também no TA na área da leitura descobertas indicam a presença de atipicidades na substância cinzenta das estruturas que formam o sistema neural para leitura e suas vias de conexão (substância branca) e há evidências de que essas alterações já podem ser observadas em crianças pré-leitoras.[4]

QUADRO CLÍNICO

Dificuldades escolares são problemas variados que interferem na capacidade de aprendizado das crianças, independentemente de sua condição neurológica. Elas podem estar relacionadas com fatores familiares (socioeconômicos, absenteísmo, desagregação, violência, uso de substâncias, baixa escolaridade), escolares (ambiente físico, estrutura, pedagogia, corpo docente, *bullying*) e pessoais (condições médicas como déficit auditivo ou visual, hipotireoidismo, apneia do sono, anemia, cardiopatia, nefropatia, colagenoses). Essas dificuldades diferem dos transtornos específicos da aprendizagem, que são distúrbios do neurodesenvolvimento de origem biológica e que afetam o aprendizado a nível cognitivo.[7,8]

Característica essencial dos transtornos da aprendizagem (TAs) são dificuldades persistentes para o aprendizado básico e que são prontamente aparentes nos primeiros anos escolares, na maior parte dos indivíduos; embora, em outros, podem não se manifestar plenamente até o período em que as demandas de aprendizagem aumentem. Essas habilidades acadêmicas fundamentais incluem leitura exata e fluente de palavras isoladas, compreensão da leitura; expressão escrita: grafia e ortografia; cálculos aritméticos, raciocínio lógico, solução de problemas matemáticos.[1,2,8]

É crucial que as limitações de aprendizagem sejam consideradas "específicas", ou seja, os indivíduos apresentam fraquezas em processos específicos, em vez de uma deficiência cognitiva global. E essas dificuldades não podem ser atribuíveis a deficiência intelectual (DI), deficiências sensoriais (auditivas ou visuais), nem outros problemas neurológicos. Por isso, o indivíduo deve ter níveis normais de funcionamento intelectual (QI acima de 70 ± 5) e o déficit pode limitar-se a uma habilidade ou domínio acadêmico específico (leitura de palavras isoladas, evocação ou cálculos numéricos).[2,4]

Podendo ocorrer também em indivíduos talentosos que conseguem manter um desempenho acadêmico aparentemente adequado usando estratégias compensatórias, até que as demandas de aprendizagem se tornem uma barreira. E essas dificuldades acadêmicas não podem ser atribuídas a fatores externos, como desvantagem econômica, absenteísmo crônico ou educação limitada.[2]

Entretanto, para a caracterização desse diagnóstico, além da obrigatoriedade à observância dos critérios diagnósticos, é importante considerar que muitos estudiosos caracterizam esse transtorno específico como uma dificuldade que compromete a aprendizagem decorrente de falhas nos processos cognitivos, fonológicos e/ou visuais, que podem justificar as manifestações nas três áreas: leitura, escrita e cálculo matemático.[2,3,7,9-11]

E de acordo com a CID-11 e o manual revisado do DSM-5[1] eles se apresentam como:[1]

Transtorno do Desenvolvimento da Aprendizagem com Comprometimento da Leitura; Transtorno Específico da Aprendizagem com Prejuízo na Leitura

Apresentam dificuldades significativas e persistentes na aprendizagem de habilidades acadêmicas relacionadas com a leitura, tais como: precisão de leitura de palavras, velocidade e fluência de leitura, compreensão de leitura.[1,2] Clinicamente cursa com: leitura de palavras realizada de forma imprecisa, hesitante, lenta ou com esforço; por vezes, tenta "adivinhar" as palavras, não consegue soletrá-las; ou não consegue entender o que é lido, podendo até ler o texto com certa precisão, mas não compreende a sequência, relações, inferências, significados mais profundos.[2,4-6]

A leitura é a habilidade básica de aprendizagem mais importante no estudo, e o transtorno de leitura é caracterizado por baixa precisão e fluência na leitura ou dificuldade na compreensão da leitura.[12] E denomina-se dislexia a dificuldade na leitura precisa e/ou fluente de palavras com habilidades ortográficas deficientes, que resultam de um déficit de processamento fonológico (capacidade de ouvir, lembrar e recordar diferentes sons na fala); ou seja, o termo não inclui a dificuldade de compreender o que é lido; e ainda inclui a dificuldade da ortografia que está relacionada com outro domínio, o da expressão escrita.[5,12,13]

Contudo, devido ao uso disseminado, essa nomenclatura pode ser usada, conforme o DSM-5, como sinônimo do "TA com prejuízo da leitura", desde que especificadas quais áreas estão afetadas.[2] Em consonância, a CID 11 englobou no diagnóstico de TA com comprometimento da leitura, também essa denominação: dislexia do desenvolvimento, além de outras – transtorno específico da leitura, transtorno do desenvolvimento da leitura, distúrbio da leitura etc.[1]

Acredita-se que no nível neurocognitivo, as habilidades de leitura dependem da integração rápida e precisa de um vasto circuito de áreas cerebrais, o "circuito de leitura", que compreende: fonologia, morfologia, sintaxe e semântica, bem como processos visuais e ortográficos, memória de trabalho, atenção, movimentos motores, compreensão e cognição de nível superior.[5,6,14]

Dificuldade na precisão e fluência de leitura representam dificuldades no início das habilidades de leitura, com maior comprometimento no processamento fonológico; enquanto, deficiência específica de compreensão de leitura, que é detectada mais tarde no desenvolvimento, está associada a déficits de linguagem, vocabulário e também maior comprometimento de função executiva.[4,5,11,14]

Transtorno do Desenvolvimento da Aprendizagem com Comprometimento da Expressão Escrita; Transtorno Específico da Aprendizagem com Prejuízo na Expressão Escrita

Caracteriza-se por dificuldades significativas e persistentes na aprendizagem de habilidades acadêmicas relacionadas com a escrita, tais como; precisão ortográfica; precisão na gramática e pontuação; organização e coerência de ideias na escrita.[1,2] Observa-se na prática:

- Dificuldades para ortografar, tais como adicionar, omitir ou substituir vogais e consoantes.
- Déficits na expressão escrita com múltiplos erros de gramática ou pontuação nas frases.
- Desorganização dos parágrafos, dificuldade de expressar no papel as suas ideias, o que gera textos sem clareza e até desconexos ou ilegíveis.[2,4,12]

Deficiência específica de expressão escrita ocorre no ato mecânico de escrever (ou seja, caligrafia, digitação, ortografia) que se associa a habilidades perceptivas motoras finas; enquanto na composição do texto (planejamento e revisão, compreensão do gênero), associa-se às habilidades de linguagem oral, funções executivas e à automaticidade das habilidades de transcrição.[4,12]

É importante entender que as alterações na escrita ortográfica e caligráfica são manifestações desse transtorno, podendo ocorrer por problemas no processo central ou periférico. Os processos centrais envolvem a ortografia, que lida com a seleção e a ativação de representações ortográficas (memória lexical ortográfica). Já os processos periféricos relacionam-se com seleção e ativação de programas motores, que contêm informações sobre a forma das letras, a ordem e a direção dos traços. Essas duas informações influenciam o tempo de movimento e a velocidade de escrita.[5,9,10,14,15]

Dessa forma, a partir do entendimento de que esse transtorno, com prevalência aproximada de 5% da população,[8] é caracterizado por alterações de processos centrais e periféricos, passa-se a compreender que quando há a identificação de falhas no mecanismo de conversão fonema-grafema e no uso da memória lexical ortográfica, há a presença do quadro de disortografia, ou seja, de alteração da escrita ortográfica. E quando há a identificação de falhas de orientação espacial, habilidades construcionais e discriminação visuoespacial, há a presença do quadro de disgrafia, ou seja, de alteração da escrita caligráfica.[10,15]

Transtorno do Desenvolvimento da Aprendizagem com Comprometimento na Matemática; Transtorno Específico da Aprendizagem com Prejuízo na Matemática

Caracterizam-se por comprometimento significativo e persistente na aprendizagem de habilidades acadêmicas relacionadas com matemática ou aritmética. Os indivíduos podem apresentar-se com dificuldades em dominar o senso numérico (não entendem números, quantidade e relações), fatos numéricos (contam com os dedos para somar números de um dígito, pois não conseguem usar a memória para lembrar os fatos aritméticos) ou em cálculos (perdem-se nos cálculos aritméticos e podem até trocar as operações). Ou pode expressar-se somente com déficits no raciocínio matemático (inabilidade de aplicar conceitos, fatos ou operações para solucionar problemas quantitativos).[1,2,4,16]

Esse déficit de aprendizagem, com prevalência de 6% da população está muito mais intimamente ligado à forma como o cérebro processa dados numéricos do que à inteligência. Os indivíduos podem achar difícil determinar o tempo, contar, compreender símbolos matemáticos e aplicar adição, subtração, multiplicação e divisão a problemas matemáticos. Bem como ter dificuldade para entender conceitos relacionados com medição, estimativa, formas, padrões, raciocínio lógico.[12,16]

Entre os tipos de TA com comprometimento na matemática, a insuficiência matemática devido à falta de senso numérico é denominada de discalculia.[12] Mas tal como acontece com o termo dislexia, o termo discalculia pode ser usado, conforme o DSM-5, como sinônimo do "TA com prejuízo na matemática", desde que especificado que área está afetada.[2] Por esse mesmo motivo, a CID-11 também englobou essa nomenclatura: discalculia do desenvolvimento no diagnóstico de "TA com comprometimento na matemática", assim como outros termos: distúrbio do desenvolvimento em aritmética, transtorno em aritmética, transtorno em matemática etc.[1]

Em suma, trata-se de um transtorno heterogêneo resultante de déficits individuais no funcionamento numérico ou aritmético e que está associado a déficits cognitivos distintos.[17] O cálculo está mais ligado à atenção e ao processamento fonológico; enquanto a resolução de problemas está mais ligada à cognição, compreensão e ao raciocínio da linguagem; a memória de trabalho foi associada a ambos.[4,12,16,17]

DIAGNÓSTICO

A identificação desses transtornos não é uma tarefa fácil, pois frequentemente não é um diagnóstico "aqui e agora", mas uma avaliação da trajetória de desenvolvimento. Portanto, no processo propedêutico uma anamnese detalhada com atenção especial à história do desenvolvimento desde o nascimento, histórias familiar e educacional é fundamental. Nessa história clínica, por vezes identificam-se, na primeira infância, antes do início da escolarização e da queixa de aprendizagem, alguns precursores do quadro, tais como: atrasos ou déficits de linguagem, dificuldades em rimar ou contar, ou com habilidades motoras finas necessárias comumente para escrever.[2]

Chama atenção para o diagnóstico a diferença entre aptidão nas outras áreas de vida e seu resultado acadêmico, normalmente com uma discrepância entre medidas de QI e desempenho em um domínio acadêmico específico; bem como, a identificação de padrões desiguais de perfis de pontos fortes e fracos de funcionamento cognitivo.[4]

É crucial afastar outras etiologias possíveis, como deficiência intelectual, transtornos de comunicação, deficiências sensoriais: visão e audição – se possível com avaliação oftalmológica e otorrinolaringológica. Além de excluir, doenças neurológicas ou físicas, falta de oportunidades educacionais, restrições ambientais, adversidades psicossociais.[1,2,4]

E de acordo com o manual revisado do DSM-5 os transtornos específicos de aprendizagem se apresentam como **déficits em pelo menos um dos subtipos das três áreas básicas**, que devem ter a **persistência de pelo menos 6 meses, sem resposta à intervenção diagnóstica.[2]**

E devem ser assim especificados de acordo com o(s) déficit(s):[2]

A) Com prejuízo na leitura:
- Precisão na leitura de palavras.
- Velocidade ou fluência da leitura.
- Compreensão da leitura.

B) Com prejuízo na expressão escrita:
- Precisão na ortografia (grafia das palavras, acentuação).
- Precisão na gramática (concordância, regência, pronomes etc.) e na pontuação.
- Clareza ou organização da expressão escrita.

C) Com prejuízo na matemática:
- Senso numérico.
- Memorização de fatos aritméticos.
- Precisão ou fluência de cálculo.
- Precisão no raciocínio matemático.

Conforme comentado, o diagnóstico dessas condições deve ocorrer apenas após uma intervenção adequada, que pode ser baseada nos seguintes modelos:

A) *Modelo de intervenção preventiva:* visa prevenir e remediar dificuldades de aprendizagem em crianças de 6 a 8 anos e 11 meses. Baseado no Modelo de Resposta à Intervenção, realiza intervenções sucessivas e intensivas, com consequente monitoramento do progresso para verificar mudanças no comportamento de aprendizagem, e a presença ou não de resposta às intervenções.
B) *Modelo de intervenção diagnóstica:* verifica se os déficits de aprendizagem em crianças a partir de 9 anos permanecem após intervenção sistemática, direcionada e instrucional. Nesse modelo de intervenção, o uso de programas de remediação ou intervenção baseia-se no fato de que tais programas podem acionar circuitaria neurológica específica para o desenvolvimento da aprendizagem e a falta de resposta a estas intervenções podem evidenciar alterações no uso deste circuito.

O fluxograma da Figura 31-1 apresenta o raciocínio diagnóstico para os transtornos específicos da aprendizagem.

Após a falta de resposta à intervenção, a avaliação interdisciplinar deve ser realizada com base na observância das características mais persistentes dos transtornos específicos da aprendizagem, ou seja, a alteração na fluência de leitura, ou falta de precisão na escrita

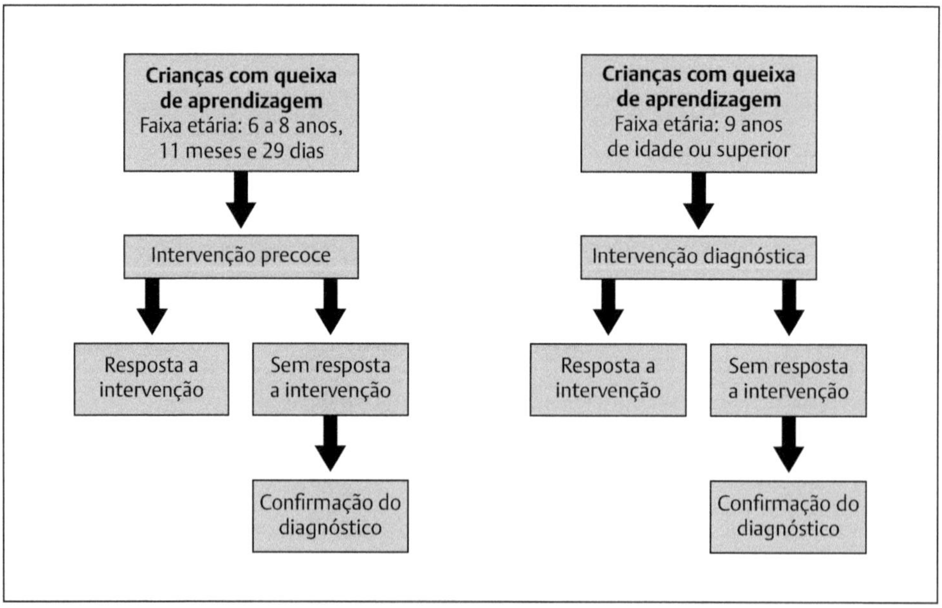

Fig. 31-1. Raciocínio diagnóstico para os transtornos específicos da aprendizagem. (Fonte: Arquivo pessoal dos autores.)

ortográfica, ou alteração na fluência de escrita caligráfica, ou alteração na fluência do cálculo-matemático e, para tanto, devem ser utilizados procedimentos de avaliação com normas de referência para identificar desempenhos abaixo do esperado para idade e ano escolar.

As funções cognitivas como atenção, memória, linguagem, habilidades visuoespaciais, funções executivas, bem como o nível intelectual devem fazer parte da bateria de avaliação utilizada.

Para o diagnóstico do transtorno específico com prejuízo na leitura é necessário o uso de instrumentos para medir a decodificação de palavras e pseudopalavras, a fluência e a compreensão de leitura. Enquanto para o diagnóstico do transtorno específico da aprendizagem com prejuízo na expressão escrita os instrumentos devem avaliar a codificação de palavras e pseudopalavras, o tipo e a frequência dos erros ortográficos, a velocidade e a legibilidade da escrita caligráfica.

Para o diagnóstico do transtorno específico da aprendizagem com prejuízo na matemática é necessário o uso de instrumentos que avaliem a compreensão da magnitude numérica, comparação de quantidade e das operações aritméticas básicas. Além de tarefas que exigem resolver problemas matemáticos de várias etapas para avaliar a capacidade de lembrar e executar etapas processuais.[16]

Em relação às comorbidade tem-se que 30% a 50% das crianças com transtornos específicos da aprendizagem apresentam déficit em mais de um domínio acadêmico.[4] E em relação às correlações com os transtornos neuropsiquiátricos tem-se as seguintes taxas de comorbidades:

- Dislexia com:[4]
  - Transtorno do desenvolvimento da fala ou da linguagem: 50% a 60%.
  - Transtorno específico de matemática (discalculia): 20% a 40%.[16]
  - TDAH: 20% a 50% e associa-se a alto risco de transtornos de conduta.
- Discalculia com:[4,16]
  - TDAH associação alta. E dificuldades matemáticas são observadas em TDAH com maior frequência do que na população em geral.[16]
  - Transtornos de ansiedade e depressão, alta correlação, mesmo depois das dificuldades de leitura serem controladas.[16]
  - Epilepsia e esquizofrenia: maior associação.

TRATAMENTO

As abordagens abrangentes enfocam a natureza multifacetada do TA e fornecem intervenções mais complexas que são geralmente mais eficazes do que o treinamento isolado de habilidades em leitura, escrita e matemática.[4,16] As intervenções farmacológicas são eficazes somente nos sintomas comórbidos, sem evidências de um efeito direto nas habilidades acadêmicas.[4]

Devido à alta comorbidade de TA com TDAH, muitos especialistas orientam melhorar a atenção, antes de implementar programas para remediar os problemas de aprendizagem. Portanto, o ideal é estabilizar primeiro os sintomas de TDAH, tanto para minimizar os déficits atencionais e disfuncionais, como para maximizar a eficácia do tratamento do TA. E o transtorno de ansiedade pode desenvolver-se precocemente em crianças com TA e como tais devem ser tratados.[4]

O ensino eficaz para TA começa com um ensino diferenciado em sala de aula de educação geral, associado a uma intervenção concomitantemente. E a intervenção para TA tem de ser o mais precoce possível, estudos mostraram que ela é duas vezes mais eficaz se realizada no 1º ou no 2º ano do que se iniciada no 3º ano escolar. Intervenções cognitivas que não envolvem letras impressas ou números, como o treinamento isolado da consciência fonológica ou o treinamento da memória operacional sem aplicação a operações matemáticas, não melhoram a habilidade de leitura ou matemática.[4]

Para crianças pequenas (de 3 a 6 anos), o aprendizado baseado em brincadeiras usando jogos numéricos ou de palavras e manipuladores, livros de histórias interativos e envolvimento dos pais nas atividades diárias pode ajudar a desenvolver a compreensão básica de aprendizagem.[16]

Um estudo recém-publicado mostrou que crianças com TA com comprometimento da Leitura melhoraram após o treino da consciência fonológica;[12] onde a precisão e a fluência na leitura de palavras e parágrafos aumentaram, assim como a repetição de pseudopalavras e a correspondência letra-som. Eles também testaram intervenção para TA com comprometimento na matemática, através de treino da consciência numérica, com melhora do senso numérico, da precisão e fluência em aritmética, da comparação numérica, entre outros. O estudo concluiu que as melhorias em leitura e matemática estavam relacionadas com as melhorias nos déficits neurocognitivos.[12]

A intervenção também pode seguir o modelo de intervenção remediativa. Este modelo tem por objetivo o estabelecimento de intervenções sistematizadas e frequentes, em escolares na faixa etária igual ou superior a 9 anos de idade, visando reduzir significativamente os problemas de leitura e escrita, bem como os seus impactos na aprendizagem acadêmica.[10] Assim, o processo de intervenção pode ser balizado pelo desenvolvimento de programas de intervenção que enfoquem:

- Estratégias metafonológicas associadas às estratégias de leitura e de escrita, que envolvem além dessas habilidades, a instrução da correspondência letra-som, a leitura e a escrita de palavras e pseudoplavras e acesso ao léxico mental de forma acumulativa para um trabalho terapêutico de formação de memória de trabalho operacional para a aprendizagem dos mecanismos de conversão fonografêmico e grafofonêmica necessários para o desenvolvimento da leitura e da escrita.
- Estratégias multissensoriais associadas as estratégias de reconhecimento do alfabeto, correspondência grafema-fonema, conhecimento da pista tátil-cinestésica-articulatória, reconhecimento do traçado de letra, estereognosia, associadas a manipulação silábica e manipulação fonêmica (adição, subtração, substituição e combinação), identificação de rima, produção de rima, identificação de aliteração, produção de aliteração.
- Estratégias para a intervenção para os erros de ortografia natural para auxiliar os escolares com relação aos erros de ortografia que têm relação direta com a oralidade. Essas estratégias devem envolver a leitura; reconhecimento das letras e sons; identificação de sílaba dentro de palavra; análise fonêmica; síntese fonêmica; subtração de fonemas; substituição de fonemas; identificação de palavras dentro de frases; identificação da frase e palavras cruzadas.
- Estratégias para a intervenção para os erros de ortografia arbitrária para auxiliar o escolar na compreensão do sistema de regras ortográficas do sistema de escrita do português brasileiro. As estratégias desta intervenção devem envolver leitura; identificação da regra ortográfica; formação de palavras com transgressão; frases com lacunas e orientação e ditado de palavras, lista de palavras para memorização; elaboração de frases; exercício de derivação; frases com lacunas e orientação e ditado de palavras com apoio do dicionário.
- Estratégias de coordenação visomotora e de percepção visomotora, incluindo discriminação visual; relação visoespacial-objetivo; constância de forma; memória visual sequencial; figura-fundo visual; closura visual.

- Outras estratégias: para o desenvolvimento de precisão, velocidade e fluência de leitura; para o desenvolvimento da compreensão de leitura de textos narrativos e expositivos; para produção de textos; de intervenção com competências numéricas básicas e operações aritméticas complexas.

Por fim, treinamento cerebelar, treinamento optométrico, lentes ou sobreposições especiais, e outras intervenções que não envolvem o ensino de leitura, escrita ou matemática são ineficazes. E não há evidências de que crianças com transtorno do desenvolvimento da aprendizagem se beneficiem da descoberta, da exposição ou de abordagens acadêmicas construtivistas.[4]

PROGNÓSTICO

Transtorno específico da aprendizagem (TA) está claramente associado a dificuldades de adaptação, na escola e em esferas mais amplas da vida associadas ao trabalho e à qualidade de vida. Investigação longitudinal evidenciou resultados profissionais mais fracos, taxas de graduação mais baixas, maior índice de transtornos psiquiátricos.[4]

É importante ressaltar que há evidências de aumento da comorbidade entre formas de TAs com a idade e com a carga cognitiva acumulada, possivelmente intensificada por experiências adversas que ocorrem durante a vida, com efeitos aditivos e reforçadores. Indivíduos com mais de um domínio de aprendizado comprometido têm pior ajuste emocional e mais baixo funcionamento escolar do que aqueles identificados com um único déficit. E a comorbidade desses problemas com TDAH é preditora de pior evolução da saúde mental, quando comparada com TA, sem TDAH.

A leitura é fundamental para a civilização e para a vida diária e a aprendizagem, de modo que os déficits de leitura são particularmente impactantes na trajetória de vida.[6] Adultos com dislexia apresentam comprometimento do processamento fonológico, déficits de memória de trabalho, anomalias primárias do processamento auditivo, comprometimento do processamento visual, déficits de atenção e irregularidades no processamento da informação escrita e maior envolvimento com o sistema de justiça.[4] Essas dificuldades, geralmente entrelaçadas a um padrão constante de fracasso, proporcionam fortes condições para o surgimento de problemas emocionais e psicológicos (baixa autoestima, ansiedade, sentimentos de isolamento, com índices maiores de depressão e suicídio.

Habilidade matemática impacta significativamente o desempenho acadêmico, a empregabilidade e o *status* socioeconômico. Um estudo de coorte revelou que baixa capacidade matemática está ligada a grandes riscos psicossociais e econômicos: 70-90% dos afetados abandonaram a escola até os 16 anos e poucos estavam empregados em tempo integral aos 30 anos. Eles tinham o dobro de chance de desemprego e transtornos depressivos em comparação com aqueles sem discalculia.[16]

O TA permanece ao longo da vida, mas seu curso e expressão clínica variam, em parte, dependendo das interações entre as exigências ambientais, a variedade e a gravidade das dificuldades individuais de aprendizagem, comorbidades e sistemas de apoio e intervenção disponíveis.[2] Ainda assim, na vida diária, problemas na fluência e na compreensão da leitura, na soletração, na expressão escrita e na habilidade com números costumam persistir na vida adulta.[2,4]

E sabe-se que 2-6% da população em geral que têm esse diagnóstico, mesmo recebendo diagnóstico precoce, não respondem aos esforços de prevenção precoce.[4]

CONCLUSÃO

O transtorno específico da aprendizagem (TA) é uma dificuldade persistente em aprender e usar habilidades acadêmicas relacionadas com leitura, escrita ou matemática, originada por causas orgânicas. Devem ser excluídas como etiologias a deficiência intelectual, a falta de oportunidades educacionais, doenças neurológicas ou físicas e restrições ambientais.[1,2]

Crianças com TA enfrentam grandes dificuldades em realizar tarefas acadêmicas, que se intensificam com o avanço escolar, persistindo ao longo da vida. Dada a alta prevalência do TA e seu impacto negativo funcional, é crucial estabelecer e manter sistemas eficazes de prevenção e vigilância. Esses sistemas devem envolver profissionais de diversas disciplinas, treinados para minimizar riscos e maximizar fatores de proteção.[4]

Importante ressaltar que o diagnóstico é clínico, portanto, não há necessidade, ou indicação, de testes laboratoriais, genéticos, optométricos, de neuroimagem ou neurofisiológicos.[4] Pesquisas com neuroimagem mostraram que a experiência com palavras e números é necessária para desenvolver os sistemas neurais que medeiam a proficiência em leitura e matemática. Portanto, a detecção e o tratamento precoces e intensivos são fundamentais para melhores resultados.[4]

Apesar de alguns pacientes não responderem às intervenções precoces, instrução sistemática, intensiva e individualizada pode melhorar ou reduzir as dificuldades de aprendizagem em alguns indivíduos ou promover o uso de estratégias compensatórias em outros, mitigando assim evoluções potencialmente negativas, com comprometimento de toda qualidade de vida.

PONTOS-CHAVE

- Transtorno específico da aprendizagem é um distúrbio do desenvolvimento que compromete a eficiência específica de algum aprendizado básico durante a sua aquisição, e afeta significativamente a proficiência desta aprendizagem ao longo da vida.
- Entre os subtipos específicos de déficits de aprendizagem, tem-se dificuldades com prejuízos nos domínios da leitura (fluência ou compreensão); da expressão escrita (ortografia, gramática ou clareza); ou matemática (senso numérico, quantidade ou solução de problemas).
- Apresentam prevalência de 5 a 15% e frequentemente os déficits ocorrem em mais de uma área específica. Com alta comorbidade com outros transtornos do neurodesenvolvimento.
- Associam-se a consequências funcionais negativas, como baixo desempenho acadêmico, abandono escolar, baixa autoestima, altas taxas de desemprego e subemprego, baixos níveis socioeconômico e de qualidade de vida, sofrimento psíquico e pior saúde mental.
- Sabe-se que os déficits podem ser melhorados por intervenções precoces e intensivas; portanto, a detecção e o tratamento precoces são cruciais para uma boa evolução clínica.
- Por isso, as avaliações devem ser oportunas e pragmáticas para evitar atrasos na intervenção, sempre considerando as comorbidades e fatores contextuais que podem interferir no resultado final.

REFERÊNCIAS BIBLIOGRÁFICAS

1. International Statistical Classification of Diseases and Related Health Problems (ICD-11). OMS. 2019; (CID-11 - Classificação Internacional de Doenças).
2. American Psychiatric Association. Diagnostic and Statistical Manual of Mental Disorders, Fifth Edition, Text Revision (DSM-5-TR). Washington, DC: American Psychiatric Publishing; 2022.
3. Germano GD, Reilhac C, Capellini SA, Valdois S. The phonological and visual basis of developmental dyslexia in Brazilian Portuguese reading children. Front Psychol. 2014.
4. Grigorenko EL, Compton DL, Fuchs LS, Wagner RK, Willcutt EG, Fletcher JM. Understanding, educating, and supporting children with specific learning disabilities: 50 years of science and practice. Am Psychol. 2020.
5. Erbeli F, Rice M, Paracchini S. Insights into Dyslexia Genetics Research from the Last Two Decades. Brain Sci. 2021.
6. Andreola C, Mascheretti S, Belotti R, Ogliari A, Marino C, Battaglia M, Scaini S. The heritability of reading and reading-related neurocognitive components: A multi-level meta-analysis. Neurosci Biobehav Rev. 2021.
7. Rotta NT, Ohweiler L, Riesgo RS. Transtornos da Aprendizagem. Abordagem neurobiológica e multidisciplinar. Porto Alegre: Artmed, 2016.
8. Sociedade Brasileira de Pediatria. Departamento Científico Pediatria do Desenvolvimento e Comportamento. O papel do pediatra diante da criança com dificuldade escolar. 2018
9. Fletcher JM, Lyon, GR, Fuchs LS, Barnes MA. Learning disabilities: From identification to intervention (2nd ed.). The Guilford Press. (2019).
10. Germano GD, Cesar, ABPC, Capellini SA. Screening Protocol for Early Identification of Brazilian Children at Risk for Dyslexia. Frontiers in Psychology, 2017.
11. Prestes MRD, Feitosa MAG. Teorias da Dislexia: Sustentação com Base nas Alterações Perceptuais Auditivas, 2016.
12. Lee H, Song I, Kim WY, Huh H, Lee EK, Jung J, et al. Efficacy of Learning Disorder Treatment for Reading or Mathematics Disorders: An Open Study. Soa Chongsonyon Chongsin Uihak. 2024
13. Parrila R, Georgiou GK, Papadopoulos TC. Dyslexia in a consistent orthography: Evidence from reading-level match design. Dyslexia. 2020.
14. Carioti D, Masia MF, Travellini S, Berlingeri M. Orthographic depth and developmental dyslexia: a meta-analytic study. Ann Dyslexia. 2021.
15. Capellini SA, Caldarelli A, Germano GD, Vechiato Cristante C, D'Angelo I, Del Bianco N, et al. Characterization of gaze in handwriting of High and Low Frequency Word of Schoolchildren with Dyslexia. 2022.
16. Bhushan S, Arunkumar S, Eisa TAE, Nasser M, Singh AK, Kumar P. AI-Enhanced Dyscalculia Screening: A Survey of Methods and Applications for Children. Diagnostics (Basel). 2024.
17. Kaufmann L, Mazzocco MM, Dowker A, von Aster M, Göbel SM, Grabner RH, et al. Dyscalculia from a developmental and differential perspective. Front Psychol. 2013.

TRANSTORNO DO DÉFICIT DE ATENÇÃO E HIPERATIVIDADE

CAPÍTULO 32

Maria Luiza Benevides ■ Marco Antônio Arruda

INTRODUÇÃO

O transtorno do déficit de atenção e hiperatividade (TDAH) pode ser definido como uma condição neurobiológica multifatorial, com manifestações clínicas heterogêneas, de diagnóstico dimensional e alta prevalência, provocando impacto multidimensional sobre o indivíduo, sua família e toda a sociedade.

O diagnóstico do TDAH é definido pelos critérios do Manual Diagnóstico e Estatístico de Transtornos Mentais da Associação Psiquiátrica Americana (5ª edição, DMS-5) e da Classificação Internacional de Doenças da Organização Mundial da Saúde (11ª edição, CID-11) que basicamente combina a presença de um mínimo de sintomas de desatenção e de hiperatividade/impulsividade,[1,2] inapropriados para a idade e desenvolvimento da criança, que ocorrem de forma pervasiva e provocam prejuízos clinicamente significativos em dois ou mais contextos do seu desenvolvimento e funcionamento (cognitivo, acadêmico, social, comportamental etc.). Embora os referidos critérios atualmente admitam a comorbidade do TDAH com outros transtornos como o autismo e a deficiência intelectual, para o diagnóstico definitivo é necessária a exclusão de outras condições que possam mimetizar o TDAH, como transtornos do humor e personalidade e esquizofrenia.[1]

A estimativa de prevalência mundial de TDAH é de 5,3%, sofrendo variações em função de aspectos metodológicos como critérios diagnósticos adotados,[3] fonte de informação utilizada, definição de impacto e origem geográfica dos estudos, com estimativas discordantes entre as taxas de prevalência da América do Norte e África, mas sem discordância entre outras áreas do globo. Estudos brasileiros mostram a mesma variabilidade com prevalências de 1,8 a 18% decorrentes de diferentes faixas etárias,[4] amostras (populacional, escolar etc.), métodos de coleta de dados, critérios diagnósticos e de definição de comprometimento funcional. Em três estudos populacionais que conduzimos em nosso país entre 2015 e 2022 a prevalência de TDAH se manteve entre 4,5 e 5,3% com base nos critérios da DSM-5, tendo como informantes pais e professores (atendendo ao critério de pervasividade dos sintomas) e utilizando questionários derivados da DSM-5 e validados em nossa população.

Em um estudo com amostra populacional de 7.114 crianças e adolescentes de 18 estados e 87 cidades brasileiras, a prevalência do TDAH sofreu influência de fatores como idade, gênero, raça e *status* socioeconômico, em concordância com outros estudos populacionais mundiais.[4] Em crianças de 5 a 9 anos de idade a prevalência de TDAH foi de

4,2%, entre 10 e 13 anos de 3,9% e de 14 a 18 anos de 2,1%. A prevalência em meninos foi de 5% e em meninas 2%, representando um risco 3 vezes maior para o diagnóstico (RR = 3,0, IC 2,3-3,9, p < 0,0001). Em crianças não brancas a prevalência foi de 4,7% comparada a de crianças brancas que foi de 3,5%, um risco 30% maior para o diagnóstico (RR = 1,3, IC 1,04-1,7, p = 0,025). Em relação ao *status* socioeconômico, a prevalência de TDAH foi de 6,4% em crianças e adolescentes de classes D e E, comparada a 4,2% em classe C e 2,6% em classes A e B, inferindo um risco 2,5 vezes maior de TDAH em crianças das classes D e E (RR = 2,5, IC 1,8-3,5, p < 0,0001) e 60% maior em crianças de classe C (RR = 1,6, IC 1,2-2,2, p < 0,001) comparadas a controles de classes A e B.[4]

Aspectos diagnósticos e terapêuticos decorrentes da disparidade socioeconômica e de gênero são cada vez mais reportados na literatura e esse estudo, realizado em nosso país, relaciona entre os principais fatores para um diagnóstico falso-positivo de TDAH os seguintes: sexo masculino, classes econômicas A e B, estudando em escolas privadas de cidades grandes, com desempenho escolar abaixo da média e sintomas reportados pelos pais, mas não pelo professor, indicando a possibilidade de excesso de diagnóstico e tratamento com psicoestimulantes nessa população. Por outro lado, refletindo a realidade brasileira, claros indicativos de subdiagnóstico e subtratamento, quais sejam os fatores que determinaram diagnósticos falso-negativos: sexo masculino, classes econômicas D e E, estudando em escolas públicas de cidades pequenas, com pais divorciados e desempenho escolar abaixo da média.[4]

Esses aspectos diagnósticos apresentados anteriormente são de grande importância na conduta terapêutica que deles depende para o sucesso no tratamento, conforme veremos a seguir.

ETIOLOGIA

Há um forte consenso na literatura de que o TDAH é de etiologia multifatorial, decorrente da interação de fatores genéticos e epigenéticos, não explicada por herança Mendeliana ou por variantes genéticas comuns de expressivo tamanho de efeito, no entanto, pouco se sabe ainda sobre os mecanismos causais envolvidos nessas interações.[5]

A alta herdabilidade no TDAH, estimada a partir de estudos com gêmeos, situa-se entre 0,7 e 0,8, maior que a observada nos transtornos de personalidade e na depressão e comparável à da esquizofrenia, do transtorno afetivo bipolar e do transtorno do espectro autista (TEA).[6] Estudos de genética molecular indicam uma herança poligênica expressa pela participação de milhares de genes com pequeno tamanho de efeito, além da associação a mutações raras, como deleções ou mutações cromossômicas, que podem ter efeitos potencialmente maiores,[7] embora estejam presentes apenas em uma pequena minoria de casos de TDAH.[8] Estudos de associação do genoma completo (GWAS, do inglês *Genome-Wide Association Studies*) vêm identificando vários *loci* cromossômicos relacionados com o TDAH,[9] no entanto, sem estabelecer uma relação causal entre os genes e o TDAH e os tamanhos de efeito são modestos, limitando seu uso clínico.

Numerosas síndromes de herança Mendeliana e anormalidades cromossômicas são comórbidas ao TDAH como a síndrome do X-frágil, a síndrome de Smith-Magenis, a síndrome de Prader-Willi e a síndrome de deleção 22q11.2 (de Di Giorgi, velocardiofacial, entre outros termos também utilizados na literatura). No entanto, nelas também encontramos associação a outros transtornos do neurodesenvolvimento (como o TEA e os transtornos do desenvolvimento intelectual) e neuropsiquiátricos (como transtornos de humor e de ansiedade), sem o reconhecimento de uma mutação específica relacionada com o TDAH.

Fatores epigenéticos interferem na expressão gênica e, consequentemente, são protagonistas no melhor modelo etiopatogênico aceito atualmente para o TDAH. Condições passíveis de serem prevenidas, como insultos de ocorrência pré e perinatal (como prematuridade, encefalopatia hipóxico-isquêmica, hemorragia peri-intraventricular, desnutrição intraútero e baixo peso de nascimento) de um lado, e afecções maternas de outro (como doença hipertensiva, diabetes, obesidade, depressão, estresse psicossocial e uso de substâncias), vão modular a expressão gênica. Os principais mecanismos dessa modulação são:

A) Metilação do DNA (adição de grupos metil à molécula de DNA, geralmente reprimindo a expressão gênica).
B) Modificações de histonas (acetilação, metilação e fosforilação).
C) Expressão de RNA não codificante (micro-RNAs e *long non-coding* RNAs podem regular a expressão gênica ao interagir com o RNA mensageiro).
D) Remodelação da cromatina (alterações na estrutura tridimensional da cromatina, que pode facilitar ou impedir o acesso do complexo de transcrição aos genes).[5]

A exposição pré ou pós-natal a agentes específicos como o chumbo, pesticidas organofosforados e bifenilos policlorados, pode aumentar o risco de TDAH. Por outro lado, deficiências nutricionais de elementos como zinco, magnésio e ácidos graxos poli-insaturados, excessos nutricionais de açúcar e corantes artificiais e dietas com alta ou baixa concentração de IgG não apresentam evidências suficientes para serem consideradas fatores de risco para TDAH.[10]

A despeito desses avanços no conhecimento da etiologia multifatorial do TDAH, um grande lapso existe sobre como tais fatores determinam as alterações neurotransmissoriais observadas nesse transtorno.

FISIOPATOGENIA

Estudos experimentais e de neuroimagem funcional identificam a dopamina, a noradrenalina e a serotonina como os principais neurotransmissores envolvidos na fisiopatogenia do TDAH, dando sustentação às intervenções farmacológicas atualmente preconizadas. A dopamina é responsável por regular a atividade motora e límbica, além de contribuir para atenção e outras funções executivas, além de mecanismos de adiamento de recompensa.[11] A noradrenalina é um produto metabólico da via dopaminérgica com ação em projeções corticais, talâmicas e cerebelares envolvidas nos processos de atenção, memória de trabalho e controle inibitório.[11] A serotonina, talvez de menor importância no TDAH que os neurotransmissores anteriores, atua primariamente na modulação do humor, controle inibitório e regulação das emoções.[11] Outros neurotransmissores são também reportados nos mecanismos envolvidos no TDAH, como acetilcolina, opioides e glutamato, constituindo-se em potenciais alvos terapêuticos futuros.

Antes dos GWAS, metanálises apontavam para uma possível participação de genes candidatos dopaminérgico, noradrenérgico e serotoninérgico no TDAH, no entanto, com advento da investigação do genoma completo, os estudos de genes únicos candidatos a transtornos psiquiátricos passaram a ser vistos com cautela devido ao risco potencial de falso positivos.[12]

Revisões sistemáticas de estudos de neuroimagem funcional no TDAH sugerem uma menor ativação em regiões frontotemporais, giro pós-central direito, ínsula esquerda e corpo caloso, paripassu com uma maior ativação em giro occipital médio, ínsula direita, pré-cúneo e cerebelo. Esses achados convergem com a hipótese de que as áreas do córtex pré-frontal e suas conexões estão relacionadas com os sintomas do TDAH, como desatenção, hiperatividade, impulsividade e disfunções executivas.[13]

QUADRO CLÍNICO E DIAGNÓSTICO

De acordo com os critérios do DSM-5, a desatenção, hiperatividade e impulsividade representam as principais manifestações clínicas do TDAH, surgindo antes dos 12 anos de idade de maneira persistente e pervasiva, causando um impacto clinicamente significativo em dois ou mais contextos de funcionamento para crianças, adolescentes ou adultos. No entanto, os déficits na esfera executiva são mais amplos, afetando outras habilidades além da atenção e do controle inibitório, sendo essenciais na abordagem diagnóstica, terapêutica e evolutiva.

Por meio de uma escala de avaliação funcional de funções executivas aplicada em crianças e adolescentes com TDAH e preenchidas por pais e professores,[14] observamos um risco significativamente maior de apresentarem disfunções executivas em comparação com controles. As funções executivas mais prejudicadas foram planejamento, organização, iniciação, atenção, perseverança, automonitoramento, flexibilidade cognitiva e memória operacional (funções executivas frias) e controle inibitório e regulação emocional (funções executivas quentes) ($p < 0,0001$). Em comparação aos controles, as crianças e adolescentes com TDAH apresentaram um risco 6,7 vezes maior de disfunção executiva global (IC 95% = 4,7-9,6; $p < 0,0001$), 6,6 vezes de disfunção em FE quentes (IC 95% = 4,6-9,4; $p < 0,0001$) e 7,7 vezes em FE frias (IC 95% = 5,4-11,0; $p < 0,0001$).

A identificação dessas disfunções executivas é crucial para o diagnóstico, uma vez que é considerada inconsistente a possibilidade de funcionamento executivo normal em indivíduos com TDAH. A identificação do perfil de funcionamento executivo de uma determinada criança ou adolescente com TDAH também é de grande importância na indicação e encaminhamento das intervenções psicossociais, na psicoeducação dos pais e familiares, como também da escola, no sentido de se criar uma rede de colaboração em torno dessa criança estimulando a melhor habilitação dessas funções.

Outra abordagem de extrema importância diagnóstica e terapêutica é a identificação de comorbidades neuropsiquiátricas, presentes em dois terços dos pacientes com TDAH. Quando não identificadas ou não especificamente abordadas nas intervenções podem comprometer o sucesso do tratamento. Entre as principais comorbidades do TDAH, incluem-se outros transtornos do neurodesenvolvimento (t. espectro autista, t. desenvolvimento intelectual, t. específicos de aprendizagem, t. tiques e t. desenvolvimento da coordenação), transtornos neuropsiquiátricos (t. opositor desafiante, t. de conduta e transtornos de ansiedade e humor), transtornos neurológicos (migrânea e epilepsia) e outras condições médicas gerais (obesidade e asma).[1,15,16]

Uma prática diagnóstica com implicações terapêuticas é a de definir os subtipos do TDAH de acordo com a predominância de suas principais apresentações comportamentais, assim temos o TDAH predominantemente desatento, o predominantemente hiperativo-impulsivo e o combinado. No entanto, é importante salientar que essas apresentações podem ser dinâmicas e sofrer variações ao longo da vida, com a idade e o gênero. O subtipo combinado é considerado o mais prevalente na infância, enquanto o predominantemente hiperativo/impulsivo mais frequentemente observado em meninos pré-escolares e o predominantemente desatento em meninas e adultos.[10] A importância terapêutica se refere às intervenções não farmacológicas, já que não existem evidências de que diferentes medicamentos utilizados no tratamento do TDAH apresentem maior ou menor eficácia no controle de diferentes apresentações comportamentais.

O termo *sluggish cognitive* tempo (SCT), antes referido como uma apresentação do TDAH predominantemente desatento, hoje passou a ser denominado como síndrome de desengajamento cognitivo (SDC), caracterizando-se por manifestações de desatenção, lentidão no processamento de informações, dificuldades de planejamento e lentidão física e mental. Discute-se na literatura se a SDC deve ser considerada uma condição diagnóstica distinta ou um subtipo do TDAH.[17]

O diagnóstico clínico deve envolver a anamnese detalhada, os históricos clínico e psicossocial completos da criança, além da observação clínica. Recomenda-se acessar relatórios e informações fornecidas pelos pais, familiares, escola e profissionais que acompanham esses pacientes (psicólogos, terapeutas, professores e outros profissionais do seu convívio). Os antecedentes gestacionais, de nascimento e desenvolvimento, médico e psiquiátrico são de suma importância para investigação de fatores associados e de risco. Quanto à observação clínica, deve-se levar em consideração que a criança em consultório, um ambiente artificial e controlado, pode não se comportar da maneira habitual.[11] Sendo assim, avaliações seriadas, vídeos e relatórios auxiliam na investigação das manifestações clínicas.

TRATAMENTO FARMACOLÓGICO

Na literatura encontram-se diretrizes nacionais e internacionais para o diagnóstico e tratamento do TDAH na infância e adolescência, além de numerosos estudos randomizados e controlados, revisões sistemáticas e metanálises que fornecem suporte e orientação para condutas baseadas em evidências científicas.[11,18] Essas evidências confirmam a segurança e eficácia das medicações utilizadas, incluindo psicoestimulantes (como metilfenidato e derivados de anfetaminas) e não psicoestimulantes (atomoxetina e α2-agonistas como guanfacina e clonidina).

No Brasil, até a presente edição, os fármacos psicoestimulantes disponíveis eram o cloridrato de metilfenidato de liberação imediata (Ritalina®, Attenze®, Tedeaga® e genéricos), modificada SODAS (Ritalina LA®), prolongada ÓROS (Concerta®, Ragione® e Metilfenidato Óros genérico) e multifásica (Consiv®), além do dimesilato de lisdexanfetamina (Venvanse®). Dos não psicoestimulantes, encontra-se apenas a clonidina (Atensina®) e, mais recentemente, a atomoxetina (Atentah®).

Embora de uso *off-label* em crianças menores, o metilfenidato é indicado pelos fabricantes para crianças acima de 6 anos de idade, com doses variando de 0,7 a 1,8 mg/kg/dia. A lisdexanfetamina, um pró-fármaco da d-anfetamina, é indicada para crianças acima de 6 anos com doses iniciais de 15-30 mg pela manhã, titulando até 50-70 mg em adolescentes de 12 a 17 anos. A clonidina é indicada em crianças de 7 a 12 anos na dose inicial de 50 mcg (0,05 mg) ao deitar, seguida de titulação de 50 mcg a cada 3 dias em 3-4 tomadas até um máximo de 600 mcg (0,6 mg) ao dia. A atomoxetina, por sua vez, deve ser sempre titulada a cada 4-7 dias a partir de uma dose inicial de 0,5 mg/kg/dia até uma dose-alvo de 1,2 mg/kg/dia e máxima de 1,4 mg/kg/dia em uma tomada diária (não necessitando que seja matinal como nos psicoestimulantes).

Os psicoestimulantes e não psicoestimulantes contam com evidências de tipo 1 (provenientes de ensaios clínicos randomizados e controlados por placebo) de eficácia no controle dos sintomas e prejuízos provocados pelo TDAH, além de serem seguros e não induzirem farmacotolerância ou farmacodependência.

Estudos randomizados controlados relatam um risco 1,5 vezes maior de efeitos adversos com os psicoestimulantes, sobretudo redução do apetite e do peso, insônia e dor abdominal.[19] Elevação discreta da pressão arterial é relatada com o uso de atomoxetina e derivados da anfetamina, sedação com a clonidina e guanfacina, e prolongamento do intervalo QT com a guanfacina.[19] Não há evidências conclusivas que indiquem que o uso de psicoestimulantes provoquem um impacto significativo na estatura final de crianças e adolescentes.[20] Revisões sistemáticas reportam um impacto estatisticamente significativo na altura e no peso em crianças e adolescentes com TDAH em uso de psicoestimulantes, mas com tamanhos dos efeitos pequenos e com possível efeito clínico mínimo.[20] O risco de aparecimento ou recrudescimento de tiques com o uso de psicoestimulantes também é reportado na literatura, embora também não exista consenso de que se constitua uma contraindicação absoluta para o seu uso.[21] Relato de casos isolados indicam a possibilidade, ainda que remota, de priapismo associado ao uso de psicoestimulantes e atomoxetina na infância.[22]

Em vista dessas observações é fundamental que ao longo do acompanhamento o clínico monitore peso, estatura, pressão arterial e surgimento de tiques ou outros desses efeitos adversos em crianças em uso de fármacos para o tratamento do TDAH.

Entre as contraindicações absolutas dos psicoestimulantes, temos: alergia prévia a esses medicamentos, sintomas psicóticos ou maníacos, glaucoma de ângulo fechado, hipertensão arterial, doença cardiocirculatória, cerebrovascular ou estenótica gastrointestinal e retenção urinária. Entre as contraindicações da atomoxetina: hipertensão arterial, doença hepática e retenção urinária. Doenças cardiocirculatória e renal se constituem contraindicações para uso de clonidina.

Estudos indicam maior eficácia dos psicoestimulantes em comparação aos não psicoestimulantes expressa pelos seus tamanhos de efeito: derivados da anfetamina 1,02, metilfenidato 0,93, clonidina 0,71-0,76, atomoxetina 0,56 e viloxazina 0,55-0,62 e guanfacina 0,43-0,62 (ainda não disponíveis em nosso meio).[18,23,24]

A associação de diferentes psicoestimulantes e não psicoestimulantes é pouco reportada na literatura, embora seja prática comum na clínica diária e segura, como nos casos de uso de clonidina/guanfacina com psicoestimulantes.[4] Com a disponibilidade de formulação de psicoestimulantes de diferentes perfis farmacocinéticos, é possível o uso de psicoestimulantes de liberação imediata e prolongada em associação para melhor adequação às necessidades de cada paciente.

Nesse aspecto, precisamos destacar a vantagem da atomoxetina sobre os psicoestimulantes em não interferir no sono e ter sua ação estendida ao longo de todo o dia. Outras condições que indicam possível vantagem no uso da atomoxetina são a presença de comorbidade com transtornos de ansiedade, TEA e t. de tiques, pacientes que se mostram refratários à monoterapia, apresentem histórico de abuso de substâncias, atletas submetidos a exames *antidoping*, além, é claro, daqueles que não responderam, apresentaram baixa tolerância ou efeitos adversos aos psicoestimulantes.

O Quadro 32-1 resume os fármacos disponíveis no país para o tratamento do TDAH.

Quadro 32-1. Medicações disponíveis no Brasil para o tratamento do TDAH

	Nome comercial	Apresentação	Dose	Titulação	Duração	Efeitos colaterais
Medicações psicoestimulantes						
Metilfenidato de liberação imediata	Ritalina®, formulações similares e genéricas	Comprimidos de 10 mg	0,7 a 1,8 mg/kg, dividida em 1 a 3x/dia (máxima 60 mg/dia)	5 a 10 mg pela manhã, com incrementos de 10 mg até dose ótima	3-5 h	Redução de apetite, insônia, dor abdominal, agitação, ansiedade, adinamia, atraso de fase do sono, náusea, cefaleia
Metilfenidato de liberação modificada	Ritalina LA®	Cápsulas de 10, 20, 30 e 40 mg	20 a 60 mg/dia, 1x/dia		6-8 h	
Metilfenidato de liberação prolongada	Concerta®, formulações similares e genéricas	Comprimidos de 18, 36 e 54 mg	18 a 72 mg/dia, 1x/dia		12 h	
Dimesilato de lisdexanfetamina	Venvanse®	Cápsulas de 30, 50 e 70 mg	30 a 70 mg/dia, 1x/dia	15-30 mg pela manhã, até dose ótima	10-12 h	
Medicações não psicoestimulantes						
Clonidina (agonista $\alpha 2$ adrenérgico)	Atensina®	Comprimidos de 0,1 mg, 0,15 mg e 0,2 mg	0,05 mg/kg/dia, dividida em 2 a 4x/dia (máxima 0,4 mg/dia)	0,1 mg/dia, com incrementos a cada 3 dias, até dose ótima	5-25 h	Sonolência, hipotensão e tontura
Atomoxetina (inibidor da recaptação de noradrenalina)	Atentah®	Cápsulas de 10, 18, 25, 40, 60 e 80 mg	0,5 a 1,4 mg/kg/dia, dividida em 1-2x/dia (máxima 100 mg/dia)	0,5 mg/kg por uma semana, depois 1,2 mg/kg	10-12 h	Boca seca, insônia, inapetência, efeitos gastrintestinais, adinamia

TRATAMENTO NÃO FARMACOLÓGICO

O tratamento de indivíduos com TDAH deve ser abrangente e holístico, proporcionando suporte psicoeducacional para o paciente e sua família. A abordagem terapêutica deve levar em consideração a gravidade do TDAH, condições comórbidas, recursos disponíveis e fatores ambientais. As intervenções não farmacológicas são especialmente úteis em crianças e adolescentes que apresentam contraindicações aos medicamentos, ou cujos pais são contra o seu uso. No entanto, essas intervenções geralmente não são a primeira escolha para o tratamento do TDAH devido à sua eficácia comparativamente menor em relação aos medicamentos psicoestimulantes.

Psicoeducação e Treinamento Parental

O tratamento do TDAH deve contemplar a psicoeducação do paciente, seus pais e professores e o treinamento parental.[25] O processo de psicoeducação compreende a conscientização da natureza neurobiológica do transtorno, sua heterogeneidade clínica, curso crônico e alta comorbidade psiquiátrica. O treinamento parental agrega técnicas de modificação comportamental, capacitando os pais no manejo da criança ou adolescente com TDAH, favorecendo as intervenções psicoterápicas de forma a habilitar as disfunções executivas, melhorar a autoestima, autoconfiança e habilidades de resiliência no enfrentamento das vulnerabilidades.

Os potenciais da criança com TDAH devem ser reforçados pelos que convivem com ela, pois, com frequência, acontecem problemas de autoestima devido às dificuldades relacionadas com o transtorno. Alternativas interessantes podem envolver participação em atividades extracurriculares, como esportes, música e teatro. Crianças e adolescentes com TDAH também se beneficiam de ambientes e rotinas saudáveis. Eles necessitam de rotinas claras, supervisão de suas tarefas cotidianas e escolares, limitação do uso de telas, sono regular e adequado e exercícios físicos frequentes.[11]

Na escola e nos deveres de casa podem ser necessárias adaptações, como aumentar o tempo para completar tarefas e provas, reduzir distrações do ambiente, sentar-se mais próximo do professor em sala de aula, fragmentar atividades e utilizar pausas programadas.[11]

Psicoterapia de Linha Comportamental (TC) e Cognitivo-Comportamental (TCC)

A TC e a TCC, realizadas em clínicas ou escolas, são as principais abordagens psicossociais para crianças com TDAH.[26] Essas terapias compreendem vários componentes, envolvem os pais e visam modificar comportamentos com base em princípios de aprendizagem social, além de estratégias cognitivo-comportamentais, como habilidades de organização, resolução de problemas, estratégias metacognitivas e habilidades sociais.[27] O objetivo dessas terapias é de atenuar o impacto do TDAH na vida cotidiana do indivíduo, alterando fatores ambientais (p. ex., contexto parental e educacional) e fatores psicológicos (como crenças psicológicas e mecanismos de enfrentamento).

Por conta de limitações cognitivas próprias da idade, crianças muito pequenas podem não se beneficiar com essas intervenções que envolvem participação ativa e motivação não apenas da criança ou do adolescente, mas também seus pais.[28] A entrevista motivacional proporciona aos profissionais uma variedade de estratégias de comunicação técnica e relacional que aumentam o interesse do paciente na mudança comportamental.

Vários ensaios clínicos randomizados e bem desenhados revelam a eficácia substancial da TC na redução de comportamentos disruptivos provocados pelo TDAH, bem como a melhoria das competências educacionais dos seus pais.[29] Em comparação com as medicações, a TC impõe maiores exigências aos pais, pacientes e médicos. Além disso, a TC requer mais tempo para mostrar eficácia inicial quando comparada às intervenções farmacológicas. A TC é bem aceita e apreciada pelos pacientes e mostra efeitos positivos consistentes por meses e anos após sua aplicação, particularmente em adolescentes.[29] No entanto, a TC pode não ser apropriada para os que necessitam de uma resposta imediata no controle dos sintomas. A eficácia da TC nas comorbidades do TDAH tem resultados conflitantes, com efeitos ora positivos, ora nulos, para controle de comportamentos externalizantes e internalizantes e na melhor regulação emocional.[26,29]

Uma revisão sistemática recente com metanálise de 190 estudos clínicos comparando a eficácia da TCC e outras intervenções psicossociais, intervenções não farmacológicas complementares e alternativas (terapia dietética, ácidos graxos, aminoácidos, minerais, fitoterapia, homeopatia e atividade física), psicoestimulantes (PST) e não psicoestimulantes (NPST) comparadas a placebos e chegou às seguintes conclusões: a) a TCC isolada ou em combinação a PST e NPST são mais eficaz que placebo; b) a TCC em combinação com PST é mais eficaz que PST e NPST isoladamente; c) PST são superiores a TCC, treino cognitivo e NPST,[30] e, d) faltam evidências de eficácia para treino cognitivo, *neurofeedback*, dietas, ácidos graxos e outras intervenções alternativas complementares. Ademais, quando viáveis (disponíveis e acessíveis), a TCC e o treinamento parental focado em psicoeducação, funções executivas e resiliência, podem ser muito benéficas agregando eficácia aos PST e não PST. Outro aspecto apontado pela revisão é que a combinação com TCC aumenta a tolerabilidade aos PST.[25]

Intervenções Nutricionais e Atividade Física

Nutrição e atividade física desempenham papéis importantes na condução do tratamento do TDAH. Este transtorno está associado a padrões alimentares pouco saudáveis, caracterizados por elevado consumo de alimentos ultraprocessados ricos em açúcar refinado e gordura saturada,[31] além de deficiências nutricionais, incluindo as de vitaminas B2 e B6, e ácidos graxos poli-insaturados.[32] Vale ressaltar que essas associações são observacionais e não causais, uma vez que os sintomas do TDAH e o risco genético podem influenciar as escolhas alimentares.[13]

Diversas intervenções dietéticas foram estudadas no TDAH, incluindo o uso de suplementos, restrições alimentares e abordagens dietéticas complexas. Resultados significativos, ainda que de magnitude pequena a moderada, foram observados em ensaios clínicos randomizados, devidamente cegos e controlados, utilizando suplementos de ácidos graxos ômega-3 e de micronutrientes de amplo espectro e exclusão de aditivos corantes e conservantes alimentares.[33,34]

Os efeitos das dietas, especialmente aquelas centradas em alimentos hipoalergênicos, variam consideravelmente, dependendo da seleção da amostra e do desenho do estudo.[34] Intervenções mais complexas, como a adoção de dietas saudáveis, a dieta mediterrânea e a abordagem dietética para hipertensão arterial, apresentam promissoras perspectivas, embora aguardem testes mais rigorosos.[35] Da mesma forma, o exercício físico regular parece atuar positivamente no controle dos sintomas do TDAH, mas com eficácia limitada.[36]

Embora esses achados estejam alinhados com diretrizes internacionais, práticas clínicas e recomendações amplamente adotadas, é importante interpretar esses resultados com cautela, devido à heterogeneidade clínica, metodológica, tamanho de amostra e *follow-up* curto nos estudos revisados.

Neurofeedback e Neuromodulação

O uso complementar do *neurofeedback* por EEG no tratamento do TDAH apresenta baixa eficácia segundo revisões recentes por metanálise, sendo sua eficácia inferior às intervenções farmacológicas.[37] Além da baixa generalização das habilidades de atenção aprimoradas pela técnica, os efeitos do *neurofeedback* por EEG não são significativos quando as análises são limitadas a estudos de alta qualidade e longos períodos de acompanhamento.[38,39]

Revisões sistemáticas e metanálises não apontam evidências de eficácia para a estimulação magnética transcraniana ou estimulação transcraniana por corrente contínua em indivíduos com TDAH.[37,40] A estimulação do nervo trigêmeo se constitui na única modalidade de neuromodulação aprovada pela FDA para o tratamento do TDAH, embora tenha se baseado apenas em um estudo randomizado e controlado com amostra de 62 crianças e com 4 semanas de aplicações.[41]

PONTOS-CHAVE

- A definição atual do transtorno do déficit de atenção e hiperatividade (TDAH) é estabelecida pela 5ª Edição do Manual Diagnóstico e Estatístico de Transtornos Mentais (DMS-V) e pela 11ª edição da Classificação Internacional de Doenças (OMS).
- A prevalência mundial do TDAH é de 5,3%.
- A causa do TDAH é multifatorial, envolvendo fatores ambientais e genéticos, com elevada herdabilidade.
- Os principais neurotransmissores envolvidos na fisiopatologia do TDAH são: dopamina, serotonina e noradrenalina.
- O TDAH classifica-se em três apresentações: 1. predominantemente desatento; 2. predominantemente hiperativo-impulsivo; e 3. combinado. Essas apresentações podem sofrer variações ao longo da vida, com a idade e o gênero.
- A identificação das disfunções executivas é essencial para o diagnóstico, tratamento interdisciplinar, psicoeducação, orientação parental e escolar.
- Estima-se que dois terços dos pacientes com TDAH tenham outra comorbidade neuropsiquiátrica, com implicação no tratamento.
- A combinação de psicoestimulantes e terapia cognitivo comportamental é o tratamento mais eficaz para o TDAH.

REFERÊNCIAS BIBLIOGRÁFICAS

1. Association AP. Diagnostic and statistical manual of mental disorders. 5th ed. Washington, DC; 2013.
2. Organization WH. International Classification of Diseases Eleventh Revision (ICD-11). Geneva 2022.
3. Polanczyk G, de Lima MS, Horta BL, Biederman J, Rohde LA. The worldwide prevalence of ADHD: A systematic review and metaregression analysis. Am J Psychiatry. 2007;164:942-8.
4. Arruda MA, Arruda R, Guidetti V, Bigal ME, Landeira-Fernandez J, Portugal AC, et al. Associated factors of attention-deficit/hyperactivity disorder diagnosis and psychostimulant use: a nationwide representative study. Pediatr Neurol. 2022;128:45-51.
5. Cecil CAM and Nigg JT. Epigenetics and ADHD: reflections on current knowledge, research priorities and translational potential. Mol Diagn Ther. 2022;26:581-606.

6. Farante SV and Larsson H. Genetics of attention deficit hyperactivity disorder. Mol Psychiatry. 2019;24:562-75.
7. Satterstrom FK, Walters RK, Singh T, Wigdor EM, Lescai F, Demontis D, et al. Autism spectrum disorder and attention deficit hyperactivity disorder have a similar burden of rare protein-truncating variants. Nat Neurosci. 2019;22:1961-5.
8. Thapar A. Discoveries on the Genetics of ADHD in the 21st Century: New Findings and Their Implications. Am J Psychiatry. 2018;175:943-50. 2018/08/17.
9. Demontis D, Walters RK, Martin J, Mattheisen M, Als TD, Agerbo E, et al. Discovery of the first genome-wide significant risk loci for attention deficit/hyperactivity disorder. Nat Genet. 2019; 51:63-75.
10. Thapar A and Cooper M. Attention deficit hyperactivity disorder. Lancet. 2016;87:1240-50.
11. Faraone SV, Banaschewski T, Coghill D, Zheng Y, Biederman J, Bellgrove MA, et al. The World Federation of ADHD International Consensus Statement: 208 Evidence-based conclusions about the disorder. Neurosci Biobehav Rev. 2021;128: 789-818.
12. Kendler KS. What psychiatric genetics has taught us about the nature of psychiatric illness and what is left to learn. Mol Psychiatry. 2013;18:1058-66.
13. Hunjan AK, Hübel C, Lin Y, Eley TC, Breen G. Association between polygenic propensity for psychiatric disorders and nutrient intake. Commun Biol. 2021;4:965.
14. Arruda MA, Arruda R and Anunciacao L. Psychometric properties and clinical utility of the executive function inventory for children and adolescents: a large multistage populational study including children with ADHD. Appl Neuropsychol Child. 2022;11:1-17.
15. Arruda MA, Arruda R, Guidetti V, Bigal ME. ADHD is comorbid to migraine in childhood: a population-based study. J Atten Disord. 2020;24:990-1001.
16. Jensen CM, Steinhausen HC. Comorbid mental disorders in children and adolescents with attention-deficit/hyperactivity disorder in a large nationwide study. Atten Defic Hyperact Disord. 2015;7:27-38.
17. Becker SP, Leopold DR, Burns GL, Jarrett MA, Langberg JM, Marshall SA, et al. The internal, external, and diagnostic validity of sluggish cognitive tempo: a meta-analysis and critical review. J Am Acad Child Adolesc Psychiatry. 2016;55:163-78.
18. Cortese S, Adamo N, Del Giovane C, Mohr-Jensen C, Hayes AJ, Carucci S, et al. Comparative efficacy and tolerability of medications for attention-deficit hyperactivity disorder in children, adolescents, and adults: a systematic review and network meta-analysis. Lancet Psychiatry. 2018;5:727-38.
19. Solmi M, Fornaro M, Ostinelli EG, Zangani C, Croatto G, Monaco F, et al. Safety of 80 antidepressants, antipsychotics, anti-attention-deficit/hyperactivity medications and mood stabilizers in children and adolescents with psychiatric disorders: a large scale systematic meta-review of 78 adverse effects. World Psychiatry. 2020;19:214-32.
20. Duong KL, Yang BR, Yun HY, Chae JW. Effect of methylphenidate on height in pediatric attention-deficit hyperactivity disorder patients: a systematic review and meta-analysis. Eur Child Adolesc Psychiatry. 2023.
21. Cohen SC, Mulqueen JM, Ferracioli-Oda E, Stuckelman ZD, Coughlin CG, Leckman JF, et al. Meta-Analysis: Risk of Tics Associated With Psychostimulant Use in Randomized, Placebo-Controlled Trials. J Am Acad Child Adolesc Psychiatry. 2015;54:728-36.
22. Eiland LS, Bell EA and Erramouspe J. Priapism associated with the use of stimulant medications and atomoxetine for attention-deficit/hyperactivity disorder in children. Ann Pharmacother. 2014;48:1350-5.
23. Childress AC. Guanfacine extended release as adjunctive therapy to psychostimulants in children and adolescents with attention-deficit/hyperactivity disorder. Adv Ther. 2012;29:385-400.
24. Nasser A, Liranso T, Adewole T, Fry N, Hull JT, Chowdhry F, et al. A Phase III, Randomized, placebo-controlled trial to assess the efficacy and safety of once-daily SPN-812 (Viloxazine Extended-release) in the Treatment of Attention-deficit/Hyperactivity Disorder in School-age Children. Clin Ther. 2020;42:1452-66.

25. Dekkers TJ, Hornstra R, van der Oord S, Luman M, Hoekstra PJ, Groenman AP, et al. Meta-analysis: which components of parent training work for children with attention-deficit/hyperactivity disorder? J Am Acad Child Adolesc Psychiatry. 2022;61:478-94.
26. Faraone SV, Bellgrove MA, Brikell I, Cortese S, Hartman CA, Hollis C, et al. Attention-deficit/hyperactivity disorder. Nat Rev Dis Primers. 2024;10:11.
27. Sibley MH, Bruton AM, Zhao X, Johnstone JM, Mitchell J, Hatsu I, et al. Non-pharmacological interventions for attention-deficit hyperactivity disorder in children and adolescents. Lancet Child Adolesc Health. 2023;7:415-28.
28. Sibley MH, Graziano PA, Kuriyan AB, Coxe S, Pelham WE, Rodriguez L, et al. Parent-teen behavior therapy + motivational interviewing for adolescents with ADHD. J Consult Clin Psychol. 2016;84:699-712.
29. Groenman AP, Hornstra R, Hoekstra PJ, Steenhuis L, Aghebati A, Boyer BE, et al. An individual participant data meta-analysis: behavioral treatments for children and adolescents with attention-deficit/hyperactivity disorder. J Am Acad Child Adolesc Psychiatry. 2022;61:144-58.
30. Catalá-López F, Hutton B, Núñez-Beltrán A, Page MJ, Ridao M, Macías Saint-Gerons D, et al. The pharmacological and non-pharmacological treatment of attention deficit hyperactivity disorder in children and adolescents: A systematic review with network meta-analyses of randomised trials. PLoS One. 2017;12:e0180355. 2017/07/13.
31. Ryu SA, Choi YJ, An H, Kwon HJ, Ha M, Hong YC, et al. Associations between Dietary Intake and Attention Deficit Hyperactivity Disorder (ADHD) Scores by Repeated Measurements in School-Age Children. One. 2022;14.
32. Chang JP, Su KP, Mondelli V, Pariante CM. Omega-3 polyunsaturated fatty acids in youths with attention deficit hyperactivity disorder: a systematic review and meta-analysis of clinical trials and biological studies. Neuropsychopharmacology. 2018;43:534-45.
33. Johnstone JM, Hughes A, Goldenberg JZ, Romijn AR, Rucklidge JJ. Multinutrients for the treatment of psychiatric symptoms in clinical samples: a systematic review and meta-analysis of randomized controlled trials. Nutrients. 2020;12.
34. Sonuga-Barke EJ, Brandeis D, Cortese S, Daley D, Ferrin M, Holtmann M, et al. Nonpharmacological interventions for ADHD: systematic review and meta-analyses of randomized controlled trials of dietary and psychological treatments. Am J Psychiatry. 2013;170:275-89.
35. Huberts-Bosch A, Bierens M, Ly V, van der Velde J, de Boer H, van Beek G, et al. Short-term effects of an elimination diet and healthy diet in children with attention-deficit/hyperactivity disorder: a randomized-controlled trial. Eur Child Adolesc Psychiatry. 2023.
36. Tourjman V, Louis-Nascan G, Ahmed G, DuBow A, Côté H, Daly N, et al. Psychosocial Interventions for Attention Deficit/Hyperactivity Disorder: A Systematic Review and Meta-Analysis by the CADDRA Guidelines Work GROUP. Brain Sci. 2022;12.
37. Rubia K, Westwood S, Aggensteiner PM, Brandeis D. Neurotherapeutics for Attention Deficit/Hyperactivity Disorder (ADHD): A Review. Cells. 2021;10.
38. Cortese S, Ferrin M, Brandeis D, Holtmann M, Aggensteiner P, Daley D, et al. Neurofeedback for attention-deficit/hyperactivity disorder: meta-analysis of clinical and neuropsychological outcomes from randomized controlled trials. J Am Acad Child Adolesc Psychiatry. 2016;55:444-55.
39. Neurofeedback Collaborative G. Double-blind placebo-controlled randomized clinical trial of neurofeedback for attention-deficit/hyperactivity disorder with 13-month follow-up. J Am Acad Child Adolesc Psychiatry. 2021;60:841-55.
40. Hyde J, Carr H, Kelley N, Seneviratne R, Reed C, Parlatini V, et al. Efficacy of neurostimulation across mental disorders: systematic review and meta-analysis of 208 randomized controlled trials. Mol Psychiatry. 2022;27:2709-19.
41. McGough JJ, Sturm A, Cowen J, Tung K, Salgari GC, Leuchter AF, et al. Double-blind, sham-controlled, pilot study of trigeminal nerve stimulation for attention-deficit/hyperactivity disorder. J Am Acad Child Adolesc Psychiatry. 2019;58:403-11 e403.

CAPÍTULO 33

TRANSTORNO DO ESPECTRO DO AUTISMO

Jeanne Alves de Souza Mazza ▪ Walter Luiz Magalhães Fernandes
Anna Elisa Scotoni

INTRODUÇÃO

Autismo é um constructo usado para descrever uma combinação específica de deficiências na comunicação e interação social recíprocas, com comportamentos repetitivos e repertório restrito e inflexível de interesses e atividades, que são claramente atípicos ou excessivos para idade e contexto cultural.[1,2] Este quadro pode variar nos indivíduos ao longo de um *continuum* de gravidade e exibe, ainda, uma pluralidade em número e intensidade das manifestações clínicas, com níveis díspares de inteligência e habilidade de linguagem.[2] Nesta população os distúrbios concomitantes ocorrem em cerca de 70 a 80% das pessoas, com comorbidades que podem ser neurológicas, psiquiátricas, genéticas e/ou outras condições médicas.[3-7]

Apesar de toda essa complexidade clínica os indivíduos compartilham as características centrais de comprometimento social e comportamental.[8,9] Por isso, refletindo o consenso científico mundial, em 2013, a 5ª edição do Manual Diagnóstico e Estatístico de Transtornos Mentais (DSM-5)[10] implementou um termo mais abrangente: transtorno do espectro autista (TEA), em vez de fragmentar os diagnósticos em diversas categorias.[4,6,11] Ao mesmo tempo, o TEA foi classificado como um dos transtornos do neurodesenvolvimento, que compreende um grupo de distúrbios cognitivos e comportamentais, com origem no período de desenvolvimento cerebral, manifestações na primeira infância com dificuldades significativas na aquisição e execução de funções intelectuais, motoras, de linguagem, ou sociais específicas.[10,11] A versão atualizada e revisada do DSM-5 (DSM-5-TR, 2022)[1] e a CID-11 (Classificação Internacional de Doenças, 2019)[2] endossaram esta estrutura.

Como todo distúrbio do neurodesenvolvimento, o TEA apresenta uma etiologia complexa, mas altamente hereditária, sendo que sua heterogeneidade clínica é espelhada por uma arquitetura genética intricada e diversa.[7,9] Todavia, a maioria das diretrizes clínicas atuais preconizam a investigação genética como uma ferramenta a ser utilizada na avaliação diagnóstica do autismo, por isso, há uma necessidade crescente de uma melhor compreensão nessa área.[6,7,12] Pois, embora os testes genéticos não garantam diagnóstico para todos, um resultado positivo pode rastrear comorbidades, direcionar o tratamento e aconselhamento genético, melhorar prognóstico e, em alguns casos, salvar vidas.[13]

PREVALÊNCIA

O aumento da prevalência do TEA é amplamente explicado pela ampliação dos critérios diagnósticos para indivíduos sem Transtorno do Desenvolvimento Intelectual (TDI) ou com deficiências mais leves, e pelo aumento da conscientização e reconhecimento do autismo.[6,12] Baseada numa importante revisão sistemática recente (englobando 99 estimativas em 71 estudos, de 34 países)[13] o TEA apresentou **prevalência mediana de 1/100** (a mediana representa o valor central de um conjunto de dados, sendo mais fidedigna que a média quando a distribuição numérica é discrepante: nos estudos o intervalo de prevalência de TEA variava de 0,01/100 a 4,2/100). Utilizando ferramentas de análise estatística para extrapolar os resultados encontrados nessa revisão para todas as regiões do planeta (incluindo áreas sub-representadas e áreas sem estudos significativos), foi encontrada **prevalência global mediana de 1/152 (65/10.000).**[1] Segundo os autores, isso se fez necessário devido à ausência de prevalências em muitos locais (como todo continente africano) e as disparidades metodológicas e amostrais dos estudos.[13] E para a comunidade europeia, e a maioria dos estudiosos no tema, o consenso mundial é uma prevalência do TEA em torno de 1%.[11,14-18]

Neste estudo citado, a percentagem mediana de TEA com TDI foi de 33,0%, compatível com vários outros estudos[4,6] e a proporção média entre homens e mulheres foi de 4,2:1; sendo que o TEA no sexo feminino apresentava sintomas mais graves.[13] Todavia, globalmente, a proporção homem/mulher em amostras epidemiológicas mais recentes parece ser de 3:1[19] sugerindo que crianças do sexo feminino sem deficiência intelectual concomitante podem ser subdiagnosticadas.[1,4,6,9,10,12] O autismo tem distribuição universal, independente de nível socioeconômico, raça, etnia.[1,6,10]

NEUROGENÉTICA DO TEA

Em 1944, Kanner já havia observado que os genitores (mais pais que mães) partilhavam traços comuns com os seus filhos autistas e, desde então, a importância da genética no TEA vem ganhando forma.[12] Embora a etiologia de essencialmente todas as condições médicas comuns seja tanto genética quanto ambiental,[4-6] acredita-se que o TEA tenha o componente genético mais elevado,[6,7,12] estimado entre 80 a 90%, baseado em diferenças marcantes nas taxas de concordâncias e nas estimativas de herdabilidade entre gêmeos monozigóticos e dizigóticos.[5,7,8,20-22]

Uma recente metanálise com mais de 6.000 pares de gêmeos relatou correlações para gêmeos monozigóticos próximas da perfeição, com uma pontuação de 0,98, em paralelo a de 0,53 para os dizigóticos;[5] demonstrando que a etiologia do TEA possui maior influência genética.[5,8,12,20] E com base em um estudo recente com mais de 2 milhões de pessoas em 5 países,[20] a herdabilidade do TEA foi estimada em aproximadamente 82,7%, indicando que a variação na ocorrência de TEA na população se deve, principalmente, a causas herdadas.[20] Isto deixa 17,3% para estimativas ambientais compartilhadas e únicas.[6,12,20] Várias condições ambientais já foram relacionadas com o TEA[4,5,7,8,23] e outra nova metanálise envolvendo 37.634 crianças autistas reforçou os fatores de risco (Quadro 33-1).[24,25]

Foi evidenciado também, em inúmeros estudos atuais, que a idade parental avançada se associa a acúmulo de mutações de ponto "*de novo*" no DNA da linha germinativa e correlaciona-se com maior risco de TEA na prole.[4,7,9,23] Devido às diferentes taxas de eventos replicativos, o aumento da carga "de novo" relacionado com a idade é aproximadamente 3 vezes maior em homens do que em mulheres.[23]

Quadro 33-1. Fatores de risco ambiental para o TEA

Pré-natal	Idades materna ou paterna ≥ 35 anos,[4,6,11,23] hipertensão e diabetes gestacionais, ameaça de aborto, hemorragia anteparto. *Uso de valproato
Perinatal	IG ≤ 36 semanas, pré-eclâmpsia, sofrimento fetal, síndrome hipóxica
Pós-natal	Baixo peso ao nascer, sexo masculino, anomalia cerebral

Adaptado de Wang C, Geng H, Liu W, Zhang G. Prenatal, perinatal, and postnatal factors associated with autism: A meta-analysis. Medicine (Baltimore). 2017.
*Nesta metanálise o uso de valproato não foi associado a maior risco, mas foi em inúmeros outros.[1,8,9,12,16,25] E neste, como em outros estudos: vacinas[3,4,6,8,11,25], tabagismo, ITU, amniorrexe prematura, Apgar de 5 minutos < de 7 e infecção respiratória não aumentaram o risco de TEA.[24]

Contudo, é um enorme desafio inferir causalidade a partir de associações observadas, dado o risco conferido pela idade parental poder ser mediado através de mecanismos diferentes, tanto genéticos como não genéticos, pois seguramente a idade avançada impacta a linha germinativa e o sistema reprodutivo, mas as características autísticas parentais influenciam as decisões sobre o adiamento da parentalidade.[6,7,12,20,23,24] Tudo isso contribui para associações não causais entre exposições e autismo, posto que pais com dificuldades sociais tendem a ter filhos mais tardiamente, com maior probabilidade de desenvolver mutações nos seus gametas e quanto maior a idade materna, maior risco de doenças crônicas e complicações obstétricas, como prematuridade.[6,7,12,21,23,24]

A história familiar de recorrência é, de longe, o fator de risco conhecido mais forte para o autismo e também uma importante medida, em nível populacional, da responsabilidade genética e familiar compartilhadas.[4,5,7,20,22,26] Numa pesquisa recente, envolvendo mais de 6 milhões de pessoas,[26] quando comparados com famílias não afetadas, há aumento de 8,4 vezes no risco de TEA após um irmão mais velho com TEA, contudo esse aumento é de 17,4 vezes de um TEA grave após irmão com TEA grave.[12,26,27] E o risco de recorrência (RR) para TEA sem Transtorno do Desenvolvimento Intelectual (TDI) foi significativamente maior para irmão (9,3×) em comparação a meio-irmão (4,8×) e primo (1,9×). No TEA com TDI o RR foi ainda maior: irmão 18,5×, meio-irmão 11,4× e primo 2,1×.[26] E esta taxa de recorrência pode chegar a 25-36% se um segundo filho também for TEA.[4,11,28]

Acrescendo isto, estudos mais atuais evidenciaram diferença significativa no RR de TEA entre irmãos por sexo:[26] o risco é 1,5 vezes maior de nascer TEA quando o irmão mais velho com TEA for do sexo feminino em comparação ao masculino;[4,12,26] este padrão pode refletir o fato de que o TEA no feminino está relacionado com maior responsabilidade genética familiar, ou seja, necessidade de maior carga genética (risco mais deletério) para a mulher expressar fenotipicamente o TEA.[4,12,23,26,29]

Sabe-se, ainda, que a história familiar de múltiplos transtornos mentais e neurológicos aumenta as chances de TEA com e sem TDI.[4,7-9,12,22,23] As histórias paternas e maternas de transtornos de neurodesenvolvimento, de ansiedade, de humor (depressivo, bipolar) e de esquizofrenia têm sido associadas a maior risco de TEA na prole.[22,23] Ter irmãos com transtorno de déficit de atenção/hiperatividade (TDAH) e TDI aumentam em 3,7× e 3,1×, respectivamente, as chances de TEA.[22] E um recente estudo de coorte com mais de 500 mil pessoas evidenciou que o TEA com TDI exibiu associação familiar maior para problemas neurológicos, enquanto o TEA sem TDI associação mais forte com transtornos psiquiátricos.[22] Este estudo concluiu que TEA sem deficiência intelectual está associado à maior carga genética familiar do que TEA com TDI.[4,12,22]

Há aproximadamente 800 genes descritos como: clinicamente significativos, relevantes ou conhecidos por contribuir para o risco de TEA.[5-8,21] Porém, em poucos casos o TEA é monogênico ou tem uma causa genética claramente predominante, pois, na maioria das vezes, o desenvolvimento do TEA é resultante de múltiplos genes e, portanto, "poligênico".[7,30] Esta não é uma situação única do TEA, uma vez que se acredita que essencialmente todos os distúrbios complexos comuns são "poligênicos" como: diabetes, asma, depressão, doenças cardiovasculares.[5,7,8]

Diante disso, a teoria mais aceita na atualidade para a etiologia do TEA é de causalidade multifatorial[16] com centenas de genes envolvidos numa interação complexa entre herança e fatores ambientais, influenciados pela epigenética, sendo que este conjunto desencadeia alterações fisiológicas em indivíduos geneticamente suscetíveis.[1,4,5,7-9,12,21]

Também está bem estabelecido que o risco de autismo aumenta significativamente em indivíduos com problemas sensoriais graves (surdez profunda, cegueira congênita), naqueles com TDI profundo e em muitas condições genéticas.[11] A título didático e para melhor triagem genética, fazem-se necessários os conceitos: **TEA sindrômico**[18] (com sinais ou sintomas morfológicos relacionados com doenças genéticas específicas); **TEA não sindrômico** (isolado, sem outros sinais/sintomas associados).[1,5,8,11] Sendo que o TEA sindrômico corresponde a 10 a 40%[5] do total e pode ser dividido em dois grupos.

TEA Como Uma Característica de Uma Síndrome Definida Somente Molecularmente

Casos que não podem ser facilmente definidos clinicamente, devido dismorfismos variáveis. Nesta situação, as variantes são identificadas somente por exames (*microarray*, exoma, genoma).[4,5]

- Síndromes genéticas: não bem reconhecidas clinicamente (até 20% dos casos). Cursam com penetrância incompleta e expressividade variável, sendo difíceis de identificação.[4]

TEA que Ocorre no Contexto de Uma Síndrome Clinicamente Definida

O reconhecimento depende da familiaridade do médico com as características da síndrome, e o diagnóstico se faz normalmente por testes genéticos direcionados.[5] **Qualquer síndrome genética associada à TDI também pode estar associada ao TEA**[4] (ver capítulo 34). Estima-se que cerca de 10 a 20% dos autistas são diagnosticados com uma síndrome genética rara identificável,[12] descrita por dismorfias, manifestações metabólicas e/ou neurológicas.[3-6,8,12,21]

Doenças Monogênicas

Síndrome do X Frágil (Gene *FMR1*)

Doença ligada ao X, associada a TDI moderado/grave e a causa monogênica mais comum do TEA.[3,29,31] Expressa-se mais no sexo masculino e 50 a 90% desses pacientes apresentam TEA.[11,31] Dismorfias incluem face longa e estreita, com fronte, orelhas e mandíbulas proeminentes, macrocefalia, dedos hiperflexíveis; macrorquidia (adolescência). Comum: atraso do desenvolvimento neuropsicomotor (ADNPM) de partida, TDAH, distúrbios de sono, agressividade; epilepsia em 10 a 20%[5] dos casos e mais comum naqueles que tem TEA.[21,28,31] Sua etiologia é por expansão da repetição do trinucleotídeo CGG (> 200) no Gene FMR1 (normal é de 5 a 44 repetições; portadores 55 a 200).[31] E devido a proteção fornecida pelo cromossomo X não afetado, a expressão é mais branda em meninas, sendo a maioria portadora;[31] com clínica de TDAH e/ou TDI leve; TEA ≈ 20% delas.

Síndrome de Rett (Gene *MECP2*)

Este gene é responsável por mais de 95% dos casos típicos de Rett (e 75% dos atípicos).[27] É um distúrbio ligado ao X que afeta, predominantemente, o sexo feminino, sendo 99,5% casos esporádicos (mutação *de novo*). Incidência de 1/10.000 a 20.000 nascidas vivas. Clínica se inicia até 6-18 meses de vida, após DNPM aparentemente normal, com: desaceleração do perímetro cefálico (PC), peso/crescimento; estagnação com involução do DNPM; diminuição do contato visual e perda do uso intencional das mãos – com estereotipias manuais de linha média (bater, torcer, lavar, apertar, mãos à boca). Na evolução, perdem linguagem, marcha, interesse pelo ambiente e por interações sociais (quando, então são diagnosticadas com TEA)[21] e fica evidente o TDI. Epilepsia (65-80%) e pode ser de difícil controle, necessitando, frequentemente, de polifarmácia, dieta cetogênica e/ou estimulador do nervo vago. São comuns ainda: bruxismo (> 70%), escoliose, irregularidades respiratórias (> 60%), constipação intestinal, distúrbios de sono, disfagia, ataxia, tremores.[27,32] TEA em mais de 60% dos casos.[4] *Síndrome de Rett em meninos* é muito rara, por possuírem apenas um cromossomo X, por isso, costuma ter clínica muito grave. Geralmente apresentam morte fetal ou encefalopatia epiléptica neonatal grave, com parkinsonismo e óbito precoce.[27] Vale ressaltar a importância deste diagnóstico devido o surgimento de nova medicação (Trofinetide) aprovada pela FDA (2023) para o tratamento da síndrome de Rett. A droga demonstrou segurança em grandes coortes pediátricas, com melhora neurocomportamental.[32]

Esclerose Tuberosa (Genes TSC1 e 2)

Síndrome neurocutânea, autossômica dominante (70% por mutação *de novo*) com: máculas hipopigmentadas, angiofibromas faciais e evolui com hiperplasias tumorais em múltiplos sistemas, especialmente cerebrais (túberes corticais, nódulos subependimários e astrocitoma de células gigantes), renais (cistos e angiolipomas) e cardíacos (rabdomioma). Comum: ADNPM de partida e TDI (50-60%). Epilepsia ocorre em 85-90% dos casos, sendo que 30 a 50% apresenta a síndrome de West e nesse caso específico a Vigabatrina® é o tratamento de eleição. O diagnóstico é baseado em critérios diagnósticos e a vigilância é muito importante no seu manejo. (TEA 40-50% dos casos).[3,4,11,21]

Neurofibromatose Tipo 1 (Gene *NF1*)

Síndrome neurocutânea, autossômica dominante, que se define por múltiplas manchas café com leite, sardas axilares e/ou inguinais, neurofibromas, nódulos de Lisch (hamartomas de íris), glioma óptico, lesões ósseas. Dificuldade de aprendizagem 80% das vezes, comuns: TDAH e déficits de linguagem.[3] (TEA 18-30%).[4]

Distrofia Muscular de Duchenne (Gene *DMD*)

Doença ligada ao X, sendo 1/3 por mutação de novo. Clínica: inicia-se por volta de 3-4 anos, no sexo masculino, com atraso motor grosso, marcha com báscula do quadril e na ponta dos pés, pseudo-hipertrofia da panturrilha, dificuldade de se levantar da posição deitada ou sentada (manobra de Gowers +), quedas frequentes, postura lordótica. Costumam necessitar de cadeira de rodas em torno dos 10 anos de evolução da doença. Mulheres geralmente assintomáticas. TDI 30 a 50%; TEA 30-40%.

Síndrome de Cornelia de Lange (Gene *NIPBL* e Outros)

Sobrancelhas arqueadas e unidas (sinofre), narinas antevertidas, cílios longos, microcefalia, comissuras bucais para baixo, hirsutismo, déficit de crescimento de membros e somático. Com ADNPM, TDI, deficiência auditiva, miopia, cardiopatia, anormalidades gastrointestinais e geniturinárias; (TEA 43%)[4]

Síndromes de Macrocefalia Associadas ao Gene *PTEN*

Responde por ≈ 20% do espectro macrocefalia/TEA; cursa com macrocefalia pós-natal e incluem várias síndromes, como:

- *Síndrome de Cowden:* autossômica dominante, com polipose do TGI, tumores de: mama, tireoide, endométrio. Hamartomas (cerebelo, pele, mucosas), lipomas, maxila e mandíbula hipoplásicas, pectus *excavatum*, catarata, máculas penianas.[4]
- *Síndrome Bannayan-Riley-Ruvalcaba:* expressa-se com alta estatura, polipose intestinal, lipomatose, neoplasias, hiperextensibilidade articular, ADNPM, TDI.

Síndrome de Smith-Lemli-Opitz (Gene *DHCRT*)

Microcefalia pós-natal, estreitamento bitemporal, ptose, epicanto, fissura palatina, microrretrognatia, orelhas baixo-implantadas, narinas pequenas e antevertidas, sindactilia de artelhos, baixo ganho de peso, cardiopatia, anomalias geniturinárias, ADNPM/TDI, hipotonia, hipocolesterolemia. (TEA > 70%).[4,18]

Síndrome de Timothy (Gene *CACNA1C*)

É uma canalopatia de cálcio, caracterizada por sindactilia, orelhas baixo-implantadas, face arredondada, prolongamento do intervalo QT, ADNPM de partida, cardiopatia congênita, imunodeficiência e 70% manifesta TEA.[4] Nestes pacientes um diagnóstico tardio pode resultar em morte súbita prevenível.[11,21]

Síndrome Phelan-McDermid ou Deleção 22q13 (Gene *SHANK3*)

Fenótipo geralmente é inespecífico, mas pode ter dismorfias: dolicocefalia, olhos fundos, edema palpebral, cílios longos/volumosos, sobrancelhas esparsas, nariz bulboso, malar proeminente, queixo pontudo. Clínica de ADNPM, TDI, hipotonia, alta tolerância a dor. Pode se apresentar mais grave com hipotonia global e epilepsia farmacorresistente (TEA em 75%).

Síndrome de Cohen (Gene *VPS13B*)

Microcefalia, sobrancelhas e cílios volumosos, fendas palpebrais onduladas e para baixo, implantação baixa de cabelos, raiz nasal larga, filtro nasolabial curto, incisivos superiores grandes. Outros: ADNPM e TDI; hipotonia; dificuldades alimentares na infância com obesidade troncular na adolescência; retinopatia e miopia; neutropenia; baixa estatura e hipermobilidade articular (TEA 54%).[4,12]

Anomalias cromossômicas e Outras

Síndrome de Angelman (SA)

A deleção da região do cromossomo 15q11-q13 causa síndromes de Angelman/Prader-Willi dependendo da origem parental. A S. de Angelman é causada 70% por deleção materna do gene *UBE3A* e em 3 a 5% por dissomia uniparental paterna. Apresenta: microcefalia pós-natal, macrostomia, dentes pequenos e espaçados, prognatia, hipopigmentação (pele, olhos); além de crises de riso imotivadas, epilepsia (80%) com EEG característico;[21] ataxia axial e/ou apendicular, marcha tipo "marionete" (rígida, desequilibrada, braços afastados do corpo); linguagem oral ausente, TDI grave (TEA 35%).[4]

Síndrome de Prader-Willi

Setenta e cinco por cento das vezes ocorre por deleção paterna na região 15q11-q13; em 25% por dissomia uniparental materna. Cursa com quadro grave de hipotonia e dificuldade alimentar no 1º ano de vida (necessita gavagem); seguido no 2º ano de vida por compulsão alimentar com obesidade progressiva (é a maior causa de obesidade genética). Dismorfias: estreitamento bitemporal, olhos amendoados, comissuras bucais para baixo, mãos e pés pequenos, baixa estatura, hipogonadismo. Apresentam (TDI leve a moderado). Característica marcante é a dermatilomania ("cutucar", escoriar a pele); TEA 33% dos casos.

Síndrome de Down (Trissomia do 21)

Caracterizada por dismorfias: fácies plana, fissuras palpebrais inclinadas para cima, epicanto, braquicefalia, pescoço curto, prega palmar única. TDI, cardiopatias, patologias gastrointestinais e endócrinas. Cerca de 8-20% tem TEA[4] com maior propensão a comportamentos mais hiperativos e autolesivos, vocalizações incomuns, irritabilidade e agressividade mais graves, distúrbios mais graves de sono.[3] Acredita-se que reflete a perda da característica marcante da síndrome: interesse em conversar e socializar.

Síndrome de Williams-Beuren

Deleção de 7q11-23, com expressão fenotípica de: fácies "élfica" com: fronte ampla, depressão temporal, edema supraorbitário, base nasal larga, longo filtro nasolabial, macrostomia, lábios espessos, dentes pequenos e espaçados, micrognatia. Cardiopatia em 75% (+ estenose aórtica supravalvar 64%), ADNPM, baixa estatura, TDI leve a moderado, costumam ser desinibidos e sociáveis. TEA em 12%,[4] sendo mais agressivos.

Síndrome de DiGeorge/Deleção 22q11.2/Síndrome Velocardiofacial

Inclui cardiopatia congênita, fissura palatina/labiopalatina, timo hipoplásico, hipocalcemia.[4] Achados faciais: face alongada e assimétrica, prognatia, hipertelorismo, edema palpebral superior, ptose, raiz nasal alta, nariz com presença de um enchimento (narina tubular, cilíndrica) e ponta bulbosa; orelhas assimétricas e displásicas. Atraso de linguagem 80-90%; TEA em 11%.[4,12]

Síndrome CHARGE

Expressa por coloboma ocular, defeitos cardíacos, atresia de coanas, retardo do crescimento, anomalias geniturinárias e auditivas (TEA 30 a 50%).[4]

Síndrome de Joubert

Descrita por irregularidades respiratórias (mais no RN), nistagmo, ADNPM, TDI. Dismorfias: macrocrania, fronte proeminente, sobrancelhas altas e arredondadas, epicanto, narinas antevertidas e alargadas, boca entreaberta, língua protrusa com movimentos rítmicos, orelhas baixas implantadas. Além de distrofia retiniana e anomalias renais. Ressonância magnética (RM) de encéfalo: com característico "sinal do dente molar" (hipoplasia cerebelar e malformações mesencefálicas). TEA em 40%.[4]

QUADRO CLÍNICO

Os sintomas de TEA podem começar a manifestar-se entre 6 e 18 meses de vida e é consenso que o diagnóstico e intervenção precoces pode levar a melhora de sintomas relacionados com o comportamento, capacidade funcional e comunicação.[17] Por isso, recomenda-se diligência aos sinais e sintomas, durante o acompanhamento de crianças, especialmente nos menores de 3 anos.[19] As diretrizes da Academia Americana de Pediatria (AAP) recomendam vigilância do desenvolvimento aos 9, 15 e 30 meses, nas consultas pediátricas, com triagem específica para TEA aos 18 e 24 meses.[6]

Se surgirem preocupações por parte dos pais, médicos ou outros profissionais de saúde relacionadas com o transtorno, regressão da linguagem, problemas no desenvolvimento ou nas habilidades de comunicação, recomenda-se que os médicos de cuidados primários encaminhem a criança para ambulatório especializado em autismo[17] e também para intervenção precoce.[6,11,13]

Os primeiros sintomas do TEA incluem contato visual deficiente, não responder ao ser chamado, atrasos em apontar/gesticular, ausência de compartilhamento e de gestos aos 12 meses e desinteresse e atraso de habilidades sociais e linguísticas (balbucio/fala).[11] A partir de 18-24 meses os sintomas característicos começam a se distinguir do desenvolvimento neurotípico e de outros atrasos ou condições de desenvolvimento e os sinais de alerta incluem também: brincadeiras de "faz de conta" limitadas; interesses estranhos ou hiperfocados;[6] movimentos repetitivos estereotipados: *flapping* de mãos, movimento pendular com o corpo para frente e para trás (balancim); sofrimento significativo causado por mudança nas rotinas; falta de interesse em socializar e isolamento; ações atípicas repetitivas: alinhar/empilhar brinquedos; ecolalia (repetir palavras), atenção exagerada a detalhes.[19]

Estudos antigos descreviam regressão autista súbita em crianças entre 1 e 2 anos, que já tinham um desenvolvimento normal. Dados retrospectivos indicaram que a maioria dessas crianças que relataram regressão já tinham dificuldades sociocomunicativas anteriores.[1,8,11] Pesquisas subsequentes mostraram que a regressão grave em crianças com desenvolvimento típico é rara e pode estar ligada à síndrome de Landau-Kleffner – uma afasia epileptiforme identificada por dados clínicos e de EEG, [1,11] ou um erro inato do metabolismo.

Para ilustração, no Quadro 33-2 há os sinais de alerta de 0 a 36 meses de idade.

Na idade escolar, crianças com TEA mostram pensamento concreto e dificuldade em compreender ironias e indiretas. Embora possam demonstrar interesse pelos colegas, só aceitam jogos se suas regras prevalecerem, não aceitam perder e carecem de habilidades de conversação.[6] Em crianças mais velhas, mesmo as com inteligência média ou alta, há um perfil desigual de habilidades, com uma lacuna significativa entre habilidades intelectuais, funcionais e adaptativas. A maioria dos autistas apresenta dificuldades com a teoria da mente (entender a perspectiva de outra pessoa) e com a coesão central (compreender o contexto geral), percebendo mais detalhes, do que o todo.[1]

Comportamentos disruptivos: irritabilidade, heteroagressividade, autolesão (morder-se, bater a cabeça, arranhar-se) e crises de birra é comum, e são mais prevalentes do que nos outros transtornos do neurodesenvolvimento, incluindo o TDI.[1] Déficits motores são frequentemente observados no TEA, incluindo uma marcha estranha, falta de coordenação[1] (descritos por Asperger como "desajeitamento motor"), assim como outros sinais anormais: correr com mãos para baixo ou para trás, andar na ponta dos pés,[1] dificuldade com movimentos coordenados (p. ex., triciclo, polichinelo).

Quadro 33-2. Indicadores do desenvolvimento neurotípico (NT) versus sinais de alerta do TEA.

Idade	Pessoal/social	Linguagem	Brincadeiras
0-6 meses NT	– 2 meses: inicia o sorriso social e a face do outro tem preferencial atenção. – 3-4 meses: busca e acompanha o olhar do cuidador. Amamentação é momento de atenção especial ao olhar, fala, face e gestos da mãe. – 5 meses: sorri e se zanga; presta + atenção a pessoas que aos objetos	Atenção inata à fala humana. – 2-3 meses: modula choro para expressar fome, sono, dor, reconhecendo voz do cuidador. Aparece os gorgolejos, arrulhos (gritos agudos) "conversando" em resposta a sons. – 3-4 m: surge a vocalização (vogais), imita sons e os gritos variam conforme a presença, ou não, do cuidador	Explora o objeto de diferentes formas, inicialmente olha e o acompanha. – 3-4 meses: agarra, coloca na boca, bate, joga, sacode. – 4 meses: olha e brinca com as próprias mãos. – 5 meses: rola na cama
0-6 meses Alerta TEA	Olhar desinteressado ou fugidio para rosto, pessoas. Bebê é sério, sonolento, irritável; indiferença na hora da amamentação. Incomoda-se ao toque ou ao ser levado ao colo. Assume postura assimétrica, atípica, sem variação motora	Pouca resposta à fala, prefere o silêncio, ou emite gritos aleatórios. Seu choro é indistinto e pode mudar rapidamente de choramingo para choro inconsolável, sem relação óbvia com eventos/pessoas. Tem dificuldade em ser acalmado por brinquedos, toque, voz ou aconchego	É mais hipoativo, lento. Comportamentos exploratórios raros ou ausentes. – 3-4 meses: quase não segura objetos por desinteresse ou por escaparem das suas mãos
6-12 meses NT	– 6 meses: mostra antecipação para ser pego no colo, se alimentar. É alegre, mantém forte conexão com cuidador e mais reservado com estranhos. – 7-9 meses: inicia interações sociais, compartilha atenção com sorrisos, sons e gestos. Provoca o outro e brinca: escondeu/achou	– 6-9 meses: inicia balbucio (sílabas) e age como se "conversasse". Respondendo com contato ocular, expressões faciais e vocalizações. – 8 meses: mostra preferência ao chamado do cuidador. – 9-11 meses: gira o corpo e olha para quem o chama, mesmo se estiver focado num brinquedo. Imita gestos: tchau, joga beijos, bate palmas	– 7-9 meses: transfere objeto de mão, brinca com os pés, interage com sua imagem no espelho. Demonstra atenção ao receber um novo objeto, decidindo entre brincar com ele, continuar com o anterior, ou com os 2
6-12 meses Alerta TEA	Sem comportamento antecipatório. Incômodo ao vestir/despir, tocar ou lavar (rosto, cabelo). Reação atípica a luz, sons, quando estimulado. Sorriso e interação sociais ausentes. Apego a objetos e não os compartilha	Contato ocular escasso, sem mímica e sem interesse na vocalização social. Necessita muita ênfase do cuidador para atrair interesse. Sem resposta ao chamado do seu nome ou só raramente, após muitas tentativas, ou ao ser tocado	Indiferença ou pouca resposta a brinquedos Notável dificuldade em mudar de atividade/objeto Seu uso de brinquedos é repetitivo e limitado

(Continua)

Quadro 33-2. Indicadores do desenvolvimento neurotípico versus sinais de alerta

Idade	Pessoal/social	Linguagem	Brincadeiras
12-24 meses NT	– 11-14 meses: aponta para pedir algo (apontar exigente) – 12-16 meses: aponta para compartilhar interesse, atenção (apontar declarativo: lua, pássaro voando), c/contato visual. Interesse por objetos oferecidos, em seguir o apontar do outro e buscar consolo do cuidador em situações novas	– 12-14 meses: 5-6 palavras (direcionadas a alguém ou algo) que evolui rapidamente. – 18 meses: 50 palavras. – 24 meses: 200 palavras com frases. Tem intenção comunicativa e linguagem verbal e não verbal, com emoções e mímica facial. Se perguntar "onde está...?" criança olha para pessoa, objeto nomeado, parte do corpo	Busca chamar atenção através de gestos, caretas, brincadeiras como oferecer e retirar objetos. Explora texturas, movimentos. – 18 meses: rabisca espontaneamente. – 15 a 18 meses: inicia o jogo simbólico (faz de conta)
12-24 meses Alerta TEA	Tardiamente aparece o apontar exigente e raramente o declarativo. Compartilha algo com outro por sua necessidade (abrir algo, ligar TV para ele). Quando quer algo chora ou pega a mão da pessoa e a leva ao que quer (uso instrumental do outro). Raramente pega objetos oferecidos, não segue o apontar, não busca consolo do cuidador	Não apresenta as primeiras palavras até 2 anos. Ou quando apresenta a linguagem é irregular: aprende/desaprende, ou só fala quando quer, sem intenção de se comunicar; ou usa única palavra, ou ecolalia (imediata, tardia). Prefere sequências e nomeações: alfabeto, cores, números, animais. Com gestual pobre e respostas emocionais desproporcionais à intensidade dos estímulos	Não busca atenção, gosta de brincar com poucos brinquedos específicos de maneira repetitiva: rodar, enfileirar objetos, mexer as mãos; ou fixa em partes do brinquedo, ou explora com a boca. O jogo simbólico nesta fase raramente surge espontaneamente
24 -36 meses NT	Busca atenção, insiste no contato, aponta, escolhe, pede coisas. compartilha objetos; sabe aguardar a vez. Tem muito interesse em interações. – 36 meses: tira/veste partes do vestuário, põe sapatos, usa colher	– 24 meses: inicia frases, compreende ordens simples; entende e usa gestos. – 30 meses: combina 3 ou + palavras, vocabulário de 1000 palavras, 80% delas inteligíveis. Tem interesse em ouvir e contar estórias, relata eventos. – 36 meses: distingue passado, presente e futuro. Fala é infantilizada	Brinca de faz de conta, imita os papéis dos adultos, cria cenas com personagens. Gosta de parquinho, correr, passear, brincar perto de crianças. Rabisca e faz círculos
24 -36 meses Alerta TEA	Iniciativas de contato, compartilhar objetos e responder às interações são raras ou após muita insistência. Coordenação atrasada. Dificuldade para tirar/vestir roupas	Não fala frases ou o faz por ecolalia repetição da fala de outra pessoa, personagem, slogans), sem intenção de diálogo. Fala é "robotizada", imitando a do adulto (pouco infantil) Desinteresse em contar estórias	Não brinca de faz de conta e se faz é repetitivo. Não aprecia muito parquinhos e crianças; ignora, afasta-se ou só observa. Atrasa para rabiscar, correr, chutar

Meninas com TEA, sem TDI, geralmente apresentam melhores habilidades de conversação, brincadeiras imaginativas e tendência maior a compartilhar interesses, em comparação com homens autistas, embora, enfrentem desafios sociais semelhantes. Elas tendem a socializar e no geral possuem uma ou duas amigas; e o comportamento de "mascarar" os sintomas autistas, como copiar o vestuário, a voz e os modos de pessoas sociáveis, pode dificultar o diagnóstico.[17,19] Além disso, os comportamentos repetitivos podem ser mais controlados e seus focos de interesse podem ter cunho mais social ou "normativo" (literatura, personagens, bandas pop) embora sejam intensos.[1,6,11,16]

As atuais avaliações diagnósticas do autismo frequentemente não consideram diferenças de gênero, o que torna a identificação do autismo em mulheres um desafio que requer um olhar clínico mais focado e detalhado.[17,19] O diagnóstico ausente ou tardio, a falta de apoio para suas dificuldades e o estresse de tentar se ajustar às expectativas sociais aumentam o risco de problemas emocionais, como distúrbios alimentares, ansiedade, transtorno depressivo, suicídio. Além disso, sua ingenuidade nas relações sociais as expõe a vitimização, provocação, agressão ou abuso sexual.[11]

Adolescentes e mulheres adultas com TEA são comumente diagnosticadas de maneira equivocada com outros transtornos mentais, como transtorno de personalidade *borderline*, devido a alta emotividade, introspecção, dificuldades em expressar-se e explicar suas ações ou sentimentos, além do histórico de relacionamentos instáveis, devido suas dificuldades sociais.[11]

DIAGNÓSTICO

Os testes são instrumentos de triagem, visando identificar indivíduos que necessitam de avaliação diagnóstica. No entanto, um rastreio positivo ou negativo não confirma nem descarta o TEA.[11] O diagnóstico é clínico e feito por um médico especialista (neurologista/psiquiatra infantil, pediatra do desenvolvimento)[6] com experiência clínica, mediante processo clínico detalhado (Quadro 33-3).[8,17]

Sempre que viável, é recomendado que o diagnóstico seja realizado por equipe multiprofissional capacitada, que pode melhorar o diagnóstico e direcionar as intervenções.[2,11,17] Assim que possível, solicitar avaliação neuropsicológica por profissional treinado em TEA, especialmente quando há dúvidas sobre a capacidade cognitiva, pois os perfis de desenvolvimento no autismo são desiguais e um valor global de inteligência (QI) pode não refletir adequadamente a sua capacidade funcional. Por isso, o foco dessa avaliação é definir áreas específicas fortes e fracas, com recomendações de estratégias apropriadas para superar ou minimizar essas dificuldades.[1,10]

Quadro 33-3. Avaliação mínima para TEA em crianças

- História clínica detalhada: HDA, histórias gestacionais, de DNPM, familiar, patológica
- Identificação da sintomatologia do autismo: déficit social + interesses/comportamentos repetitivos
- Exame físico e sensorial (exame neurológico; audição e visão)
- Avaliação clínica do nível de desenvolvimento e da linguagem expressiva e receptiva
- Avaliação de dificuldades emocionais ou comportamentais (observar interações na consulta)
- Informações sobre fatores socioambientais

Adaptado de Fuentes J, Hervás A, Howlin P. European Society of Child and Adolescent Psychiatry (ESCAP) practice guidance for autism: a summary of evidence-based recommendations for diagnosis and treatment. Eur Child Adolesc Psychiatry 2021.

A Organização Mundial da Saúde (OMS) aprovou a 11ª versão da CID (Classificação Internacional de Doenças),[2] em vigor mundialmente desde 2022, porém no Brasil, segundo o Ministério da Saúde, estará em uso a partir de janeiro de 2025. Esta classificação atual segue o que foi proposto no DSM-5[10] que unificou todos os quadros similares numa só nomenclatura *transtorno do espectro autista* para todos os diagnósticos classificados na CID-10 como *transtornos globais do desenvolvimento* (autismos infantil, autismo atípico, síndrome de Asperger, transtorno desintegrativo da infância), mantendo excluída a síndrome de Rett deste grupo.[2,8,11,16]

Em relação ao diagnóstico na CID-11, o TEA está incluído no grupo 6 (seis), que corresponde a transtornos mentais, comportamentais ou do neurodesenvolvimento, sendo o grupo 6A referente aos transtornos do neurodesenvolvimento. Autismo está identificado pelo código 6A02 (substituindo o F84) e as subdivisões passam a estar relacionadas com a presença ou não de TDI e/ou de comprometimento da linguagem funcional. Por isto, ao contrário do DSM-5-TR e da CID-10, a CID-11 possibilita um único CID para o diagnóstico comórbido de autismo com deficiência intelectual, além disso, nos critérios diagnósticos não estão incluídos hiper ou hiporreatividade sensorial.[2,11]

A CID-11 também observa que os indivíduos com TEA podem variar em todo o espectro do funcionamento intelectual e da linguagem, podendo ter desde nenhum, leve comprometimento, ausência total ou ter *linguagem funcional prejudicada* caracterizada por: prejuízo acentuado na linguagem/comunicação funcional em relação ao esperado para a sua faixa etária, seja por meio da fala (fazendo uso somente de palavras isoladas ou frases simples), seja por meio de outro recurso comunicativo (imagens, sinais, gestos, textos ou expressões).[2] E, em vez da descrição de gravidade do DSM-5 TR, é proposta a seguinte subdivisão (Quadro 33-4).

Em 2022, a Associação Americana de Psiquiatria (APA) lançou o DSM-5-TR[1], versão atualizada do DSM-5 de 2013.[10] No campo do TEA, para seu diagnóstico, agora é necessário que os indivíduos apresentem todas as subcaracterísticas do domínio de comunicação social. Esta edição acredita ter adotado critérios mais "conservadores" para evitar sobrediagnóstico e a "banalização" do autismo (Quadro 33-5).[1]

Quadro 33-4. Critérios diagnósticos da CID-11 para o Transtorno do Espectro Autista (TEA)[2]

TEA (6A02)	Transtorno do desenvolvimento intelectual	Comprometimento da linguagem funcional
6A02.0	Não presente	Leve ou nenhum comprometimento
6A02.1	Presente	Leve ou nenhum comprometimento
6A02.2	Não presente	Linguagem funcional prejudicada
6A02.3	Presente	Linguagem funcional prejudicada
6A02.4	Não presente	Ausência de linguagem funcional
6A02.5	Presente	Ausência de linguagem funcional
6A02.Y	Outro transtorno do espectro do autismo especificado	
6A02.Z	Transtorno do espectro do autismo não especificado	

*Código "6A02.4 – TEA sem TDI e ausência de linguagem funcional" foi excluído da versão final.

Quadro 33-5. Critérios diagnósticos adaptados do DSM-5-TR[1]

<table>
<tr><td colspan="12">A. Déficits persistentes na comunicação social e na interação social em múltiplos contextos, conforme manifestado em TODOS OS TRÊS SEGUINTES na história atual ou por história prévia</td></tr>
<tr><td colspan="4">1. Limitação na reciprocidade socioemocional, variando de abordagem social anormal e dificuldade para estabelecer uma conversa normal a dificuldades para compartilhar interesses, afeto, emoções, ou iniciar ou responder a interações sociais</td><td colspan="4">2. Limitação nos comportamentos de comunicação não verbal usados para interação social, variando entre comunicação verbal e não verbal pouco integrada à anormalidade no contato visual e linguagem corporal; ou dificuldade na compreensão e uso de gesto e expressões faciais</td><td colspan="4">3. Limitações em iniciar, manter e entender relacionamentos, com variações na dificuldade de adaptação do comportamento para se ajustar nas situações sociais, compartilhar brincadeiras imaginárias e ausência de interesse por pares</td></tr>
<tr><td colspan="12">B. Padrões restritos e repetitivos de comportamento, interesses ou atividades, conforme manifestado POR PELO MENOS DOIS DOS SEGUINTES, na história atual ou por história prévia:</td></tr>
<tr><td colspan="3">1. Movimentos motores, uso da fala ou de objetos estereotipados ou repetitivos. Por exemplo, estereotipias motoras, alinhar ou girar brinquedos, objetos; ecolalia imediata ou tardia, idiossincrasias (fala fora de contexto</td><td colspan="3">2. Insistência na mesmice, adesão inflexível a rotinas, por exemplo, sofrimento extremo devido a pequenas mudanças, dificuldades com transições, pensamentos e rituais fixos de comportamento, necessidade de fazer o mesmo caminho ou ingerir os mesmos alimentos</td><td colspan="3">3. Interesses altamente restritos e fixos que são anormais em intensidade ou foco. Por exemplo, forte apego ou preocupação com objetos incomuns; interesses excessivos ou perseverativos em determinado assunto, programa, brincadeira</td><td colspan="3">4. Hiper/hiporreatividade a estímulos sensoriais ou interesse incomum por aspectos sensoriais do ambiente. Por exemplo, indiferença aparente à <u>dor/temperatura</u>; atração ou aversão a estímulos táteis, auditivos, visuais, olfativos gustativos, proprioceptivos</td></tr>
<tr><td colspan="12">C. Sintomas devem estar presentes precocemente no período do desenvolvimento (mas podem não se manifestar até que a demanda social para estas habilidades seja necessária, ou ser encoberta por estratégias aprendidas na vida)</td></tr>
<tr><td colspan="12">D. Sintomas causam prejuízo clinicamente significativo no funcionamento social, acadêmico, profissional ou outras áreas importantes da vida do indivíduo no presente</td></tr>
<tr><td colspan="12">E. Essas perturbações não são mais bem explicadas por TDI (transtorno do desenvolvimento intelectual) ou TGD (transtorno global do desenvolvimento). Embora TEA e TDI sejam comórbidos</td></tr>
</table>

*Especificar se: associado a alguma condição médica ou genética conhecida, ou a fator ambiental:
Associado a outro transtorno do neurodesenvolvimento, mental ou comportamental
Com ou sem deficiência intelectual concomitante
Com ou sem comprometimento da linguagem
* Especificar a: gravidade atual dos critérios A e B, para categorizar.[1,10]

Quadro 33-6. Níveis de necessidade de suporte do TEA

Nível de suporte	Comunicação social	Comportamentos restritos e repetitivos
Nível 1 (requer suporte)	No geral, são pessoas com dificuldades para compreender e seguir regras sociais, com dificuldade de iniciar interação social desde a 1ª infância (respostas atípicas ou malsucedidas). Pode aparentar como desinteresse por interações	Inflexibilidade de comportamento causando interferência significativa no funcionamento social. Com dificuldade em trocar de atividades. Problemas para organização e planejamento que dificultam a independência
Nível 2 (requer suporte substancial)	Déficits graves de comunicação verbal e não verbal com prejuízos sociais aparentes, mesmo com apoio. Iniciativa limitada de interações sociais, com respostas reduzidas ou anormais	Hiperfoco, inflexibilidade comportamental, dificuldade de lidar com mudanças. Comportamentos restritos/repetitivos são comuns com interferência em vários contextos
Nível 3 (requer suporte muito substancial)	Déficits severos nas habilidades sociais verbais e não verbais, com graves prejuízos de funcionamento. Grande limitação em dar início às interações sociais com resposta mínima às tentativas sociais que partem de outros	Inflexibilidade comportamental, com grande sofrimento e muita agitação quando solicitados a mudar de tarefa. Comportamentos repetitivos são comuns e interferem muito em todas as esferas da vida. Grave prejuízo funcional

Adaptado do DSM-5/TR[24]

Nível de suporte: apesar de ser um equívoco frequente, a classificação em níveis do DSM não equivale propriamente a uma gradação em TEA "leve", "moderado" ou "grave". Tal entendimento é importante para evitar análises reducionistas como a ideia de autismo "leve" carregar o pressuposto equivocado da ausência de demandas de suporte; ou o autismo "grave" reforçar a presunção de incapacidade, amplificando a privação de estratégias adaptativas. Então, ao invés de classificar o TEA em função da "gravidade", é feita uma avaliação detalhada da intensidade dos sintomas em cada área afetada, resultando em um perfil individual de habilidades e necessidades de suporte (Quadro 33-6).[1]

EXAMES COMPLEMENTARES

O teste genético é recomendado para todas as crianças com TEA, mas seu rendimento é maior em crianças com epilepsia e/ou TDI.[30] O Colégio Americano de Genética Médica e Genômica (ACMG), as Academias Americanas de Neurologia e de Psiquiatria da Infância e Adolescência recomendam que todos os indivíduos com TEA recebam avaliação e testes genéticos (Quadro 33-7):[5-7,10,21]

- *Teste de metilação para síndrome de Angelman/Prader-Willi:* quando sugestivo.[7]
  - Obs.: síndromes de X-frágil e a maioria dos casos de Angelman não são detectados no exoma.[7]
  - O Exoma do trio (criança e pais) é indicado, em casos mais "graves", a fim de investigar novas variantes (de novo) não presentes nos pais.[7] Melhor rendimento quando epilepsia, dismorfias.[30]

Quadro 33-7. Exames genéticos e sua eficiência[21]

Exames genéticos	Proporção de indivíduos com resultado patogênico	
Pesquisa molecular para X-frágil	2 a 5%[7,10]	Média 2,5%[7]
Microarray cromossômico (CGH)	9-10%[2,5]	Média 11%[7]
Sequenciamento completo do Exoma (WES), e/ou do genoma (se disponível)	11-30%[5]	Média 20-25%[7]

- *Testes genéticos:* roteiro de investigação sugerido:[21]
  - Síndrome clinicamente reconhecida: testes genéticos específicos (pesquisa do gene, painel).
  - Síndrome não reconhecida (ou TEA não Sindrômico): 1ª Linha: pesquisa molecular para X-frágil (meninos).[7] Caso negativos, seguir a sequência até o êxito: CGH *array* > exoma > genoma.
- *Avaliação metabólica:* em casos associados a: hipotonia; parada e/ou regressão do DNPM; episódios recorrentes de: vômitos, letargia, hipoglicemia, acidose; microcefalia, déficit pondero estatural; envolvimento de outros órgãos;[6] fácies grosseiras; fadiga ou ataxia intermitentes; Vitamina B12 alta[3] = ver lista de exames (capítulos 50 e 51).
- *Laboratório:* hemograma, função hepática, renal, função tireoidiana, glicemia; ferro e ferritina se TEA com hiperseletividade alimentar ou associado a distúrbio de sono[6] (ferritina baixa, considerar síndrome das pernas inquietas). Lipidograma, ácido úrico, vitaminas: D, B12; qualquer criança com autismo que ande com antepé deve ter os níveis de creatina fosfoquinase (CPK) determinados para descartar a distrofia de Duchenne.[3,33] Histórico de pica: medir nível de chumbo e ferro.[3,6]
- *RM de encéfalo:* indicados em casos de alterações neurocutâneas, microcefalia ou exame neurológico anormal (p. ex., espasticidade, hipotonia grave, ataxia, achados unilaterais).[6,8]
- *EEG:* atualmente não é recomendado como prática diagnóstica de rotina devido aos resultados conflitantes sobre sua utilidade. Solicitar se clínica indicativa, ou suspeita.[6,8]

DIAGNÓSTICO DIFERENCIAL

Deficiência Intelectual

Pode ser difícil em razão da alta comorbidade, mas o TDI isolado comumente é sociável, empático, importa-se com o outro, mostra interesse em socializar com adultos e crianças, especialmente crianças mais novas (por equiparar à sua idade mental). No geral tende a ser dependente nas relações, segue o que os outros querem, apresenta comportamentos pueris e é considerado muito ingênuo. Lembrar que no TDI pode ter interesses restritos (por limitação cognitiva), estereotipias motoras (4 a 16%), dificuldade em lidar com frustrações e agressividades (por falta de controle de impulsos), além de disfunção sensorial. Entretanto, tem intenção comunicativa, atende ao chamado do próprio nome, gosta de compartilhar brinquedos/brincadeiras; usa e compreende linguagem gestual e sua memória é curta, por isso não apresenta ecolalia tardia longa ou complexa; bem como não há discrepância entre sua habilidade intelectual com as habilidades funcionais e sociais.[1]

TDAH

Costuma ter DNPM adequado na primeira infância, não apresenta comportamentos restritos e repetitivos, ou interesses bizarros; gosta de mudanças de rotina e ambiente; tem interesse social e intenção comunicativa. Muda facilmente de uma brincadeira para outra, compartilha brinquedos e costuma ser descuidado com pertences. Na infância costuma fazer amizades facilmente, mas, por vezes, perde-as logo, devido à sua agitação e impulsividade.

- No TEA a desatenção ocorre quando a atividade não é foco do seu interesse; não gostam de mudanças e costumam ser cuidadosos com seus pertences.[1] Obs.: seus movimentos em excesso podem ser estereotipias regulatórias (movimentos repetitivos e rítmicos) agitar mãos e braços, pular ou andar no mesmo lugar.

TOC

Os pensamentos intrusivos geralmente estão relacionados com a contaminação, organização, ou temas sexuais ou religiosos, e as compulsões e comportamentos são realizadas na tentativa de aliviar a ansiedade, a angústia, o sofrimento (egodistônicos).[1]

- No autismo os comportamentos repetitivos são ritualísticos e egossintônicos, ou seja, não geram desconforto e são percebidos como prazerosos e reforçadores.
- Interesses restritos e repetitivos no autismo associam-se a conforto, alívio e prazer.

Esquizofrenia

Com início na infância é extremamente rara e de modo geral se desenvolve após um período de desenvolvimento normal ou quase normal. As alucinações e delírios, características definidoras da esquizofrenia, não são elementos do TEA.[1]

- Evitar confundir solilóquios, diálogos em voz alta "com sua mente", conversas com amigos imaginários, ou hiperaudição que os leva a se incomodar com sons quase inaudíveis (como tic-tac de um relógio pendurado ou conversa entre pessoas à distância) – fatos comuns no TEA, mas diferentes de alucinação ou delírio.

Mutismo Seletivo

Consiste em fracasso consistente para falar em **situações específicas (geralmente escola, pessoas desconhecidas)**, mas sua fala é normal nas outras situações. Sua capacidade de comunicação não verbal é apropriada, apresenta linguagem receptiva (compreensiva) adequada, obedece a comandos, sua reciprocidade social não é afetada e não há padrões de comportamento restritos ou repetitivos, mesmo em ambientes onde a criança permanece em silêncio.[1,3] E seu DNPM prévio antes do início do mutismo era normal.[1]

- No TEA a família pode alegar que a criança "se comunica" em casa, mas neste caso geralmente a família "traduz" seu comportamento e antecipa suas vontades e somente eles compreendem, além de que há todo o cortejo sintomático típico. Na dúvida, pedir gravações nos ambientes que alegam fala normal da criança.

Transtornos da Comunicação Social (Pragmática)

Quando há comprometimento na comunicação social e nas interações sociais, mas não há interesses restritos/repetitivos, os critérios para o transtorno de comunicação social são atendidos, em vez do TEA.[1,3]

Transtorno do Movimento Estereotipado

Esse diagnóstico deve ser dado se apresentar somente comportamento motor repetitivo, com prejuízo funcional, sem outros sintomas.[1]

- Além dos transtornos de neurodesenvolvimento, as crianças neurotípicas também podem apresentar estereotipias simples (balancim, flapping) em até 5%-19%. No entanto, são autolimitados e início é mais tardio, 3-5 anos (TEA inicia 1-3 anos).[1]

Transtorno Opositivo Desafiador (TOD)

Caracteriza-se por comportamento raivoso, irritável, desafiador em relação a figuras de autoridade, começando entre 6-9 anos. Criança com TOD diz "não", discute (contesta, argumenta) a tudo que é proposto por professores, pais, cuidador, mas, no geral, não com os pares. E o transtorno se desenvolve, principalmente, em ambientes familiares abusivos, agressivos ou negligentes.[1] Já crianças com TEA cursam com sinais antes dos 3 anos, quase nunca argumentam ou contestam nada fora do seu domicílio, mas podem dar impressão de desobediência, devido dificuldades cognitivas de entender as regras. A raiva e agressividade surgem de rigidez comportamental em situações inesperadas (perder o sinal da internet, perder em jogos, ser retirado de brincadeira sem aviso prévio, mandar fazer algo sem combinar antes, contenção física) e geralmente não descompensam em situações previsíveis.

COMORBIDADES

A alta prevalência de distúrbios concomitantes no TEA indica que distúrbios médicos e neuropsiquiátricos, incluindo a TDI, devem ser rotineiramente examinados em indivíduos que apresentam TEA.[16] Em até 79% dos indivíduos com TEA é encontrado um transtorno neuropsiquiátrico comórbido[3,16,19] e 40% podem ter 2 ou mais.[1,17]

Todavia, nem sempre é fácil identificar comorbidades em crianças com TEA devido a diversos fatores: déficit de comunicação para explicar sintomas, dificuldade em entender ou detectar sensações corporais, má integração da representação do esquema corporal, percepções sensoriais ou relatos de dor atípicos.[17] Também podem ser negligenciados pela crença generalizada de que comportamentos e sintomas desviantes são "parte do autismo".[3,17] Mas reconhecer estas condições médicas é importante, porque exacerbam o comportamento disfuncional e a maioria delas é tratável, sendo que esse tratamento pode melhor substancialmente a qualidade de vida do TEA.[3]

Comportamentos externalizantes como irritabilidade, agressividade, agitação psicomotora, autolesão e acessos de raiva são queixas comuns em cerca de 85% das crianças com TEA, tanto de alto quanto de baixo funcionamento.[16,29] Esses comportamentos geralmente resultam da dificuldade em regular as emoções, do autocontrole reduzido e da resposta excessiva às disfunções sensoriais.[29] Em caso de surgimento agudo ou piora acentuada desses sintomas, deve-se fazer uma análise funcional do comportamento, verificar mudanças nos ambientes familiar e escolar, avaliar o risco de *bullying*, considerar a possibilidade de epilepsia e outras comorbidades.

A incapacidade de comunicar dor ou desconforto pode levar a comportamentos inadequados para chamar atenção. Muitos comportamentos, incluindo os desafiadores, ocorrem porque produzem algum resultado para o indivíduo. Crianças com TEA têm mais dificuldade em entender regras sociais e o que é certo ou errado. Se receberem reforço positivo para comportamentos inadequados, tendem a mantê-los e extrapolá-los para outros ambientes.

A seguir serão descritas as comorbidades mais importantes além da deficiência intelectual.

Transtornos do Sono

São significativos, afetando 40-86%[3] dos autistas com impacto significativo na qualidade de vida de toda família.[6] São essencialmente anomalias do ritmo sono-vigília: insônia inicial ou despertares noturnos (com dificuldade em voltar a dormir), e parassonias. A etiologia principal é a diminuição significativa na síntese de melatonina. Tratamento de 1ª linha é intervenção comportamental com educação dos pais, rituais de dormir, higiene do sono (resultado ≈ 25%). Se falhar iniciar farmacoterapia, 2ª linha: melatonina (recomendação: A) e o ideal é de liberação prolongada, usar 30 minutos a 2 horas antes de dormir; manter 6 meses para reduzir e suspender. Opções: risperidona, clonidina.

Epilepsia

Cerca de 20-30% das crianças com TEA têm crises epilépticas,[6,28] com 60% mostrando alterações no EEG prolongado durante o sono.[3,15] Epilepsia apresenta prevalência três vezes maior em autistas com DI do que naqueles sem associação a DI[3,4] e costuma ser mais grave quanto menor for o QI do paciente.[15] Outros fatores de risco incluem a presença de ADNPM, sexo feminino e TEA sindrômico.[3,6,30] Sua prevalência aumenta com a idade: 12% na infância; 26% na adolescência.[15,30] Determinar a ocorrência de crises epilépticas pode ser desafiador, pois crianças com TEA exibem comportamentos que são enraizados em seus déficits centrais, como "ficar olhando para o nada", parecer desatentas, não responder aos seus nomes ou manifestar movimentos repetitivos.[30] O EEG muitas vezes revela alterações focais, com cerca de 45% das crianças com TEA e epilepsia apresentando achados focais mais nos lobos temporais e frontais.[15] Casos de dúvidas fazer vídeo-EEG. O tratamento segue os protocolos da ILAE (Liga Internacional contra Epilepsia) para cada tipo de crise, mas há debate sobre a necessidade de tratar alterações no EEG em pacientes sem crises para melhorar comportamentos, com a maioria dos estudos questionando essa abordagem.[15,30]

TDAH

Muitas vezes é difícil determinar se a falta de atenção se deve a um déficit básico de atenção/concentração, ou se resulta de deficiências sociais que afetam a atenção compartilhada com outras pessoas, ou se o tópico ou atividade está fora dos interesses especiais do indivíduo. Comportamentos impulsivos podem surgir da incompreensão das regras sociais. Dificuldades de atenção/hiperatividade e comportamentais também são comuns no TEA. Entre 28 e 53% das crianças com TEA preenchem critérios para TDAH.[16] E 49% das pessoas com TEA com problemas de concentração respondem ao tratamento com metilfenidato – 1ª linha de tratamento e atomoxetina é 2ª linha (recomendação: B).[16,25]

Transtorno de Ansiedade

É muito comum e são observados em crianças com TEA com taxas de prevalência entre 42 e 55%.[6] Destes, a fobia específica (9-44%) e a fobia social (entre 8-29%) são os transtornos mais comuns.[1,16] Usar inibidor seletivo de recaptação de serotonina (ISRS), caso não responda usar risperidona (recomendação: B).[16]

Transtorno Depressivo

Sintomas de humor depressivo e inadequação são mais evidentes em adolescentes e adultos jovens com TEA de melhor nível cognitivo. A depressão em TEA pode se manifestar de maneira diferente: em vez de relatar tristeza, elas podem mostrar irritabilidade, comportamentos desafiadores, retraimento social, com mudanças nos padrões de sono ou alimentação; além de diminuição dos seus interesses, baixa autoestima, comportamentos autolesivos e piora da ansiedade. Afeta 37% dos autistas ao longo da vida[6] e o risco de ideação suicida é elevado, sendo a segunda causa de morte nesse grupo.[1] Recente metanálise com trabalho de 16 países e 48.186 participantes revelou prevalências de 34,3% para pensamentos suicidas, 21,9% para planejamento suicida e 24,5% para tentativas, sendo todos índices maior que o dobro da população geral. TEA sem DI, com comunicação social mais prejudicada, apresentam maior risco, sendo crucial monitorar comportamentos de automutilação e esquiva social na adolescência. Autistas têm maior probabilidade de ter diversidade de gênero do que os não autistas e a interseção entre TEA e diversidade de gênero agrava o risco de suicídio, resultando em prevalência mais elevada.[19] No Reino Unido, atualmente, 10,7% dos suicídios envolvem pessoas com autismo, ou traços autísticos. Embora homens tenham 2,3 vezes mais chance de suicídio que mulheres na população geral, no autismo as mulheres apresentam maior risco de tentativas/morte por suicídio.[19]

Transtorno de Aprendizagem

A falta de interesse em certos temas e a dificuldade em se engajar com materiais de leitura podem prejudicar a aprendizagem em autistas. Eles podem ter dificuldade em entender palavras, frases e textos, especialmente com ambiguidade ou linguagem figurada. Sensibilidades sensoriais também interferem na concentração em ambientes com estímulos visuais/auditivos intensos. Essas dificuldades afetam o rendimento acadêmico e social, tornando-os alvos fáceis de ***bullying***. Esse perfil cognitivo impacta o desempenho escolar, atrasando a aprendizagem da leitura em média por dois anos em relação aos neurotípicos e dificultando a escrita cursiva, interpretação de textos, problemas matemáticos e raciocínio lógico. No entanto, podem se destacar em habilidades específicas, como memória visual ou aprendizado autodidata de línguas, usando estratégias mnemônicas.

Outros Transtornos Neuropsiquiátricos[6]

Comumente associados temos transtornos de tiques (incluindo Tourette); transtorno bipolar; transtorno de estresse pós-traumático; transtornos alimentares; TOC; disforia de gênero; transtorno por uso de substâncias.

Outras Comorbidades

Maior tendência a distúrbios gastrointestinais, sendo o principal a constipação, que tem muita relação com a seletividade alimentar, redução de ingesta hídrica ou mesmo com o medo de evacuar; mas também diarreia, refluxo gastroesofágico e colites. Além de sobrepeso/obesidade em 18 a 33%; disfunção imunológica; distúrbios alérgicos.[3,6] Lembrando que, em um paciente com incapacidade de regular suas emoções, qualquer queixa física apresenta problemática e repercussão maiores, devido a desregulação emocional.

TRATAMENTO

Tratamento precoce tem potencial de modificar as consequências do transtorno e embora não haja cura, há evidências de que intervenções implementadas antes dos quatro anos de idade estão associadas a ganhos significativos na cognição, linguagem e comportamento. O que se sabe é que para os sintomas nucleares do TEA são preconizadas as intervenções comportamentais e educacionais; enquanto, para controle de outros sintomas, como comportamentos disruptivos, as intervenções medicamentosas, associadas às terapias, podem ser uma opção.[17]

O diagnóstico de TEA, por si só, fornece pouca informação sobre os tipos de tratamento necessários e apesar de várias alegações de tratamentos "milagrosos" para o autismo, não existe nenhuma intervenção específica que possa ser recomendada para todos os autistas.[9,11] A maioria dos pacientes requer uma equipe transdisciplinar e a despeito de algumas terapias e técnicas terem sido mais exploradas na literatura científica, as revisões sistemáticas mais atuais reconhecem os benefícios de diversas intervenções, sem sugerir superioridade de quaisquer modelo.[17]

Os benefícios esperados do tratamento abrangem melhorias na interação social, nas habilidades de comunicação e nas capacidades adaptativas. Também se espera uma redução na frequência e gravidade dos comportamentos disfuncionais ou negativos, além de um aumento no desempenho acadêmico e na cognição.[17]

Tratamento Não Medicamentoso

Embora não exista "cura" para o autismo, existem várias intervenções eficazes que podem melhorar o funcionamento. A abordagem transdisciplinar, associada à participação ativa familiar e da escola como coterapeutas, proporciona uma evolução mais favorável à funcionalidade e independência do paciente, dentro de sua gravidade clínica. O manejo do TEA deve começar prontamente com o objetivo de prevenir um agravamento adicional, minimizar os sintomas e melhorar a qualidade de vida. É fundamental que o profissional de saúde esteja ciente das várias abordagens para orquestrar um tratamento transdisciplinar e individual adequados.

- *Suporte educacional e familiar:* a primeira conduta é a psicoeducação da família explicando o TEA: definição, manejo, prognóstico,[26] além de orientar os membros da família como lidar com eles no domicílio a fim de: estimular a sua independência, ensinar a lidar com frustrações, controlar impulsos e minimizar comportamentos disfuncionais. No processo terapêutico, a comunicação entre médicos, terapeutas e família é fundamental, especialmente considerando que alguns membros da família podem ter características de autismo, diagnosticadas ou não. É crucial transmitir o diagnóstico com empatia, reconhecendo seu impacto emocional. A educação é um componente vital no tratamento do TEA, abrangendo habilidades acadêmicas, autodisciplina, treinamento social e práticas comunitárias. Após o diagnóstico deve-se contatar a escola para criar um Plano Educacional Individualizado (PEI) e um programa de prevenção ao *bullying*, muito comum com esses pacientes.
- *Intervenções:* a estimulação precoce com intervenção transdisciplinar, que trabalha áreas de força e estimula áreas de déficit, pode aperfeiçoar a independência do paciente, aproveitando o potencial de neuroplasticidade e poda neural. A equipe transdisciplinar para tratamento do TEA inclui profissionais das áreas médica, psicologia/neuropsicologia, fonoaudiologia, fisioterapia, terapia ocupacional, psicopedagogia/pedagogia, psicomotricista, serviço social etc.

Nos últimos anos, o número de ensaios clínicos randomizados para TEA aumentou significativamente, especialmente para crianças muito pequenas. Os principais modelos de intervenção psicológica para crianças pré-escolares com autismo são desenvolvimentistas e comportamentais. Contudo, mesmo nos ensaios mais bem-sucedidos, nem todas as crianças mostram progressos significativos. As evidências mais fortes de eficácia e impacto a longo prazo estão em intervenções focadas nas interações precoces entre pais e filhos, principalmente em crianças pequenas.[11] Atualmente, muitas intervenções comportamentais aplicadas adotaram estratégias e tarefas mais naturais e adequadas ao desenvolvimento da criança.[9,11]

Baseada nas recomendações da IACAPAP e ESCAP (respectivamente: Associação Internacional e Sociedade Europeia de Psiquiatria Infantil e do Adolescente), que adotaram a abordagem de combinar informações de ensaios randomizados e não randomizados, opiniões de especialistas e outras diretrizes internacionais existentes,[11] segue um resumo do consenso atual para tratar o TEA:

1. Mesmo em casos sem o diagnóstico formal de autismo é importante realizar avaliação detalhada das disfunções e iniciar intervenções, além de monitorar o progresso subsequente.
2. As recomendações de tratamento devem considerar o perfil, dificuldades e necessidades do indivíduo, assim como seu contexto familiar e social. É crucial reconhecer que indivíduos e famílias podem passar por mudanças ao longo do tempo, exigindo adaptações na intervenção e no suporte. Estudos demonstram que, em crianças com TEA, há melhorias na comunicação social e redução de comportamentos restritivos e repetitivos com o envolvimento dos pais nas intervenções.
3. Considerar a criança em sua totalidade. Além do autismo, existe um indivíduo com as mesmas necessidades de outras crianças. Prestar atenção aos aspectos não autistas do indivíduo, promovendo o bem-estar geral, como bom sono, alimentação saudável e exercícios.[11]
4. O TEA apresenta um perfil desigual de pontos fortes e dificuldades. Promover os pontos fortes pode criar um ambiente mais positivo para autistas e suas famílias. Por exemplo, estratégias visuais podem beneficiar indivíduos com habilidades visuais superiores às verbais. Interesses específicos podem ser usados para aprimorar habilidades acadêmicas e facilitar interações.
5. Criar um ambiente acolhedor para autistas é essencial. A análise funcional deve identificar fatores ambientais (sociais, sensoriais, físicos, cognitivos) que limitam o progresso e a qualidade de vida. É crucial ver o ambiente sob a perspectiva do TEA e reduzir o estresse ambiental. Pequenas mudanças podem ter grandes impactos no comportamento e bem-estar.
6. O tratamento eficaz não se baseia em um número fixo de horas ou sessões. Em vez de seguir um cronograma prescrito, a terapia deve maximizar oportunidades ao longo do dia para promover o progresso e mitigar dificuldades sociais, de comunicação e de imaginação.
7. Terapias de comunicação social baseadas no desenvolvimento focam na sincronia adulto-criança. Os pais aprendem a responder aos sinais comunicativos dos filhos, incentivando a comunicação espontânea, atenção compartilhada e brincadeiras espontâneas.
8. A terapia da fala e linguagem (SLT) é crucial para crianças com autismo, melhorando a compreensão e comunicação. Embora não haja evidências consistentes sobre modelos específicos de SLT, o foco é adaptar a comunicação às necessidades individuais, priorizando não apenas a produção de fala, mas também formas alternativas de comunicação como sinais, símbolos e, para pacientes maiores de 7 anos não verbais, o sistema de comunicação por troca de figuras – Picture Exchange Communication System (PECS).[8,9,16] Apesar dos avanços tecnológicos, como computadores e *tablets*, a dependência excessiva da tecnologia pode ser prejudicial. Estudos recentes não encontraram benefícios cognitivos ou linguísticos significativos em programas de ensino assistidos por computador para crianças autistas.[9,11]

9. Autistas frequentemente apresentam várias alterações sensoriais: sonoras, táteis, propriocepção (percepção de profundidade), seletividade alimentar, marcha nos antepés. Técnicas de dessensibilização progressiva e estratégias comportamentais, com auxílio de terapeutas ocupacionais, psicólogos e fonoaudiólogos, podem ser usadas. Embora existam poucas evidências da eficácia da terapia de integração sensorial, estudos indicam que estratégias comportamentais podem ajudar. Modificações ambientais simples (som, iluminação, roupas, móveis) podem reduzir significativamente os problemas.
10. Dificuldades práxicas podem limitar o aprendizado de atividades de vida diária (AVDs) e essa falta de autonomia está presente na maioria dos portadores de autismo, mesmo nos quadros leves. Isto aumenta a dependência, a imaturidade e fazem-no crer incapazes, causando impacto na aquisição da escrita, autocuidados, hábitos de higiene, equilíbrio. Estratégias específicas, guiadas pelas habilidades e preferências de cada criança, podem melhorar o brincar funcional, a coordenação motora e, por conseguinte, a autonomia.[9]
11. Musicoterapia evidenciou melhoria da interação social, comunicação verbal, comportamento inicial e reciprocidade socioemocional.[9]
12. Recursos governamentais: os pacientes com TEA têm direito a passes livres e várias outras garantias. O Serviço Social pode orientar e apoiar essas demandas.

Tratamento Medicamentoso

Atualmente, não é recomendado nenhum tratamento farmacológico para tratar os sintomas "centrais" do autismo[16] e os chamados tratamentos "alternativos" (*neurofeedback*, comunicação facilitada, treinamento de integração auditiva, secretina, quelação, oxigenoterapia hiperbárica, dietas de exclusão etc.) não têm lugar no tratamento do TEA e alguns são potencialmente prejudiciais.[11,16] Não há provas de testes de diagnóstico ou tratamentos que envolvam análise capilar, anticorpos celíacos, testes de permeabilidade intestinal, testes de alergia (particularmente ao glúten, caseína, *Candida* e outros fungos), anomalias imunológicas ou neuroquímicas, micronutrientes como vitaminas, análise de fezes, peptídeos urinários ou estudos de glutationa peroxidase eritrocitária.[11,16,25]

Ademais, indivíduos com TEA normalmente são mais vulneráveis aos efeitos colaterais dos agentes psicofarmacológicos do que seus pares neurotípico da mesma idade.[5,16] Mesmo assim, a maior parte dos autistas recebe medicamentos psicotrópicos prescritos em algum momento da vida. As categorias de fármacos mais prescritas são medicações para dormir, antipsicóticos, estimulantes, inibidores seletivos da recaptação da serotonina (ISRS); muitos deles com uma gama de efeitos colaterais. Portanto, considerar caso a caso, os benefícios e riscos potenciais do medicamento.[25]

Comportamentos agressivos podem impactar a aprendizagem, socialização, saúde e qualidade de vida, justificando o uso de farmacoterapia. Estratégias comportamentais são primeira linha, mas se ineficazes, medicamentos são recomendados. É ideal combinar tratamento medicamentoso com não medicamentoso, sendo os antipsicóticos uma opção eficaz principalmente em casos graves de autolesão/heteroagressividade. Aprovados são risperidona e aripiprazol (recomendação: A), apesar do risco de síndrome metabólica.[9,17,29,34] Opções: antipsicóticos típicos, mas nunca combiná-los.

Os sintomas-alvo comuns para os quais existe um tratamento medicamentoso eficaz e baseado em evidências incluem: além de insônia; comportamentos disruptivos (autolesão, heteroagressão, acessos de raiva, irritabilidade, agitação psicomotora), presentes em até 85% dos autistas;[29] TDAH (hiperatividade, desatenção, impulsividade) presente em 50%; ansiedade e depressão; estereotipias, comportamentos repetitivos.[5,16] E entre as medicações mais usadas temos (Quadro 33-8):[25,29,35]

Duas metanálises de rede demonstraram que carbamazepina e lamotrigina são mais eficazes do que outros medicamentos para epilepsia em crianças e adolescentes com TEA. Portanto, como a essas medicações são tanto estabilizadores de humor, quanto fármacos anticrise, eles podem ser alternativas terapêuticas para indivíduos com TEA, epilepsia e distúrbios de humor.[29] Outras opções são: divalproato de sódio (bom resultado) e topiramato.[5]

Há comprovações limitadas de que os medicamentos para TDAH, quando devidamente otimizados, podem evitar o uso de agentes adicionais (como antipsicóticos e estabilizadores de humor) para gerenciar a desregulação emocional e irritabilidade em crianças somente com TDAH, mas também naqueles com TDAH e TEA comórbidos. Podendo ser uma opção adequada para o manejo de comportamentos disruptivos ou alterações de humor nestes pacientes e não houve diferenças significativas entre usar psicoestimulantes ou não estimulantes.[29]

Uma recente revisão sistemática,[28] encontrou evidências que os Canabinoides *full spectrum* (com diferentes proporções de CBD e THC) podem exercer efeitos benéficos sobre alguns sintomas associados ao TEA, como problemas comportamentais, hiperatividade e distúrbios do sono, com um número menor de efeitos colaterais metabólicos e neurológicos que outros medicamentos; inclusive com relatos de melhora na interação e comunicação social.[34] Além disso, permitiu reduzir o número de medicamentos prescritos e diminuiu significativamente a frequência de crises epilépticas quando havia epilepsia comórbida. Efeitos Colaterais relatados: irritabilidade, hiperfagia, sonolência.[28] Uma proporção de 33:1 (CBD: THC), em baixas doses mostrou-se eficaz em casos moderados a graves.[34] No entanto, revisão sistemática do ano de 2024 identificou evidências limitadas e, em geral, de baixa qualidade quanto à eficácia de produtos a base de CBD para o tratamento de transtorno de neurodesenvolvimento em crianças e adolescentes, incluindo TEA. A revisão enfatiza que ensaios clínicos randomizados rigorosos são necessários para direcionar o uso clínico desses produtos.[36]

Quadro 33-8. Lista de medicamentos mais utilizados no TEA

Medicamento	Dose	Idade	Efeitos adversos comuns
Transtornos de sono			
Melatonina	Início 0,5-1 mg/dose (0,05- 0,15 mg/kg/d). Se necessário, aumentar cada 15 d até 3 a 6 mg (máx.: 15 mg)	> 2 anos	Cefaleia, sonolência diurna
TDAH			
Metilfenidato	Preferir os de longa duração (mais efetivos e menos efeitos colaterais). Iniciar 10 mg ou 18 mg. Dose-alvo: 20 a 36 mg (máx.: 60 mg)	≥ 6 anos	Insônia, anorexia, dor abdominal, cefaleia, irritabilidade. Explosões emocionais
Atomoxetina	Iniciar 10 mg 1 a 2x/dia. Aumentar 10 mg a cada 10-15 dias. Dose-alvo: 1,2 mg/kg (máx.: 100 mg)	≥ 6 anos	Anorexia, vômitos, dor abdominal, fadiga, náuseas, irritabilidade

(Continua)

Quadro 33-8. *(Cont.)* Lista de medicamentos mais utilizados no TEA

Medicamento	Dose	Idade	Efeitos adversos comuns
Sintomas disruptivos/estereotipias			
Risperidona	Inicial: 0,25-0,5 mg, 1 a 2x/dia; (tentar inicialmente 1x/dia). Aumentar a cada semana. Dose-alvo: 1-2 mg (máx.: 4 mg)	≥ 5 anos (*off label* > 2 anos)	Aumento do apetite/peso, sedação, náusea, vômito, fadiga, sialorreia, rinite. Hiperprolactinemia*
Aripiprazol	Inicial: **1 mg** e aumentar 1 mg a cada 3 a 7 dias – 1x/dia. Dose-alvo: 5 a 15 mg (máx.: 30 mg)	≥ 6 anos	Acatisia, náusea, vômito, ganho de peso. Pouca hiperprolactinemia
Antipsicóticos típicos	**Haloperidol** (liberado p/EMA*) -0,5 e aumentar 0,5 mg/semana; Até 0,15 mg/kg/d; 1-2x/d ou 5-10 mg/d **Periciazina, levomepromazina**	Casos + graves > 6 anos	Sonolência, distonia, parkinsonismo. Hiperprolactinemia*
Clonidina (agonista alfa2)	Início 0,05 mg (50 mcg); aumento 0,05 mg/d, cada 3 dias. Dose-alvo: 0,2-0,4 mg/d, 2 a 4x/d (máx.: 0,6 mg/d)	> 6 anos	Sonolência, fadiga, sedação, irritabilidade, bradicardia, hipotensão
Ansiedade e depressão (ISRS – doses baixas)/TOC			
Fluoxetina	Inicial: 2,5 a 5 mg. Pode aumentar 10 mg, cada 30-40 d. Até 20-40 mg	> 6 anos	Impulsividade, anorexia, inquietação, insônia
Sertralina	Início 25 mg. Aumentar 25 mg/mês 1x manhã (máx.: 200 mg)	> 6 anos	Náusea, insônia, diarreia, sonolência, boca seca
Fluvoxamina	Uso + para TOC: 50-200 mg	> 8 anos	Náuseas e sedação leve

TDAH: Transtorno de déficit de atenção/hiperatividade; EMA: Agência Europeia de Medicamentos.
*Hiperprolactinemia (HPRL) é um efeito colateral comum dos antipsicóticos, relacionado com o bloqueio de dopamina em até 70% dos pacientes, podendo causar: hipogonadismo, amenorreia, galactorreia, disfunção sexual e infertilidade. HPRL a longo prazo pode causar: ganho de peso, aumento da massa gorda, insensibilidade à leptina, resistência à insulina, osteoporose e até câncer de mama.[35] Diretrizes atuais orientam *trocar o fármaco em todo caso sintomático*. Mas se assintomático: HPRL < 50 ng/mL não necessita de intervenção; HPRL > 50 ng/mL, considerar uma das condutas: associar aripiprazol adjuvante (< 5 mg), reduzir dose ou trocar por outro antipsicótico (aripiprazol, olanzapina, quetiapina), vitamina B6 em altas doses; HPRL > 100 ng/mL associar aripiprazol adjuvante (< 5 mg).[35]

PROGNÓSTICO

A conscientização sobre o TEA e a resposta da saúde pública têm avançado significativamente.[24] No entanto, por ser um distúrbio complexo com manifestações e sintomas variados, o prognóstico dos pacientes com autismo permanece altamente subjetivo e influenciado por diversos fatores.[1]

Cerca de 10% das crianças com autismo apresentam microcefalia, com achados adicionais e mau prognóstico.[5] Comorbidade com epilepsia e outros transtornos de saúde mental também piora o prognóstico, com maior risco de mortalidade prematura.[1] Lesões e envenenamento são causas comuns de morte; sendo o afogamento a principal causa de morte acidental em crianças com TEA.[1]

Fatores de bom prognóstico incluem ausência de Deficiência Intelectual (DI), QI > 70, linguagem funcional até os 5 anos de idade, sintomas leves e diagnóstico e intervenção precoces. Estudos de acompanhamento do autismo, da infância até a idade adulta, indicam que a gravidade dos sintomas tende a diminuir ao longo do tempo, com melhorias acentuadas nas habilidades sociais e de comunicação à medida que envelhecem.

Muitos indivíduos com TEA sem DI alcançam altos níveis de funcionamento na vida adulta, enquanto alguns continuam dependentes. Mas, casos com DI moderado a grave necessitam de educação especializada e apoio contínuo. Conquanto, alguns indivíduos com DI leve, podem levar vidas produtivas, mesmo certos casos de graves distúrbios comportamentais na infância.[1]

Por fim, casuísticas que utilizam registos de saúde eletrônicos demonstraram que os adultos com TEA têm maior probabilidade de serem diagnosticados com problemas imunológicos, distúrbios do sono e obesidade, além de maior risco de morte prematura e automutilação.[8] No geral, o acesso ao ensino superior e ao emprego é limitado, e menos de 1/3 dos adultos tem emprego estável e é independente.[11] E mulheres autistas,[17] bem como autistas sem TDI têm alta taxa de suicídio.[1,4,11,25]

CONCLUSÃO

O TEA é um transtorno de neurodesenvolvimento complexo com disfunções comportamentais, sociais e adaptativas e alta variabilidade genética e fenotípica. Os indivíduos diferem em todo espectro sintomatológico, especialmente no cognitivo, e mais de 70% têm comorbidades que impactam a saúde e o prognóstico. Melhorias na identificação precoce e maior acesso a serviços de diagnóstico aumentaram as taxas de prevalência. Indivíduos com TEA podem ter síndromes genéticas como cromossomopatias, doenças monogênicas, mutações de ponto e distúrbios metabólicos;[4] embora os testes genéticos geralmente não alterem o tratamento, informam sobre risco de recorrência, prognóstico e pode identificar intervenções mais eficazes.

A classificação do autismo no DSM-5 revisado e na CID-11 deverá ajudar a harmonizar o diagnóstico em crianças e adultos e há evidências de que a intervenção precoce melhora a comunicação, minimiza os sintomas e aperfeiçoa o desenvolvimento infantil, além de reduzir o estresse dos pais. No entanto, sabe-se que é um grupo que apresenta risco elevado de mortalidade, menor nível educacional e qualidade de vida reduzida. O tratamento do TEA inclui o manejo de problemas médicos associados, com prioridade para tratamentos mais personalizados, mas ainda é necessário entender melhor a eficácia dos tratamentos comportamentais e médicos, e para quais crianças, incluindo aquelas com comorbidades substanciais.

PONTOS-CHAVE

- Transtorno do espectro autista é um distúrbio neurobiológico com comprometimento da comunicação/interação social e comportamental, proeminente em inúmeras doenças genéticas. Seus déficits funcionais impactam enormemente a saúde e qualidade de vida.[1,20]
- Etiologia do TEA é multifatorial e poligênica com centenas de genes interagindo de maneira complexa com fatores ambientais e epigenéticos, em indivíduos geneticamente suscetíveis.
- Avanços nos testes genéticos e na avaliação sindrômica de pacientes com TEA identificam a causa em até 30-50% dos casos, especialmente se houver epilepsia ou estigmas sindrômicos.
- Diagnóstico do autismo é totalmente clínico e deve ser personalizado e contextualizado, centrando-se tanto nas limitações, como nos pontos fortes individuais.

- Tratamento é predominantemente não farmacológico, embora a abordagem farmacológica sintomática frequentemente é necessária para controle comportamental e comorbidades.
- O impacto do TEA no indivíduo, na sua família e na sociedade em geral é considerável, mas pode ser reduzido através de um diagnóstico precoce, da utilização de tratamentos eficazes e, não menos importante, da prevenção de tratamentos inadequados.

REFERÊNCIAS BIBLIOGRÁFICAS

1. American Psychiatric Association. Diagnostic and statistical manual of mental disorders. 5th ed. Text Revision (DSM-5-TR). Washington, DC: American Psychiatric Publishing; 2022.
2. International Statistical Classification of Diseases and Related Health Problems (ICD-11). OMS. 2019; (CID-11 - Classificação Internacional de Doenças).
3. Al-Beltagi M. Autism medical comorbidities. World Journal of Clinical Pediatrics 2021.
4. Augustyn M, et al. Autism spectrum disorder (ASD) in children and adolescents: Terminology, epidemiology, and pathogenesis. Uptodate. Jan, 2024.
5. Genovese A, Butler MG. Clinical assessment, genetics, and treatment approaches in autism spectrum disorder (ASD). Int J Mol Sci. 2020.
6. Hodges H, Fealko C, Soares N. Autism spectrum disorder: definition, epidemiology, causes, and clinical evaluation. Transl Pediatr. 2020.
7. Kreiman BL, Boles RG. State of the art of genetic testing for patients with autism: a practical guide for clinicians. Semin Pediatr Neurol. 2020.
8. Lord C, Brugha TS, Charman T, Cusack J, Dumas G, Frazier T, et al. Autism spectrum disorder. Nat Rev Dis Primers. 2020.
9. Zhuang H, Liang Z, Ma G, Qureshi A, Ran X, Feng C, et al. Autism spectrum disorder: pathogenesis, biomarker, and intervention therapy. MedComm. (2020) 2024.
10. American Psychiatric Association. Diagnostic and statistical manual of mental disorders. 5th ed. Washington, DC: American Psychiatric Publishing; 2013.
11. Fuentes J, Hervás A, Howlin P. European Society of Child and Adolescent Psychiatry (ESCAP) practice guidance for autism: a summary of evidence-based recommendations for diagnosis and treatment. Eur Child Adolesc Psychiatry. 2021.
12. Havdahl A, Niarchou M, Starnawska A, Uddin M, van der Merwe C, Warrier V. Genetic contributions to autism spectrum disorder. Psychol Med. 2021.
13. Zeidan J, Fombonne E, Scorah J, Ibrahim A, Durkin MS, Saxena S, et al. Global prevalence of autism: A systematic review update. Autism Research. 2022.
14. Borgi M, Chiarotti F, Aresu G, Gitti F, Fazzi E, Pierini A, et al. Management of autism spectrum disorder in italian units of child and adolescent mental health: diagnostic and referral pathways. Brain Sci. 2022.
15. Bosetti C, Ferrini L, Ferrari AR, Bartolini E, Calderoni S. Children with autism spectrum disorder and abnormalities of clinical EEG: a qualitative review. J Clin Med. 2024.
16. Howes OD, Rogdaki M, Findon JL, Wichers RH, Charman T, King BH, et al. Autism spectrum disorder: Consensus guidelines on assessment, treatment and research from the British Association for Psychopharmacology. J Psychopharmacol. 2018.
17. Protocolo Clínico e Diretrizes Terapêuticas do Comportamento Agressivo no Transtorno do Espectro do Autismo. Ministério da Saúde. 2021.
18. Žigman T, Petković Ramadža D, Šimić G, Barić I. Inborn errors of metabolism associated with autism spectrum disorders: approaches to intervention. Front Neurosci. 2021 May.
19. Newell V, Phillips L, Jones C, Townsend E, Richards C, Cassidy S. A systematic review and meta-analysis of suicidality in autistic and possibly autistic people without co-occurring intellectual disability. Mol Autism. 2023.

20. Bai D, Yip BHK, Windham GC, Sourander A, Francis R, Yoffe R, et al. Association of genetic and environmental factors with autism in a 5-country cohort. JAMA Psychiatry. 2019 Oct 1;76 (10):1035-43.
21. Stafford CF, Sanchez-Lara PA. Impact of genetic and genomic testing on the clinical management of patients with autism spectrum disorder. Genes. (Basel) 2022.
22. Xie S, Karlsson H, Dalman C, Widman L, Rai D, Gardner RM, et al. Family history of mental and neurological disorders and risk of autism. JAMA Netw Open. 2019.
23. Janecka M, Hansen SN, Modabbernia A, Browne HA, Buxbaum JD, Schendel DE, et al. Parental age and differential estimates of risk for neuropsychiatric disorders: findings from the danish birth cohort. J Am Acad Child Adolesc Psychiatry. 2019.
24. Wang C, Geng H, Liu W, Zhang G. Prenatal, perinatal, and postnatal factors associated with autism: A meta-analysis. Medicine (Baltimore). 2017.
25. Chung US, Kim JH. Common comorbid condition of patients with autism spectrum disorder and pharmacotherapy for patients with autism spectrum disorder. Soa Chongsonyon Chongsin Uihak 2024 Jan.
26. Hansen SN, Schendel DE, Francis RW, Windham GC, Bresnahan M, Levine SZ, et al. Recurrence risk of autism in siblings and cousins: a multinational, population-based study. J Am Acad Child Adolesc Psychiatry. 2019.
27. Vilvarajan S, McDonald M, Douglas L, Newham J, Kirkland R, Tzannes G, et al. Multidisciplinary management of rett syndrome: twenty years' experience. Genes (Basel). 2023.
28. Fusar-Poli L, Cavone V, Tinacci S, Concas I, Petralia A, Signorelli MS, et al. Cannabinoids for people with ASD: a systematic review of published and ongoing studies. Brain Sci. 2020.
29. Salazar de Pablo G, Pastor Jordá C, Vaquerizo-Serrano J, Moreno C, Cabras A, Arango C, et al. Systematic review and meta-analysis: efficacy of pharmacological interventions for irritability and emotional dysregulation in autism spectrum disorder and predictors of response. J Am Acad Child Adolesc Psychiatry. 2023.
30. Capal JK, Jeste SS. Autism and epilepsy. Pediatr Clin North Am. 2024.
31. Stone WL, Basit H, Shah M, Los E. Fragile X syndrome. 2023 Oct 28. In: StatPearls [Internet]. Treasure Island (FL): StatPearls Publishing; 2024.
32. Singh A, Balasundaram MK, Gupta D. Trofinetide in Rett syndrome: a brief review of safety and efficacy. Intractable Rare Dis Res. 2023.
33. Wigdor EM, Weiner DJ, Grove J, Fu JM, Thompson WK, Carey CE et al. The female protective effect against autism spectrum disorder. Cell Genom. 2022.
34. Mazza JAS, Ferreira LS, Martins-Vieira AF, Beserra DDL, Rodrigues VA, Malcher-Lopes R, et al. Clinical and family implications of cannabidiol (CBD)-dominant full-spectrum phytocannabinoid extract in children and adolescents with moderate to severe non-syndromic autism spectrum disorder (ASD): an observational study on neurobehavioral management. Pharmaceuticals (Basel). 2024.
35. Lu Z, Sun Y, Zhang Y, Chen Y, Guo L, Liao Y, et al. Pharmacological treatment strategies for antipsychotic-induced hyperprolactinemia: a systematic review and network meta-analysis. Transl Psychiatry. 2022.
36. Rice LJ, Cannon L, Dadlani N, Cheung, MMY, Einfeld SL, Efron D, Elliott EJ. Efficacy of cannabinoids in neurodevelopmental and neuropsychiatric disorders among children and adolescents: a systematic review. European Child & Adolescent Psychiatry. 2024;33(2), 505-526.

CAPÍTULO 34

TRANSTORNO DO DESENVOLVIMENTO INTELECTUAL

Jaene Andrade Pachêco Amoras ■ Danilo de Assis Pereira
Jeanne Alves de Souza Mazza

INTRODUÇÃO

A deficiência intelectual (DI) ou transtorno do desenvolvimento intelectual (TDI), como adotado pela CID-11 e DSM5-TR, é um transtorno de múltiplas etiologias, com início durante o período de desenvolvimento (antes dos 18 anos de idade), que se caracteriza por déficit cognitivo e de funções adaptativas em um amplo espectro de funcionalidade do indivíduo, nos domínios conceitual, social e prático.[1-5] Seu impacto funcional varia de acordo com a clínica apresentada, sendo então classificado como leve, moderado, grave ou profundo.[1,6]

A prevalência do TDI na população geral é de 1% a 3%;[1-3,6-8] sendo nos países de alta renda < 1% e nos países de renda média e baixa situa-se entre 1,5% a 3% devido, entre outros, a fatores deletérios ambientais.[8,9] Ocorre em todas as etnias, com leve predomínio no sexo masculino (1,5:1);[3,10] com a classificação leve ocorrendo em 85% dos casos.[1,3,6,8] No entanto, é difícil calcular com precisão a sua incidência, pois as deficiências leves podem ser subdiagnosticadas mais tarde na infância,[3,4] ou somente no adulto, tendo pico de diagnóstico entre os 10-14 anos de idade.[3] Entretanto, na realidade do Brasil, esse diagnóstico ocorre, muitas vezes, tardiamente, em decorrência de fatores ambientais como acesso à saúde, qualificação profissional, entendimento dos cuidadores acerca dos déficits apresentados (influenciado pelo nível intelectual/educacional dos mesmos); vale ressaltar ainda que essa patologia foi negligenciada por muito tempo, pois ficava numa seara onde o neurologista infantil achava que não competia a si o diagnóstico e acompanhamento destes pacientes; e por serem "casos mais simples" tinham difícil acesso ao psiquiatra da infância e adolescência.

Sua etiologia é complexa e multifatorial tendo como base causas genéticas, ambientais, ou uma combinação de ambas.[1,3,4,11] Seu diagnóstico é essencialmente clínico, seguindo critérios mundialmente padronizados e validados, sendo atualmente a avaliação da função intelectual (testes neuropsicológicos) fundamental para o diagnóstico.[1,8] Os exames complementares são utilizados para excluir ou confirmar causas orgânicas que possam estar envolvidas no quadro clínico.[2,4,8]

DEFINIÇÕES

Inteligência/Cognição

O conceito de inteligência/cognição, na literatura médica, é muito complexo pelo fato de envolver diversos fatores (genéticos e ambientais) que são amplamente discutidos por vários especialistas. Citando alguns, inteligência é: o total de todos os dons mentais, talentos e perícias úteis nas adaptações às tarefas da vida (Jaspers, 1945); a capacidade de extrair informações, aprender com a experiência, adaptar-se ao ambiente, compreender e utilizar corretamente o pensamento e a razão (Associação Psicológica Americana, 2010). Tais conceitos deixam nas entrelinhas a questão da exposição ambiental, que se inicia desde a concepção (sendo influenciados por hábitos maternos e fatores genéticos dos genitores) e perdura por todo desenvolvimento cerebal.[8]

Transtorno Global de Neurodesenvolvimento (TGD)

Termo usado para descrever o ADNPM (atraso do desenvolvimento neuropsicomotor), com comprometimento intelectual e adaptativo em menores de 5 anos de idade que não conseguiram atingir os marcos de desenvolvimento esperados em múltiplas áreas de funcionamento. Pode ser usado como um diagnóstico provisório até que testes padronizados e abrangentes possam ser concluídos e/ou a demanda evidencie o cortejo sintomático.[1,4] Esta categoria requer reavaliação periódica, pois nem todos os casos de TGD preencherão critérios clínicos para DI e/ou TEA (transtorno do espectro autista) durante sua evolução.[1,4,8]

Quociente Intelectual (Q.I.)

Trata-se de um indicador resultado de testes específicos, onde são avaliados seus subtipos, quantificando habilidades gerais ou específicas (leitura, escrita, aritmética, memória, vocabulário, raciocínios visual, verbal e abstrato etc.).[6,8] Atualmente os resultados dos testes são padronizados em relação a uma amostra representativa da população – pontuação de QI para criança testada em relação às crianças da mesma idade.[3,5,8] Numa distribuição gaussiana, a média é definida como sendo de 100 e um desvio-padrão é de 15 pontos,[1,3,6] consequentemente, 95% da população têm pontuações dentro de dois desvios-padrões da média (ou seja, dentro de uma gama de QI de 70-130),[3,8] sendo considerada média de inteligência entre 80 e 120 pontos. Para o QI ser fidedigno deve ser normalizado em relação ao de uma população culturalmente semelhante ao da pessoa a ser testada.[1,8]

ETIOLOGIA

A etiologia do TDI é heterogênea e muitos fatores têm sido apontados como causa ou associados a DI.[2,7,8,11] Esses fatores, que influenciam o desenvolvimento infantil e o funcionamento cerebral infanto-juvenil podem ocorrer nos períodos pré-natal, perinatal ou pós-natal, por vezes numa sobreposição deles (Quadro 34-1).[1-3,5,8,9] Com a melhoria dos cuidados pré-natais e perinatais os fatores genéticos têm se tornado cada vez mais proeminentes.[5,7,8,11]

ASPECTOS CLÍNICOS

TDI pode ocorrer isoladamente ou em combinação com outras malformações congênitas, epilepsia, paralisia cerebral, outros transtornos de neurodesenvolvimento (TEA, TDAH), transtornos psiquiátricos.[1,3] E com todo arsenal disponível um diagnóstico específico não é alcançado em muitos casos.[4,11] A causa subjacente da DI é em grande parte de origem genética;[2,7,12] no entanto, a identificação desta causa genética leva, muitas vezes a longas odisseias diagnósticas.[4,9] A fim de orientar uma abordagem mais prática, didaticamente, podemos classificar, o TDI como não sindrômico – quando a única caraterística evidente é o DI –, e sindrômico quando há associação com outros sinais e sintomas clínicos que podem direcionar a um diagnóstico etiológico.[5,9,10]

Dentre as causas genéticas identificáveis, **simplificadamente**, temos:[3,8,9,11]

- *Cromossomopatias:* identificadas pelo cariótipo, se alterações > 5 a 10 mb (megabases) = anormalidades numéricas ou estruturais de um cromossomo (autossomo ou sexual):[9] síndromes de Down = 47,XX, ou XY,+21;[13] Edward (+18), Patau (+13), Klinefelter 47XXY.[11]

Quadro 34-1. Etiologias comuns de deficiência intelectual[1-4,8,9,11]

Categoria	Tipo	Exemplos
Pré-natais	Distúrbios cromossômicos	▪ Síndromes de Down, Edwards, Patau ▪ Síndromes de Klinefelter, Turner ▪ Síndromes de Prader Willi, Angelman, Cri-du-chat
	Outras causas genéticas	▪ Malformações cerebrais (microcefalia genética, hidrocefalia, mielomeningocele*) ▪ Síndromes de Cornelia de Lange, de Williams, DiGeorge
	Causas ambientais	▪ Deficiências*, tais como de iodo e de ácido fólico* ▪ Desnutrição grave na gravidez* ▪ Uso de substâncias* como álcool, nicotina, cocaína ▪ Exposição a químicos prejudiciais (poluentes, metais pesados)* ▪ Medicamentos prejudiciais (talidomida, fenitoína e varfarina)* ▪ Infecções maternas, como rubéola*, sífilis*, toxoplasmose, citomegalovírus e HIV ▪ Idade materna avançada, multiparidade; idade paterna avançada ▪ Exposição excessiva à radiação*
Perinatal	Terceiro trimestre	▪ Complicações da gravidez*; disfunção placentária ▪ Doenças* maternas, tais como doenças cardíacas e renais, diabetes, eclâmpsia
	Trabalho de parto	▪ Prematuridade; muito baixo peso ao nascimento ▪ Síndrome hipóxico-isquêmica ▪ Parto laborioso ou complicado* trauma de nascimento*
	Neonatal	▪ Septicemia, icterícia grave*, hipoglicemia*
Pós-natal (na infância e na adolescência)		▪ Infecções do SNC: encefalite, meningite ▪ Traumatismo cranioencefálico* ▪ Encefalopatia epiléptica ▪ Doenças desmielinizantes ▪ Exposição crônica ao chumbo, mercúrio* ▪ Desnutrição grave e prolongada* ▪ Subestimulação severa*

*Definitivamente ou potencialmente evitáveis.
Adaptado do IACAPAP.[8]

- *Microdeleções/microduplicações:* identificadas pelos *métodos de array* (detecta alterações de ganho ou perda dentro de um cromossomo = variação dos números de cópias – CNVs):[7] síndromes: Williams (7q11.23), Phelan-MCDermid (22q13.2), Smith-Magenis (17p11.2).[11]
- *Doenças monogênicas:* **identificadas por painéis (para DI, para epilepsia etc.) ou exoma =** alteração em 1 dos aproximadamente 23.000 genes humanos – pode ser ligada ao cromossomo X (15%), ou autossômica: dominante ou recessiva (11%).[10] síndromes: Rett (MECP2), neurofibromatose 1 (NF1), fenilcetonúria (PAH), Tay-Sachs (HEXA).[11]
- *Outras causas:* síndrome Álcool-fetal (SAF),[14] TORCHS.[8,11]

Vários estudos evidenciaram que a idade materna avançada leva a um aumento nas aberrações cromossômicas e uma idade paterna avançada a um aumento nas mutações pontuais de novo.[5,11] Acredita-se que mutações de novo são responsáveis por até 42% da arquitetura do TDI grave e elas ocorrem predominantemente no espermatozoide ou óvulo e resultam em um embrião com uma mutação germinativa;[5] sendo que quanto mais avançada a idade parental maior o risco[5,14] – nessas mutações, em particular, é mais para a linhagem paterna.[5]

Em relação aos genes relacionados com TDI, sabe-se que aproximadamente 650 genes associados a DI têm herança dominante e 684 têm herança recessiva,[5,10] sendo que o risco neste último grupo nos casais consanguíneos é de 2 a 3 vezes maior de ter filho com DI.[10] Dentre as doenças ligadas ao X, estudos atuais evidenciaram 199 genes no cromossomo X relacionados com DI, sendo 25% destes genes DI não sindrômicos.[12] Uma particularidade é que 15% dos genes associados a DI encontram-se no cromossomo X – que corresponde a apenas 5% dos nossos genes,[7] evidenciando densidade elevada de genes no X que influenciam a capacidade cognitiva.[12]

CONDIÇÕES GENÉTICAS MAIS COMUNS ASSOCIADAS A TDI[10]

1. Síndrome de Down (SD) ou trissomia do 21: é a cromossomopatia mais frequente,[3,13] causada por uma cópia extra no cromossomo 21.[8,13] É a causa mais prevalente de TDI genético,[7,8,13] afetando 1/1.000 nv (nascidos vivos).[13] O risco de uma mulher ter RN com SD é: 25 anos (1/1.250); 35 anos (1/400); 40 anos (1/100); 45 anos (1/30); 49 anos (1/10) (Quadro 34-2).[8]
   Deficiência intelectual está presente em 100% das pessoas com SD (não mosaico), em geral leve a moderada e todos evoluem com ADNPM de partida (por isso, há escalas próprias para seu acompanhamento).[13] Outras alterações:[11,13] auditivas (75% dos casos); visuais (60%); cardíacas (40-50%); endocrinológicas: 15-70% (tireoidopatia 4-18%); aparelho locomotor (15%); TGI (12%, com doença celíaca 5%); SNC: epilepsia 1-13%, TEA 5-18%; apneia obstrutiva do sono (50-75%).[13]
2. Síndrome do X frágil – doença ligada ao cromossomo X e a forma herdada mais comum de TDI.[3] Responde por 25% dos casos de DI ligada ao X e 2,5% do total de DI no sexo masculino.[11] É caracterizada por uma expansão de uma trinca de trinucleotídeos (CGG) para mais de 200 cópias na região 5' não traduzida do gene *fragile* (*FMR1*) localizado no cromossomo X (Xq27.3);[6,10,15] na população não portadora temos 6 a 55 repetições e os portadores possuem entre 55 e 200 repetições de trinucleotídeos (CGG).[3,7,8] Incidência é cerca de 1 por 2.000-5.000 pessoas.[8] É uma condição

Quadro 34-2. Características físicas da síndrome de Down

▪ Braquicefalia, fontanelas amplas	▪ Cabelos finos e lisos
▪ Perfil facial achatado	▪ Prega única palmar; braquidactilia
▪ Fendas palpebrais oblíquas para cima. Boca pequena e protrusão da língua. Nariz pequeno, ponte nasal achatada	▪ Clinodactilia do quinto quirodáctilo ▪ Espaço alargado entre o 1º e o 2º pododáctilos ▪ Hipotonia muscular
▪ Orelhas pequenas, de implantação baixa	▪ Frouxidão ligamentar
▪ Telecanto e epicanto	▪ Cardiopatia congênita
▪ Hipoplasia de face média	▪ PIG e/ou baixa estatura
▪ Pele redundante na nuca	▪ Deficiência intelectual

Adaptado por Jeanne Mazza.[8,13]

largamente transmitida por mulheres, mas que afeta os homens com maior frequência por portarem apenas uma cópia do cromossomo X.[3,8,11]

As características da síndrome de X-Frágil são: face alongada e estreita, fronte proeminente, prognatia, orelhas protuberantes, hipotonia com boca semiaberta, macrocefalia (mas pode normo/microcefalia), pés chatos; macrorquidia após a puberdade.[2,3,8,11] Apresentam comumente DI (+ moderada e grave), TEA (40-50%) e TDAH é comum.[8] É frequente a taxa de transtornos disruptivos (autolesão, heteroagressão, irritabilidade, comportamentos destrutivos).[8] Epilepsia (6,4-13,7%).[1,8,11]

É rara a mutação completa em meninas, mas quando ocorre o quadro clínico cursa com distúrbio de aprendizagem, DI leve ou moderada, com ou sem TEA associado. Fácies não é tão característica.[8,11] E nesta síndrome os portadores são geralmente sintomáticos: caracterizados por dificuldade de aprendizagem, transtornos psiquiátricos, falência ovariana prematura, e uma neurodegeneração chamada síndrome do tremor/ataxia associado a X-frágil (mais em > 40 anos).[8]

3. Síndrome álcool-fetal (SAF) é a principal causa de TDI prevenível e resulta do consumo de álcool durante a gravidez,[3,14,15] em qualquer fase da gestação.[1,3,14-16] Coletivamente, os efeitos adversos do álcool-fetal estão compreendidos sob o termo de transtornos do espectro alcoólico fetal (FASD).[1,3,14-16] A prevalência global do consumo de álcool em grávidas é cerca de 9,8% e a prevalência de FASD = 2,4% das crianças.[1,3,15,16] A forma mais grave do FASD é a síndrome alcoólica fetal (SAF), cujo diagnóstico requer a **presença de todas as características A–D** (Quadro 34-3).[16]

Apesar de ser uma causa ambiental, estudos recentes exploraram polimorfismos nos *loci* dos genes codificadores das enzimas álcool desidrogenase (ADH) e aldeído desidrogenase (ALDH), observando sua relação com o risco de desenvolvimento da dependência ao álcool e sua contribuição para a ação teratogênica do álcool, e consequentemente para o desenvolvimento do fenótipo dos distúrbios do espectro alcoólico fetal (FASD).[1,14] Essa perspectiva multifatorial substitui a visão puramente ambiental.

MANIFESTAÇÕES CLÍNICAS

Ocorrem déficits de proficiência das funções motoras em 65% dos indivíduos com DI principalmente:[8,17] arremesso e recepção de objetos, chutes, corridas, dribles, pular, equilíbrio unipodal; mesmo em casos "sem atraso" do DNPM.[17] A sintomatologia de crianças com TDI grave apresenta-se mais cedo, com ADNPM, comumente reconhecida antes dos 2 anos de idade.[1,4] A maioria das crianças com TDI apresenta atraso de linguagem e seus

Quadro 34-3. Critérios diagnósticos de SAF – revisada, 2016

A) Anomalias faciais menores, incluindo ≥ 2 das seguintes:
   1. Fissuras palpebrais curtas (≤ 10º percentil)
   2. Borda vermelha fina do lábio superior (classificação 4 ou 5 em guia dismorfológico)
   3. Apagamento do sulco nasolabial (classificação 4 ou 5 em guia labial/filtro)

B) Deficiência de crescimento pré e/ou pós-natal – peso ou altura abaixo do percentil 10

C) Deficiência no crescimento cerebral ou morfogênese anormal ou neurofisiologia anormal – como PC ≤ percentil 10, malformações cerebrais (ex: anormalidades do corpo caloso), epilepsia

D) Comprometimento neurocomportamental: > 3 anos = diagnóstico de DI ou problemas de humor, TDAH, déficit de controle de impulsos, comportamentos disruptivos; < 3anos = TGD

Adaptado de Hoyme.[15]

déficits são detectados no acompanhamento de crescimento/desenvolvimento com o pediatra, ou na educação infantil.[8] No entanto, algumas crianças com quadro leve podem não ser detectadas até a idade escolar ou bem mais tardiamente.[1]

As características essenciais para o diagnóstico de DI, adaptado DSM V- TR são:[1]

- *Critério A:* déficits nas funções intelectuais, como raciocínio, resolução de problemas, planejamento, pensamento abstrato, julgamento, aprendizado acadêmico e pela experiência, confirmados por avaliação clínica e testes de inteligência individualizados e padronizados.
- *Critério B:* déficits em funções adaptativas com fracasso para atingir padrões de desenvolvimento e socioculturais em relação à independência pessoal e responsabilidade social. Funcionamento limitado em uma ou mais atividade de vida diária: comunicação, participação social e vida independente; e em múltiplos ambientes.
- *Critério C:* início dos sintomas durante o neurodesenvolvimento (> 18 anos de idade).[1]

CLASSIFICAÇÃO

De acordo com a gravidade do atraso no funcionamento intelectual e nos déficits da função adaptativa social e de QI a maioria dos casos possui manifestações leves (85%), seguidos da DI moderada (10%), severa (4%) e profunda (1%).[1,3,8] No Brasil, a ocorrência da DI é estimada em 1,2% – ou seja 2,5 milhões de brasileiros têm deficiência intelectual (IBGE, 2021).[18] Segue as características clínicas de cada nível de comprometimento:[1]

- *Leve (QI 55-70):*[9] podem ter atraso da linguagem ou queixas somente no período escolar. Cursam com dificuldades acadêmicas (leitura, escrita, aritmética, tempo, sistema monetário), necessitando apoio em uma ou mais áreas.[8] São capazes de se comunicar e aprender habilidades básicas, mas geralmente com memória curta, imaturidade, ingenuidade, linguagem e pensamentos concretos. Podem funcionar adequadamente, com pouco atraso, nas atividades da vida diária (AVDs).[3,8]
- *Moderado (QI 40-55):*[9] apresentam lentidão em atingir marcos intelectuais, incorrendo em prejuízo na capacidade de aprender e pensar logicamente. Sua aprendizagem é marcadamente limitada em comparação com pares.[8] Podem cuidar de necessidades pessoais: alimentação, vestuário, eliminação e higiene, embora, sejam requeridas muitas repetições e um longo período de ensino para que se tornem independentes nessas áreas.[3,8] Têm dificuldade para se expressar com desconhecidos e precisam de supervisão em quase todas as esferas de funcionamento.[8]
- *Grave (QI 25-40):*[9] cursam com ADNPM de partida. A linguagem falada (mais no domicílio) é bastante limitada em termos de vocabulário e gramática e carecem de repetições para compreender. Demonstram pouca compreensão da escrita, números, quantidade, tempo e dinheiro. Precisam de apoio para todas AVDs e em todos os ambientes.[3,8]
- *Profundo (QI < 25):*[9] grande limitação em se expressar e compreender comunicação verbal e gestual, emoções (sejam próprias ou de terceiros); mas podem entender algumas instruções ou gestos simples.[8] A co-ocorrência de deficiências sensoriais e físicas pode piorar seus déficits cognitivos. São incapazes de assumir seus autocuidados mesmo com supervisão e sempre necessitam de um cuidador.[3]
- *TDI limítrofe (ou Inteligência limítrofe):* a fronteira entre QI "normal" e "abaixo da média" é tênue, mas diagnóstico de TDI requer comprometimento psicossocial. Indivíduos com QI 71-79 – *limítrofes* (7% da população) – não têm prejuízos como no DI, no entanto, enfrentam dificuldades consideráveis, devido à limitação cognitiva.[8]

Podem realizar AVDS e trabalhos simples sem assistência, mas merecem cuidado, pois são mais vulneráveis a eventos estressantes e propensos a desenvolver um distúrbio psiquiátrico.[8]

Vale ressaltar que os vários níveis de gravidade são definidos pela avaliação clínica, com base no funcionamento adaptativo, e não nas pontuações de QI.[3] Por exemplo, uma pessoa com déficits no funcionamento intelectual cuja pontuação de QI é > 70, pode ter importante disfunção adaptativa no julgamento social e outras áreas, que é clinicamente comparável a indivíduo com menor pontuação.[3]

DIAGNÓSTICO (FIG. 34-1)

Suspeitar de TDI a partir da constatação de: atraso global do DNPM, atraso de fala, déficits cognitivos em todas áreas e dificuldade de controlar emoções e impulsos.[6,19]

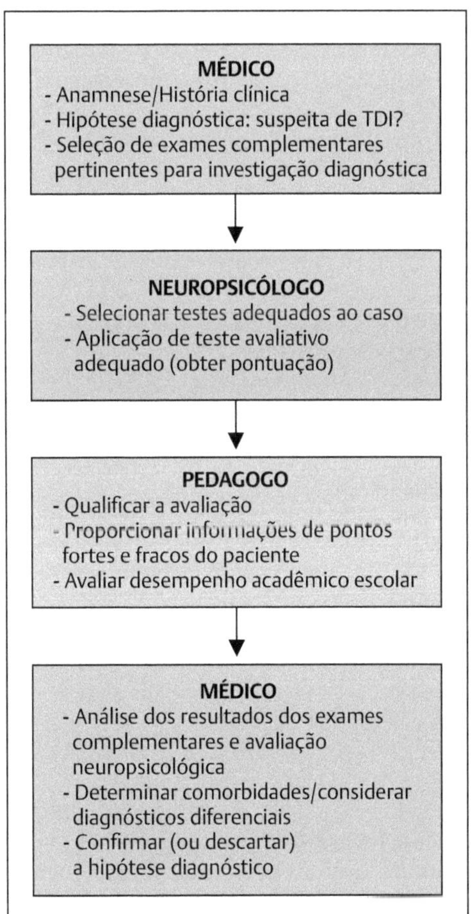

Fig. 34-1. Critérios usados para diagnóstico.

Avaliação Inicial

Deve tentar identificar etiologias genéticas e não genéticas,[4,8] através de:

- História médica pré-natal e perinatal (abortos e/ou óbitos fetais).[4,8,9,15]
- Genograma familiar incluindo três gerações.[3,4,8]
- Exame físico: perímetro cefálico (PC), dismorfias, comorbidades;[4,8,9] informações adicionais também podem ser coletadas por meio de interação lúdica com a criança, usando brinquedos apropriados à idade (p. ex., carrinhos, blocos, giz de cera e papel), bem como observando a criança se movimentar e interagir com as pessoas.
- Pesquisa direcionada para ver existência de condições médicas associadas (p. ex., paralisia cerebral, epilepsia); assim como distúrbios neuropsiquiátricos e emocionais comórbidos.[8]
- E caso suspeite de déficits, solicitar:[18] avaliação visual com a oftalmologia e/ou auditiva com otorrinolaringologista:[2,3] déficits visuais e auditivos estão presentes em 5% a 10%.[3]
- Avaliação genética, caso apresente história familiar positiva em parentes de 1° e 2° grau; ou na presença de dismorfismos ou algo sugestivo de alguma patologia genética.[2,4]
- Avaliação neuropsicológica (NP): idealmente, além da sua psicometria, avaliar os pontos fortes e fracos para obter um perfil da cognição e comportamento adaptativo, que contribui para o diagnóstico e a classificação da DI, dependendo do nível de suporte necessário.[4,6] Deve considerar: história do paciente, ambiente, cultura, linguagem, características sensoriais.[6]
  - Testes psicométricos - atualmente são necessários para o fechamento diagnóstico de TDI.[1,3] Entre eles podemos citar:[6]
    - Escalas Wechsler: (**WPPSI-R**): para criança de 3 a 7 anos; (**WISC-IV**): para 6 a 16 anos; (**WAIS**): para > 16 anos;
    - Escala Wechsler abreviada de inteligência **(WASI):** instrumento breve de avaliação, 6-89 anos de idade (quando não é possível a bateria mais longa).
  - No caso de menores de 6 anos podemos usar os seguintes testes:[6]
    - Teste **SON-R**: para 2,6 meses a 7 anos.
    - Escala **Bailey** do desenvolvimento infantil (BSID) III: 1 a 42 meses.
    - Teste de triagem do **desenvolvimento de Denver** (DDST) II: 0 a 6 anos.
    - Escala **Brunet-Lezine** (desenvolvimento da 1ª Infância): 1 a 30 meses.
    - Para averbais: teste de **matrizes progressivas de Raven**: para 4 a 69 anos.

Existem alguns testes que podem ser realizados em consultório médico, como o teste de MOCA (*Montreal Cognitive Assessment*) – para alfabetizados, e MOCA-B (Basic) – para não alfabetizados, porém, tais testes não são diagnósticos, servem apenas para avaliação, pois são testes de triagem.

Outro teste relevante é o teste de desempenho escolar (TDE II),[20] não restritos à área de psicologia, podendo ser realizados por: médicos, pedagogos, fonoaudiólogos etc. Objetiva avaliar os domínios de leitura, escrita e aritmética, do 1° ao 9° ano, comparando com pares em relação ao ano escolar e idade cronológica: Faz-se necessário treinamento prévio.[20]

Exames

- *Radiológico*: RM de encéfalo – não pedir de rotina e sim em pacientes que apresentam microcefalia ou macrocefalia ou achados como hipotonia, espasticidade, ataxia, atrofia óptica, epilepsia.[2-4] No entanto, alguns autores recomendam imagens cerebrais em todos os casos de TGD/DI (0,9 a 3,9% podem elucidar o diagnóstico).[4]
- *Triagem metabólica:*[2,8,14] quando a clínica for sugestiva.
  - *Exames genéticos:* preconizamos o protocolo do Ministério da Saúde (2020) (Fig. 34-2).

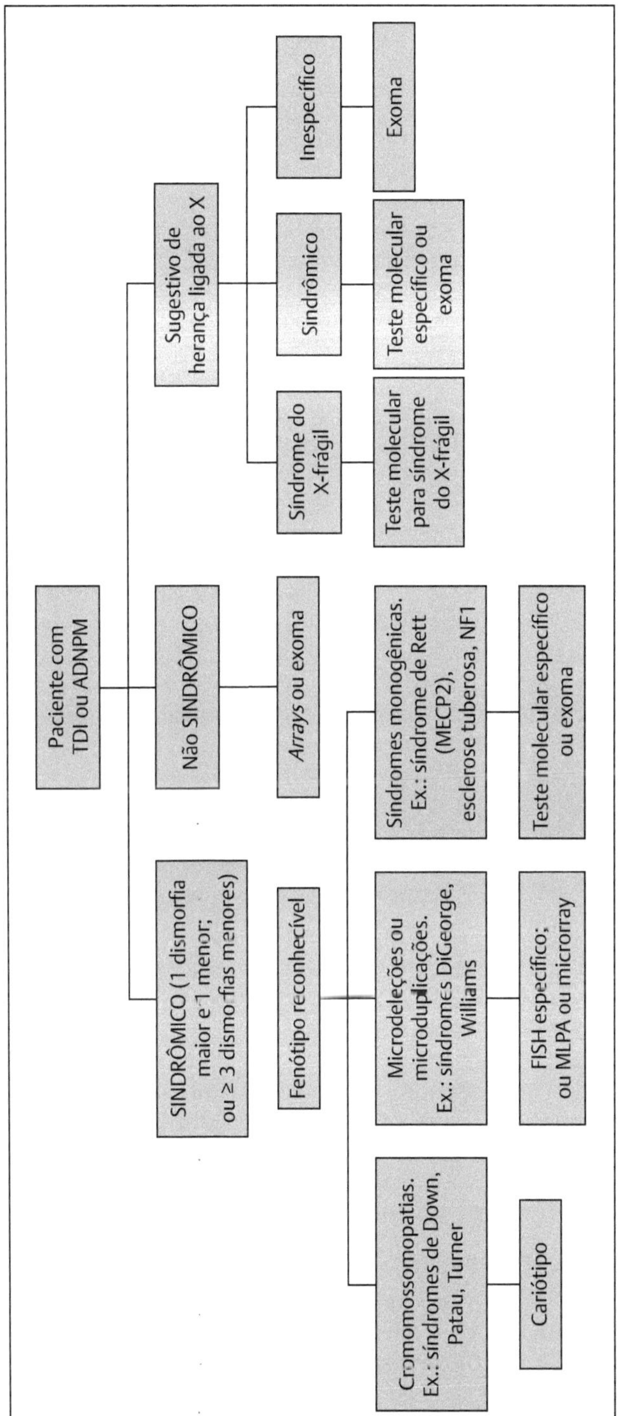

Fig. 34-2. Algoritmo de investigação genética em indivíduos com deficiência intelectual ou atraso do DNPM.

COMORBIDADES

TDI tem correlação 3-4 vezes maior com epilepsia, paralisia cerebral e distúrbios neuropsiquiátricos,[9] como os transtornos: TDAH, de humor (depressão, bipolaridade), TEA, de ansiedade,[5] do movimento estereotipado (com ou sem autolesão), do controle de impulsos, neurocognitivo maior.[1]

TDI tem alta associação com depressão e um risco maior de suicídio, a depender de fatores como: comorbidades, grau da função intelectual e adaptativa e estressores. Importante reconhecer depressão e rastrear pensamentos suicidas, principalmente porque a apresentação pode ser atípica: mudança de comportamento, irritabilidade, agressão, comportamento retraído.[1,3,8]

DIAGNÓSTICOS DIFERENCIAIS

- *TEA – pode ser difícil devido a alta comorbidade entre eles:*[1] no TEA percebem-se habilidades de socialização e comunicação aberrantes para seu nível de desenvolvimento. Geralmente, TEA não tem intenção comunicativa, não atende ao chamado do próprio nome, faz uso instrumental das pessoas, não gosta de compartilhar brinquedos, brincadeiras, utensílios, alimentos; tem comprometimento não verbal e ausência de reciprocidade emocional e social; muitas vezes possui boa memória, presença de ecolalia tardia e somente participa de brincadeiras que possam controlar suas regras. Em contrapartida o DI comumente não cursa com nenhum dos sinais descritos acima e é sociável, empático, importa-se com o outro, quer estar perto e socializar com adultos e crianças, mas prefere crianças menores (por equiparar a sua idade mental); por vezes é até dependente das relações ("grudento").; apresenta comportamentos pueris, memória curta e é considerado ingênuo.
- *Transtornos neurocognitivos leve e maior:* caracterizam-se por perda do funcionamento cognitivo em adulto (> 18 anos). Embora possam ocorrer concomitantemente.[1]
- *Transtorno específico de aprendizagem (+ leitura) e T. da comunicação:* esses transtornos são específicos do domínio da aprendizagem acadêmica e da comunicação.[1] Por isso os portadores desses transtornos não apresentam déficits importantes no comportamento adaptativo e intelectual,[1] percebidos por bom desempenho em tarefas que envolvam brincadeiras, criatividade, socialização com os pares, resolução de problemas.

Para diagnósticos diferenciais é importante também levar em consideração o diagnóstico isolado de DI, as comorbidades (acima citadas) e, também, considerar o período pós-pandemia no qual muitas crianças (e seus cuidadores) foram afetadas pelo isolamento social, incorrendo em prejuízos: ambientais, sociais com os pares, piora expressiva no abuso de eletrônicos (celulares, computadores, *tablets*, *games*, televisão etc.). Os eletrônicos não exigem reciprocidade social, não fomentam efetivamente a capacidade de resolução de problemas e superestimulam o cérebro, favorecendo realizar várias atividades ao mesmo tempo, com tempo de resposta incrivelmente rápido, predispondo assim a comportamento imediatista, prejuízos no sono e na comunicação, sintomas depressivos/ansiosos – fatores diretamente relacionados com o prejuízo da aprendizagem.

ABORDAGEM TRANSDICIPLINAR

Assumindo a premissa de que "nenhum fármaco é capaz de ensinar novas habilidades, mas sim tratar sintomas", a abordagem transdisciplinar, associada à participação ativa familiar e da escola como coterapeutas, proporciona uma evolução mais favorável a funcionalidade e independência do paciente, dentro de sua gravidade clínica.[21] O manejo do TDI deve começar prontamente com o objetivo de prevenir um agravamento adicional, minimizar os sintomas e melhorar a qualidade de vida.[21] É fundamental que o profissional de saúde esteja ciente das várias abordagens para tratar a DI, a fim de orquestrar um tratamento transdisciplinar e individual adequados.[3,8,21]

Suporte Educacional e Familiar

A primeira conduta é a psicoeducação da família explicando o TDI: definição, manejo, prognóstico,[3] além de orientar os membros da família como lidar com esses pacientes no domicílio a fim de: estimular a sua independência, ensinar a lidar com frustrações, controlar impulsos e minimizar seus comportamentos disruptivos. Educação é um componente crucial do tratamento do TDI: não apenas habilidades acadêmicas, mas também para aprender autodisciplina e habilidades sociais e práticas para a vida em comunidade.[8] Por isso, após o diagnóstico, deve-se entrar em contato com a escola para estabelecer um programa educacional individualizado.[3]

Tratamento Transdisciplinar

A estimulação precoce através de intervenção transdisciplinar direcionada a trabalhar suas áreas de maior força e estimular as de maior déficit é capaz de otimizar a independência do paciente levando em conta o potencial de neuroplasticidade e da poda neural. A equipe transdisciplinar para a DI envolve profissionais das áreas: médica, fonoaudiologia, psicologia/neuropsicologia, fisioterapia, terapia ocupacional, psicopedagogia/pedagogia, serviço social, entre outros. Equoterapia é uma opção de intervenção benéfica, principalmente se houver distúrbios de equilíbrio, marcha e psicomotores associados.[22]

Intervenção Comportamental

Terapia comportamental, terapia cognitiva, ou combinação de ambas, são as intervenções mais utilizadas e eficazes para o TDI.[3,21] A terapia comportamental fornece reforço positivo e punições benignas (p. ex., tempo limite) que podem incluir: evitar gatilhos de comportamento negativo, evitar condutas inadequadas e redirecionar para prevenir ou reduzir comportamento disfuncional.[3] Enquanto a terapia cognitiva, eficaz para pacientes elegíveis (+ leves), tem como base o princípio de que comportamento, emoções e cognições de uma pessoa estão interligados; essa terapia visa corrigir comportamentos negativos, identificando e ajustando estresse emocional e pensamentos negativos e estresse emocional.[3]

Treinamento Vocacional

Orienta e treina adolescentes e adultos jovens a obterem as habilidades necessárias para ingressar no mercado de trabalho.[3]

Recursos Governamentais

Os pacientes com TDI têm direito a benefícios assistenciais, passes livres e várias outras garantias.[3] O Serviço Social pode orientar e apoiar essas demandas.

TRATAMENTO FARMACOLÓGICO

- *Tratamento etiológico:* se a causa é detectada, como por exemplo, no hipotireoidismo, fenilcetonúria, galactosemia, etc, deve-se instituir tratamento específico.[8,11,21]
- *Distúrbios disruptivos:* sintomas como autolesão (principalmente), heteroagressividade (para pessoas, propriedade), agitação psicomotora importante, alta irritabilidade, podem necessitar intervenção farmacológica, por pequeno período de tempo;[3,8] somente

em casos graves e sem resposta às terapias comportamentais.[8,21] Nesse caso, podem-se usar antipsicóticos atípicos como risperidona e o aripiprazol.[3,21] Obs.: Antes, deve-se descartar outras queixas, como dor, constipação, sono inadequado.[21]

- Risperidona (usar principalmente em TDI associado a TEA, TDAH) – **Idade > 5 anos**; comprimidos 1, 2 e 3 mg; suspensão: 1 mg/mL (Fr 30 ml); 5 gotas = 0,5 mg. Dose inicial: crianças 0,25 -0,5 mg; 1 a 2x/dia; até 2-3 mg; **dose máxima = 6 mg**;
  - Efeitos colaterais (EC): vômito, náusea, hipersecreção salivar, fadiga, sede. Aumento de peso e de apetite > 7% do peso (15%). **Outros:** sedação, incontinências salivar, urinária; cefaleia, tremor, tontura, parkinsonismo.
- Aripiprazol: Comprimido: 10, 15, 20 e 30 mg. Suspensão: Arpejo® - 20 mg/mL; Aristab® 1 mg/mL. Dose inicial infanto-juvenil: **1 mg** e aumentar 1 mg a cada 3 a 5 dias (início abrupto é comum efeitos colaterais, principalmente acatisia). Iniciar manhã, se sonolência à noite. Dose-alvo: 5 a 15 mg; dose máxima: 30 mg.
  - EC: acatisia (inquietude interna, irritabilidade, desassossego, incapacidade de ficar parado), náuseas, vômitos, constipação, cefaleia, vertigem, aumento de peso (menos que risperidona). Outros: ansiedade, insônia, inquietação.
- Embora os antipsicóticos típicos (periciazinha, levomepromazina, haloperidol) possam ser eficazes, seus efeitos adversos (extrapiramidais, discinesias tardias, síndrome neuroléptica maligna), preconiza um uso ainda mais cauteloso.

▪ *Transtorno depressivo:* taxas de depressão são maiores em pacientes que sofrem de patologias crônicas, como é o caso de TDI, principalmente quando é leve ou caso limítrofe, pois esses pacientes conseguem perceber seu grau de dificuldade e inadequação em relação aos pares (autoimagem negativa).[8] Considerar, nesses casos, uso de ISRS (inibidor seletivo de recaptação de serotonina) como fluoxetina, sertralina, escitalopram.[3]

▪ *TDAH:* estimulantes são frequentemente prescritos (metilfenidato, lisdexanfetamina); outra opção: atomoxetina (um não estimulante).[3] É preciso ter cautela ao usar os estimulantes em crianças menores de 5 anos, quando se pode optar por outros fármacos como: clonidina e guanfacina.

▪ *Contracepção:* o manejo menstrual pode ser necessário nas pacientes com DI para minimizar problemas de higiene, dismenorreia, sangramento irregular ou intenso, contracepção (gravidez indesejada, abuso sexual), condições exacerbadas pelo ciclo menstrual (migrânea, transtorno de humor, epilepsia).[19] Devem-se evitar contraceptivos com estrógeno devido ao risco de trombose; preferível progesterona oral ou injetável. Dispositivo intrauterino (DIU) de progesterona, embora possa exigir sedação ou anestesia, evidenciou-se taxas de amenorreia de até 70% e baixas taxas de expulsão e remoção devido a sangramento ou dor.[19]

PROGNÓSTICO

É variável conforme o grau de comprometimento, a existência ou não de comorbidades e o grau de impacto na funcionalidade/independência que estas incorrem nos pacientes.[3,8]

Pacientes com TDI apresentam ingenuidade em situações sociais e uma credulidade com tendência a serem facilmente liderados por outros; quando associados à falta de consciência do risco podem resultar em exploração por outros e possível vitimização, fraude, envolvimento criminal não intencional, confissões falsas e risco de abuso físico e sexual.[1] A família e a escola têm de ser informadas para estarem alerta e tentar evitar essas situações de risco.[8]

De modo geral, quando conduzidos adequadamente, os pacientes com TDI leve são capazes de atingir independência e funcionalidade ao ponto de constituir família (independência financeira, certas noções monetária e de perigo, capacidade de locomoção independente e de utilizar bens da comunidade);[3] podem atingir alfabetização básica e capacidade para trabalho semiqualificado.[8]

Os pacientes com DI moderado conseguem um nível mais restrito de independência e funcionalidade; geralmente requerem alguma supervisão em sua autonomia para as AVDs e podem desenvolver capacidade para trabalhos não qualificados (geralmente supervisionados).[3,8]

Contudo, pacientes classificados com DI grave, no geral somente conseguem fazer tarefas domésticas assistidas e quando DI profundo não conseguem independência, necessitam constantemente de supervisão, mediação e adequações direcionadas.[3,8]

CONCLUSÃO

TDI é um transtorno do neurodesenvolvimento que se apresenta com função intelectual significativamente abaixo da média (QI < 70-75), combinado com limitações no funcionamento adaptativo e necessidade de apoio. Como sua etiologia é multifatorial uma história abrangente e um exame físico criterioso são elementos essenciais para avaliação clínica desses pacientes. E esse escrutínio é que ditará os exames complementares para confirmar ou excluir causas orgânicas associadas, bem como favorecerá a detecção das comorbidades neuropsiquiátricas concomitantes.

Seu diagnóstico e a investigação genética é indicada para todos os pacientes com DI visando saber sua etiologia, que pode ter implicações significativas para tratamento, prognóstico e prevenção.[2,8] Embora, em até 40% dos casos – em condições ideais –, não é possível definir a causa.[2,5,8]

O objetivo do tratamento de TDI não "cura", mas sim minimizar os sintomas e incapacidades por meio de reduzir riscos (p. ex., estarem em segurança em casa e escola), ensinar habilidades para a vida, melhorar a qualidade de vida e apoiar as famílias e cuidadores. E esse manejo do TDI é um esforço conjunto de equipe transdisciplinar,[3] com estratégias de tratamento multimodais e individualizadas.

PONTOS-CHAVE

- TDI é um transtorno iniciado no neurodesenvolvimento (< 18 anos) com prejuízos cognitivos e adaptativos. Sua etiologia é complexa, com fatores genéticos e ambientais.
- O diagnóstico é clínico e uma história criteriosa com exame físico completo são essenciais para a avaliação dessas crianças e orientarão a propedêutica necessária.
- Para o diagnóstico adequado do TDI é necessária a avaliação médica e neuropsicológica. E quando possível, um diagnóstico genético pode ser muito útil.
- Tratamento medicamentoso é sintomático e deve ser reservado somente a casos graves.
- Tratamento com acompanhamento evolutivo envolve a psicoeducação e a intervenção transdisciplinar, visando estimular ao máximo a funcionalidade e independência do paciente.

REFERÊNCIAS BIBLIOGRÁFICAS

1. American Psychiatric Association. Diagnostic and Statistical Manual of Mental Disorders, Fifth Edition, Text Revision (DSM-5-TR). Washington, DC: American Psychiatric Publishing; 2022.
2. Brasil. Ministério da Saúde. Protocolo para o Diagnóstico Etiológico da Deficiência Intelectual. Portaria Conjunta nº 21, de 25 de novembro de 2020.

3. Lee K, Cascella M, Marwaha R. Intellectual Disability. Updated 2023 Jun 4. In: StatPearls [Internet]. Treasure Island (FL): StatPearls Publishing; 2024 Jan.
4. Vasudevan P, Suri M. A clinical approach to developmental delay and intellectual disability. Clin Med (Lond). 2017 Dec;17(6):558-561.
5. Wieczorek D. Autosomal dominant intellectual disability. Med Genet. 2018;30(3):318-322
6. Echavarría-Ramírez LM, Tirapu-Ustárroz J. Exploración neuropsicológica en niños con discapacidad intelectual. Rev Neurol. 2021 Jul 16;73(2):66-76.
7. Ilyas M, Mir A, Efthymiou S, Houlden H. The genetics of intellectual disability: advancing technology and gene editing. F1000Res. 2020 Jan 16;9: F1000 Faculty Rev-22.
8. Ke X, Liu J. Deficiência Intelectual. In Rey JM (ed), IACAPAP e-Textbook of Child and Adolescente Mental Health. (Edição em Português; Dias Silva F, ed). Genebra: International Association for Child and Adolescente Psychiatry and Allied Professions 2015.
9. Jansen S, Vissers LELM, de Vries BBA. The Genetics of Intellectual Disability. Brain Sci. 2023 Jan 30;13(2):231.
10. Jamra R. Genetics of autosomal recessive intellectual disability. Med Genet. 2018;
11. Pedroso JL, França MC Jr, Camargos ST, Barsottini OGP, Kok F. Neurogenética na Prática Clínica; Editora Atheneu, 2019
12. Schwartz CE, Louie RJ, Toutain A, Skinner C, Friez MJ, Stevenson RE. X-Linked intellectual disability update 2022. Am J Med Genet A. 2023 Jan;191(1):144-159.
13. Diretrizes de Atenção à Saúde de pessoas com Síndrome de Down. Sociedade Brasileira de Pediatria. 2020, Março.
14. Sambo D, Goldman D. Genetic Influences on Fetal Alcohol Spectrum Disorder. Genes (Basel). 2023 Jan 12;14(1):195.
15. Hoyme HE, Kalberg WO, Elliott AJ, Blankenship J, Buckley D, Marais AS, et al. Updated Clinical Guidelines for Diagnosing Fetal Alcohol Spectrum Disorders. Pediatrics. 2016 Aug;138(2):e20154256.
16. Waite D, Burd L. Common developmental trajectories and clinical identification of children with fetal alcohol spectrum disorders: A synthesis of the literature. Adv Drug Alcohol Res. 2023 Apr 3;3:10877.
17. Kavanagh H, Manninen M, Issartel J. Comparing the fundamental movement skill proficiency of children with intellectual disabilities and typically developing children: a systematic review and meta-analysis. J Intellect Disabil Res. 2023 Dec;67(12):1336-1353.
18. Pesquisa Nacional de Saúde, 2019. Instituto Brasileiro de Geografia e Estatística (IBGE),2021
19. Dural Ö, Taş İS, Akhan SE. Management of Menstrual and Gynecologic Concerns in Girls with Special Needs. J Clin Res Pediatr Endocrinol. 2020 Feb 6;12(Suppl 1):41-45.
20. Stein LM, Giacomoni CH, Fonseca RP. Teste de Desempenho Escolar II – TDE II. São Paulo. Vetor, 2019.
21. Groves L, Jones C, Welham A, Hamilton A, Liew A, Richards C. Non-pharmacological and pharmacological interventions for the reduction or prevention of topographies of behaviours that challenge in people with intellectual disabilities: a systematic review and meta-analysis of randomised controlled trials. Lancet Psychiatry.2023 Set.
22. Stergiou A, Tzoufi M, Ntzani E, Varvarousis D, Beris A, Ploumis A. Therapeutic Effects of Horseback Riding Interventions: A Systematic Review and Meta-analysis. Am J Phys Med Rehabil. 2017 Oct;96(10)

CAPÍTULO 35

TRANSTORNOS DO DESENVOLVIMENTO DA FALA OU DA LINGUAGEM

Jeanne Alves de Souza Mazza ▪ Victor Alves Rodrigues
Simone Aparecida Capellini

CONSIDERAÇÕES INICIAIS SOBRE O TEMA

Antes de iniciarmos com o tema desse capítulo, é importante pontuarmos alguns conceitos:

- *Fala:* produção expressiva de sons com finalidade. Inclui articulação, fluência, voz e qualidade da ressonância de um indivíduo. Sinonímia: **expressão verbal, linguagem expressiva verbal**.[1,2]
- *Linguagem:* **forma, função e uso** de um sistema convencional de símbolos (sons, palavras, escrita, narrativas/textos expositivos, figuras, linguagem de sinais, gestos, figuras), com um conjunto de regras para a comunicação.[2] É quando as habilidades da **forma** (fonológica, morfológica, sintática) + **função** (semântica) + **uso** (pragmática) interagem para formar um todo integrativo e dinâmico.[3,4] Sinonímia: **linguagem expressiva/receptiva**.[1,3]
  - Linguagem expressiva: habilidade de se expressar, de produzir linguagem; podendo ser verbal, escrita, gestual, desenhada.[1,2]
  - Linguagem receptiva: é a habilidade de compreensão, ou seja, o processo de receber e entender as mensagens linguísticas.[1,2]
- *Fonética:* o som das palavras.
- *Fonologia:* os fonemas das palavras.
- *Vocabulário:* conjunto de palavras conhecido por um indivíduo, ou de vocábulos de um idioma.
- *Gramática:* conjunto de regras que regem o uso considerado correto da língua escrita e falada (fonologia + morfologia + sintaxe).
  - Morfologia: classe das palavras (substantivo, verbo, adjetivo).
  - Sintaxe: construção frasal (sujeito, predicado, objeto).
  - Semântica: significados das palavras, frases, expressões.
- *Prosódia:* é o aspecto sonoro da oralidade – é a expressão correta das palavras com altura, entonação, intensidade e ritmo apropriados, com o objetivo de acrescentar significado à fala.
- *Comunicação:* inclui todo **comportamento verbal e não verbal, expressivo e receptivo** (**intencional ou não**) usado para interações com outro indivíduo. É a compreensão e o uso social da linguagem adaptada às necessidades do ouvinte ou da situação. Sinonímia: **pragmática**.[2,4]

- *Transtornos dos sons da fala:* é a dificuldade de articular as palavras por omissão, acréscimo, distorções ou troca de fonemas. Esse transtorno é chamado de dislalia evolutiva (fisiológica) quando ocorre até 4-5 anos de idade. Exemplos:
  - Substituição: troca fonemas por outros. P. ex., *sapéu (chapéu), quelo (quero).* Comumente são típicas. P. ex., P/B (peixe/beixe); R/L (arara/alala); F/V (foca/voca); T/D; J/Z; X/S; G/C.
  - Omissão: não pronuncia sons. P. ex., **couja (coruja), tebisão (televisão)**.
  - Acréscimo: introduz mais som. P. ex., **atelântico (atlântico), audivogado (advogado)**.
- *Disartria:* transtorno neurológico motor de fala, causado por lesão no sistema nervoso central (SNC) ou no sistema nervoso periférico (SNP), com alterações das funções motoras da respiração, fonação, ressonância, articulação e prosódia.[5] Caracteriza-se por lentidão, fraqueza, imprecisão e incoordenação dos movimentos dos músculos da fala (falhas nos mecanismos de execução da fala).[1,4,5] Comum na paralisia cerebral.[1]
- *Disfonia:* alteração na produção natural da voz, por movimentos desordenados da musculatura laríngea.[5] Resulta em produção vocal não harmoniosa, tensa, rouca, áspera, difícil; com esforço, além de tom e volume alterados.[5]
- *Gagueira ou taquifemia:* caracteriza-se por disfluência na produção da fala, incluindo repetições, prolongamentos e bloqueios de sons ou sílabas.[5] Está relacionada com problemas com a regulação rítmica da produção da fala, planejamento da fala e processos de execução.[5,6]
- *Afasia:* um comprometimento adquirido da linguagem por lesão cerebral nas redes neurais de processamento da linguagem.[5] É definida como prejuízos na compreensão e/ou produção de palavras, frases e/ou discurso não fluentes, prosódia pobre, enunciados curtos.[4,5]
- *Apraxia verbal:* como a afasia, é um distúrbio também adquirido por lesão cerebral, que consiste na dificuldade para executar voluntariamente os movimentos articulatórios da fala, devido a uma lesão em áreas corticais de associação motora, responsável pela programação dos movimentos voluntários da musculatura da boca, língua e laringe.[4]
- *Dispraxia verbal:* afeta o planejamento e/ou programação motora da fala, que surge na fase de desenvolvimento cerebral. É um distúrbio da articulação da fala. No dispráxico o desempenho da fala é significativamente pior (ou exclusivo) em comparação com a compreensão.[7] E pode vir acompanhada da apraxia oral (ineficiência dos movimentos orofaciais). Cursa com erros na articulação e, secundariamente, alterações compensatórias na prosódia, com pausas e fala vagarosa.[8]
  - NOTA: O termo utilizado pela ASHA (American Speech-Language-Hearing Association) é **apraxia de fala infantil**, termo que também é adotado pela CID-11 e DSM5 como sinônimo de transtorno de fala, transtorno do desenvolvimento dos sons da fala, dispraxia verbal.
- *Linguagem tatibitati:* refere-se à fala infantil em que se trocam letras ou se modificam palavras (p. ex., "pepeta", "papato", "dedeira"). Normal até os 2,5 anos, fazendo parte do desenvolvimento da fala. Após essa idade, é considerado um distúrbio de articulação e fonação, caracterizado pela persistência da linguagem infantilizada com trocas fonéticas, diminutivos e alterações de prosódia. Causa comum é a imitação prolongada dos termos infantis pelos pais e cuidadores, que os acham "engraçadinhos", o que pode perpetuar esse tipo de linguagem pela criança e assim prejudicar a fala e a alfabetização da criança.
- *Manhês:* tem sua função quando o bebê ainda não fala. É a fala dirigida ao bebê, caracterizada por frases curtas e repetidas, simplificação das palavras, voz aguda, prolongamento

das vogais e baixa velocidade. É uma linguagem universal, estudada na relação mãe-filho, porém usada frequentemente por cuidadores em interações adulto/bebê.[9] O "manhês" atrai a atenção do bebê e facilita a percepção da língua materna. Considerado precursor essencial para o desenvolvimento linguístico e vínculos afetivos, geralmente desaparece após o aprendizado da fala pela criança.[9]

DEFINIÇÃO DOS TRANSTORNOS DO DESENVOLVIMENTO DA FALA OU DA LINGUAGEM

Os transtornos do desenvolvimento da fala ou da linguagem, conforme a nova edição da **Classificação Internacional de Doenças – CID 11**,[10] lançada em 2022, são caracterizados por dificuldades na compreensão, produção ou uso da linguagem para comunicação, que estão abaixo do esperado para a idade e o funcionamento intelectual do indivíduo; desde que essas alterações observadas não sejam atribuídas a variações regionais, sociais, culturais/étnicas ou explicadas completamente por anormalidades anatômicas, sensoriais ou neurológicas.[10,11]

Esses distúrbios, também conhecidos como transtornos da comunicação (TC), segundo descritos pela Associação Americana de Psiquiatria no seu Manual Diagnóstico Estatístico de Transtornos Mentais (DSM-5) e sua versão atualizada,[1] são os transtornos do neurodesenvolvimento (TND) mais prevalentes,[12] afetando cerca de 7% a 10% das crianças (variação: 3-19%).[2,4,11-13] Aproximadamente metade dessas crianças apresenta desafios educacionais, sociais e profissionais ao longo da vida.[13]

Apesar da alta prevalência com importante comprometimento, paradoxalmente, eles são pouco estudados e compreendidos, inclusive no campo da neurologia infantojuvenil, em detrimento de outras condições de neurodesenvolvimento menos prevalentes, como o transtorno do espectro autista (TEA), transtorno de déficit de atenção e hiperatividade (TDAH) e até o transtorno do desenvolvimento intelectual (TDI).[12]

Consta que nos TC a prevenção, o diagnóstico precoce, a intervenção e a redução da duração desses atrasos são essenciais para alcançar os melhores resultados.[4,13] Com base nisto, este capítulo visa discutir definições atuais, quadro clínico, diagnóstico e abordagens terapêuticas, buscando contribuir para maior compreensão desses transtornos no grupo infantojuvenil e uma melhor prática clínica.

ETIOLOGIA

A etiologia dos TC é complexa, mas sabe-se que o desenvolvimento da fala, linguagem e comunicação resulta da interação de fatores biopsicossociais.[2,14] Fatores de risco incluem sexo masculino, prematuridade, baixo peso ao nascer, ordem de nascimento tardia, família maior e violência materna por parceiro íntimo.[13] Acredita-se que os fatores de risco e proteção, genéticos e ambientais, influenciam a aquisição e a trajetória do desenvolvimento da linguagem de uma criança.[12]

Todavia, os estudos biológicos evidenciaram que os TC apresentam uma neurogenética indiscutivelmente mais complexa do que a observada em outros transtornos do neurodesenvolvimento.[11,12] Evidenciou-se ainda que os distúrbios são muito mais hereditários do que a habilidade de linguagem, sugerindo que o papel da genética difere entre os transtornos e a habilidade geral de comunicação.[12]

Metanálise recente mostrou que os transtornos de fala (TF) envolvem anormalidades funcionais e estruturais no cérebro. Em falantes típicos, a produção de fala envolve as regiões: giro frontal inferior esquerdo, giros temporais superior/médio, giro pré e pós-central, giro lingual e ínsula; com a maioria dessas funções no hemisfério esquerdo. Em indivíduos com TF, há menor atividade, volume e densidade da substância cinzenta no hemisfério esquerdo, com lateralização direita da função da fala.[5]

Alguns estudiosos dividem os TC em: primários se a manifestação é específica da linguagem/comunicação; ou secundários quando associado a alguma condição neurológica ou genética,[3,12] entretanto, o consenso atual é agrupá-los.[1,4] Há uma robusta documentação acerca da correlação dos TC com várias condições e síndromes, entre elas podemos citar: paralisia cerebral, espectro epilepsia-afasia, síndromes: Down, alcoólica fetal, Angelman, Rett, X-Frágil, DiGeorge.[1,3,4]

O grupo, considerado "primário" divide-se em dois campos: **distúrbios monogênicos**, nos quais uma única alteração no DNA (único gene) é suficiente para desencadear o distúrbio, e **distúrbios complexos**, nos quais muitas alterações genéticas se combinam e contribuem para uma suscetibilidade ou risco geral, influenciado pelo ambiente e epigenética.[12]

A nível de distúrbios monogênicos, mutações no gene *FOXP2* são as mais bem caracterizadas, com padrão geralmente de herança dominante e os indivíduos com dificuldades de linguagem receptiva e expressiva,[1] fala atrasada e ininteligível, apesar da inteligência não verbal normal ou média baixa. Outros genes estudados são: *ERC1, GRIN2A, SRPX, CHD3, SETD1A, WDR5.* Recentemente um estudo avaliou o DNA de 33 crianças dispráxicas verbais e identificou uma variante em 33% dos casos: *CDK13, EBF3, GNAO1, GNB1, DDX3X, MEIS2, POGZ, SETBP1, UPF2* e *ZNF142.*[12]

QUADRO CLÍNICO

No desenvolvimento neuroinfantil ninguém precisa ensinar aos lactentes as habilidades motoras como agarrar objetos, engatinhar e andar, mas a linguagem é ensinada, ela não é instintiva e sim resultado da interação entre a biologia e as experiências da criança com o meio. Os pré-requisitos para esse desenvolvimento são o aparelho fonador, a maturação neuromotora, o sistema auditivo, a capacidade cognitiva, a saúde emocional/física, em um ambiente favorável.[3]

Diferenciar o desenvolvimento neurotípico com os transtornos da comunicação, ou com outros transtornos do neurodesenvolvimento, nem sempre é tarefa fácil, por isso, a título de ilustração, segue o Quadro 35-1 da idade esperada para os marcos do desenvolvimento da comunicação.[2,8,12,15-17]

Crianças com TC apresentam caracteristicamente um histórico de atrasos: na aquisição da primeira palavra, na combinação de palavras e na produção de frases.[18] Em estudos internacionais um vocabulário inferior a 50 palavras ou a ausência de frases aos 24 meses é considerado um atraso de linguagem, exige orientação aos pais e vigilância, pois associa-se a repercussões para a vida toda.[1,4,12]

À medida que essas crianças atingem a idade escolar, se os déficits de linguagem se mantêm, as crianças manifestam discrepâncias em relação aos colegas, mais na linguagem receptiva, pouco menos na expressiva; inclusive em vocabulário, gramática e habilidades pragmáticas.[1,7,12] E quando não tratados adequadamente ocorrerá prejuízo na alfabetização na maioria dos casos.

Entretanto, cabe ressaltar que em relação às dificuldades pragmáticas elas podem ocorrer em diferentes transtornos, envolvendo desde o que compromete as habilidades linguísticas receptiva e expressiva como o TL, até aquele que vai muito além da comunicação social e afeta as habilidades para manter interesses e relacionamentos como por exemplo o TEA.[7]

Quadro 35-1. Idade média *versus* marcos do desenvolvimento da linguagem[2,15-17]

Idade	Marco da linguagem
Nascimento (termo)	Observa o rosto, chora, percebe a fala; resposta discreta ao som[15]
Até 1 mês	Presta atenção aos sons do ambiente e vozes[16,17]
1 a 2 meses	Mantém contato visual e sorriso social espontâneo[15]
1,5 a 3 meses	Riso, choro modulado, gritos agudos, gorgolejo[16,17]
2,5 a 4 meses	Vocalização (produção de vogais)[15]
3,5 a 6,5 meses	Volta-se para o chamado do seu nome, por conhecidos[15]
6 a 10 meses	Balbucio: repetição das sílabas mais comuns ouvidas[8,16,17]
9 a 11 meses	Atende ao chamado do seu nome, até por desconhecidos[3,17]
9 a 12 meses	Aparece o apontar imperativo, exigente (quando quer algo)[2,3,16,17]
10 a 12 meses	*Fala as primeiras palavras (mamã – papá, ou variações)[15,17]
8 a 15 meses	Gestos sociais: tchau, beijo, palmas; sim/não (com a cabeça)[15,17]
12 a 16 meses	Surge o apontar declarativo (mostra algo: pássaro, avião, lua)[3,17]
18 meses	Fala em média 50 palavras[17]
2 anos	Fala em média 200 palavras, frases; ≈ 50% compreensível[1,12,17]
2,5 anos	Palavras novas diariamente. Junta 3-4 palavras. Quer conversar![17]
3 anos	Diz até 1.000 palavras, 80% inteligível. Erros mais de sintaxe[1,2,17]
4 a 5 anos	Fala corretamente todos os sons da língua máter, sem trocas[1,12,17]

Nota: **Balbucio** é pré-linguístico, não é fala. A criança começa a falar quando emite palavras, não repetidas, com intenção comunicativa, direcionadas a alguém ou alguma coisa.[8]

Os TC associam-se a altas taxas de comorbidade com: outros TND: TEA, TDAH, transtorno específico de aprendizagem (dislexia 17% a 29%), TDI (DI); transtornos psiquiátricos: transtornos de ansiedade, fobia social; outras condições médicas: epilepsia, síndromes genéticas.[1,18]

DIAGNÓSTICO

Atraso no desenvolvimento, seja motor, de fala/linguagem, cognitivo, social, psíquico, adaptativo e/ou em atividades da vida diária (AVDs), representa um risco significativo de déficits prolongados e até permanentes. Em todas essas situações, o diagnóstico e a intervenção precoces são essenciais para a condução apropriada, e esse processo começa com uma semiologia adequada.[1,3,12]

Sendo assim, além da anamnese focada na queixa principal, época de surgimento, tipo de alteração e grau de comprometimento, é essencial detalhar a história gestacional, o desenvolvimento neuropsicomotor (DNPM), a história patológica pregressa e a história familiar, que auxilia tanto no raciocínio clínico quanto no diagnóstico diferencial.[1,3] Bem como um cuidadoso levantamento de informações junto a outros cuidadores e a escola a fim de julgar o impacto cotidiano.

Um exame neurológico criterioso, incluindo uma análise observacional da fala e da linguagem da criança com os cuidadores e o avaliador, é crucial. Devem-se fazer perguntas diretas à criança (nome, idade, cor ou brinquedo favorito), evitando questões que possam ser respondidas com "sim" ou "não". Se a criança não responder, é mandatório avaliar a linguagem receptiva podendo solicitar que ela realize ações simples (jogar papel no lixo, pegar brinquedo) ou aponte objetos, partes do corpo. Nessa etapa, avaliam-se a quantidade/qualidade da oralidade, a compreensão, o gestual e a intenção comunicativa.

Inicialmente, descartam-se quadros orgânicos: déficits sensoriais, estruturais ou neurológicos.[1] Segue então, um roteiro diagnóstico, com critérios clínicos nos cenários disponíveis:

- *Deficiência auditiva:* carece sempre ser excluída como a principal causa das dificuldades linguísticas,[1] mesmo em pacientes com "incômodo a barulhos", visto que a deficiência unilateral acarreta prejuízo para localização e compreensão da fala no ruído, com déficit de linguagem.[2,19,20] A OMS estima que 5% da população mundial tem perda auditiva, número similar ao do Brasil.[19] Segundo o Ministério da Saúde, a prevalência de deficiência auditiva neonatal é de 3/1.000 recém-nascidos (RNS), aumentando para **2% a 4% entre os RNs que foram internados em UTI neonatal.**[19]
- *Desvio fonético:* alteração da fala causada por problemas na musculatura facial ou dentição, afetando a produção correta dos sons. Exemplos incluem: **anquiloglossia** (língua presa, freio lingual): limita o movimento adequado da língua; **ceceios linguais** (interposição da língua na arcada dentária; língua "entre os dentes") muitas vezes devido a maus hábitos orais (chupeta, mamadeira, sucção de dedo) ou alimentação inadequada (excesso de alimentos pastosos). Todos esses fatores limitam o desenvolvimento da musculatura orofacial e podem alterar o crescimento da arcada dentária, dificultar a respiração e distorcer os sons, com prejuízo da fala/linguagem.
- *Desvio fonológico:* troca de fonemas na fala, sem nenhuma alteração nas estruturas orgânicas orofaciais que as justifique, tratando-se na verdade de uma desorganização intrínseca na produção dos sons por parte das crianças. É o transtorno de fala propriamente dito (vide abaixo).

De acordo com os critérios diagnósticos do DSM-5-TR e a CID -11 os transtornos da comunicação são classificados em:[1,10]

Transtorno da Fala ou Transtorno do Desenvolvimento dos Sons da Fala[1,10]

Os meninos são mais propensos na proporção de 1,5-3/1 comparados com as meninas.[1,3,6,12]

Em relação a esse transtorno, seguem no Quadro 35-2 as características principais; os termos que são sinônimos – ou seja estão inclusos neste diagnóstico; termos excludentes e quadro clínico.[1,3,10]

No desenvolvimento neurotípico, a fala de uma criança deve ser 50% compreensível aos 2 anos, 80% aos 3 anos, inteligível aos 4 anos. Aos 5 anos, espera-se que a criança fale todas as palavras corretamente.[1,4] Se ainda houver erros de pronúncia (principalmente

Quadro 35-2. Transtorno da fala *versus* principais características (CID-11: 6A01.0)[1,3,10]

Características	Inclui os seguintes termos	Exclui	Clinicamente
Déficits na produção e (articulação) na fala	Dispraxia verbal TD fonológico	Disartria Apraxia verbal Apraxia da fala	Atraso para falar palavras e frases
Erros de pronúncia ou da qualidade da fala, com inteligibilidade reduzida	TD de articulação da fala Apraxia de fala na infância Apraxia de fala infantil		Fala pouco, com muitos erros e com ritmo alterado
Surge no início do desenvolvimento (2-3 a)	Transtorno funcional da articulação da fala		Maioria da vocalização é indecifrável
Pode ter dificuldade de mastigação, assoar nariz, manter boca fechada	Transtorno de inconsistência da fala Fala ininteligível		Vocabulário reduzido (pobre) e repetitivo Boca mais aberta

TD: transtorno do desenvolvimento.

trocar R/L), ainda não é considerado um TDL, mas exige encaminhamento para fonoaudiólogo especializado. Se ocorrerem várias trocas fonéticas típicas pode ser transtorno da fala e necessita maior investigação, mas se a criança apresenta trocas atípicas (substituindo fonemas fáceis por difíceis), considerar o TEA.

Transtorno da Fluência com Início na Infância (TFI) ou Transtorno do Desenvolvimento da Fluência da Fala[1,10]

O início pode ser insidioso ou súbito, 80 a 90% dos casos entre 2 e 7 anos de idade, pico maior aos 3 anos e raramente até 12 anos.[1] E sabe-se que é um transtorno biológico, sem componente psicológico ou emocional, mas sim genético.[6] Ocorre numa proporção de 3-4 meninos para 1 menina e se há história familiar em parente de primeiro grau o risco é três vezes maior (Quadros 35-3 e 35-4).[1,6,10]

As disfluência geralmente começa gradualmente com repetições de consoantes iniciais, primeiras palavras da frase ou palavras longas, sem que a criança perceba.[1] Com o tempo tornam-se mais frequentes e interferentes, especialmente nas palavras/frases mais significativas. Ao perceber, a criança pode criar mecanismos para evitar o transtorno, como usar enunciados curtos e simples.[1,6]

Além disso, estresse e ansiedade podem agravar a disfluência, resultando em comprometimento do funcionamento social, com antecipação temerosa e atitudes de evitação (falar em público, telefone).[1] É importante distinguir entre disfluência causadas pela aprendizagem de uma nova língua (bilinguismo), na qual o problema ocorre na nova língua, e o TFI, que afeta ambas as línguas.[1]

NOTA: Evidências indicam que o multilinguismo é geralmente um benefício,[4] não resulta em atrasos de linguagem, nem disfluências; e favoravelmente está associado ao aumento do controle cognitivo, como melhores habilidades de funções executivas e flexibilidade mental.[1,2]

Quadro 35-3. Transtorno da fluência verbal *versus* características (CID-11: 6A01.1)[1,6,10]

Características	Termos incluídos	Clinicamente
Repetições monossilábicas de palavras inteiras	Tartamudez Gagueira*	Repetições de sons, sílabas, monossílabos
Prolongamentos sonoros das consoantes e vogais Perturbação frequente da velocidade e do ritmo da fala	Dislalia/taquifemia neurogênica mista não sindrômica do desenvolvimento	Altera a velocidade da fala ou troca palavras evitando sons difíceis (circunlocuções)
Palavras produzidas com excesso de tensão física acompanhadas por movimentos motores	Taquifemia neurogênica do desenvolvimento/ iniciada na infância/ou no desenvolvimento	Hesitações, palavras interrompidas, ou com pausas; bloqueio audível ou silencioso do discurso
Causa ansiedade sobre a fala, limita a comunicação Surge no período de desenvolvimento (3-6 a)	Dislalia neurogênica do desenvolvimento/ ou persistente do desenvolvimento	Ao falar, pode apresentar piscamento, tremor labial/ facial, tique, movimentos da cabeça, respiratórios

*Gagueira: em desuso pela CID-11, mas em uso pelo DSM-5-TR.

Quadro 35-4. Fatores de alto risco para a cronificação do transtorno da fluência verbal (gagueira)[6]

Fator	Correlação
Histórico familiar para gagueira ou fala rápida	Mais próximo parentesco > o risco
Sexo masculino	Meninas > recuperação espontânea
Tipo de surgimento	> Risco no gradual e < no abrupto
Idade da criança na época do surgimento	Idade + precoce < risco
Tempo de duração dos sintomas	Se > de 3 meses > risco
Linguagem oral em relação à idade cronológica	Acima ou abaixo da esperada > risco
Alterações da linguagem	Outras alterações da linguagem > risco
Fatores ambientais	Ambiente competitivo, falas rápidas e sobrepostas, pouca escuta

NOTA: Nos neurotípicos a disfluência pode surgir a partir do momento em que a criança começa a falar com alguma fluência, entre 2,5 a 3 anos.[1,6] A **gagueira transitória** pode durar por cerca de 2 a 3 meses. Após 12 semanas aumenta o risco de cronificação (encaminhar para intervenção).[6]

Transtorno da Linguagem ou Transtorno do Desenvolvimento da Linguagem (TDL)

O TDL afeta vocabulário e gramática, limitando o discurso. Inicialmente, atrasa as primeiras palavras e frases; o vocabulário é menor e menos variado. Déficits de compreensão são subestimados, pois as crianças usam o contexto para inferir significados. Pode haver dificuldade em encontrar palavras e expressões verbais e má compreensão de sinônimos e jogos de palavras (Quadro 35-5).[1]

Quadro 35-5. Transtorno da linguagem *versus* principais características (CID-11: 6A01.2)[1,3,10]

Características	Inclui os termos	Exclui	Clinicamente
Limitações na compreensão e na produção da linguagem Déficits na linguagem: oral, escrita, sinais, gestual; uso e compreensão inadequados	Deficiência no aprendizado da linguagem Deficiência específica da linguagem Disfasia/afasia do desenvolvimento	Mutismo seletivo Surdez TEA Reação aguda ao estresse	Atraso para falar palavras, frases, eventos, histórias Frases curtas, simples; erros gramaticais, principalmente para descrever o passado
Estrutura da frase limitada com disgrafia/ disortografia			Necessita repetições ou pistas para entender as perguntas
Limitação com frases novas, instruções longas: listas, comandos, telefones			Vocabulário reduzido, tanto o conhecimento, como o uso das palavras, expressões
Surge no início do desenvolvimento (< 3-4 a)			Dificuldade para aprender nomes, palavras, sequências

De acordo com a CID-11 o transtorno do desenvolvimento da linguagem pode ser:[10]

- *6A01.20:* com comprometimento da linguagem receptiva e expressiva (disfasia ou afasia do desenvolvimento, tipo receptivo); *NOTA: déficit expressivo é consequência do receptivo.*
- *6A01.21:* com comprometimento principalmente da linguagem expressiva (disfasia ou afasia do desenvolvimento, tipo expressiva).
- *6A01.22:* com comprometimento principalmente da linguagem pragmática (vide abaixo- transtorno da comunicação social ou social pragmática); (vide abaixo).
- *6A01.23:* com outro comprometimento especificado da linguagem.

O diagnóstico é, geralmente, confirmado aos 4 anos de idade com a presença de alterações de linguagem oral que acompanham o período escolar, com tendência a apresentar prejuízo de compreensão de leitura, devido ao comprometimento do vocabulário receptivo e expressivo, alterações fonológicas, morfossintáticas e pragmáticas.[21]

Transtorno da Comunicação Social (Pragmática) ou Transtorno do Desenvolvimento da Linguagem com Comprometimento Principalmente da Linguagem Pragmática

A comunicação social (pragmática) depende do progresso da fala e da linguagem, tornando o diagnóstico raro em menores de 4 anos. Aos 4-5 anos, a maioria das crianças apresenta essas habilidades adequadas, facilitando a identificação dos déficits. Formas mais leves podem não ser aparentes até a adolescência, quando a linguagem e as interações sociais se tornam mais complexas (Quadro 35-6).

Quadro 35-6. Transtorno da pragmática *versus* principais características (CID-11: 6A01.22)[1,3,10]

Características	Inclui os termos	Exclui	Clinicamente
Dificuldade na compreensão, e uso da comunicação verbal e não verbal, em contextos sociais naturalistas	Transtorno de comunicação social	Mutismo seletivo Surdez TEA	Déficits na comunicação para fins sociais: saudar, responder, desculpar-se, despedir-se, compartilhar informações
Prejuízo para adaptar a comunicação ao contexto ou às necessidades do ouvinte			Fala da mesma maneira: num parquinho/sala de aula; adulto/criança; conhecido ou não
Dificuldades em seguir regras de conversação: como trocar turnos nos diálogos (revezar a conversa), reformular quando mal compreendido e usar sinais verbais e não verbais para regular a interação			Dificuldades para entender o que não está explícito e que depende do contexto para interpretação: fazer inferências, metáforas, sentido ambíguo ou não literal, humor, ditados populares, ironia, emoções, expressões idiomáticas
Surge no período pré-escolar, mas pode notar-se mais tarde			Primeiro atrasa a linguagem e na evolução evita interações sociais
Dificuldade para entender e seguir regras sociais			Respostas ou intervenções fora de contexto (idiossincráticas)

TD: transtorno do desenvolvimento.

DIAGNÓSTICO DIFERENCIAL

- *Deficiência intelectual (transtorno do desenvolvimento intelectual):* atraso na linguagem costuma ser a forma como se apresenta o TDI, principalmente se moderado ou grave.[1,3] Mas no TDI a criança é mais imatura e tem limitações importantes não somente na linguagem, mas também na memória, criatividade, resolução de problemas, controle inibitório, nas AVDs.[1]
- *Síndrome de Landau-Kleffner (LKS):* uma encefalopatia epiléptica (espectro epilepsia--afasia) geralmente **iniciada entre 3 e 8 anos,**[1] **com desenvolvimento previamente normal** e mais comum em meninos. Pode estar associada à mutação no gene *GRIN2A*. Começa com afasia receptiva (escrita e falada) e evolui para afasia expressiva (perda da linguagem espontânea).[22] Também apresenta déficits cognitivos e comportamentais, como déficit de atenção, hiperatividade, distúrbios do sono, labilidade emocional e hipersensibilidade ao som. Crises epilépticas ocorrem em 65-75% das crianças, especialmente durante o sono (+ ausências atípicas ou episódios tônico-clônicos. O EEG mostra alterações principalmente nas áreas temporoparietais.[22]
- *Mutismo seletivo (MS):* início entre **2 e 5 anos de idade** (+ meninas), com fracasso consistente para falar em situações específicas, apesar de apresentar fala normal em outros contextos.[1,23] Relativamente raro, mas pode causar comprometimento social e escolar severo se não tratado. Critérios diagnósticos: fracasso para falar em certas situações, ou ambientes, ou com certas pessoas, há **mais de 1 mês de evolução.**[23] Facilidade maior

em conversar com outra criança e apresenta ampla variação de habilidades da comunicação não verbal. E apesar do estresse experienciado na escola, a recusa escolar é rara. A discrepância no comportamento de falar bem em determinados contextos, em outros não, é fundamental para esse diagnóstico, classificado como um transtorno de ansiedade, com alta comorbidade com ansiedade social e transtornos da comunicação.[1,23]

- *TEA (transtorno do espectro autista):* a grosso modo é um (TCS) transtorno da comunicação social (pragmática) + déficits de empatia e de interesse comunicativo + associado critérios B do TEA: padrões restritos e repetitivos de comportamento, interesses ou atividades. Se a criança não apresenta os critérios B do TEA o diagnóstico de TCS tem de ser considerado.[1]
- *Transtorno de ansiedade social (fobia social):* nesta condição as habilidades de linguagem e comunicação social desenvolveram-se na forma e no tempo adequados, mas geralmente na adolescência, causado por algum "gatilho", o paciente, devido a ansiedade, medo ou sofrimento acerca das interações sociais é que se isola e evita a comunicação social.[1]

TRATAMENTO

Segue a terapia preconizada de acordo com o diagnóstico:

Deficiência Auditiva

- Perda auditiva neurossensorial congênita severa ou profunda (surdez): exige vigilância e diagnóstico o mais precoce possível. Os critérios brasileiros para implante coclear são: mínimo de 6 meses para perda profunda e 18 meses para perda severa. Embora, o consenso atual é que a intervenção até o 6º mês é ideal, evitando assim atrasos na fala e na linguagem.[2,19,20] Após essa idade, a evolução pode variar, sendo melhor se implantar até os 2 anos e menos eficaz após os 4 anos (no máximo 7 anos).[19,20,24]
- Surdez neurossensorial congênita leve a moderada ou perda pós-lingual: não há critérios de idade para o implante coclear e a resposta ao tratamento é individual, caso a caso.[19,20]

Desvios Fonéticos

- Freio lingual (anquiloglossia): frenectomia e terapia miofuncional.
- Ceceio lingual: fonoaudiologia (terapia articulatória e miofuncional).[4]

Transtornos de Comunicação

Numa meta-análise de 59 ensaios clínicos randomizados e 17 ensaios clínicos não randomizados evidenciou-se que estratégias de intervenção implementadas pelos pais em crianças de até 6 anos de idade melhoram efetivamente o comportamento de promoção da linguagem dos pais e os resultados de linguagem dos seus filhos.[4] Consenso: terapia de grupo é tão eficaz quanto a individual, as intervenções de pais treinados são tão eficazes quanto as de especialistas, e a inclusão de pares falantes típicos na terapia também é eficaz. Intervenções precoces, podem impedir o risco de atrasos linguísticos desenvolverem TC.[4] E especificamente temos:

- *Transtorno da fala:* intervenção precoce deve começar aos 3 anos de vida para atraso de fala ou no máximo 6 meses após surgir o transtorno. Intervenção linguística fonoaudiológica precoce centrada na criança – potencialmente combinada com treinamento dos pais.[4] Esses pacientes poderão ter atrasos de leitura/ortografia e necessitar intervenção psicopedagógica.[13]
- *Transtorno da fluência verbal:* apresenta alta taxa de remissão espontânca (65-85%),[1] fato que contribui para o erro vigente que a condição não necessita tratamento. Evidências apontam que uma intervenção especializada quanto mais precoce, maior a chance de

remissão completa, ou pelo menos atenuação com menor impacto da disfluência ao longo da vida.[1] Portanto, encaminhar para tratamento 3 meses após o início, com fonoaudiólogo especializado em fluência; sendo ideal um trabalho conjunto com a família e a escola.[6]

- *Transtorno da linguagem:* indicada intervenção fonoaudiológica vocabular para promover a compreensão e a produção de palavras, aquisição de palavras, alargamento do vocabulário, no significado das palavras, ligação semântica das palavras e do acesso às palavras. Tratamento costuma ser prolongado.[4]
- *Transtorno de comunicação social:* intervenção fonoterápica centrada nas competências intra/interpessoais, no comportamento de comunicação/conversação, processamento, produção de texto, comportamento situacional/contextual e fortalecimento de competências básicas como habilidades sensoriais, motoras, socioemocionais, memória e atenção.[4] Muitas vezes requer treino de habilidades sociais.

Mutismo Seletivo

O tratamento inicial é terapia cognitivo-comportamental (TCC), caso não responda em 6 meses ou, em casos mais graves, associar inibidor seletivo de recaptacão de serotonina (ISRS) – fluoxetina: < 7 anos iniciar com 5 mg; > 7 anos com 10 mg VO pela manhã; aumentar uma dose a cada 2-4 semanas. Máximo de 40 mg.[23] Outra opção: sertralina.[23] Casos mais resistentes podem necessitar de terapia transdisciplinar: fonoterapia e treino de habilidades sociais.[4,23]

Tratamento Preventivo

Há associações bem-estabelecidas entre tempo excessivo de tela na primeira infância e atrasos cognitivos, de linguagem e socioemocionais que são provavelmente secundários à redução de oportunidades de interação entre pais e filhos. Evitar totalmente o uso em menores de 24 meses e limitar para 1 hora/dia supervisionada entre 2-5 anos.[2,4]

Outros

Crianças com TC associados a outros transtornos ou síndromes necessitam receber terapia linguística precoce com suporte transprofissional. Deve-se considerar o nível cognitivo da criança e adotar uma abordagem individual e centrada na família de comunicação multimodal: linguagem falada, ou gestual, ou sinais, imagens, meios de comunicação externos.[4]

PROGNÓSTICO

Cerca de 40% a 55% das crianças com TC têm problemas na aquisição de alfabetização, 40% têm dificuldades de aprendizagem bem como um menor nível de cognição e de escolaridade, com *status* ocupacional inferior aos seus pares com linguagem típica.[1,4,12,25] Há evidências que a educação materna e o *status* socioeconômico são preditores de resultados de linguagem e o risco de TC aumenta se um parente de 1° grau apresenta o diagnóstico.[1]

Nas crianças que iniciam o quadro com atraso da fala (sem frases aos 24 meses) sabe-se que aproximadamente 1/3 dessas crianças recupera o atraso até ao 3° aniversário, 1/3 delas desenvolve TF, que pode responder à fonoterapia e outro 1/3 desenvolverá outros TC.[4,12] E uma em cada cinco crianças com transtorno de fluência verbal irá mantê-lo na vida adulta.

Um transtorno da linguagem diagnosticado após os 4 anos tende a ser estável ao longo do tempo e pode persistir na vida adulta, embora os pontos fortes e fracos em termos linguísticos possam variar durante o desenvolvimento. As **alterações de linguagem receptiva têm pior prognóstico** do que as predominantemente expressivas, sendo mais resistentes ao tratamento.[1] E quanto menor o vocabulário receptivo pré-escolar, menor será a capacidade de leitura.[1,8]

Transtorno de comunicação social (pragmática) é variável, com algumas crianças melhorando substancialmente ao longo do tempo e outras continuando a ter dificuldades na idade adulta. Contudo, mesmo entre os que apresentam melhoras significativas, os déficits precoces na pragmática podem causar prejuízos duradouros de compreensão e uso de leitura e escrita, sociais e comportamentais.[1]

Em suma, os TC trazem sérias consequências sociais ao longo da vida. Crianças estão mais propensas ao *bullying* e à vitimização pelos pares. Mulheres com TC têm quase três vezes mais chances de sofrer abuso sexual na vida adulta.[1] Ademais, indivíduos com TC enfrentam maior risco de fracasso escolar, distúrbios comportamentais, desemprego, baixa qualidade de vida e problemas de saúde mental na idade adulta.[1,4,12,13]

CONCLUSÃO

Crianças com transtornos de comunicação enfrentam dificuldades no aprendizado e sucesso acadêmico, prejudicando seu desenvolvimento socioemocional, cognitivo, participação social e oportunidade profissional. Esses transtornos têm forte componente hereditário, com genética e fatores ambientais desempenhando papéis cruciais no progresso linguístico e cognitivo do indivíduo.

A identificação precoce de atrasos, por meio de vigilância e rastreamento do desenvolvimento, seguida de avaliação e intervenção imediatas, é essencial. Pais e profissionais da educação devem ser aconselhados a considerar as limitações linguísticas e comunicativas das crianças ao planejar programas recreativos, educativos e contextos de ensino. Pois, além da terapia linguística, necessitam de adaptação linguística na creche e na escola, com simplificação e adequação do material didático.

Outrossim, a terapia fonoaudiológica integrada e o apoio linguístico possibilitam neutralizar problemas de linguagem, bem como de compreensão de tarefas e textos, a fim de melhorar a aprendizagem e a participação social de acordo com o modelo de abordagem biopsicossocial.[4,13,26]

PONTOS-CHAVE

- Transtornos do desenvolvimento da fala ou da linguagem são definidos como uma capacidade de linguagem substancialmente inferior aos seus pares, não explicada por outro diagnóstico médico.
- São mais comuns em meninos com história familiar positiva. Mas apresentam uma etiologia poligênica e multifatorial complexa e as descobertas de base genética desses distúrbios são aquém em relação às outras do neurodesenvolvimento, como autismo, deficiência intelectual e o TDAH.
- Crianças em idade pré-escolar com TC não tratados estão em maior risco de dificuldades de aprendizagem, habilidades de leitura e verbais, gerando disortografia, baixa autoestima, problemas de comportamento e de ajuste psicossocial.
- Eles são frequentemente comórbidos com outros TND como dislexia, TDAH, transtorno de coordenação motora e apresentam alto risco de transtornos psiquiátricos, como transtornos de ansiedade ou de humor na adolescência e na vida adulta.
- A identificação precoce e o manejo adequado desses transtornos do desenvolvimento são essenciais e podem alterar positivamente suas competências linguísticas e com isso mudar a trajetória de desenvolvimento da criança, influenciando na saúde mental e na qualidade da sua vida futura.

REFERÊNCIAS BIBLIOGRÁFICAS

1. American Psychiatric Association. Diagnostic and Statistical Manual of Mental Disorders, Fifth Edition, Text Revision (DSM-5-TR). Washington, DC: American Psychiatric Publishing; 2022.
2. Liang WHK, Gn LWE, Tan YCD, Tan GH. Speech and language delay in children: a practical framework for primary care physicians. Singapore Med J. 2023.
3. Assumpção Jr, Francisco B. Tratado de psiquiatria da infância e adolescência. 3. ed. Atheneu; 2018.
4. Neumann K, Kauschke C, Fox-Boyer A, Lüke C, Sallat S, Kiese-Himmel C. Interventions for Developmental Language Delay and Disorders. Dtsch Arztebl Int. 2024.
5. Cai H, Dong J, Mei L, Feng G, Li L, Wang G, et al. Functional and structural abnormalities of the speech disorders: a multimodal activation likelihood estimation meta-analysis. Cereb Cortex. 2024.
6. Sociedade Brasileira de Pediatria. Departamento Científico de Otorrinolaringologia. Gagueira Infantil. Nº 3 julho de 2019.
7. Befi-Lopes DM, Giusti E, Gândara JP, Puglisi ML. Avanços no diagnóstico diferencial dos Distúrbios Específicos de Linguagem. In: Marchesan IM, Silva HJ, Tomé MC, editores. Tratado das especialidades em fonoaudiologia. 1. ed. São Paulo: Guanabara Koogan; 2014.
8. Flores VN. Visão de mundo e enunciação: Sobre a passagem do infans a ser falante. Lingüística. [internet]. 2019;35(2). Disponível em: http://www.scielo.edu.uy/scielo.php?script=sci_arttext&pid=S2079-312X2019000200013
9. Splendore KM, Constantini AC, Silva KCB da. Investigação da prosódia e da linguagem na interação mãe-bebê. Working Papers em Linguística. 2019;20(1).
10. International Statistical Classification of Diseases and Related Health Problems (ICD-11). OMS. 2019; (CID-11 - Classificação Internacional de Doenças).
11. Bahar N, Cler GJ, Krishnan S, Asaridou SS, Smith HJ, Willis HE, Healy MP, Watkins KE. Differences in Cortical Surface Area in Developmental Language Disorder. Neurobiol Lang (Camb). 2024 Jun 3;5(2):288-314.
12. Mountford HS, Braden R, Newbury DF, Morgan AT. The Genetic and Molecular Basis of Developmental Language Disorder: A Review. Children (Basel). 2022.
13. Othman A. Child Developmental Delays and Disorders: Speech and Language Delay. FP Essent. 2021.
14. Germano GD, Reilhac C, Capellini SA, Valdois S. The phonological and visual basis of developmental dyslexia in Brazilian Portuguese reading children. Front Psychol. 2014
15. Frankenburg WK, Dodds J, Archer P, Shapiro H, Bresnick B. The Denver II: a major revision and restandardization of the Denver Developmental Screening Test. Pediatrics. 1992
16. Halpern R. Manual de pediatria do desenvolvimento e comportamento. 1. ed. São Paulo: Manole; 2015.
17. Papalia D, Feldman RD. Desenvolvimento Humano. 12. ed. Artmed; 2013.
18. Liu XM. [A clinical framework for the comprehensive evaluation and differential diagnosis of language delay language disorders and other childhood developmental disorders]. Zhonghua Er Ke Za Zhi. 2021.
19. Rodrigues RP. Avaliação da Implantação do Programa de Triagem Auditiva Neonatal em Maternidades Públicas Brasileiras. Rio de Janeiro: Fiocruz; 2020.
20. Varadarajan VV, Sydlowski SA, Li MM, Anne S, Adunka OF. Evolving Criteria for Adult and Pediatric Cochlear Implantation. Ear Nose Throat Journal. 2021
21. Vellutino FR, Fletcher JM. Dislexia do desenvolvimento. In M. J. Snowling, & C. Hulme (Eds.), A ciência da leitura. Porto Alegre: Penso. 2013. p. 380-396.
22. Muzio MR, Cascella M, Al Khalili Y. Landau-Kleffner Syndrome. 2023 Jul 3. In: StatPearls [Internet]. Treasure Island (FL): StatPearls Publishing; 2024.
23. Oerbeck B, Manassis K, Overgaard KR, Kristensen H. Mutismo seletivo. IACAPAP International Association for Child and Adolescent Psychiatry and Allied Professions), 2019.
24. Brasil, Ministério da Saúde. Parecer Técnico nº 15, Cobertura: Implante Coclear. Gerência de Assistência à Saúde /GGRAS/DIPRO Agência Nacional de Saúde Suplementar. 2021.

25. Grau-Husarikova E, Sánchez Pedroche A, Mumbardó-Adam C, Sanz-Torrent M. How language affects social cognition and emotional competence in typical and atypical development: A systematic review. Int J Lang Commun Disord. 2024.
26. Owen Van Horne AJ, Curran M, Weatherford S, McGregor KK. We Have to Talk About Something: Why NOT Talk About the Curriculum? A Guide to Embedding Language Interventions in Curricular Content. Lang Speech Hear Serv Sch. 2024.

Parte XI Transtornos do Movimento

TRANSTORNOS DO MOVIMENTO: DIAGNÓSTICO CLÍNICO E INVESTIGAÇÃO

CAPÍTULO 36

Laura Silveira-Moriyama ▪ Elizabeth B. Quagliato

INTRODUÇÃO

A área de transtornos do movimento (TM) na população pediátrica tem ganhado progressivo interesse e é considerada atualmente como uma subespecialidade emergente no campo da Medicina.[1] Embora o interesse crescente seja ainda uma área incipiente e muito da prática se influencie pela literatura existente para transtornos semelhantes em adultos.

O processo diagnóstico dos TM nesta população costuma causar desconforto na maioria dos neurologistas e pediatras, e pode representar um desafio até mesmo para subespecialistas experientes. Entretanto, uma abordagem centrada no paciente, prática e didaticamente organizada, é de grande auxílio no manejo. Recomendamos a sugerida por Brandsma *et al.*,[2] que será usada como um guia para este capítulo. Ao abordar um paciente pediátrico com TMs devemos nos fazer as perguntas do Quadro 36-1, sempre utilizando as técnicas apropriadas para respondê-las.

RECONHECER O TRANSTORNO DO MOVIMENTO

Os TM comprometem o movimento independentemente da perda de força muscular, de alterações sensitivas ou distúrbios nas funções cerebelares. São também chamados de "extrapiramidais," pois sua fisiopatologia geralmente envolve disfunção dos núcleos da base, contrastando com as paresias/paralisias causadas por lesões do trato corticoespinhal (trato piramidal). O simples fato de um paciente se mover de maneira que nos parece estranha não caracteriza TM. Do contrário, muitos movimentos que podem parecer bizarros podem ser causados por outras condições, ou até mesmo fazerem parte do repertório fisiológico.

Quadro 36-1. Resumo da abordagem ao paciente pediátrico com transtorno do movimento[2]

- Passo 1. É um distúrbio do movimento?
- Passo 2. Qual é o distúrbio do movimento, ou se existem vários, qual o mais proeminente?
- Passo 3. O distúrbio do movimento pode ser funcional?
- Passo 4. Pode ser reconhecida uma síndrome clínica já descrita?
- Passo 5. O distúrbio do movimento pode ser causado por uma causa adquirida?
- Passo 6. Existe um tratamento modificador de doença?
- Passo 7. Devemos solicitar neste caso testes genéticos?
- Passo 8. Após testagem genética, como se definiria o fenótipo deste paciente?

Inúmeras condições neurológicas (lesões piramidais, neuropatias periféricas e até mesmo miopatias) podem causar padrões anormais de movimentação. Entre estas, destaca-se a epilepsia, que constitui um dos principais diagnósticos diferenciais quando os movimentos são paroxísticos. Por outro lado, padrões motores são idade-dependente, e, portanto, movimentos considerados muito anormais em uma fase de maturidade do sistema nervoso, podem ser esperados em crianças menores. Isso ocorre muito no período neonatal e nos lactentes, que frequentemente apresentam movimentos que poderiam ser descritos, em uma criança maior ou adulto, como coreia, distonia etc.[3] O padrão da marcha em lactentes e crianças menores, é de base alargada, com coordenação pobre entre tronco e membros, movimentos bruscos e decompostos e tendência a queda, devido ao desenvolvimento incompleto da circuitaria cerebelar.

CLASSIFICAR O TRANSTORNO DO MOVIMENTO

Os TM classificam-se, fenotipicamente, de acordo com a sua fenomenologia em transtornos hipercinéticos (Quadro 36-2) e hipocinéticos – cujo principal representante é a síndrome parkinsoniana (Quadro 36-3). A classificação dos transtornos é fundamental para permitir a investigação e o tratamento adequados.[4] Entretanto, ressaltamos que muitos pacientes apresentam uma combinação de transtornos, e algumas síndromes (como o parkinsonismo) são caracterizadas por elementos hipocinéticos (bradicinesia, em suas várias manifestações incluindo hipofonia, hipomimia, micrografia etc.) e hipercinéticos (como o tremor parkinsoniano, e a discinesia induzida por medicação).[5,6]

Quadro 36-2. Classificação fenotípica dos transtornos hipercinéticos

Tremor	Movimento repetitivo, oscilatório, rítmico. Geralmente envolve deslocamento de alguma parte corporal (membros, mandíbula, pescoço etc.), mas quando de baixa amplitude pode não ser percebido a olho nu. Deve ser descrito em termos de localização (incluindo parte corporal e movimento envolvido), frequência e amplitude, além da relação com repouso, postura, e movimentação da parte afetada (p. ex., tremor de repouso, tremor postural e tremor intencional)
Distonia	Movimento involuntário caracterizado pela cocontração de grupos musculares antagonistas, levando a posturas anormais, quando a contração é tônica, ou movimentos anormais (muitas vezes chamados de "discinesias" quando a contração é fásica. A contração fásica pode gerar movimentos oscilatórios (tremor distônico). Geralmente melhora com o repouso e piora com a realização de movimentos pela parte afetada ou com estresse psicológico. A distonia remite totalmente no sono, mas em quadros crônicos, as anormalidades osteoarticulares podem gerar posturas fixas mesmo durante o sono profundo
Coreia	Movimentos involuntários fluidos, pleomórficos, de distribuição aleatória, migratória e assíncrona. Ocorrem de maneira reiterada e arrítmica, podendo acometer qualquer parte do corpo. Acompanham-se de impersistência motora: incapacidade de manter uma posição ou postura do segmento afetado. Frequentemente também se acompanham de hipotonia
Balismo	Movimentos involuntários bruscos e de grande amplitude (balismo = arremesso), acometendo as porções proximais dos membros. Em razão do balismo ser mais frequentemente dimidiado, o termo hemibalismo é o mais frequentemente usado, podendo ser substituído por hemicoreia, quando a amplitude dos movimentos é menor

(Continua)

Quadro 36-2. *(Cont.)* Classificação fenotípica dos transtornos hipercinéticos

Atetose	Movimento involuntário lento e sinuoso dos dedos das mãos e dos pés. Durante muito tempo foi considerada parte do espectro da coreia. Atualmente, existe controvérsia sobre a natureza da atetose, que por alguns é considerada parte do espectro distônico. O termo é mais comumente usado para descrever pacientes com paralisia cerebral. Na pseudoatetose ocorrem movimentos semelhantes das extremidades por falta de propriocepção que permita a estabilização da postura
Mioclonia	Movimento involuntário súbito e breve, semelhante a uma sacudida, que pode ser isolado ou repetitivo (tremor mioclônico). Denomina-se positiva quando desencadeia uma contração muscular e negativa quando ocorre por relaxamento muscular, como no asterixe e nos lapsos posturais, conhecidos como *drop attacks*. Podem ter origem cortical (neste caso sendo epiléptica ou não), ou subcortical
Tiques	Movimentos ou vocalizações que se repetem de maneira estereotipada e arrítmica, geralmente de caráter súbito e rápido. Podem ser simples (quando são mais abruptos), ou complexos, consistindo em uma série de atos motores (quando podem ser um pouco mais lentos). Geralmente simulam movimentos propositais ou automáticos (como piscamento, pigarro, encolhimento dos ombros etc.), mas realizados fora de contexto e sem propósito funcional. Podem também ocorrer movimentos bizarros. Os tiques complexos podem envolver gestos, atos e vocalizações obscenas (copropraxia e coprolalia). Apresentam grande flutuação temporal, têm início na infância e geralmente melhoram com a idade. Ao longo do tempo os pacientes desenvolvem novos tiques e abandonam outros
Estereotipias	As estereotipias são bem semelhantes aos tiques – comportamentos motores complexos repetitivos que podem simular gestos propositais, mas ocorrem fora do contexto. Diferente dos tiques, as estereotipias tendem a ser rítmicas. Incluem acenar repetitivamente as mãos, dar pulos, fazer caretas e balançar o corpo. Assim como os tiques, podem ser suprimidos e, diferentemente dos tiques, podem ser considerados agradáveis por alguns pacientes. As esterotipias não costumam variar, repetindo-se ao longo do tempo em um mesmo paciente, sendo observadas de maneira muito semelhante em vários pacientes diferentes

Quadro 36-3. Características dos transtornos hipocinéticos

Bradicinesia (também chamada acinesia ou hipocinesia)	Lentificação dos movimentos, diminuição da amplitude dos movimentos, e diminuição do número de movimentos, afetando tanto os movimentos voluntários quanto os automáticos (p. ex., diminuição de piscamento, deglutição etc.). Na bradicinesia por alteração da substância negra é comum observar decremento motor: diminuição da amplitude com a repetição dos movimentos
Alterações da marcha e do equilíbrio	Diminuição do comprimento dos passos, perda do balanço passivo dos membros superiores, alteração do centro de gravidade, perda de reflexos posturais
Tremores	Tremor nos membros afetados, podendo também ocorrer na região craniocervical, principalmente na mandíbula. O tremor de repouso é o mais característico do parkinsonismo, mas muitas vezes o tremor pode ser postural, especialmente em pacientes jovens e crianças

(Continua)

Quadro 36-3. *(Cont.)* Características dos transtornos hipocinéticos

Rigidez	Aumento do tono no segmento afetado, caracterizado por hipertonia não dependente de velocidade (hipertonia plástica), frequentemente acompanhada do fenômeno de roda denteada
Outros movimentos	Em crianças e adolescentes, o parkinsonismo está frequentemente associado à distonia. Em pacientes responsivos a levodopa e outras medicações dopaminérgicas as discinesias induzidas pela medicação são uma complicação frequente. Alguns autores classificam outros motivos de lentificação (catatonia, lentificação distônica, lentificação psicomotora da depressão etc.) como um transtorno do movimento hipocinético

RECONHECER O TRANSTORNO DO MOVIMENTO FUNCIONAL

A primeira etiologia que pode ser descartada somente pelo exame físico é a de TM funcional. Esta etiologia, previamente mais descrita em adultos, hoje é conhecida como uma causa frequente de transtornos transitórios ou crônicos em crianças e adolescentes.

O diagnóstico de transtorno do movimento funcional deve ser realizado clinicamente, pelo achado de um conjunto de sinais positivos sugestivos da condição, e da falta de sinais clínicos de alerta para transtornos orgânicos. Como é impossível realizar uma investigação completa para todas as causas de TM, a ideia de descartar transtornos orgânicos não é prática, se não completamente impossível. Entretanto, apesar de existirem mais de 50 sinais positivos para sintoma neurológico funcional, poucos destes foram testados rigorosamente, e pode haver falso-positivos. Portanto, o diagnóstico, mesmo quando muito provável, é ainda presuntivo, e é necessário rever o mesmo, caso a evolução do ocorrido sugira alternativas.[7,8] O Quadro 36-4 resume alguns sinais úteis na identificação de TM de origem funcional.[9]

Quadro 36-4. Sinais de transtorno do movimento funcional[9]

Sinais sugestivos de transtorno do movimento funcional	Observações
Início agudo	Pode ocorrer em várias condições orgânicas, como acidente vascular cerebral, por exemplo
Variabilidade da gravidade dos sintomas	Como os TM orgânicos variam muito em intensidade, frequentemente piorando com nervoso ou agitação, esse achado precisa ser interpretado com cautela
Distratibilidade	Definido como uma melhora temporária enquanto o paciente presta atenção em outra coisa, ou faz outra tarefa. Esse sinal não vale para estereotipias, por exemplo, que são supressíveis por distratibilidade. E é preciso se excluir que não se trate de melhora por truque sensorial (no caso da distonia), ou por exemplo melhora de tremor de repouso ao executar uma ação

(Continua)

Quadro 36-4. *(Cont.)* Sinais de transtorno do movimento funcional[9]

Sinais sugestivos de transtorno do movimento funcional	Observações
Entrainment	Este sinal, que pode ser observado no tremor funcional, é testado pedindo ao paciente que faça um ritmo com um membro (geralmente o não afetado, se unilateral), levando o tremor funcional a imitar o ritmo voluntário
Whack-a-mole	O nome é inspirado em arcade americano, e é observado quando ao se conter fisicamente o local afetado pelo TM funcional, o mesmo passa a afetar um outro segmento do corpo
Dor desproporcional ao grau de severidade do TM	Geralmente nos TM orgânicos a dor é observada como um fenômeno secundário, que afeta a qualidade de vida, mas raramente impede movimentação. Nos TM funcionais, muitas vezes ocorre o contrário
Desabilidade desproporcional ao grau de severidade do TM	Da mesma maneira, crianças e adolescentes com TM orgânico geralmente alcançam níveis de funcionalidade e independência marcantes, apesar das anormalidades do movimento. No TM funcional, frequentemente ocorre o contrário

RECONHECER AS SÍNDROMES QUE INCLUEM TRANSTORNOS DO MOVIMENTO

Sob o ponto de vista da evolução temporal, os TM podem ser classificados como desenvolvimentais, episódicos e contínuos/crônicos.[10] Esta classificação está descrita a seguir, e alguns exemplos de síndromes/condições que cursam com eles podem ser encontrados no Quadro 36-5. Salientamos que com o avanço da neurogenética, algumas condições consideradas previamente como idiopáticas desenvolvimentais têm sido associadas à variabilidade (mutação ou polimorfismo) genética. O mesmo tem acontecido

Quadro 36-5. Exemplos de síndromes que causam transtorno do movimento na faixa pediátrica, divididas pela evolução temporal

Desenvolvimentais	*Jitteriness*, *shuddering*, mioclonias neonatais do sono, mioclonia benigna do lactente, distonia idiopática benigna do lactente. O *spasmus nutans* apesar de poder ser idiopático, pode ser secundário a lesão de fossa posterior e deve ser sempre investigado
Episódicas	Discinesia paroxística cinesiogênica (PKD), discinesia paroxística não cinesiogênica (PNKD), discinesia paroxística desencadeada por exercício (PED), ataxias episódicas (EA1, EA2 etc.), torcicolo paroxístico benigno da infância (BPT), desvio supraversivo do olhar conjugado (*paroxysmal tonic upgaze*)
Contínuas	Coreia de Sydenham, doença de Huntington, coreia familiar benigna, distonias hereditárias (DYT), neurodegeneração associada ao acúmulo cerebral de ferro (NBIA), tremor essencial, parkinsonismo juvenil

Algumas siglas em inglês comumente usadas estão entre parênteses pois podem ser úteis na busca de artigos científicos em inglês.

com vários dos transtornos episódicos ou contínuos, que se acreditava serem primários, e hoje sabidamente são causados por mutações genéticas.

- *Desenvolvimentais:* quando são parte de variações do desenvolvimento e são geralmente transitórios e de caráter benigno. A investigação diagnóstica não demonstra anormalidades, e o prognóstico é de resolução completa ou quase completa dos movimentos. Em algumas condições podem ser observadas discretas alterações crônicas do exame neurológico, como anormalidades cognitivas leves.
- *Episódicos:* quando são movimentos anormais patológicos, que ocorrem em episódios repetitivos estereotipados, em intervalos algo regulares. Entre os episódios, os movimentos não são observados, mas podem ocorrer outras anormalidades do exame neurológico, relacionadas com a etiologia do transtorno.
- *Contínuos:* estes transtornos não possuem intervalos assintomáticos em que o paciente fica livre de movimentos (exceto durante o sono), embora eles possam flutuar e apresentar melhora induzida ou piora significativa em relação ao quadro de base. Entre os fatores de piora mais comuns encontram-se os estresses físico e psicológico, a fadiga, a privação de sono e, em muitos casos, a própria realização de movimentos voluntários ou posturas específicas.

Entre as síndromes com movimentos paroxísticos as mais comuns nos consultórios são aquelas associadas a tiques e estereotipias. A síndrome de Tourette, discutida em detalhe em outro capítulo, é um transtorno neuropsiquiátrico considerado idiopático (embora vários fatores de risco tenham sido identificados, incluindo história familiar positiva para Tourette ou transtorno obsessivo-compulsivo) cujo componente motor responde bem a terapias não farmacológicas ainda pouco utilizadas em nosso meio, e que cursa com comorbidades psiquiátricas frequentes (ansiedade, déficit de atenção etc.) que podem ser tratadas tanto farmacologicamente quanto não farmacologicamente. As estereotipias podem ser leves e ocorrer em crianças saudáveis, porém estereotipias complexas e mais graves costumam associar-se ao transtorno do espectro autista, embora possam ocorrer em crianças sem outras alterações neurológicas (esterotipias motoras complexas primárias) e podem também responder a tratamento não farmacológico.[11]

Os TM contínuos/crônicos podem ser classificados, de forma simplista, em progressivos e não progressivos; nesta última categoria incluem-se tanto síndromes que realmente são estacionárias (como a paralisia cerebral, por exemplo), quanto aquelas que tendem a melhorar com a idade (como os transtornos desenvolvimentais, a síndrome de Tourette, as discinesias paroxísticas etc.). Entre os TM progressivos encontram-se condições neurodegenerativas até o momento consideradas intratáveis (por exemplo, como as várias formas de neurodegeneração associada ao acúmulo cerebral de ferro, NBIA), transtornos do movimento causados por drogas (frequentemente iatrogênicos, causados por drogas de prescrição, como discinesia tardia), e condições neurometabólicas altamente tratáveis (como a doença de Wilson, que pode ser tratada com quelantes). Vê-se, portanto, que o pronto reconhecimento das síndromes muda radicalmente o prognóstico e a conduta no caso.

INVESTIGAR TRANSTORNOS DO MOVIMENTO SECUNDÁRIOS

O primeiro fator que define a estratégia de abordagem do TM é o tempo de instalação. Pacientes que apresentam um TM com instalação aguda ou subaguda, ou que apresentam piora súbita de um transtorno já estabelecido, constituem emergência neurológica. Nunca é demais salientar que, nestes pacientes, as prioridades, antes mesmo da investigação, devem ser a estabilização clínica e o conforto do paciente. Mesmo quando o colega encontre dificuldades na classificação do transtorno, não deve impedir o manejo com medidas básicas com a hidratação, a nutrição adequada, o conforto e a possibilidade de sono.

De maneira geral, todos os transtornos extrapiramidais remitem durante o sono.[12] Alguns estudos mostram que no sono leve, ou nos despertares do sono, os pacientes podem apresentar movimentos, mas isso é mais observado em videomonitorização do que descrito pelos pacientes e cuidadores. Isso tem um grande significado terapêutico como veremos mais tarde, pois o sono é terapêutico para o paciente com TM. Portanto, transtornos do movimento que impedem que o paciente durma podem levar a um ciclo vicioso e evoluir para exaustão, rabdomiólise e até mesmo ameaçar a vida. O exemplo principal deste tipo de ciclo é o *status* distônico.[13]

Vários TM apresentam piora ou melhora significativa, piora em posturas específicas, e deve-se incentivar o paciente e família que encontrarem medidas de alívio a ensinarem as mesmas para a equipe médica e de enfermagem. A melhora de posturas distônicas, por exemplo, com estímulo tátil é conhecida como truque sensorial ou gesto antagonista (Fig. 36-1), e tem valor diagnóstico a favor de distonia. O truque sensorial também pode ser "negativo", ou seja: algumas posturas podem piorar a distonia. Embora exista grande variabilidade interpessoal, a postura do opistótono, por exemplo, é piorada pela extensão do pescoço e pode ser melhorada com uma leve estimulação tátil na região occipital que facilita a flexão do pescoço, associada à flexão da coxa e dos joelhos, ou com a realização de estímulo tátil na região anterior do tórax. Apesar de ser um achado de valor diagnóstico a favor de distonia orgânica, é frequentemente mal interpretado como um sinal de transtorno do movimento funcional e pouco utilizado no nosso meio rotineiramente, devido à falta de conhecimento do mesmo. Uma lista mais extensiva destes truques sensoriais pode ser encontrada na referência específica.[14]

A primeira etiologia secundária que deve ser excluída é de TM induzido por drogas, uma etiologia muito frequente em TM orgânico e que pode na maioria das vezes ser identificada sem o uso de testes complementares.[12,15] Não somente em crianças, mas também em adultos, a principal etiologia de TM induzido por droga são as drogas de prescrição. Muitas vezes a revisão cuidadosa da prescrição do paciente pode fazer o diagnóstico. É sempre aconselhado revisar medicamentos tomados pelos pais ou outros membros da família, pois crianças podem fazer uso dos mesmos e se intoxicar.

O Quadro 36-6 relaciona alguns dos principais transtornos de movimento causados por medicações de uso frequente na população pediátrica.

Como os distúrbios do movimento têm sua origem em alterações do funcionamento dos núcleos da base, lesões estruturais dessa região fazem parte do diagnóstico diferencial na maioria dos casos. Após a instalação aguda, com a expectativa de reverter ou conter a progressão do quadro, sempre deve ser considerada a realização de exame de imagem. A ressonância magnética tem sensibilidade e especificidade maiores que a tomografia computadorizada para as condições que afetam os núcleos da base; entretanto, nem sempre está disponível em nosso meio, e os riscos da anestesia geral ou sedação não devem ser menosprezados.

Exames laboratoriais prontamente disponíveis (hemograma, eletrólitos incluindo cálcio iônico, TSH e T4 livre, função renal, provas hepáticas) podem revelar causas metabólicas, que são frequentes principalmente nos tremores e mioclonias. Causas infecciosas, parainfecciosas e doenças inflamatórias autoimunes devem ser investigadas com provas inflamatórias e sorologias.

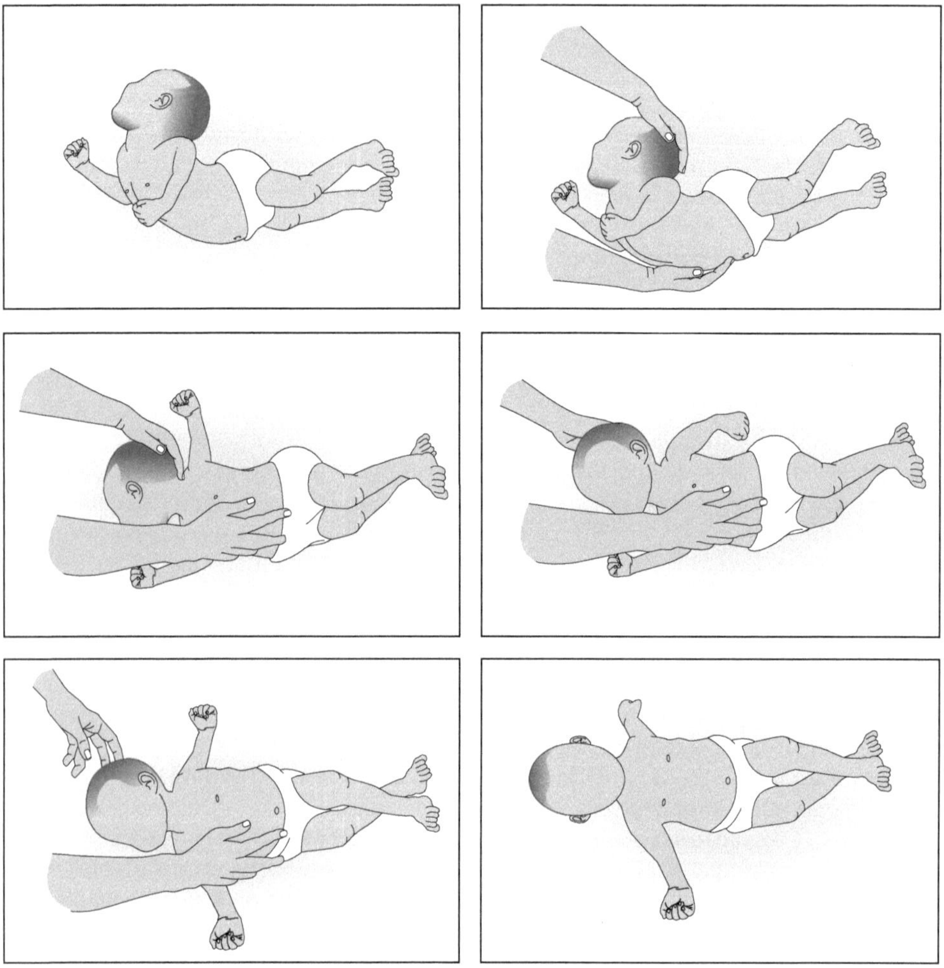

Fig. 36-1. Manobra de reposicionamento em opstótono. A paciente se encontra em opistótono doloroso, quando é realizada manobra de reposicionamento usando de toque no abdômen e occipício (truque sensorial), rapidamente corrigindo a posição com uma leve pressão redirecionando a região cervical. Após a manobra, a paciente permanece confortável. Além de terapêutica, o achado positivo de melhora com manobra de truque sensorial sugere o diagnóstico de distonia.

Quadro 36-6. Transtornos do movimento causados por medicações de uso frequente na população pediátrica

Grupo farmacológico	Transtornos do movimento induzido por droga
Anticonvulsivante	Tremor, ataxia, mioclonia, distonia, coreia, parkinsonismo
Bloqueador dopaminérgico	Distonia, tremor, coreia, parkinsonismo
Antidepressivos	Tremor, ataxia, mioclonia, distonia, coreia
Antibióticos	Tremor, mioclonia

Em particular, a presença de coreia ocorre no lúpus eritematoso sistêmico, na coreia de Sydenham (causada por autoanticorpos contra estreptococos), e na encefalopatia imunomediada com anticorpos antirreceptor-NMDA, que, além das discinesias, costuma também evoluir com epilepsia e alterações no nível de consciência. A ataxia ocorre na síndrome do opsoclono-mioclonia (caracterizada pela tríade ataxia, mioclonia e opsoclono) e na ataxia parainfecciosa (frequentemente associada à infecção por varicela-zóster). Embora raramente disponível nosso meio, o painel de autoanticorpos antineuronais esclarece o diagnóstico de uma minoria de casos de encefalopatia com distúrbios do movimento, que são causados por encefalite, e devem ser prontamente tratados com imunoterapia. O exame de liquor pode ser útil em casos selecionados, e deve ser realizado em todos os casos com suspeita de encefalite, seja infecciosa ou não.

RECONHECER AS CONDIÇÕES PARA AS QUAIS EXISTE TRATAMENTO MODIFICADOR DE DOENÇA

Como já mencionado, os TM podem ser causados por doenças autoimunes que podem ser tratadas com imunoterapia de maneira eficaz, tanto na emergência quanto a longo prazo.

Por serem estruturas neuronais profundas de elevado metabolismo, os núcleos da base são particularmente sensíveis a insultos metabólicos, e, portanto, os erros inatos do metabolismo devem entrar no diagnóstico diferencial de pacientes com início agudo (em particular, quando sob estresse metabólico) ou agudização de quadro prévio. Erros inatos estão associados a vários distúrbios do movimento, causando mais frequentemente discinesia (distonia ou coreia), mioclonias e tremores, e menos frequentemente parkinsonismo. Estes pacientes devem ser poupados do estresse metabólico, evitando o jejum, a desidratação, a hipertermia e quaisquer infecções intercorrentes. A investigação para erro inato deve seguir o disponível no serviço, incluindo sempre que possível, além dos exames laboratoriais de praxe (hemograma; eletrólitos, incluindo Na, K, Ca, P, Mg; provas de funções renal, hepática, tireoidiana), dosagem de lactato e amônia e gasometria com cálculo de ânion *gap*. A dosagem de CPK está sempre indicada em distúrbios do movimento, tanto para auxiliar no diagnóstico diferencial quanto para monitorizar o grau de lesão muscular (que é um indicador da gravidade do quadro) e evitar a progressão para rabdomiólise (complicação temida nestes casos). A doença de Wilson altamente pleomórfica pode estar associada a quaisquer TM e pode ser investigada com realização de testagem de ceruloplasmina sérica (que fica diminuída), exame da lâmpada de fenda (pesquisa do anel de Kayser-Fleisher) e, quando necessário, cobre urinário de 24 horas (que fica aumentado). Salientamos que o cobre sérico, frequentemente solicitado em nosso meio, não oferece informações precisas e pode gerar confusão diagnóstica. Embora não exista uma lista definitiva e continuamente atualizada de doenças neurometabólicas tratáveis que cursam com distúrbios do movimento, uma lista bastante extensa e ainda atual pode ser encontrada no artigo e inclui erros do metabolismo de aminoácidos e peptídeos,[16] da síntese dos sais biliares, do metabolismo energético, do acúmulo de lipídeos e metabolismo lisossomal, doenças do metabolismo dos metais e doenças dos neurotransmissores. Entre estas últimas se encontra a síndrome da distonia responsiva a levodopa. A mesma pode ter a forma de Segawa, caracterizada por distonia de início na infância, geralmente em membro inferior, de progressão lenta e flutuações diurnas (piora ao final do dia), que geralmente é causada por mutações da proteína GCH1 e responde bem a doses baixas (< 10 mg/kg/dia) de levodopa. Formas mais complexas podem ser causadas por mutações das proteínas TH e SPR, ou mutações bialélicas de GCH1, e têm um manejo difícil, pois apresentam discinesias em doses muito baixas de levodopa (até mesmo < 1 mg/kg/d).

DIAGNOSTICAR DOENÇAS GENÉTICAS QUE CURSAM COM TRANSTORNO DO MOVIMENTO

As doenças genéticas são causas prevalentes de distúrbio do movimento crônico, embora sua frequência seja baixa para cada condição isoladamente, tornando o diagnóstico difícil, tendo em vista o grande número de genes a ser considerado a variabilidade fenotípica dos mesmos. Com a redução dos custos da testagem genética por sequenciamento de nova geração, o diagnóstico destas condições foi facilitado em vários laboratórios do setor privado no Brasil, embora no SUS exista uma limitação muito significativa, ou completa indisponibilidade, na maioria dos serviços. Atualmente, as técnicas de sequenciamento de nova geração (Next Generation Sequencing, NGS) são as mais utilizadas, e são frequentemente solicitadas por meio de sequenciamento do exoma, ou de painéis direcionados por sintoma (distonia, epilepsia etc.). O exame do genoma completo não é ainda feito de rotina, porém o crescente número de mutações em regiões não codificantes sugere que no futuro deve substituir os testes atuais.

Como visto na metodologia proposta pelo grupo de Brandsma a testagem genética deve ser o último passo na investigação (passo 7),[2] e mesmo após a mesma, muitas vezes é necessária uma revisão clínica para fechar o diagnóstico (passo 8), já que muitas mutações têm manifestações muito pleomórficas, e podem dar origem a síndromes bem distintas.[17] No Brasil não temos ainda profissionais dedicados ao aconselhamento genético pré-testagem, sendo o mesmo realizado geralmente pelo profissional que solicita os exames. Portanto, antes de solicitar, é necessário se inteirar sobre os procedimentos corretos de aconselhamento pertinentes ao teste solicitado. O mesmo procede para o aconselhamento genético pós-testagem, que costuma ser realizado (embora geralmente de maneira sumária) pelo médico que recebe o exame.

Em casos selecionados (mas não na maioria), o resultado da testagem genética pode ser relevante para a conduta terapêutica. Além dos medicamentos modificadores de doença nos erros inatos já discutidos acima, podem indicar melhor resposta, por exemplo, a terapias avançadas. Atualmente é sabido que mutações em algumas proteínas como TOR1, THAP1, GNAO1 e ADCY5 são marcadores de boa resposta à cirurgia funcional por estimulação profunda dos gânglios da base (*deep brain stimulation*, DBS). Como dito anteriormente, nas distonias responsivas a levodopa (por mutações de *GCH1*, dopa descarboxilase, sepiapterina redutase e tirosina hidroxilase) podem ser diagnosticadas, clinicamente, por prova terapêutica com levodopa (iniciando com 0,3-1 mg/kg/dia, subindo até 2-5 mg/kg/dia) e devem ser suspeitadas em distonia primária, pois as manifestações podem ser pleomórficas. Porém a resposta nos pacientes com *GCH1* (doença de Segawa) costuma ser rápida (dias) e com poucas complicações. Nas outras mutações os pacientes podem demorar a responder e apresentar intolerância a levodopa, mesmo em doses baixas, necessitando de tratamento com outras drogas dopaminérgicas, inibidores da MAO-B ou anticolinérgicos. Além da boa resposta a DBS, pacientes com mutações de ADCY5 respondem bem a cafeína, um medicamento prontamente disponível em nosso meio. Na ou coreia causada por mutação de ATM (ataxia-telangectasia) em que ocorre alteração dos mecanismos de reparo do DNA, existe sensibilidade aumentada à radiação e risco aumentado de neoplasias, portanto sua detecção precoce é fundamental, e nestes pacientes exames radiológicos devem ser feitos criteriosamente, sem o uso de radioatividade. Em nosso meio, na falta de testagem genética, o diagnóstico pode ser feito pelo quadro clínico associado à elevação de alfafetoproteína.

CONCLUSÃO

Por fim, enfatizamos a importância da prática semiológica no adequado reconhecimento dos TM, o aprimoramento continuado do raciocínio clínico e diagnóstico de maneira a investigar diagnósticos diferenciais, além de constante valorização da relação médico-paciente no sentido de aperfeiçoar a resposta terapêutica em longo prazo com incentivos saudáveis, do autoquestionamento e comprometimento ao bem-estar de cada indivíduo.

PONTOS-CHAVE

- Reconhecer transtorno do movimento.
- Classificar o transtorno do movimento.
- Reconhecer transtorno do movimento funcional.
- Reconhecer síndromes que incluem transtornos do movimento.
- Investigar transtornos do movimento secundários.
- Reconhecer condições para as quais existe tratamento modificador de doença.
- Diagnosticar doenças genéticas que cursam com transtorno do movimento.

REFERÊNCIAS BIBLIOGRÁFICAS

1. Kahlon S, Barton CR, Abu Libdeh A, O'Malley JA, Pearson T, Waugh JL, et al. Emerging Subspecialties: Pediatric Movement Disorders Neurology. Neurology. 2024;102(2):e208050.
2. Brandsma R, Van Egmond ME, Tijssen MAJ, the Groningen Movement Disorder Expertise Centre. Diagnostic approach to paediatric movement disorders: a clinical practice guide. Develop Med Child Neuro. 2021;63(3):252-8.
3. Kuiper MJ, Brandsma R, Lunsing RJ, Eggink H, Ter Horst HJ, Bos AF, et al. The neurological phenotype of developmental motor patterns during early childhood. Brain Behav. 2019;9(1):e01153.
4. Cardoso F. Movement disorders in childhood. Parkinsonism & Related Disorders. 2014;20:S13-6.
5. Driver-Dunckley ED, Adler CH. Movement Disorders and Sleep. Neurologic Clinics. 2012;30(4):1345-58.
6. Hughes AJ, Daniel SE, Lees AJ. Improved accuracy of clinical diagnosis of Lewy body Parkinson's disease. Neurology. 2001;57(8):1497-9.
7. Espay AJ, Goldenhar LM, Voon V, Schrag A, Burton N, Lang AE. Opinions and clinical practices related to diagnosing and managing patients with psychogenic movement disorders: An international survey of movement disorder society members. Movement Disorders. 2009;24(9).
8. Lang AE, Voon V. Psychogenic movement disorders: Past developments, current status, and future directions. Movement Disorders. 2011;26(6):1175-86.
9. Espay AJ, Aybek S, Carson A, Edwards MJ, Goldstein LH, Hallett M, et al. Current Concepts in Diagnosis and Treatment of Functional Neurological Disorders. JAMA Neurol. 2018;75(9):1132.
10. Pearson TS, Pons R. Movement Disorders in Children. Continuum (Minneap Minn). 2019;25(4):1099-120.
11. Bhatoa RS, Malik O, Robinson S, Hedderly T. Clinical management of complex motor stereotypies. Arch Dis Child. 2022;107(10):861-5.
12. Kurian MA, Dale RC. Movement Disorders Presenting in Childhood. CONTINUUM: Lifelong Learning in Neurology. 2016;22(4):1159-85.
13. Allen NM, Lin JP, Lynch T, King MD. Status dystonicus: a practice guide. Dev Med Child Neurol. 2014;56(2):105-12.

14. Ramos VFML, Karp BI, Hallett M. Tricks in dystonia: ordering the complexity. J Neurol Neurosurg Psychiatry. 2014;85(9):987-93.
15. Nagesh D, Goeden M, Coffman KA. Pediatric Iatrogenic Movement Disorders. Semin Pediatr Neurol. 2018;25:113-22.
16. Mohammad SS, Paget SP, Dale RC. Current therapies and therapeutic decision making for childhood-onset movement disorders. Mov Disord. 2019;34(5):637-56.
17. Silveira-Moriyama L, Lin JP. A field guide to current advances in paediatric movement disorders. Curr Opin Neurol. 2015;28(4):437-46.

CAPÍTULO 37

TRANSTORNOS DO MOVIMENTO – TRATAMENTO

Laura Silveira-Moriyama ▪ Sabrina Vechini Gouvêa
Geruza Perlato Bella

INTRODUÇÃO

O tratamento dos transtornos do movimento (TM) na população pediátrica ainda é uma área incipiente e a falta de estudos randomizados duplo-cego e de protocolos validados (*clinical guidelines*) afete quase todas as decisões terapêuticas. Muitos dos medicamentos utilizados foram mais bem estudados em adultos, ou em adolescentes, e até mesmo as formulações disponíveis raramente são adequadas para a faixa etária pediátrica. A prática clínica em nosso meio é muitas vezes caracterizada pelo uso inadequado de medicações com indicações vagas, como o uso de medicamentos para espasticidade para casos de distonia, e um baixo reconhecimento dos muitos efeitos colaterais das intervenções (p. ex., fraqueza com toxina botulínica, ou hipotonia axial com baclofeno etc.).[1]

PRINCÍPIOS DA ABORDAGEM TERAPÊUTICA NOS TRANSTORNOS DO MOVIMENTO

Uma abordagem centrada no paciente, prática e didaticamente organizada é de grande auxílio no manejo dos TM. Recomendamos a sugerida por Mohammad *et al.*,[2] que será usada como um guia para este capítulo. Ao abordar um paciente pediátrico com TM devemos nos questionar sobre as perguntas do Quadro 37-1, sempre se utilizando das técnicas apropriadas para respondê-las e do raciocínio crítico para qualquer tomada de decisão.[2]

Quadro 37-1. Resumo da abordagem terapêutica ao paciente pediátrico com transtorno do movimento[2]

- Passo 1: Qual é a fenomenologia dos distúrbios de movimento e que processo ela representa?
- Passo 2: Podemos tratar o processo subjacente ou o tratamento sintomático é a única opção?
- Passo 3: Qual é o impacto funcional do distúrbio de movimento?
- Passo 4: Quão eficaz é o tratamento nessa doença e qual é o "risco *versus* benefício" da terapia?
- Passo 5: O distúrbio de movimento é o problema principal ou existem outros problemas associados de maior preocupação?
- Passo 6: Qual é o risco de não fazer nada?

IDENTIFICANDO O TRANSTORNO DO MOVIMENTO, O PROCESSO QUE ELE REPRESENTA, E AS POTENCIAIS TERAPIAS MODIFICADORAS DE DOENÇA (PASSOS 1 E 2)

Os TM são uma classe complexa de condições heterogêneas, cujo tratamento deve ser feito por etapas e repensado repetidamente. Alguns TM são transitórios, e não necessitam de intervenção além da reafirmação e psicoeducação. Outros são secundários a lesões cerebrais focais afetando os gânglios da base (doença vascular, neoplasia, infecção etc.). Existem também TM causados por processos imunológicos e,[3] portanto, responsivos à imunoterapia (como por exemplo as discinesas complexas associadas a encefalite autoimune por anticorpos antirreceptor NMDA), doenças dos neurotransmissores traváveis por medicação dopaminérgica (a síndrome de Segawa, ou distonia responsiva a levodopa causada por mutação do genes *GCH1, TH e SPR*), algumas deficiências vitamínicas (como tremores por deficiência de vitamina B12) que têm terapias modificadoras de doença. Existem também outros TM em que a terapia é de tamanha eficácia que pode ser considerada modificadora de doença como a discinesia paroxística cinesiogênica (que apresenta resposta dramática a baixas doses de carbamazepina). Desta forma, a identificação de processos para os quais existe uma terapia altamente eficaz ou modificadora de doença é atualmente uma parte crucial da abordagem aos TM. Uma completa revisão das terapias disponíveis foge ao escopo deste capítulo, porém o Quadro 37-2 fornece exemplos de terapias modificadoras de doenças disponíveis. Embora não exista uma lista definitiva e continuamente atualizada de doenças neurometabólicas tratáveis que cursam com distúrbios do movimento, uma lista bastante extensa e ainda atual pode ser encontrada no artigo e inclui erros do metabolismo de aminoácidos e peptídeos,[2] da síntese dos sais biliares, do metabolismo energético, do acúmulo de lipídeos e metabolismo lisossomal, doenças do metabolismo dos metais e doenças dos neurotransmissores

É interessante notar que muitos autores consideram a intervenção comportamental abrangente para tiques (CBIT) como uma terapia modificadora de doença, pelo alto grau de resposta e impacto na qualidade de vida de portadores de Tourette. Esta combina múltiplos métodos (incluindo terapia de reversão de hábito, terapia cognitivo-comportamental etc.) para potencializar o controle sobre os tiques e melhorar aspectos funcionais e sociais da condição.

A grande maioria dos TM pediátricos crônicos requer uma intervenção multifacetada de tratamento e, quase invariavelmente, com um forte componente não farmacológico incluindo fisioterapia, fonoaudiologia (quando afeta a fala ou deglutição), terapia ocupacional, psicoterapia, entre outros. Na maioria, estas abordagens não são consideradas modificadoras de doença, porém causam grande impacto sobre a qualidade de vida e previnem complicações como alterações osteoarticulares, além da perda de desenvolvimento cognitivo gerada por imobilidade e isolamento social.

Por último, porém não menos importante e com certeza não incomum, os TM iatrogênicos são uma causa muito frequente na infância como visto no Capítulo 36 (o Quadro 36-6 traz uma lista dos mais frequentes). Nestes casos, a remoção do agente causador é modificadora de doença, frequentemente revertendo completamente os sintomas. Devemos lembrar que a discinesia tardia, causada pelo uso crônico (geralmente > 4 semanas) de bloqueadores dopaminérgicos é frequentemente irreversível uma vez instalada.

Quadro 37-2. Terapias modificadoras de doença com exemplos[2]

Classe de terapia	Terapia imunológica	Terapia para deficiência metabólica	Terapia gênica ou de células tronco	Neuromodulação	Terapia de reversão do transtorno do movimento
Exemplo de condição	Encefalite anti-NMDA	Deficiência de GTP cicloidrolase I (*GHC1*) – distonia responsiva a levodopa	Deficiência da descarboxilase dos aminoácidos L-aromáticos (*AADC*)	Agudização das discinesias em mutação de *GNAO1*	Síndrome de Tourette
Manifestações clínicas	Discinesia de instalação subaguda dentro de quadro encefalítico (epilepsia, encefalopatia, alterações laboratoriais)	Distonia de início na infância, geralmente em membro inferior, curso lentamente progressivo, com flutuações diurnas (piora vespertina)	Encefalopatia congênita com grave hipotonia axial, atraso de marcos do desenvolvimento, distonia, crises oculógiras, disautonomia	Encefalopatia não progressiva (PC-*like*) com atraso de marcos do desenvolvimento, com ou sem epilepsia, distonia e coreoatetose crônicas, com graves agudizações que podem ameaçar a vida	Múltiplos e frequentes tiques motores incluindo ao menos um tique fônico, por mais de 1 ano, que mudam ao longo do tempo, mas se iniciam antes dos 21 anos de idade
Exemplo de terapias	Corticoide endovenoso em altas doses, imunoglobulina endovenosa, imunossupressores/ moduladores	Levodopa em baixas doses (< 10 mg/kg/dia)	Terapia gênica com vetor viral contendo cópia funcionante da AADC	Neuromodulação por estimulação cerebral profunda (*deep brain stimulation*, DBS)	Intervenção comportamental abrangente para tiques (CBIT)
Efeitos esperados	Resposta pode ser completa em alguns pacientes, parcial em outros, ou não ocorrer em outros	Melhora completa da distonia, que pode ocorrer com doses de até mesmo 1 mg/kg/dia	Estudos pequenos mostram uma melhora do controle motor	Melhora importante do número e duração das crises hipercinéticas	Primeira linha baseada em evidência. Reduz a frequência de tiques usando elementos de terapia de reversão de hábito e outras técnicas

AVALIANDO O IMPACTO FUNCIONAL DO TRANSTORNO DO MOVIMENTO E O RISCO/BENEFÍCIO DA INTERVENÇÃO (PASSOS 3 A 6)

Sempre se deve investigar o impacto funcional para planejar o tratamento dos TM. Algumas crianças com TM podem não ser afetadas pelos seus movimentos excessivos, porém os pais podem sentir-se fortemente perturbados com os movimentos e uma boa psicoeducação pode bastar, com reafirmação e a explicação sobre o risco-benefício dos tratamentos disponíveis. Isso é muito frequente em casos mais leves de Tourette, transtornos de tiques crônicos, estereotipias, transtorno de gratificação e outros transtornos transitórios do desenvolvimento que muitas vezes não necessitam de nenhuma intervenção além da psicoeducação. Já quadros com comprometimento funcional podem ser identificados por dificuldades de deambular, alimentar-se, participar de atividades sociais, dor e prejuízo ao sono. O tratamento com toxina botulínica é indicado para todas as formas de distonia em que exista prejuízo funcional ou dor em decorrência de movimento ou postura anormal, embora os músculos e a dose a ser aplicada frequentemente sejam limitados devido ao risco de fraqueza, que é um efeito colateral comum.

Em muitos casos não é o transtorno do movimento em si, mas as comorbidades associadas, que têm mais impacto funcional. No caso de Tourette é comum que a ansiedade, o déficit de atenção e o transtorno obsessivo-compulsivo sejam mais impactantes do que os tiques. Em muitos casos de distonia associada a encefalopatia, é a deficiência intelectual e não a distonia que causam maiores dificuldades funcionais, afetando o próprio desenvolvimento motor.

A relação risco/benefício do tratamento no distúrbio do movimento também é crucial, pois os efeitos adversos podem ser piores do que o próprio distúrbio. O médico deve pesar o impacto funcional do distúrbio com o risco da terapia. A maioria das terapias tem efeitos colaterais transitórios, porém quando utilizadas cronicamente sem adequada monitorização, podem causar efeitos adversos permanentes. A relação custo/eficácia é extremamente relevante em nosso meio, sempre que lidamos com a limitação de recursos tanto a nível institucional quanto individual. Não são poucas as famílias que não medem esforços para providenciar medicamentos ou terapias não farmacológicas de alto custo e sem eficácia comprovada para seus filhos, em detrimento das próprias condições de vida. Muitas vezes, o recurso financeiro seria mais bem investido em uma terapia não farmacológica mais eficaz.

A prioridade deve ser sempre a qualidade de vida do paciente. Apesar de muitos casos permanecerem sem diagnóstico etiológico específico em razão das limitações práticas atuais, isto não impede o cuidado compassivo e tecnicamente primoroso com cada paciente, por meio do tratamento sintomático, associado à reabilitação física, psicológica e social.

Existem abordagens não farmacológicas que podem induzir grandes benefícios para pacientes com TM, em especial a incorporação do uso de truques sensoriais no manejo da distonia.[4] As Figuras 37-1 a 37-3 exemplificam o papel terapêutico do uso de truques sensoriais.

Em adição a manobras específicas para a condição (como os truques sensoriais), todos os pacientes com prejuízo funcional devem ter acesso a abordagens de reabilitação sensório-motoras que incorporam a estrutura conceitual da Classificação Internacional de Funcionalidade, Incapacidade e Saúde (CIF) para o planejamento de programas individualizados.[5] Tais abordagens enfatizam a importância do treinamento de atividades e promoção da participação em diferentes contextos sociais.[6-8] Dessa maneira, as intervenções direcionadas a metas e a prática de tarefas completas em ambientes de vida real têm ganhado prominência na reabilitação dos transtornos do movimento. Essas terapias enfatizam a

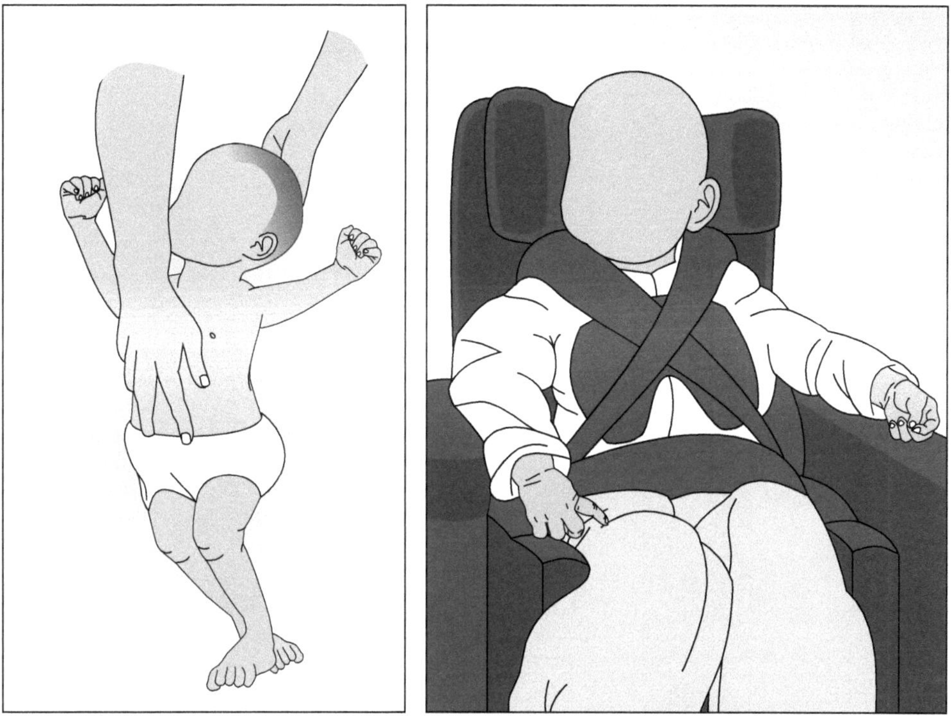

Fig. 37-1. Uso de truque sensorial para planejar apoios da cadeira do paciente. Suporte occipital e no peito que imitam a estimulação manual no truque sensorial podem ser usados para estabilizar a postura quando a criança senta. Antes desta intervenção a criança passava mais de 50% do tempo em opstótono, e depois da intervenção passou a apresentar apenas ocasionalmente durante a postura sentada com apoio. Mesmo em outras tarefas do dia, a postura teve melhora significativa, mostrando a importância da quebra do ciclo em que a própria manutenção da postura distônica é autoperpetuada.

importância de estabelecer objetivos funcionais realistas e alcançáveis, centrados na escolha do paciente e sua família, explorando assim os interesses e as motivações pessoais. As tarefas funcionais envolvendo a participação ativa devem ser praticadas até atingir o desempenho almejado.[9,10] É importante desenvolver maneiras de incorporar a prática da atividade na rotina diária da família, uma vez que estudos apontam que para atingir melhoras em tarefas específicas é necessário treinamentos variando entre 25 a mais de 40 horas,[6] combinando terapias presenciais e práticas domiciliares.

As técnicas utilizadas incluem tanto aquelas que buscam proporcionar melhor ativação fisiológica do membro afetado (a exemplo das intervenções intensivas de treinamento com ou sem contenção na paralisia cerebral),[11-13] quanto aquelas que procuram inibir movimentos indesejados e facilitar movimentos ativos próximos ao padrão normal. Nas discinesias, o papel do terapeuta relaciona-se primariamente com a organização e a graduação das ativações musculares, a princípio desorganizadas. A própria dificuldade de manter posturas contra a influência da gravidade pode aumentar as respostas hipercinéticas e gerar movimentos inadequados adicionais.[14] Inicialmente o terapeuta pode promover estabilidade proximal para estimular os movimentos funcionais dos segmentos distais. Pode-se, por exemplo, manter

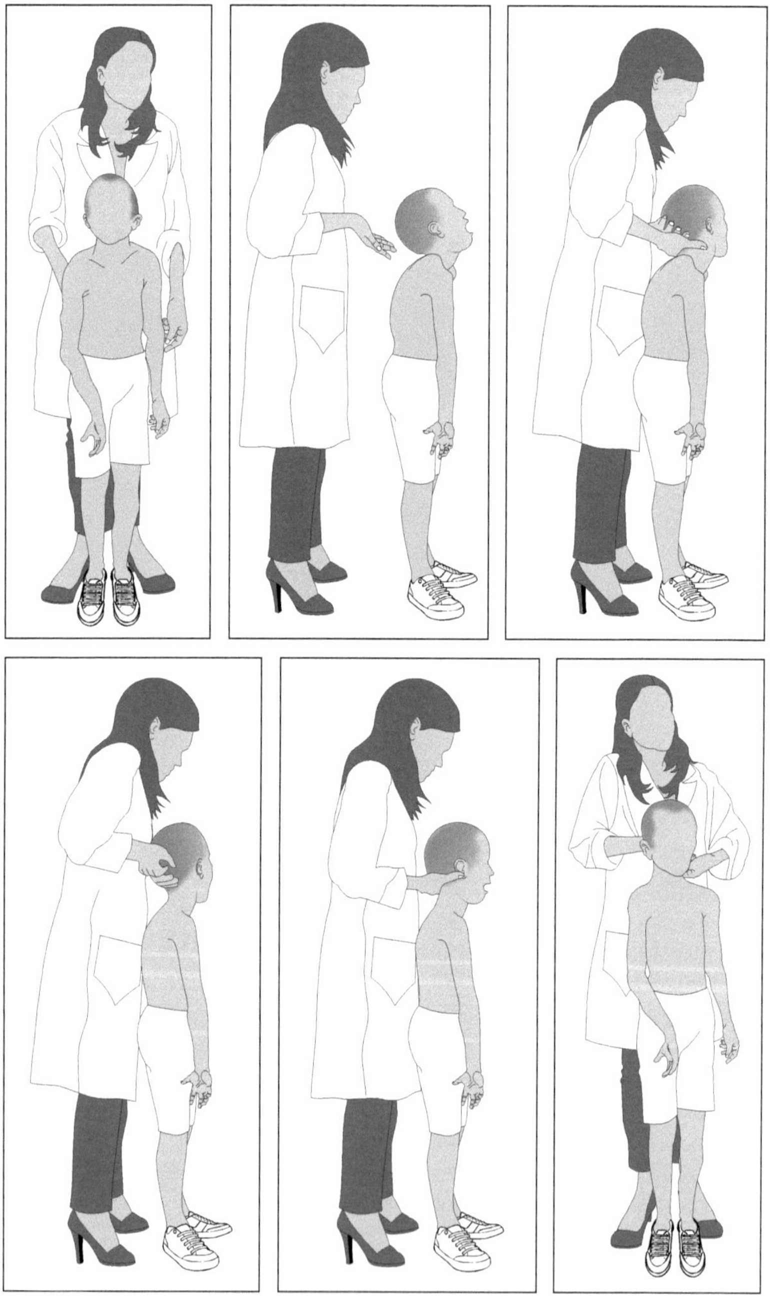

Fig. 37-2. Uso de psicoeducação sobre truque sensorial. A educação do paciente sobre truque sensorial é fundamental. Aqui vemos o paciente após uma rápida psicoeducação sobre a existência de truques sensoriais, algo que ele desconhecia. Depois disso ele e a mãe foram encorajados a procurar em casa truques sensoriais que ajudassem no controle da distonia.

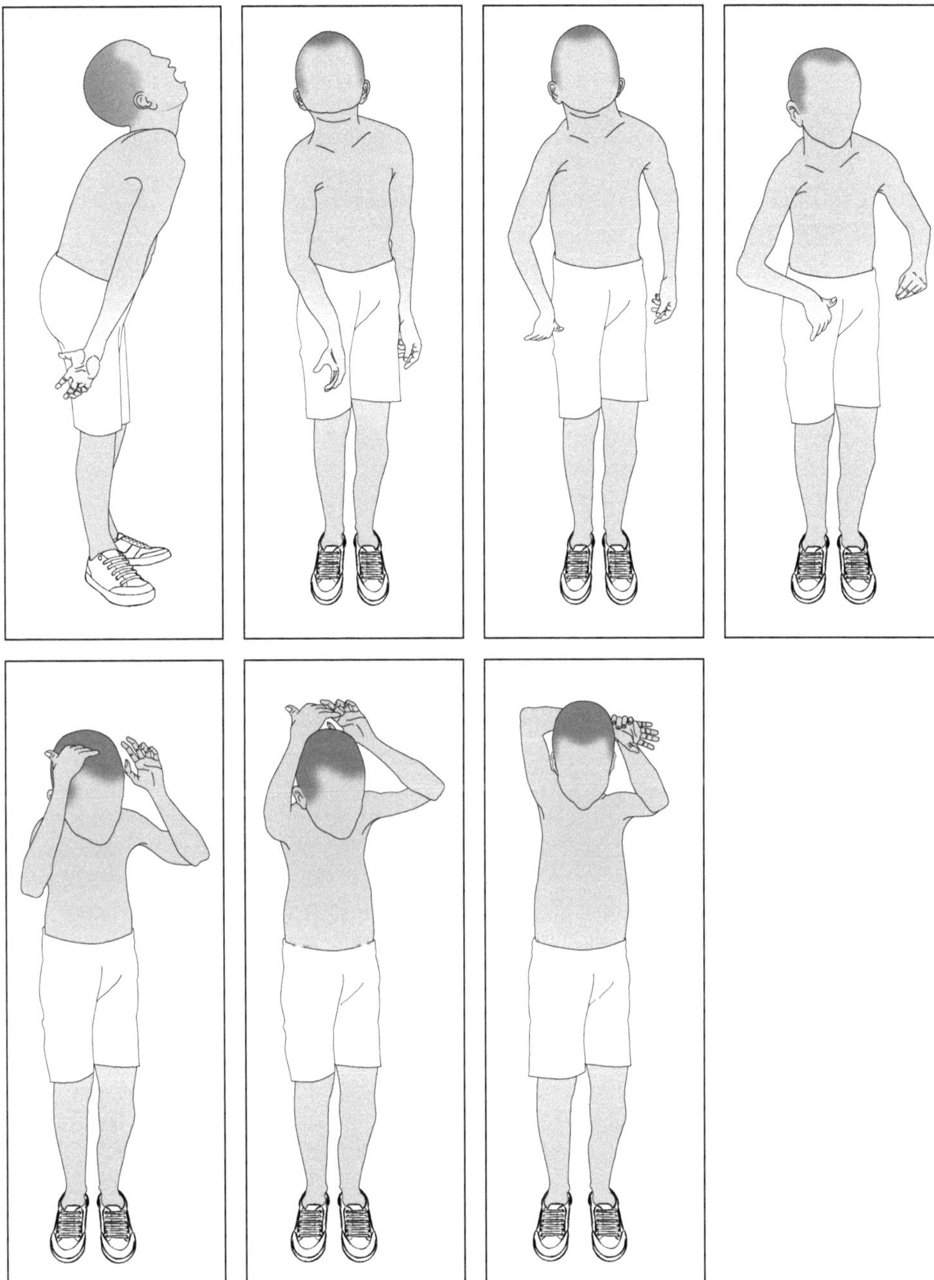

Fig. 37-3. Incorporação de truques iniciados pelo próprio paciente. A doença continuou a progredir, a resposta a toxina botulínica foi parcial. Porém o paciente desenvolveu um truque de automanejo de alta eficácia, que consistia em um rápido movimento de elevação dos braços que corrigia brevemente o retrocolo, e podia ser sustentado se segurasse a cabeça. Usando este truque o paciente voltou a frequentar a escola, e recomeçou atividades recreacionais.

o tronco e os ombros, assim como os pés bem apoiados e presos a superfície de apoio, para favorecer o treinamento das habilidades motoras dos membros superiores, uma vez que os movimentos involuntários proximais são inibidos pelo fechamento das cadeias cinéticas de movimento do corpo. O uso de recursos com suporte completo inicial, como o *parapodium* ou *stand table*, ajudam na modulação do baixo tônus postural.

ABORDAGEM NO TRANSTORNO DO MOVIMENTO AGUDO OU SUBAGUDO E *STATUS* DISTÔNICO

Pacientes que apresentam um TM com instalação aguda ou subaguda, ou que apresentam piora súbita de um transtorno já estabelecido, constituem emergência neurológica. Embora a classificação do TM seja sempre útil, nestes pacientes, as prioridades devem ser:

1. Estabilização clínica.
2. Conforto (a maioria dos TMs piora com o estresse do próprio desconforto e transtornos graves podem ser dolorosos e gerar instabilidade clínica, em razão da contração muscular excessiva com instabilidade autonômica e rabdomiólise).
3. Investigação de processos com terapia modificadora de doença.

No serviço de pronto atendimento, mais da metade dos pacientes apresentam etiologias imunológicas, iatrogênicas e funcionais.[15] Para pacientes com TMs iatrogênicos ou funcionais não há necessidade de adicionar medicações sintomáticas para o transtorno. A distonia em crianças, diferente da distonia em adultos, é mais comumente uma condição sintomática, que ocorre em um cérebro ainda em desenvolvimento e se associa a outras alterações neurológicas como espasticidade ou outros distúrbios do movimento, e pode causar posturas anormais ou movimentos involuntários intermitentes.[16]

Um quadro que se apresenta com alguma frequência em pronto-atendimento, e também nas enfermarias e UTIs pediátricas, é o *status* distônico, uma forma extrema de manifestação da distonia, considerada uma emergência em distúrbios de movimento, sendo uma condição ameaçadora à vida.[17] Apesar da relevância da condição, não há uma definição clara do termo. A mais citada é a de Howard *et al.*, 1998: "Conjunto de eventos cada vez mais graves e frequentes de distonia generalizada que necessita de internação hospitalar urgente".[18]

O *status* distônico é mais frequente em crianças do que em adultos, e existe uma escassez de literatura sobre o assunto,[19] até mesmo porque há uma dificuldade dos profissionais de saúde que atuam nessa faixa etária em identificar o *status* distônico ou a iminência dele (*pré-status* distônico). Muitas das crianças afetadas já têm distonia prévia e muitas vezes associadas a outras condições, de forma que há *continuum* de piora da distonia, tornando-a muitas vezes de uma evolução insidiosa ao contrário do *status* epiléptico, que nesse sentido, tem uma característica mais binária (crises ou não).[20-22] Vale lembrar que poucos casos de *status* distônico se iniciam como primeira apresentação da distonia.[23]

No *status* distônico ocorre um ciclo vicioso em que a piora da distonia gera estresse, dor e falta de sono, causando nova piora da distonia. Sua via final inclui a rabdomiólise, disfunção de múltiplos órgãos, e mortalidade que chega a 10% em países desenvolvidos.[16,20,23] A insuficiência respiratória pode ocorrer por espasmos distônicos bulbares afetando a faringe e a laringe, dos espasmos ou distonia sustentada da musculatura respiratória torácica, distonia diafragmática, exaustão generalizada, pneumonia aspirativa (no contexto da disfagia) ou pela necessidade de uso de doses altas de medicações com efeito sedativo potente.[23] Porém, se houver necessidade de intubação orotraqueal, o próprio tubo orotraqueal pode piorar a postura distônica.[16]

Dessa forma, o reconhecimento precoce dessa condição é de extrema importância para que possamos fazer intervenções rápidas e efetivas a fim de evitar tamanha morbidade e mortalidade. Nesse contexto, Lumsden *et al.*, propôs, em 2013, uma escala que permite que possamos analisar a piora progressiva da distonia a fim de perceber condições que possam evoluir para pré-*status* distônico e *status* distônico:[16,20] *Dystonia Severity Action Plan* (Fig. 37-4).[16,20,22,23]

As causas mais comuns de descompensação levando a *status* distônico são infecção e interrupção de medicações para tratamento da distonia, como anticonlinérgicos e benzodiazepínicos. Também são causas comuns de descompensação a gastroenterite viral, o desconforto gastrointestinal (como refluxo gastroesofágico ou constipação), a dor (geralmente após trauma ou cirurgia), as medicações bloqueadoras dopaminérgicas como a pimozina, haloperidol, metoclopramida e clozapina.[10,16,19,23] A introdução de fenitoína e flunarizina também foi identificada como desencadeadora de *status* distônico.[19] A interrupção de medicações como lítio e tetrabenazina também pode ser desencadeadora, assim como falha da estimulação cerebral profunda (DBS – *deep brain stimulation*) ou de bomba intratecal de baclofeno (ITB).[19,22] Especificamente na doença de Wilson, a introdução de quelantes de cobre como pelicilamina, sulfato de zinco e trentina pode ser um fator desencadeador de *status* distônico.[16,23]

As complicações a seguir são comuns em *status* distônico e precisam ser prontamente prevenidas.[16,20,23,23]

- Contração muscular excessiva: causa destruição muscular levando a mioglobinúria e rabdomiólise, que por sua vez causam lesão renal aguda, hipocalcemia, hipercalemia, acidose metabólica, discrasias sanguíneas, coagulopatias, disfunção pancreática, síndrome compartimental e arritmias.

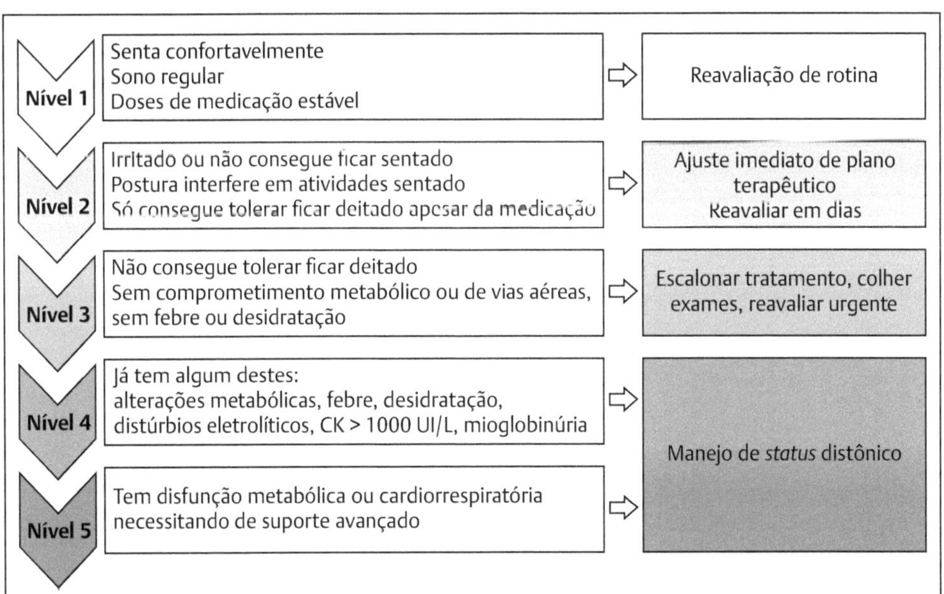

Fig. 37-4. Progressão da distonia para pré-*status* e *status* distônico.

- Exotermia induzida pelos espasmos musculares acaba levando a hiperexia e desidratação.
- Instabilidade hemodinâmica também pode ocorrer decorrente da combinação de depleção intravascular (pela desidratação), desautonomia e/ou arritmias cardíacas geradas pelos distúrbios eletrolíticos.
- Falência de múltiplos órgão com choque e potencialmente a morte.

Nesse contexto, fica claro que devemos avaliar a gravidade da distonia pela escala DSAP e intervir em estágios mais precoces, especialmente no pré-*status* distônico, para evitar complicações graves. Como o *status* distônico é uma condição tão ameaçadora à vida, esses pacientes devem ser prontamente admitidos em unidades de terapia intensiva para estabilização, manejo do quadro e suas complicações. Assim, Lumsden *et al.*, 2013,[20] propôs o mnemônico ABCD para guiar o manejo desses pacientes, que está resumido no Quadro 37-3.

O Quadro 37-4, mostra alguns dos possíveis agentes utilizados no manejo do *status* distônico. Alguns destes, como o hidrato de cloral, tetrabenazina e baclofeno intratecal (ITB, intratecal baclofen) não estão ainda disponíveis no Brasil. A cirurgia de DBS (*deep brain stimulation*) e palidotomia são de difícil acesso, e muitos autores consideram DBS somente em casos restritos (p. ex., *status* por distonias genéticas por mutações selecionadas com os genes *TOR-A*, *THAP1*, *GNAO1*, *ADCY5*, e outras). Por outro lado, o uso de propofol sem ter sido preterido em favor de dexmedetomidina em artigos mais recentes. O uso de haloperidol e levodopa em *status* é controverso, já que o bloqueio doparminérgico pode levar a reação distonica aguda ou piora de distonia crônica, e a levodopa tem pouca evidência de benefício no *status*, e pode gerar piora clínica incluindo náuseas e vômitos e disatuonomia.

Quadro 37-3. Guia de manejo do *status* distônico[20]

- Medidas de suporte inicial
  - Admissão urgente em hospital, conforto (posicionamento, analgesia, sedação leve para sono), hidratação EV, antipiréticos e medidas físicas de resfriamento, colher exames (hemograma, CPK, eletrólitos e função renal, enzimas hepáticas etc.)
- Identificar e tratar precipitantes
  - Procurar e resolver abstinência de terapêutica (diminuição de dose, suspensão de medicamento, falha de DBS ou bomba de baclofeno), suspender drogas precipitantes, diagnosticar e tratar infecção, procurar e solucionar dor ou desconforto (constipação, refluxo gastroesofágico, luxação etc.)
- Medicações antidistônicas e sedativas
  - Triexfenidil (usar outro anticolinérgico se não disponível), clonidina, benzodiazepínicos, gabapentina, baclofeno, dexmedetomidina/propofol baixa dose, tizanidina, hidrato de cloral, tetrabenazina, levodopa, haloperidol etc.
- Medidas de suporte avançado
  - Admissão em UTI, via aérea definitiva, anestesia geral, drogas vasoativas etc.
- Casos refratários: intervenção neurocirúrgica
  - DBS, palidotomia, bomba de baclofeno intratecal

Quadro 37-4. Medicamentos recomendados para o manejo de *status* distônico

Medicação	Via	Mecanismo de ação	Efeitos colaterais	Considerações
Triexfenidil	Enteral	Anticolinérgico	Efeitos anticolinérgicos (constipação, retenção urinária, boca seca, olho seco), vertigem, pode piorar coreia/discinesia, lentidão cognitiva	Doses maiores que 10 mg/dia geralmente são limitadas pelos efeitos colaterias anticolinérgicos. Dentre as medicações antidistônicas é a que tem melhor evidência do uso em crianças: nível 2
Biperideno	Enteral	Anticolinérgico	Efeitos anticolinérgicos (constipação, retenção urinária, boca seca, olho seco), vertigem, pode piorar coreia/discinesia, lentidão cognitiva	Amplamente usado em adultos, há pouca evidência em crianças, mas pode ser utilizado quando não há disponibilidade de triexfenidil
Clonazepam	Enteral	Agonista de receptores GABA	Sedação, piora da hipotonia axial, aumento da sialorreia, depressão respiratória, dependência física com uso a longo prazo	Tolerância com uso a longo prazo. Evitar retirada abrupta
Diazepam	Enteral ou EV	Agonista de receptores GABA	Sedação, depressão respiratória com doses altas, reações paradoxais (raro), aumento da sialorreia	Evitar retirada abrupta Trata espasticidade associada Conversão enteral para intravenoso de 1:1
Midazolam	EV	Agonista do receptor GABA-A	Depressão cardiorrespiratória, depressão, reação paradoxal (raro)	Tem efeito sedativo e de relaxante muscular
Clonidina	Enteral, EV ou transdérmico	Agonista de receptores alfa-2-adrenérgicos centrais	Hipotensão, bradicardia e sedação	Causa depressão vasomotora, porém em baixa chance de depressão respiratória
Dexmedetomidina	EV	Agonista de receptores alfa-2-adrenérgicos centrais	Depressão cardiorrespiratória, hipotensão, tolerância, síndrome de retirada após uso prolongado	Efeito sedativo e anestésico

(Continua)

Quadro 37-4. *(Cont.)* Medicamentos recomendados para o manejo de *status* distônico

Medicação	Via	Mecanismo de ação	Efeitos colaterais	Considerações
Baclofeno	Enteral	Agonista de receptores GABA	Piora da hipotonia axial, sedação, depressão respiratória, aumento do risco de crises epilépticas para crianças < 2 anos.	Não deve ser primeira escolha no *status* distônico, mais utilizado para tratar espasticidade
Difenidramina	Enteral ou IM	Agonismo inverso em receptores H1 centrais	Efeitos anticolinérgicos (constipação, retenção urinária, boca seca, olho seco), agitação e *delirium*, excitação paradoxal	Amplamente acessível Bom perfil de segurança
Gabapentina	Enteral	Ligante do canal de cálcio alfa-2-delta	Sedação	Baixo grau de evidência, porém também trata dor. É possível otimizar dose noturna para melhora do sono
Levodopa (+carbidopa ou benzerasida)	Enteral	Precursor dopaminérgico	Náusea, vômito, discinesia	Não deve ser primeira escolha no *status* distônico, resposta restrita a um pequeno número de pacientes
Hidrato de cloral	Enteral	Efeito sedativo pelo metabólito tricloroetanol (mecanismo incerto)	Sonolência excessiva. Dependência com uso crônico	Anteriormente muito usado em sedação na pediatria, hoje não se encontra mais disponível no Brasil
Tetrabenazina	Enteral	Inibidor reversível da VMAT-2	Sedação, parkinsonismo, depressão, náusea, aumento do intervalo QT	Necessidade de monitorização do intervalo QT. Não disponível no Brasil

EV: endovenoso; IM: intramuscular.
Dentre os possíveis agentes, muitos autores citam o hidrato de cloral, que já era bem conhecido na pediatria e utilizado como sedativo leve para a realização de exames e procedimentos. No entanto, essa medicação não se encontra mais disponível no Brasil nesse momento.

O tratamento da distonia deve sempre se iniciar pelos anticolinérgicos (os medicamentos com maior nível de evidência) e benzodiazepínicos via oral, mas no contexto do *status* pode ser necessário escalonar rapidamente para uso de clonidina (medicação para a qual existe crescente literatura sobre eficácia e segurança em *status* distônico), e para medicações sedativas (como benzodiazepínicos endovenosos, dexmedetomidina em doses baixas) e para tratamentos de segunda linha. Em casos mais graves pode ser necessária sedação com ventilação invasiva, e o uso de agentes anestésicos como o propofol ou barbitúricos. Se ainda a distonia se mantiver refratária, deve-se considerar o uso de bloqueadores neuromusculares não despolarizantes como o rocurônico (é importante evitar o uso de bloqueadores neuromusculares despolarizantes pelo risco de rabdomiólise nesses pacientes).[16] Recentemente, alguns autores, têm proposto o uso de dexmedetomidina no *status* distônico, porém, como ela tem o mesmo mecanismo de ação que a clonidina, elas não devem ser associadas. Ressaltamos ainda que a levodopa, medicamento dopaminérgico que trata as distonias responsivas à levodopa por mutações genéticas raras, não é recomendada como primeira linha no *status* distônico, frequentemente causa náuseas e vômitos em pacientes pediátricos, e pode piorar quadros de distonia por deficiência na descarboxilase dos L-aminoácidos aromáticos (*Aromatic L-Amino Acid Decarboxylase, AADC*). Por último, é comum que os pacientes com *status* distônicos necessitem de polifarmácia, porém é importante manter o menor número de medicações com otimização de dose para evitar o acúmulo de efeitos colaterais.[16,20,22]

Em casos refratários, podem-se considerar terapias invasivas a colocação de DBS, a bomba intratecal de baclofeno ou a palidotomia. Salientamos que nem todos os casos de distonia são responsivos a DBS, e que a evidência científica, mesmo que anedótica ou esparsa, favorece os casos de distonia de origem genética e sem alterações teciduais importantes, como por exemplo mutações dos genes *GNAO1, ADCY5, TOR-A, THAP1* etc. É necessário também levar em consideração que a cirurgia pode ser muito complexa nesse momento dado o estado clínico do paciente.[16,20,22] Nos casos em que há indicação de DBS, mas o mesmo se encontra indisponível, pode ser considerada a cirurgia lesional, seja palidotomia unilateral, talamotomia ou palidotalamotomia.[22]

PONTOS-CHAVE

- A abordagem terapêutica dos TM inclui o questionamento quanto à sua fenomenologia, a possibilidade de tratamento do processo subjacente, seu impacto funcional, os riscos e benefícios do tratamento, as condições associadas e os riscos do não tratamento.
- Alguns TM serão transitórios e não necessitarão de intervenções, enquanto outros possuem curso crônico, necessitando de intervenção multifacetada com tratamento com um forte componente não farmacológico.
- O tratamento do status distônico é uma emergência neurológica que necessita de medidas de suporte, identificação e tratamento de precipitantes, medicações antidistônicas, e, por vezes, suporte avançado de vida em UTI.

REFERÊNCIAS BIBLIOGRÁFICAS

1. Kahlon S, Barton CR, Abu Libdeh A, O'Malley JA, Pearson T, Waugh JL, et al. Emerging Subspecialties: Pediatric Movement Disorders Neurology. Neurology. 2024;102(2):e208050.
2. Mohammad SS, Paget SP, Dale RC. Current therapies and therapeutic decision making for childhood-onset movement disorders. Mov Disord. 2019;34(5):637-56.

3. Dale RC. Immune-mediated extrapyramidal movement disorders, including Sydenham chorea. Handb Clin Neurol. 2013;112:1235-41.
4. Ramos VFML, Karp BI, Hallett M. Tricks in dystonia: ordering the complexity. J Neurol Neurosurg Psychiatry. 2014;85(9):987-93.
5. CIF: classificação internacional de funcionalidade, incapacidade e saúde. São Paulo: Editora da Universidade de São Paulo; 2003.
6. Jackman M, Lannin N, Galea C, Sakzewski L, Miller L, Novak I. What is the threshold dose of upper limb training for children with cerebral palsy to improve function? A systematic review. Aust Occup Ther J. 2020;67(3):269-80.
7. Jackman M, Sakzewski L, Morgan C, Boyd RN, Brennan SE, Langdon K, et al. Best evidence for improving function in children with cerebral palsy: Success is within reach. Dev Med Child Neurol. maio de 2022;64(5):664-5.
8. Shumway-Cook, A, Woollacott, MW, Rachwani, J, Santamaria, V. Motor control: translating research into clinical practice. Lippincott Williams & Wilkins; 2023.
9. Novak I, Berry J. Home program intervention effectiveness evidence. Phys Occup Ther Pediatr. 2014;34(4):384-9.
10. Toovey R, Bernie C, Harvey AR, McGinley JL, Spittle AJ. Task-specific gross motor skills training for ambulant school-aged children with cerebral palsy: a systematic review. BMJ Paediatr Open. 2017;1(1):e000078.
11. Friel KM, Kuo HC, Fuller J, Ferre CL, Brandão M, Carmel JB, et al. Skilled Bimanual Training Drives Motor Cortex Plasticity in Children With Unilateral Cerebral Palsy. Neurorehabil Neural Repair. 2016;30(9):834-44.
12. Ferre CL, Brandão M, Surana B, Dew AP, Moreau NG, Gordon AM. Caregiver-directed home-based intensive bimanual training in young children with unilateral spastic cerebral palsy: a randomized trial. Dev Med Child Neurol. 2017;59(5):497-504.
13. Hoare BJ, Wasiak J, Imms C, Carey L. Constraint-induced movement therapy in the treatment of the upper limb in children with hemiplegic cerebral palsy. Cochrane Database Syst Rev. 2007;(2):CD004149.
14. Lazaro RT, Reina-Guerra S, Quiben M, organizadores. Umphred's neurological rehabilitation. Seventh edition. St. Louis, Mo.: Elsevier; 2020.
15. Dale RC, Singh H, Troedson C, Pillai S, Gaikiwari S, Kozlowska K. A prospective study of acute movement disorders in children. Dev Med Child Neurol. 2010;52(8):739-48.
16. Lumsden DE, King MD, Allen NM. Status dystonicus in childhood. Curr Opin Pediatr. 2017;29(6):674-82.
17. Lumsden DE. The spectrum of dystonia severity before status dystonicus. Dev Med Child Neurol. 2020;62(6):668.
18. Manji H, Howard RS, Miller DH, Hirsch NP, Carr L, Bhatia K, et al. Status dystonicus: the syndrome and its management. Brain. 1998;121(Pt 2):243-52.
19. Lumsden DE, Cif L, Capuano A, Allen NM. The changing face of reported status dystonicus - A systematic review. Parkinsonism Relat Disord. 2023;112:105438.
20. Lumsden DE, Lundy C, Fairhurst C, Lin JP. Dystonia Severity Action Plan: a simple grading system for medical severity of status dystonicus and life-threatening dystonia. Dev Med Child Neurol. 2013;55(7):671-2.
21. Lumsden DE, Allen NM. Rethinking status dystonicus: A welcome start to a challenging problem. Mov Disord. 2018;33(2):344.
22. Vogt LM, Yang K, Tse G, Quiroz V, Zaman Z, Wang L, et al. Recommendations for the Management of Initial and Refractory Pediatric Status Dystonicus. Mov Disord. 2024.
23. Allen NM, Lin JP, Lynch T, King MD. Status dystonicus: a practice guide. Dev Med Child Neurol. 2014;56(2):105-12.

Parte XII Distúrbios de Sono

DISTÚRBIOS DO SONO NA INFÂNCIA E NA ADOLESCÊNCIA

CAPÍTULO 38

Charlington Moreira Cavalcante
Katia Maria Ribeiro Silva Schmutzler

INTRODUÇÃO

A regulação do sono e da vigília está presente em todos os animais que têm um sistema nervoso. Mesmo as hidras, pertencentes ao filo Cnidária e da classe Hydrozoa, com cerca de apenas seis mil células nervosas, que não chegam a se diferenciar em órgãos, já apresentam ciclos de sono e vigília bem definidos, o que demonstra a importância do sono para o bom funcionamento do sistema nervoso.[1]

O desenvolvimento dos estados de sono e vigília tem início na vida fetal e continua no período pós-natal, em estreita relação com a maturação do SNC. A evolução do ciclo vigília-sono que ocorre do nascimento até a adolescência envolve dois processos – transição de um sono fragmentado para um sono consolidado e redução gradual na necessidade de sono do organismo. Essas mudanças levam a diferentes padrões de sono ao longo dos anos de vida.[2]

Distúrbios de sono são comuns na faixa etária pediátrica e são mais prevalentes em crianças com transtornos do neurodesenvolvimento. Quando não tratados, podem levar à exacerbação de condições neurológicas, problemas de comportamento e de humor.[3] Problemas de sono em recém-nascidos estão fortemente relacionados com problemas de sono na idade escolar, e a presença de distúrbios de sono na infância é preditora de condições psiquiátricas na idade adulta.[4]

Os ciclos circadianos não estão totalmente desenvolvidos logo ao nascimento, de modo que recém-nascidos (RN) têm sono polifásico, distribuído quase que igualmente ao longo do dia e da noite. Um RN nascido a termo dorme cerca de 16 a 18 horas por dia, com períodos de sono durando em torno de 2,5 a 4 horas, intercalados por 1 a 3 horas de vigília, que é determinada basicamente pela necessidade de alimentação. Por volta dos 2 a 3 meses idade, a ritmicidade circadiana do ciclo sono/vigília começa a ser constituída, com a liberação da melatonina. Aos 6 meses de idade, a maioria dos bebês de termo já dorme por até 6 horas seguidas, principalmente no período da noite, mas ainda podem ocorrer despertares breves, com duração de 1 a 5 minutos.[5] Crianças entre 1 e 2 anos de idade dormem um total de 13 horas de sono por dia, divididos entre o sono noturno e cerca de 1 a 2 cochilos diurnos (geralmente um no meio da manhã e um no começo da tarde, e, por volta dos 3 anos, não há mais a necessidade de cochilos. Dos 6 aos 12 anos, as crianças dormem em torno de 10 a 11 horas, enquanto os adolescentes necessitam de 8,5 a 10 horas de sono por dia,[6] há uma redução do tempo total de sono ao longo da vida.

O ritmo ultradiano refere-se à alternância entre os diferentes tipos de sono: sono REM (*rapid eye moviment*), sono NREM (*non rapid eye moviment*) e sono transicional (presente apenas nos recém-nascidos, mesclando características eletrográficas inerentes aos outros dois estágios) que ocorrem numa frequência menor que 24 horas. Em RNs, a primeira fase de sono costuma ser o sono ativo, e o tempo total de sono é distribuído igualmente entre sono REM e NREM. Por volta do quarto ao sexto mês de vida, em RNs nascidos a termo, já é possível identificar três estágios distintos no sono NREM (N1, N2 e N3) e o tempo de sono REM restringe-se a apenas 30% a 40% do tempo total de sono. Com cerca de 6 meses de idade, já se torna comum que o sono se inicie pela fase NREM. Por volta dos 3 anos de vida, o sono REM compõe cerca de 20% a 25% do tempo total de sono. Aos 5 anos de idade, os ciclos de sono têm duração de cerca de 90 minutos, tal como nos adultos. É postulado que a maior densidade de REM é necessária para o adequado neurodesenvolvimento na primeira infância.[7]

Sono de má qualidade na infância, seja pelo tempo total de sono reduzido, distúrbios de ritmo circadiano ou alterações na arquitetura do sono (ritmo ultradiano) relacionam-se com diversos prejuízos no neurodesenvolvimento. Déficit de sono N3 e REM estão associados ao aumento da resistência insulínica.[8] Tempo total de sono reduzido pode contribuir para quadros de hipertensão arterial em crianças.[9] Crianças com sono fragmentado apresentam menores escores no índice de desenvolvimento mental da escala *Bayley* do desenvolvimento infantil.[10] Crianças em idade escolar apresentam prejuízo em funções executivas (planejamento, organização, memória operacional, controle inibitório e metacognição).[11] A redução de apenas 1 hora no tempo de sono de uma noite já promove pior controle emocional e maior impulsividade, contribuindo para pior desempenho acadêmico em crianças e adolescentes.[12]

A Classificação Internacional dos Transtornos do Sono – terceira edição (ICSD – 3) é referência para o diagnóstico de distúrbios do sono. Atualizada em 2014 e revisada recentemente, 2023 (ICSD-3- TR) agrupa os distúrbios em seis categorias principais: insônia, distúrbios respiratórios do sono, hipersonias de origem central, transtornos do ritmo circadiano, parassonias, transtornos do movimento relacionados com o sono.[13]

A investigação dos transtornos do sono deve iniciar-se por uma anamnese completa. Na história clínica, é importante que seja questionado acerca dos horários (horário de ir para a cama, horário em que adormece, horário do último despertar) e da rotina de sono (atitudes realizadas na hora que antecede o horário de ir para a cama). Ressalta-se que é comum haver diferença entre esses hábitos nos dias de semana e finais de semana, bem como em épocas de aulas e de férias. Essa irregularidade, por si só, pode relacionar-se com dificuldades associadas ao início e à manutenção do sono. Deve-se também indagar sobre o ambiente em que a criança dorme, em especial sobre a condição térmica e fatores de despertabilidade, tais como fontes de estímulos sonoros e luminosos. É fundamental também se perguntar acerca da alimentação no período noturno, haja vista que alguns alimentos podem ser mais estimulantes, especialmente em crianças, tais como chás, café, chocolate (e achocolatados) e bebidas refrigerantes, que costumam ter altíssimo teor glicêmico. A descrição detalhada dos sintomas noturnos (despertares ou eventos suspeitos) e diurnos (sonolência excessiva ou alterações comportamentais) é de grande valia e, muitas vezes, pode ser suficiente para se chegar ao diagnóstico. É também fundamental o questionamento acerca da presença de bruxismo (ranger noturno dos dentes) e de ronco (que pode ou não ser acompanhado de apneias ou de esforço respiratório relacionado com o despertar). Também é importante questionar se há uso de artigos eletrônicos na última hora antes de dormir, já que as telas de LED podem suprimir a produção endógena de melatonina.[14]

Além da história clínica detalhada, faz-se necessário questionar sobre antecedentes familiares (principalmente patologias relacionadas com o sono), antecedentes pessoais (gestação e parto, evolução ponderoestatural, desenvolvimento neuropsicomotor, doenças prévias e uso de medicamentos), contexto socioeconômico e cultural (escolaridade dos pais, profissão dos pais, ocupação de tempos livres e atividades extracurriculares). Após, prossegue-se com o exame físico, em que é importante realizar a aferição de pressão arterial, saturação periférica de oxigênio (se possível em vigília e sono), descrição da conformação facial, otoscopia, oroscopia (escala de *Mallampati* e classificação de *Brodsky*); oclusão dentária, conforme classificação de *Angle*; avaliação do palato e da úvula), conformação torácica e exame neurológico.[14]

Merece atenção especial o fato de que o compartilhamento do leito entre a criança e seus responsáveis é muito comum e isso costuma provocar um índice de despertares maior que o esperado nas crianças (aumentando a incidência de distúrbios do sono) e pode relacionar-se com maior risco de morte súbita do lactente.[14]

O uso de eletrônicos no período noturno têm influenciado sobremaneira no ritmo circadiano, principalmente devido à influência na produção fisiológica de melatonina. O uso de jogos eletrônicos e consumo de conteúdos digitais (em especial de redes sociais) podem levar o cérebro a um estado hiperdopaminérgico, o que também tem influência direta no atraso do início do sono. Tais hábitos, que antes eram quase restritos a adolescentes e adultos, têm se tornado cada vez mais presentes na rotina noturna de crianças mais novas. Isso se deve tanto pela dificuldade de imposição de limites quanto pela facilidade do uso de dispositivos eletrônicos móveis (*smartphones* e *tablets*).

Os exames complementares mais comuns na investigação de distúrbios de sono são a actigrafia (para avaliação do ritmo circadiano) e a polissonografia (para avaliação da arquitetura do sono e identificação de eventos respiratórios e movimentação periódica dos membros), (Fig. 38-1). No caso de recém-nascidos, em especial os prematuros, a

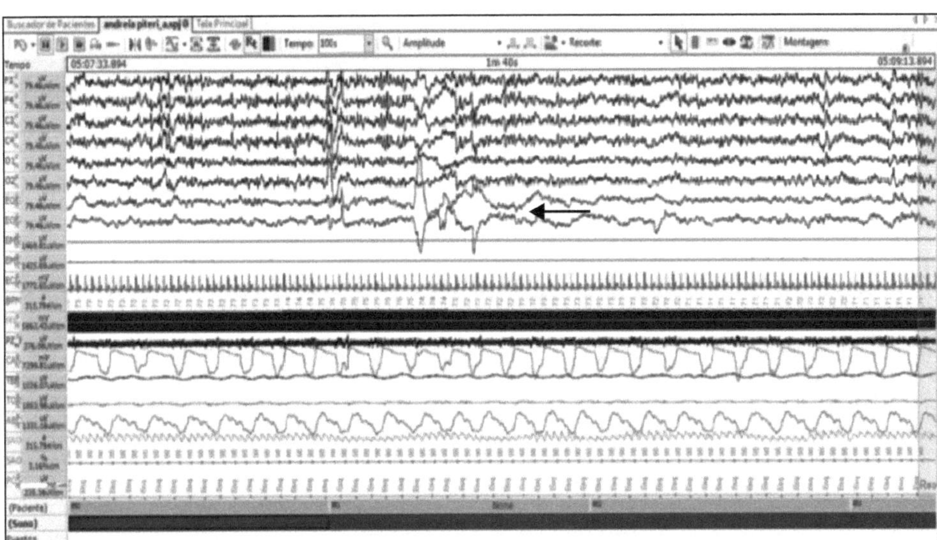

Fig. 38-1. Registro polissonográfico do estágio REM. Seta apontando movimento ocular fásico do sono REM. (Ver Prancha em Cores.)

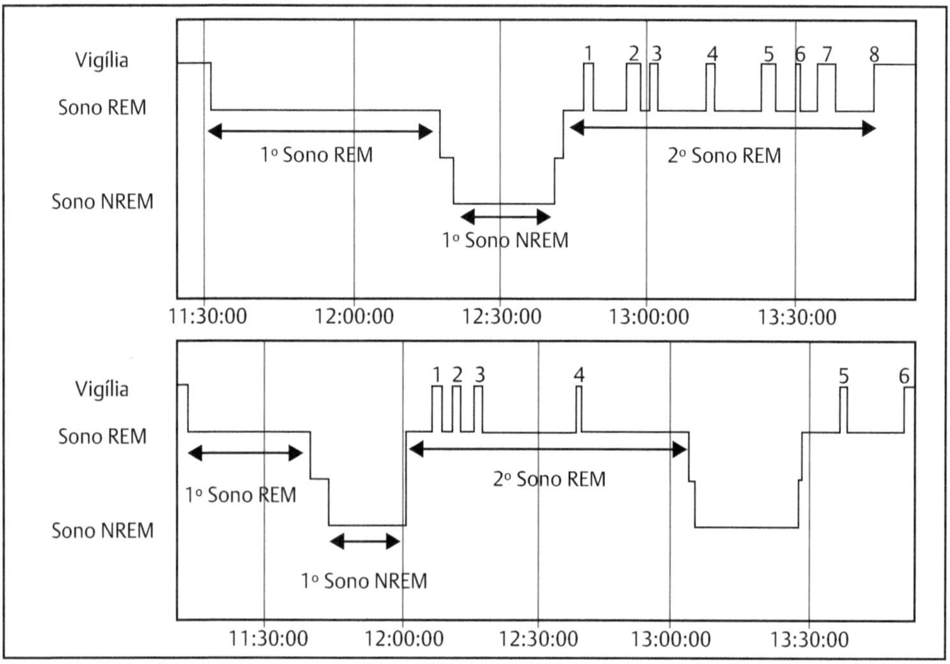

Fig. 38-2. Hipnograma de recém-nascido.

polissonografia neonatal, costuma ser realizada no ambiente hospitalar, sendo útil na detecção de crises epilépticas sutis e na avaliação da maturação do sistema nervoso central, que se relaciona diretamente com o prognóstico neurológico. Na Figura 38-2, apresentamos hipnograma de recém-nascido.

Na prática da puericultura do sono, a orientação referente à higiene do sono adequada, composta por uma série de comportamentos, hábitos e conhecimentos que auxiliam uma boa noite de sono, pode ser estabelecida de acordo com os diferentes grupos etários (Quadros 38-1 a 38-3).[16]

A seguir, apresenta-se resumo objetivo dos distúrbios do sono mais frequentes nos diferentes grupos etários (Quadros 38-4 a 38-9).

As principais queixas dos pais em relação aos seus filhos no consultório do neurologista infantil são:

- Nunca consegue dormir, dificuldade em conciliar o sono.
- Fala, anda dormindo, crises de medo/terror, desperta confuso.
- Bate/balança a cabeça, range os dentes, sono agitado/mexe os pés.
- Dorme demais/preguiçoso.
- Respiração ruidosa, roncos ao dormir.

Nos capítulos seguintes, serão apresentadas as condutas para as principais queixas relacionadas com o sono que aparecem no consultório do neurologista infantil.

Quadro 38-1. Higiene do sono em lactentes

- Manter uma rotina para os cochilos diurnos. Evitar cochilos no final da tarde
- Criar rotina para hora de dormir que contenha um momento agradável com os pais (ouvir música)
- Criar um ambiente que leve ao sono e recompensar noites bem dormidas
- Manter o mesmo horário para dormir e acordar todos os dias
- Colocar a criança na cama ainda acordada
- Não deixar adormecer mamando ou com a mamadeira, nem em outro lugar que não seja sua própria cama
- Durante a noite dê somente as mamadas programadas
- Evitar levar a criança para a cama para dormir ou acalmar-se
- Se acordar à noite, verifique fraldas, cólicas ou assaduras, fique no quarto até que ela se acalme
- Ao lidar com a criança à noite, use luz fraca, fale baixo e o suficiente, sem estimulá-la

Quadro 38-2. Higiene do sono no pré-escolar

- Manter rotina para os cochilos diurnos das crianças pequenas. Evitar cochilos no final da tarde
- Criar rotina para a hora de dormir que contenha um momento agradável com os pais (ler histórias)
- Evitar bebidas, como: chocolate, chá mate, refrigerantes, medicações que contenham cafeína
- Criar um ambiente que leve ao sono e recompensar noites bem dormidas
- Manter o mesmo horário para dormir e acordar todos os dias
- Coloque a criança na cama ainda acordada
- Não deixar adormecer bebendo leite, assistindo à TV ou em local que não seja sua própria cama
- Não alimente a criança durante a noite
- Evitar levar a criança para a sua cama para dormir ou acalmar-se
- Se a criança acordar à noite para ir ao banheiro ou por causa de pesadelos, fique no quarto dela até que ela se e avise-a que voltará para o seu quarto quando ela adormecer (ordem antecipadora)
- Quando lidar com ela durante a noite, use luz fraca, fale baixo e o suficiente, sem estimulá-la

Quadro 38-3. Higiene do sono para adolescentes

- Manter o mesmo horário para dormir e acordar todos os dias, inclusive nos fins de semana
- Criar rotina para a hora de dormir que ajude a desligar os pensamentos
- Evitar bebidas: chocolate, refrigerante, chá mate e medicações que contenham cafeína
- Evitar bebidas alcoólicas e cigarro
- Criar ambiente que leve ao sono, sem TV, computador e jogos estimulantes
- Se precisar fazer um lanche antes de dormir, dê preferência a bolos simples, leite, queijo branco
- Não fazer atividades vigorosas antes de dormir
- Não fazer cochilos durante o dia

Quadro 38-4. Recém-nascido (RN) – 2 meses – ciclo sono-vigília é regulado pelas sensações de fome e saciedade. O sono é polifásico e ultradiário

Cólicas	10-30% – Cessam aos 3-4 meses
Mioclonia benigna	EEG normal
Apneias	Primária, obstrutiva rara
Hipoventilação	Alveolar central – síndrome de Ondine
ALTE – Evento de aparente risco de vida	0,5 a 10% de cada 1.000 nascidos vivos

Quadro 38-5. 2-12 meses (25-50%) – Consolidação do sono noturno (liberação de melatonina entre 3-6 meses), estabelecimento do padrão circadiano

Distúrbios rítmicos	P. ex., *Jactatiu Captis*	Duração: 5-15 minutos	Sexo masculino	Benigno
Ansiedade da separação	Insegurança	8 aos 18 meses	Sem diferença de gênero	Despertares noturnos
Insônia comportamental	Distúrbio associativo e falta de limites		Sem diferença de gênero	Início e manutenção do sono
Parassonias	Despertar confusional	Pode durar vários minutos	Sem diferença de gênero	No início do sono
Síndrome da morte súbita do lactente	1 a 12meses de idade	0,74/1.000 nascidos vivos	Sexo masculino	Países desenvolvidos

Quadro 38-6. 1-3 anos (25-30%) – períodos de sonos leves diurnos, maior independência, vão para a cama dos pais

Insônia comportamental	10-15% dos despertares
Parassonias	Despertar confusional e terror noturno
SAOS	Hipertrofia tonsilar e malformação craniofacial

Quadro 38-7. Pré-escolar (3-5 anos) – Necessitam de 11 a 12 horas de sono

SAOS	1-3% hipertrofia das tonsilas
Parassonias	Terror noturno, pesadelos, sonambulismo
Insônia comportamental	Principalmente por falta de limites
Distúrbios dos movimentos	Bruxismo, pernas inquietas

Quadro 38-8. 6-12 anos – necessitam de 10-11 horas de sono. Arquitetura do sono semelhante a dos adultos. Há o arrastamento da fase do sono

Sonolência excessiva diurna	Narcolepsia	Adolescência	Redução dos níveis de hipocretina	
Insônia comportamental	Ansiedade e medos (programas de terror em TV)			
Parassonias	Sonambulismo 15-40%	Enurese noturna 7-10%	Terror noturno 1,5-6,5%	Transtorno alimentar relacionado com o sono
Má higiene do sono	Jogos de computador, uso de celular e *tablets*			
Distúrbios do ritmo	Fase atrasada do sono			

Quadro 38-9. 12 anos-18 anos – Necessitam de 8 horas e meia a 10 horas de sono

Abuso de drogas lícitas e ilícitas	TDAH (25% com distúrbios do sono) Transtorno de humor
Problemas de higiene do sono	
SAOS	Obesidade
Pernas inquietas	
Sonolência excessiva diurna	Privação do sono
Paralisia do sono	

PONTOS-CHAVE

- O desenvolvimento dos estados de sono e vigília tem início na vida fetal e continua no período pós-natal, em estreita relação com a maturação do SNC.
- Distúrbios de sono são condições frequentes, mas são, em geral, ainda mais prevalentes em crianças com distúrbio prévio do neurodesenvolvimento.
- A presença de distúrbios do sono em recém-nascidos, lactentes e crianças, relaciona-se com desfechos possivelmente ruins, em especial aqueles associados ao comportamento, humor e desempenho acadêmico.
- A macroarquitetura do sono muda com a idade. Com o aumento da idade, observa-se menor necessidade total de sono e redução da porcentagem de sono REM, em especial a partir dos 3 a 5 anos.
- Podem ser agrupados em seis categorias principais: insônia, distúrbios respiratórios do sono, hipersonias de origem central, transtornos do ritmo circadiano, parassonias, transtornos do movimento relacionados com o sono.
- Na anamnese, é importante questionar: a) acerca dos horários de deitar, dormir e acordar (na semana, nos finais de semana e nas férias), além da presença ou não de cochilos; b) condições do ambiente em que a criança dorme (local, fontes luminosas, fontes de ruído, temperatura média) e especialmente se há compartilhamento do leito; c) se são percebidos roncos, esforço respiratório ou bruxismo; d) se há despertares noturnos; e) se há sonolência diurna; f) quais os alimentos consumidos nas últimas 4 horas antes de dormir; g) se há uso de artigos eletrônicos na última hora antes de dormir.
- No exame físico: avaliar peso, estatura, índice de massa corpórea, vias aéreas superiores, circunferência cervical, conformidade torácica, estado de conservação dentária.
- Exames complementares, tais como a actigrafia e a polissonografia de noite inteira para confirmar hipóteses e descartar quadros mais graves.
- O tratamento de todos os distúrbios de sono passa pela orientação acerca de rotinas de sono e higiene do sono. Apenas algumas condições carecem de tratamentos específicos, sejam eles algum suporte ventilatório, medicamentos ou cirurgia.

REFERÊNCIAS BIBLIOGRÁFICAS

1. Kanaya HJ, Park S, Kim JH, Kusumi J, Krenenou S, Sawatari E, et al. A sleep-like state in Hydra unravels conserved sleep mechanisms during the evolutionary development of the central nervous system. Science Advances; 2020.
2. Lopes MC. Sono normal na infância e adolescência. In: Lopes MC, Nunes ML. Sono e comportamento na infância e na adolescência. São Paulo: Segmento Farma; 2009. p. 39.
3. Pradella-Hallinan M, Moreira GA. Sono normal e distúrbios do sono da criança e do adolescente. In: Tufik S. Medicina e biologia do sono. São Paulo: Manole; 2008. p. 147.
4. Paiva T. Epidemiologia das doenças do sono. In: Pessoa JHL, Pereira Jr JC, Alves RSC. Distúrbios do sono na criança e no adolescente. 2. ed. São Paulo: Atheneu, 2015. p. 75-82.
5. Mindell JA, Owens JA, Carskadon MA. Developmental features of sleep. Child Adolesc Psychiatr Clin N Am. 1999.
6. Davis KF, Parker KP, Montgomery GL. Sleep in infants and young children: Part one: normal sleep. J Pediatr Health Care. 2004.
7. Shelton, AR. Sleep Disorders in Childhood. Continuum. 2023.
8. Dutil C, Chaput JP. Inadequate sleep as a contributor to type 2 diabetes in children and adolescents. Nutr Diabietes. 2017.
9. Sparano S, Lauria F, Ahrens W, Fraterman A, Thumann B, Iacoviello L, et al. Sleep duration and blood pressure in children: Analysis of the pan-European IDEFICS cohort. J Clin Hypertens (Greenwich). 2019.
10. Sher A. Infant sleep at 10 months of age as a window to cognitive development. Early Hum Dev. 2005.
11. Bruni O, Melegari MG, Esposito A, Sette S, Angriman M, Apicella M, et al. Executive functions in preschool children with chronic insomnia. J Clin Sleep Med. 2020.
12. Gruber R, Cassoff J, Frenette S, Wiebe S, Carrier J. Impact of sleep extension and restriction on children's emotional lability and impulsivity. Pediatrics. 2012.
13. American Academy of Sleep Medicina International classification of sleep disorder. 3nd ed. Diagnostic and coing manual (ISDC – 3). Darien Il. American Academy of Sleep Medicine. 2014.
14. Paiva T, Pinto HR. Clínica do sono da criança e do adolescente. In: Paiva, T; Andersen, ML; Tufik, S. O sono e a Medicina do sono. São Paulo: Manole; 2014. p. 599-624.
15. Lemes LNA, Godoy LB. Cirurgia no tratamento da síndrome da apneia obstrutiva do sono. Hosp Universitário Pedro Ernesto; 2016.
16. Carvalho LBC. Higiene do sono. In: Pessoa JHL, Pereira Jr JC, Alves RSC. Distúrbios do sono na criança e no adolescente. 2. ed. São Paulo. Atheneu; 2015. p. 45-51.

CAPÍTULO 39

CRIANÇA QUE NÃO DORME

Katia Maria Ribeiro Silva Schmutzler

INTRODUÇÃO

A Classificação Internacional de Distúrbios do Sono, terceira edição, revisão de texto (ICSD-3-TR) define a insônia na criança como uma dificuldade persistente no início, duração, consolidação ou qualidade que ocorre apesar das oportunidades e circunstâncias adequadas para dormir e resulta em comprometimento diurno.[1] Entre as crianças, especialmente lactentes e crianças pequenas, a queixa é feita por um cuidador e também pode incluir a hora de dormir, resistência e incapacidade de dormir de forma independente sem intervenção do cuidador.[2] A dificuldade em adormecer e/ou manter o sono é motivo de estresse para os genitores, que quando chegam ao consultório do neuropediatra, geralmente estão desgastados e contam de forma dramática: "meu filho não dorme", em alusão à pior noite, e não à rotina das noites da criança. No entanto, em muitas famílias a recusa em ir para a cama e os despertares noturnos podem ser corrigidos com atitudes consistentes e persistentes dos genitores, encorajando a criança a adormecer sozinha no horário adequado. Como consequência de noites mal dormidas (seja para iniciar ou para manter o sono), a criança pode apresentar irritabilidade, agitação e, menos frequentemente, cansaço (pois, na criança, o cansaço se expressa pela agitação e irritabilidade). Em adolescentes, a privação do sono compromete atividades cognitivas com repercussão no aprendizado escolar e depressão.

A dificuldade no estabelecimento do ciclo sono-vigília (ciclo SV) ou em iniciar e manter o sono apresenta características diversas durante o desenvolvimento, e a ciência dos mecanismos envolvidos no estabelecimento do ciclo SV é muito importante. O sistema de temporização humano é funcional durante a vida intrauterina, sendo sincronizado por ritmos maternos, e, através deste, sofre influências da luminosidade externa. A partir do nascimento, existe influência direta de sinais rítmicos ambientais, sendo demonstrável sua ritmicidade em diversas variáveis, como temperatura corporal, frequência cardíaca e parâmetros de sono. Nas primeiras semanas de vida, os neonatos apresentam um padrão de sono polifásico, caracterizado por despertares parciais ou totais (a criança deve voltar a dormir espontaneamente), e ritmo de sono com um padrão denominado ultradiano (várias oscilações com duração < 24 horas),[3] não havendo nítida diferença entre o dia e a noite. Somente após o período neonatal, o sono passa a apresentar ritmo circadiano (equivalente a 24 horas).[4] Dessa forma, durante a noite, o recém-nascido (RN) apresenta ciclos de despertares de aproximadamente 1 hora, intercalados por sono contínuo de 3-4 horas. A duração do ciclo SV no RN é de 50 minutos, e do adulto de 90 a 110 minutos.

O sono desenvolve-se por meio da alternância dos estágios de sono quieto (precursor do NREM) e ativo (precursor do REM). Durante o primeiro mês de vida ocorre adaptação do ciclo SV ao ciclo noite-dia, e ao final dos primeiros meses começa a haver períodos de sono noturno mais longos, associado à produção do hormônio melatonina (entre o 3-6° mês de vida). A interferência de fatores externos, como luminosidade, tipo de parto, tempo em unidade de terapia intensiva, influenciam o estabelecimento do padrão circadiano, que é variável e parece ocorrer em torno do sexto mês de vida.[2] O ritmo de vida da família, hábitos de rotina com a criança e problemas de saúde são variáveis determinantes no estabelecimento do ciclo circadiano. Problemas orgânicos, como alergia ao leite de vaca, otites, refluxo gastroesofágico, por exemplo, e causas ambientais, como falta de rotina e ruídos, até o nascimento de um irmãozinho, entrada na escola, separação dos pais, fase de angústia de separação materna, podem interferir no sono da criança. Além do fator circadiano, associado ao hormônio melatonina, já comentado e do fator homeostático de *Borbely* (quanto maior a privação de sono, maior é a pressão para o sono), associado à adenosina, temos um terceiro fator que é o saber relaxar; várias crianças brigam com o sono. Por essas características fisiológicas maturacionais no desenvolvimento do sono na criança, a insônia, nesse período, é considerada apenas após o 6° mês de vida.

PREVALÊNCIA

A prevalência de insônia pediátrica muda com a idade. Em pré-escolares e crianças em idade escolar, a prevalência varia de 50% em algumas populações pré-escolares, para 15% em crianças em idade escolar. A persistência da insônia infantil até a adolescência tem sido de 56%.

CLASSIFICAÇÃO

Pode ser classificada em três tipos: insônia crônica, aguda ou de curta duração e outros tipos de insônia. Para a definição de insônia crônica, ela se combina com a definição da insônia crônica dos adultos.

No Quadro 39-1, apresentamos os critérios para o diagnóstico de insônia crônica.[5]

Quadro 39-1. Critérios para o diagnóstico de insônia crônica[5]

O paciente ou seus pais/cuidadores referem 1 ou + dos seguintes itens: ▪ Dificuldade para iniciar o sono ▪ Dificuldade para manter o sono ▪ Despertar mais cedo que o desejado ▪ Resistência para ir para a cama em horário apropriado
O paciente ou seus pais/cuidadores referem 1 ou + dos seguintes itens: ▪ Fadiga/mal-estar ▪ Dificuldade de atenção/concentração/memória ▪ Prejuízo social, familial, ocupacional ou da *performance* acadêmica ▪ Transtorno de humor ou irritabilidade ▪ Sonolência excessiva ▪ Problemas comportamentais (hiperatividade, impulsividade, agressividade) ▪ Pouca energia, iniciativa, motivação ▪ Acidentes ou erros ▪ Preocupação ou insatisfação com o sono

A queixa do sono e os sintomas diurnos na insônia crônica ocorrem pelo menos 3 vezes por semana e estão presentes a pelo menos 3 meses. Não podem ser decorrentes de outros distúrbios do sono.

Quadro 39-2. Critérios diagnósticos para a insônia comportamental[5]

- Os pais/cuidadores referem a dificuldade para iniciar e/ou manter o sono
- O sono da criança é associado a comportamentos, objetos e estímulos que não favorecem o aprendizado de dormir. Nesta condição, o processo de adormecer é demorado e desgastante. A cada despertar a criança vai necessitar da presença do cuidador para dormir
- O cuidador tem dificuldades no estabelecimento dos limites educacionais de atitudes e comportamento relativos ao sono, como horários e atividades incluídas no ritual de dormir, que vão manifestar-se por recusa em ir para a cama no início da noite ou em voltar para a cama após um despertar e, em muitas ocasiões, também a resistência para acordar em horários regulares
- A dificuldade com o sono não pode ser explicada pela associação a uma doença clínica neurológica, psiquiátrica ou com o uso de medicação

Na criança a etiologia da insônia difere do adulto, sendo descrita em sua maioria como **insônia comportamental,** com os seus três subtipos:

1. Tipo de associação de início do sono.
2. Tipo de definição de limite.
3. Tipo combinado.

No Quadro 39-2, apresentamos os critérios diagnósticos para a insônia comportamental.

INSÔNIA POR ASSOCIAÇÃO INADEQUADA DO SONO

Definição: a criança associa o início do sono a um determinado objeto ou pessoa; assim, quando despertam naturalmente à noite, eles precisam daquele objeto ou pessoa para voltar a dormir.

Algumas crianças necessitam de diversos estímulos ou condições associadas ao início do sono, como ser embaladas, receber batidas nas costas, ficar no colo dos pais; ao passarem pelos breves períodos de despertar parcial ou total, requerem as mesmas medidas indutoras. As associações positivas são condições em que a criança pode prover para si (abraçar um bicho de pelúcia, chupeta); as associações negativas são aquelas em que há a necessidade de outra pessoa (mamadeira, ser embalada) ou correspondem a estímulos externos (TV, cadeirinha de carro) ou a situações diferentes (dormir na cama dos genitores). Acomete geralmente lactentes dos 6 meses aos 3 anos, e ocasiona múltiplos despertares durante a noite.[3,6]

INSÔNIA POR DIFICULDADES NO ESTABELECIMENTO DE LIMITES

Definição: a criança **resiste** na hora de dormir, manifesta-se quando uma criança tem múltiplas solicitações (p. ex., mais abraços, mais água) antes de adormecer. Assim, o início do sono é retardado.

Uma vez dormindo, eles tendem a permanecer dormindo. Este subtipo é mais frequentemente visto em pré-escolares e crianças em idade escolar.

Quando os limites são determinados, as crianças tendem a adormecer mais facilmente. Do contrário, ocorre a esquiva ou a recusa em ir para a cama no horário de dormir. Isso é observado no pré-escolar, que, tornando-se mais independente de dia, testa os limites estabelecidos para dormir. Está associado a dois padrões de comportamento problemático:

1. Pais que colocam pouco ou nenhum limite.
2. Pais que estabelecem limites irregulares, imprevisíveis, enviando mensagens confusas.

Para se descobrir se o comportamento dos pais está contribuindo para a dificuldade da criança em adormecer, deve-se averiguar se ela tem dificuldade em adormecer na presença de outros cuidadores, ou se dorme espontaneamente no horário, mas em local indesejado (no quarto dos pais ou em frente à TV).

Oliviero Bruni *et al.* (2018) propuseram a existência de três fenótipos de insônia infantil, baseados em sintomas e características específicas da insônia junto ao histórico de sono relacionado com a família, de acordo com as apresentações clínicas mais frequentes (despertares noturnos, dificuldade em adormecer, inquietação noturna, despertares matinais).[7]

1. *Insônia com inquietação noturna:* associada à dificuldade em adormecer (maior latência do sono) e múltiplos despertares noturnos; este tipo está associado a uma história familiar e clínica de anemia por deficiência de ferro, dores de crescimento e síndrome das pernas inquietas (SPI).
2. *Insônia com despertares matinais (despertar precoce):* este tipo está associado a uma história familiar de transtornos de humor ou depressão ou enxaqueca.
3. *Insônia com muitos despertares noturnos:* associada a dificuldade em adormecer, esse fenótipo está associado à história familiar e clínica de alergias e intolerância alimentar.

A hipótese é que os três fenótipos representam disfunção em diferentes neurotransmissores (dopaminérgico, serotonérgico e histaminérgico, respectivamente). O aspecto novo desta classificação é que cada tipo requer uma abordagem de tratamento diferente e mais personalizada. A identificação precoce de um fenótipo de insônia pode orientar intervenções comportamentais e/ou farmacológicas específicas com o objetivo de prevenir a insônia crônica.

OUTRAS CONDIÇÕES PODEM SER CAUSA DE INADEQUAÇÃO DO CICLO SONO-VIGÍLIA[7]

- *Problemas médicos:* como refluxo gastroesofágico, alergia ao leite de vaca, início de dentição, cólicas, doenças respiratórias, infecções, uso de medicações psicoestimulantes.
- *Medo e ansiedade:* a ansiedade da separação da mãe acarreta dificuldades em iniciar o sono por volta dos 8 meses de idade. Nas crianças de 2-3 anos, o medo de ficar sozinha pode estar associado a histórias ou ao fato de presenciar evento amedrontador.
- *Alimentação durante a noite:* a partir dos 6 meses (exceto o recém-nascido pré-termo), o lactente não tem necessidade de se alimentar durante a noite.
- *Distúrbios do ciclo vigília-sono:* a insônia pode ser causada por alterações do marca-passo biológico com a neurofisiologia promotora de sono: atraso da fase do sono, confundindo a fase do arrastamento do início do sono com insônia ao deitar-se fora do horário de sono (comum no adolescente); distúrbio do avanço da fase do sono, em que o indivíduo desperta muito cedo; ritmo sono-vigília irregular e padrão livre; curso com ritmo sono-vigília não ajustado, observado em crianças com encefalopatias e nas crianças cegas.
- *Doenças neurológicas ou psiquiátricas:* como transtorno do espectro autista (TEA), atraso no desenvolvimento neuropsicomotor, transtorno da atenção, transtornos de humor e no uso de substâncias psicoativas lícitas e/ou ilícitas. A síndrome de *Smith-Magenis* (SMS) é uma doença genética complexa caracterizada por um déficit cognitivo de grau variável, distúrbios do sono (devido à inversão no padrão de secreção da melatonina) anomalias craniofaciais e esqueléticas,[8] alterações psiquiátricas e atraso no desenvolvimento motor e da fala. A SMS é tipicamente uma doença esporádica causada por uma deleção no *locus* 17p11.2 abrangendo o gene ácido retinoico induzido 1 (RAI1) em 90% dos casos.

- *Indivíduos dormidores curtos:* não é um distúrbio do sono; esses indivíduos necessitam de menos horas de sono do que a população em geral.
- *Parassonias:* despertar confusional (com choro inconsolável do bebê), terror noturno, sonambulismo, enurese noturna, pesadelos e, menos frequente na criança, o transtorno comportamental do REM.
- *Distúrbios:* do movimento do sono.
- *Distúrbios respiratórios do sono:* eventos respiratórios podendo ocasionar despertares e sono fragmentado.

Frente à queixa de insônia, devemos sempre avaliar a possibilidade de uma condição clínica ou de um transtorno primário do sono estar associado.

TRATAMENTO

A insônia em crianças tem impacto negativo em suas vidas, assim como em todos os co-habitantes da casa, como fadiga e irritabilidade, sendo que a fadiga geralmente se manifesta como hiperatividade.

Conduta para a abordagem da insônia na criança: podem-se seguir as etapas propostas no Quadro 39-3.[9,10]

As boas práticas de sono e intervenções comportamentais, são apoiadas por evidências de nível baixo a moderado, têm sido os primeiros tratamentos recomendados para a insônia pediátrica.

A escolha dos agentes farmacológicos e a sua dosagem é individualizada, levando em consideração múltiplos fatores, incluindo a gravidade e o tipo de problema de sono e a patologia neurológica associada. Basear-se no fenótico da insônia proposto por Oliviero Bruni *et al.* (2018), pode levar a uma melhor assertividade na escolha da medicação. Um conjunto de evidências apoia a melatonina como a escolha mais segura para crianças com atraso no desenvolvimento e no transtorno do espectro autista. Os agentes anti-histamínicos, como a hidroxizina ou a difenidramina, são os sedativos mais amplamente prescritos na prática pediátrica, e a ciproeptadina é citada no Quadro 39-4, em publicação atual. Os benzodiazepínicos não são recomendados para a insônia em crianças e só devem ser usados para insônia transitória, especialmente se houver ansiedade diurna. Temos poucos estudos com zolpidem, zaleplon e eszopiclona em crianças e adolescentes, com resultados contrastantes. Evidências limitadas apoiam o uso de alfa-agonistas, como a clonidina, para melhorar a latência do início do sono, especialmente em indivíduos com transtorno de déficit de atenção/hiperatividade – TDAH. Os antidepressivos tricíclicos,

Quadro 39-3. Etapas para abordagem da criança com insônia[9,10]

Etapa	Descrição
1	Diagnóstico da causa de insônia
2	Tratamento direto ou remoção da causa de insônia
3	Higiene do sono
4	Abordagem comportamental
5	Terapêutica medicamentosa*

*Em casos refratários, associa-se às etapas 3, 4 e 5.

utilizados em adultos com insônia, devem ser usados com cautela em crianças devido ao seu perfil de segurança. A trazodona e mirtazapina são promissoras, mas requerem estudos mais aprofundados. Suplementos (ferro, vitamina D e 5-hidroxitriptofano) podem ser úteis. Gabapentina e a suplementação de ferro é indicada nos casos de insônia associada à síndrome de pernas inquietas (SPI) e a síndrome do sono agitado ou distúrbio do sono agitado, que é uma entidade recentemente descrita em crianças, caracterizada por gestos do corpo que ocorrem ao longo de toda a noite, envolvem grandes grupos musculares e levam à fragmentação do sono.

A avaliação da queixa de insônia necessita de interrogatório detalhado e, em muitas ocasiões, do uso de instrumentos de suporte, como diário de sono, por um mínimo de 7 dias, no qual é anotado cada detalhe dos hábitos do sono e a rotina da casa (horário de dormir, acordar, número de despertares em que foi necessária a presença do cuidador e comportamentos para adormecer). Desta forma, afastadas as condições clínicas que poderiam favorecer a dificuldade com o sono, a orientação principal é que raramente devemos ceder à ansiedade dos pais, utilizando medicações sedativas. O mais indicado é preparar os genitores e conscientizá-los sobre a importância da persistência e a firmeza para com a criança. A instituição de roteiro simples para a hora de dormir, como o proposto a seguir, é o ideal:

- Estabelecer um horário adequado para o sono (entre 21:30-22:30 h entre 1 e 3 anos de idade; entre 20:30-21:15 h na idade escolar; e em torno de 21-21:30 h nos adolescentes).
- Alimentar a criança sempre fora do berço ou da cama, e ter um ritual (colocar pijaminha, escovar os dentes, trocar fraldas, ler historinhas, cantar, fazer carinho, ver livrinho de figuras), conduzi-la para a cama e realizar atividades calmas e sempre na mesma sequência, com pouca iluminação. Apagar a luz do quarto após o adormecer, para a estimulação da melatonina no sistema nervoso central (SNC).
- Evitar estimulantes, como cafeína e açúcar, antes de dormir.
- Ter um horário regular para acordar pela manhã e também para as sonecas durante o dia, devendo-se evitar cochilos no fim da tarde, pois podem dificultar o início do sono noturno.

No capítulo anterior apresentamos sugestões de higiene do sono para os diferentes grupos etários.

Técnicas de Abordagem Comportamental

São efetivas, tanto em curto, como em longo prazo, dependendo da compreensão e da aderência dos pais. Somente podem ser utilizadas em crianças que não estejam apresentando doenças agudas e que não sejam portadoras de doenças crônicas que afetam o sono. Devem ser executadas sob a orientação do pediatra (extinção sistemática, checagem mínima com extinção sistemática, extinção gradual, ignorar sistemático com um dos pais presente, ignorar sistemático gradual, extinção ou ignorar sistemático). Essas técnicas não demonstram diferenças significativas entre elas.[11,12]

O auxílio de terapias por profissionais qualificados, como psicólogos, é benéfico para a orientação aos pais em como lidar com suas dificuldades para estabelecer limites e, principalmente, nos casos em que o distúrbio do sono se associa a forte ansiedade. A terapia cognitiva comportamental, consagrada na insônia do adulto, pode ser aplicada por profissional com experiência no manejo pediátrico.

O Conselho de Psicologia do Sono da Associação Brasileira do Sono (ABS), publicou recente cartilha para o sono da criança e do adolescente – "Um guia para pais e cuidadores", com sugestões e orientações baseadas nas recomendações da AASM, e que é de fácil acesso.[13]

Terapia Medicamentosa

Pode ter bom resultado nas primeiras semanas, mas raramente tem efeito prolongado. Em raras situações, pode-se associar terapia medicamentosa de início à comportamental, e posteriormente se retira a medicação.[9,10]

O tratamento medicamentoso é indicado quando existem transtornos primários do sono, quando a insônia é associada a doença clínica ou quando a orientação comportamental não foi suficiente para regularizar o sono. As indicações são: alterações do ciclo sono-vigília, despertares parciais (parassonias do despertar), insônia comportamental em que exista dificuldade importante para o estabelecimento da rotina de dormir, ou na insônia associada a dor, hospitalização, fator estressor e na insônia associada a doenças crônicas. Lembrar que as crianças com distúrbios neurológicos e psiquiátricos, distúrbios visuais, tendem a apresentar distúrbios do ritmo sono-vigília ou produção insuficiente de melatonina.[11,12]

Antidepressivos

Em doses baixas, são usados como sedativos em insônias não associadas à depressão. De uma forma geral, são medicamentos com potencial para alargar o intervalo QT e geralmente envolvem algum risco para a criança. Os tricíclicos (p. ex., imipramina, clomipramina, amitriptilina) parecem ter bom resultado no tratamento de insônia associada ao TDAH e ao transtorno obsessivo-compulsivo (TOC). Mas, seu uso em crianças deve ser desestimulado para a finalidade exclusiva de tratar a insônia, pois causam uma série de efeitos anticolinérgicos (boca seca, visão embaçada, retenção urinária, hipotensão postural), suprimem o sono de ondas lentas e induzem a sensação de sono não restaurador, além de piorar a síndrome das pernas inquietas. Os inibidores da recaptação de serotonina (p. ex., fluvoxamina) atuam na insônia associada ao TOC, mas não são indicados para crianças abaixo dos 8 anos. A trazodona, um antidepressivo atípico muito usado em psiquiatria, pode melhorar o sono de ondas lentas, porém diminui o sono REM e causa sonolência no dia seguinte. O inconveniente é a sua associação à hipotensão ortostática e priapismo em adultos.

Diazepínicos

Não há indicação formal da FDA para tratamento da insônia, com diazepínicos. Atuam em sítios específicos dos receptores GABA tipo A, com efeitos ansiolíticos, miorrelaxantes, hipnóticos e anticonvulsivantes. O clonazepam: é indicado pela AAMS para o controle de insônia causada por parassonias com despertar parcial (terror noturno, despertar confusional), e apesar de potencialmente eficaz na síndrome das pernas inquietas, tanto em adultos como em crianças, tem sido preterida por sua possível reação paradoxal e tolerância. Atualmente a AAMS recomenda para crianças o uso de sulfato ferroso ou gabapentina, no caso de PLM/SPI. Atua na arquitetura do sono, aumentando os fusos do sono no estágio N2 do NREM, diminuindo a frequência dos despertares breves. O inconveniente é que diminui o percentual do sono de ondas lentas e mais levemente o REM. Efeitos colaterais, como a sedação do dia seguinte, amnésia anterógrada, diminuição de habilidades cognitivas e motoras e a tolerância, com risco de abusos. As doses variam de 0,250 mg (2 gotas) a 0,750 mg (6 gotas) 1 a 2 horas antes da hora recomendada para deitar, com aumentos paulatinos a cada 3 ou 4 dias. O início de ação é de 20 a 60 minutos. É contraindicado nos casos de apneia obstrutiva do sono (AOS).

Antipsicóticos

Por seu efeito sedativo mesmo em doses baixas, atualmente os mais indicados são os fenotiazídicos atípicos, como risperidona, olanzapina, quetiapina, principalmente no autismo ou em crianças com encefalopatia crônica. Devem-se pesar os possíveis efeitos colaterais: tontura, hipotensão, rigidez muscular, dor muscular, tremores, aumento da salivação, aumento de peso e dificuldade de raciocínio (no tratamento em longo prazo), distúrbio extrapiramidal (movimentos involuntários), dor de cabeça, rinite – inflamação da membrana da mucosa nasal, síncope, arritmia cardíaca, galactorreia, ginecomastia – desenvolvimento excessivo da glândula mamária no homem, amenorreia, menorragia, atrofia cerebral, disfunção ejaculatória e erétil.

Melatonina

Hormônio secretado pela glândula pineal, com secreção controlada por sistema endógeno sincronizado com o ambiente externo (luz/dia). Os níveis orgânicos de melatonina são altos no escuro, e baixos no claro. A concentração do sangue em indivíduos normais é muito baixa durante a maior parte do dia, mas aumenta significativamente, para a média de 80 a 100 pg/mL, entre 2 e 4 h da manhã e permanece elevada durante o tempo normal do sono, caindo abruptamente por volta das 9 h. Está ligada à manutenção dos ritmos circadianos e à indução do sono. Para produzir a melatonina, o organismo precisa do aminoácido triptofano. Em algumas situações, a melatonina pode estar em níveis alterados, como em crianças com transtorno do espectro autista (TEA), que podem apresentar altos níveis de melatonina durante o dia e níveis inferiores durante a noite. Ao longo dos anos, seu uso na população infantil tem sido extensivamente estudado, com resultados promissores, porém nas últimas décadas presenciamos um uso abusivo e indiscriminado. Em abril de 2022, a *International Pediatric Sleep Association* (IPSA) formou um grupo de trabalho para rever a literatura sobre o papel da melatonina na melhora do sono em crianças com autismo e perturbações do neurodesenvolvimento,[7] como na síndrome de *Smith-Magenis* (SMS), e fazer recomendações baseadas em evidências para a comunidade do sono. A força-tarefa pesquisou ensaios clínicos randomizados publicados entre 2012 e 2022 em crianças com idades entre 2 e 18 anos. De um total de 867 indivíduos no grupo, (dois terços do sexo masculino), a dose de melatonina variou de 2,5 mg a 12 mg. Diários e questionários de sono foram utilizados em todos os estudos, com dados de actigrafia em 5/7 estudos. Houve redução significativa da latência inicial do sono e aumento do tempo total de sono em todos os estudos. Os efeitos colaterais mais comuns foram fadiga, sonolência e tosse, ocorrendo em 6% a 28% dos indivíduos. No estudo de maior duração de uso da melatonina, de 103 semanas, não houve impacto na altura, no peso, no índice de massa corporal ou nos estágios de desenvolvimento sexual de Tanner. A dose recomendada pela força-tarefa é de **2 a 10 mg ao deitar**, com reavaliações periódicas da evolução do paciente em 2 a 4 meses. Como não existem estudos em crianças menores de 2 anos, a melatonina **não deve ser prescrita nesta faixa etária**. Sua síntese é disponível em formulação para uso por via oral, na forma de liberação prolongada e de liberação imediata; não havendo ainda estudos sobre possíveis diferenças na eficiência terapêutica entre essas formulações.

Inicia-se na dose de 0,5 mg para o uso cronobiótico e, como hipnótico, a partir de 1 mg; sua meia-vida oscila entre 30 e 50 minutos, e cerca de 1 hora após sua administração é orientado apagar as luzes. Em razão da meia-vida mais curta, é indicada para a insônia inicial. Para antecipar a fase do sono, deve ser ingerida cerca de 4 a 5 horas antes do horário habitual para dormir. É extremamente útil para as crianças totalmente cegas, onde o ritmo circadiano tem livre curso. Como efeito indesejável, em longo prazo pode levar à supressão da expressão do eixo hipotálamo-gonadal. Em doses elevadas (> 3 mg) pode causar hipotermia e sonolência no dia seguinte.

Drogas Herbáceas

Fitoterápicos em forma de chás como: *Valleriana officialis* dose de 1 a 3 gramas, preparada em chá em uma a três vezes ao dia; seu mecanismo de ação é a ligação aos receptores benzodiazepínicos, diminuindo a latência ao sono e melhorando a sua continuidade. Porém, os efeitos podem demorar semanas para agir. *Matricaria recutita* (camomila), *Melissa oficialis, Passiflora* sp. (maracujá), kava-kava (*Piper Merthysticum), Humulus Lupulus* e *Avena sativa* apresentam capacidade hipnótica leve.

Anti-Histamínicos

Em doses baixas, hidroxizina, difenidramina, clofeniramina e ciproeptadina. Os de primeira geração atravessam a barreira hematoencefálica e se ligam aos receptores H, da histamina, antagonizando esse neurotransmissor, que é indutor de vigília. Os de segunda e terceira gerações não ultrapassam a barreira e não causam sedação. Em decorrência da sua ação anticolinérgica, podem causar efeitos colaterais (boca seca, distúrbios visuais, retenção urinária). Diminui a latência do sono, mas a tolerância é rapidamente desenvolvida. Pode haver casos fatais com superdosagens. Seu uso deve ser ocasional (viagens longas à noite). Pode haver reação paradoxal e causar síndrome das pernas inquietas.

Clonidina

Um tipo de anti-hipertensivo agonista alfa-adrenérgico. Além de auxiliar no controle da pressão arterial, atua também com outras funções. Pode ser usada em crianças com insônia associada a cefaleia, transtorno do déficit de atenção/hiperatividade (TDAH) e transtorno do espectro autista (TEA), principalmente com problemas de insônia inicial. Deve-se ter cuidado com seu efeito hipotensor e quando da suspensão abrupta, por causar picos hipertensivos. Não deve ser usada concomitante aos psicoestimulantes (metilfenidato e outros), decorrente do possível surgimento de graves efeitos adrenérgicos. Em doses mais elevadas tem potencial de bradicardia, efeitos anticolinérgicos, irritabilidade e disforia. Tem efeitos inibidores do sono de ondas lentas e do sono REM. Pode causar pesadelos e sonhos vividos em 5% das crianças. A dose inicial é de 0,05 mg (6 a 12 anos), pode ser aumentada em 0,05 mg a cada 3 a 5 dias, até o máximo de 0,3 mg. Para crianças maiores (acima de 12 anos), pode-se iniciar com 0,1 mg e aumentar de 0,1 a cada 3 a 5 dias até o máximo de 0,4 mg. Administrar meia hora antes de deitar. É contraindicada em pacientes com doença cardiovascular ou depressão.

Gabapentina

Em psiquiatria é usada como agente hipnótico por seus efeitos sedativos. Melhora a qualidade do sono por aumentar a quantidade de sono de ondas lentas, estabilizando a manutenção do sono. Parece aumentar o GABA cerebral, inibir a síntese de glutamato e modular os canais de cálcio para reduzir a liberação de monoaminas. A dose para insônia é de 5 mg/kg, meia a 1 hora antes do deitar, e se avança de acordo com a necessidade, a cada 3 a 4 dias, até 15 mg/kg. Tem o inconveniente da sonolência residual no dia seguinte. Efeito grave descrito é o de reação multiórgão de hipersensibilidade (reação hipereosinofílica com comprometimento de múltiplos órgãos).

Agonistas não Diazepínicos dos Receptores da Benzodiazepina

Estão em uso para insônia dos adultos, mas ainda não bem explorados em pediatria. São mais seletivos de afinidade com o complexo receptor $GABA_A$ e causam efeito mínimo na arquitetura do sono, por aumento da quantidade de sono de ondas lentas. Zolpidem, embora haja relato de seu uso na infância a partir dos 2 anos de idade, não tem sido ainda recomendado para menores de 17 anos. Tem meia-vida de 2 a 3 horas, indicado para a insônia de início e de manutenção. Zaleplom, meia-vida muito curta, é recomendado para insônias de curta duração e apenas inicial. Eszopiclone, ainda não recomendado para crianças, meia-vida em torno de 6 horas. Em adultos, é liberado para insônia em longo prazo. Os efeitos colaterais mais comuns são cefaleia e distúrbios gastrintestinais.

*Terapia de Luzes Intensas (***Bright-Light Terapy***)*

Expor a criança a períodos de luz intensa pela manhã pode ajudar a regular a liberação natural de melatonina.

No Quadro 39-4 apresentamos um resumo das principais medicações para insônia na criança.[1]

Quadro 39-4. Tratamento medicamentoso[1]

Classe dos medicamentos	Mecanismo de ação	Exemplos	Comentários
Benzodiazepínicos e agonistas receptor/diazepínico	Ligado ao receptor $GABA_A$ central	Clonazepam	Também usado para despertares parciais e em parassonias
Antagonista seletivo receptor H2	Antagonista seletivo de receptor H2, antidepressivo tricíclico	Doxepina	Para insônia de manutenção, tratamento de depressão e ansiedade, para o manejo da dor crônica e neuropática e, por via tópica, para prurido associado com eczema, sendo bem absorvida pelo trato gastrointestinal
Anti-histamínicos	Anti-histamínico de primeira geração dos receptores H1	Hidroxizina ciproeptadina	Alto nível de aceitação familiar
Agonista receptor alfa	Agonista receptor Alfa $_{2,}$ diminui liberação de NE	Clonidina, Guanfacina	Também usado para TDAH. Guanfacina é mais seletiva

(Continua)

Quadro 39-4. *(Cont.)* Tratamento medicamentoso[1]

Classe dos medicamentos	Mecanismo de ação	Exemplos	Comentários
Antidepressivos atípicos	Antagonista de receptor de histamina 2	Trazodona, Mirtazapina	Usado em transtornos de humor associados
Gabapentinoides	Seletivo N canal de cálcio antagonista	Gabapentina, Pregabalina	Para insônia de manutenção
Dual antagonista receptor orexina/ hipocretina	Ligado a OXI1R e OX2R, inibe ativação de centros de despertar	Daridorexant Lemborexant Suvorexant	Medicações de administração IV
Melatonina sintética	Agonista de receptor MT1 e MT2	Ramelteon, Tasimelteon	Efetivo em algumas crianças, mesmo se a melatonina foi ineficaz, com coadministração de fluvoxamina

GABAA: ácido γ-aminobutírico A; IV: intravenosa; MT1/MT2: melatonina receptor 1/2; NE: norepinefrina; OX1R/OX2R: orexina (hypocretina) receptor 1/2.

PONTOS-CHAVE

- A insônia na criança é um fenômeno frequente e nem sempre transitório, classificada em aguda (de curta duração) e crônica (3 x/semana por mais de 3 meses),
- Com relação à etiologia, o tipo comportamental é o mais frequente, com os subtipos: 1, de associação, 2, de falta de limites e o 3, combinado. Atualmente é reconhecido três diferentes fenótipos e fisiopatologia de acordo com características clínicas e antecedentes familiares, cuja identificação permite o tratamento precoce, e previne a cronicidade e os resultados negativos.
- Anamnese detalhada, diário/questionário de sono e actigrafia são indicados, e a polissonografia para afastar outros possíveis distúrbios do sono como causa de despertares (p. ex., movimento periódico de pernas (PLM) e síndrome da apneia obstrutiva do sono (AOS)).
- O tratamento em grande parte é baseado em terapias comportamentais, após adequada higiene do sono, sendo indicada a pesquisa dos três fenótipos de Oliviero Bruni *et al.*, (2018), que pode sugerir a base monoaminérgica, e auxiliar na melhor terapêutica medicamentosa.

REFERÊNCIAS BIBLIOGRÁFICAS

1. Shelton, AR. Sleep Disorders in Childhood. Continunn (Minneap Minn) 2023; 29 (Sleep Neurology): 1205–1233.
2. American Academy of Sleep Medicine. International classification of sleep disorders. 3rd ed. Text Revision. Darien, IL: American Academy of Sleep Medicine, 2023.
3. https://www.pedsleep.org/Melatonin-TaskForce.
4. Barreto LM, Isola A, Louzada F et al. Becoming circadian. A one-year study of the development of the sleep-wake cycle in children. Braz J Med Biol Res 1996;29:125-29.
5. American Academy of Sleep Medicine. International classification of sleep disoders. (ICSD – 3). Diagnostic and coding manual. 3nd ed. American Academy of Sleep Medicine, 2014.

6. Moreira GA, Pradella-Hallinan M. Insônia comportamental da infância. In: Pessoa JHL, Pereira Jr JH, Alves RSC. Distúrbios do sono na criança e no adolescente: uma abordagem para pediatras. São Paulo: Ateneu; 2008. p. 47-52.
7. Bruni O, Sette S, Angriman M, Baumgartner E, Selvaggini L, Belli C, Ferri R. Clinically Oriented Subtyping of Chronic Insomnia of Childhood. J Pediatrics. 2018. 196:194-200.
8. Shayota, JB & Elsea SH. Behavior and sleep disturbance in Smith–Magenis syndrome. Current opinion psychiatry 2019, 32:73-78.
9. Nunes ML, Cavalcante V. Clinical evaluation and treatment of insomnia in childhood. J Pediatria 2005;81(4):277-86.
10. Nunes ML. Sleep disorders. J Pediatria 2002;78:S1.
11. Pereira Jr JCP, Alves RSC, Pradella Hallinan M. Introdução à farmacologia das drogas que influenciam o sono. In. Pessoa JHL, Pereira Jr JCP, Alves RSC. Distúrbios do sono em criança e no adolescente. Uma abordagem para pediatras. 2. ed. São Paulo: Atheneu. 2015. p. 257-268.
12. Pradella-Hallinan M, Moreira G. Sono normal e distúrbios do sono da criança e do adolescente. In: Tufik S. Instituto do sono. Medicina e biologia do sono. São Paulo: Manole, 2008. p. 147.
13. Associação Brasileira do Sono – ABS. Conselho de Psicologia do Sono. Cartilha: O sono da criança e do adolescente: um guia para pais e cuidadores.

CAPÍTULO 40

PARASSONIAS

Charlington Moreira Cavalcante
Katia Maria Ribeiro Silva Schmutzler

INTRODUÇÃO

São bastante frequentes, no consultório do neuropediatra, as queixas de que a criança tem ações atípicas durante o sono, tais como ter crises de medo ou confusão mental, falar, sentar, ou mesmo levantar e andar, sem recordar do ocorrido no dia seguinte. Tais eventos abruptos, que modificam a estabilidade do sono, na grande maioria das vezes, são parassonias.

DEFINIÇÃO

As parassonias são comportamentos episódicos, com duração variável, comuns na primeira infância (incidência em torno de 30%), desencadeadas por estímulo evocado endógeno ou exógeno. Podem ocorrer no início do sono ou ao despertar (transição de sono e vigília), bem como durante o sono NREM ou durante o sono REM. Ocorrem com maior frequência em estados de ansiedade (tais como mudanças de rotina ou em dias de eventos que despertem euforia) e são ainda mais prevalentes em crianças com distúrbios do neurodesenvolvimento ou portadoras de distúrbios respiratórios do sono, incluindo a síndrome do aumento da resistência da via aérea superior e apneia.[1]

São consideradas fenômenos benignos e autolimitados, que não costumam ter impacto significativo na qualidade e na quantidade do sono, apesar de causarem bastante angústia e preocupação para a criança e, principalmente, para seus familiares.[2]

Segundo o Manual de Classificação de Transtornos do Sono[3], as parassonias comuns na infância podem ser categorizadas da seguinte forma:

1. *Do sono NREM (transtornos do despertar):* sonambulismo, terror noturno, despertar confusional e transtorno alimentar relacionado com o sono.
2. *Do sono REM:* transtorno comportamental do REM, pesadelos e paralisia do sono.
3. *Outros:* alucinações, enurese do sono, *exploding head syndrome*, em razão de distúrbios médicos, medicações/substâncias ou não especificadas.

Anteriormente, incluíam-se como parassonias o sonilóquio (atitude de falar durante o sono, que agora é considerado um sintoma isolado e variante normal).[3]

Na criança há o predomínio das parassonias do sono NREM, com exceção do transtorno alimentar durante o sono, denominadas de **transtornos do despertar**.

DIAGNÓSTICO

Em geral, a coleta precisa da história clínica e o exame físico são suficientes para o diagnóstico das parassonias. A investigação complementar é recomendada em caso de risco de lesões físicas, presença de sonolência excessiva diurna (SED), ausência de resposta terapêutica e associação a outros distúrbios neurológicos, médicos ou psiquiátricos.[4]

PARASSONIAS DO SONO NREM

Alguns pesquisadores consideram as parassonias do NREM como um único *continuum*, variando de despertares confusionais (com pouca ativação motora e autonômica) ao sonambulismo (intensa atividade motora e leve ativação autonômica). De acordo com essa teoria, os terrores noturnos ficam entre esses dois, com intensa descarga autonômica e leve ativação motora. Além disso, os episódios às vezes combinam elementos de todos os três, e a criança pode exibir uma sequência de diferentes parassonias do NREM.[5]

No Quadro 40-1 são apresentadas as parassonias do despertar ou do sono NREM, as do sono REM e outras parassonias.[3,6-14]

Quadro 40-1. Parassonias do sono NREM/REM e outras parassonias

Parassonias do despertar sono NREM	Característica
Despertar confusional	Prevalência de 17% entre 3 e 13 anos, geralmente desaparecendo antes dos 10 anos. Despertares parciais, com fala arrastada, sudorese, comportamento inadequado, como choro inconsolável e agressividade ou apenas arresponsividade. Duração de 5 a 15 minutos (podem estender-se por mais de 1 hora). Poucas alterações autonômicas[6,7]
Terror noturno	Prevalência de até 17,5% entre 3 e 13 anos, sendo mais frequentes no sexo masculino. Geralmente envolve choro incoercível, gemidos e gritos, com expressão fisionômica de terror, ansiedade extrema. Duração de 1 a 10 minutos, podendo repetir-se na mesma noite. Muitas alterações autonômicas[6,7] Comportamentos agressivos costumam estar relacionados com a tentativa de contenção por parte de quem tenta ajudar[8]
Sonambulismo	Prevalência de 5% a 10% em crianças entre 4 e 12 anos, podendo ou não apresentar remissão espontânea. Ocorre na primeira hora de sono noturno. Dura em torno de 2 a 3 minutos. O paciente senta-se na cama, levanta-se e deambula, podendo realizar tarefas do cotidiano, que costumam ficar inconcluídas. Pode ainda chegar a responder questionamentos de maneira inespecífica, com frases curtas. Ao final do episódio, a criança segue em sono normal. É comumente associado à enurese e ao terror noturno. Algumas alterações autonômicas[6,7] É alta a recorrência familiar[9]
Transtorno alimentar relacionado com o sono	É incomum em crianças, sendo mais prevalente em mulheres jovens. Caracteriza-se por episódios recorrentes e involuntários de despertar, em que o indivíduo busca consumir combinações exóticas de alimentos[6,10]

(Continua)

Quadro 40-1. *(Cont.)* Parassonias do sono NREM/REM e outras parassonias

Parassonias do despertar sono NREM	Característica
Parassonia do sono REM	**Característica**
Pesadelos	A criança acorda assustada, após um sonho de conteúdo apavorante ou desagradável. Predomina na segunda metade da noite;[11] a criança geralmente se recorda do sonho e pode descrevê-lo
Paralisia do sono	Total imobilidade do corpo, exceto dos olhos, acompanhado ou não de alucinações. Ocorre em pouco menos de 8% da população. Isoladamente, tem caráter benigno, mas pode fazer parte da tétrade clínica da narcolepsia[12]
Transtorno comportamental do sono REM	Mais comum em idosos, mas podem ser precipitados em crianças e adultos que fazem uso de psicoestimulantes, benzodiazepínicos e antidepressivos. Ausência da atonia muscular do sono REM, em paciente que vivencia os sonhos, gerando os mais variados comportamentos motores. O paciente se recorda do sonho quando acorda. No idoso, há alta associação com distúrbios neurológicos (demência, esclerose múltipla, AVC) ou a doenças tóxicometabólicas[13] Para o diagnóstico, é recomendada realização de PSG, para identificar que há sono REM sem atonia[3]
Outras parassonias	**Característica**
Enurese noturna	Micção involuntária recorrente durante o sono, com pelo menos dois episódios por mês. É considerada primária quando há ausência do controle vesical acima dos 5 anos, na ausência de outras condições médicas, podendo prolongar-se até a pré-adolescência. Na secundária, o fenômeno reaparece em torno de 3 a 6 meses a aquisição do controle vesical , sendo recomendada avaliação do trato geniturinário. É mais comum em meninos e parece haver tendência familiar[14]
Variantes normais	**Característica**
Soniloquismo	Falar a noite e não se recordar; ocorre tanto no sono NREM como no REM

INVESTIGAÇÃO COMPLEMENTAR

A polissonografia (PSG) com registro de vídeo e o eletroencefalograma completo é ideal para identificar o estágio do sono em que ocorrem os eventos, descartar etiologia epiléptica (em especial a epilepsia do lobo frontal com crises noturnas) e identificar possíveis gatilhos do despertar (compartilhamento do leito, desconforto sonoro ou térmico).[11]

Em crianças de idade escolar, adolescentes e adultos, o estágio de sono NREM ocupa cerca de 75% a 80% do tempo total de sono e é subdividido em N1 (sonolência), N2 (sono leve) e N3 (sono profundo). Em menor proporção (20% a 25%) está o sono REM, que ocorre em maior quantidade na segunda metade da noite. A compreensão da arquitetura do sono, conforme ilustrado no hipnograma da Figura 40-1, é importante para se entender o momento de maior probabilidade de ocorrência de cada parassonia.

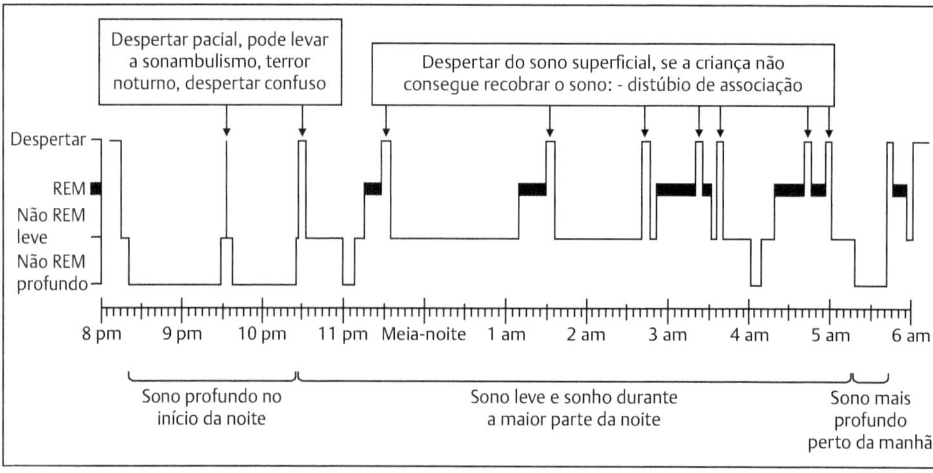

Fig. 40-1. Hipnograma de uma noite de sono com a maior probabilidade de acontecerem despertares por parassonias – os choros inconsoláveis do bebê, por exemplo, nas primeiras horas de sono. Os despertares por associação inadequada do sono ou falta de limites, tendem a ocorrer mais na segunda metade da noite.

CONDUTA

O tratamento consiste em, após descartados os fatores de gravidades e possíveis condições patológicas associadas, esclarecer os familiares quanto à benignidade do quadro. Apesar de não serem prejudiciais ao neurodesenvolvimento, é comum que os pais tragam a queixa de que os eventos têm prejudicado muito a qualidade de vida da família, que costuma ficar em estágio de ansiedade, o que leva a ajustes às vezes inadequados, como trazer a criança para o quarto dos pais, ceder às vontades da criança por receio de que a frustração possa desencadear um novo episódio ou mesmo criar hábitos que podem levar aos distúrbios de associação.[2]

Deve-se solicitar aos pais que façam um diário dos episódios. Esse registro de data, hora, duração e descrição livre dos eventos pode esclarecer sobre a possível correlação temporal, a mudanças de rotina e eventos ansiogênicos ou pós-traumáticos.[6]

É fundamental explicar aos pais que o sono normal da criança é diferente do sono normal do adulto. Em geral, há menos despertares breves nas crianças (em torno de 5 por noite) do que nos adultos (de 9 a 11). Crianças que compartilham o leito com pessoas mais velhas podem, portanto, passar a ter maior fragmentação do sono, o que por si só já aumenta a probabilidade de que ocorram parassonias. Sugere-se que, a partir do sexto mês de vida, a criança já durma em um quarto separado. Deve-se sempre orientar que os pais devem aguardar alguns minutos para atender à criança caso haja episódios de choro ao longo da noite, pois há grande chance de que a criança volte a dormir sem a necessidade de qualquer intervenção. O tempo de espera para ir ao quarto da criança atendê-la deve começar com 5 minutos, podendo ser gradualmente aumentado.[15]

O cérebro das crianças costuma ser particularmente mais sensível às substâncias estimulantes, que podem estar presentes em diversos alimentos. A realização de um recordatório alimentar do entardecer ao horário de ir dormir é útil para identificar se algum alimento pode estar prejudicando a sustentação do sono, seja por conter moléculas psicoestimulantes (cafeína em café ou refrigerantes, teobromina no chocolate e achocolatados, alto índice glicêmico em produtos alimentícios industrializados), ou por causar desconforto gastrointestinal, em especial naqueles que tenham alguma intolerância alimentar.[16,17]

Privação de sono também pode ser um fator desencadeante de parassonias, de modo que a orientação de uma adequada rotina e higiene do sono são necessárias. Não menos importante é a garantia de um ambiente seguro, para que sejam evitadas situações que possam comprometer a integridade física do paciente durante um episódio de parassonia.[18,19]

Quando os eventos de parassonia ocorrem com muita frequência ou quando estão associados a lesões físicas ou consequências psicológicas importantes nos pais, pode-se recomendar tratamento medicamentoso breve. Todavia é importante sempre deixar claro que qualquer tratamento medicamentoso para parassonias é considerado compassivo (*off-label*), pois os estudos até agora realizados envolvem apenas pequenos grupos de pacientes e, na maioria deles, sem grupo-controle ou randomização (Quadro 40-2).[2,20-24,25]

A enurese primária tem uma alta taxa de resolução espontânea (cerca de 15% ao ano). Recomenda-se ingerir mais líquidos durante o dia (cada 2 a 3 horas), o que reduz a sede à noite. Alimentos com cafeína (incluindo refrigerantes) e ricos em sal devem ser evitados no jantar. Urinar a cada 2 a 3 horas deve ser incentivado, bem como a anotação diária das noites secas ou com perdas de urina, que permite reforço positivo e melhor acompanhamento dos progressos obtidos. Quando sintomas de baixa autoestima estão presentes, podem ser indicados o alarme urinário (um aparelho que ajuda a criança a despertar, quando inicia a perda de urina) ou medicamentos que se mostraram eficazes na enurese, como os tricíclicos (especialmente imipramina) e a desmopressina.

Quadro 40-2. Tratamento farmacológico das parassonias

Medicamento	Descrição
Melatonina	Administração de 5 mg, 30 minutos antes do momento de dormir, demonstrou eficácia em amenizar ocorrência de terrores noturnos em alguns casos. Os efeitos colaterais e riscos de interação medicamentosa são baixíssimos. Não há comprovação que seja realmente eficaz, mas o baixo risco do teste terapêutico pode justificar a prescrição em pacientes com idade superior a dois anos[21,22]
Anti-histamínicos	Hidroxizina e Ciproeptadina são os mais seguros dessa classe e podem ser usados. Rapidamente causam perda de eficácia por conta de tolerância. Costumam causar ganho de peso e podem levar sonolência diurna residual[2,24,25]
Antidepressivos	Particularmente os antidepressivos tricíclicos, em especial a Imipramina, costumam ter grande eficácia no tratamento de pesadelos, terrores noturnos e enurese noturna. Além dos efeitos colaterais relacionados ao aumento ou redução do apetite e à sonolência diurna residual, são medicamentos de uso controlado, que se relacionam a alterações do ritmo cardíaco e dependem de titulação inicial e não devem ser suspendidos abruptamente[23,24]
Benzodiazepínicos	É notável a eficácia nas parassonias do NREM, mas por terem elevado potencial de supressão do sono REM, são particularmente úteis no tratamento de parassonias desse estágio do sono. O mais comumente utilizado é o Clonazepam, na dose mínima possível (máximo de 2 mg) e por curto período de tempo (nunca mais que três meses)[23-25]

QUANDO SUSPEITAR DE EPILEPSIA

Considerando que, nos casos em que há crises epilépticas, pode ser necessário um tratamento específico com fármacos anticrise (FACs), é importante que o médico assistente saiba identificar quais eventos noturnos têm maior probabilidade de não serem apenas parassonias, mas tratarem de crises epilépticas. Para isso, elaborou-se o Quadro 40-3, com um resumo das características de cada uma dessas condições.[6,26]

Quadro 40-3. Diferenças entre epilepsias e parassonias

Epilepsia	Parassonia
Início em qualquer idade	Média de início aos 3-8 anos
Eventos em sono e vigília	Eventos relacionados com o sono
Vários eventos noturnos	Em geral, 1 ou 2 eventos na mesma noite
Eventos em qualquer período da noite	Eventos no primeiro terço da noite
Eventos em sono superficial Nl e N2	Eventos em sono de ondas lentas N3
Eventos estereotipados	Eventos não estereotipados
Abertura ocular variável	Em geral, abertura ocular
Eventos breves (0,5 a 5 minutos)	Podem ser mais prolongadas (> 10 minutos)
Amnésia em crises generalizadas	Em geral, amnésia (ou recordação de cenas visuais por alguns pacientes)
Recordação do evento em crises do lobo frontal	Em geral, amnésia (ou recordação de cenas visuais por alguns pacientes)
Sem pós-ictal em crises do lobo frontal	Dificuldade de despertar
PSG com atividade epileptiforme ou artefatos de movimentação	PSG com despertares a partir do sono de ondas lentas e alentecimento durante o despertar parcial
Em geral, sem resolução espontânea, exceto epilepsias autolimitadas	Em geral, resolução espontânea dos eventos

Crises hipermotoras × parassonias do despertar (do NREM) ***Continuum journal.com*** **2023**[27]		
Características clínicas	**Crises hipermotoras**	**Parassonias**
Idade de início	11,8 +/– 6,3	Usualmente < 10 anos
Ataques/mês	36 +/– 12	1 a 4
Curso clínico	Aumenta ou estabiliza	Diminui com o tempo
Semiologia do movimento	Estereotipado	Polimórfico
Início do ataque	Qualquer hora da noite	Primeiro terço da noite
Estágio do sono	N2	N3
Duração do ataque	Geralmente < 3 minutos	Prolongados (> 30 minutos)

PONTOS-CHAVE

- Queixa frequente no consultório pediátrico, que costuma gerar grande angústia aos responsáveis.
- Apesar de poderem ser assustadoras para quem as presencia, geralmente não trazem consequências diurnas e são autolimitadas.
- O diagnóstico costuma ser suficiente a partir de uma boa anamnese e exame físico.
- Podem ser necessários exames complementares, tais como PSG com vídeo-EEG em casos em que haja elevada frequência e características atípicas.
- A investigação complementar é ainda mais importante caso haja forte suspeita de crises epilépticas ou a ocorrência de outros distúrbios do sono associado (p. ex., apneia obstrutiva do sono).
- Deve-se estimular a elaboração de um diário dos eventos, que poderá trazer informações úteis para diagnóstico diferencial e identificação de possíveis fatores precipitantes.
- O tratamento consiste em esclarecimento sobre a benignidade dos eventos, e orientações quanto a rotina e higiene do sono, não esquecendo de garantir um ambiente seguro.
- Alguns medicamentos e alimentos ricos em substâncias psicoestimulantes podem contribuir para maior fragmentação do sono e, assim, levar à maior incidência de parassonias.
- Raramente é necessário realizar algum tratamento medicamentoso, o qual pode ser realizado com anti-histamínicos, antidepressivos tricíclicos e/ou benzodiazepínicos.

REFERÊNCIAS BIBLIOGRÁFICAS

1. Baldani APS, Weber SAT, Montovani JC. Pediatras e os distúrbios do sono na criança. RevAssoc Med Bras. 2005;51:80-6.
2. Carvalho LBCC, Prado LBF. Distúrbios do sono. in: Rodrigues, MM. Tratado de Neurologia Infantil. Rio de Janeiro: Atheneu; 2017.
3. American Academy of Sleep Medicine. International Classification of Sleep Disorders. 3.ed. Darien: American Academy of Sleep Medicine; 2014.
4. Faruqui F, Khubchandani J, Price JH, Bolyard D, Reddy R. Sleep Disorders in children: a national assessment of primary care pediatrician practices ans perceptions. Pediatrics. 2011: 128(3):539-56
5. Derry C. Nocturnal frontal lobe epilepsy vs parasomnias. Curr Treat Options Neurol. 2012;14(5):451-63.
6. Bruni O, Miano S. Parasomnias. In: Gozal, D; Kheirandish-Gozal, L. Pediatric Sleep Medicine: Mechanisms and Comprehensive Guide to Clinical Evaluation and Management. Springer; 2021.
7. Proserpio P, Nobili L. Parasomnias in children. In: Nevšímalová S, Bruni O, editors. Sleep disorders in children. Switzerland: Springer International Publishing; 2017. p. 305-36.
8. Siclari F, Khatami R, Urbaniok F, Nobili L, Mahowald MW, Schenck CH, et al. Violence in sleep. Brain. 2010;133(12):3494-509.
9. Zadra A, Desautels A, Petit D, Montplaisir J. Somnambulism: clinical aspects and pathophysiological hypotheses. Lancet Neurol. 2013;12(3):285-94.
10. Howell MJ, Schenck CH, Crow SJ. A review of nighttime eating disorders. Sleep Med Rev. 2009;13(1):23-34.
11. Nielson T, Zadra A. Idiopathic nightmares and dream disturbances associated with sleep-wake transitions. In: Kryger M, Roth T, Dement W, editors. Principles and practice of sleep medicine. 5th ed. St. Louis: Elsevier Saunders; 2011. p. 1106-15.

12. Denis D, French CC, Gregory AM. A systematic review of variables associated with sleep paralysis. Sleep Med Rev. 2018;38:141-57.
13. Dauvilliers Y, Jennum P, Plazzi G. Rapid eye movement sleep behavior disorder and rapid eye movement sleep without atonia in narcolepsy. Sleep Med. 2013;14(8):775-81.
14. Harari MD. Nocturnal enuresis. J Paediatr Child Health. 2013;49(4):264-71.
15. Liu A. Sleep training. Pediatric Annals, 2020;49(3)e101-e105
16. Ward AL, Reynolds AN, Kuroko S, Fangupo LJ, Galland BC, Taylor RW. Bidirectional associations between sleep and dietary intake in 0-5 year old children: A systematic review with evidence mapping. Sleep Medicine Reviews. 2020;49.
17. Ward AL, Jospe M, Morrison S, Reynolds A, Kuroko S, Fangupo L, et al. Bidirectional associations between sleep quality or quantity, and dietary intakes or eating behaviors in children 6-12 years old: a systematic review with evidence mapping. Nutrition Reviews. 2021; 79(10):1079-1099
18. Kotagal S. Parasomnias in Childhood. Sleep Med Rev. 2009;13(2):157-68.
19. Kotagal S. Treatment of dyssomnias and parasomnias in childhood. Curr Treat Options Neurol. 2012;14(6):630-49.
20. Harris M, Grunstein RR. Treatments for somnambulism in adults: assessing the evidence. Sleep Med Rev. 2009;13(4):295-297.
21. Bruni O, Ferri R, Miano S, Verrillo E. L-5-Hydroxytryptophan treatment of sleep terrors in children. Eur J Pediatr. 2004;163(7):402-7.
22. Jan JE, Freeman RD, Wasdell MB, Bomben MM. A child with severe night terrors and sleepwalking responds to melatonin therapy. Dev Med Child Neurol. 2004;46(11):789.
23. Moturi, S, Avis K. Assessment and treatment of common pediatric sleep disorders. Psychiatry, 2012;21(4):861-883.
24. Howell MJ. Parasomnias: an updated review. Neurotherapeutics. 2012;9(4):753-75.
25. Irfan M, Schenck, CH, Howell MJ. NonREM Disorders of Arousal and Related Parasomnias: an updated review. Neurotherapeutics. 2021; 18:124-139.
26. Sander HH, Almeida LA, Fernandes RMF. Sono e epilepsia. In: Pessoa JHL, Pereira Jr JC, Alves RSC. Distúrbios do sono na criança e no adolescente. Uma abordagem para pediatras. 2. ed. São Paulo: Atheneu, 2015. p. 149-167.
27. Shelton AR. Sleep Disorders in childhood. Continuum (Minneap Minn) 2023;29(4, Sleep Neurology):1205-1233.

DISTÚRBIOS DO MOVIMENTO RELACIONADOS COM O SONO

CAPÍTULO 41

Katia Maria Ribeiro Silva Schmutzle ▪ Paulo Afonso Mei
Tânia Aparecida Marchiori

INTRODUÇÃO

A queixa "meu filho bate, balança a cabeça, range os dentes, tem sono agitado, mexe os pés" é frequente. Porém, muitas vezes, é erroneamente confundida com outros distúrbios, como hiperatividade, ansiedade e crises epilépticas. Esses movimentos, geralmente estereotipados e repetitivos, são denominados de "simples", e não são voltados a um propósito. São movimentos relacionados com o sono (MRS), de ocorrência na passagem da vigília ao sono, no sono apenas, ou tanto na vigília, como no sono. Alguns são fisiológicos, como os abalos de início do sono e outros considerados patológicos quando prejudicam a qualidade do sono, podendo afetar tanto a saúde quanto o desenvolvimento global da criança.

A Classificação Internacional dos Distúrbios do Sono, em sua Terceira Edição com Revisão de Texto (ICSD-3–TR),[1] considera os seguintes distúrbios de movimento:

- Síndrome das pernas inquietas (SPI).
- Distúrbio dos movimentos periódicos dos membros durante o sono (DMPM).
- Câimbras musculares noturnas.
- Bruxismo relacionado com o sono.
- Distúrbio rítmico do movimento relacionado com o sono (DRM)
- Mioclonia benigna do sono da infância.
- Mioclonia proprioespinal de início do sono
- Distúrbios do movimento do sono decorrentes de condições médicas.
- Distúrbios do movimento relacionados com o sono causados por drogas ou substâncias.
- Distúrbios do movimento relacionados com o sono não especificados.
- Sintomas isolados e variantes da normalidade.
  - Mioclonia fragmentar excessiva.
  - Tremor hipnagógico do pé e ativação muscular alternante das pernas.
  - Abalos hípnicos (*sleepstarts*).

Serão comentados, neste capítulo, os distúrbios de impacto negativo na vida da criança e do adolescente, em que a conduta se faz necessária.

SÍNDROME DAS PERNAS INQUIETAS (SPI) OU DOENÇA DE WILLIS-EKBOM

Apesar de os estudos iniciais terem sido focados apenas nos adultos, cerca de 35% dos pacientes mencionam o início dos sintomas antes dos 20 anos, e um, dentre dez, durante a primeira década de vida, portanto sabemos hoje que é uma condição subdiagnosticada na infância e adolescência.

A SPI traz um impacto negativo na vida do paciente, gerando baixo rendimento cognitivo e dano emocional. Trata-se de um distúrbio sensório-motor caracterizado por sensação de desconforto nas pernas durante o repouso (formigamento, dormência, dor, ardor, sensação de insetos andando na perna etc.) e uma necessidade irresistível de movê-las. Perturba o sono por dificultar seu início e fragmentar o mesmo. O diagnóstico é feito pela anamnese.[2,3]

Pode ser de etiologia primária (genética ou idiopática) ou secundária (relacionada com outra condição médica ou distúrbio neurológico) ou pela combinação de fatores (história familiar positiva, deficiência de ferro, uremia). A associação mais importante da forma secundária é com o estágio final de doença renal ou com a deficiência de ferro.

Dados epidemiológicos da SPI derivados do estudo REST,[4] feito em 10.000 famílias nos EUA e no Reino Unido, mostraram uma prevalência de SPI clinicamente significativa de 2% na faixa de 8 a 11 anos e 3% entre os pesquisados com 12 a 17 anos, que são dados condizentes com outro estudo, conduzido em mais de 4.000 crianças e adolescentes turcos,[5] entre 10 e 19 anos, com uma prevalência estimada em 2,74%.

São fatores associados com maior chance de desenvolvimento de SPI:

- Genética: 70-80% das crianças têm pelo menos um dos pais com a doença, tendo sido descrita maior propensão em variantes de genes como *BTBD9*, *MEIS1PTPRD*, *MAP2K5*, *SKOR1* e *TOX3*.[6]
- Sexo feminino.
- Outros transtornos de sono, como a privação do sono e insônia.
- A existência de condições médicas orgânicas e mentais, como, por exemplo, dores de crescimento. Estudo com 34 pares de gêmeos monozigóticos encontrou uma prevalência de SPI de 19% naqueles que tinham concomitantemente dores de crescimento, *versus* prevalência de apenas 2% entre os que não tinham. Na série de 217 pacientes com TDAH, 11% preenchiam critérios para SPI.[8]

Além disso, é importante salientar que há associação de sintomas de SPI com movimentos periódicos de membros durante o sono (MPMS) em 74% dos casos.

Sintomas moderados a graves são encontrados em um quarto a metade das crianças. A criança parece estar sempre desconfortável, inquieta e irritada e procura o alívio dos sintomas movendo suas pernas – tende a agitar, estirar, andar, balançar, mudar frequentemente de posição na cama. Pais ou até pessoas ligadas à saúde podem atribuir erroneamente o desconforto à dor de crescimento.

O distúrbio do sono pode preceder ou dominar a queixa de desconforto nas pernas. A qualidade e a quantidade do sono podem estar diminuídas, e a privação do sono pode resultar em fadiga, mau humor, irritabilidade e desatenção. A criança privada de sono frequentemente é mais mal-humorada do que sonolenta. A associação de SPI com sintomas depressivos e ansiedade, observada em alguns adultos, torna emergencial estudos adicionais na criança.

O diagnóstico é primariamente clínico, sendo os critérios mais atuais aqueles estabelecidos pela ICSD-TR 3, esta, por sua vez, baseada primariamente nos critérios estabelecidos pelo *International Restless Legs Syndrome Study Group* (IRLSSG),[9] sendo os seguintes:

A) Uma queixa de urgência em mover as pernas (embora os membros superiores possam também estar envolvidos), usualmente acompanhada por ou causada por sensações desconfortáveis e desagradáveis nas pernas. Os sintomas devem:
   1. Começar ou piorar em períodos de repouso ou inatividade, como sentar-se ou deitar-se.
   2. Ser parciais ou totalmente aliviados por movimento, seja caminhar ou alongar, ao menos enquanto esse movimento ocorre.
   3. Ocorrer exclusiva ou predominantemente ao anoitecer ou à noite (se ocorrerem de dia, não é tão incômodo, comparativamente).

B) Essas manifestações não são creditadas a uma condição que imite a síndrome de pernas inquietas, como, por exemplo, câimbras, desconforto posicional, estase venosa, edema, dermatoses ou bater do pé por hábito.

C) Os sintomas de SPI causam preocupação, estresse, perturbação do sono e/ou prejuízo no desempenho mental, social, educacional, comportamental e/ou físico durante o dia.

Considera-se a SPI como "definida" se todos os critérios acima estiverem presentes. Por vezes, contudo, não há clareza quanto ao predomínio noturno dos sintomas (item A1), e, neste caso, dizemos que se trata de uma SPI "provável", havendo ainda o termo "SPI possível", que é reservado para casos com grau ainda menor de certeza.[9]

Especialmente para crianças menores, deve-se valorizar a descrição do desconforto com seu próprio vocabulário (p. ex., "formigas", "bicho na perna", "vontade de correr", "energia em minhas pernas"), ou desenhar os sintomas, caso não consiga verbalizar adequadamente.

São dados que também auxiliam o diagnóstico:

- História familiar para SPI e/ou distúrbio de movimentos periódicos de membros (DMPM), especialmente em parentes de primeiro grau.
- Resposta positiva às drogas dopaminérgicas.
- Presença de MPM durante o sono (registrado sem PSG, especialmente quando se encontram em uma frequência média maior que 5 MPM/hora), ou durante a vigília (por meio da actigrafia).

Clinicamente as crianças apresentam uma noite de sono ruim, muito inquieto e "mexido". Como consequência, não há um bom funcionamento no dia seguinte (crianças agitadas, propensas a crises de birra). As crianças maiores apresentam dificuldade para o despertar, o rendimento escolar pode ser afetado, e podem apresentar mau comportamento, como labilidade emocional e agitação. As parassonias costumam acompanhar o quadro.

Conforme já mencionado, nos casos de SPI em pacientes com TDAH, há uma sobreposição de sintomas, cuja atribuição a uma ou outra patologia pode ser desafiante, o que implica que ambas as condições devem ser adequadamente diagnosticadas e manejadas em paralelo.

Para além da carga genética, já comentada, existem evidências de que deficiência de ferro no sistema nervoso central, como em anemias e doenças crônicas, diabetes e doença renal, esteja associada a casos de SPI, já que o ferro é imprescindível ao funcionamento do sistema dopaminérgico cerebral, e seu mau funcionamento está diretamente implicado na fisiopatologia deste transtorno.

Crianças e adolescentes têm risco maior para o desenvolvimento da deficiência de ferro (fase de maior necessidade energética), assim, recomenda-se avaliar o estoque de ferro em todos os casos pediátricos de SPI, sendo a dosagem de ferritina o parâmetro mais sensível – atentar-se, contudo, a falso-negativos, como no caso da elevação em doenças febris, que pode persistir por quatro semanas.

A terapia é farmacológica e não farmacológica, cujo objetivo é o restabelecimento da qualidade e da quantidade do sono e a supressão das sensações da SPI, com consequente melhora da função diurna.

Tratamento Não Farmacológico

É baseado no estabelecimento de uma rotina de bons hábitos do sono. Frequentemente, as crianças testam os limites do sono, criando resistências para ir para a cama. Para aqueles com SPI, o resultado pode ser a privação do sono, que por sua vez, e num ciclo vicioso, acaba por agravar os sintomas de SPI, com progressivo agravo de consequências diurnas.

Os genitores devem ser orientados quanto à quantidade de sono apropriada para a idade e aconselhados a auxiliar a criança a manter a rotina de sono adequada. As necessidades de sono nas 24 horas, em média são: aos 2 anos, 12 horas (incluindo um cochilo diurno); aos 5 anos, 11 horas; aos 10 anos, 10 horas; adolescentes, 9 horas; e adultos, 7 a 8 horas.

A criança ou o adolescente deve, idealmente, ir para a cama e acordar regularmente, em horários pré-definidos, inclusive nos fins de semana Deve-se evitar o uso de cafeína, especialmente ao anoitecer, promover exercícios regulares e manter um ambiente confortável, quieto e livre de estímulos. Os adolescentes devem evitar o uso de álcool e tabaco. Cochilos no período da tarde, com menos de 45 minutos, podem ser benéficos e são aconselháveis.

A massagem aplicada às pernas é bastante apreciada e deve ser usada para alívio sintomático.

Tratamento Farmacológico

Suplementação de Ferro

A reposição do ferro pode reduzir os sintomas de SPI e de DMPM. A suplementação de ferro deve ser administrada em crianças, se o nível da ferritina estiver abaixo do normal (< 50 mcg/L). A dosagem é a mesma do tratamento da síndrome anêmica: 3 a 6 mg/kg dia em duas a três tomadas (em média, 4 mg/kg dia), e o sal preferido é o sulfato ferroso. A saturação da transferrina deve ser mantida entre 25 e 35%. Suplementos vitamínicos não contêm a quantidade suficiente de ferro para repor os estoques. Porém, após a reposição, uma dose diária pode ser usada para ajudar a mantê-los. Estudos em crianças e adultos têm mostrado diminuição dos sintomas e sinais de SPI e DMPM em associação com concentração de ferritina sérica, aumentando em torno de 35 a 50 mcg/L. Os resultados da terapia devem ser monitorizados. Deve-se ter cautela com a hemocromatose ou hemossiderose (excesso de ferro). A adição concomitante de vitamina C aumenta a absorção do ferro. Devem ser evitados, na alimentação, leite e chás em até 2 horas da administração do ferro, em razão da diminuição de sua absorção. Para pacientes renais crônicos, o uso da eritropoetina recombinante humana (EPOrh) tem evitado transfusões sanguíneas,[10] que predispunham ao risco de hemossiderose.

Terapia Medicamentosa

Gabapentina

Para crianças com mais de 6 anos, é o medicamento de primeira linha e tem sido promissora na redução dos sintomas sensoriais e motores de SPI, ocasionando a melhora da qualidade do sono. Quando o paciente apresenta dor, é bastante útil. Tem sido preferida aos agonistas dopaminérgicos. O efeito colateral mais comum é a sedação residual na manhã seguinte, que pode melhorar com a manutenção do uso.

Iniciar na dose de 100 mg por noite, meia a uma hora antes de deitar-se, e aumentar 100 mg a cada semana, até os sintomas melhorarem (máximo de 600 mg). Crianças maiores (acima de 12 anos) podem iniciar com a dose de 200 mg e aumentar até o máximo de 900 mg. Sua meia-vida é de 5-8 horas.

Clonazepam

Medicação de segunda escolha e o benzodiazepínico mais utilizado para SPI e para DMPM na criança. Doses efetivas variam entre 0,25 e 0,5 mg, administrado entre meia e uma hora antes do horário de ir para a cama, a fim de se obter um anoitecer mais calmo. Sua meia-vida é de mais de 30 horas. A sedação residual no dia seguinte é incomum nos pacientes com SPI. Uma reação paradoxal com hiperalerta é frequente.

Clonidina

Especialmente benéfica nos casos com dificuldade de iniciar o sono. Um efeito colateral ocasional é o agravamento do terror noturno (para mais informações ver capítulo sobre insônia); nesses casos, deve ser descontinuado. Para crianças entre 6 e 12 anos, iniciar com 0,05 mg, cerca de meia hora antes de se deitar. A dose pode ser aumentada 3 a 4 dias em 0,05 mg cada vez, até o máximo de 0,3 mg. Para crianças acima de 12 anos, pode-se iniciar com 0,1 mg e aumentar até um máximo de 0,4 mg.

Agonistas Dopaminérgicos

Geralmente são os de escolha para o tratamento dos adultos portadores da SPI. Suprimem a sensação da SPI e os MPM no sono. As medicações incluem pramipexol ou ropinirol. Seu uso na criança restringe-se aos casos moderados a graves e demonstram eficácia semelhante à do adulto.

Um efeito indesejado é o fenômeno de "expansão" ou "aumentação" (aumento paradoxal da intensidade dos sintomas). Somado ao fato de possuírem pouco efeito no reparo do sono, não são contemplados como uma opção de primeira linha. O início do uso deve ser feito com a dose do pramipexole de 0,125 mg, administrado cerca de 2 horas antes do horário de início dos sintomas noturnos e, a seguir, aumentar a cada três dias 0,125 mg (máximo de 0,5 mg). Sua meia-vida oscila entre 6 e 20 horas.

Erva-de-São-João

Indutor fitoterápico, extrato estandardizado de *Hypericum perforatum*, muito usado para tratar depressão leve. A dose inicial recomendada em crianças é de 160 mg, podendo subir para 240 mg, administrada 2 a 3 horas antes do horário de deitar-se.[11] O efeito colateral mais comum é a fotossensibilização; portanto, deve-se evitar a exposição ao sol.

Situações Especiais

Em crianças com SPI e TDAH, o uso de psicoestimulantes não parece agravar os sintomas de SPI ou aumentar a frequência de MPM. Inversamente, o controle dos sintomas de SPI parece ter impacto positivo nos sintomas de desatenção de hiperatividade, sugerindo um componente etiológico comum entre as patologias.

DISTÚRBIO DE MOVIMENTOS PERIÓDICOS DOS MEMBROS DURANTE O SONO (DMPM)

Era antigamente também chamada de síndrome de mioclonias noturnas, porém esse termo vem sendo abandonado para evitar confusão com síndromes epilépticas.

Nesta condição, os pais relatam a presença de movimentos, chutes e abalos dos membros durante o sono.[12] Tipicamente, envolvem a extensão do grande artelho, em combinação com uma flexão parcial do tornozelo, joelho e, algumas vezes, do quadril. Movimentos similares podem ocorrer nos membros superiores. A maior parcela dos pacientes com DMPM também preenche diagnóstico para SPI, havendo coocorrência dos movimentos em 80-90% dos casos.[1] Não há diferença de gênero, é mais prevalente em caucasianos e mais prevalente no TDAH.[13]

O sono é fragmentado por aumento de despertares breves, ocasionando insônia e sintomas diurnos, como fadiga, hipersonolência, irritabilidade, problemas na atenção e memória. Para o diagnóstico, é necessária a realização de polissonografia (PSG), que vai caracterizar os movimentos repetitivos numa frequência de 5 ou mais MPM por hora na criança (ou 15 ou mais movimentos por hora no adulto) a cada 20 a 40 segundos em paroxismos de minutos ou horas, que podem ser associados a despertares breves. Na criança, o DMPM é condição observada geralmente em associação com outras enfermidades. Em um estudo realizado em 252 crianças pré-púberes (156 meninos e 96 meninas) foram observadas várias condições médicas associadas ao DMPM, como distúrbios respiratórios do sono (47%), parassonias (16%), distúrbios neurológicos (4,8%) e TDAH (4,4%). Sua ocorrência isolada foi pouco prevalente (0,08%).

Segundo a ICSD2 – 2005, dos distúrbios primários do sono, os que mais se associam a MPM são a SPI, os distúrbios respiratórios do sono e a narcolepsia.

A precipitação ou piora do DMPM tem sido registrada com o uso de diversas medicações, como os antidepressivos inibidores da recaptação da serotonina, os tricíclicos e o lítio. A baixa concentração de ferro cerebral pode piorar os sintomas em razão da sua associação com formação do neurotransmissor dopamina, isto é, baixos níveis de enzimas associados ao ferro impediriam a liberação normal de dopamina.

Em relação à terapêutica, esta permanece idêntica à do tratamento da SPI.

BRUXISMO

É uma atividade oral e caracterizada por movimentos de ranger ou apertar os dentes durante o sono e, geralmente, associada a despertares. A origem do nome bruxismo deve-se ao fato de que, na Idade Média, acreditava-se que a pessoa que rangia os dentes durante o sono estava tomada por um feitiço ou uma bruxaria.

Briquismo consiste em ranger ou apertar os dentes durante o dia. Ambas são patologias semelhantes observadas em pacientes de todas as idades e geralmente estão relacionadas com altos níveis de estresse. As crianças, em geral, não são conscientes dos movimentos mandibulares e chamam a atenção por problemas dentários observados pelo dentista, dor mandibular ou cefaleia temporal. Em casos mais graves pode haver fratura dentária, lacerações orais ou disfunção temporomandibular, com cliques sonoros à abertura, dor e limitação de movimentos mandibulares.[1]

São fatores de risco: ansiedade, depressão e estresse; má oclusão dentária; alergias e obstrução nasal; condições neurológicas, como síndrome de Rett, paralisia cerebral, autismo, déficit cognitivo; uso de tóxicos, estimulantes, inibidores da recaptação de serotonina, AOS e a história familiar.

Durante o sono, é normal a contração da mandíbula, que pode ser de duas formas:

1. Sustentada e isolada, denominada de contração tônica (com participação importante de músculos masseteres e temporais).
2. De forma repetitiva (fásica), denominada "atividade muscular mastigatória rítmica" com a presença de movimentos laterolaterais da mandíbula (com participação importante da musculatura digástrica).

Quando essas contrações se tornam muito fortes durante o sono, produzem um som de ranger dos dentes, denominado de bruxismo, sendo o primeiro denominado do tipo cêntrico, e o segundo, de excêntrico.

Os pais relatam o barulho do ranger dos dentes durante o sono, isso predominando na primeira metade da noite, quando estão associados ao sono NREM. Quando associados aos sonhos, podem predominar na segunda metade da noite, durante o sono REM.

A presença do bruxismo durante a noite pressupõe que seja parte de uma resposta de ativação do sistema nervoso central, em que podem ser verificados, simultaneamente, movimentos corpóreos, aumento da frequência cardíaca e respiratória. Provavelmente há uma interação entre o sistema límbico e o sistema motor, em que o sistema dopaminérgico, fatores genéticos ou familiares poderiam igualmente estar envolvidos.

Em relação à etiologia, é classificado como primário ou secundário (medicações psicoativas ou a outras condições médicas). Nas formas primárias, parece haver uma predisposição familiar: aproximadamente 20 a 50% dos pacientes referem a existência de parentes de primeiro grau com o problema. É uma atividade em que a frequência, a duração e a intensidade são influenciadas por diversos fatores endógenos e exógenos.

Sua prevalência na infância é alta: 50% dos bebês a partir dos 10 meses de idade; 14-17% dos pré-escolares; 12% dos adolescentes. Em torno de 1/3 das crianças com bruxismo pode manter este distúrbio na vida adulta, apesar de sua tendência ser a regressão com o crescimento. A prevalência oscila entre os 14 e 20% até os 11 anos, igual nos dois sexos. A idade de maior ocorrência é entre 3-12 anos de idade, diminuindo com o passar dos anos.

O exame de PSG está indicado para confirmar o diagnóstico e descartar distúrbios respiratórios do sono, crises epilépticas e mioclonia facial mandibular – esta última é considerada uma manifestação mais "benigna" que bruxismo, com abalos musculares leves e breves da musculatura mastigatória e, diferentemente do bruxismo, não provoca destruição dentária, hipertrofia de masseter ou disfunção temporomandibular.[14]

O diagnóstico polissonográfico, embora nem sempre necessário, ocorre com a documentação de contrações mastigatórias rítmicas, observadas pela eletromiografia (EMG) ou inferidas pelo som captado pelo microfone, que duram de 0,25 a 2 segundos (ativações fásicas) ou mais de 2 segundos (ativações sustentadas) e ocorrem três ou mais vezes em sequência, com um intervalo de ao menos 3 segundos entre as contrações.[15] Mais comum nos estágios N1 e N2 do NREM.

O tratamento envolve a avaliação e a intervenção odontológica para proteger os dentes (colocação de placa de acrílico removível) e evitar complicações maiores, como desgaste do esmalte dentário. Deve-se abordar e tratar outros distúrbios do sono associados (AOS, PLM), diagnosticados pela PSG.

O uso de toxina botulínica em musculatura mastigatória evidenciou benefício em adultos, porém há dados insuficientes para o uso em população pediátrica e, portanto, deve ser considerado com cautela nessa faixa etária.[12] Possíveis síndromes ansiosas e condições adversas emocionais devem ser tratadas, de preferência com a abordagem cognitiva comportamental, assim como os bons hábitos de higiene do sono e uma rotina consistente e tranquila na hora de deitar-se são importantes. Em crianças com atraso de desenvolvimento, o uso de medicamentos, como clonidina, risperidona, benzodiazepínicos, levodopa, propranolol, tem sido experimentado.

DISTÚRBIO DOS MOVIMENTOS RÍTMICOS (DMR) RELACIONADOS COM O SONO

Movimentos de cabeça (balançar, bater, rolar ou girar a cabeça, *jactatio capitis nocturna*) ou do corpo (girar, rolar, balançar o corpo, *jactatio corporis nocturna*) são caracterizados por comportamentos motores repetitivos, estereotipados e rítmicos (não tremor), que ocorrem predominantemente durante a sonolência ou o sono e que envolvem grandes grupos musculares, numa frequência geralmente entre 0,5 e 2 movimentos por segundo.[1]

Alguns pais chegam a procurar esclarecimento médico, temerosos de que se trate de alguma patologia, ou mesmo de crise epiléptica, contudo na maioria dos casos é considerado uma condição normal até os 5 anos de idade, devendo ser considerado um distúrbio apenas quando interferir na qualidade do sono, resultando em prejuízos durante o dia, ou quando resultar em danos corporais.

Aos 9 meses de idade quase dois terços dos lactentes podem exibir um ou mais dos DRM, sendo balançar a cabeça (43%), bater a cabeça (22%) e girar a cabeça (24%) os mais comuns. Aos 18 meses, a prevalência total declina para 33% e, aos 5 anos, para somente 5%.[1] Não há diferença entre os sexos. Em crianças mais velhas, adolescentes e adultos, a permanência de movimentos estereotipados, quando predominantemente relacionados com o sono, recomenda que sejam pesquisados transtornos como o do espectro autista (TEA) e o déficit intelectual.

Um mecanismo proposto para explicar o comportamento, na primeira infância, apontaria os efeitos tranquilizantes da estimulação vestibular e o efeito tranquilizante como disparadores. O estresse ambiental teria também um papel, sendo que um estudo encontrou associação de alto escore para ansiedade em crianças com o distúrbio de balançar da cabeça.[1]

Os estudos de PSG demonstram a presença de movimento rítmico predominantemente no estágio N2 do sono NREM, estando presente no REM em apenas 24% e mais frequentemente ocorrendo nesse estágio nos adultos.[1]

Descrição dos tipos clínicos:

- *Tipo balanço do corpo:* todo o corpo balança (embalar) sobre as mãos e os joelhos.
- *Tipo bater a cabeça:* a cabeça é movida forçadamente, batendo em algum objeto.
- *Tipo rolar a cabeça:* a cabeça move-se lateralmente, durante a posição supina.
- *Outros tipos:* rolar o corpo, rolar ou bater as pernas.
- *Formas combinadas:* envolvem dois ou mais dos tipos descritos.

Conduta

Geralmente benigno, embora, com frequência, seja causa de ansiedade aos familiares. É sugerida alguma intervenção somente se houver indícios de prejuízos na qualidade do sono ou nas atividades diurnas. Nesses casos, em razão do componente de ansiedade associado, a psicoterapia pode auxiliar. A necessidade de medicamentos é rara (clonazepam mostrou-se eficaz). Excluir outros tipos de distúrbios do sono que possam quebrar a sua continuidade (p. ex., apneia do sono) e assim desencadear os movimentos rítmicos relacionados com o sono.

SONO AGITADO

Trata-se de um distúrbio não incluído na Classificação Internacional de Distúrbios de Sono, por ter sido proposto muito recentemente, em consenso de especialistas, em 2020.[16] Também é descrito como "sono inquieto", e não deve ser confundido com "síndrome das pernas inquietas", apesar da semelhança na terminologia.

O padrão de movimento é descrito, neste caso, envolvendo amplos grupamentos musculares, incluindo a região axial e apendicular (ou seja, praticamente todo o corpo), numa frequência de cinco ou mais movimentos por hora observados no registro de vídeo da PSG, causando impacto educacional, social, no comportamento e/ou em outras áreas funcionais importantes, não sendo explicável por nenhuma outra patologia sistêmica ou do sono.[16] O tratamento ainda é alvo de especulação, contudo entende-se que a recomendação de rotina e higiene do sono são úteis, assim como pode haver benefícios da suplementação de ferro, em casos de ferropenia.[13]

PONTOS-CHAVE

- A queixa de meu filho tem sono agitado pode estar associada a movimentos relacionados com o sono (MRS) considerados fisiológicos, como os abalos hípnicos, mioclonias do sono, ou patológicos, como a síndrome das pernas inquietas (SPI), dentre outros, segundo a Classificação Internacional dos Distúrbios do Sono, em sua Terceira Edição com Revisão de Texto (ICSD-3-TR). Tem sido motivo de constante revisão, com a descrição mais recente da "síndrome do sono agitado".
- Para o diagnóstico desses distúrbios, a anamnese com a descrição detalhada dos e o preenchimento dos critérios diagnósticos são imperativos.
- Na criança, pesquisa da deficiência de ferro, nível de ferritina < 50 mcg/L, além do fator genético e associação com outras condições (déficit intelectual, autismo, paralisia cerebral), ansiedade, estresse emocional, condições médicas e uso de medicações, que possam desencadear ou piorar o distúrbio, são fortemente associados à etiologia e aos fatores de risco.
- O tratamento varia desde o mais conservador com orientação aos pais do caráter benigno e autolimitado de algumas destas condições, o estabelecimento de medidas de segurança para se evitar acidentes e dano físico a criança (como nos DMRs), a reposição de ferro e o uso de medicações ou a retirada de determinadas medicações que possam estar precipitando os movimentos (p. ex., inibidores de recaptação de serotonina para os MPM) e o auxílio multidisciplinar como no caso do bruxismo com a avaliação e intervenção odontológica.

REFERÊNCIAS BIBLIOGRÁFICAS

1. Darien I. International classification of sleep disorders. 3rd ed, text revision. 3rd-TR ed. American Academy of Sleep Medicine; 2023.
2. Oertel WH, Trenkwalder C, Zucconi M, Benes H, Borreguero DG, Bassetti C, et al. State of the art in restless legs syndrome therapy: Practice recommendations for treating restless legs syndrome. Movement Disorders. 2007;22(S18):S466-S475.
3. Síndrome das pernas inquietas: diagnóstico e tratamento. Opinião de especialistas brasileiros. Arquivos de Neuro-Psiquiatria. 2007;65(3a):721-7.
4. Picchietti D, Allen RP, Walters AS, Davidson JE, Myers A, Ferini-Strambi L. Restless Legs Syndrome: Prevalence and Impact in Children and Adolescents—The Peds REST Study. Pediatrics. 2007;120(2):253-66.
5. Turkdogan D, Bekiroglu N, Zaimoglu S. A prevalence study of restless legs syndrome in Turkish children and adolescents. Sleep Medicine. 2011;12(4):315-21.
6. Rye DB. The Molecular genetics of restless legs syndrome. Sleep Medicine Clinics. 2015;10(3):227-33.
7. Champion D, Pathirana S, Flynn C, Taylor A, Hopper JL, Berkovic SF, et al. Growing pains: Twin family study evidence for genetic susceptibility and a genetic relationship with restless legs syndrome. Eur J Pain. 2012;16(9):1224-31.
8. Srifuengfung M, Bussaratid S, Ratta-apha W, Sanguanpanich N, Hosiri T. Restless legs syndrome in children and adolescents with attention-deficit/hyperactivity disorder: prevalence, mimic conditions, risk factors, and association with functional impairment. Sleep Medicine. 2020;73:117-24.
9. Picchietti DL, Bruni O, De Weerd A, Durmer JS, Kotagal S, Owens JA, et al. Pediatric restless legs syndrome diagnostic criteria: an update by the International Restless Legs Syndrome Study Group. Sleep Medicine. 2013;14(12):1253-9.
10. Bandeira MDFS, Garcia CD. Recommendations for anemia treatment in pediatric patients. Atualização da Diretriz para o Tratamento da Anemia no Paciente com Doença Renal Crônica J Bras Nefro. 2014 Jan-Mar; 36(1Suppl1).
11. Pereira Jr JC, Pradella-Hallinan M, Alves RC. Childhood restless legs syndrome. Medical Express. 2014 [accessed 2024 Apr 20];1(3). http://www.gnresearch.org/doi/10.5935/MedicalExpress.2014.03.04.
12. Guimarães GG, Alexandria A, Duarte ML, Universidade Federal do Rio de Janeiro, Letieri ADS, Universidade Federal do Rio de Janeiro, Soares TRC, Universidade Salgado de Oliveira, Niterói. Bruxism in childhood: A challenge for dentistry. Revista UNINGÁ. 2021;58:eUJ3547-eUJ3547.
13. DelRosso LM, Picchietti DL. Restless sleep disorder in children. UptoDate. [accessed 2024 May 6]. www.uptodate.com/contents/restless-sleep-disorder-in-children
14. Sheldon SH, Ferber R, Kryger MH, editors. Principles and practice of pediatric sleep medicine. Second edition. London: Elsevier Saunders; 2014.
15. Troester MM, Quan SF, Berry, RB, et al. The AASM manual for the scoring of sleep and associated events: Rules, terminology and technical specifications. 3rd ed. Darien, IL: American Academy of Sleep Medicine; 2023.
16. DelRosso LM, Ferri R, Allen RP, Bruni O, Garcia-Borreguero D, Kotagal S, et al. Consensus diagnostic criteria for a newly defined pediatric sleep disorder: restless sleep disorder (RSD). Sleep Medicine. 2020;75:335-40.

CAPÍTULO 42

SONOLÊNCIA EXCESSIVA DIURNA (SED) – HIPERSONIAS CENTRAIS

Paulo Afonso Mei ▪ Katia Maria Ribeiro Silva Schmutzler

INTRODUÇÃO

A sonolência excessiva diurna (SED) entre crianças e adolescentes é um importante problema de saúde. A queixa dos pais, geralmente, é a de que seu filho dorme demais – muito tempo dormindo no leito ou eventualmente tiradas de cochilos diurnos, ou que é preguiçoso.

A SED é definida como a inabilidade de manter-se acordado em horas do dia em que é esperado o estado de vigília, resultando em momentos de vontade irresistível de dormir ou mesmo episódios de "cair no sono".[1]

Situações de higiene do sono inadequada, a restrição voluntária do sono – hábitos noturnos como o uso de computadores, celulares, estudos, e outros distúrbios do sono – apneia obstrutiva do sono (AOS), parassonias, insônia, síndrome do atraso de fase do sono, síndrome do aumento da resistência da via aérea superior, síndrome das pernas inquietas (SPI), movimentos periódicos dos membros durante o sono (MPM), podem alterar a arquitetura do sono, causando eficiência diminuída e fragmentação, por aumento dos microdespertares e despertares, ocasionando SED. No caso da AOS, a SED é inclusive um dos sintomas mais importantes.

Neste capítulo, trataremos das causas de hipersonias não associadas a outros distúrbios do sono já abordados em outros capítulos.

A Classificação Internacional dos Distúrbios do Sono, em sua Terceira Edição com Revisão de Texto (ICSD –TR3), considera hipersonias de origem central:[2]

- As narcolepsias tipos 1 e 2.
- A hipersonia idiopática.
- A síndrome de Kleine-Levin.
- Hipersonia decorrente de doença médica.
- Hipersonia decorrente de uso de medicação ou substância.
- Hipersonia associada a transtorno mental.
- A síndrome do sono insuficiente.
- Dormidor longo (*variante da normalidade*).

A SED deve ser investigada, a não ser em situações em que uma boa anamnese seja suficiente para se diagnosticar quando é fisiológica ou não, como no atraso fisiológico de fase presente na puberdade, em que um componente biológico, envolvendo alteração nos ritmos biológicos (circadianos), é reconhecido, assim como na variabilidade individual quanto às necessidades de sono (indivíduos classificados como dormidores curtos e longos).

É investigada por testes objetivos, como o teste de latências múltiplas do sono (TLMS), realizado no dia seguinte a uma polissonografia (PSG) basal, e até testes subjetivos, como a aplicação da escala de sonolência de Epworth ou o preenchimento do Diário de Sono.[3] A PSG basal permite o diagnóstico de alterações na arquitetura do sono, como o sono inadequado com eficiência diminuída, ou fragmentado com aumento dos microdespertares (despertares com duração de poucos segundos e imperceptíveis) ou despertares; o aumento da latência do sono, como no atraso de fase do sono; o encurtamento da latência do estágio REM (observado na narcolepsia, na privação do sono de noite anterior ou nos transtornos de humor); e o despertar precoce observado na depressão.

NARCOLEPSIA

Distúrbio neurológico do sono associado a um controle inadequado do sono REM, manifestando-se por ataques irresistíveis e recorrentes de sono.[4] A prevalência varia de 20 a 50 casos por 100.000 crianças ou jovens,[5] porém estima-se que o diagnóstico formal possa estar ausente em até metade dos casos.[6] Além disso, dados apontam que, entre os já diagnosticados, a maioria dos narcolépticos recebeu pelo menos um diagnóstico errado antes do correto, o que contribui para a carga de sofrimento desses pacientes.[7]

Sua fisiopatologia aponta para o envolvimento de fator genético complexo e fatores ambientais. O aleloDQB1*0602 do sistema HLA está presente em 85 a 95% dos pacientes.[8] A deficiência de hipocretina-1 no LCR tem sido observada em todos os casos de narcolepsia do tipo I, que corresponde à grande maioria dos casos

Sintomas característicos:

- SED é a característica mais marcante. O sono é irresistível, durante todo o dia ou em crises. Na infância, a SED é difícil de ser avaliada pelos cochilos próprios da idade. Após essa idade, se a criança cochilar várias vezes e em situações incomuns (durante refeições ou brincadeiras), deve-se suspeitar de narcolepsia.
- Cataplexia, que é a perda súbita do controle muscular das pernas, tronco e/ou pescoço, resultante de estímulos emocionais intensos, como riso, susto, choro, medo ou raiva, é o segundo sintoma mais comum da narcolepsia tipo 1, podendo-se iniciar concomitante à SED ou mesmo demorar anos para se manifestar
- Alucinações hipnagógicas, ou seja, no início do sono, que compreendem os sonhos vívidos.
- Paralisia do sono, que é a incapacidade momentânea de se mover no início do sono (ver capítulo das parassonias do sono REM).

Conforme mencionado anteriormente, de acordo com a presença ou ausência de alguns sintomas, divide-se nos tipos 1 e 2.[2]

Narcolepsia Tipo 1

Os seguintes critérios devem estar presentes:

A) Ataques de sono irresistíveis, por vezes sem a percepção do paciente, há pelo menos 3 meses.
B) Ocorrência de ao menos um dos seguintes:
   1. Cataplexia com:
      - Uma média das latências para o sono diurno menor ou igual a 8 minutos, e dois ou mais períodos de sono REM no TLMS, ou
      - Um sono REM que ocorreu até 15 minutos do início do sono na PSG da noite precedente ao TLMS.
   2. Concentração de hipocretina-1 no LCR inferior a 110 pg/mL ou menor que 1/3 da média de valores de indivíduos normais da mesma população que o paciente.
C) Os sintomas não são mais bem explicados por insuficiência crônica de sono, um distúrbio de ritmo circadiano, um outro transtorno de sono ou mental ou o uso ou abstinência de substâncias ou medicamentos.[2]

Narcolepsia Tipo 2

Alguns critérios usados na classificação da narcolepsia tipo 1 são os mesmos da narcolepsia tipo 2, isto é, os ataques de sono e o encurtamento de latências de sono e/ou de sono REM na PSG, e/ou observações de períodos REM no TLMS. Porém, na narcolepsia tipo 2, não há a presença de cataplexia ou redução de hipocretina-1 no LCR.

Se com o passar do tempo a cataplexia aparecer na evolução, ou se o nível de hipocretina-1 for retestado e for menor do que 110 pg/mL ou menor do que um terço da média dos valores normais obtidos em indivíduos normais, o diagnóstico muda para narcolepsia tipo 1.[2]

Conduta

Atentar para a presença dos sintomas mais importantes para o diagnóstico, ou seja, SED e cataplexia; na suspeita, sempre indicar a PSG, seguida do TLMS. Se possível deve ser feita a dosagem de hipocretina-1 no LCR por radioimunoensaio, porém é um teste com baixa disponibilidade e, por vezes, de difícil acesso. O estudo genético para a detecção do HLA DQB1*0602, embora não obrigatório como critério, pode ajudar.

Confirmado o diagnóstico, deve-se iniciar o tratamento, que consiste em medidas não farmacológicas – orientação de higiene do sono, cochilos diurnos programados, suporte psicológico, conscientização da escola e promoção de dieta saudável e exercícios regulares – e farmacológicas.

O Quadro 42-1 reúne as medicações autorizadas para o tratamento farmacológico da SED em neuropediatria.[5,9] O solriamfetol, inibidor de recaptação de noradrenalina e dopamina, é uma medicação nova, que não está na lista, pois só foi aprovada em adultos até o momento.[5]

Para o tratamento de cataplexia, paralisia do sono e alucinações, são indicadas as drogas listadas no Quadro 42-2.[5,9]

Quadro 42-1. Medicamentos usados no tratamento de SED em pediatria

Droga	Dose inicial	Dose-alvo	Reações adversas comuns	Reações adversas/ problemas graves
Psicoestimulantes				
Metilfenidato lib. imediata	5 mg 2×/dia em 2 ou 3 tomadas	10 a 60 mg/dia em 2 ou 3 tomadas	Anorexia, baixo crescimento ou perda de peso, distúrbios do sono, trepidações, labilidade emocional, tiques	Psicose, mania, convulsões, alterações cardíacas, priapismo, contrabando ou uso recreativo
Metilfenidato lib. estendida	10 mg cedo	20 a 60 mg cedo		
Metilfenidato lib. osmótica	18 mg cedo	18 a 54 mg cedo		
Metilfenidato (patch)[ND]	*Patch* de 10 mg cedo	10 a 30 mg cedo		
Dextroanfetamina lib. imediata	5 mg cedo	5 a 40 mg/dia dose única ou em 2 tomadas		
Lisdexanfetamina	20 mg cedo	30 a 70 mg cedo		
Anfetamina/ dextroanfetamina lib. imediata[ND]	5 mg cedo	10 a 40 mg/dia dose única ou em 2 tomadas		
Agentes promotores de vigília				
Modafinila	50 mg cedo	50 a 200 mg/dia dose única ou em 2 tomadas	Cefaleia, irritabilidade, náusea, insônia	*Rash* severo, reações psiquiátricas graves
Armodafinila	50 mg cedo	50 a 250 mg/dia		
Oxibatos				
Oxibato de sódio[ND] Oxibato de sais mistos (Ca, Mg, K e Na)[ND]	Administração noturna – na hora de dormir e novamente 2,5 a 4 h depois Por peso: 20-30 kg: até 2 g em 2 tomadas 30-45 kg: até 3 g em 2 tomadas ≥ 45 kg: até 4,5 g em 2 tomadas	2 a 9 g – na hora de dormir e novamente 2,5 a 4 h depois Por peso: 20-30 kg: 6 g 30-45 kg: 7,5 g ≥ 45 kg: 9 g	Sedação matinal, náusea, perda de peso, tontura, enurese, sonambulismo, tremor, piora da AOS	Confusão, sedação severa, apneia central do sono, coma, contrabando ou uso recreativo
Inibidores seletivos da recaptação de noradrenalina				
Atomoxetina	0,5 mg/kg/dia máx. 40 mg/dia	0,5 a 1,2 mg/kg/ dia dose única ou em 2 tomadas máx. 100 mg/dia	Perda de peso, dor abdominal, náusea, anorexia, cefaleia	Ideação suicida, psicose, mania, alts. cardíacas, priapismo, hepatotoxicidade

ND: Não disponível no Brasil. Doses na tabela são para crianças a partir de 6 anos, exceto oxibatos (7 anos).

Quadro 42-2. Medicamentos usados no tratamento de cataplexia em pediatria

Droga	Dose inicial	Dose-alvo	Reações adversas comuns	Reações adversas graves
Oxibatos				
Oxibato de Sódio e Oxibato de Sais Mistos[ND]	Ver Quadro 42-1	Ver Quadro 42-1	Ver Quadro 42-1	Ver Quadro 42-1
Antagonista do receptor H_3				
Pitolisant[ND]	Por peso: < 40 kg: 4,45 mg cedo ≥ 40 kg: 4,45 a 8,9 mg cedo	Por peso: < 40 kg: 8,9 a 17,8 mg ≥ 40 kg: 17,8 a 35,6 mg	Cefaleia, insônia, náusea, ansiedade	*Rash* severo, prolongamento do intervalo QT
Antidepressivos tricíclicos				
Clomipramina	25 mg noite	25 a 100 mg noite	Boca seca, constipação, sudorese, borramento visual, sonolência, ganho de peso, hipotensão ortostática	Cardiotoxicidade, convulsões, ideação suicida, supressão de medula óssea, Sd. serotoninérgica
Imipramina	25 mg 1×/dia	25 a 75 mg/dia dose única ou em 2 tomadas		
Protriptilina[ND]	5 mg 1×/dia	5 a 10 mg/dia dose única ou em 2 tomadas		
Inibidores seletivos da recaptação de serotonina				
Fluoxetina	5 a 10 mg 1×/dia	10 a 30 mg 1×/dia	Náusea, insônia, tremor	Ideação suicida, prolongamento do intervalo QT, Sd. serotoninérgica
Sertralina	12,5 a 25 mg 1×/dia	25 a 200 mg 1×/dia		
Citalopram	10 mg 1×/dia	10 a 40 mg 1×/dia		
Inibidores da recaptação de serotonina e noradrenalina				
Venlafaxina	25 mg 1×/dia	37,5 a 75 mg 1×/dia	Náusea, perda de peso, tontura, cefaleia, constipação, insônia, sonolência, tremor	Ideação suicida, prolongamento do intervalo QT, Sd. serotoninérgica

ND – não disponível no Brasil. Doses na tabela são para crianças a partir de 6 anos, exceto pitolisant e oxibatos (7 anos), clomipramina e protriptilina (10 anos).

HIPERSONIA IDIOPÁTICA (HI)

A HI também se manifesta com períodos de hipersonia e, assim como na narcolepsia, costumar mostrar, à PSG, uma latência de sono encurtada de oito minutos ou menos. Além disso, caso não despertado, o paciente costuma exibir um tempo total de sono de pelo menos 660 minutos (11 horas) num período de 24 horas.[2]

Por outro lado, diferentemente da narcolepsia, os pacientes não apresentam intrusões de sono REM nos episódios de sono noturnos ou diurnos. Além disso, embora não seja um critério obrigatório para o diagnóstico, é bastante prevalente a manifestação de inércia de sono, chamado popularmente de "embriaguez de sono", no qual o despertar é extremamente penoso, e o indivíduo volta repetidamente a dormir sempre que é novamente acordado, apresentando no início dos despertares comportamento automático, irritabilidade e confusão.[2]

Apesar de 30% dos casos manifestarem padrão familiar, não há identificação de alelos HLA com maior predisposição, e parece ter uma ligeira predominância feminina. A HI é mais diagnosticada em adolescentes ou adultos jovens, já que o início dos sintomas se faz geralmente na segunda metade da segunda década de vida.[2]

Conduta

Justamente por ser uma doença iniciada a partir da adolescência, as medicações usadas na população pediátrica costumam ser aquelas da população adulta com HI. Como é um distúrbio raro, as evidências da eficácia das medicações são geralmente indiretas e derivadas das drogas recomendadas para SED em narcolepsia, sendo essas mesmas usadas na HI por extrapolação.

SÍNDROME DE KLEINE-LEVIN (SKL)

Distúrbio neurológico raro, com hipersonolência recorrente separada por períodos de comportamento normal. O período de alterações do sono é composto por cochilos em sequência, nos quais cada cochilo se estende por até 20 horas ininterruptas de sono, durando esse comportamento entre 2 dias a várias semanas (em média 10 dias). Para o diagnóstico, esse período de hipersonolência precisa ser acompanhado por, pelo menos, um dos seguintes sintomas: alterações cognitivas, desrealização (sensação de afastamento do mundo externo ou percepção oniroide), apatia grave (inclusive com negligência pessoal de higiene), comportamentos desinibidos, exacerbados ou inapropriados – mormente hiperfagia compulsiva e hipersexualidade (esta principalmente em homens), mas eventualmente também podem se mostrar depressivos, ansiosos ou infantiloides.[2]

Os pacientes podem ser despertados do sono, mas se mostram irritadiços e confusos quando isto ocorre. No período intercrítico, o comportamento e a vigília voltam ao normal. Os primeiros episódios podem ser desencadeados por infecção ou ingestão de álcool. Em 8%, há um padrão familial. Existe também uma variante feminina na qual os comportamentos têm um padrão de deflagração no período perimenstrual, porém isso foi descrito até o momento em apenas 18 mulheres, mundialmente.

A etiologia ainda é desconhecida e geralmente se resolve após uma duração média de 14 anos. A PSG não apresenta qualquer padrão específico ou patognomônico, podendo mostrar ondas lentas, de ampla voltagem e curta duração ao EEG e redução do tempo total de N3 e REM.

Conduta

Não existe ainda medicação totalmente eficaz; durante a crise, a administração de pulso de metilprednisolona pode encurtar a duração de cada episódio de hipersonolência, conforme observado num *trial* com 26 pacientes.[10] Outras drogas com benefício intracrise em potencial são metilfenidato e agentes promotores de vigília para reduzir a SED, além de amantadina para os sintomas cognitivos. Em termos de profilaxia, o lítio mostrou, até o momento, ter a melhor eficácia para prevenir novas crises, ainda assim com qualidade de evidência baixa.[11]

PONTOS-CHAVE

- A SED é um importante problema de saúde entre crianças e adolescentes, tendo etiologia variada, sendo importante o correto diagnóstico diferencial para manejo e conduta adequados. Infelizmente, ainda hoje, o diagnóstico da narcolepsia pode demorar anos até que seja suspeito.
- O tratamento não medicamentoso por meio de estabelecimento de rotinas e higiene do sono, bem como eventualmente sonecas diurnas programadas, é em geral benéfico e adequado para a maioria dos pacientes pediátricos com SED.
- Algumas condições que causam SED mais proeminente, como a narcolepsia e a hipersonia idiopática, podem requerer tratamento medicamentoso com psicoestimulantes. No caso da narcolepsia, tratamento para o manejo de cataplexia e outros sintomas do sono também se torna necessário.
- O tratamento medicamentoso, na faixa pediátrica, é em larga escala extrapolado do tratamento do adulto, por nem sempre haver estudos controlados que avaliaram a faixa etária pediátrica/adolescente, por isso seu uso deve ser criterioso.

REFERÊNCIAS BIBLIOGRÁFICAS

1. Bandeira MDFS, Garcia CD. Recommendations for anemia treatment in pediatric patients. Atualização da diretriz para o tratamento da anemia no paciente com doença renal crônica. J Bras Nefrol. 2014 Jan-Mar;36(1Suppl1).
2. Champion D, Pathirana S, Flynn C, Taylor A, Hopper JL, Berkovic SF, et al. Growing pains: Twin family study evidence for genetic susceptibility and a genetic relationship with restless legs syndrome. European Journal of Pain. 2012;16(9):1224-31.
3. Darien I. International classification of sleep disorders. 3rd ed, text revision. 3rd-TR ed. American Academy of Sleep Medicine; 2023.
4. DelRosso LM, Ferri R, Allen RP, Bruni O, Garcia-Borreguero D, Kotagal S, et al. Consensus diagnostic criteria for a newly defined pediatric sleep disorder: restless sleep disorder (RSD). Sleep Medicine. 2020;75:335-40.
5. DelRosso LM, Picchietti DL. Restless sleep disorder in children. UpToDate. [accessed 2024 May 6]. www.uptodate.com/contents/restless-sleep-disorder-in-children.
6. Guimarães GG, Alexandria A, Duarte ML, Letieri ADS, Soares TRC,. Bruxism in childhood: A challenge for dentistry. Revista Uningá. 2021;58:eUJ3547-eUJ3547.
7. Oertel WH, Trenkwalder C, Zucconi M, Benes H, Borreguero DG, Bassetti C, et al. State of the art in restless legs syndrome therapy: Practice recommendations for treating restless legs syndrome. Movement Disorders. 2007;22(S18):S466-S475.
8. Pereira Jr JC, Pradella-Hallinan M, Alves RC. Childhood restless legs syndrome. Medical Express. 2014 [accessed 2024 Apr 20];1(3). http://www.gnresearch.org/doi/10.5935/MedicalExpress.2014.03.04.

9. Picchietti D, Allen RP, Walters AS, Davidson JE, Myers A, Ferini-Strambi L. Restless legs syndrome: Prevalence and impact in children and adolescents–The Peds REST Study. Pediatrics. 2007;120(2):253-266.
10. Picchietti DL, Bruni O, De Weerd A, Durmer JS, Kotagal S, Owens JA, et al. Pediatric restless legs syndrome diagnostic criteria: an update by the International Restless Legs Syndrome Study Group. Sleep Medicine. 2013;14(12):1253-9.
11. Rye DB. The molecular genetics of restless legs syndrome. Sleep Medicine Clinics. 2015;10(3):227-33.
12. Sheldon SH, Ferber R, Kryger MH, editors. Principles and practice of pediatric sleep medicine.2nd ed. London: Elsevier Saunders; 2014.
13. Síndrome das Pernas Inquietas: Diagnóstico e Tratamento. Opinião de especialistas brasileiros. Arquivos de Neuro-Psiquiatria. 2007;65(3a):721-7.
14. Srifuengfung M, Bussaratid S, Ratta-apha W, Sanguanpanich N, Hosiri T. Restless legs syndrome in children and adolescents with attention-deficit/hyperactivity disorder: prevalence, mimic conditions, risk factors, and association with functional impairment. Sleep Medicine. 2020;73:117-24.
15. Troester MM, Quan SF, Berry RB, et al. The AASM manual for the scoring of sleep and associated events: Rules, terminology and technical specifications. 3rd ed. Darien, IL: American Academy of Sleep Medicine; 2023.
16. Turkdogan D, Bekiroglu N, Zaimoglu S. A prevalence study of restless legs syndrome in Turkish children and adolescents. Sleep Medicine. 2011;12(4):315-21.

DISTÚRBIOS RESPIRATÓRIOS DO SONO NA INFÂNCIA

CAPÍTULO 43

Edilson Zancanella ■ Marieli Timpani Bussi ■ Mila Cunha

APNEIA DO SONO NA CRIANÇA

O ronco é relatado em 3-15% da população pediátrica, especialmente entre 3 e 6 anos (13-35%). A apneia obstrutiva do sono (AOS) tem uma frequência relatada de 1-5% da população pediátrica, com pico de incidência entre 2 e 6 anos de idade (2,5 anos no sexo masculino e 4 anos no sexo feminino), sem prevalência significativa de sexo. As estimativas de prevalência variam, dependendo das populações estudadas e do rigor dos critérios diagnósticos.[1]

Normalmente, a respiração durante o sono é quiescente, mas podem ser observados períodos intermitentes de ronco. Em contraste com o ronco intermitente, o ronco alto crônico pode ser um sinal de obstrução da via aérea superior, pelo menos, parcial e intermitente. Eventos de apneia durante o sono causam alterações hemodinâmicas agudas que podem resultar em hipertensão sistêmica e pulmonar, diminuição do débito cardíaco e aumento da pós-carga direita e esquerda. No tipo obstrutivo, o fluxo aéreo é diminuído ou ausente na presença de movimento contínuo da musculatura torácica e abdominal devido ao bloqueio parcial ou total da via aérea superior. Isso difere da apneia central, na qual a ausência de movimento da parede torácica e abdominal é observada, juntamente com a ausência de fluxo aéreo e nenhum bloqueio aparente da via aérea superior.[2]

Fisiopatologia da Apneia do Sono na Criança

Os fatores fisiopatológicos envolvidos na AOS podem ser divididos de forma ampla e arbitrária em fatores anatômicos que efetivamente reduzem o calibre da via aérea e aqueles que promovem o aumento da colapsabilidade da via aérea superior. Exemplos do primeiro incluem fatores craniofaciais, por exemplo, uma mandíbula pequena ou retroposicionada, uma língua grande ou retroposicionada, bolsas de gordura faríngea aumentadas e tecidos linfoides hipertróficos da via aérea superior (particularmente das adenoides e amígdalas). Entre os fatores subjacentes à colapsabilidade, a presença de inflamação da via aérea superior e reflexos neurológicos alterados, envolvendo o controle respiratório dos músculos da via aérea superior, emergem como os mais proeminentes. Esses elementos explicam prontamente por que as crianças com maior risco de AOS incluem aquelas com síndromes craniofaciais (p. ex., síndrome de Treacher Collins, síndrome de Crouzon, síndrome de Apert e sequência de Pierre Robin), acondroplasia, paralisia cerebral, distúrbios neuromusculares, mielomeningocele, doença falciforme, trissomia 21, rinite alérgica, asma, micrognatia, mucopolissacaridoses, macroglossia, raça afro-caribenha e obesidade.[3]

Quadro Clínico

No geral, as crianças tendem a não apresentar sonolência diurna excessiva, apresentam mais problemas comportamentais, principalmente problemas escolares relacionados com o déficit de atenção, baixo rendimento escolar, hiperatividade, sintomas classificados como "síndrome do déficit de atenção-hiperatividade", enurese noturna, terror noturno, sonambulismo e despertares confusionais, sintomas classificados como "parassonias NREM", depressão, insônia e problemas psiquiátricos. Os sintomas noturnos comuns incluem ronco, sudorese excessiva, sono agitado, respiração bucal, apneias, respiração ofegante, respiração difícil ou paradoxal e hiperextensão do pescoço durante o sono.[4]

Um dos hábitos viciosos mais significantes relacionados com os desvios de crescimento e desenvolvimento na arquitetura craniofacial na criança é a respiração bucal e a sucção não nutricional,[5] que produz estímulos proprioceptivos e exteroceptivos na área orofacial e induzem a compensações neuromusculares e desenvolvimento de padrões funcionais inadequados produzindo alterações e desequilíbrio anatomofuncional na criança e consequentemente no adulto.[5-9]

Diagnóstico

Os critérios diagnósticos mais recentes para AOS pediátrica baseiam-se nos sintomas clínicos noturnos e diurnos,[9] além da análise de exames de diagnósticos complementares. Estes critérios requerem um dos seguintes achados clínicos: ronco, respiração difícil/obstruída ou consequências diurnas (sonolência, hiperatividade), juntamente com um ou mais achados de PSG. Esses achados de PSG incluem (1) maior ou igual a um evento obstrutivo (apneia obstrutiva ou mista, ou hipopneia obstrutiva) por hora de sono, ou (2) hipoventilação obstrutiva manifestada por dióxido de carbono arterial periférico ($PaCO_2$) maior que 50 mmHg por mais de 25% do tempo de sono, juntamente com ronco, movimento toracoabdominal paradoxal ou achatamento da onda de pressão nas vias aéreas nasais.[10]

O exame objetivo otorrinolaringológico deve descartar a presença de possível hipertrofia tonsilar, que pode ser classificada de acordo com a escala de Brodsky, avaliando a porcentagem de orofaringe ocupada pelas tonsilas. Também é útil observar a classe esquelética (retrognática, ortognática ou prognática), a presença de palato ogival e a fácies. O índice de massa corporal (IMC) e a curva de crescimento ponderal devem ser cuidadosamente avaliados.[11] Radiografias cervicais laterais para avaliar o tamanho da adenoide, anormalidades nasais e hipertrofia da amígdala lingual podem ser utilizadas.[10]

A endoscopia com fibras ópticas flexíveis permite avaliar a permeabilidade das cavidades nasais (ou seja, hipertrofia dos cornetos inferiores, presença de desvios septais ou atresia de coanas, hipertrofia da adenoide), tropismo da base da língua ou a possível presença de laringomalacia. Em crianças, a endoscopia induzida por drogas (DISE) avalia a AOS residual após adenotonsilectomia.[11]

A história clínica e o exame físico por si só raramente são suficientes para diagnosticar AOS. Tempos de espera prolongados e baixa disponibilidade de laboratórios de sono pediátricos para polissonografia (PSG) durante a noite levaram à busca por ferramentas alternativas de triagem diagnóstica. Alguns autores não consideram a história clínica e o exame físico suficientes para prever AOS.[10] Entretanto alguns autores utilizam como protocolo pós-tratamento questionários específicos validados para monitoramento e gerenciamento de crianças com AOS.[12]

Embora a PSG domiciliar tenha sido introduzida como uma alternativa para o diagnóstico de AOS em adultos, a PSG em laboratório de sono ainda é considerada obrigatória no diagnóstico da AOS em crianças.[13]

Tratamento

A adenotonsilectomia tem sido o tratamento de escolha em crianças com AOS com taxas de sucesso de até 80%.[14] No entanto, AOS residual pode ocorrer no pós-operatório em crianças, particularmente aquelas com comorbidades subjacentes (p. ex., síndrome de Down, obesidade).[15]

Montelucaste e corticosteroides intranasais são usados para tratar AOS leve a moderada em crianças. Tratamento de 12 semanas com montelucaste oral diário reduziu a gravidade da AOS em alguns eventos por hora e reduziu a hipertrofia adenoideana.[16]

O tratamento com pressão aérea positiva (PAP) demonstrou reduzir efetivamente o IAH e melhorar os resultados subjetivos e objetivos do sono. Estudos demonstraram que o índice de distúrbio respiratório (IDR) estava reduzido e a saturação de oxigênio aumentada em crianças de 2 a 16 anos em uso de CPAP para AOS; entretanto, pelo menos 30% pararam o uso de CPAP em 6 meses. Muitas crianças descontinuam o uso de CPAP por causa do desconforto da máscara ou do ruído gerado pelo aparelho.[9]

Má oclusão e anormalidades maxilofaciais têm sido associadas à AOS pediátrica.[13] Os aparelhos orais são normalmente recomendados para o tratamento da AOS leve a moderada em crianças com dentição permanente instalada.[14] A expansão rápida da maxila (ERM) também tem sido defendida para melhorar a patência nasal enquanto melhora a gravidade da AOS e a qualidade do sono.[17]

Tratamento Multidisciplinar

Por ser uma doença de origem multifatorial a combinação de diferentes terapias tem-se mostrado efetiva no tratamento dos DRS.[18] A visão multidisciplinar agrega os diversos conhecimentos em benefício do paciente, buscando a melhor alternativa em seu tratamento.

A equipe multiprofissional pode ser composta por médicos com formação em medicina do sono (otorrinolaringologista, neurologista, pneumologista entre outros), fonoaudiólogo, dentista, fisioterapeuta, psicólogo, nutricionista, enfermeiro e educador físico.

ALTERAÇÕES FONOAUDIOLÓGICAS EM CRIANÇAS COM DISTÚRBIOS RESPIRATÓRIOS DO SONO

As alterações respiratórias trazem impacto no crescimento e desenvolvimento da face, visto que esta função é uma matriz de crescimento craniofacial segundo a teoria da Matriz Funcional de Moss.[19]

O olhar fonoaudiológico estende-se às demais funções realizadas pelo sistema estomatognático, fazendo relação das alterações respiratórias com a mastigação, deglutição, sucção e a fala (Quadro 43-1).

Além das alterações miofuncionais estudos observam a relação dos distúrbios respiratórios do sono com a linguagem e o processamento auditivo central. Crianças e adolescentes com AOS podem apresentar sonolência excessiva diurna, alterações de aprendizado, memória e atenção, que podem interferir na linguagem oral e consequentemente na escrita. Além disso, a hipoxia intermitente causada pela apneia obstrutiva do sono pode levar à alterações nas áreas do processamento auditivo central, alterando, principalmente, a função de resolução temporal.[19]

Quadro 43-1. Relação das alterações respiratórias com as demais funções do sistema estomatognático

	Respiração
Mastigação	Os impactos respiratórios no crescimento maxilar trazem alterações no espaço para erupção dos dentes e nas arcadas dentárias causando alterações oclusais que interferem diretamente na mastigação, especialmente de alimentos mais fibrosos, em que há dificuldade na quebra e trituração do alimento Esta alteração leva a uma preferência na mastigação de alimentos mais pastosos que, ao contrário dos alimentos fibrosos, não contribuem para o fortalecimento muscular
Deglutição	A boca constantemente aberta durante a respiração oral faz com que a língua se mantenha no assoalho da boca onde não mantém tônus muscular. A falta de força impacta diretamente na deglutição, necessitando de outros músculos auxiliares para a realização da função, sobrecarregando eles causando tensão excessiva em pescoço e musculatura adjacente e falta de força na língua
Sucção	Assim como ocorre com a deglutição, a força para a sucção fica prejudicada devido à falta de força na língua e nos músculos bucinadores que participam ativamente da deglutição, causando compensações musculares e gerando tensões
Fala	A fala necessita de estruturas íntegras e funcionantes para a sua produção, em que um conjunto de estruturas entra em ação tendo como base uma boa respiração para a sustentação da fala. Alterações respiratórias podem levar à perda de discriminação de traço de sonoridade entre os fonemas, causando trocas e/ou omissões na fala e na escrita

AVALIAÇÃO FONOAUDIOLÓGICA

A fonoaudiologia tem o foco avaliativo nas estruturas oromiofaciais e as funções desempenhadas por elas, sempre observando a relação estrutura/função. No caso de crianças com distúrbios respiratórios do sono, a avaliação estende-se para a linguagem e impactos cognitivos, especialmente no âmbito escolar.

Na avaliação estrutural são feitas provas de mobilidade e força para avaliação das condições musculares para a realização das funções. Avalia-se:

- *Face*: simetria.
- *Lábios*: posição no repouso, condições de vedamento, formato, tamanho do filtro.
- *Língua*: posição habitual, largura, altura, frênulo, assoalho.
- *Palato mole*: simetria, extensão.
- *Úvula*: extensão, formato.

Além das estruturas em repouso e mobilidade, avalia-se as funções desempenhadas por elas: respiração, mastigação, deglutição e fala. No caso de bebês, avalia-se a sucção durante amamentação.

Outro ponto importante a ser destacado é a importância da avaliação do frênulo lingual, não só devido à importância do contato da língua com o palato para o correto crescimento transversal da maxila,[20] mas também para a execução dos exercícios de mobilidade e força da língua. A relação conteúdo/continente deve ser levada em consideração na avaliação do espaço para posicionamento lingual, tornando-se indispensável a avaliação conjunta com o dentista.

A avaliação servirá, então, como norteador do processo terapêutico isolado ou associado às demais terapias prescritas para o tratamento da criança, em que se verifica se a necessidade individual está relacionada com força, mobilidade ou ambos, sempre associada à melhora funcional respiratória.

A avaliação da linguagem oral e escrita, envolvendo aspectos de compreensão, memória, atenção e processamento auditivo central quando em idade adequada se faz necessária para verificar as interferências dos DRS na vida da criança.

TERAPIA MIOFUNCIONAL OROFACIAL

A terapia miofuncional orofacial (TMO) tem como objetivo principal reestabelecer a função respiratória nasal por meio da adequação muscular facial e orofaríngea, trazendo condições de vedamento labial, força e mobilidade da musculatura de lábios, bochechas, língua, palato mole, úvula e demais músculos envolvidos na função respiratória e nas demais funções do sistema estomatognático. Com o fortalecimento das estruturas orofaríngeas, espera-se a redução dos roncos e apneias, permitindo um sono de maior qualidade, essencial para todos e especialmente, neste caso, para as crianças nas fases de aprendizado escolar.

A permeabilidade nasal é fator importante para o sucesso da terapia miofuncional, pois, como já vimos ao longo deste capítulo, a adequação da respiração nasal permite a manutenção da força muscular.

A TMO em bebês é realizada por manobras de regulação orofacial com manipulações que visam ao fortalecimento da região oral e alívio de tensões musculares. O treinamento funcional neste caso terá foco na amamentação, em que o fonoaudiólogo desempenha importante papel como facilitador desse processo. Em crianças maiores, o lúdico torna-se indispensável no processo terapêutico, tornando as sessões fonoaudiológicas mais prazerosas para a criança pelo uso de recursos coloridos e divertidos durante os exercícios.

TERAPIA PAP

A terapia com pressão positiva (PAP) é uma dentre as várias opções para o tratamento da AOS em crianças, sendo recomendada como opção de tratamento nos casos de crianças com IAH ≥ 1 evento/h e sintomas clinicamente relevantes, que não possuem indicação à adenotonsilectomia, nos casos em que a AOS persista após a intervenção cirúrgica ou quando há preferência por uma abordagem não cirúrgica.[21-25] A PAP também pode ser indicada nos casos de indivíduos apneicos com outras doenças associadas, como síndrome de Down, doenças neuromusculares, obesidade e anomalias craniofaciais.[26]

O uso da PAP consiste na administração de um fluxo de ar pressurizado nas VAS, por meio de uma máscara conectada a uma traqueia, que promoverá a desobstrução faríngea, reduzindo a fragmentação do sono e o trabalho respiratório.[24] A terapia PAP, por não possuir a confecção das máscaras sob medida, torna a terapia desafiadora. Para as crianças pequenas, esse desafio pode ser mais impactante e torna-se ainda mais restritivo para as que possuem síndromes craniofaciais, pois há poucas opções de máscaras.[26]

Os tipos de PAP mais utilizados são a CPAP (pressão positiva contínua nas vias aéreas) e a BPAP ou Binível (pressão positiva de dois níveis nas vias aéreas), sendo esse o mais recomendado para os casos de necessidade de pressões elevadas, e crianças com doenças neuromusculares e as com síndromes com malformação craniofacial.[26]

O tratamento com PAP requer acolhimento da criança envolvida e dos familiares/cuidadores para serem instruídos sobre a doença e suas implicações, e como procederem em domicílio com o aparelho e com os acessórios da terapia (máscara, traqueia, reservatório de água, troca periódica do filtro de impurezas), bem como estarem assistidos em cada etapa do processo de adaptação à terapia.[5] Familiares/cuidadores engajados, proativos e que compreendem os benefícios do tratamento apresentam melhores resultados e maior adesão por parte das crianças.[26]

A dessensibilização é uma das etapas mais importantes para aproximar o paciente da terapia. Consiste em proporcionar, por meio da exploração da experiência prática, a familiarização com a nova forma de respirar na hora de dormir. É fundamental que, ao trazer essas orientações, seja utilizada uma linguagem lúdica com elementos de referência que transmitam segurança para a criança. Importante ressaltar que essa etapa pode levar mais tempo em alguns casos, sendo necessário até mais que um atendimento. Orienta-se iniciar com a criança sentindo o fluxo de ar nas mãos e conforme ela vai interagindo e ganhando confiança, vá aproximando a máscara do rosto sem fixá-la na cabeça, e, após sinalizar boa aceitação, iniciar o uso com a fixação completa.[26]

É fundamental que a escolha da máscara atenda tanto a parte anatômica facial quanto seja capaz de proporcionar menor resistência para respiração e menor desconforto para dormir. Sempre que possível, a primeira linha de escolha da máscara deve ser a de rota nasal, pois esta permite menos contato no rosto, são máscaras mais confortáveis que trazem menos restrição caso se queira falar ou tossir em relação às máscaras de rota oronasal, que, nos casos de hipersecretividade e em episódios de vômitos, podem predispor a broncoaspiração.[26]

A adesão à terapia PAP em crianças, assim como nos adultos, é variável e segue a mesma definição. O uso deve ser por período igual ou maior a 4 h/noite, em 70% das noites, do período avaliado. É fundamental ter o acompanhamento de perto por equipe multiprofissional e o fisioterapeuta do sono é indispensável na equipe para conduzir as etapas da adaptação de forma individualizada e personalizada, no acompanhamento inicial, médio e a longo prazo, para adequar os ajustes da PAP, da máscara (evitando vazamentos, lesões cutâneas), garantir as trocas periódicas dos acessórios, acompanhar os dados de IAH residual (nas crianças, recomenda-se que o ideal é que este seja inferior a 1 evento/h) e o tempo de uso.[27]

PONTOS-CHAVE

- A AOS é multifatorial e tem uma frequência relatada de 1-5% da população pediátrica, com pico de incidência entre 2 e 6 anos de idade.
- A visão multidisciplinar e a combinação de diferentes terapias têm-se mostrado efetivas no tratamento dos DRS.
- A adenotonsilectomia tem sido o tratamento de escolha em crianças com AOS com taxas de sucesso de até 80%.
- Montelucaste e corticosteroides intranasais são usados para tratar AOS leve a moderada em crianças.
- Os aparelhos orais são normalmente recomendados para o tratamento da AOS leve a moderada em crianças com dentição permanente instalada.
- A expansão rápida da maxila (ERM) também tem sido defendida para melhorar a patência nasal enquanto melhora a gravidade da AOS e a qualidade do sono.
- As alterações causadas pelos distúrbios respiratórios do sono afetam as demais funções orofaciais, e o fonoaudiólogo do sono deve estar atento e agir preventivamente no equilíbrio funcional.
- A terapia PAP é uma dentre as várias opções para o tratamento da AOS, e o fisioterapeuta do sono é fundamental na equipe para proporcionar uma adaptação individualizada e personalizada.

REFERÊNCIAS BIBLIOGRÁFICAS

1. Marcus CL, Brooks LJ, Draper KA, Gozal D, Halbower AC, Jones J, et al. Diagnosis and management of childhood obstructive sleep apnea syndrome. Pediatrics [Internet]. 2012;130(3):576-84. Disponível em: www.aappublications.org/news.
2. El Shakankiry HM. Sleep physiology and sleep disorders in childhood [Internet]. Vol. 3, Nature and science of sleep. Dove Press; 2011 [cited 2022 Apr 19]. p. 101-14. Disponível em: /pmc/articles/PMC3630965.
3. Tan HL, Gozal D, Kheirandish-Gozal L. Obstructive sleep apnea in children: a critical update. Nat Sci Sleep [Internet]. 2013 [cited 2022 Apr 19];5:109-23. Disponível em: https://pubmed.ncbi.nlm.nih.gov/24109201/.
4. Huang YS, Guilleminault C. Pediatric obstructive sleep apnea: Where do we stand? Adv Otorhinolaryngol. 2017;80:136-44.
5. Al-Talib T, Koroluk LD, Vann WF, Phillips C. The impact of non-nutritive sucking on the risk for sleep-disordered breathing in children. J Dent Child. 2017;84(1):30-4.
6. Savian CM, Bolsson GB, Botton G, Antoniazzi RP, de Oliveira Rocha R, Zanatta FB, et al. Do breastfed children have a lower chance of developing mouth breathing? A systematic review and meta-analysis. Clin Oral Investig. 2021;25(4):1641-54.
7. Szereda-Przestaszewska M, Kaczyńska K. Serotonin and substance P: Synergy or competition in the control of breathing. Auton Neurosci Basic Clin. 2020;225.
8. Machado Júnior AJ, Ehsan Z, Evangelisti M, Villa MP. Complementary treatments for OSAS: when to intervene? Sleep Med. 2021 Feb.
9. Corrêa C de C, Weber SAT, Evangelisti M, Villa MP. Sleep clinical record application in Brazilian children and its comparison with Italian children. Sleep Med X. 2019;1:100008.
10. Savini S, Ciorba A, Bianchini C, Stomeo F, Corazzi V, Vicini C, et al. Assessment of obstructive sleep apnoea (OSA) in children: An update [Internet]. Vol. 39. Acta Otorhinolaryngologica Italica; 2019. p. 289-97. Disponível em:: http://www.prisma-statement.org/.
11. Ehsan Z, Ishman SL. Pediatric obstructive sleep apnea. Vol. 49, Otolaryngologic Clinics of North America. W.B. Saunders; 2016. p. 1449-64.
12. Villa MP, et al. Use of the sleep clinical record in the follow-up of children with obstructive sleep apnea (OSA) after treatment. Sleep Breath. 2016;20(1):321-9.
13. Kaditis AG, Alonso Alvarez ML, Boudewyns A, Alexopoulos EI, Ersu R, Joosten K, et al. Obstructive sleep disordered breathing in 2-to 18-year-old children: diagnosis and management Task Force Report ERS Statement. Eur Respir J. 2016;47:69-94.
14. Brietzke SE, Gallagher D. The effectiveness of tonsillectomy and adenoidectomy in the treatment of pediatric obstructive sleep apnea/hypopnea syndrome: A meta-analysis. Otolaryngology - Head and Neck Surgery. 2006;134:979-84.
15. O'Brien LM, Sitha S, Baur LA, Waters KA. Obesity increases the risk for persisting obstructive sleep apnea after treatment in children. Int J Pediatr Otorhinolaryngol. 2006;70:1555-60.
16. Kheirandish-Gozal L, Bhattacharjee R, Bandla HPR, et al. Antiinflammatory therapy outcomes for mild OSA in children. Chest. 2014;146:88-95.
17. Pauna HF, Serrano TLI, Moreira APSM, Cabrini MAM, Cunha MO, Bartarini GCS, et al. Multidisciplinary approach to the patient with obstructive sleep apnea. J Otol Rhinol. 2017,6:4.
18. Moss ML. The primary role of functional matrices in facial growth. Am J Orthod. 1969;55(6):566-77.
19. Filho CAL, da Silva SS, Pradella-Hallinan M, Xavier SD, Miranda MC, Pereira LD. Auditory behavior and auditory temporal resolution in children with sleep-disordered breathing. Sleep Medicine. 2017;34:90-5.
20. Corrêa CC, Cavalheiro MG, Maximino LP, Weber SA. Obstructive sleep apnea and oral language disorders. Braz J Otorhinolaryngol. 2017;83:98-104.
21. Bussi MT, Corrêa C de C, Cassettari AJ, Giacomin LT, Faria AC, Moreira APSM, et al. Is ankyloglossia associated with obstructive sleep apnea? [Internet]. Brazilian Journal of Otorhinolaryngology. Elsevier Editora Ltda; 2021 [cited 2022 Mar 6]. Disponível em: https://doi.org/10.1016/j.bjorl.2021.09.008.

22. Marcus CL, Ward SL, Mallory GB, Rosen CL, Beckerman RC, Weese-Mayer DE, et al. Use of nasal continuous positive airway pressure as treatment of childhood obstructive sleep apnea. J Pediatr. 1995;127:88.
23. Waters KA, Everett FM, Bruderer JW, Sullivan CE. Obstructive sleep apnea: the use of nasal CPAP in 80 children. Am J Respir Crit Care Med. 1995;152:780.
24. Indications and standards for use of nasal continuous positive airway pressure (CPAP) in sleep apnea syndromes. American Thoracic Society. Official statement adopted March 1994. Am J Respir Crit Care Med. 1994;150:1738.
25. Guilleminault C, Nino-Murcia G, Heldt G, Baldwin R, Hutchinson D. Alternative treatment to tracheostomy in obstructive sleep apnea syndrome: nasal continuous positive airway pressure in young children. Pediatrics. 1986;78:797.
26. Frange C, Franco AM, Brasil E. Recomendações práticas para o papel da fisioterapia no manejo dos distúrbios de sono: diretrizes da Associação Brasileira do Sono 2022 / Organização Associação Brasileira do Sono. São Paulo, SP: Segmento Farma Editores; 2022.
27. Epstein LJ, Kristo D, Strollo PJ Jr, Friedman N, Malhotra A, Patil SP, et al, Clinical guideline for the evaluation, management and long-term care of obstructive sleep in adults. J Clin Sleep Med. 2009;5:263.

DISTÚRBIOS DO RITMO CIRCADIANO NA INFÂNCIA

CAPÍTULO 44

Katia Maria Ribeiro Silva Schmutzler

INTRODUÇÃO

Os distúrbios do ritmo circadiano (DRCs), ou transtornos do ritmo circadiano de sono-vigília (SV), ocorrem quando o horário interno das pessoas de dormir e acordar não alinha com o ciclo de claro (dia) e escuro (noite) da Terra. O tempo circadiano natural da pessoa difere dos horários de vigília e sono exigidos socialmente, ou seja, são caracterizados por horários de dormir e acordar muito diferentes do padrão habitual da maioria da população, com consequente prejuízo social e para a realização de atividades cotidianas, podendo causar, secundariamente, outros transtornos de sono.[1] Podem ser entendidos como sono normal em quantidade e qualidade, mas que, por ocorrer em horários inadequados, há prejuízo à vida social ou familiar da criança. Os familiares se queixam de "sono em horários inadequados".[2,3]

Os *Zeitgebers* (em alemão "doadores de tempo") são pistas ambientais que mantêm as pessoas sincronizadas com o relógio de 24 horas. Incluem luz, interações sociais, horário de alimentação, atividade e temperatura. Geralmente as pessoas variam em seus horários de dormir e acordar, os chamados cronotipos, sendo algumas pessoas matutinas (dormem e acordam muito cedo), outras vespertinas (dormem e acordam tarde) e os indiferentes (que constituem a maioria da população).

Ser matutino, vespertino ou indiferente é uma característica herdada, e tais variações não são consideradas um transtorno, desde que consigam:

1. Acordar quando precisam fazer alguma coisa na parte da manhã e adormecer à noite antes da hora para conseguirem dormir o suficiente, antes que tenham que levantar.
2. Dormir e acordar na mesma hora todos os dias, se quiserem.
3. Consigam se ajustar a novos horários de dormir e acordar dentro de poucos dias depois que começam uma nova rotina.[4]

O termo circadiano significa em torno (*circa*) do dia (*diano*). Os ritmos circadianos são as mudanças regulares dos estados mentais e físicos que ocorrem em cerca de um período de 24 horas, é um processo biológico endógeno. Esses ritmos são controlados pelo marca-passo circadiano, o núcleo supraquiasmático situado no hipotálamo anterior cerebral. A luz ao incidir na retina, estimula impulsos nervosos via trato retino-hipotalâmico, que inibem a produção da melatonina, inibindo o sono.[5]

Há bases genéticas para alguns desses distúrbios (p. ex., avanço de fase do sono), enquanto outros são resultado de ajustes ambientais (p. ex., trabalho em turnos). Também pode ocorrer dentro do contexto de doenças do sistema nervoso central (SNC), como paralisia cerebral, autismo etc.

Na criança, o distúrbio do ritmo circadiano mais comum é a síndrome do atraso de fase do sono, que frequentemente está associada à sonolência diurna e à dificuldade escolar.[1,3]

Nos adolescentes pode estar associado a um risco maior de desregulação do metabolismo e consequências psiquiátricas.[5]

CLASSIFICAÇÃO

Classificam-se em extrínsecos ou secundários, determinados por fatores ambientais (síndrome do *jat lag*, e ao trabalho em turnos, uso de medicações), intrínseco ou primário, determinados por alterações endógenas, e alguns têm mecanismos combinados:[3]

- *Síndrome da fase atrasada do sono:* é o distúrbio mais comum, ocorrendo principalmente na adolescência, os horários de dormir e acordar são muito mais tardios que a população geral, há um atraso regular do início dos horários de sono e do despertar, por 2 horas ou mais além do desejado. Ao tentar se adequar às imposições sociais, não conseguem, ou apresentam muito desconforto (p. ex., fotofobia e gastroparesia matutina). Há atraso nos ritmos de temperatura corporal e liberação de melatonina. O desempenho em tarefas de atenção é melhor no final do dia.
- *Síndrome da fase avançada do sono:* indivíduos que dormem e acordam muito mais cedo que a população geral. É menos comum em crianças, ocorrendo apenas em 1% da população. A queixa será o despertar muito precoce (de madrugada), o que incomoda a família, que despertaria mais tarde. Há o avanço nos ritmos de temperatura e de melatonina. O desempenho em tarefas de atenção é melhor no início do dia.
- *Transtorno do ritmo de SV não de 24 horas:* indivíduos que perderam a sincronização com os ritmos ambientais de 24 horas, e os seus horários de dormir e acordar seguem o seu período endógeno (a cada dia o indivíduo dorme e acorda mais tarde, pois o período endógeno é um pouco superior às 24 horas). Pode ocorrer em indivíduos cegos em que as informações sobre os ciclos ambientais não chegam ao sistema de temporização endógeno. Ou pode ocorrer em situações de isolamento, como na depressão.
- *Padrão de SV irregular:* perda do ritmo circadiano do ciclo SV, podendo este ser totalmente irregular, sem características rítmicas, ou apresentar um padrão ultradiano, com comportamento de sono fragmentado ao longo das 24 horas (Fig. 44-1). Esse padrão irregular deve ser constituído por pelo menos três episódios de sono ao longo das 24 horas. Geralmente ocorre em pacientes com encefalopatias, estáticas como paralisia cerebral, mas principalmente nas neurodegenerativas e com acometimento hipotalâmico.

Exemplo de desregulação do ciclo SV, devido à inversão no padrão de secreção da melatonina, com liberação paradoxal diurna em vez de noturna, é a síndrome de Smith-Magenis (SMS). Doença genética complexa caracterizada por um déficit cognitivo de grau variável, anomalias craniofaciais e esqueléticas, alterações psiquiátricas e atraso no desenvolvimento motor e da fala. A SMS é tipicamente uma doença esporádica causada por uma deleção no *locus* 17p11.2 abrangendo o gene ácido retinoico induzido 1 (RAI1) em 90% dos casos.

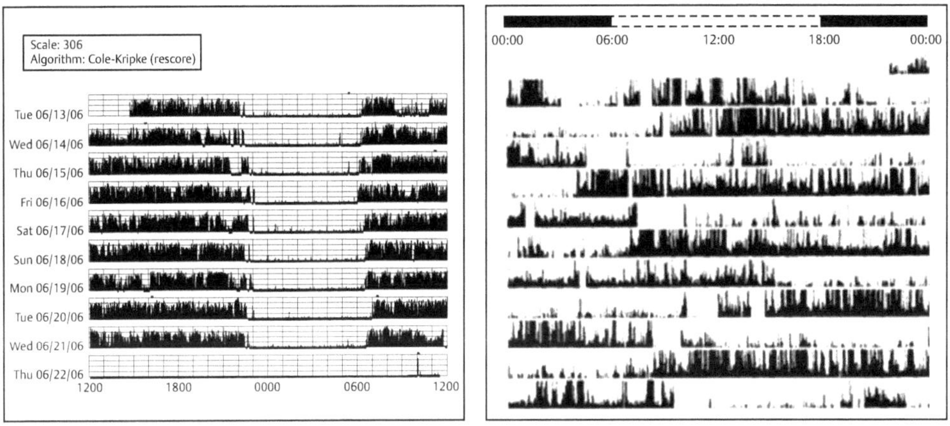

Fig. 44-1. Actigrafia normal e actigrafia no transtorno do ciclo SV irregular.

A combinação de antagonista beta1-adrenérgico matinal (acebutolol) e a administração noturna de melatonina restaura o ritmo circadiano da melatonina, melhora o sono e diminui os distúrbios comportamentais graves desta síndrome.[5]

DIAGNÓSTICO

Embasados em critérios clínicos, a suspeita diagnóstica deve ser no momento da **anamnese**. Deve-se questionar sobre o padrão habitual durante os dias de semana e nos finais de semanas ou férias, a fim de identificar mudanças no padrão de sono de acordo com as demandas escolares e sociais. O principal instrumento diagnóstico é o diário do sono. Dos instrumentos complementares, a actigrafia se tornou uma ferramenta importante. A polissonografia não é indicada de rotina na avaliação dos DRC. É indicada na suspeita de outro transtorno do sono como diferencial ou na possibilidade de comorbidades como AOS (apneia obstrutiva do sono).

TRATAMENTO

Medicações indutoras do sono são pouco eficazes e a abordagem baseia-se na cronoterapia: ajustar as pistas temporais ambientais para sincronizar o indivíduo a um horário mais socialmente aceito de sono. Inclui exposição à luz programada, melatonina, evitar cochilos, atividades sociais e físicas ao longo do dia e boa higiene do sono.

No Quadro 44-1 apresentamos os principais DRC, suas principais manifestações clínicas, recomendações para o diagnóstico e para o tratamento.[2]

Quadro 44-1. Principais DRCs de acordo com a ICSD-3, manifestações, recomendações para o diagnóstico e tratamento

Tipo de DRC	Manifestações	Diagnóstico	Tratamento
Tipo atraso de fase do sono	▪ Insônia por dificuldade/incapacidade de dormir à noite ▪ Dificuldade de acordar pela manhã. SED ▪ Horário preferencial: Adormece: 2-6 h Desperta: 10-13 h	▪ Recomendados: diários do sono e/ou actigrafia por pelo menos 7 dias ▪ Opcional: biomarcadores como melatonina plasmática, da saliva e o metabólito oximelatoninana na urina e questionário de matutinidade-vespertina	▪ Higiene do sono ▪ Fototerapia: 5.000 lux por meia a 2 h logo após acordar ▪ Melatonina: 0,5-3 mg, 5 h antes do horário habitual para deitar
Tipo avanço de fase do sono	▪ Incapacidade de se manter acordado à noite. Incapacidade de dormir pela manhã ▪ Horário preferencial: Adormece: 18-21 h Desperta: 2-5 h	▪ Recomendados: diários de sono e/ou actigrafia por pelo menos 7 dias. Opcional: biomarcadores como melatonina plasmática, salivar e o metabólito oximelatonina na urina e questionário de matutinidade-vespertinidade	▪ Fototerapia: 5.000 lux por 2 h durante a noite (19-21 h)
Tipo sono-vigília irregular	▪ Não há período de sono consolidado. Geralmente, ocorre em demenciados ou em pacientes com transtornos do desenvolvimento neuropsicomotor ▪ Adormecerá ou acordará em momentos inapropriados com pequenos cochilos (1-4 horas) ▪ Horário preferencial: Padrão irregular para dormir e acordar	▪ História clínica, diário do sono (pode ser preenchido por cuidador) e/ou actigrafia	▪ Aumentar a exposição à luz. Concentrar atividades sociais no período diurno. Melatonina no horário de deitar (crianças)
Tipo sono/vigília de livre curso	▪ Muda com o tempo ▪ Pode variar de insônia à SED ▪ Geralmente, ocorre em cegos com nenhuma percepção de luz. ▪ Horário preferencial: Variável Alterna períodos em que dorme à noite com períodos que dorme de dia	▪ Recomendado: diários do sono e/ou actigrafia por pelo menos 14 dias ▪ Opcional: biomarcadores como melatonina plasmática, salivar ou o metabólito oximelatonina na urina	▪ Cegos: melatonina 3-10 mg) no início e depois 0,5 mg 1 h antes do horário habitual de deitar ▪ Visão normal: fototerapia ao acordar, rotina de sono/vigília programada, com ou sem melatonina

PONTOS-CHAVE

- Os principais distúrbios do ritmo circadiano (DRCs) são: síndrome da fase atrasada do sono, síndrome da fase avançada do sono, transtorno de ritmo SV não de 24 horas e o transtorno do ciclo SV irregular, no qual os horários de dormir e acordar têm padrões distintos da população geral, resultando em prejuízo social importante e muitas vezes físico, repercutindo nas saúdes mental e física.
- Diagnóstico geralmente é clínico por meio de boa anamnese, associada ao diário de sono, e podendo ser complementada por meios instrumentais como da actigrafia. Indica-se a polissonografia (PSG) apenas quando for necessário afastar outros distúrbios de sono comórbidos.
- O tratamento baseia-se na cronoterapia e no uso de melatonina.

REFERÊNCIAS BIBLIOGRÁFICAS

1. Neves GSM, Giorelli AS, Florido P, Gomes MM. Sleep disorders: overview. Rev Bras Neurol. 2013;9(2):57-71.
2. American Academy of Sleep Medicine. International classification of sleep disoders. (ICSD – 3). Diagnostic and coding manual. 3th ed. American Academy of Sleep Medicine; 2014.
3. Bueno C. Sono em horários inadequados – Distúrbio do ritmo circadiano. In: Série atualizações pediátricas SPSP: Medicina do Sono. Barbisan BN, Dos Santos F, Da Mota EHG. 1. ed. RJ. Atheneu; 2019.
4. Fernandes AER, Dos Santos CF. Management of the main sleep disturbances in pediatric population. Rev Med Minas Gerais. 2019;29 (Supl 13): S62-S67.
5. Kutscher S, JuangC. Continuun (Minneap Minn). 2023; 29(4, Sleep Neurology) 1167-1187.

Parte XIII Distúrbios Autoimunes

CAPÍTULO 45

ENCEFALITES AUTOIMUNES E IMUNOMEDIADAS EM CRIANÇAS E ADOLESCENTES

Isadora de Oliveira Cavalcante ▪ Felipe Von Glenh
Lisiane Seguti Ferreira

INTRODUÇÃO

A encefalite autoimune (EA) é uma condição clínica rara em crianças e caracteriza-se por início agudo ou subagudo de sintomas neuropsiquiátricos relacionados com uma resposta imune anormal contra o sistema nervoso central (SNC).[1,2] Apesar de rara, há um crescente número de diagnósticos nos últimos anos, apresentando-se atualmente como uma das principais causas de encefalopatia aguda na faixa etária pediátrica.[2] Desse modo, a suspeição precoce do quadro com instituição do tratamento de forma imediata é crucial, pois leva a melhores desfechos clínicos, principalmente cognitivos.[2]

O primeiro caso relatado de encefalite límbica imunomediada é datado de 1968, associado a carcinoma pulmonar de pequenas células.[3] Desde a primeira descrição, vários anticorpos associados a EA foram relatados, sendo descoberto em 2005 o anticorpo contra o receptor N-metil-D-aspartato (NMDAR), principal envolvido em EA na faixa etária pediátrica.[4-6] Outros anticorpos descritos na EA pediátrica são os anticorpos contra a glicoproteína da mielina do oligodendrócito (MOG) e o anticorpo contra a descarboxilase do ácido glutâmico (GAD65).[7-10]

Embora sejam descritos vários autoanticorpos relacionados com a EA, numa parcela significativa, o diagnóstico é pautado somente em critérios clínicos, o que torna esta condição, bastante desafiadora. Além disso, outras condições cerebrais podem-se sobrepor, como doenças metabólicas, psiquiátricas e infecciosas, dificultando ainda mais o processo diagnóstico. Diferente das crianças, os casos de EA em adultos, são mais atribuídos a síndromes paraneoplásicas.[1,2]

O objetivo deste capítulo é descrever, sumariamente, aspectos epidemiológicos e fisiopatológicos, os critérios diagnósticos e destacar a apresentação clínica, de acordo com os anticorpos encontrados mais frequentemente na criança, além de apresentar o manejo de investigação e tratamento.

EPIDEMIOLOGIA

A EA tornou-se a segunda condição mais comum de doença imunomediada do SNC, sendo superada apenas pela encefalomielite disseminada aguda (ADEM).[11,12] No entanto, a incidência precisa ainda é desconhecida, variando de 1,54 a 2,2 crianças/1.000.000, sendo mais frequente em meninas.[11,13]

Conforme estudo publicado no Clinical Infectious Diseases, em 2012, a incidência de encefalites de causas imunomediadas tem superado as de causa infecciosa.[14]

FISIOPATOLOGIA

A EA pode ser classificada de acordo a localização do antígeno-alvo, sendo dividida em dois grupos: as dos antígenos intracelulares e a dos antígenos de superfície celular neural e/ou das células da glia. Tal divisão tem relevância clínica, uma vez que as EA com gênese associadas a antígenos intracelulares costumam ter relação com doenças paraneoplásicas e são mediadas por linfócitos T citotóxicos. Os anticorpos tidos com biomarcadores nas síndromes paraneoplásicas não são patogênicos e representam um epifenômeno. Do ponto de vista clínico, tais situações não costumam responder de forma efetiva a terapias imunomoduladoras.[2]

Já as EAs com gênese na produção de anticorpos contra antígenos de superfície celular têm menor associação com malignidade, sendo mediadas pelo sistema imunológico humoral. Dessa forma, costumam apresentar melhor resposta a terapias imunomoduladoras, principalmente aqueles procedimentos que o retiram da circulação e/ou diminuem a sua produção.[2] Os principais anticorpos são: anti-NMDAR, anti-LGI1, anti-CASPR2, anti-AMPAR, anti-$GABA_A$ ou anti-$GABA_{B,}$ anti-DPPX, anti-mGluR1 ou mGluR5 anti-GlyR e anti-DO2R.

Um outro mecanismo para explicar a fisiopatologia é relacioná-la às causas subjacentes:

1. *Paraneoplásicas*: antígenos tumorais são confundidos com antígenos neuronais, levando a destruição neuronal pelo sistema imunológico. É o que ocorre nos casos de EA anti-NMDAR associada a teratoma ovariano por exemplo.[2]
2. *Pós-infecciosas*: relacionadas com um suposto mecanismo de produção de antígenos após uma viremia com o desenvolvimento de anticorpos patogênicos. Tal teoria foi investigada em um estudo que demonstrou que cerca de 30% dos pacientes que apresentaram encefalite herpética desenvolveram anticorpos anti-NMDAR posteriormente.[15] Outros agentes também foram responsabilizados: citomegalovírus (CMV), Epstein-Barr (EBV), HIV, adenovírus, varicela-zóster, herpes humano tipo 6 (HHV-6) e rickettsioses.[16] Além do anti-NMDAR, outros anticorpos já foram identificados nessas situações, como anti-D2R, anti-GABAR – A/B e anti-AMPAR.[17]
3. *Pós-vacinais*: casos de EA por anti-NMDAR foram relatados após vacinação por *influenza* (H1N1), difteria, tétano, coqueluche, poliomielite e encefalite Japonesa B.[18]

Recentemente, com a pandemia por SARS-CoV-2, diversos trabalhos têm demonstrado uma correlação de imunopatogenicidade do vírus com surgimento de EA, com evidência de que aproximadamente 26% dos pacientes com infecção documentada por SARS-CoV-2 desenvolveram EA por anticorpos anti-NMDAR.[19] Há também relatos na literatura de EA após vacinação para Covid, porém em número bem inferior ao relacionado com a infecção propriamente dita.[20]

Por fim, a correlação entre fatores infecciosos, neoplásicos ou mesmo iatrogênicos reforça que a teoria da predisposição genética, associada à exposição ambiental, pode levar à quebra da tolerância imunológica, resultando em doença autoimune do SNC.[21]

CRITÉRIOS DIAGNÓSTICOS

Em 2016, foram estabelecidos critérios para um diagnóstico mais precoce de EA. Estes critérios formulados para o diagnóstico em adultos foram adaptados para a faixa etária pediátrica e devem ser usados de forma cautelosa, especialmente em menores de cinco anos.[22]

O diagnóstico possível de EA deve ser considerado se atender aos seguintes critérios:

1. Início subagudo (progressão dos sintomas em menos de 3 meses) de déficits de memória de curto prazo, alteração do estado mental (alteração do nível de consciência, letargia ou mudança comportamental) ou evidência de sintomas psiquiátricos.
2. Pelo menos um dos seguintes critérios:
   - Sintomas focais do SNC como ataxia, distúrbios do movimento, disautonomia.
   - Crises epilépticas não explicadas por epilepsia ou outra causa conhecida.
   - Pleocitose no LCR – considerada superior a cinco células por mm^3.
   - Características na ressonância de crânio (RM) sugestivas de encefalite.
3. Exclusão de outras causas de encefalopatia progressiva.

É importante excluir outras causas de encefalopatia, pois existem várias condições que mimetizam a EA, o que influencia na escolha do tratamento. Tais condições devem ser, na medida do possível, excluídas antes do início da imunoterapia.

APRESENTAÇÃO CLÍNICA

Devido ao processo de maturação do sistema nervoso em curso (circuitos neuronais, neurorreceptores e densidade de mielinização), o quadro clínico na criança, geralmente, é inaugurado por múltiplos e abruptos sintomas neuropsiquiátricos. A febre pode ocorrer em mais de 50% dos pacientes e, diferentemente de condições infecciosas autolimitadas virais, não há melhora dos sintomas com a progressão da doença.[1]

As manifestações neurológicas da EA variam desde alterações do nível de consciência, confusão mental, distúrbios do sono, distúrbios do movimento a crises epilépticas. Dentre as mais frequentes, estão as crises epilépticas, as quais podem ser focais, multifocais ou generalizadas. Em seguida, representando cerca de 1/3 dos sintomas, estão os distúrbios de movimento, que podem variar desde ataxia, coreia, distonia, mioclonia ou tremor. Importante destacar que além de comuns, tais sinais e sintomas podem ser refratários ao tratamento.[1]

Como demonstrado nos critérios diagnósticos, as alterações cognitivas são consideradas sintomas cardinais na EA e, mesmo que sutis, devem ser valorizadas. A avaliação cognitiva em crianças pequenas, principalmente abaixo de 5 anos, pode ser considerada um desafio; contudo, sintomas como regressão do desenvolvimento, perda de linguagem ou fala são frequentes e devem ser considerados como sintomas cognitivos na EA.[1]

Já os sintomas psiquiátricos são frequentes na criança, podendo ocorrer em 50% dos casos, variando de alterações discretas do humor ou da personalidade à psicose grave. Dentre os sintomas observados estão: comportamentos estereotipados, irritabilidade, hiperatividade, hipersexualidade, insônia e explosões de raiva. Importante ressaltar que sintomas abruptos sugestivos de psicose em menores de 13 anos é condição de alerta para EA.[1]

O Quadro 45-1 compara os principais achados clínicos sugestivos para o diagnóstico de EA e aqueles pouco sugestivos, indicando a necessidade de investigar outras condições.[2]

Quadro 45-1. Achados sugestivos e não sugestivos de encefalite autoimune

Achados sugestivos	Achados não sugestivos
▪ Início abrupto/progressão rápida ▪ Disautonomia ▪ *Delirium* evoluindo com catatonia ou vice-versa ▪ Incontinência fecal e/ou urinária ▪ Recaída após o tratamento de encefalite viral ▪ *Status* epiléptico refratário a medicações ▪ Distúrbios na marcha e equilíbrio ▪ Múltiplas condições: alteração de consciência associada a distúrbios do movimento, por exemplo ▪ Liquor com achados inflamatórios, na ausência de infecção	▪ Curso crônico e insidioso ▪ Estagnação ou melhora dos sintomas ▪ Ausência de sintomas cognitivos ▪ Ausência de impacto nas atividades de vida diária ▪ Sintomas psiquiátricos isolados

Adaptado de Garg 2020.[2]

INVESTIGAÇÃO COMPLEMENTAR

O Quadro 45-2 elenca os principais exames a serem realizados diante de uma criança com EA provável.[1] Importante ressaltar que a realização dos exames complementares varia de acordo com cada caso e com a disponibilidade no serviço em que a criança é atendida.

Quadro 45-2. Investigação complementar de EA

Investigação inicial	
Exames de imagem	▪ RM de crânio com contraste ▪ Considerar RM de coluna caso haja sintomas que sugiram comprometimento medular
Exames laboratoriais	▪ Hemograma completo ▪ VHS, PCR e ferritina ▪ Dosagem de vitamina B12 e 25-OH vitamina D ▪ Lactato sérico ▪ TSH, T4 livre, anticorpos antitireoglobulina e antitireoperoxidase ▪ Sorologias infecciosas específicas ▪ Triagem toxicológica ▪ Dosagem de complemento e imunoglobulinas ▪ Dosagem de provas reumatológicas (FAN, anti-DNA)
Punção lombar	▪ Pressão de abertura ▪ Bioquímica e citologia de rotina no liquor (proteínas, glicose, lactato, contagem de células) ▪ Pesquisa de bandas oligoclonais ▪ PCR para agentes infecciosos (realizar sempre para vírus *Herpes simplex*, enterovírus e *Varicella zoster*) ▪ Congelar 5 a 10 mL de material para posterior análise
Testes respiratórios	*Swab* para viroses respiratórias e PCR para micoplasma
Eletroencefalograma (EEG)	Quando houver alteração do nível de consciência ou crises epilépticas

(Continua)

Quadro 45-2. *(Cont.)* Investigação complementar de EA

Investigação específica	
Exames laboratoriais séricos	Dosagem de autoanticorpos – anti-NMDAR, MOG, GAD65, GABAR, Aquaporina 4
Liquor (LCR)	Dosagem de autoanticorpos – painel de autoanticorpos
Testes Neurocognitivos	Miniexame do Estado Mental (adaptado para crianças > 3 anos – ver Capítulo 2), MoCA (*Montreal Cognitive Assessment*) em adolescentes.

Adaptado de Cellucci 2020.[1]

Exames Laboratoriais

Os exames laboratoriais são importantes não somente para o diagnóstico da condição em si, mas também para exclusão de diagnósticos diferenciais, principalmente infecciosos. Chama a atenção que, nas crianças com EA, as provas de atividade inflamatória costumam ser normais, assim como a contagem diferencial de células no hemograma. Pleocitose no liquor e hiperproteinorraquia podem ser observados ao longo do curso da doença.[1]

Exames de Imagem

Mais da metade dos pacientes com EA terão RM de neuroeixo normal no momento do diagnóstico. No entanto, a RM é fundamental para descartar lesões secundárias a vasculites, doenças desmielinizantes, infecciosas e neoplásicas. Lesões que sugerem caráter inflamatório (hipersinal em T2/FLAIR) podem surgir ao longo do tempo, assim como a atrofia medular, que pode-se desenvolver meses depois. Contudo, restrições à sequência de difusão não é uma ocorrência comum e, caso estejam presentes, devem ser considerados outros diagnósticos diferenciais.[1]

Alterações à RM são mais comuns em pacientes com anticorpos anti-MOG ou com anticorpos antirreceptor A do ácido gama-aminobutírico (GABAAR) e não se limitam ao lobo temporal ou ao córtex.[1] Quando persistirem dúvidas sobre o diagnóstico, principalmente por achados de imagem pouco sugestivos de EA, a biópsia cerebral pode ser realizada para melhor elucidação.[23]

Eletroencefalograma (EEG)

As alterações são, no geral, inespecíficas, embora sejam comuns. Podem ser encontrados desde paroxismos focais, multifocais e generalizados a sinais de encefalopatia como desorganização da atividade de base e lentificação focal ou difusa. Nos adultos, são mais comuns alterações focais temporais, enquanto, nas crianças, observam-se mais alterações generalizadas.[1]

Embora seja um exame de baixa especificidade, a presença de "*delta brush*" pode sinalizar para encefalite por anticorpos anti-NMDAR em até 30% dos casos.[1,2]

Investigação Tumoral

Apesar de raramente associados à EA na faixa etária pediátrica, a investigação tumoral deve ser realizada em todos os pacientes que receberem este diagnóstico. A investigação justifica-se pelo fato de que aproximadamente 1/3 das pacientes do sexo feminino, com idade inferior a 18 anos, apresentam teratoma ovariano.[24]

Nesse sentido, sugere-se a realização, no momento do diagnóstico, de ressonância de abdome/pelve e tórax, além de ecografias ovarianas e testiculares a cada semestre, por, pelo menos, 2 anos após o diagnóstico.[24,25]

Pesquisa de Autoanticorpos

A realização da dosagem sérica e liquórica de autoanticorpos é recomendada em todos os casos de EA provável.[1] Apesar da recomendação, trata-se de exame caro e nem sempre disponível. Além disso, uma parcela das crianças com diagnóstico de EA pode apresentar dosagem de autoanticorpos negativa e, por isso, sua ausência não é determinante para o diagnóstico.

Os autoanticorpos mais comuns nas EAs pediátricas são o anti-NMDAR, MOG, GAD65 e GABAAR. Dada a raridade dos demais, sugere-se a pesquisa adicional apenas quando estes forem negativos.[1]

O Quadro 45-3 resume os principais anticorpos encontrados nas EAs pediátricas e correlaciona os achados clínicos e as principais alterações encontradas nos exames complementares.

Quadro 45-3. Correlação clínica e laboratorial das EAs com os anticorpos encontrados

Anticorpos mais comuns na EA pediátrica	
Anti-GAD65 (intracelular)	Frequência – comum, porém considerado patológico se títulos elevados no soro e liquor
	Clínica – encefalite com perda de memória, prejuízo cognitivo, ataxia cerebelar e crises epilépticas temporais
	RM – normal, inicialmente, evoluindo com lesões em sistema límbico, cerebelo, córtex e posterior atrofia
	EEG – paroxismos multifocais
	Outros – leucocitose leve no LCR, com bandas oligoclonais positivas Histórico familiar para outras doenças autoimunes Geralmente resistente à imunoterapia
Anti-MOG (extracelular)	Frequência – comum
	Clínica – encefalomielite disseminada aguda com encefalopatia, neurite óptica ou mielite transversa Encefalite cortical com crises epilépticas Romboencefalite Meningoencefalite sem desmielinização
	RM – lesões focais ou multifocais de substância branca, neurite óptica e mielite longitudinalmente extensa
	EEG – achados inespecíficos
	Outros – dosagem sérica preferível à liquórica Persistência de soropositividade sugere curso recidivante

(Continua)

Quadro 45-3. *(Cont.)* Correlação clínica e laboratorial das EAs com os anticorpos encontrados

<table>
<tr><th colspan="2">Anticorpos mais comuns na EA pediátrica</th></tr>
<tr><td rowspan="5">Anti-NMDAR (extracelular)</td><td>Frequência – é o anticorpo mais frequente na EA pediátrica</td></tr>
<tr><td>Clínica – encefalite com distúrbios de movimento, crises epilépticas, sintomas psiquiátricos, mutismo, regressão no desenvolvimento, distúrbios do sono (insônia) e disfunções autonômicas</td></tr>
<tr><td>RM – normal em 65% dos pacientes
Lesões em T2/FLAIR em córtex, substância branca, cerebelo e gânglios da base</td></tr>
<tr><td>EEG – alterado em 90% dos pacientes: ondas lentas generalizadas ou focais, atividades epileptiformes focais e padrão “delta-brush”</td></tr>
<tr><td>Outros – dosagem do anticorpo no liquor é preferível ao soro
Associação com teratoma ovariano em meninas acima de 12 anos</td></tr>
<tr><th colspan="2">Anticorpos menos comuns na EA pediátrica</th></tr>
<tr><td rowspan="5">Anticorpo antirreceptor de dopamina-2 (extracelular)</td><td>Frequência – muito incomum</td></tr>
<tr><td>Clínica – encefalite com distúrbios de movimento, sintomas psiquiátricos, distúrbios do sono, mutismo e rebaixamento da consciência</td></tr>
<tr><td>RM – alterada em 50% dos casos, com acometimento simétrico dos gânglios da base</td></tr>
<tr><td>EEG – sem descrições de anormalidades</td></tr>
<tr><td>Outros – achados variáveis no LCR, com bandas oligoclonais e pleocitose descritas</td></tr>
<tr><td rowspan="5">Anti-$GABA_A$R (extracelular)</td><td>Frequência – incomum</td></tr>
<tr><td>Clínica – encefalite com crises epilépticas refratárias e status epiléptico</td></tr>
<tr><td>RM – lesões multifocais corticais e subcorticais em T2/FLAIR</td></tr>
<tr><td>EEG – atividade epileptiforme e ondas lentas generalizadas</td></tr>
<tr><td>Outros – pleocitose no LCR e presença de anticorpos tireoidianos</td></tr>
<tr><td rowspan="5">Anti-$GABA_B$R (extracelular)</td><td>Frequência – muito incomum</td></tr>
<tr><td>Clínica – encefalite com crises epilépticas focais ou generalizadas e distúrbios do movimento diversos</td></tr>
<tr><td>RM – anormal em 50% dos casos – com hipersinal em T2/FLAIR em lobo temporal, podendo ser lesões multifocais e com alterações na sequência difusão</td></tr>
<tr><td>EEG – ondas lentas generalizadas e paroxismos epileptiformes</td></tr>
<tr><td>Outros – LCR com pleocitose linfocítica em 90% dos casos</td></tr>
</table>

(Continua)

Quadro 45-3. *(Cont.)* Correlação clínica e laboratorial das EAs com os anticorpos encontrados

Anticorpos menos comuns na EA pediátrica	
Anticorpo Anti-mGluR5 (extracelular)	Frequência – muito incomum
	Clínica – encefalite com sintomas psiquiátricos
	RM – achados inespecíficos na aquisição em T2/FLAIR
	EEG – achados inespecíficos, em geral ausência de paroxismos epileptiformes
	Outros – LCR com pleocitose linfocítica
Anticorpo Antirreceptor da glicina (extracelular)	Frequência – incomum
	Clínica – encefalomielite progressiva, com rigidez e mioclonias (PERM) Encefalite ou outras síndromes de tronco
	RM – normal em 70% dos casos
	EEG – anormal em 70% dos casos, com ondas lentas
	Outros – anormalidades no liquor como linfocitose, proteinorraquia, bandas oligoclonais

Adaptado de Cellucci 2020.[1]

DIAGNÓSTICOS DIFERENCIAIS

Os diagnósticos diferenciais mais frequentes são infecções por vírus herpes simples e outras infecções do SNC. Com relação ao vírus herpes, a realização de PCR para o vírus no LCR confirma o diagnóstico, mas pode haver resultado falso-negativo, caso seja realizado nas primeiras 24 horas da doença, o que implica na repetição do exame.[22]

Encefalites por outros agentes virais, como adenovírus, enterovírus, vírus Epstein-Barr (EBV), HIV, *influenza*, vírus JC, sarampo, raiva e varicela-zóster, entram no rol dos diagnósticos diferenciais. Com relação a agentes bacterianos, os mais comumente descritos são: *Borrelia burgdorferi, Listeria monocytogenes, Mycoplasma pneumoniae, Mycobacterium tuberculosis* e *Treponema pallidum.* A depender da região de procedência do paciente, a malária também deve ser considerada.[1]

Além das causas infecciosas, outros diagnósticos devem ser considerados, conforme apresentado no Quadro 45-4.[1,22]

No Quadro 45-5 são apresentadas características clínicas, laboratoriais e de neuroimagem que distinguem a EA da encefalite infecciosa.

Quadro 45-4. Diagnósticos diferenciais da encefalite autoimune na infância

1. Infecções do SNC
2. Vasculites primárias do SNC
3. Outras doenças desmielinizantes (ADEM, neuromielite óptica, esclerose múltipla)
4. Doença cerebrovascular
5. Distúrbios neoplásicos primários e metastáticos
6. Doença de Creutzfeldt-Jakob
7. Encefalopatia epiléptica (encefalite de Rasmussen, FIRES/ NORSE)
8. Doenças reumatológicas (lúpus, sarcoidose, Sjogren, doença de Behçet)
9. Síndrome de Kleine-Levin
10. Doenças mitocondriais e leucodistrofias
11. Erros inatos do metabolismo (acidúrias orgânicas, mucopolissacaridoses e doença de Wilson)
12. Intoxicação por drogas ou medicamentos
13. Maus tratos e negligência infantil

Adaptado de Graus 2016[22] e Cellucci 2020.[1]

Quadro 45-5. Diagnósticos diferenciais da encefalite autoimune na infância

Características	Encefalite autoimune	Encefalite infecciosa
Achados clínicos	Psicose, alterações na fala, distúrbios do movimento, febre pode estar presente em 50% dos casos. *Rash* não é comum	Febre, alteração do nível de consciência, crises epilépticas. *Rash* pode estar associado
Achados LCR	Pleocitose linfocítica leve	Pleocitose linfocítica mais pronunciada
Achados de imagem	Normal na maioria dos casos. Quando alterados, os núcleos da base são mais acometidos que a ínsula e o lobo temporal	Alteração na região mesial hipocampal, poupando os núcleos da base, no caso de encefalite herpética

Adaptado de Garg 2020[2]

TRATAMENTO

O tratamento das encefalites autoimunes é realizado em duas fases, fase aguda e fase crônica/manutenção. Diante da suspeita de EA, mesmo que de forma empírica, é recomendado o início mais precoce possível do tratamento de fase aguda, o que interfere no prognóstico. Conforme a resposta na fase aguda, há fármacos de primeira, segunda e terceira linhas. Caso o paciente não responda aos fármacos de primeira linha, ou se a doença é grave ou recidivante, pode-se optar por medicamentos de segunda linha, o que pode também melhorar o prognóstico.[26]

Fármacos de Fase Aguda

A pulsoterapia com metilprednisolona constitui a base do tratamento de primeira linha, pois tem boa penetração na barreira hematoencefálica e amplo espectro de atividade anti-inflamatória. A dose recomendada é de 30 mg/kg/dia por 3 a 5 dias, com dose máxima de 1.000 mg ao dia.[2]

Outras opções são a imunoglobulina (IG) e a plasmaférese, com evidência de que a associação de cada uma delas com a pulsoterapia apresenta melhor desfecho do que a terapia isolada. Não há diferenças de eficácia entre a plasmaférese e a IG; no entanto, esta última é preferida haja vista a maior disponibilidade e facilidade de administração.[2,27] Nesse sentido, a dose preconizada de IG é de 400 mg/kg/dia, durante 5 dias. Para a plasmaférese são indicadas 5 a 7 sessões em dias alternados.

A maioria dos pacientes responde ao tratamento de primeira linha com melhora dos sintomas observados nas primeiras duas semanas pós-tratamento. Os que não respondem são tratados com medicamentos de segunda linha, como rituximabe e a ciclofosfamida.[2]

O rituximabe é um anticorpo monoclonal quimérico contra CD20, levando a depleção de células B e consequentemente redução das células T CD4 e CD8. Desta forma, recomenda-se a contagem de células B dentro de 2 a 4 semanas após o início do tratamento.[28] A dose recomendada é de 375 mg/m^2 com infusões semanais em um total de 4 semanas.[29]

Já a ciclofosfamida é uma alternativa, sendo recomendadas infusões mensais na dose de 500 a 1.000 mg/m^2 de superfície corporal por 6 a 9 meses. Há risco de infertilidade e neoplasias, o que limita seu uso, apesar de ser dose-dependente.[2]

Por fim, pode-se optar por agentes de terceira linha quando não houver resposta com os tratamentos anteriores. No entanto, seu uso é limitado, haja vista que há poucos estudos em crianças. Dentre as opções estão Bortezomibe e Tocilizumabe.[2]

Terapia de Manutenção

Após a realização das terapias combinadas em fase aguda é recomendado tratamento com corticosteroide oral na dose de 1 a 2 mg/kg/dia – dose máxima de 60 mg ao dia – com redução lenta em 6 a 12 meses.[2] Não existe uma recomendação padrão do tempo de uso de corticoide na fase de manutenção, sendo sugerida uma média de 4 a 6 semanas. Outras opções seriam o micofenolato mofetil, metotrexato e azatioprina.

Manejo de Recaídas

Recaídas não são comuns na EA pediátrica, mas, caso ocorram, o preconizado na literatura é repetir o tratamento de primeira linha. Caso o paciente apresente recaída, é recomendado o tratamento com azatioprina, micofenolato ou doses mensais de rituximabe.[5]

PROGNÓSTICO

O prognóstico varia de acordo com o tipo de EA e o anticorpo relacionado, não sendo possível definir se haverá um curso monofásico ou recorrente. Aparentemente, cada autoanticorpo determina uma EA com fenótipos diferentes e com prognósticos diferentes.

Com relação à encefalite por anti-NMDAR – mais comum na faixa etária pediátrica – cerca de 80% dos pacientes apresentam evolução favorável, com mais de 90% apresentando melhora dos sintomas dentro das 4 semanas pós-tratamento de primeira linha. A mortalidade gira em torno de 6% e risco para recorrência em 20%.[21,30]

Apesar dessas evidências, é importante destacar que, independentemente do tipo de EA, quanto mais precoce for o tratamento, melhor será o desfecho clínico e menor será o risco de sequelas cognitivas a longo prazo.[2]

PONTOS-CHAVE

- A encefalite autoimune, apesar de rara, é uma das principais condições que levam à encefalopatia na faixa etária pediátrica, sendo a causa pós-infecciosa mais comum.
- Caracteriza-se por início subagudo de sintomas psiquiátricos, prejuízos cognitivos e alterações/oscilações no nível de consciência, associados a distúrbios de movimento, crises epilépticas e déficits focais neurológicos.
- Diante da suspeita clínica e após afastar os principais diagnósticos diferenciais, preconiza-se o tratamento combinado de pulsoterapia e imunoglobulina, que deve ser seguido de terapia de manutenção com corticosteroide por 4 a 6 semanas.
- O melhor prognóstico está diretamente relacionado com o diagnóstico e tratamento precoces e varia de acordo com o tipo de anticorpo detectado. É bastante favorável nos casos de encefalite por anti-NMDAR com resolução em mais de 80%.

REFERÊNCIAS BIBLIOGRÁFICAS

1. Cellucci T, Van Mater H, Graus F, Muscal E, Gallentine W, Klein-Gitelman MS, et al. Clinical approach to the diagnosis of autoimmune encephalitis in the pediatric patient. Neurol Neuroimmunol Neuroinflamm. 2020;7:e663.
2. Garg D, Mohammad SS, Sharma S. Autoimmune encephalitis in children: an update. Indian Pediatrics, vol 57. 2020.
3. Corsellis JA, Goldberg GJ, Norton AR. "Limbic encephalitis" and its association with carcinoma. Brain. 1968;91:481-96.
4. Armangue T, Petit-Pedrol M, Dalmau J. Autoimmune encephalitis in children. J Child Neurol. 2012;27:1460-9.
5. Dalmau J, Gleichman AJ, Hughes EG, Rossi JE, Peng X, Lai M, et al. Anti-NMDA-receptor encephalitis: Case series and analysis of the effects of antibodies. Lancet Neurol. 2008;7:1091-8.
6. Dalmau J, Lancaster E, Martinez-Hernandez E, Rosenfeld MR, Balice-Gordon R. Clinical experience and laboratory investigations in patients with anti-NMDAR encephalitis. Lancet Neurol. 2011;10:63-74.
7. Brilot F, Dale RC, Selter RC, Grummel V, Kaluri SR, Aslam M, et al. Antibodies to native myelin oligodendrocyte glycoprotein in children with inflammatory demyelinating central nervous system disease. Ann Neurol. 2009;66:833-42.
8. Malter MP, Helmstaedter C, Urbach H, Vincent A, Bien CG. Antibodies to glutamic acid decarboxylase define a form of limbic encephalitis. Ann Neurol. 2010;67:470-8.
9. Mishra N, Rodan LH, Nita DA, Gresa-Arribas N, Kobayashi J, Benseler SM. Anti-glutamic acid decarboxylase antibody associated limbic encephalitis in a child: expanding the spectrum of pediatric inflammatory brain diseases. J Child Neurol. 2014;29:677-83.
10. Probstel AK, Dornmair K, Bittner R, Sperl P, Jenne D, Magalhães S, et al. Antibodies to MOG are transient in childhood acute disseminated encephalomyelitis. Neurology. 2011;77:580-8.
11. De Brujin MAAM, Bruijstens AL, Bastiaansen AEM, Van Sonderen A, Schreus MWJ, Smitt PAES, et al. Pediatric autoimmune encephalitis: recognition and diagnosis. Neurol Neuroimmunol Neuroinflamm. 2020;7:e682.
12. Granerod J, Ambrose HE, Davies NW, Clewley JP, Walsh AL, Morgan D, et al. Causes of encephalitis and differences in their clinical presentations in England: a multicentre, population based prospective study. Lancet Infect Dis. 2010;10:835-44.
13. Ho AC, Chan SH, Chan E, Wong SS, Fung ST, Cherk SW, et al. Anti-N-methyl-d-aspartate receptor encephalitis in children: Incidence and experience in Hong Kong. Brain Dev. 2018; 6:473-9.

14. Gable MS, Sheriff H, Dalmau J, Tilley DH, Glaser CA. The frequency of autoimmune N-methyl-D-aspartate receptor encephalitis surpasses that of individual viral etiologies in young individuals enrolled in the California Encephalitis Project. Clin Infect Dis. 2012;54:899e904.
15. Pruss H, Finke C, Holtje M, Hofmann J, Klingbeil C, Probst C, et al. N-methyl-D aspartate receptor antibodies in herpes simplex encephalitis. Ann Neurol. 2012;72:902-11.
16. Mohammad SS, Sinclair K, Pillai S, Merheb V, Aumann TD, Gill D, et al. Herpes simplex encephalitis relapse with chorea is associated with autoantibodies to N-Methyl-Daspartate receptor or dopamine-2 receptor. Mov Disord. 2014;29:117-22.
17. Armangue T, Moris G, Cantarin-Extremera V, Conde CE, Rostasy K, Erro ME, et al. Spanish prospective multicentric study of autoimmunity in herpes simplex encephalitis. Autoimmune post herpes simplex encephalitis of adults and teenagers. Neurology. 2015;85:1736-43.
18. Wang H. Anti-NMDA receptor encephalitis and vaccination. Int J Mol Sci. 2017;18:193.
19. Nabizadeh F, Balabandian M, Sodeifian F, Rezaei N, Rostami MR, Moghadasi NA. Autoimmune encephalitis associated with COVID-19: a systematic review. Multiple Sclerosis and Related Disorders. 2022;62.
20. Chatterjee A, Chakravarty A. Neurological complications following COVID-19 vaccination. Current Neurology and Neuroscience Reports. 2023;23:1-14.
21. Ramanathan S, Briloy F, Irani SR, Dale RC. Origins and immunopathogenesis of autoimmune central nervous system disorders. Nat Rev Neurol. 2023 Mar;19(3):172-90.
22. Graus F, Titulaer MJ, Balu R, Benseler S, Bien CG, Cellucci T, et al. A clinical approach to diagnosis of autoimmune encephalitis. Lancet Neurol. 2016 April;15(4):391-404.
23. Venkateswaran S, Hawkins C, Wassmer E. Diagnostic yield of brain biopsies in children presenting to neurology. J Child Neurol. 2008;23:253-8.
24. Florance NR, Davis RL, Lam C, Szperka C, Zhou L, Ahmad S, et al. Anti-N-methyl-D-aspartate receptor (NMDAR) encephalitis in children and adolescents. Ann Neurol. 2009;66:11e18.
25. Hardy D. Autoimmune encephalitis in children. Pediatric Neurology. 2022;132:55-66.
26. Nosadini M, Mohammad SS, Ramanathan S, Brilot F, Dale RC. Immune therapy in autoimmune encephalitis: a systematic review. Expert Rev Neurother. 2015;15:1391-419.
27. Suppiej A, Nosadini M, Zuliani L, Pelizza MF, Toldo I, Bertossi C, et al. Plasma exchange in pediatric anti-NMDAR encephalitis: a systematic review. Brain Dev. 2016;38:613-22.
28. Nosadini M, Alper G, Riney CJ, Benson LA, Mohammad SS, Ramanathan S, et al. Rituximab monitoring and redosing in pediatric neuromyelitis optica spectrum disorder. Neurol Neuroimmunol Neuroinflamm. 2016;3:e188.
29. Lee WJ, Lee ST, Moon J, Sunwoo JS, Byun JI, Lim JA, et al. Tocilizumab in autoimmune encephalitis refractory to rituximab: An institutional cohort study. Neurotherapeutics. 2016;13(4):824-32.
30. Titulaer MJ, McCracken L, Gabilondo I, Armangue T, Glaser C, Iizuka T, et al. Treatment and prognostic factors for long-term outcome in patients with anti-NMDA receptor encephalitis: an observational cohort study. Lancet Neurol. 2013;12:157-65.

CAPÍTULO 46

DOENÇAS DESMIELINIZANTES AUTOIMUNES DO SNC NA INFÂNCIA

Alfredo Damasceno ▪ Gabriel de Deus Vieira

ESCLEROSE MÚLTIPLA

É uma doença autoimune, inflamatória, desmielinizante e neurodegenerativa, que envolve a substância branca e cinzenta do sistema nervoso central (SNC). As áreas de desmielinização afetadas pela esclerose múltipla (EM) levam a manifestações clínicas variadas decorrentes de lesões em qualquer parte do SNC, desde o encéfalo até a medula, podendo gerar grande incapacidade física e cognitiva.[1]

Acomete mais mulheres, em uma proporção 2:1, com idade média de primeira manifestação clínica (surto) entre 20 a 30 anos. No Brasil, possui prevalência de 8,69 casos/100.000 habitantes. A esclerose múltipla pediátrica (EMP) é definida como início dos sintomas antes dos 18 anos, sendo responsável por 5-10% dos casos da doença,[2] tendo algumas particularidades em relação a doença de início da fase adulta, como uma atividade inflamatória maior, gerando uma frequência maior de surtos e lesões desmielinizantes no SNC, uma melhor capacidade de recuperação durante surtos e menor risco de sequelas físicas em relação aos adultos, pelo menos, no curto prazo.[3]

Fatores de Risco

Atualmente, sabe-se que o vírus Epstein-Barr (EBV) desempenha um papel fundamental da fisiopatologia da doença. É um herpes-vírus 4, e acredita-se estar associado ao surgimento da doença, não sendo a causa em si da EM, mas um possível gatilho para início dela. Indivíduos que apresentaram previamente mononucleose (uma causa comum de faringite e linfonodomegalia generalizada em crianças) tem risco dobrado de surgimento da doença. Outros fatores, como deficiência de vitamina D, obesidade e tabagismo, também estão bem estabelecidos como risco para a doença.[1,4]

Manifestações Clínicas

Surto (Recaída)

A doença é caracterizada por períodos de surto, seguido por um período de remissão. O surto da EM é o surgimento de algum déficit focal ou piora de déficit prévio com duração acima de 24 horas, que inicia geralmente de forma subaguda, ou seja, ao longo de horas a dias, seguido por graus variados de recuperação (total ou parcial), podendo ser focal (um único déficit focal) ou multifocal (déficit focal em duas ou mais regiões do SNC). Entre um surto e outro, deve ter intervalo de 30 dias; nesse período, todo déficit focal que surgir, considera-se ser devido ao surto inicial. Resumindo, o surto da EM é a expressão clínica de uma lesão focal desmielinizante no SNC.[5-7]

Locais de Acometimento no SNC e suas Manifestações

A EM pode acometer qualquer região do SNC. Os locais mais comuns de acometimento são os nervos ópticos, parênquima cerebral e medula cervical. Dentre os sintomas (Quadro 46-1),[1,3] o acometimento do nervo óptico (NO) gera uma neurite inflamatória, podendo ser uni ou bilateral (geralmente unilateral), causando baixa de acuidade visual (BAV) (geralmente maior que 20/200), turvação visual, dor à movimentação ocular (90% possuem dor) e discromatopsia (dificuldade em diferenciar tonalidades de cores). Durante exame oftalmológico, pode-se evidenciar como sequela o defeito pupilar aferente relativo (DPAR), que se manifesta como atraso do reflexo fotomotor no olho acometido, devido à lesão da via aferente do NO. Edema do disco óptico é algo incomum, pois a maioria das neurites são retrobulbares, ou seja, acometem a região medial e posterior do nervo óptico.[8-10]

A EM também pode acometer o primeiro neurônio motor, gerando síndrome piramidal que se expressa por meio de hemiparesia, hiper-reflexia e espasticidade. Possui graus variados, desde uma leve hemiparesia, até mesmo a hemiplegia. Outra região comum é a medula, tendo uma mielite transversa geralmente parcial (acometimento maior de um lado), gerando disfunção motora (paraparesia ou tetraparesia), hipoestesia com nível sensitivo, disautonomia e incontinência urinária e/ou fecal. Um sinal comumente presente quando afeta a região cervical da medula é o sinal de Lhermitte, que é a presença de uma sensação de choque na região cervical e/ou braços quando o indivíduo flexiona o pescoço. Outros locais acometidos são o tronco encefálico (gera síndromes de tronco) e cerebelo (ataxia). Dentre as síndromes de tronco mais comum, destacam-se a paralisia de musculatura ocular extrínseca, diplopia, paralisia facial e neuralgia do trigêmeo.[3,11]

Quadro 46-1. Manifestações iniciais da esclerose múltipla pediátrica > 12 anos[1,3]

Manifestação	Frequência
Apresentação polifocal	50-70%
Apresentação monofocal	30-50%
Neurite óptica	10-22%
Sintomas motores	30%
Sintomas sensitivos	15-30%
Ataxia	5-15%
Sintomas do tronco encefálico	25%
Mielite	10%
Apresentação como ADEM (encefalopatia)	20%

ADEM: encefalomielite aguda disseminada.

Fenótipos Clínicos

A doença possui três formas clínicas, ou seja, fenótipos de apresentação. Contudo, na EMP, as formas progressivas apresentam um percentual menor em relação aos adultos:[12,13]

1. *Esclerose múltipla remitente-recorrente (EMRR)*: é a forma mais comum (95-98% dos casos), caracterizada por períodos de surto da doença, seguido de remissão (completa ou parcial), sem progressão importante entre os surtos.

2. *Esclerose múltipla primariamente progressiva (EMPP)*: presente em 3-5% dos pacientes pediátricos, tendo uma piora progressiva do déficit, com poucos ou nenhum surto, geralmente relacionado com lesão medular e/ou cerebelar.
3. *Esclerose múltipla secundariamente progressiva (EMSP)*: é a evolução natural da forma EMRR caso não seja tratada ou tratada de forma ineficaz, geralmente após 10-20 anos de doença, o paciente inicia com uma piora progressiva de um ou mais déficits prévios (com ou sem surtos), tendo períodos de remissões e estabilizações.

Atualmente, outras formas de classificar a doença têm surgido, entre elas, uma classificação com maior acurácia e que traduz de forma mais objetiva a atual situação em que se encontra a doença do paciente. É aquela relacionada com a presença ou não de doença ativa (surtos clínicos e/ou novas lesões desmielinizantes) e a presença ou não de progressão:[6,13,14]

1. EM ativa, com ou sem progressão.
2. EM não ativa, com ou sem progressão.

Diagnóstico

O diagnóstico da EM é realizado por meio dos critérios de McDonald de 2017 (Quadro 46-2),[15] sendo necessária uma clínica sugestiva de doença desmielinizante, associada a achados sugestivos de lesão desmielinizante na ressonância magnética (RM). A presença de bandas oligoclonais (BOC) e elevação do índice de IgG no liquor também auxilia no diagnóstico. Dois termos são abordados nos critérios, que é a disseminação no tempo e espaço.[15]

Quadro 46-2. Critérios de McDonald de 2017 para diagnóstico da esclerose múltipla[15]

Número de surtos	Número de lesões com evidência clínica objetiva	Dados adicionais necessários para o diagnóstico de esclerose múltipla
≥ 2 surtos clínicos	≥ 2	Nenhum
≥ 2 surtos clínicos	1 (além de evidência clara de um surto anterior envolvendo uma lesão em um local distinto)	Nenhum
≥ 2 surtos clínicos	1	Disseminação no espaço demonstrada por um surto adicional envolvendo um local diferente do SNC ou por RM
1 surto clínico	≥ 2	Disseminação no tempo demonstrada por um surto adicional ou por RM ou presença de bandas oligoclonais no liquor
1 surto clínico	1	Disseminação no espaço demonstrada por um surto adicional implicando um local diferente do SNC ou por RM e Disseminação no tempo demonstrada por um surto adicional ou por RM ou Presença de bandas oligoclonais no liquor

SNC: sistema nervoso central; RM: ressonância magnética.

Traduz-se como disseminação no espaço aquele paciente que apresenta déficit focal em dois locais clinicamente distintos ou duas regiões típicas demostradas pela RM; disseminação em tempo, a presença de um 2° surto clínico com diferença de 30 dias após o 1° surto, presença concomitante de lesão captante e não captante na RM, aumento do número de lesões na RM em relação ao último exame (com intervalo mínimo de 3 meses) ou presença de BOC no liquor.[15]

Achados de Imagem (Ressonância Magnética)

Na RM de órbita, o padrão típico de acometimento do NO pela EM é uma lesão unilateral, curta (< 50% de extensão do NO acometida) e na região anterior, poupando o quiasma e trato óptico. A sequência de escolha para visualizar lesões no NO é o *T2-weighted short-tau inversion recovery* (T2-STIR).[1,16] Na RM de crânio, os locais típicos de lesão desmielinizante (usualmente ovalada > 3 mm) são as regiões periventricular, cortical, justacortical (lesão subcortical "colada" no córtex, ou seja, sem substância branca entre a lesão e o córtex) e infratentorial (tronco e cerebelo). As sequências de escolha para visualizar lesões no parênquima são o T2 e o *T2-fluid attenuated inversion recovery* (T2-FLAIR).[16] Lembrando que as sequências de escolha para visualizar lesão cortical são o *double inversion recovery sequence* (DIR) e *phase-sensitive inversion recovery* (PSIR).[16] Na medula, as lesões geralmente acometem a região cervical, ocorrendo predominante nas regiões laterais e posteriores da medula, sendo mais bem visualizadas nas sequências T2 e T2-STIR.[16,17]

Alguns padrões na imagem sinalizam importantes informações a respeito do diagnóstico e prognóstico do paciente com EM. Entre eles, o sinal da veia central, mais bem visualizado na sequência *susceptibility weighted imaging* (SWI), mostra uma linha fina central com hipossinal no meio da lesão, sendo muito característico de doença desmielinizante e uma importante forma de auxiliar no diagnóstico naqueles padrões de imagem duvidosos. Outro sinal importante, é o sinal do halo de ferro paramagnético (também visualizado na sequência SWI), sendo um halo com hipossinal ao redor da lesão, devido ao acúmulo de ferro (indicando processo inflamatório crônico), estando associado a um pior prognóstico e forma progressiva da doença.[16,17]

Tratamento

Surto (Exacerbação)

A principalmente medicação utilizada no tratamento de surtos é a metilprednisolona endovenosa (EV), em esquema de pulsoterapia (30 mg/kg/dia por 3-5 dias, máximo 1 g/dia), geralmente com boa eficácia na recuperação clínica do paciente. A manutenção com corticoide oral, após ciclo de pulsoterapia, em regime de retirada progressiva (14-21 dias), é indicada. A plasmaférese é reservada para casos com persistência de incapacidade grave após pulsoterapia e em surtos graves (5 a 7 sessões). Surtos sensitivos leves sem interferência nas atividades diárias podem receber conduta expectante.[5,7]

Manutenção (Tratamento de Longa Duração)

O tratamento de longa duração é realizado com drogas modificadoras da doença, com o objetivo de prevenir novos surtos. As posologias utilizadas para tratamento em adolescentes são semelhantes às de adultos. Em crianças com idade inferior a 12 anos e ou 40 kg, usualmente são utilizadas doses menores, a fim de reduzir a ocorrência de efeitos colaterais. Atualmente, o conceito de "pirâmide" no tratamento da EM nos adultos está se invertendo, sendo utilizadas medicações de alta eficácia como primeira linha, com o intuito de obter

Quadro 46-3. Medicamentos utilizados na esclerose múltipla pediátrica[1,10,19]

Medicação	Eficácia	Idade (anos)	Dose e via	Mecanismo de ação	Efeitos colaterais
Betainterferonas	Baixa	Qualquer idade	1a SC: 22 (< 40 kg) e 44 mcg 3×/semana 1a IM: 30 mcg 1x/semana	Modulação de células T e produção de citocinas	Sintomas *flu-like*, elevação de transaminases, depressão, leucopenia, reações no local de aplicação
Acetato de glatirâmer	Baixa	Qualquer idade	20 (< 40 kg) e 40 mg SC 3×/semana	Modula células T e redução na apresentação de antígenos	Reação de aperto torácico, elevação de transaminases, lipodistrofia e reações no local de aplicação
Fumarato de dimetila	Baixa	> 18*	Início: 120 mg VO 12/12 h por 7 dias Manutenção: 240 mg VO 12/12 h	Reduz atividade de células pró-inflamatórias	Infecções, *flushing*, sintomas gastrintestinais
Fingolimode	Moderada	> 10	0,5 mg VO 1×/dia	Bloqueio da esfingosina-1-fosfato	Infecções, arritmia cardíaca, hipertensão, edema macular
Natalizumabe	Alta	> 18*	300 mg EV a cada 28 dias (3 mg/kg se < 40 kg)	Bloqueio da α4-integrina	Elevação de transaminases e LEMP
Rituximabe	Alta	Qualquer idade	Início: 1 g EV D0 e D15 (se < 40 kg 375 mg/m²) Manutenção: 1 g EV a cada 6 meses (se < 40 kg 375 mg/m²)	Anti-CD20	Reações da infusão, infecções, reativação de hepatite B e tuberculose, hipogamaglobulinemia

SC: subcutâneo; IM: intramuscular; EV: endovenoso; VO: via oral; LEMP: leucoencefalopatia multifocal progressiva.

um melhor controle clínico e radiológico da doença, mantendo-a cada vez mais controlada, evitando sequelas físicas e cognitivas nesses doentes (comum no passado). Analogia semelhante também é indicada na população pediátrica, contudo ainda permanece com poucas medicações aprovadas para uso *on-label* nessa população (Quadro 46-3).[1,10,12,18,19]

Sintomático

A espasticidade pode ser controlada com o uso de medicações, como o baclofeno, a tizanidina e benzodiazepínicos. Para controle de espasmos dolorosos, carbamazepina e baclofeno apresentam boa resposta. Quadros focais de espasticidade podem-se beneficiar com aplicação de toxina botulínica.[10,12,19]

A dor neuropática é frequente, e a medicação mais utilizada é a gabapentina, ainda não estudada na população pediátrica. Os efeitos colaterais são sonolência, desequilíbrio e sintomas gastrintestinais. O uso de amitriptilina e carbamazepina também pode ser útil. A depressão deve ser diagnosticada ativamente, tendo tratamento eficaz.[10,12]

Monitoramento da Doença

A EM é monitorada clinicamente com base na ocorrência de surtos, progressão do grau de incapacidade pela Escala Expandida do Estado de Incapacidade (EDSS) ou outras escalas, avaliação neuropsicológica, RM do crânio anual, RM de medula (se necessário), avaliação de atrofia encefálica e tomografia de coerência óptica (se necessário). O conceito de NEDA – "*no evidence of disease activity*" – foi introduzido nos últimos anos e refere-se aos pacientes que não apresentam novos surtos, progressão da incapacidade, novas lesões na RM de crânio (NEDA 3) ou atrofia encefálica (NEDA 4).[1,17]

Prognóstico

Caso a EM não seja tratada de forma precoce e adequada, visando a um bom controle da doença, pode ocorrer um acúmulo de déficits focais e cognitivos provenientes de surtos clínicos e lesões desmielinizantes, gerando grande impacto na vida do paciente.[5]

NEUROMIELITE ÓPTICA

A neuromielite óptica (NMO) é uma doença inflamatória do SNC, com dano direto ao astrócito e cursando com desmielinização secundaria, caracterizada por surtos recorrentes de mielite, neurite óptica e/ou síndrome da área postrema (p. ex.: náuseas e vômitos refratários) associados à positividade do anticorpo antiaquaporina 4 (AQP4 IgG), sendo mais comum em mulheres da raça negra. Esse anticorpo é considerado patogênico por atacar o canal de água AQP4, que é encontrado nos pés dos astrócitos que formam a barreira hematoencefálica. Com isso, as lesões da NMO são marcadas por uma resposta inflamatória humoral, morte celular astrocítica com perda de AQP4, seguida por desmielinização inflamatória e dano axonal.[20-23]

Manifestações Clínicas

Assim como na forma adulta, a NMO na população pediátrica é frequentemente uma doença grave e recorrente, com acúmulo de incapacidade neurológica, levando a déficits físicos muito incapacitantes (p. ex.: cegueira e para/tetraplegia). A maior parte das características clínicas, laboratoriais e de neuroimagem da NMO pediátrica é semelhante à forma adulta.[24,25]

A NMO possui três manifestações principais/cardinais, entre elas a neurite óptica, mielite e síndrome da área postrema, podendo também ter outras manifestações menos comuns (síndromes de tronco cerebral e síndrome hipotalâmica). A neurite da NMO é geralmente grave (acuidade visual pior ou igual a 20/200), bilateral, extensa (> 50% de extensão do NO) e com dor importante a movimentação ocular. A mielite é, em geral, longitudinalmente extensa (mielite transversa longitudinalmente extensa [MTLE], ≥ 3 corpos vertebrais), centro-medular, sendo mais comum em região cervical e torácica alta. A síndrome da área postrema caracteriza-se por soluços, náuseas e vômitos incoercíveis, às vezes intratáveis, com duração acima de 48 horas (média de 2 semanas), associados à lesão em região posterior do bulbo.[25,26]

Diagnóstico

Paciente, com quadro típico associado à presença do anticorpo anti-AQP4 IgG positivo fecha o diagnóstico. É um anticorpo com alta sensibilidade e especificidade no diagnóstico de NMO, principalmente quando realizado pelo método *Cell Based Assay* (CBA).[23,25]

Para diagnóstico de casos de NMO soronegativa (anticorpo anti-AQP4 negativo ou desconhecido), o paciente deve preencher todos os três critérios abaixo, de acordo com o Painel Internacional de 2015:[25]

1. Pelo menos duas síndromes clínicas centrais (uma delas deve ser NO, MTLE ou área postrema), que ocorrem como resultado de ≥ 1 surto clínico e que atendam a todos os seguintes requisitos:
   - Pelo menos uma característica clínica central deve ser: NO, MTLE ou síndrome de área postrema.
   - Disseminação no espaço (≥ 2 características clínicas principais diferentes).
   - Cumprimento de requisitos adicionais de RM*.
2. AQP4-IgG negativo (usando o melhor método de detecção disponível) ou teste indisponível.
3. Exclusão de diagnósticos alternativos.

*Requisitos adicionais de RM para NMOSD AQP4-IgG negativo ou desconhecido:[25]

1. Neurite óptica aguda: NO normal ou lesão estendendo-se > 50% do NO ou de quiasma óptico.
2. Mielite aguda: MTLE ou atrofia medular focal ≥ 3 segmentos contíguos.
3. Síndrome da área postrema: lesão na área postrema (posterior do bulbo).
4. Síndrome de tronco cerebral: lesões periependimárias associadas no tronco cerebral.

Tratamento

Surto

A remissão parcial é predominante. Quanto mais precoce e agressivo o tratamento, menor o risco de desenvolver sequelas. Realiza-se pulsoterapia com metilprednisolona EV, dose de 30 mg/kg/dia por 5-7 dias (máximo 1 g/dia), seguindo o uso de corticoide VO em esquema de retirada progressiva (em 2-3 semanas). Nos casos refratários, utiliza-se plasmaférese de 5 a 7 sessões. Nos surtos graves (NO bilateral ou pior que 20/200, lesão hipotálamo, síndrome da área postrema, mielite com déficit motor grave e sintomas esfincterianos), utiliza-se pulsoterapia associada à plasmaférese desde o primeiro dia de tratamento do surto.[22,23]

Manutenção

O objetivo do tratamento é evitar novos surtos da doença. Nos últimos 4 anos, 4 medicações (anticorpos monoclonais) foram aprovadas para tratamento da NMO soropositiva (anti-AQP4 IgG positivo), entre eles o satralizumabe, inebilizumabe, eculizumabe e ravulizumabe. Contudo, somente uma medicação está aprovada para uso na população pediátrica, o satralizumabe em pacientes com 12 anos ou mais.[23,27]

O satralizumabe é um anticorpo monoclonal inibidor do receptor da IL-6, aprovado pela Food and Drug Administration (FDA), em 2020, para tratamento de NMO AQP4 positiva em indivíduos acima de 12 anos. Em seus 2 ensaios clínicos fase 3 (SakuraSky e SakuraStar), a medicação apresentou ótimos resultados em relação ao controle da doença, principalmente quando em uso concomitante com algum imunossupressor, com redução de risco de surtos de 62% HR 0,38 (IC 95% 0,16-0,88).[27,28]

Outras medicações, apesar de uso *off-label*, são comumente utilizadas para tratamento de manutenção, entre elas a azatioprina e o rituximabe, sendo este último, muito eficaz no controle da doença (Quadro 46-4).[22]

Quadro 46-4. Tratamentos disponíveis para NMO pediátrica[23,27,28]

Medicação	Idade (anos)	Dose e via	Mecanismo de ação	Efeitos colaterais
Satralizumabe (*on-label*)	≥ 12	Início: 120 mg SC nas semanas 0, 2 e 4 Manutenção: 120 mg SC a cada 4 semanas	Anti-IL-6	Aumento de infecções, náusea, cefaleia e reações durante a infusão
Rituximabe (*off-label*)	Qualquer idade	Início: 1 g EV D0 e D15 (se < 40 kg 375 mg/m²) Manutenção: 1 g EV a cada 6 meses (se < 40 kg 375 mg/m²)	Anti-CD20	Reações da infusão, infecções, reativação de hepatite B e tuberculose, hipogamaglobulinemia
Azatioprina (*off-label*)	Qualquer idade	2 a 3 mg/kg/dia VO	Antagonista da purina	Alterações hematológicas, aumento de enzimas hepática e pancreáticas, queda de cabelo

SC: subcutâneo; EV: endovenoso; VO: via oral.

Monitoramento da Doença

Diferente da EM, o paciente com NMO não precisa realizar exames de imagem de controle, exceto na suspeita de surto clínico, devido à ausência de progressão de sintomas entre os surtos e ausência de lesões assintomáticas.[22,25]

MOGAD

A doença associada a anticorpos contra glicoproteínas de oligodendrócitos da mielina (MOGAD), também chamada de doença anti-MOG, é uma doença desmielinizante, sendo mais comum em crianças e adolescentes (pico entre 7 e 10 anos), não tendo predomínio de sexo nem raça. Ela acomete a superfície dos oligodendrócitos, responsável pela produção de bainha de mielina no SNC, tornando-se um alvo potencial para anticorpos patogênicos.[29,30]

Manifestações Clínicas

A MOGAD tem como principais alvos o nervo óptico (mais comum) e a medula espinhal. Geralmente ela ocorre após algum fator desencadeante (infecção de via aérea superior, febre, vacinação etc.). Quando afeta o NO, o mais comum é acometer, de forma bilateral, a região anterior extensa, com perineurite e edema de papila associado, podendo ocorrer até hemorragia peripapilar. Na medula, geralmente se apresenta como MTLE, sendo típico acometer o cone medular. Outra manifestação inicial, é um quadro ADEM-*like* (encefalomielite aguda disseminada).[21,30] As manifestações com encefalite (ADEM e ADEM-*like*) costumam ser mais comuns abaixo dos 10 anos de idade, enquanto NO e MTLE aumentam em frequência após essa idade.

Recorrência

Em cerca de 50% dos casos, é uma doença monofásica, não tendo recorrência. Um fator de risco para recorrência é a presença do anticorpo anti-MOG positivo de forma persistente > 1 ano e em altos títulos (> 1/100).[21,30]

Diagnóstico

É por meio da detecção do anticorpo anti-MOG IgG em um paciente com quadro típico, de preferência pelo método *cell based assay* (CBA) (apresenta uma maior acurácia). Em 2023, foi publicado o Painel Internacional de MOGAD, contendo critérios diagnósticos (Quadro 46-5).[15,29]

Tratamento

Surto

Na MOGAD, o evento índice (primeiro surto desmielinizante) é o mais grave e com maior potencial para gerar sequelas, devendo ser tratado de forma precoce e agressiva. Felizmente, em geral, o surto da MOGAD tem uma boa resposta à pulsoterapia (metilprednisolona EV 30 mg/kg/dia por 5-7 dias, máximo 1 g/dia). Se refratário, iniciar plasmaférese de 5-7 sessões ou imunoglobulina IV (2 g/kg em 3-5 dias). Após, realizar corticoterapia VO por 3 meses, seguida de desmame lento e progressivo.[21,28]

Manutenção

Indicada somente se houver recorrência. Não há um consenso sobre qual medicação é mais indicada, sendo usualmente utilizados azatioprina, micofenolato de mofetila, imunoglobulina intermitente (1 g/kg a cada 3-5 semanas) ou rituximabe (apesar de ter uma menor eficácia nos quadros de MOGAD), geralmente por 3-5 anos após o último surto.[21,29]

Quadro 46-5. Critérios diagnósticos de MOGAD (Painel internacional de 2023)[29]

<table>
<tr><th colspan="4">Todos os critérios abaixo são obrigatórios (A, B e C)</th></tr>
<tr><td>A) Evento desmielinizante clínico principal</td><td colspan="3">Basta ter 1:
▪ Neurite óptica: uni ou bilateral
▪ Mielite: geralmente MTLE, cone medular e sinal do H medular
▪ ADEM: déficits multifocais com encefalopatia
▪ Déficits cerebrais monofocais ou multifocais
▪ Lesão em tronco cerebral ou cerebelo
▪ Encefalite cortical, geralmente com convulsões</td></tr>
<tr><td rowspan="3">B) Anti-MOG IgG positivo</td><td rowspan="3">Pelo método CBA (sérico)</td><td rowspan="3">Claramente positivo (> 1:100): fecha o diagnóstico
Positivo em baixo título (< 1:100), sem título relatado, negativo, mas LCR positivo: deve ter anti-AQP4 IgG negativo e ≥ 1 característica clínica ou de RM de suporte</td><td>Características clínicas ou de RM de suporte†:
†Neurite óptica: bilateral, neurite extensa, realce perineural, edema do disco</td></tr>
<tr><td>†Mielite: MTLE, lesão em cone medular, sinal do H</td></tr>
<tr><td>†Cérebro, tronco ou síndrome cerebral: múltiplas lesões na substância branca supratentorial e geralmente infratentorial, lesão na substância cinzenta profunda, lesão na ponte, pedúnculo cerebelar médio ou medula, lesão cortical com ou sem realce e realce meníngeo sobrejacente</td></tr>
<tr><td colspan="4">C) Exclusão de melhores diagnósticos (incluindo esclerose múltipla)</td></tr>
</table>

MTLE: mielite transversa longitudinal extensa; RM: ressonância magnética; LCR: líquido cefalorraquidiano.

Prognóstico

Em 50% dos casos é uma doença monofásica. O risco de recorrência é aumentado em casos de alto título do anticorpo anti-MOG IgG (> 1:100), positividade persistente (após 6 e 12 meses do evento índice) e presença de novas lesões na RM.[28,29]

PONTOS-CHAVE

- Esclerose múltipla
  - É uma doença autoimune e desmielinizante, que afeta a substância branca e cinzenta do SNC, tendo acometimento na população pediátrica em torno de 5-10% dos casos.
  - Geralmente inicia em forma de surto, que é a presença de um novo déficit focal ou piora de um déficit prévio com duração acima de 24 horas.
  - Clinicamente, pode apresentar-se como neurite óptica (geralmente unilateral, curta, leve intensidade e com discromatopsia), lesões parenquimatosas (déficit motor ou sensitivo em hemicorpo), lesões de tronco encefálico (síndromes de tronco), lesão em cerebelo (ataxia) ou mielite (curta e parcial).
  - O diagnóstico é por meio dos critérios de McDonald de 2017 (disseminação em tempo e espaço).
  - O tratamento do surto é por meio de pulsoterapia com metilprednisolona EV por 3-5 dias.
  - O tratamento de manutenção é pelo uso preferencialmente de medicação de alta eficácia.
- Neuromielite óptica
  - É uma doença mais grave que a EM, podendo gerar sequelas físicas importantes.
  - Possui três manifestações clínicas cardinais: neurite óptica (geralmente bilateral, grave e extensa), MTLE (extensão acima de três corpos vertebrais) e síndrome da área postrema (soluços e náusea/vômitos intratáveis com duração acima de 48 horas, associados à lesão em bulbo posterior).
  - O diagnóstico é realizado por meio dos critérios do Painel Internacional de 2015, sendo que a detecção do anticorpo anti-AQP4 IgG em quadro típico permite fechar o diagnóstico.
  - O único tratamento aprovado na população pediátrica é o satralizumabe, contudo, usualmente, utiliza-se azatioprina ou rituximabe.
- MOGAD
  - Possui pico de acometimento entre 7 e 10 anos.
  - Usualmente acomete o nervo óptico (mais comum) e a medula, sendo comum a presença de um fator desencadeante.
  - No nervo óptico, geralmente afeta de forma bilateral, anterior extensa, com perineurite e edema de papila associado. Na medula, geralmente apresenta uma MTLE e lesão em cone medular.
  - O tratamento deve ser precoce e agressivo no surto índice. Geralmente não é necessário tratamento de manutenção, pois a maioria é monofásica. Presença de anticorpo positivo persistentemente traduz um risco aumentado para recorrência.

REFERÊNCIAS BIBLIOGRÁFICAS

1. Kornbluh AB, Kahn I. Pediatric multiple sclerosis. Semin Pediatr Neurol. 2023;46:101054.
2. da Gama Pereira AB, Sampaio Lacativa MC, da Costa Pereira FF, Papais Alvarenga RM. Prevalence of multiple sclerosis in Brazil: A systematic review. Mult Scler Relat Disord. 2015 Nov;4(6):572-9.
3. Banwell BL. Multiple sclerosis in children. In: Goodin DS, editor. Handbook of clinical neurology. Multiple sclerosis and related disorders. Elsevier BV; 2014. vol. 122 (3rd series).
4. Vandebergh M, Degryse N, Dubois B, Goris A. Environmental risk factors in multiple sclerosis: bridging Mendelian randomization and observational studies. J Neurol. 2022;269(8):4565-74.
5. Chou IJ, Wang HS, Whitehouse WP, Constantinescu CS. Paediatric multiple sclerosis: update on diagnostic criteria, imaging, histopathology and treatment choices. Curr Neurol Neurosci Rep. 2016;16(7):68.
6. Olek MJ. Multiple sclerosis. Ann Intern Med. 2021;174(6):ITC81-ITC96.
7. Simone M, Chitnis T. Use of disease-modifying therapy in pediatric MS. Curr Treat Options Neurol. 2016;18(8):36.
8. Belman AL, Krupp LB, Olsen CS, Rose JW, Aaen G, Benson L, et al. Characteristics of children and adolescents with multiple sclerosis. Pediatrics. 2016;138(1):e20160120.
9. Castillo Villagrán D, Yeh EA. Pediatric multiple sclerosis: Changing the trajectory of progression. Curr Neurol Neurosci Rep. 2023;23(11):657-69.
10. Jakimovski D, Awan S, Eckert SP, Farooq O, Weinstock-Guttman B. Multiple sclerosis in children: Differential diagnosis, prognosis, and disease-modifying treatment. CNS Drugs. 2022;36(1):45-59.
11. Krupp LB, Banwell B, Tenembaum S. Consensus definitions proposed for pediatric multiple sclerosis and related disorders. Neurology. 2007;68:S7-12.
12. Beres SJ, Graves J, Waubant E. Rituximab use in pediatric central demyelinating disease. Pediatr Neurol. 2014;51(1):114-18.
13. Inojosa H, Schriefer D, Ziemssen T. Clinical outcome measures in multiple sclerosis: A review. Autoimmun Rev. 2020;19(5):102512.
14. Kuhlmann T, Moccia M, Coetzee T, Cohen JA, Correale J, Graves J, Marrie RA, et al. Multiple sclerosis progression: time for a new mechanism-driven framework. Lancet Neurol. 2023;22(1):78-88.
15. Thompson AJ, Banwell BL, Barkhof F, Carroll WM, Coetzee T, Comi G, et al. Diagnosis of multiple sclerosis: 2017 revisions of the McDonald criteria. Lancet Neurol. 2018;17(2):162-73.
16. Wattjes MP, Ciccarelli O, Reich DS, Banwell B, de Stefano N, Enzinger C, et al. MAGNIMS-CMSC-NAIMS consensus recommendations on the use of MRI in patients with multiple sclerosis. Lancet Neurol. 2021;20(8):653-70.
17. Oh J. Diagnosis of Multiple Sclerosis. Continuum (Minneap Minn) 2022;28(4):1006-24.
18. Ghezzi A, Amato MP, Annovazzi P, Capobianco M, Gallo P, La Mantia L, et al. Long-term results of immunomodulatory treatment in children and adolescents with multiple sclerosis: the Italian experience. Neurol Sci 2009;30(3):193-99.
19. Waldman AT, Gorman MP, Rensel MR, Austin TE, Hertz DP, Kuntz NL, et al. Management of pediatric central nervous system demyelinating disorders: consensus of United States neurologists. J Child Neurol. 2011;26(6):675-82.
20. Absoud M, Lim MJ, Appleton R, Jacob A, Kitley J, Leite MI, et al. Paediatric neuromyelitis optica: clinical, MRI of the brain and prognostic features. J Neurol Neurosurg Psychiatry. 2015;86:470-72.
21. Al-Ani A, Chen JJ, Costello F. Myelin oligodendrocyte glycoprotein antibody-associated disease (MOGAD): current understanding and challenges. J Neurol 2023;270(8):4132-50.
22. Gombolay GY, Chitnis T. Pediatric Neuromyelitis Optica Spectrum Disorders. Curr Treat Options Neurol. 2018;20(6):19.
23. Paolilo RB, Paz JAD, Apóstolos-Pereira SL, Rimkus CM, Callegaro D, Sato DK. Neuromyelitis optica spectrum disorders: a review with a focus on children and adolescents. Espectro da

neuromielite óptica: uma revisão com ênfase em crianças e adolescentes. Arq Neuropsiquiatr. 2023;81(2):201-11.

24. Nosadini M, Alper G, Riney CJ, Benson LA, Mohammad SS, Ramanathan S, et al. Rituximab monitoring and redosing in pediatric neuromyelitis optica spectrum disorder. Neurol Neuroimmunol Neuroinflamm. 2016;3:e188.
25. Wingerchuk DM, Banwell B, Bennett JL, Cabre P, Carroll W, Chitnis T, et al. International panel for NMO diagnosis. International consensus diagnostic criteria for neuromyelitis optica spectrum disorders. Neurology. 2015;85:177-89.
26. Chitnis T, Ness J, Krupp L, Waubant E, Hunt T, Olsen CS, et al. Clinical features of neuromyelitis optica in children: US Network of Pediatric MS Centers report. Neurology 2016;86:245-52.
27. Fung S, Shirley M. Satralizumab: A review in neuromyelitis optica spectrum disorder. CNS Drugs. 2023;37(4):363-70.
28. Traboulsee A, Greenberg BM, Bennett JL, Szczechowski L, Fox E, Shkrobot S, et al. Safety and efficacy of satralizumab monotherapy in neuromyelitis optica spectrum disorder: a randomised, double-blind, multicentre, placebo-controlled phase 3 trial. Lancet Neurol. 2020;19(5):402-12.
29. Banwell B, Bennett JL, Marignier R, Kim HJ, Brilot F, Flanagan EP, et al. Diagnosis of myelin oligodendrocyte glycoprotein antibody-associated disease: International MOGAD Panel proposed criteria. Lancet Neurol 2023;22(3):268-82.
30. Sechi E, Cacciaguerra L, Chen JJ, Mariotto S, Fadda G, Dinoto A, et al. Myelin Oligodendrocyte Glycoprotein Antibody-Associated Disease (MOGAD): A review of clinical and MRI features, diagnosis, and management. Front Neurol. 2022;13:885218.

CAPÍTULO 47

ENCEFALOMIELITE DISSEMINADA AGUDA

Isadora de Oliveira Cavalcante ■ Felipe Von Glenh
Lisiane Seguti Ferreira

INTRODUÇÃO

As síndromes desmielinizantes adquiridas da infância (SDAI) consistem em um grupo de doenças com apresentação clínica e radiológica semelhantes, que desafiam o médico na determinação do diagnóstico definitivo. Dentro dos possíveis diagnósticos estão as doenças infecciosas, parainfecciosas, doenças reumáticas com manifestação no sistema nervoso central (SNC) e as doenças autoimunes do SNC. A encefalomielite disseminada aguda (ADEM) é a principal representante das SDAI, e compartilha uma disfunção do sistema imune contra neuroantígenos.[1]

A maioria dos eventos classificados como SDAI permanece monofásico, sendo então classificados como ADEM ou como síndrome clínica isolada, a depender dos achados clínicos e radiológicos.[2] Independente da evolução clínica posterior, os eventos desmielinizantes agudos compartilham características clínicas semelhantes entre si. Nesse contexto, ADEM representa de 22 a 32% dos casos de SDAI, com incidência relativamente comum, principalmente na criança pequena, sendo rara – menos de 10% dos casos – uma manifestação inicial típica de ADEM em pacientes com esclerose múltipla (EM) ou neuromielite óptica (NMO).[2,3]

Por definição, ADEM é uma síndrome desmielinizante aguda que se apresenta com encefalopatia e sintomas multifocais do SNC em conjunto com achados de desmielinização à neuroimagem e estudos anatomopatológicos demonstrando infiltrados inflamatórios associados à desmielinização perivenular.[2,3] As primeiras descrições do quadro são datadas a partir do século XVIII e intimamente relacionadas após eventos de infecções por varíola, sarampo e outras infecções comuns da infância.[4]

Importantes avanços no conhecimento da fisiopatologia da ADEM aconteceram recentemente, em 2007, após a comprovação da sua associação com a presença do anticorpo contra a glicoproteína da mielina do oligodendrócito (MOG).[5] Apesar desses avanços, ADEM ainda permanece como diagnóstico de exclusão, devendo-se considerar outros diagnósticos diferenciais.

CRITÉRIOS DIAGNÓSTICOS

Os critérios diagnósticos demonstrados a seguir foram idealizados pelo Grupo de Estudos Internacional de Esclerose Multipla Pediátrica (IPMSSG) inicialmente em 2007 e atualizados em 2013.[6]

A partir desse consenso, é considerado o diagnóstico de ADEM se todos os itens abaixo estiverem presentes:

1. Primeiro evento clínico multifocal do SNC com suposta causa desmielinizante inflamatória.
2. Encefalopatia – entendida como alteração do nível de consciência ou alteração do comportamento que não se justifique por febre, doenças sistêmicas ou quadro pós-ictal.
3. Alterações na ressonância magnética cerebral (RM) típicas de desmielinização (lesões difusas, mal definidas, grandes [> 1-2 cm] e envolvendo predominantemente a substância branca encefálica) dentro dos primeiros 3 meses do evento.
4. Nenhum outro achado clínico ou de neuroimagem, 3 meses após o evento clínico.

Estes critérios se aplicam à faixa etária pediátrica, mas podem ser estendidos para adultos.

Os sintomas clínicos e achados de neuroimagem podem variar de gravidade e evolução nos primeiros 3 meses após o evento. Caso ocorram novos sintomas ou achados de neuroimagem semelhantes ao ADEM após os 3 meses do primeiro sintoma, será considerado como segundo evento desmielinizante, também denominado de encefalomielite disseminada multifásica (MDEM).[3,6] Contudo, caso o paciente em investigação apresente um terceiro evento desmielinizante, não cabe mais o diagnóstico de MDEM, indicando a possibilidade de uma doença desmielinizante crônica recidivante, como EM e NMO ou até ADEM-ON (ADEM seguido de neurite óptica).[2]

EPIDEMIOLOGIA

Embora seja condição frequente entre as SDAI, ADEM é considerada uma doença rara, mais comum em crianças do que adultos, com estimativa anual de incidência de 0,5 a cada 100.000 crianças.[2,7] Dados sobre estimativa em adultos são raros, apontando para 0,26/100.000 adultos.[8]

A idade de início ocorre entre 3 e 7 anos, porém pode ocorrer em qualquer faixa etária, com incidência discretamente maior em meninos, em torno de 1:0,8 a 2,3:1.[2,7] ADEM recorrente é rara e a maioria dos casos apresenta positividade para o anticorpo anti-MOG. Um estudo epidemiológico holandês indica a frequência de anti-MOG em pacientes com doenças desmielinizantes adquiridas de 0,13/100.000 adultos e 0,31/100.000 crianças.[9]

QUADRO CLÍNICO

Em aproximadamente 75% dos pacientes que recebem o diagnóstico de ADEM há relato de infecção febril anterior ao aparecimento dos sintomas, principalmente no trato respiratório e de etiologia viral.[2,7] Há descrição de associação com vacinação, porém sem correlação patogênica bem-estabelecida nas crianças.[2,7] Dentre as vacinas mais relacionadas, estão: a vacina da raiva, hepatite B, coqueluche, poliomielite, *influenza* e tríplice viral.[2]

Recentemente, após a pandemia de Covid-19, foram relatados casos de ADEM associados à infecção por SARS-CoV-2, sendo descritos sintomas até 3 semanas após o quadro infeccioso inicial.[10] Além da infecção por SARS-CoV-2, há descrições de ADEM pós-vacinação para Covid, contudo, sem relatos de ocorrência em faixa etária pediátrica e com incidência inferior ao ADEM ocasionado após infecção pelo próprio vírus.[11]

Geralmente, os sintomas neurológicos podem ter início de 4 a 21 dias após quadro infeccioso.[2,3,7,12] Os sintomas prodrômicos (mal-estar, vômitos e cefaleia) duram entre 3 e 4 dias, iniciando-se então os sintomas neurológicos.[7,12,13] No Quadro 47-1, são demonstrados os principais sintomas neurológicos encontrados e sua prevalência.

Quadro 47-1. Frequência dos principais sintomas na ADEM

Sinais e sintomas associados	Prevalência
Encefalopatia	100%
Sintomas piramidais	18 a 60%
Ataxia/sintomas cerebelares	36 a 47%
Crises epilépticas	12 a 50%
Síndrome de nervos cranianos	18 a 39%
Alterações na fala	7 a 44%
Distúrbios miccionais	6 a 25%
Neurite óptica	1 a 15%
Déficits sensoriais	< 9%

Adaptado de Cole J *et al.*, 2019.[13]

Vale ressaltar que a encefalopatia é sintoma presente em todos os casos, podendo apresentar desde quadros mais leves, com irritabilidade e sonolência, a quadros mais graves, com confusão, letargia e estupor.[3,12] Menos comuns, representando menos de 20% em frequência, estão os sintomas relacionados com neurite óptica, distúrbios miccionais e déficits sensoriais.[13]

Ainda, achados clínicos como meningismo, febre e crises epilépticas podem estar associados, lembrando meningoencefalite infecciosa. Envolvimento sistêmico pode ocorrer, apesar de raro, com complicações cardíacas relacionadas com miocardite.[2]

FISIOPATOLOGIA

A etiologia da ADEM não foi completamente elucidada. Devido à associação temporal com eventos infecciosos, acredita-se que epítopos semelhantes do microrganismo com proteínas presentes na mielina do oligodendrócito, por mimetismo molecular, iniciem a resposta cruzada contra a substância branca do SNC. Classicamente, ADEM é descrita como lesões desmielinizantes perivenulares, associadas a infiltrados inflamatórios de macrófagos fagocitando mielina, linfócitos B e T, e, ocasionalmente, plasmócitos e neutrófilos.[14] Recentemente, foi identificada a presença do anticorpo anti-MOG na maioria dos pacientes. MOG é uma glicoproteína presente nas camadas mais externas da mielina dos oligodendrócitos e consiste numa pequena fração (0,05%) de todas as proteínas da mielina.[15] As lesões com anti-MOG consistem em lesões desmielinizantes, confluentes, perivenulares na substância branca, com predomínio de linfócitos TCD4$^+$ no infiltrado e presença de depósito de complemento. Existe a hipótese de que essas lesões sejam mediadas pelo anti-MOG por citotoxicidade por fixação do complemento e mediada por anticorpos induzindo fagocitose da mielina.

INVESTIGAÇÃO COMPLEMENTAR

Diante da suspeita de ADEM, deve-se proceder com a realização de RM de neuroeixo, análise de liquor e pesquisa de anticorpos anti-MOG e antiaquaporina 4 (AQP4) pelo método com base em células (CBA) no soro. Como há associação com infecção na maioria dos casos, é prudente investigação complementar no intuito de identificar agentes infecciosos potencialmente relacionados com o quadro.

Exames Laboratoriais

Os exames laboratoriais podem demonstrar leucocitose e aumento de proteína C reativa em cerca de 50% dos casos, não sendo muito úteis para diferenciação entre ADEM e meningoencefalite.[2] Nesses casos, a análise do liquor (LCR) auxilia nessa diferenciação. São descritos como achados do LCR na ADEM: a pleocitose – em torno de 28 a 86% - e hiper proteinorraquia – em torno de 23 a 66%.[2,3] Com relação à pleocitose, não há limite de células, mas valores acima de 50/mm^3 sugerem comprometimento infeccioso.[3,13] As bandas oligoclonais podem estar presentes em menos de 20% dos casos, sendo transitórias, diferentemente do que ocorre na EM.[3,12,13]

Caso persistam dúvidas sobre uma provável etiologia infecciosa, podem ser realizados painéis moleculares no intuito de avaliar infecções virais no LCR, bem como bacterioscopia e culturas.[3] As sorologias disponíveis para investigação também auxiliam no diagnóstico, principalmente se não houver acesso aos painéis moleculares.

Ainda durante a investigação laboratorial, é importante que seja feita a dosagem sérica de anticorpos anti-MOG por CBA, uma vez que a sua positividade pode sugerir curso redicivante da doença – MDEM. Estes anticorpos podem estar positivos em torno de 60% dos casos de ADEM.[13] Anticorpos anti-MOG são raros em variantes de EM nas crianças.[2] Sugere-se também a dosagem sérica de anticorpos anti-AQP4 por CBA, uma vez que há o risco do primeiro evento de NMO apresentar-se como ADEM.[2,3,13]

Eletroencefalograma (EEG)

Exame geralmente realizado com frequência em pacientes com ADEM devido a encefalopatia e crises epilépticas. A maioria dos EEGs interictais são anormais, porém com achados inespecíficos. Os achados mais encontrados são desorganização da atividade de base – em torno de 80% – e alterações focais (espículas e ondas lentas) – em torno de 25%.[13]

Exames de Imagem

O método de escolha para avaliação é a RM do neuroeixo. A tomografia pode ser realizada, mas, em sua maioria, não apresentará alterações ou somente achados inespecíficos.

As lesões típicas, encontradas na RM de crânio, conforme se observa na Figura 47-1, são bilaterais, assimétricas, mal delimitadas e grandes (maiores que 2 cm) – por vezes tumefativas. Tanto a substância branca como a cinzenta são acometidas, mas com predominância de comprometimento da substância branca supra ou infratentorial.[2,3,7] Lesões no tronco cerebral e núcleos da base são raras, mas, se presentes, são mais sugestivas de ADEM do que EM.[7] Tais achados são descritos como lesões hiperintensas em T2 e FLAIR.[7] Realce por contraste não é típico, mas pode ser relatado em 30% dos casos e todas as lesões demonstrando ocorrer ao mesmo tempo.[3]

Já achados medulares são pouco descritos na literatura, principalmente devido à necessidade de sedação para realização de RM de coluna e, por isso, não são geralmente incluídos nos estudos de coorte.[2] Se presentes, as anormalidades são descritas em mais de três seguimentos, com caráter de mielite transversa longitudinalmente extensa. Há preferência por segmentos torácicos e pela substância cinzenta.[2,7,12]

Importante ressaltar que pode haver piora dos achados de imagem durante a recuperação clínica, evidenciando um atraso entre o aparecimento dos sintomas clínicos e os achados radiológicos. A despeito disso, recomenda-se repetir a RM entre 3 e 6 meses depois do início dos sintomas para seguimento e devido à possibilidade de curso multifásico,[2,3] com a sugestão de outra imagem adicional após 9 a 12 meses do ictus.[3]

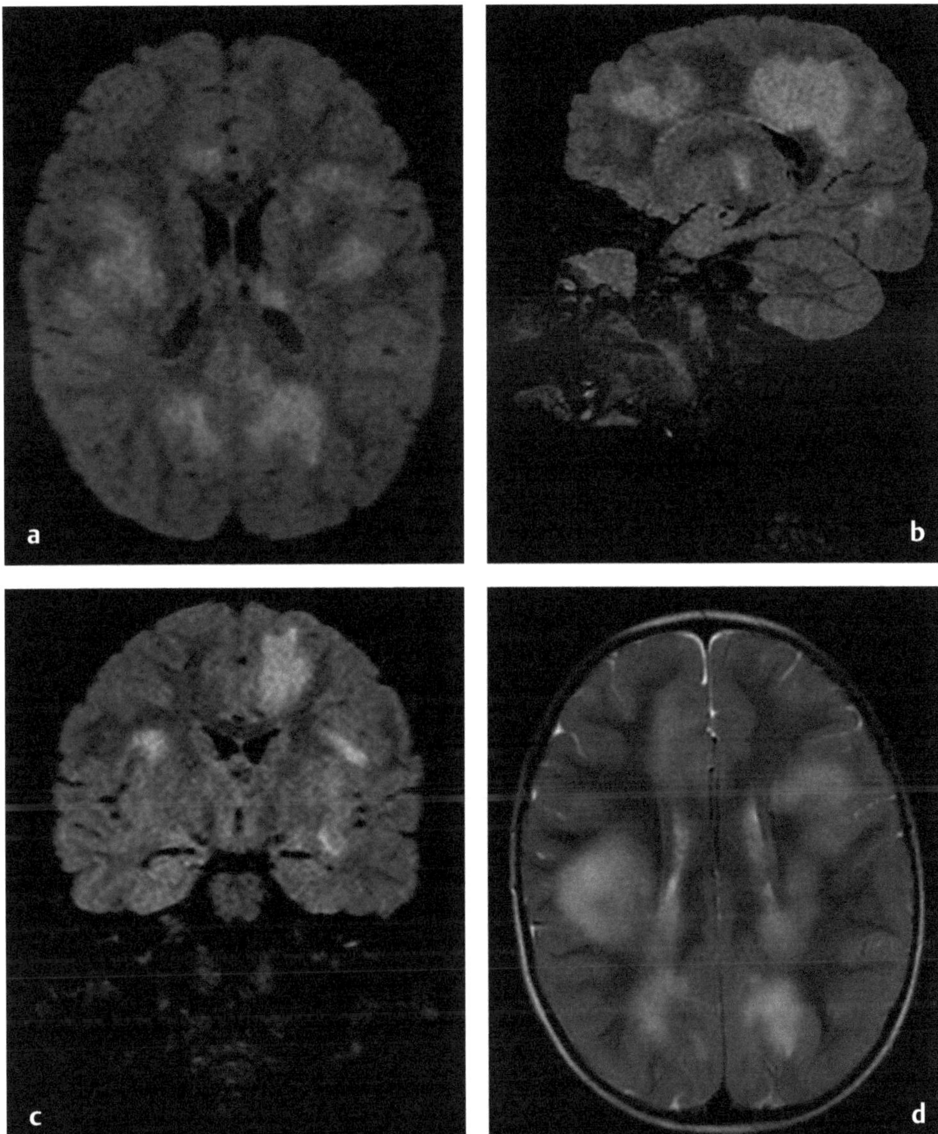

Fig. 47-1. Paciente do sexo masculino, 4 anos. Fez tratamento para IVAS e evoluiu com alteração da consciência, crises epilépticas focais e hemiparesia à direita. LCR mostrou pleocitose (20 células), com predomínio linfomonocitário e hiperproteinorraquia (80 mg/dL). Realizada pulsoterapia com recuperação clínica completa. (**a-c**) RM com sequências ponderadas em axial, sagital e coronal FLAIR e (**d**) sequência ponderada em T2. Lesões grandes, bilaterais, assimétricas, envolvendo a substância branca e cinzenta.

DIAGNÓSTICOS DIFERENCIAIS

Além das síndromes adquiridas da infância, que englobam um grupo importante dentre os diagnósticos diferenciais de ADEM, deve-se considerar outros diagnósticos ao longo da investigação, não somente os relacionados com meningoencefalites infecciosas. Outras doenças, como lúpus eritematoso sistêmico, doença de Behçet, encefalites autoimunes, vasculites, doenças mitocondriais, leucodistrofias, distúrbios metabólicos e neoplásicos, devem ser consideradas.[1-3,12]

O Quadro 47-2 traz os principais achados e sintomas atípicos para ADEM e que sugerem outros diagnósticos, bem como uma ampliação no processo de investigação do paciente.

Quadro 47-2. Principais *red flags* para ADEM e diagnósticos diferenciais associados

Red flags	Diagnósticos diferenciais
Sintomas atípicos para ADEM	
Meningismo ou cefaleia persistente	Encefalite infecciosa, doenças sistêmicas autoimunes (neurossarcoidose, LES, Behçet), vasculite do SNC
Evento *stroke-like*	Vasculite do SNC, doenças mitocondriais (MELAS), SAF
Crises epilépticas recorrentes	Encefalite infecciosa ou autoimune
Sintomas extrapiramidais – distonia e parkinsonismo	Encefalite infecciosa ou autoimune
Sintomas psiquiátricos	LES, encefalite autoimune
Curso progressivo	Doenças metabólicas, neurossarcoidose
Atraso no desenvolvimento pregresso	Doenças metabólicas/genéticas
Encefalopatia recorrente	Doenças metabólicas, encefalite autoimune, doenças sistêmicas autoimunes
Achados atípicos no liquor	
Celularidade > 50 mm^3 ou predomínio de neutrófilos ou proteína > 100 mg/dL	Infecção do SNC (herpes, EBV, enterovírus, micoplasma), NMO, LES
Achados atípicos de imagem	
Lesões difusas e simétricas	Doenças metabólicas, leucodistrofias, doenças mitocondriais, intoxicações
Lesões isquêmicas	AVC, doenças mitocondriais, vasculite do SNC, infecção do SNC, SAF
Lesões do lobo temporal mesial	Encefalite autoimune, encefalite herpética

SNC: sistema nervoso central; SAF: síndrome do anticorpo antifosfolípide; LES: lúpus eritematoso sistêmico; EBV: vírus Epstein-Barr; NMO: neuromielite óptica.
Adaptado de Pohl D *et al.*, 2016.[3]

TRATAMENTO

O tratamento de primeira linha diante da suspeita de ADEM é realizado com metilprednisolona endovenosa na dose de 30 mg/kg/dia (máximo de 1.000 mg/dia) por 3 a 5 dias. Um esquema alternativo seria a utilização de dexametasona endovenosa 1 a 2 mg/kg/dia por 3 a 5 dias.[12] Há a recomendação de manter corticosteroide oral após a pulsoterapia por 4 a 6 semanas, com descrições de aumento ao risco de recaídas se descontinuação antes de 3 semanas.[3,12] O esquema geralmente recomendado é de prednisona ou prednisolona 1 a 2 mg/kg/dia, máximo de 60 mg ao dia.[12]

Após esse período inicial, orienta-se desmame gradativo da medicação. Não há consenso, diretriz ou ensaio clínico controlado orientando a maneira de se realizar o desmame, com vários esquemas disponíveis. Um dos esquemas sugeridos seria a redução de 20% da dose a cada 5 dias até a dose de 5 mg ao dia. Após esse período, o teste de ACTH deve ser realizado. Caso esteja anormal, deve-se manter em 5 mg em dias alternados e repetir o teste de ACTH mensalmente até sua normalização. Com a normalização do teste, o corticoide deve ser totalmente suspenso.[16]

Importante salientar que o tratamento posterior com corticosteroide oral é controverso, uma vez que não existem estudos randomizados para ADEM e os protocolos de tratamento são obtidos a partir de estudos observacionais ou opiniões de especialistas.[1,3,12] Essa máxima vale também para qualquer síndrome desmielinizante aguda.

Outras opções terapêuticas, caso haja falha à pulsoterapia, são a imunoglobulina e a plasmaférese. Recomenda-se o uso de imunoglobulina em uma dose total de 2 g/kg fracionada em 2 a 5 dias. A imunoglobulina é um tratamento de segunda linha, porém uma boa opção nos casos em que ocorre recidiva ou desmielinização dependente de corticoide.[3] Já a plasmaférese (3 a 7 sessões) está indicada nos casos refratários.[12] É um método seguro e eficaz não somente para ADEM, mas para outros transtornos inflamatórios do SNC.

Derivação ventricular externa e craniectomia podem ser aventadas em caso de aumento da pressão intracraniana não responsiva ao tratamento clínico.[2,3,12] Outras medidas de suporte podem ser utilizadas, como o uso de antibióticos e antivirais, a depender do quadro.

O Quadro 47-3 resume o tratamento de ADEM.

Quadro 47-3. Esquema terapêutico preconizado para o ADEM

Terapia	Posologia	Efeitos colaterais/complicações
Pulsoterapia (1ª linha)	Metilprednisolona 30 mg/kg/dia, máx. de 1.000 mg ao dia, por 3 a 5 dias	Alterações de humor, insônia, hiperglicemia, hipertensão, risco de infecção, distúrbios gastrointestinais, *rash*
Imunoglobulina (2ª linha)	Dose de 2 g/kg fracionada em 3 a 5 dias	Eventos trombóticos, lesão renal aguda, meningite asséptica, cefaleia, náuseas, febre, *rash*
Plasmaférese (2ª linha)	3 a 7 sessões em dias alternados	Hipotensão, hipocalcemia, infecção, dor, sangramento

Adaptado de Wang CX, 2021.[12]

PROGNÓSTICO

A instituição do tratamento precoce contribui para um melhor desfecho. A maioria dos pacientes irá apresentar curso monofásico, porém cerca de 10 a 36% podem ter outro evento desmielinizante ao longo da vida.[13,17]

Aproximadamente ¼ das crianças hospitalizadas com ADEM requerem internação em unidade de terapia intensiva, apresentando uma mortalidade que varia de 1 a 3%.[3,18] Após alguns dias do tratamento, inicia-se a recuperação, com normalização dos sintomas neurológicos ocorrendo em 50 a 80% dos pacientes, cerca de 2 a 4 semanas após o seu início. Dentre as sequelas, a mais comum é a cognitiva, justificada pela redução do volume cerebral.[2,12] Déficits motores residuais, problemas visuais e crises epilépticas são raros.[2] No caso de evolução para epilepsia, há um risco maior se forem identificadas bandas oligoclonais no LCR ou caso ocorra recidiva dos eventos desmielinizantes.[13]

PONTOS-CHAVE

- A encefalomielite disseminada aguda (ADEM) está entre as síndromes desmielinizantes agudas mais frequentes da infância.
- Apresenta curso monofásico, em sua maioria, e geralmente acontece após quadro infeccioso, principalmente respiratório viral.
- A encefalopatia está presente em 100% dos casos. A ocorrência de sintomas piramidais, ataxia, alterações de nervos cranianos também é comum.
- Durante a investigação, é mandatória a realização de RM de neuroeixo e análise do LCR para exclusão de outros diagnósticos.
- O tratamento de primeira linha é o uso de pulso de corticosteroides. Caso não haja resposta, opções como imunoglobulina e plasmaférese podem ser eficazes.
- A remissão dos sintomas ocorre na maioria dos pacientes tratados, com raras sequelas.

REFERÊNCIAS BIBLIOGRÁFICAS

1. Fadda G, Armangue T, Hacohen Y, Chitnis T, Banwel B. Paediatric multiple sclerosis and antibody-associated demyelination: clinical, imaging, and biological considerations for diagnosis and care. Lancet Neurol. 2021;20:136-49.
2. Paolilo RB, Deiva K, Neuteboom R, Rostásy K, Lim M. Acute disseminated encephalomyelitis: Current perspectives. Children. 2020;7:210.
3. Pohl D, Alper G, Haren KV, Kornberg AJ, Lucchinetti CF, Tenembaum S et al. Acute disseminated encephalomyelitis: Updates on an inflammatory CNS syndrome. Neurology. 2016;87:(Suppl 2).
4. Lucas J. An account of uncommon symptoms succeeding measles: with some additional remarks on the infection of measles and smallpox. Lond Med J. 1790;11:325.
5. O'Connor KC, McLaughlin KA, De Jager PL, Chitnis T, Bettelli E, Xu C, et al. Self-antigen tetramers discriminate between myelin autoantibodies to native or denatured protein. Nat Med. 2007 Feb;13(2):211-7.
6. Krupp LB, Tardieu M, Amato MP, Banwel B, Tanuja C, Dale RC et al. International Pediatric Multiple Sclerosis Study Group criteria for pediatric multiple sclerosis and immune-mediated central nervous system demyelinating disorders: revisions to the 2007 definitions. Mult Scler. 2013;19:1261-7.
7. Wolska-Krawczyk M. Akute disseminierte enzephalomyelitis. Radiologe. 2022;62:316-21.
8. Otallah S. Acute disseminated encephalomyelitis in children and adults: A focused review emphasizing new developments. Mult Scler. 2021 Jul;27(8):1153-60.

9. de Mol CL, Wong Y, Van Pelt ED, Wokke B, Siepman T, Neuteboom RF et al. The clinical spectrum and incidence of anti-MOG-associated acquired demyelinating syndromes in children and adults. Mult Scler. 2020;26(7):806-14.
10. Wang Y, Wang Y, Huo L, Li Q, Chen J, Wang H. SARS-CoV-2-associated acute disseminated encephalomyelitis: a systematic review of the literature. J Neurol. 2021;8:1-22.
11. Nabizadeh F, Noori M, Rahmani S, Hosseini H. Acute disseminated encephalomyelitis (ADEM) following COVID-19 vaccination: A systematic review. J Clin Neuroscien. 2023;111:57-70.
12. Wang CX. Assessment and management of acute disseminated encephalomyelitys (ADEM) in the pediatric patient. Pediatric Drugs. 2021;23:213-21.
13. Cole J, Evans E, Mwangi M, Mar S. Acute disseminated encephalomyelitis in children: an updated review based on current diagnostic criteria. Pediatr Neurol. 2019;100:26-34.
14. Young NP, Weinshenker BG, Parisi JE, Scheithauer B, Giannini C, Roemer SF, et al. Perivenous demyelination: Association with clinically defined acute disseminated encephalomyelitis and comparison with pathologically confirmed multiple sclerosis. Brain. 2010;133(Pt. 2):333-48.
15. Tea F, Lopez JA, Ramanathan S, Merheb V, Lee FXZ, Zou, A et al. Characterization of the human myelin oligodendrocyte glycoprotein antibody response in demyelination. Acta Neuropathol Commun. 2019;7:145.
16. Kountz DS, Clark CL. Safely withdrawing patients from chronic glucocorticoid therapy. Am Fam Physician. 1997;55:521-5.
17. Kariyawasam S, Singh RR, Gadian J, Lumsden DE, Lin J, Siddiqui A, et al. Clinical and radiological features of recurrent demyelination following acute disseminated encephalomyelitis (ADEM). Mult Scler Relat Disord. 2015;4:451-6.
18. Absoud M, Parslow RC, Wassmer E, Hemingway C, Duncan HP, Cummins C, et al. Severe acute disseminated encephalomyelitis: A paediatric intensive care population-based study. Mult Scler. 2010;17:1258-61.

Parte XIV Neurogenética

SÍNDROMES NEUROCUTÂNEAS

CAPÍTULO 48

Ana Carolina Coan ▪ Jeanne Alves de Souza Mazza
Conceição Campanário da Silva Pereira

CONCEITO

Síndromes neurocutâneas são condições diversas geneticamente determinadas, de origem principalmente ectodérmica, que se caracterizam por alterações cutâneas e neurológicas, associadas a uma predisposição hereditária a hiperplasias do sistema nervoso central (SNC) e de outros tecidos.[1]

Outras nomenclaturas:[1]

- Facomatoses (do grego *Phakos* = placa achatada, lentilha, mancha, marca, sinal de nascimento em forma de lente).
- Neuroectodermoses, doenças neurocutâneas, displasias neuroectodérmicas, neurocristopatias, neuromesoectodermose, genodermatoses.

Entre todas as síndromes de predisposição genética a tumores do SNC, as síndromes neurocutâneas são as que mais se destacam. E como as manifestações dessas patologias podem ocorrer em qualquer sistema corporal o seu reconhecimento é de fundamental importância para o diagnóstico, o manejo e o prognóstico do paciente.[1]

QUADRO CLÍNICO

Apresentam entre si características comuns:[2]

- *Lesões cutâneas:* máculas ou alterações angiomatosas na pele ou nas mucosas.
- *Comprometimento do SNC:* grau variado.
- *Predisposição a hiperplasias:* por ausência de supressão tumoral. Podendo ser hamartomas que são hiperplasias tumorais ou displásicas, localizadas; ou blastomatoses que são tumores benignos ou malignos, originados de células embrionárias indiferenciadas.[1]

SÍNDROMES NEUROCUTÂNEAS

Neurofibromatose

Compreende duas doenças:[1]

A) Neurofibromatose tipo 1 = doença de Von Recklinghausen ou neurofibromatose periférica. Causada por mutações no gene *NF1*, com localização em *17q11.2* e que codifica a proteína neurofibromina. O gene *NF1* é um gene grande com 60 éxons, que age como um supressor tumoral.[3,4]
B) Neurofibromatose tipo 2 ou neurofibromatose central que ocorre por mutações no gene *NF2*, localizado na região *22q12.2*.[3,4]

Neurofibromatose Tipo 1 (NF1):

É um distúrbio multissistêmico que possui herança autossômica dominante (AD), sendo que 50% ocorre por mutação *de novo* e não há predominância de sexo. A penetrância é de praticamente 100%, ou seja, todo indivíduo que apresenta mutação no *NF1* irá manifestar a doença, no entanto, sua expressividade é altamente variável.[3-5] Geralmente não há correlação entre o tipo de mutação e o quadro clínico. É a doença neurocutânea mais comum e mais bem conhecida, com prevalência de 1 para 2.000 a 3.000 (Quadro 48-1).[2-4]

Diagnóstico

- *Quadro clínico:* NF1 se caracteriza pela presença de:
  - Máculas café com leite (99% dos casos): comumente ovoides, com borda definida, plana e nivelada com a pele, que se inicia na primeira infância e aumenta em número e tamanho durante os primeiros anos de vida; podem ser difíceis de visualizar em adultos mais velhos com NF1 por causa do enrugamento e da pigmentação difusa do envelhecimento.[5]
  - Nódulos de Lisch (95%): são hamartomas de íris que podem ser demonstrados no exame de lâmpada de fenda em quase todos os adultos com NF1, mas em menos da metade das crianças com menos de 5 anos.[2] Anormalidades coroidais (8% a 98%).[6]
  - Sardas intertriginosas (85% dos casos): aglomerados de sardas são frequentes em região de dobras, como axila e virilha, além de áreas expostas ao sol e podem ser vistos difusamente sobre o tronco, extremidades proximais e pescoço. Início na infância, com maior proliferação na adolescência.[5]
  - Neurofibroma: tumores benignos de células de Schwann que infiltram difusamente os plexos nervosos com crescimento lento e períodos de aceleração. Geralmente são massas discretas e bem circunscritas, geralmente variando em tamanho de 1-2 mm a alguns centímetros. Sua consistência varia de macia a emborrachada a firme; podem ser sésseis ou pedunculados. A maioria é assintomática, mas pode apresentar prurido ou ser sensível ao toque. São incomuns em crianças, mas estão presentes em cerca de 15% dos adultos com NF1 no exame clínico.[5]
  - Neurofibroma plexiforme: ocorre em cerca de metade das pessoas com NF1. A maioria desses tumores são internos e, portanto, não aparente no exame clínico. Eles tendem a crescer na infância e na adolescência e, depois permanecem estáveis durante toda a vida adulta. Pode levar a complicações: dolorosas, estética, funcional, malignização ou por compressões de grandes vasos, neurológicas ou de vias aéreas.[5]

Quadro 48-1. Critérios diagnósticos revisados para neurofibromatose tipo 1 (NF1)[2,6]

- Seis ou mais máculas café com leite* (> 0,5 cm pré-púbere ou > 1,5 cm pós-púbere)
- Sardas (efélides) na região axilar ou inguinal* (também denominadas: máculas lentiginosas ou sinal de Crowe)
- Dois ou mais neurofibromas de qualquer tipo ou um neurofibroma plexiforme
- Glioma da via óptica
- Dois ou mais nódulos de Lisch ou duas ou mais anormalidades da coroide#
- Lesão óssea típica: displasia do esfenoide *ou* tortuosidade anterolateral da tíbia ou pseudoartrose de um osso longo
- Variante patogênica heterozigótica para o gene *NF1*

* Pelo menos um dos dois achados pigmentares (máculas café com leite ou sardas) deve ser bilateral.[6] #Anormalidades coroidais foram adicionadas como um critério oftalmológico devido à alta especificidade e sensibilidade para NF1 e pela capacidade de diferenciar NF1 da síndrome de Legius.[6]

- Glioma da via óptica (15% a 20%):[4] início no nascimento até 6 anos. A maioria desses gliomas são assintomáticos e regride espontaneamente e sua prevalência diminui de aproximadamente 20% em crianças pequenas para menos de 5% em adultos com NF1.[5]
- Alterações neurológicas:[7] dificuldades de aprendizagem (50% a 60%); problemas de comportamento (30% a 67%),[5] macrocefalia (50%), hidrocefalia, epilepsia (4% a 13%), neoplasias, vasculopatia (ectasia vascular, Moyamoya, aneurisma, estenose, AVE – acidente vascular encefálico).
- Outros: neoplasias (mais astrocitoma pilocítico), hipertensão arterial sistêmica (HAS).[2]

▪ *Diagnóstico é clínico e baseado em duas condições:* se um dos pais apresenta o diagnóstico de NF1 há necessidade de apenas um critério; caso contrário necessitam-se dois critérios.[3,5,6]

O teste genético é importante para crianças com manchas café com leite, sem outras manifestações da doença e sem familiares de 1° grau acometido. Ausência de mutações não afasta por completo o diagnóstico.[6]

A NF1 foi a primeira condição humana mapeada para a via RAS, sendo esta uma via crucial para o ciclo da vida celular: divisão, diferenciação, crescimento e morte celular; a sua interrupção provoca descontrole na proliferação e na sobrevivência celulares com interferência na supressão tumoral, predispondo assim a oncogênese.[3,4,7] Posteriormente outras condições demonstraram ser causadas por variantes patogênicas em genes da via RAS, incluindo Noonan, Costello, Legius e síndromes cardiofaciocutâneas; em conjunto, esse grupo de condições é conhecido como RASopatias.[7]

Diagnóstico Diferencial

Se apenas os achados pigmentares estiverem presentes, devem-se considerar diagnósticos alternativos, como as RASopatias.[7]

▪ *Síndrome de Legius:* herdada em um padrão AD, é caracterizada por seis ou mais máculas café com leite distribuídas bilateralmente e nenhum outro critério diagnóstico relacionado com NF1 (exceto sardas axilares ou inguinais), além de variante patogênica heterozigótica em *SPRED1* (no cromossomo 15). Obs.: Menos de seis máculas café com leite não exclui esse diagnóstico.[5]

Monitoramento e Tratamento

O aparecimento de problemas relacionados com NF1 depende da idade, exigindo vigilância apropriada. A cada consulta anual devem-se avaliar:[8]

- Desenvolvimento e progresso na escola.
- Sintomas visuais, acuidade visual e fundoscopia até os 7 anos de idade (a procura de glioma da via óptica e glaucoma).
- Perímetro cefálico (aumento rápido pode indicar tumor ou hidrocefalia).
- Altura (desenvolvimento puberal anormal).
- Peso (desenvolvimento puberal anormal).
- Desenvolvimento puberal (puberdade tardia/precoce devido a lesão hipofisária/hipotalâmica).
- Pressão arterial (risco por estenose da artéria renal, feocromocitoma).
- Exame cardiovascular (doença cardíaca congênita, especialmente estenose pulmonar).
- Avaliação da coluna (escoliose e neurofibromas plexiformes subjacentes).
- Avaliação da pele (neurofibromas cutâneos, subcutâneos e plexiformes).

Outros acompanhamentos:

- RM de corpo total entre 16 e 18 anos de idade.
- Neuroimagem: guiar-se pela clínica.
- Suplementar vitamina D.
- Avaliação neuropsicológica e psicológica.

Tratamento do Neurofibroma Plexiforme

Os neurinomas plaxiformes que estão causando morbidade, ou crescendo e em risco de morbidade iminente, devem ser considerados para tratamento com a modalidade considerada mais apropriada com base na localização, sintomas e objetivos do paciente, incluindo cirurgia ou tratamento medicamentoso.[4,2] O selumetinibe foi aprovado pelo FDA (EUA) em 2020 e pela Anvisa em 2021 para paciente > 2 anos de idade com neurofibroma plexiforme irressecável.[4,2] Dose 25 mg/m^2 2 x/dia em jejum VO. Cápsulas de 10 e 25 mg. Indicação Resposta parcial com 8 ciclos (meses) = 72,7%: dor, estética, função. Pode ter respostas até 12 ciclos (+ 97%). Efeitos adversos > 5%: vômitos, diarreia, náuseas, *rash*, lesão acneica e paroníquia.

Prognóstico

NF1, assim como as outras síndromes neurocutâneas, compartilham características sobrepostas, incluindo atrasos no desenvolvimento, dimorfismo craniofacial, malformações cardíacas, alterações cutâneas, anormalidades musculoesqueléticas, problemas neurológicos e um maior risco de certos tipos de câncer, tornando a vida útil dos pacientes mais curta. Esses sintomas diversos e frequentemente graves afetam significativamente a qualidade de vida dos pacientes, impactando vários sistemas orgânicos. Pacientes com NF1 têm uma expectativa de vida reduzida de 15 anos em comparação com a população em geral. Por esse motivo, é crucial o diagnóstico, o aconselhamento genético, o tratamento e o suporte aos indivíduos afetados.[2,3]

Complexo da Esclerose Tuberosa

Aspectos Clínicos do Complexo da Esclerose Tuberosa

O complexo da esclerose tuberosa (CET) é uma doença genética rara com uma prevalência entre 1 em 6.000 a 1 em 1.000 nascidos vivos anualmente.[9] É uma doença autossômica dominante, cuja primeira descrição ocorreu em 1862, por von Recklinghausen, com a descrição de um recém-nascido falecido ao nascimento, com múltiplas lesões cardíacas, associada às áreas múltiplas escleróticas cerebrais. Posteriormente, em 1880, Bourneville descreveu a presença de massas nos rins em uma criança com epilepsia.[10] Em 1908, foi proposto o critério diagnóstico para CET, que consistia da tríade de Vogt, como componentes a epilepsia, adenoma sebáceo e deficiência, falhando naquele momento em diagnosticar outras formas clínicas de doença, hoje reconhecidas.[10]

Os aspectos clínicos do CET são muito variáveis, ocorrendo que pacientes de uma mesma família podem apresentar manifestações clínicas diversa.[10] O envolvimento dos diferentes sistemas como pele, olhos, coração, pulmões seguem abaixo descritos.

Lesões Dermatológicas

- *Máculas hipocrômicas:* com diâmetro de pelo menos 5 mm, e em um número maior de três, de distribuição assimétricas pelo corpo, e como folha de freixo (*ash-leaf*) e ocorrem em torno de 90% dos pacientes. Pode iniciar-se em neonatos (Fig. 48-1). Pode ocorrer também poliose, que são tufos de cabelo branco em cabelo ou pálpebras.[11,12]

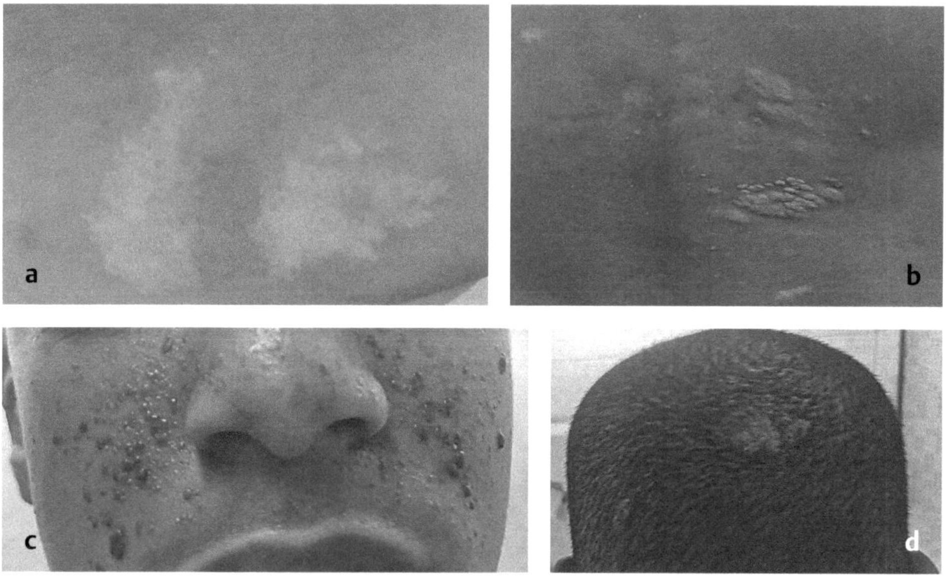

Fig. 48-1. Exemplos de lesões cutâneas em paciente com complexo da esclerose tuberosa. (**a**) Máculas hipocrômicas; (**b**) placa de Shagreen; (**c**) angiofibromas faciais; (**d**) placa fibrosa cefálica. (Ver Prancha em Cores.)

- *Lesões em* confetti*:* múltiplas lesões de 1 a 2 mm, em torno de 28% dos casos.[11,12]
- *Angiofibromas faciais:* são nódulos hamartomatosos que envolvem o tecido conectivo e vasculares. São distribuídos nas bochechas, sulco nasolabial e queixos; iniciam-se em torno de 2-5 anos, sendo mais comum em torno da adolescência (Fig. 48-1).[13]
- *Placas fibrosas cefálicas:* são de cor rosada, consistência macia a rígida, ocorrendo em torno da região da testa ou outras áreas craniofaciais. Ocorre torno de 25% dos pacientes (Fig. 48-1).[11]
- *Fibromas ungueais:* ou tumores Koenen, são hamartomas, que se originam na base da unha, região periungueal. Iniciam-se tardiamente, em 20% dos casos (Fig. 48-1).[11]
- *Placas de Shagreen:* hamartomas de tecido cognitivo com aumento de colágeno e baixas fibras elásticas, formando uma placa espessa, ocorrendo no dorso inferior ou no tronco; eventualmente em pescoço e coxas. Ocorre em geral antes dos 10 anos (Fig. 48-1).[11]

Lesões Odontológicas

Orifícios dentários, em indivíduos mais velhos.[11] Fibromas gengivais, ocorrem de 20-50% dos indivíduos, nas mucosas labial e bucal e na língua.[11]

Lesões Cardíacas

Em torno de 2/3 dos neonatos com CET apresentam um ou mais rabdomiomas, que tendem a atrofiar em crianças maiores e adultos, principalmente antes dos 6 anos. Poucos pacientes apresentam arritmia cardíaca.[14]

Lesões Renais

São importantes lesões que levam à morbidade e mortalidade. Consistem dos angiomiolipomas (AML) e cistos renais. Em torno de 80% das crianças com CET têm lesão renal em média aos 10 anos.[15] A maior parte das lesões são os AML (70%), seguidos de cistos renais (20-30%).[15] O carcinoma renal pode ocorrer em 3% dos casos.[15]_Os angiomiolipomas são tumores benignos, constituídos por tecido vascular, adiposo e músculo liso.[16] Podem evoluir em seu tamamho, apresentar sangramento e até mesmo levar à insuficiência renal.[15] Cistos renais, podem ocorrer como múltiplos e associados à síndrome envolvendo os genes *TSC2* e *PKD1*, com um fenótipo bem agressivo.[15] Os cistos podem crescer e levar ao quadro de doença renal com insuficiência.[15]

Lesões Pulmonares

Linfangioleiomiomatose (LAM) e hiperplasia multifocal micronodular (HMM), são as lesões encontradas no CET. Ocorrem mais comumente em mulheres do que em homens, podendo evoluir com pneumotórax, e dispneia. Ocorre em torno da quarta década e em 5% a 10% há sintomas de LAM.[16] As lesões de HMM não costumam ter relação com consequência prognóstico respiratório , com poucos relatos de insuficiência respiratória.[16]

Lesões Oculares

Hamartomas ocorrem em 30% a 50% dos casos e se caracterizam por lesões em placa ou lesões em amoreira.[17] Lesões acrômicas podem também ocorrer em torno de 39% dois casos.[18] São lesões assintomáticas em geral, exceto por casos nos quais ocorre aumento do hamartoma astrocítico levando ao descolamento de retina.[18]

Sistema Nervoso Central

Do ponto de vista clínico, as crises epilépticas na ET afetam em torno de 90% dos pacientes, ocorrendo em torno de 63% no primeiro ano de vida e 80% antes dos 3 anos idade. As crises podem ser de qualquer tipo, focais ou generalizadas ou mesmo uma combinação de vários tipos, destacando-se os espasmos epilépticos no primeiro ano de vida.[19] A frequência de epilepsia refratária, para todos os tipos de crises, é estimada em 62,5%.[20] As manifestações neuropsiquiátricas, fazem parte da ET e são conhecidas como TAND (*tuberous sclerosis-associated neuropsychiatric disorders*). Elas se manifestam de diversas formas, desde transtornos depressivos, déficit de atenção e hiperatividade, transtorno de ansiedade, deficiência intelectual e autismo.[21]

Do ponto de vista estrutural, ocorrem alterações cerebrais caracterizadas por túberes corticais e nódulos subependemários, que podem evoluir como astrocitoma subependimário de células gigante (do inglês, *subependimal giant astrocitomas* – SEGA). Os túberes corticais, lesões características da ET, são hamartomas neurogliais caracterizados por alterações citomegálicas, neurônios displásicos e laminação desordenada. Eles ocorrem em 90% dos pacientes com ET, com predileção pelo lobo frontal, porém podem ocorrer em todas as regiões do córtex e substância branca superficial.[22,23] As células dos túberes corticais são predominantemente anormais e compostas de neurônios displásicos (ND) e de células gigantes (CG). Linhas de migração radial (LMR) ocorrem em torno de 80% dos pacientes com ET e resultam da migração neuroglial alterada. Elas se estendem na substância branca subcortical entre a zona periventricular e o córtex. Ocorrem comumente

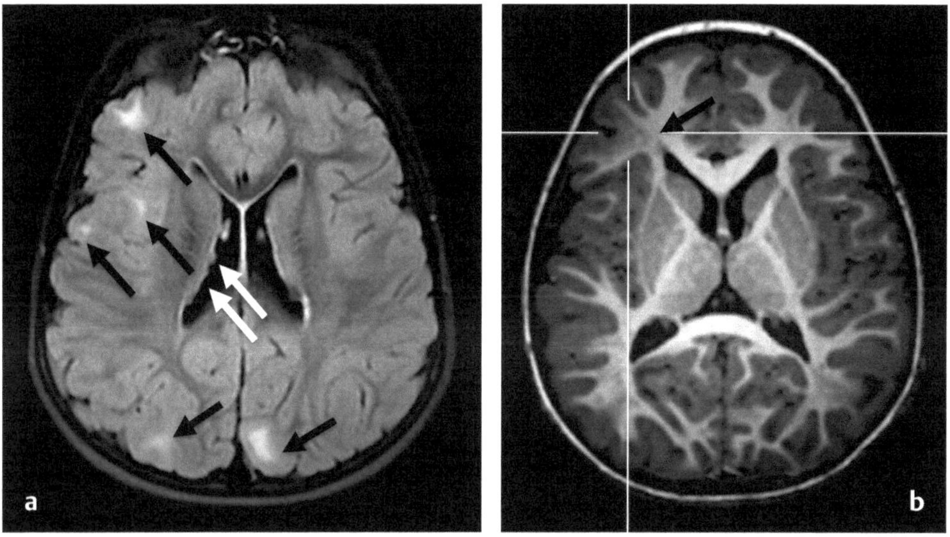

Fig. 48-2. Alterações cerebrais no complexo da esclerose tuberosa. (**a**) Imagem axial FLAIR mostrando túberes corticais (setas pretas) e nódulos subependimários (setas brancas). (**b**) Imagem axial ponderada em T1 mostrando linha de migração radial.

em substância branca frontal bilateral, como linhas retas e finas, com sinal hiperitenso em T2 e isointenso ou hipointenso em T1. Estas lesões raramente captam contraste.[23] Os nódulos subependimários (NSE) originam-se na região subependimária dos ventrículos laterais, preferencialmente próxima aos forames de Monro (Fig. 48-2).[22,23] Em torno de 5% a 15% dos NSE evoluem para SEGA, tumores grau I segundo a classificação da OMS, de crescimento lento e propensos a se calcificarem. De um modo geral são altamente heterogêneos caracterizados por células gigantes ganglionares (células "em balão"), marcadores neuronais e astrociticos.[22]

Aspectos Genéticos da Esclerose Tuberosa

O gene *TSC1*, que codifica a proteína hamartina, está localizado no cromossomo 9q34, e o gene *TSC2*, que codifica a proteína tuberina, no cromossomo 16p13.[24] Ambos os genes se expressam em vários órgãos e células. Os genes *TSC1* e *TSC2* formam complexos funcionando como supressores tumorais, através de mecanismos diversos.[24] Em 75% a 90% dos pacientes com ET é possível encontrar as mutações causadoras da doença, enquanto em 10% a 15% deles a mutação não é detectada. Estima-se que dois terços dos casos de ET sejam decorrentes de mutações *de novo*, enquanto um terço é herdado.[24]

Diagnóstico

O diagnóstico da ET baseia-se em critérios clínicos e de exames complementares atualizados em 2021.[25] O critério diagnóstico foi atualizado em dois itens, em relação à versão prévia.[11] Estes critérios são divididos em maiores e menores (Quadro 48-2) e de acordo com eles o diagnóstico de ET é classificado como definitivo e possível (Quadro 48-3).

Quadro 48-2. Critérios diagnósticos para esclerose tuberosa[25]

Critérios maiores	Critérios menores
▪ Máculas hipomelanocíticas (três ou mais, pelo menos 5 mm de diâmetro) ▪ Angiofibromas faciais (três ou mais) ou placa fibrosa cefálica ▪ Fibromas ungueais (dois ou mais) ▪ Placas de Shagreen ▪ Múltiplos hamartomas de retina ▪ Túberes corticais e/ou linhas de migração radial ▪ Nódulos subependimários (dois ou mais) ▪ Astrocitoma de células gigantes ▪ Rabdomiomas cardíacos ▪ Linfangioleiomiomatose ▪ Angiomiolipomas (2 ou mais)	▪ Lesões em *confetti* ▪ Fossetas no esmalte dental (três ou mais) ▪ Fibromas intraorais (dois ou mais) ▪ Mancha acrômica na retina ▪ Múltiplos cistos renais ▪ Hamartomas "não renais" ▪ Lesões ósseas escleróticas

Quadro 48-3. Possibilidades diagnósticas na esclerose tuberosa de acordo com os critérios diagnósticos

- Diagnóstico definitivo
  - Dois ou mais critérios maiores; um critério maior e dois menores
- Diagnóstico possível
  - Um critério maior; dois ou mais menores
- Diagnóstico genético
  - Variante patogênico TSC1 e TSC2 é diagnóstico de CET. Algumas variantes tipo *missense* bem estabelecidos alterando a produção de proteína[25]

Síndrome de Sturge-Weber

A síndrome de Sturge-Weber (SSW) é uma doença rara que ocorre com uma frequência de aproximadamente 1 por 50.000. A doença é caracterizada por uma anomalia vascular intracraniana, a angiomatose leptomeníngea, a qual envolve mais frequentemente os lobos occipital e parietal.[26] Embora o gene *GNAQ* seja o mais comumente associado à SSW, pesquisas recentes também sugerem que os genes *GNA11* e *GNB2* possam estar relacionados.[27]

Quadro Clínico

A criança com SSW geralmente apresenta ao nascer uma malformação vascular cutânea facial (nevo vinho do porto), geralmente afetando a parte superior da face ipsilateral à angiomatose. No entanto, é importante observar que a maioria das crianças com malformação vascular cutânea facial não tem SSW, sendo o risco geral de SSW associado a qualquer tipo de malformação vascular cutânea facial de aproximadamente 8%.[26] Raramente, na SWS não há malformação vascular cutânea facial associada. Para o diagnóstico de SWS, a angiomatose leptomeníngea intracraniana é uma característica diagnóstica fundamental na SWS.[26]

Setenta e cinco por cento a 90% das crianças com SWS apresentam epilepsia, alguns evoluindo com crises farmacorresistentes. Outros sintomas e comorbidades incluem cefaleia vascular (40-60%), atraso no desenvolvimento e déficit intelectual (50-75%), glaucoma (30-70%), hemianopsia (40-45%) e hemiparesia (25-60%).[26]

Investigação

O envolvimento cerebral é marcado pela malformação vascular leptomeníngea em imagens de ressonância magnética com contraste (Fig. 48-3).[26] Vasos profundos de drenagem dilatados subjacentes à região cortical afetada e realce do plexo coroide no lado envolvido também estão frequentemente presentes em crianças mais velhas e adultos. Calcificações corticais e subcorticais podem ser diagnosticadas com tomografia computadorizada de crânio sem contraste ou em sequências específicas à RM.[26] Com o tempo, frequentemente há evolução para atrofia cerebral, da região afetada. Secundariamente às malformações venosas leptomeníngeas, há destruição de vias venosas superficiais e o aumento da pressão venosa leva ao desenvolvimento de drenagem alternativa com vasos profundos dilatados (Fig. 48-3).[27]

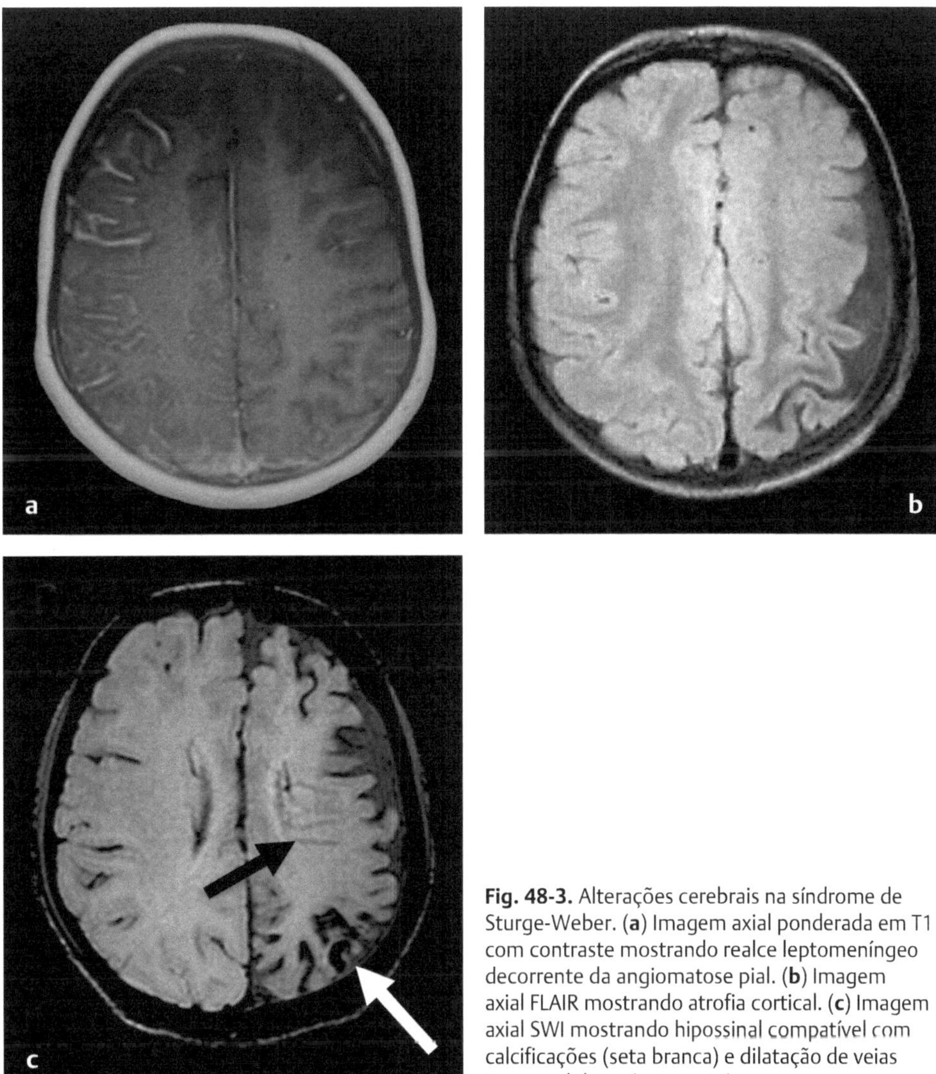

Fig. 48-3. Alterações cerebrais na síndrome de Sturge-Weber. (**a**) Imagem axial ponderada em T1 com contraste mostrando realce leptomeníngeo decorrente da angiomatose pial. (**b**) Imagem axial FLAIR mostrando atrofia cortical. (**c**) Imagem axial SWI mostrando hipossinal compatível com calcificações (seta branca) e dilatação de veias transmedulares (seta preta).

Tratamento

Pacientes com SSW requerem monitoramento do risco de glaucoma, epilepsia, cefaleia e eventos AVC-símile. No tratamento do glaucoma, o objetivo é controlar a pressão intraocular para evitar danos ao nervo óptico. A terapia a *laser* para malformações vasculares cutâneas faciais pode ser utilizada. A prevenção de crises epilépticas recorrentes pode diminuir os efeitos do hipometabolismo e da hipoxia. Em casos de crises farmacorresistentes, deve-se considerar a possibildiade de cirurgia de epilepsia. A aspirina profilática é recomendada para a prevenção de déficits focais transitórios. Dados anedóticos sugerem que a terapia com aspirina (3 a 5 mg/kg/dia) é segura e eficaz para retardar a deterioração neurológica. No entanto, nenhum ensaio clínico randomizado e controlado testou seu uso em crianças com SSW. O uso de aspirina requer imunização prévia contra varicela e imunizações anuais contra influenza devido ao risco de síndrome de Reye.[26]

Prognóstico

O prognóstico na SSW é variável. Embora pacientes com doença hemisférica disseminada ou doença bi-hemisférica apresentem maior risco de complicações neurológicas, muitos mantêm excelente desempenho funcional. Um subgrupo de pacientes apresenta um curso clínico particularmente maligno, com epilepsia intratável, cefaleia e deterioração cognitiva.[26]

Outras Síndromes Neurocutâneas

Incontinentia Pigmenti

Incontinentia pigmenti (IP), também conhecida como doença de Block–Sulzberger, é uma genodermatose que afeta principalmente os sistemas de origem ectodérmica, principalmente o sistema nervoso central, olhos, cabelo, dentes, sistema musculoesquelético e pele.[28] Sua incidência é estimada entre 1/10.000 e 1/100.000 e se apresenta quase exclusivamente em mulheres. É caracterizada clinicamente por uma erupção cutânea que progride por quatro fases dermatológicas distintas, sendo em que 90% dos casos as lesões aparecem até 2 semanas após o nascimento.[28] O estágio I (fase vesicular) é distinguido por bolhas e resposta inflamatória, com padrão característico que segue as linhas de Blaschko. O estágio II (fase verrucosa), é caracterizada por lesões hiperceratóticas e verrucosas. Ao longo do tempo, as lesões evoluem para hiperpigmentação devido ao acúmulo de melanina, marcando o estágio III (fase de hiperpigmentado). Finalmente, as lesões serão substituídas por áreas de hipopigmentação dérmica e atrofia (estágio IV).[28] Cerca de um terço dos pacientes apresentam manifestações oculares.[28] O envolvimento cerebral ocorre em aproximadamente 50% dos casos, com crises epilépticas, deficiência intelectual, hemi ou tetraparesia espástica ou atraso do desenvolvimento motor. A patogênese das lesões cerebrais é possivelmente múltipla, com alterações inflamatórias, vasculares ou destrutivas ocorrendo sobretudo na fase vesicular.[28]

Hipomelanose de Ito

Hipomelanose de Ito é um distúrbio neurocutâneo caracterizado por lesões hipopigmentadas que seguem as linhas de Blaschko.[29] Pode estar associada a malformações cerebrais, como hemimegalencefalia. As complicações neurológicas podem incluir crises epilépticas, atraso no desenvolvimento e anormalidades no tônus muscular. O mosaicismo genético é a explicação mais provável para sua herança. O tratamento é sintomático, mas deve ocorrer avaliação regular do crescimento, neurodesenvolvimento, ocular e dentária.[29]

PONTOS-CHAVE

- Síndromes neurocutâneas são condições diversas geneticamente determinadas que se caracterizam por alterações cutâneas e neurológicas, associadas predisposição hereditária a hiperplasias do sistema nervoso central.
- A neurofibromatose tipo 1 é a doença neurocutânea mais comum, caracterizada por acometimento multissistêmico, incluindo lesões cutâneas (máculas café com leite e sardas intertriginosas), oculares (nódulos de Lisch), tumores benignos, incluindo neurofibromas, neurofibromas plexiformes e glioma da via óptica, com acometimento neurológico incluindo dificuldades de aprendizagem, problemas de comportamento, macrocefalia, hidrocefalia, epilepsia, além de risco elevado de neoplasias e vasculopatias.
- O complexo de esclerose tuberosa é caracterizado por envolvimento multissitêmico, incluindo lesões cutâneas (máculas hipocrômicas, angiofibromas faciais, entre outros) e neurológicas, incluindo sobretudo epilepsia e uma grande variabilidade de transtornos cognitivos e comportamentais, associados a lesões cerebrais caracterizadas por túberes corticais e nódulos subependimários. Há risco de evolução com astrocitoma de células gigantes, além de complicações relacionadas com lesões renais, pulmonares, cardíacas ou oftalmológicas.
- A síndrome de Sturge-Weber é caracterizada por angiomatose leptomeníngea, a qual envolve mais frequentemente os lobos occipital e parietal, e cursa clinicamente com epilepsia, cefaleia vascular, atraso no desenvolvimento, déficit intelectual, glaucoma, hemianopsia e hemiparesia.

REFERÊNCIAS BIBLIOGRÁFICAS

1. Pedroso JL, França Junior MC, Camargos ST, Barsottini OGP, Kok F. Neurogenética na prática clínica. 1. ed. Atheneu; 2019.
2. Tamura R. Current Understanding of Neurofibromatosis Type 1, 2, and Schwannomatosis. Int J Mol Sci. 2021
3. Ly KI, Blakeley JO. The Diagnosis and Management of Neurofibromatosis Type 1. Med Clin North Am. 2019 Nov.
4. Nix JS, Blakeley J, Rodriguez FJ. An update on the central nervous system manifestations of neurofibromatosis type 1[J]. Acta Neuropathol. 2020.
5. Friedman JM. Neurofibromatosis 1. 1998 Oct 2 [Updated 2022 Apr 21]. In: Adam MP, Feldman J, Mirzaa GM, et al., editors. GeneReviews®.
6. Legius E, Messiaen L, Wolkenstein P, Pancza P, Avery RA, Berman Y, et al. Revised diagnostic criteria for neurofibromatosis type 1 and Legius syndrome: an international consensus recommendation[J]. Genet Med. 2021.
7. Ferrito N, Báez-Flores J, Rodríguez-Martín M, Sastre-Rodríguez J, Coppola A, Isidoro-García M, et al. Biomarker Landscape in RASopathies. Int J Mol Sci. 2024.
8. Ferner RE, Huson SM, Thomas N, Moss C, Willshaw H, Evans DG, et al. Guidelines for the diagnosis and management of individuals with neurofibromatosis 1. J Med Genetics. 2007;44(2):81-88.
9. Leung AKC, Robson WLM. Tuberous sclerosis complex: a review. J Pediatr Health Care. 2007;21(02):108-114.
10. Roach ES. Applying the lessons of Tuberous Sclerosis: The 2015 Hower Award Lecture. Pediatric Neurology. 2016;63:6-22.

11. Northrup H, Krueger DA. Tuberous sclerosis complex diagnostic update: recommendations of the 2012 international tuberous sclerosis complex consensus conference. Pediatr Neurol. 2013;49(4):243-254.
12. Józwiak S, Schwartz RA, Janniger CK, Bielicka-Cymerman J. Usefulness of diagnostic criteria of tuberous sclerosis complex in pediatric patients. J Child Neurol. 2000;15(10):652-659.
13. Nguyen QD, Darconte MD, Hebert AA. The cutaneous manifestations of tuberous sclerosis complex. Am J Med Genetic. 2018;1-5.
14. DiMario FJ, Diana D, Leopold H, Chameides L. Evolution of cardiac rhabdomyoma in tuberous sclerosis complex. Clin Pediatr 1996;35:615-619.
15. Bissler J, Henske E. Renal manifestations of tuberous sclerosis complex. In: Kwiatkowsi D, Whittemore V, Thiele E, eds. Tuberous Sclerosis Complex: Genes, Clinical Features, and Therapeutics. Weinheim:Wiley-Blackwell; 2010.
16. Kobashi Y, Sugui T, Irei T, Nakata M, Oka M. Clinicopathological analysis of multifocal micronodular pneumocyte hyperplasia associated with tuberous sclerosis in Japan. Respirology. 2008;13:1076-81.
17. Li LH, Li N, Zhao JY, Fei P, Zhang GM, Mao JB, et al. Findings of perinatal ocular examination performed on 3573, healthy full-term newborns. Br J Ophthalmol. 2013;97:588-91
18. Northrup H, Wheless JW, Bertin TK, Lewis RA. Variability of expression in tuberous sclerosis. J Med Genet. 1993;30:41-3.
19. Curatolo P, Nabbout R, Legae L, Aronica E, Ferreira JC, Feucht M, et al. Management of Epilepsy Associated with Tuberous Sclerosis Complex: Updated Clinical Recomendantions. European Journal of Paediatric Neurology 2018;april:1-39.(b)
20. Chu-Shore CJ, Major P, Camposano S, Muzykewicz D, Thiele EA. The natural history of epilepsy in tuberous sclerosis complex. Epilepsia 2010;51(7):1236-1241.
21. de Vries PJ, Whittemore VH, Leclezio L, Byars AW, Dunn D, Ess KC, et al. Tuberous sclerosis associated neuropsychiatric disorders (TAND) and the TAND Checklist. Pediatr Neurol. 2015;52:25-35.
22. Lu DS, Karas PJ, Krueger DA, Weiner HL. Central Nervous System manifestations of tuberous sclerosis complex. American Journal of Medical Genetics 2018;1-8.
23. Manoukian SB, Kowal J. Comprehensive imaging manifestations of tuberous sclerosis. American Journal of Roentgenology 2015;204(5):933-943.
24. Caban C, Khan N, Hasbani DM, Crino PB. Genetics of tuberous sclerosis complex:implications for clinical practice. The Application of Clinical Genetics 2017:101-8.
25. Northrup H, Aronow ME, Bebin EM, Bissler J, Darling TN, de Vries PJ, et al; International Tuberous Sclerosis Complex Consensus Group. Updated International Tuberous Sclerosis Complex Diagnostic Criteria and Surveillance and Management Recommendations. Pediatr Neurol 2021;123:50-66.
26. Thomas-Sohl KA, Vaslow DF, Maria BL. (2004). Sturge-Weber syndrome: a review. Pediatric Neurol. 2004;30(5):303-310.
27. Yeom S, Comi AM. Updates on sturge-weber syndrome. Stroke. 2002;53(12):3769-3779.
28. Klar N, Cohen B, Lin DD. Neurocutaneous syndromes. Handbook Clin Neurol. 2016;135:565-589.
29. Ream, M. Hypomelanosis of Ito. Handbook Clin Neurol. 2015;132:281-289.

ABORDAGEM INICIAL AOS ERROS INATOS DO METABOLISMO

CAPÍTULO 49

Danilo de Assis Pereira ■ Karine Teixeira

INTRODUÇÃO

Os erros inatos do metabolismo (EIM) são um grupo de doenças genéticas que afetam a forma com que o organismo sintetiza, metaboliza ou armazena moléculas. Estas doenças podem manifestar-se como emergências metabólicas agudas, resultando em morbidade significativa, lesões neurológicas progressivas e óbito. Portanto, o reconhecimento precoce dos sinais e sintomas de doenças metabólicas é crucial para garantir um desfecho positivo.[1,2]

CAUSAS DE DESCOMPENSAÇÃO METABÓLICA AGUDA

Os EIM que causam descompensação metabólica aguda podem ser categorizados em três grupos principais:

1. *Distúrbios do metabolismo intermediário:* incluem acidemias orgânicas, distúrbios do ciclo da ureia, doenças como a doença da urina de xarope de bordo e distúrbios de oxidação de ácidos graxos.[3,4]
2. *Distúrbios de biossíntese e degradação de moléculas complexas:* compreendem doenças de armazenamento lisossomal e peroxissomos, entre outras.[5]
3. *Distúrbios do metabolismo de neurotransmissores:* incluem distúrbios de metabolismo de glicina e serina, pterinas e aminas biogênicas.[6]

FATORES DESENCADEANTES

As crises metabólicas ocorrem devido ao acúmulo de metabólitos tóxicos. Fatores desencadeantes incluem infecções agudas, cirurgias, traumas, processo de parto, jejum prolongado e aumento no consumo de certos alimentos como proteína.[7] A descompensação metabólica aguda geralmente acontece após um período de bem-estar aparente que pode variar de horas a meses.[8]

APRESENTAÇÕES CLÍNICAS COMUNS

O desafio mais crítico em muitas doenças metabólicas hereditárias é a intervenção correta e oportuna durante a descompensação metabólica aguda no período neonatal ou em episódios recorrentes posteriores.

Uma doença metabólica deve ser considerada, juntamente com outros diagnósticos (p. ex., infecção, patologia do SNC):

- Em todos os neonatos com doença inexplicada, agressiva ou rapidamente progressiva, particularmente após gravidez e parto normais.

- Em todos os pacientes com deterioração aguda da condição geral e/ou redução da consciência, particularmente quando precedida por vômitos, febre ou jejum.
- Em todos os pacientes com sintomas e sinais de acidose, hiperamonemia ou hipoglicemia.

Medidas diagnósticas e terapêuticas apropriadas devem ser iniciadas o mais rápido possível para evitar danos a longo prazo.

Os sintomas iniciais de descompensação metabólica podem incluir:

- *Sintomas gastrointestinais:* vômitos e anorexia ou falha em se alimentar são comuns em distúrbios de aminoácidos, acidemias orgânicas e distúrbios do ciclo da ureia.[9]
- *Letargia e coma:* podem ocorrer em distúrbios de aminoácidos, acidemias orgânicas, defeitos do ciclo da ureia, defeitos de oxidação de ácidos graxos e distúrbios mitocondriais.[10]
- *Crises epilépticas:* podem ser causadas por desequilíbrios metabólicos como hipoglicemia ou acúmulo de metabólitos tóxicos.[11]
- *Respiração anormal:* a respiração rápida e profunda pode ser causada por desordens metabólicas que induzem acidose metabólica ou alcalose respiratória.[12]
- *Rabdomiólise:* comum em distúrbios relacionados com o metabolismo energético muscular, especialmente aqueles com uso de glicogênio muscular e gordura armazenada para energia.[13]
- *(MSIL) ou BRUE:* a morte súbita inexplicada do lactente (MSIL) ou eventos inexplicados breves e resolvidos (BRUE) podem ocorrer em infantes com distúrbios metabólicos.[14]

TESTES LABORATORIAIS DE PRIMEIRA LINHA E MANEJO

1. Pare a ingestão de proteína, gordura, galactose, frutose (possíveis fontes de compostos tóxicos).
2. Colete amostras de sangue para análise com urgência de:
   - Estado ácido-base, glicose, eletrólitos, ALT, AST, CK, creatinina, ureia, ácido úrico, coagulação, proteína C reativa (CRP).
   - Amônia, lactato.
   - Armazene amostras de plasma para aminoácidos, acilcarnitinas etc.
   - Armazene papel filtro ("cartão Guthrie" para triagem de recém-nascidos) com manchas de sangue seco para acilcarnitinas (aminoácidos, possivelmente estudos de DNA).
   - Armazene o restante de todas as amostras para testes adicionais (informe o laboratório).
3. Obtenha amostra de urina:
   - Verifique cor e odor.
   - Realize análises-padrão de tiras de teste (p. ex., corpos cetônicos, glicose, proteína; pH > 5 durante acidose → DD acidose tubular renal).
   - Armazene amostra de urina do episódio agudo para ácidos orgânicos ou testes metabólicos adicionais.
4. Considerações adicionais:
   - Se for realizada punção lombar: armazene o LCR (congele imediatamente em gelo seco, se possível).
   - Infusão de glicose intravenosa a 10%, adaptada à idade, com eletrólitos apropriados: o objetivo do fornecimento intravenoso de glicose deve cobrir ou exceder ligeiramente a taxa fisiológica de produção hepática de glicose, que é determinada principalmente pelo tamanho do cérebro. O fornecimento de glicose geralmente é suficiente para distúrbios de tolerância reduzida ao jejum, como distúrbios de armazenamento de glicogênio ou deficiência de acil-CoA desidrogenase de cadeia média (MCAD). Pode não ser suficiente em distúrbios que são exacerbados pelo catabolismo, como acidúrias

orgânicas ou distúrbios do ciclo da ureia. Pode ser potencialmente perigoso em distúrbios mitocondriais, como a deficiência de piruvato desidrogenase, que aumenta a acidose láctica. Para ajustar o fornecimento de glicose às necessidades individuais, a glicose sérica, o lactato sérico e o estado ácido-base devem ser verificados regularmente.
5. Solicite investigações adicionais conforme indicado, por exemplo, ECG, ecocardiograma, RM craniana.

Os resultados das investigações de emergência devem estar disponíveis dentro de 30-60 minutos. Nesse estágio, decida sobre testes metabólicos especiais e medidas terapêuticas adicionais.

Se os resultados forem inconclusivos, mas a doença metabólica ainda for provável:

- Continue a infusão de glicose.
- Revise a história e os sinais clínicos. Telefone para o centro metabólico local para orientação.
- Após discussão, envie amostras para testes metabólicos especiais (resultados relevantes para o diagnóstico de distúrbios metabólicos tratáveis devem estar disponíveis de preferência dentro de 24 [no máximo 48] horas):
- Manchas de sangue seco para acilcarnitinas e aminoácidos (análise urgente);
- Amostra de plasma para aminoácidos e acilcarnitinas.
- Obtenha amostra de urina para testes metabólicos simples e ácidos orgânicos (o mais rápido possível). Monitore eletrólitos, glicose, lactato, estado ácido-base (mantenha o sódio (Na) bem > 135 mmol/L para evitar edema cerebral).

Os episódios de descompensação metabólica geralmente estão associados a uma ou mais das seguintes alterações metabólicas:

- *Acidose metabólica:* presente em acidemias orgânicas e algumas desordens de aminoácidos. Geralmente acompanhada de um aumento no ânion *gap* devido à presença de metabólitos anormais como ácidos orgânicos ou láctico.[1]
- *Hiperamonemia:* característica de defeitos do ciclo da ureia e acidemias orgânicas com níveis de amônia que podem variar consideravelmente dependendo do distúrbio específico.[5]
- *Hipoglicemia:* comum em desordens de cetogênese e oxidação de ácidos graxos, podendo também ocorrer em algumas acidemias orgânicas e distúrbios mitocondriais.[8]
- *Supressão da medula óssea:* pode ocorrer em acidemias orgânicas, manifestando-se como neutropenia, anemia ou pancitopenia.[10]

Além disso, amostras para testes especializados devem ser obtidas durante a apresentação inicial para confirmar o diagnóstico (Quadro 49-1).[12]

- *Glicose no sangue:* a hipoglicemia é uma característica presente em vários grupos de distúrbios, particularmente de metabolismo de carboidratos e energia. Amostras de sangue e urina apropriadas devem ser obtidas na fase aguda para fazer o diagnóstico correto.
- *Amônia (NH4+):* a hiperamonemia, especialmente quando associada ao glutamato elevado, é altamente neurotóxica e possui alta mortalidade e morbidade. A análise urgente da concentração plasmática de amônia é obrigatória em todos os neonatos agudamente doentes e em todos os pacientes com encefalopatia não diagnosticada.
- *Estado ácido-base:* muitos distúrbios metabólicos causam alterações no estado ácido-base, tanto acidose quanto alcalose. As medições de gases sanguíneos devem estar disponíveis a qualquer momento em todos os hospitais.

Quadro 49-1. Achados bioquímicos distintivos dos erros inatos do metabolismo

Achados bioquímicos	Doença da urina de xarope de bordo	Acidemias orgânicas	Defeitos do ciclo da ureia	Distúrbios do metabolismo de carboidratos	Distúrbios da oxidação de ácidos graxos	Distúrbios mitocondriais	Distúrbios peroxissomais	Distúrbios de armazenamento lisossomal
Acidose metabólica	±	++	–	±	±	±	–	–
Alcalose respiratória	–	–	+	–	–	–	–	–
Hiperamonemia	±	+	++	–	±	–	–	–
Hipoglicemia	±	±	–	+	+	±	–	–
Cetonas	A/H	H	A	A/H	A/L	A/H	A	A
Acidose láctica	±	±	–	+	±	+	–	–

–: geralmente ausente; ±: às vezes presente; +: geralmente presente; ++: sempre presente.
A: produção apropriada de cetonas para o grau de hipoglicemia.
H: inapropriadamente alto.
L: inapropriadamente baixo.

- *Lactato:* o lactato elevado é uma consequência importante da hipóxia e do metabolismo energético comprometido e pode ser a causa de acidose metabólica. Deve-se considerar um distúrbio metabólico primário se não houver uma causa secundária convincente.
- *Cetonas urinárias (fitas de teste):* a cetonúria, devido aos corpos cetônicos 3-hidroxibutirato e acetoacetato, é normal durante o jejum, mas é patológica no estado alimentado e no neonato, quando pode indicar um distúrbio do metabolismo intermediário. A ausência de cetonas durante o jejum é sugestiva de um distúrbio da oxidação de ácidos graxos ou cetogênese e hiperinsulinismo.

HIPOGLICEMIA

- *Definição:* não há uma definição universalmente aceita para hipoglicemia. Considera-se glicose no sangue < 2,6 mmol/L (45 mg/dL) em todas as idades com/sans sintomas.
- *Considerar:* na avaliação de hipoglicemia em neonatos e crianças, deve-se considerar a evidência de causas não metabólicas.
- *Testes laboratoriais durante a hipoglicemia sintomática:* devem ser realizados testes laboratoriais apropriados durante a hipoglicemia sintomática para identificar a causa subjacente.

HIPERAMONEMIA

- *Concentração de amônia:* é essencial testar especificamente a concentração plasmática de amônia sem demora em todos os pacientes em quem uma doença metabólica do tipo intoxicação é considerada.
- *Diagnóstico diferencial:* os distúrbios do ciclo da ureia são a causa mais comum de hiperamonemia grave. A hiperamonemia pode ser acompanhada de acidose metabólica, lactato elevado e cetose.

CONDUTA EMERGENCIAL

- *Hipoglicemia**:* infusão de glicose intravenosa, ajustada por idade, com eletrólitos apropriados.
- *Hiperamonemia**:* remoção de amônia (*scavengers* de nitrogênio, detoxificação extracorpórea), reposição de intermediários do ciclo da ureia com arginina ou citrulina.

A identificação precoce e o manejo adequado das emergências metabólicas são essenciais para melhorar os desfechos dos pacientes com EIM.

GESTÃO IMEDIATA

A gestão imediata de doenças metabólicas críticas é essencial para prevenir o agravamento agudo e as sequelas a longo prazo.[13] As intervenções de suporte incluem:

1. Estabilização da circulação, via aérea e respiração:
   - Suporte ventilatório e ressuscitação fluida.
2. Tratamento da hipoglicemia:
   - Administração de dextrose intravenosa para evitar o catabolismo.
3. Remoção de metabólitos tóxicos:
   - Uso de diálise ou medicamentos específicos para reduzir os níveis de amônia.[11]
4. Fornecimento de cofatores:
   - Administração de cofatores específicos como cobalamina, piridoxina, biotina ou riboflavina.[9]
5. Antibióticos empíricos:
   - Indicado para pacientes com possível sepse ou infecção bacteriana grave.
6. Transfusão de plasma fresco congelado:
   - Necessário para pacientes com coagulopatias relacionadas com disfunção hepática.[1]

A identificação precoce e o manejo adequado das emergências metabólicas podem melhorar significativamente os desfechos para crianças com EIM.[2]

PONTOS-CHAVE

- Reconhecimento precoce: a identificação rápida dos sinais e sintomas de uma descompensação metabólica é crucial para evitar morbidade significativa, lesões neurológicas progressivas e até óbito em pacientes com EIM.
- Diagnóstico diferencial: durante uma descompensação metabólica aguda, é essencial considerar diagnósticos diferenciais, como infecções e doenças do sistema nervoso central, ao lado de potenciais EIM.
- Intervenção imediata: medidas terapêuticas imediatas, como a administração de glicose intravenosa, a remoção de amônia em casos de hiperamonemia, e a estabilização das funções vitais, são fundamentais para melhorar os desfechos dos pacientes.
- Abordagem multidisciplinar: o manejo dos EIM requer uma equipe multidisciplinar, incluindo especialistas em genética, metabolismo e cuidados intensivos, para fornecer suporte adequado e direcionar o tratamento.
- Importância da história familiar: a história familiar detalhada pode oferecer pistas valiosas para o diagnóstico de EIM, especialmente em casos de doença inexplicada ou recorrente.

REFERÊNCIAS BIBLIOGRÁFICAS

1. Champion MP. An approach to the diagnosis of inherited metabolic disease. Arch Dis Child Educ Pract Ed. 2010;95:40.
2. Sutton VR, Hahn S, Kremen J. Metabolic emergencies in suspected inborn errors of metabolism: Presentation, evaluation, and management. UpToDate. 2024.
3. Hoffman GF, Nyhan WL, Zschocke J, Kahler SG, Mayatepek E. Inherited Metabolic Diseases. Lippincott Williams & Wilkins; 2002.
4. Weiner DL. Metabolic emergencies. In: Textbook of Pediatric Emergency Medicine, 5th ed Fleisher GR, Ludwig S, Henretig FM, editors. Lippincott Williams & Wilkins; 2006. p. 1193.
5. Leonard JV, Morris AA. Diagnosis and early management of inborn errors of metabolism presenting around the time of birth. Acta Paediatr. 2006;95:6.
6. Gallagher RC, Van Hove JL, Scharer G, Hyland K , Plecko B, Waters PJ, et al. Folinic acid-responsive seizures are identical to pyridoxine-dependent epilepsy. Ann Neurol. 2009;65:550.
7. Ficicioglu C, Bearden D. Isolated neonatal seizures: when to suspect inborn errors of metabolism. Pediatr Neurol. 2011;45:283.
8. Dhamija R, Patterson MC, Wirrell EC. Epilepsy in children--when should we think neurometabolic disease? J Child Neurol. 2012;27:663.
9. Gkampeta A, Pavlou E. Infantile spasms (West syndrome) in children with inborn errors of metabolism: a review of the literature. J Child Neurol. 2012;27:1295.
10. Braissant O, McLin VA, Cudalbu C. Ammonia toxicity to the brain. J Inherit Metab Dis. 2013;36:595.
11. Bonham JR, Downing M. Metabolic deficiencies and SIDS. J Clin Pathol. 1992;45:33.
12. Ellaway CJ, Wilcken B, Christodoulou J. Clinical approach to inborn errors of metabolism presenting in the newborn period. J Paediatr Child Health. 2002;38:511.
13. Poggi F, Rabier D, Vassault A, Charpentier C, Kamoun P, Saudubray JM. Protocol of metabolic investigations in hereditary metabolic diseases. Arch Pediatr. 1994;1:667.
14. Calvo M, Artuch R, Macià E, Luaces C, Vilaseca MA, Pou J, et al. Diagnostic approach to inborn errors of metabolism in an emergency unit. Pediatr Emerg Care. 2000;16:405.

CAPÍTULO 50

ERROS INATOS DO METABOLISMO DE PEQUENAS MOLÉCULAS

Matheus Rocha Pereira Klettenberg ▪ Jeanne Alves de Souza Mazza

INTRODUÇÃO

Erros inatos do metabolismo (EIM) são distúrbios que se caracterizam pela deficiência em alguma via metabólica envolvida na síntese, degradação ou no transporte de moléculas do nosso organismo. Embora sejam transtornos raros individualmente, coletivamente ocorrem em cerca de 1:500-1:1000 indivíduos e suas manifestações clínicas ocorrem devido ao acúmulo de um substrato tóxico próximo ao ponto de bloqueio metabólico,[1-3] à deficiência do produto final da via metabólica ou ao desvio do substrato para uma via alternativa.[4,5] Geneticamente podem ser caracterizados como condições monogênicas, geralmente transmitidas de forma autossômica recessiva, embora possam ocorrer por outras modalidades de herança ou por mutações *de novo* e respondem por cerca de 10% das doenças genéticas.[6,7]

Conforme a última edição da Classificação Internacional, os erros inatos do metabolismo (EIM) foram oficialmente renomeados como distúrbios metabólicos hereditários (DMH) (ICIMD, 2021) e atualmente abrangem 1.450 distúrbios catalogados, temporariamente agrupados em 24 categorias.[8,9] Entre essas categorias, 13 estão relacionadas com os distúrbios do metabolismo intermediário que envolvem vias que medeiam a quebra de nutrientes de baixo peso molecular (pequenas moléculas) pertencentes a um dos três principais substratos energéticos (proteínas, carboidratos e lipídios) ou os convertem em substratos para a biossíntese de moléculas complexas (Quadro 50-1).[8,9]

Todos os sistemas podem ser acometidos pelos DMH, mas 85% desses distúrbios apresenta manifestações predominantemente neurológicas e cerca de 40 a 60% podem levar a crises epilépticas isoladas ou recorrentes,[5,7,10] em algum momento do seu curso.[11] O sistema nervoso central (SNC) é frequentemente acometido devido à alta demanda metabólica e o gasto energético de suas células e suas manifestações clínicas são muito diversas, podendo apresentar-se como um distúrbio do neurodesenvolvimento (pré-natal ou pós-natal), como encefalopatia de leve a severa gravidade, bem como, um distúrbio neurodegenerativo intermitente, crônico fixo ou progressivo, comumente de início tardio. Isto também ocorre dentro de um mesmo transtorno em que um espectro contínuo de gravidade é frequentemente observado.[7] E sua grande importância se deve ao fato de que estes distúrbios compreendem a maior parte de condições neurológicas que possuem tratamento específico.[10,12]

Para efeito didático adotaremos a divisão desses DMH em dois grandes grupos: os de pequenas moléculas (metabolismo intermediário e energético) e os de moléculas

Quadro 50-1. Principais distúrbios do metabolismo de moléculas pequenas

Acumulação	Deficiência
▪ Desordens do catabolismo de aminoácidos • Fenilcetonúria • Doença do xarope de bordo • Homocistinúria ▪ Defeitos do ciclo da ureia ▪ Acidúrias orgânicas • Acidemia metilmalônica • Acidemia propiônica • Acidemia isovalérica • Acidúria glutária tipo 1 ▪ Defeitos do catabolismo das purinas e pirimidinas e vias de reparo metabólico ▪ Acúmulo de metais • Doença de Wilson • Doença por acúmulo cerebral de ferro • Hipermagnesemia ▪ Defeitos das vitaminas e cofatores: • Defeitos intracelular da cobalamina • Epilepsia dependente de piridoxina ▪ Galactosemia ▪ Defeitos do reparo metabólico ▪ D2/L2 acidúria hidroxiglutárica ▪ Porfirias	▪ Defeitos de síntese da serina ▪ Defeitos da glutamina sintetase ▪ Deficiência de asparagina sintetase ▪ Intolerância a proteína linisúrica ▪ Doença de Hartnup ▪ Defeitos dos neurotransmissores: • Defeitos da fenilalanina e biopterina • Transtornos relacionados com o GABA • Hiperglicinemia não cetótica ▪ Defeitos da síntese de purinas e pirimidinas ▪ Deficiência do transportador do manganês ▪ Síndromes relacionadas com a deficiência de cobre • Doença de Menkes • Síndrome MEDNIK ▪ Defeitos do transportador da tiamina e riboflavina

Adaptado de Saudubray JM, Garcia-Cazorla A, 2018,[7] Saudubray JM, Mochel F, Lamari F, Garcia-Cazorla A, 2019.[12]
Observação: A ICIMD preconiza atualmente o uso da nomenclatura DMH,9 mas devido a ampla utilização de EIM, neste capítulo, adotaremos as duas.

complexas.[7,9,10] Os DMH de pequenas moléculas, escopo desse capítulo, pertencem ao grupo mais frequente de EIM que envolvem moléculas pequenas, difusíveis em membranas e solúveis em água e que compreendem duas subcategorias definidas de acordo com seu fenótipo:[12] EIM relacionados com o acúmulo de substrato (*i. e.*: acidemias orgânicas, aminoacidopatias, defeitos do ciclo da ureia, metabolismo de metais, produção de neurotransmissores) e EIM relacionados com deficiência na produção ou transporte de certa substância (*i. e.*: defeitos da carnitina, na síntese ou transporte de ácidos graxos).[2,9,12]

QUADRO CLÍNICO

Devido a heterogeneidade de nosologias nos EIM de pequenas moléculas, as manifestações clínicas são diversas, com grande quantidade de sinais e sintomas neurológicos e sistêmicos.[13] Deve-se suspeitar desse diagnóstico diante de casos de: sepse em RN sem fator de risco – ou em indivíduo de qualquer idade – especialmente quando a progressão é grave ou inesperada; crises de "intoxicação" com encefalopatia (associadas a estresse metabólico), distúrbios de movimento, coma e/ou crises epilépticas, com acidose metabólica,[5] ânion gap > 20, hipo ou hiperglicemia e/ou hiperamonemia; além de déficit pôndero-estatural pós-natal, miopatia, intolerância a exercícios (queixas de fadiga fácil), principalmente se associados a migrânea, déficit auditivo e/ou envolvimento multissistêmico.[5]

Deve-se ficar alerta quando houver:[2,7,9,12]

1. Sinais característicos de uma síndrome de intoxicação aguda, ou recorrente, relacionada ao acúmulo de pequenas moléculas:[7,12]

- Antes dos sintomas, os pacientes são assintomáticos: dias (ou horas) até anos.
- As manifestações ocorrem, ou se exacerbam, em situações de estresse metabólico: febre, infecções, catabolismo, jejum prolongado, cirurgias, traumatismos; ou após a ingesta do substrato não metabolizado.
- Crises epilépticas neonatais com irritabilidade excessiva, choro ou sono anormais, soluços persistentes são marcadores clínicos para suspeita de um EIM subjacente.[14]
- Precocemente podem manifestar-se com crises epilépticas, episódios recorrentes de rebaixamento do nível de consciência (inclusive coma), vômitos, hipotonia, alterações respiratórias e transtornos do movimento (ataxia episódica, espasticidade progressiva), bem como crises de acidose metabólica, hiperamonemia, hipoglicemia com ânion gap aumentado.
- Tardiamente podem estar relacionados com déficit nas funções executivas, traduzidos em dificuldades de aprendizagem, TDAH, TEA (transtorno do espectro do autismo), transtorno do desenvolvimento intelectual (TDI) e neurodegeneração. Comum também manifestações psiquiátricas e síndromes demenciais tardias.[14]
  - A maioria deste subgrupo é tratável e os DMH incluídos são: defeitos do ciclo da ureia, do catabolismo de aminoácidos (fenilcetonúria, homocistinúria), acidúrias orgânicas, galactosemia, acúmulo de metais (doença de Wilson, neuroferritinopatias).[7,10,12]

2. Sinais relacionados com deficiência de pequenas moléculas e característicos de uma encefalopatia (semelhante aos EIM de moléculas complexas):[7,12]
   - A maioria desses DMH cursa com perturbação do neurodesenvolvimento fetal com malformações e defeitos congênitos.
   - As manifestações clínicas com expressão congênita são os defeitos de proliferação neuronal (megaencefalia, microcefalia), defeitos de migração neuronal (agiria, paquigiria, lisencefalia), hipoplasia cerebelar e as encefalopatias epilépticas precoces como a encefalopatia mioclônica precoce.
   - Nos quadros de início precoce, os pacientes exibem atrasos no desenvolvimento neuropsicomotor (DNPM) graves. Frequentemente cursam com microcefalia e hipomielinização, além de epilepsia e distúrbios de movimento, os quais podem apresentar características distintivas próprias de cada condição específica.[10]
   - Geralmente o fenótipo nesse grupo é similar aos EIM de moléculas complexas e podem mimetizar encefalopatias crônicas "não metabólicas" precoces.
   - As formas tardias se manifestam como doença neurodegenerativa progressiva.
     - Neste subgrupo, boa parte tem tratamento e abrange todos os defeitos da síntese de aminoácidos não essenciais e da síntese de ácidos graxos, distúrbios do transporte de aminoácidos essenciais (doença de Hartnup), déficit de transporte ou síntese de neurotransmissores (hiperglicinemia não cetótica), deficiência de metais (deficiência do transportador de manganês, doença de Menkes).[7,10,12]

Alguns achados clínicos típicos *versus* EIM (Quadros 50-2 e 50-3):

- *Hiperglicinemia não cetótica:* RN com hipotonia, disfagia, encefalopatia, apneia, soluços (as vezes já no útero),[13] epilepsia refratária com EEG de surto-supressão.[14]
- *Doença de Menkes:* início com 2-3 meses de idade com epilepsia grave focal que evolui para espasmos (EEG hipsarrítmico), crises mioclônicas, multifocais. Com cabelos rarefeitos, regressão do desenvolvimento, hipotermia. Laboratório: baixos níveis de cobre e ceruloplasmina. RM Encéfalo: hematomas subdurais e tortuosidade dos vasos.[14]

Quadro 50-2. Apresentação clínica dos EIM

Pequenas moléculas	
Acúmulo	**Deficiência**
▪ Intoxicação • Catabolismo de aminoácidos • Defeitos do ciclo da ureia • Acidúrias orgânicas: acidemias metilmalônica, propiônica, isovalérica • Galactosemia, metais ▪ A maioria é tratável ▪ Alguns EIM de: • Purinas e pirimidinas • Transtornos de vitaminas • Do reparo metabólico • Desenvolvimento fetal normal • Intervalo livre de sintomas • Sinais agudos, intermitentes, crônicos ou progressivos • Desencadeados por fatores externos como dieta ▪ Neurodegeneração: pode estar presente em alguns EIM	▪ Defeito na síntese ou transporte • Defeitos de aminoácidos essenciais • Defeitos de aminoácidos não essenciais • Defeitos de síntese de ácidos graxos • Deficiência de metais ▪ Vários são tratáveis • Podem afetar o desenvolvimento fetal e ter apresentação congênita ▪ Encefalopatias precoces • Mimetizam causas não metabólicas de doenças neurogenéticas ▪ Defeitos de síntese e alongamento dos ácidos graxos • Mimetizam EIM de moléculas complexas

Traduzido e adaptado de Saudubray JM, Mochel F, Lamari F, Garcia-Cazorla A, 2019.[12]

- *Deficiência de GLUT1:* crises epilépticas refratárias na 1ª infância (+ em jejum), atraso do DNPM, microcefalia pós-natal (60%), hipotonia e espasticidade; distúrbios de movimento: coreoatetose, ataxia e distonias intermitentes, crises "de revirar os olhos" ou "movimento olho-cabeça" (movimentar cabeça e olho no mesmo tempo e direção).[15] Liquor: hipoglicorraquia.[14] Boa resposta ao tratamento com a dieta cetogênica.
- *Neurodegeneração associada à pantotenato-quinase (PKAN):* conhecida como síndrome Hallervorden-Spatz é uma neurodegeneração por acúmulo cerebral de ferro (NBIA): início na primeira década (75%) com distonia progressiva (+ oromandibular), ataxia, disartria, parkinsonismo, coreoatetose.[16] Associam-se retinopatia pigmentar, declínio cognitivo, alterações psiquiátricas. RM de encéfalo: sinal em "olho de tigre".[10,17]
- *Doença de Hartnup:* EIM do triptofano com QC de crises com duração de alguns dias de ataxia cerebelar, lesões de pele tipo pelagra (em áreas expostas ao sol),[10] labilidade emocional, tremores, pode ter crise epiléptica. Responde bem ao tratamento.
- *Distúrbios motores:* nos EIM infantis chama atenção as combinações de diferentes sinais motores: movimentos discinéticos, sinais piramidais, hipotonia, ataxia.[7] A presença de dois ou mais distúrbios de movimento, especialmente no início do curso da doença, ou a combinação de distúrbios de movimentos com outros sintomas neurológico, psiquiátrico ou sistêmico pode ser uma pista importante para um EIM.[16]
- *Transtornos psiquiátricos:* iniciados na infância, principalmente se associados a TDI ou atraso do DNPM devem alertar para possível EIM; assim como diante de um quadro psiquiátrico com deterioração cognitiva rápida, ou a não resposta – ou até piora clínica, ao tratamento medicamentoso padrão. Transtornos mais comuns em pacientes com EIM são: depressão, ansiedade e quadros psicóticos (em especial com alucinação visual).[3]
- *Movimentos oculares:* apraxia dos sacádicos, crise oculogírica, oftalmoplegia, movimentos atípicos dos olhos – são mais propensos a ocorrer em pacientes com EIM.[13]

Quadro 50-3. Manifestação clínica dos DMH e seus diagnósticos

Apresentação clínica principal	Vitaminas e purinas	Acúmulo de pequenas moléculas	Deficiência de moléculas pequenas
Malformações cerebrais congênitas	PNPO& e TPP&; CBL&, defeitos CBL*		Asp&, Glu&, Ser&, GluR#, def. de AGt. DHA&, Gly&, GABA&
Encefalopatia precoce severa	CBL&, biotina*, ácido fólico*, PNPO*, CBL*, ADSL, TPP&	Intoxicações severas e precoces*. NKH*, AO&, doença Canavan&	Ser*, Ast*, MN*,#, Doença de Menkes&, Glutamina&, AADC&, ASP&, PSP&, Glicina&
Sinaptopatias	Def. CBL*, ADSL*, B6*, CAD*	Aminoacidopatias*, AO*, galactosemia* Ferro	BCAA*, GABA*, GLUT-1*, GlyR*, GluR*
Transtornos de movimento	Lesch-Nyhan*,# Tiamina*, CBL*, riboflavina*	HHH#, deficiência de Arginase#, AO&,#; NBIA#, Ac. Glutárica 1*, d. Wilson#, NBIA&	Aminas biogênicas*, GLUT-1*, GluR*, Sintetase dos AG# ELOVL4#, FADH#, DHA&, ASP&, Gly&
Sintomas isolados	SNPI de início tardio (MTHFR, CBL)*, TM (Tiamina)*	SNPI e TND de início tardio TND*, NBIA tardio&, AO&, doença de Wilson#	Aminoacidopatias* GLUT-1 de início tardio* ELOVL4 e 5&

*Estabilidade/melhora persiste com o tempo.
#Estabilidade inicial e evoluiu com neurodegeneração.
&Neurodegeneração e/ou morte precoce.
AADC: aminoácido aromático descarboxilase; ADSL: deficiência de adenilosuccinato liase; AG: ácido graxo; AO: acidúrias orgânicas; ASP: asparagina sintetase; AST: transportador do aspartato; BCAA: aminoácidos de cadeia ramificada; CAD: complexo enzimático da síntese da pirimidina; CBL: cobalamina; DHA: ácido docosa-hexanoico; ELOVL4: enlogase da proteína 4 de ácidos graxos de cadeia muito longa; FAt: transportador dos ácidos graxos; FAs defeito da sintetase dos ácidos graxos; GluR: receptor do glutamato; Gly: glicina; HHH: hiperamonemia, hiperortinemia, homocitrulinemia; MN: defeito do transportador de manganês. MTHFR: tetrametil-hidrofolato redutase; NBIA: neurodegeneração cerebral por acúmulo de ferro; PNPO: piridoxal-5'-fostato oxidase; Ser: defeito de síntese da serina; SNPI: sintomas neuropsiquiátricos; TND: transtorno de neurodesenvolvimento; TPP: pirofosfato de tiamina.
Adaptado de Saudubray JM, Garcia-Cazorla A, 2018.[7]

DIAGNÓSTICO

Os EIM ou doenças metabólicas hereditárias (DMH), como consta na CID-11 (Classificação Internacional de Doenças) constituem uma grande classe de doenças genéticas, heterogêneas e como geralmente são herdadas de modo recessivo, o histórico de doenças genéticas: história familiar de consanguinidade parental, de abortamentos, de óbito precoce indeterminado e com casos semelhantes, é sugestiva desse grupo.[14]

A probabilidade de sucesso é maior se a investigação for realizada durante as crises clínicas do paciente, ou durante estados catabólicos (febre, infecções). Portanto nenhuma ou poucas alterações laboratoriais, em períodos assintomáticos, é frequente e não excluem o diagnóstico de um EIM de pequenas moléculas.

A expressão clínica de cada defeito metabólico depende de fatores como expressividade e penetrância gênica que irão significar quantidades diminuídas das enzimas do processo metabólico.[2] Sabe-se que quanto menor a concentração de enzima ou proteína, ou cofator envolvido, mais precoce ocorrerão as manifestações clínicas.[6]

O pressuposto de um DMH de pequenas moléculas deve desencadear um processo de investigação de acordo com a hipótese clínica suspeita. A depender da gravidade das apresentações clínicas do paciente, esta investigação pode ser ambulatorial ou urgente, pois muitos EIM podem levar a sequelas permanentes e até óbito para o paciente.[4]

Em quase 50% dos casos de DMH as primeiras manifestações clínicas ocorrem no período neonatal (maioria na primeira semana) sendo este o mais crítico devido à alta taxa de morbimortalidade. QC típico: vômitos, recusa alimentar, letargia, coma, hipotonia, crises epilépticas, visceromegalias, insuficiência hepática ou cardíaca.

Lembrete: o diagnóstico de sepse não exclui necessariamente a presença de DMH, pois a infecção é um estresse metabólico. Então, devemos suspeitar de EIM quando RN a termo apresenta sintomas neurológicos após um período assintomático, por mais curto que seja.[5]

A acidose, cetose ou alcalose iniciando no RN, após a introdução da amamentação, pensar em:[5]

- Aminoacidopatia.
- Acidemias orgânicas.
- Defeito no ciclo da ureia.

Avaliação laboratorial: sempre priorizar identificar DMH tratável inicialmente (Quadro 50-4).[16]

Calcular ânion *gap* (hiato aniônico), fórmulas:

A) **Na + K – (Cl + HCO_3)** = 16 ± 4 mEq/L (referência = 16 ± 4 mmol/L)
B) **Na – (Cl + HCO_3)** = 12 ± 4 mEq/L (referência: 12 ± 4 mmol/L)

Quadro 50-4. Exames bioquímicos. Investigação indicada nos DMH[9,15]

Avaliação inicial de pacientes com suspeita de DMH de pequenas moléculas
▪ Exames de triagem inicial (inespecíficos)[1,16] • Hemograma completo, ferro, ferritina • Eletrólitos (Na^+, K^+, Ca^{++}, Mg++, Cl^-, P) • Glicose sérica, hemoglobina glicada • Gasometria venosa (ou arterial se necessária) • Testes de função hepática e renal • Ácido úrico, lipidograma • CPK total e frações; vitaminas: D, B12, E • Amônia sérica, lactato sérico • Albumina e perfil de coagulação. • Exame qualitativo de urina (PH, cetonas) • Pesquisa de substâncias redutoras na urina ▪ Exames de triagem específicos • Aminoácidos séricos • Ácidos orgânicos na urina • Perfil de carnitinas e acilcarnitinas (sangue) ▪ Exames adicionais na suspeita de crises epilépticas • Aminoácidos no liquor • Neurotransmissores no liquor • Pesquisa de ácidos graxos de cadeia muito longa

Deve-se suspeitar de uma DMH de pequenas moléculas em caso de acidose metabólica grave, aumento do hiato aniônico, hiperamonemia. Se resultado bem > 20 pode ser uma acidemia orgânica; se "tocado" pensar em distúrbios energéticos.

Análise dos Exames Iniciais[4,7,10]

- Acidose com ânion *gap* elevado e amônia levemente elevada sugerem **acidemias orgânicas**;[4,5,12] são comuns nesses casos acidose metabólica, lactacidemia, pancitopenia. Pedir **análise de ácidos orgânicos na urina**.[4]
- Amônia altamente elevada indica **distúrbio do ciclo da ureia**;[4] são comuns alcalose respiratória (PH > 7,4),[15] glicemia e ânion *gap* normais.[5] Pedir **aminoacidograma plasmático**.
- Amônia elevada também pode ser acidemia orgânica, galactosemia.[5]
- Hipoglicemia sem cetose aponta para um **defeito de oxidação de ácidos graxos**;[15] frequentemente cursa com acidose metabólica, lactacidemia no jejum e pode ter amônia pouco aumentada.[5] Pedir **perfil plasmático de carnitina e acilcarnitinas**.[4]
- Lactato persistentemente elevado com perfusão normal sugere distúrbio mitocondrial,[4] defeitos da oxidação de ácidos graxos ou glicogenoses. É comum piruvato pouco aumentado. Solicitar: aminoácidos plasmáticos, ácidos orgânicos na urina. Avaliação oftalmológica e audiológica.[4,18]
- Hipoglicemia sem cetose associada a acidose metabólica pensar em distúrbios mitocondriais.[5]
- Hipoglicemia recorrente com cetose é marca registrada dos distúrbios de armazenamento de glicogênio.[4]
- Ferritina elevada é encontrada na aceruloplasminemia e hemocromatose, enquanto uma ferritina baixa pode ser encontrada na neuroferritinopatia.

Avaliação Radiológica

O padrão de comprometimento cerebral ao exame de imagem pode oferecer pistas do erro metabólico subjacente, pois é um método não invasivo com o potencial de estreitar diagnósticos diferenciais em muitos casos.[4,6] Alguns achados radiológicos podem até ser patognomônicos das patologias apresentadas como é o sinal em "olho do tigre" na neurodegeneração associada à pantotenato-quinase (PKAN) relacionado com neurodegenerações cerebrais por acúmulo de ferro (Fig. 50-1).[16,17] Os padrões de alteração na neuroimagem associados aos EIM de pequenas moléculas comumente causam edema cortical, alterações talâmicas e do núcleo estriado e malformações diversas.[4]

A ressonância magnética (RM) é a neuroimagem de escolha para estudo dos DMH e sempre que possível solicitar associada a espectroscopia,[6] sendo esta mais importante em casos de suspeita de deficiências de creatina, hiperglicinemias (pico de glicina), MSUD, defeitos do ciclo da ureia, galactosemia, mitocondriopatias. Vale lembrar que elevação do lactato não é exclusiva dos distúrbios mitocondriais e pode ser observada em qualquer distúrbio que resulte em glicólise anaeróbica, como lesões isquêmicas e em crianças gravemente doentes por qualquer causa; além de que pequenos picos de lactato ocorrem em cérebros neonatais normais.[4]

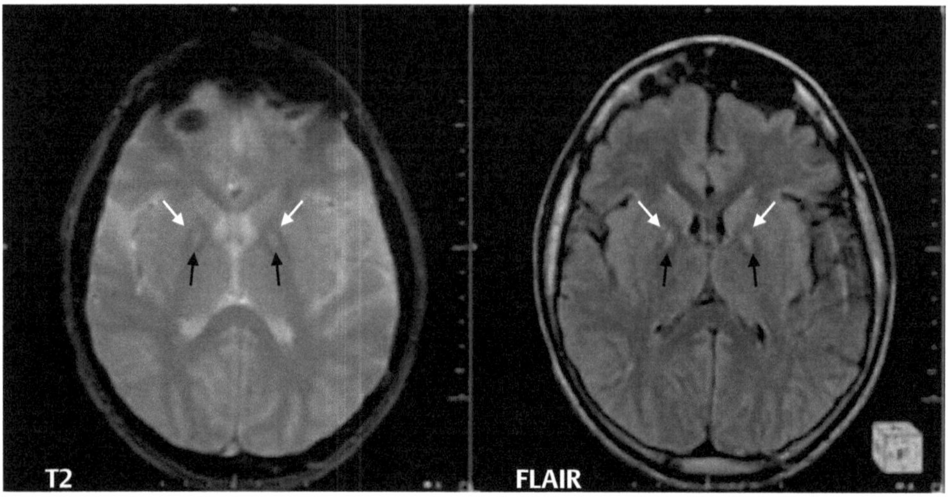

Fig. 50-1. Sinal do "olho de tigre" – hipossinal (setas brancas) envolvendo os globos pálidos (GP) nas sequências ponderadas em T2 e FLAIR denotando acúmulo de ferro, com região hipersinal (setas pretas) na região medial do GP representando gliose/vacuolização desta região.[17]

Avaliação Genética

Exames genéticos confirmam e auxiliam o diagnóstico metabólico, além de ser importante ferramenta para o aconselhamento genético. Em muitos casos a análise do metabólito (metabolômica) de uma via patológica compatível com a alteração do gene analisado, faz-se necessária para fechar o diagnóstico.[16] Dentre os exames mais utilizados podemos citar:

- Testes de triagem neonatal (TTN): tem como objetivo a detecção precoce de doenças tratáveis e cada país tem seus testes padronizados.[4] Atualmente todos os bebês nascidos no Brasil têm direito ao **teste do pezinho básico**, que rastreia seis doenças. O **teste do pezinho ampliado (expandido)** – que a depender do serviço sofre variação de quais são as patologias pesquisadas – em média 50 a 60 doenças; é encontrado em hospitais/laboratórios privados e gratuitamente somente em alguns estados brasileiros. Lembrete: esses testes devem ser colhidos idealmente entre o 3º e 7º dia de vida.
- Testes específicos:
  - Pesquisa de um gene – se necessário investigar doença específica.
  - Sequenciamentos de nova geração (NGS) – que permitem agora análises em grande escala, relativamente mais rápidas e baratas, de doenças raras:[4]
    - Painel de genes: permite, num único teste, a sequenciação de centenas de genes conhecidos implicados em determinada condição.[4,12] P. ex.: painel de pesquisa para EIM tratáveis, como "teste genético da bochechinha" – recordando que cada laboratório que o realiza tem o seu próprio painel de genes – em média pode diagnosticar 300 EIM tratáveis (alguns necessitam exames para confirmar).
    - Exoma: sequenciamento do conjunto de sequências codificadoras de proteínas.
    - Genoma: sequenciamento dos 6 bilhões de pares de bases do DNA.[12]

- Análise do DNA mitocondrial no geral não está incluída nos painéis de genes baseados em DNA nuclear e NGS e precisa ser solicitada separadamente.

Obs.: O rendimento dos testes genéticos NGS em pacientes com encefalopatias epilépticas é de cerca de 7% e para condições tratáveis de cerca de 4%.[14]

TRATAMENTO

Muitos EIM são tratáveis e a evolução natural das doenças pode ser modificada por intervenções terapêuticas específicas.[6] O diagnóstico precoce e a instituição de terapia apropriada são obrigatórios para prevenir a morte e minimizar as complicações. O tratamento deve ocorrer em dois momentos: manejo da descompensação metabólica aguda e tratamento crônico.[5,15]

Manejo da Descompensação Aguda[5,15]

1. Com o objetivo de remover os metabólitos tóxicos acumulados, **interromper a ingesta proteica por 24 a 48 horas**, evitar o catabolismo e promover o anabolismo através de:
   - Administração de solução de glicose a 10 mg/kg/min (solução a 10%) e eletrólitos no volume de 150 mL/kg/dia. Na glicemia superior a 200 mg/dL iniciar insulinoterapia 0,1-1,0 UI/kg/h.
   - Manter o aporte energético acrescentando lipídeos de 0,5 a 1 g/kg/dia, após exclusão de defeitos de oxidação de ácidos graxos de cadeia longa.
   - Após 24/48 h reiniciar alimentação com 0,5 g/kg/dia de proteína e manter ingesta entre 1 a 2 g/kg/dia, até o diagnóstico definitivo.
2. Aumentar a eliminação dos metabólitos tóxicos:[1]
   - Hidratação adequada para a promoção da excreção renal do metabólito.
   - Uso de medicações específicas como oferta de carnitina, que se liga aos metabólitos das acidemias orgânicas e acelera sua excreção. O benzoato de sódio pode ser usado no contexto das encefalopatias glicínicas e nos defeitos do ciclo da ureia.[1] Ácido carglúmico para hiperamonemia.[1]
   - Hemodiálise é indicada se amônia superior a 500 micromol/L, para evitar a lesão cerebral e óbito. Também está indicada em defeitos do ciclo da ureia.
3. Correção da acidose metabólica:
   - Uso de bicarbonato de sódio.
   - Correção da hipoglicemia.
4. Administração de cofatores no caso de deficiências responsivas a vitaminas:
   - Em casos de suspeita de epilepsia dependente de piridoxina (PDE), caracterizada por crises recorrentes de início precoce (horas ou dias de vida) geralmente com espasmos mioclônicos multifocais e generalizados, associados a crises tônicas e motora de início focal.[14] Nesse caso o EEG é variável, relativamente inespecífico e pode ser até normal.[14] Mas diante destas crises resistentes aos fármacos anticrises convencionais considerar testar: **piridoxina** injetável na dose de 100 mg por via intravenosa sob monitoramento cuidadoso (RNs podem desenvolver apneia, hipotonia profunda e hipotensão). Isto deve ser seguido por suplementação oral de piridoxina (30 mg/kg/dia em duas doses diárias) manter por 3-7 dias, pois podem ocorrer respostas tardias. Se disponível é preferível piridoxal fosfato (PLP) – forma ativa da vitamina B6; alguns casos raros só respondem a esta apresentação. Dose PLP (30 mg/kg/dia).[14]

Quadro 50-5. Estratégias terapêuticas gerais em EIM de pequenas moléculas[1]

	Estratégias terapêuticas crônicas
Restaurar a atividade enzimática mínima	▪ Terapias de reposição enzimática ▪ Administração de megadose de vitamina ou cofator enzimáticos (reposição de B6 na homocistinúria) ▪ Ofertar molécula com efeito chaperona ▪ Transplante de célula-tronco hematopoiética ▪ Transplante renal ou de fígado (nos defeitos do ciclo da ureia e nas acidúrias orgânicas)
Limitar ou diminuir a produção de substratos	▪ Dieta específica com restrição dos substratos • Dieta cetogênica no tratamento da GLUT-1 • Restrição de fenilalanina na fenilcetonúria ▪ Terapia detoxificante • Benzoato de sódio nos defeitos do ciclo da ureia
Ofertar ou suprir o produto deficiente	▪ Reposição de creatina nas deficiências de produção de creatina

- Em um neonato com crises epilépticas que demonstre uma resposta parcial à piridoxina, deve complementar o tratamento com ácido folínico (3-5 mg/kg/dia).[14]

O manejo crônico dos EIM visa reduzir a progressão da doença e retardar ou minimizar a manifestação dos sinais clínicos (Quadro 50-5).[1,5,8]

PROGNÓSTICO

O reconhecimento precoce dessas condições é fundamental para iniciar intervenções direcionadas em casos tratáveis, com impacto no prognóstico.[18,19] Cerca da metade dos distúrbios metabólicos hereditários podem manifestar-se no período neonatal com sintomas inespecíficos e uma taxa de mortalidade de 25%, destacando a importância do diagnóstico diferencial e do rastreamento metabólico neonatal urgente, independentemente da idade e do estado de alimentação/jejum do RN. A expansão imediata da triagem neonatal é crucial para possibilitar o início precoce do tratamento específico, com potencial para reduzir a morbimortalidade associada a estes distúrbios.[5]

CONCLUSÃO

Os distúrbios metabólicos de pequenas moléculas, embora individualmente raros, são os erros genéticos metabólicos mais comuns. Apesar da elevada morbimortalidade é o grupo de DMH com mais opções terapêuticas. A apresentação varia desde distúrbios de início pré-natal com malformações, encefalopatia neonatal fulminante, até fenótipos mais leves e de início tardio. A evolução clínica pode variar com descompensações intermitentes retornando à normalidade, piora do padrão escalonado, recrutamento progressivo crônico de sintomas e em casos raros com melhora espontânea de várias manifestações clínicas. A suspeita clínica deve desencadear uma propedêutica racional, mesmo que desafiadora e o diagnóstico precoce é crucial em muitas destas condições. Tudo isso orientará o melhor tratamento para prevenir ou minimizar danos cerebrais e assim melhorar a qualidade de vida destes pacientes.

PONTOS-CHAVE

- Os erros inatos do metabolismo de pequenas moléculas são o maior grupo de EIM e tem expressão clínica precoce ou neurodegeneração progressiva tardia.
- Existem dois subgrupos: os de acúmulo com sinais clínicos de intoxicação aguda e os de deficiência/transporte insuficiente que se manifestam de forma progressiva.
- O diagnóstico envolve triagem laboratorial inicial, avaliação radiológica, pesquisa do metabólito/enzima, testagem genética. Aconselhamento genético é fundamental.
- O tratamento exige identificação da urgência, sendo dividido em agudo (durante a crise metabólica) e crônico (para evitar a progressão ou recidiva do EIM).
- O prognóstico é muito melhor quando diagnóstico preciso e intervenção adequada ocorrem de forma precoce.

REFERÊNCIAS BIBLIOGRÁFICAS

1. Gambello MJ, Li H. Current strategies for the treatment of inborn metabolism errors. J Genet Genomics. 2018; Feb 20;45(2):61-70.
2. García-Cazorla À, Saudubray JM. Cellular neurometabolism: a tentative to connect cell biology and metabolism in neurology. J Inherit Metab Dis. 2018 Nov.
3. van de Burgt N, van Doesum W, Grevink M, van Niele S, de Koning T, Leibold N, Martinez-Martinez P, van Amelsvoort T, Cath D. Psychiatric manifestations of inborn errors of metabolism: A systematic review. Neurosci Biobehav Rev. 2023.
4. Biswas A, Malhotra M, Mankad K, Carney O, D'Arco F, Muthusamy K, Sudhakar SV. Clinico-radiological phenotyping and diagnostic pathways in childhood neurometabolic disorders—a practical introductory guide. Transl Pediatr 2021.
5. Teixeira C, Cordeiro C, Pinto C, Diogo L. Clinical Presentation of Inherited Metabolic Diseases in Newborns Hospitalised in an Intensive Care Unit. J Mother Child. 2023.
6. Enokizono M, Aida N, Yagishita A, Nakata Y, Ideguchi R, Kurokawa R, Kono T, et al. Neuroimaging findings of inborn errors of metabolism: urea cycle disorders, aminoacidopathies, and organic acidopathies. Japanese Journal of Radiology. 2023.
7. Saudubray JM, Garcia-Cazorla A. An overview of inborn errors of metabolism affecting the brain: from neurodevelopment to neurodegenerative disorders. Dialogues Clin Neurosci. 2018 Dec;20(4):301-325.
8. Fernandez-Eulate G, Carreau C, Benoist J-F, Lamari F, Rucheton B, Shor N, Nadjar Y. Diagnostic approach in adult-onset neurometabolic diseases. J Neurol Neurosurg Psychiatry. 2022.
9. Ferreira CR, Rahman S, Keller M, Zschocke J; ICIMD Advisory Group. An international classification of inherited metabolic disorders (ICIMD). J Inherit Metab Dis. 2021.
10. Pedroso, JL et al. Neurogenética na prática clínica. 1. ed. Atheneu, 2019. p. 43-74.
11. Campistol J. Epilepsy in Inborn Errors of Metabolism With Therapeutic Options. Semin Pediatr Neurol. 2016.
12. Saudubray JM, Mochel F, Lamari F, Garcia-Cazorla A. Proposal for a simplified classification of IMD based on a pathophysiological approach: A practical guide for clinicians. J Inherit Metab Dis. 2019 Jul.
13. Wang H-P, Wong L-C, Hsu C-J, Hu S-C, Chu Y-J, Lee W-T. Eye motor manifestations in children with neurometabolic disorders. J Formos Med Assoc. 2022.
14. Sharma S, Prasad AN. Inborn Errors of Metabolism and Epilepsy: Current Understanding, Diagnosis, and Treatment Approaches. Int J Mol Sci. 2017.
15. El-Hattab AW. Inborn Erros of Metabolism. Clin Perinatol. 2015; Jun;42(2):413-39.
16. Koens LH, de Vries JJ, Vansenne F, de Koning TJ, Tijssen MAJ. How to detect late-onset inborn errors of metabolism in patients with movement disorders - A modern diagnostic approach. Parkinsonism Relat Disord. 2021.

17. Soares RM, Cintra MEL, Moraes JA, Machado VO. Neurodegeneração associada a pantotenato kinase (PKAN). CBR Bradcases. 2023; 2(1).
18. Patay Z, Blaser S, Poretti A, Huisman T. Neurometabolic diseases of childhood. Pediatr Radiol (2015) 45 (Suppl 3):S473-S484.
19. Vernon HJ. Inborn Erros of Metabolism, Advances in Diagnosis and Therapy. JAMA pediatrics. 2015.

ERROS INATOS DO METABOLISMO DE GRANDES MOLÉCULAS

CAPÍTULO 51

Tamiris Carneiro Mariano ▪ Jeanne Alves de Souza Mazza

INTRODUÇÃO

Em consonância com a última classificação internacional dos erros inatos do metabolismo (EIM), renomeados mais recentemente de distúrbios metabólicos herdados (DMH), existem mais de 1.400 distúrbios catalogados,[1] temporariamente divididos em 24 categorias.[2] No entanto, todos os EIM podem ser agrupados em uma classificação simplificada de Saudubray que combina elementos da perspectiva diagnóstica clínica e fisiopatológica, baseada em três grandes grupos: distúrbios de pequenas moléculas, de moléculas complexas e de produção/utilização de energia.[3,4]

Tomados isoladamente, são raros, mas globalmente afetam aproximadamente 0,5-1 em cada 1.000 pessoas,[3,5] e a maioria cursa com acometimento cerebral.[1,3,6-9] Por isso, estas condições são responsáveis por uma parcela significativa de pacientes com espectro complexo de manifestações neurológicas de difícil elucidação.[4,7]

DMH podem ser descritos como distúrbios genéticos monogênicos, geralmente autossômicos recessivos, ou em menor proporção por outras heranças ou mutação *de novo*.[2,3,10] Eles causam interrupção de uma via metabólica que se apresenta ao longo da vida do paciente, desde o período pré-natal até a idade adulta.[1] Os distúrbios ocorrem pelo acúmulo de um substrato tóxico próximo ao bloqueio metabólico, por uma deficiência do produto distal ao bloqueio ou por um desvio do substrato para uma via alternativa.[1,6,11]

Os complexos processos bioquímicos metabólicos, no geral, ocorrem dentro de organelas (mitocôndrias, lisossomos, peroxissomos, Golgi, retículo endoplasmático), mas, quase sempre, as rotas envolvem múltiplas organelas e requerem transportadores.[4] Com o advento de novas ferramentas de diagnóstico como o sequenciamento de nova geração e a metabolômica, bem como de genotipagem profunda (neuroimagem funcional e de alta resolução), o número e a compreensão bioquímica dos EIM estão em expansão.[1,3]

Dado isso, atualmente os DMH são classificados com base nas categorias bioquímicas (catabolismo, síntese, armazenamento, remodelação, transporte) em vez de adotar uma abordagem centrada em organelas que divide de forma arbitrária as vias metabólicas.[2] Os distúrbios que afetam grandes moléculas – aquelas pouco ou nada difusíveis ou solúveis em água – exemplificam o novo paradigma das conexões entre vias metabólicas e organelas subcelulares,[7] e seu destaque se deve à crescente compreensão da sua relação com mecanismos de neurodesenvolvimento e neurodegeneração.[4,8]

APRESENTAÇÃO CLÍNICA

As moléculas complexas, onipresentes no nosso organismo, têm como exemplos glicogênio, triglicerídeos, esfingolipídios, fosfolipídios, glicosaminoglicanos, oligossacarídeos, glicolipídios.[8] Somam-se ainda as moléculas simples de ácido graxos de cadeia muito longa e colesterol, pois são fontes de moléculas complexas e ainda cursam com quadro clínico (QC) de deficiência similar ao das moléculas complexas.[4,11]

Essa categoria de DMH de moléculas complexas está subdividida em três grupos: de acúmulo, de deficiência, de tráfego e de processamento intracelulares (Quadro 51-1).[6,8,11]

Caraterísticas comuns principais de DMH de moléculas complexas:[6,8,11]

- Antes do início o paciente era assintomático (semanas, meses, anos).
- Parada, seguida de regressão do desenvolvimento neuropsicomotor (DNPM).
- Não apresenta crises metabólicas, seu curso é crônico e progressivo.
- Sem fatores desencadeantes ou relação com ingesta alimentar.
- Manifestações multissistêmicas: pele, olhos, coração, organomegalias.

Subdivisão dos DMH de Moléculas Complexas[8,11]

Doenças de Acúmulo

Os defeitos no catabolismo de moléculas complexas levam tipicamente ao armazenamento de compostos que se acumulam no citoplasma (p. ex., glicogênio, lipídios) ou nos lisossomos.[6] Neste grupo estão os erros mais clássicos (glicogenoses, esfingolipidoses, mucopolissacaridoses) nos quais a clínica expressa primariamente o acúmulo anormal do composto próximo ao bloqueio enzimático.[4,8,11]

Quadro 51-1. EIM *versus* quadro clínico (QC) característico e opção de tratamento[8]

Acúmulo	Deficiência	Tráfego e processamento intracelulares
▪ Glicogenoses ▪ Esfingolipidoses ▪ Mucopolissacaridoses ▪ Glicoproteínas ▪ Lipídios neutros	▪ Depleção de glicogênio ▪ Defeitos de síntese dos oligossacarídeos e de glicosaminoglicanos ▪ Defeitos de ácidos nucléicos, fosfolipídios, glicoesfingolipídios, ácido biliar e colesterol ▪ Doenças peroxissomais	▪ Distúrbios congênitos de: • Glicosilação (CDG) • Autofagia ▪ Defeitos das vesículas sinápticas ▪ Distúrbios no metabolismo de nucleotídeos
▪ Sinais e sintomas multissistêmicos ▪ Neurodegeneração ▪ Raro ter sinais antenatais ▪ RM de encéfalo: atrofia cortical/subcortical progressivas	▪ Sinal antenatal é comum (malformação) ▪ Neurodegeneração: com predomínio de sintomas motores, epilepsia, DI ▪ QC multissistêmico	▪ QC multissistêmico: com predomínio de sintomas neurológicos motores ▪ Mimetizam doenças lisossomais e mitocondriais ▪ Epilepsia com estado de mal epiléptico é comum
TERAPIAS EM USO; OUTRAS EM DESENVOLVIMENTO	NO GERAL, NÃO TEM TRATAMENTO ESPECÍFICO	NÃO TEM TRATAMENTO ESPECÍFICO

Adaptado Saudubray.[8,11]

- Clínica é pós-natal, exceto formas severas (hidropsia, malformação). Evolui com neurodegeneração de início tardio e o QC depende do substrato envolvido:[6]
  - Glicogênio – em tecidos que necessitam mais energia: músculos (esquelético, cardíaco), fígado, cérebro, rins, olhos.
  - Esfingolípides – predomínio SNC, sistema retículo endotelial: baço, fígado.
  - Mucopolissacárides e oligossacárides – no tecido conjuntivo: cartilagem, osso, vasos, olhos, coração, vísceras; com repercussão neurológica variável.

Principais Distúrbios de Acúmulo

A) *Distúrbios do metabolismo do glicogênio (Quadros 51-2 e 51-3):*[12-14] atualmente são 14 glicogenoses com três apresentações clínicas principais, dependendo de onde ocorre o acúmulo:
   - Hepático: hepatomegalia, hipoglicemia, acidose lática, falha de crescimento.
   - Muscular: fraqueza, mialgias, câimbras, rabdomiólise, mioglobinúria.
   - Misto/generalizado: acometimento musculares (esquelético e cardíaco), hepatopatia, hipoglicemia, nefropatia.

B) *Distúrbios do metabolismo dos esfingolípides:* essas moléculas são lipídios que formam membrana celular e são particularmente abundantes no sistema nervoso (SN), por exemplo: gangliosídeos, cerebrosídeos, esfingomielina. Quando a degradação é deficiente se acumulam nos lisossomos e podem levar à grave doença neurológica com: regressão do DNPM, epilepsia, cegueira, espasticidade com descerebração, declínio cognitivo. Hepatoesplenomegalia e alterações ósseas são frequentes.

   Gangliosidoses: esfingolipidose, sendo que o grupo 2 (GM2) apresenta-se como um *continuum* de doença, impulsionado pela quantidade de atividade residual da enzima β-hexosaminidase A.[15] Manifestações clínicas são divididas de acordo com a idade inicial dos sintomas, e como quase todos DMH depende sumariamente da taxa de atividade enzimática residual; a forma de início precoce tem atividade muito baixa (< 0,05%) (Quadro 51-4).[15,16]

Quadro 51-2. Doença de armazenamento de glicogênio tipo I (von Gierke)[12,14]

Tipo Ia: gene *GGPC*; tipo Ib/Ic: gene *SLC374A* = deficiência na etapa da **glicose-6-fosfatase**
Sinais e sintomas: início ≈ 3-6 meses de idade, com crises de hipoglicemia após 3-4 horas de jejum, com palidez, fome excessiva, sudorese, tremores, crises epilépticas. Além de hepatomegalia, abdome protuberante, "face de boneca", falha no crescimento (+ estatura); taquipneia, cefaleia e fraqueza – pela acidose; nefropatia. **Tipo Ib:** acrescenta infecções de repetição, gengivoestomatites, doença intestinal[14]
Exames sugestivos: hipoglicemia, acidose metabólica, hiperlactatemia, hiperuricemia, aumento +++ triglicerídeos e + colesterol (> LDL), discreto de enzimas hepáticas. Tipo 1b: associa-se neutropenia[12]
Tratamento: evitar hipoglicemia com ingestão de carboidratos complexos[14] com dieta personalizada Menores de 12 meses de idade oferecer refeições frequentes cada 2-3 horas; noturna contínua por gavagem. Acima de 12 meses carboidratos de absorção lenta (amido de milho cru) e oferecer cada 4-6 horas; noturna a cada 3-6 horas. * Alguns casos graves se beneficiam de transplante hepático e renal
Monitorização: Exames laboratoriais – glicemia, lipidograma, função hepática e renal, ácido úrico, gasometria venosa, eletrólitos, EAS. Acompanhamento: níveis pressóricos, hepatopatia, cardiopatia[12]

Quadro 51-3. Doença de armazenamento de glicogênio tipo II – doença de Pompe[13]

Gene *GAA* – deficiência da alfaglicosidase (ou maltase) ácida → quebra do glicogênio em glicose
Forma infantil clássica: início até 2 meses de vida: miocardiopatia grave, insuficiência respiratória, hipotonia, dificuldade de sucção, falha no crescimento. **Sem tratamento, óbito é frequente no 1º ano**
infantil atípica: início antes de 1 ano com hipotonia muscular (+ proximal), sem cardiopatia. Com atraso do DNPM, disfagia, macroglossia, hepatomegalia, insuficiência respiratória
Forma juvenil – tardia (> 12 meses até fim da adolescência): fraqueza muscular progressiva (+ tronco e membros), sinal de Gowers, escápula alada, atrofia paraespinhal, insuficiência respiratória crônica
Achados sugestivos: níveis de CK aumentado (geralmente < 2.000 na infantil e < 800 na juvenil). Na forma juvenil: elevação de ALT/TGP, AST/TGO e DHL, com GGT normal. ECG típico (encurtamento do PR/aumento da amplitude do QRS). Ecocardiograma: cardiomiopatia; EMG: miopática*
Tratamento: Terapias de suporte multiprofissional (para todos). **Terapia de reposição enzimática (TRE): alfa-alglicosidase** para QC iniciado antes de 12 meses de idade (precoce) = formas infantis

DHL: desidrogenase lática. GGT: gamaglutamil transferase; CK: creatinoquinase; ECG: eletrocardiograma; EMG: eletromiografia* (suspeita de **Pompe – testar mm. paraespinhais**).[13]

Quadro 51-4. Doença de acúmulo de gangliosídeos: GM2 – doenças de Tay-Sachs (+ judeus)* e de Sandhoff[15,16]

Genes *HEXA/HEXB*: deficiência das hexosaminidases: A (Tay-Sachs); A e B (Sandhoff). QC é similar, entre elas e a diferença é que Sandhoff tem hepatomegalia, alterações ósseas e não tem associação étnica
Forma de início precoce: início 3-6 meses, com parada e regressão do DNPM, "resposta de sobressalto" a estímulos auditivos, movimentos oculares irregulares, perda visual progressiva, "face de boneca", hipotonia, crises epilépticas: mioclônicas, focais complexas, ausência. Evolui após 18 meses: disfagia, macrocefalia, surdez, hipertonia evoluindo para descerebração, hepatoesplenomegalia. **Óbito 2-5 anos**
Forma juvenil subaguda (+ rara): início 2-5 anos, com parada e regressão do DNPM, marcha anormal, disartria, espasticidade progressivas; epilepsia, disfagia. E após 10 anos de idade: perda visual, piora da epilepsia, neuropatia sensitiva (+ acroparestesias), disautonomia, descerebração. Óbito na adolescência
Forma de início tardio: fim da adolescência com fraqueza e atrofia proximal + nos MMII, disartria, disfagia, déficits na função cerebelar, fasciculação, tremores, espasticidade, distonia, câimbras, declínio cognitivo (função executiva, memória). QC psiquiátrico: psicose (+TS), mania, depressão, ansiedade[5]
Achados sugestivos: fundo de olho = mácula vermelho-cereja, macrocefalia, hepatoesplenomegalia (forma precoce). RM de encéfalo: T1 hiperintensos e T2 hipointensos + tálamos; atrofia cerebral[6,16]
Tratamento: sintomáticos com terapias de suporte. Várias terapias em ensaios clínicos

MMII: membros inferiores; RM: ressonância magnética; TS (Tay-Sachs): frequente em judeus.[15,16]

Quadro 51-5. Mucopolissacaridoses (MPSs): I, II, III, IV, VI e VII

MPS são autossômicas recessivas, exceto a MPS II (Hunter), que é ligada X
Sinais e sintomas do grupo: parecem normais ao nascer, mas progressivamente surge: opacidade da córnea, infiltração facial, cardiopatia, "mãos em garra", disostose múltipla com limitação articular, baixa estatura, hepatoesplenomegalia, IVAS de repetição, hérnias, surdez, hidrocefalia, regressão do DNPM, TDI[17,18]
Achados sugestivos: disostose múltipla – radiografia do esqueleto (alterações de crânio, tórax, ossos longos, coluna, pelve, quadril, mãos e pés). Audiometria: surdez é um achado quase universal **Exames:** dosagem de glicosaminoglicanos (GAGs,) na urina. Análise enzimática e/ou pesquisa molecular
Tratamento: TRE para manifestações não cerebrais das MPS: I, II, IV-A, VI e VII **Transplante de células-tronco hematopoiéticas (TCTH)** casos particulares de MPS I, II, IV-A e VI[17]

TRR: Terapia de reposição enzimática; TDI: transtorno do desenvolvimento intelectual.

Quadro 51-6. Lipofuscinose ceroide neuronal 2 = LCN/CLN2 = doença de Batten[19]

Gene *TPP1* – tripeptidil-peptidase 1
QC: início 2-4 anos de idade com transtorno de linguagem (pode ser desde o nascimento), seguido de parada e regressão do DNPM, encefalopatia epiléptica, ataxia, perda visual, mioclonias, espasticidade, distonia
Achados sugestivos: EEG: fotossensibilidade com resposta paroxística à fotoestimulação intermitente de baixa frequência.[9] RM de crânio: atrofia cerebelar grave, depois global[7] **Exames:** dosagem da atividade da enzima TPP1. Molecular: pesquisa do gene TTP1
Tratamento: TRE com alfacerliponase, via intracerebroventricular[19,20]

C) *Distúrbios dos glicosaminoglicanos = mucopolissacaridoses:* o acúmulo de glicosaminoglicanos (GAGs) compromete tanto a arquitetura quanto a função celular e dos órgãos levando a quadro multissistêmico: alterações esqueléticas, de córnea, sistema cardiovascular, vias respiratórias, vísceras. No sistema nervoso: regressão do DNPM e/ou intelectual, hidrocefalia comunicante (muito comum), surdez neurossensorial e/ou condutiva, epilepsia, distúrbios de sono, mielopatia, neuropatia (Quadro 51-5).[17,18]

D) *Lipofuscinoses neuronais (CLNs):* são 14 subtipos, nos quais ocorre acúmulo lisossomal de pigmentos lipofuscina e ceroide dentro dos neurônios, resultando em perda neuronal predominantemente no córtex cerebral e cerebelar (Quadro 51-6).[19-21]

Características Clínicas e Investigações Específicas dos Distúrbios de Acúmulo

- *Angioqueratomas:* encontrados principalmente em nádegas, genitália, parte inferior do tronco e coxas. Em algumas esfingolipidoses e oligossacaridoses.
- *Mancha vermelho-cereja:* visualizada no fundo de olho é um achado típico em muitas esfingolipidoses, sialidose, Niemann Pick.
- *Disostose múltipla:* observada em todas as MPSs, mucolipidoses II e III, alguns outros distúrbios lisossômicos.

- *Quitotriosidase:* enzima e biomarcador que está muito elevada em algumas doenças lisossômicas: Gaucher, deficiência de esfingomielinase (Niemann-Pick tipos A e B) e NP-C. Útil para triagem e/ou monitoramento do tratamento.[7]
- *Vacúolos citoplasmáticos:* detectados em linfócitos ou macrófagos são sugestivos de doenças de armazenamento lisossômico.[7]

Terapias Específicas para algumas Doenças do Grupo

- *Terapia de reposição enzimática (TRE) – venosa:* encontra-se disponível pelo Ministério da Saúde por meio de Protocolos Clínicos e Diretrizes Terapêuticas (PCDT) com critérios diagnósticos e de tratamento para as seguintes patologias:[17] **doença de Pompe, Gaucher, Fabry e mucopolissacaridoses: I, II, IVA, VI e VII;** além disso encontra-se licenciada e disponível, mas sem protocolo específico para deficiência de lipase ácida lisossômica (LAL) e alfamanosidose (mucopolissacaridose-*like*). A administração periférica não é eficaz para manifestações cerebrais, pois não atravessam a barreira hematoencefálica.[17,21]
- *TRE intracerebroventricular:* na lipofuscinose ceroide neuronal 2 (CLN2).[19]
- *Transplante de células-tronco hematopoiéticas:* em pacientes pré-sintomáticos de alguns distúrbios: MPSs, doença de Krabbe, leucodistrofia metacromática.[17]
- *Terapia de redução de substrato:* consiste na inibição da produção das moléculas degradadas pela enzima deficiente e, portanto, evitando seu acúmulo. É administrado oralmente e ininterrupto por toda a vida. Disponível pelo PCDT para o tratamento das **doenças: Gaucher, Niemann-Pick tipo C e Fabry**.[17]
- *Terapias gênicas:* várias em desenvolvimento.

Doenças por Deficiências

Ocorrem devido à síntese ou remodelação defeituosa de moléculas complexas. Os distúrbios mais comuns neste grupo incluem defeitos na síntese de colesterol e ácidos biliares, síndromes de depleção de glicogênio, erros na síntese de ácidos graxos e distúrbios peroxissomais.[4,6,8,11]

- *Clínica:* pode ser precoce com anormalidades do neurodesenvolvimento fetal (malformações) e sintomas neurodegenerativos progressivos,[4,6] com miopatia, displasia óssea, retinopatia, dismorfismos, alterações esqueléticas, cutâneas.[8,11]

Principais Distúrbios deste Subgrupo

- *EIM peroxissomais:* quando há deficiência de uma única proteína/enzima peroxissomal ou da biogênese do peroxissomo, que são as organelas celulares, responsáveis pela “desintoxicação celular” e abundantes nas células renais, hepáticas e cerebrais. A função dessas organelas é crucial no cérebro em desenvolvimento para a migração e organização neuronal, bem como a formação de mielina. Portanto, esses distúrbios quando o início da deficiência enzimática é pré-natal, resulta em defeitos da embriogênese e comumente apresentam: displasia cortical, heterotopias neuronais, polimicrogiria, paquigiria, cistos periventriculares.[8,11] Cursa com características dismórficas, comprometimentos multissistêmicos, além de neurodegeneração precoce ou tardia.[6,11,21-24]
  - Distúrbios do espectro de Zellweger são o protótipo desse grupo, por disfunção na própria formação do peroxissomo, por isso múltiplas vias metabólicas são disfuncionais. E didaticamente ainda podemos dividir como a seguir (Quadro 51-7).[22,23]

Quadro 51-7. Transtorno do espectro de ZELLWEGER (ZSD) – síndrome cérebro-hepatorrenal[22,23]

13 Genes *PEX* – distúrbios da biogênese do peroxissomo (PBD)[22,23]

Sinais e sintomas: *continuum* de doenças com diversas anormalidades neurológicas (atraso do DNPM, hipotonia, neuropatia periférica, ataxia, catarata, surdez neurossensorial, retinopatia, epilepsia (70% a 90%) geralmente farmacorresistentes,[9] leucodistrofia. Dismorfismos craniofaciais, hepatomegalia, disfunções: hepática, renal, adrenal, respiratória; anormalidades esqueléticas, hipoplasia do esmalte dentário

Achados sugestivos: aumenta enzimas hepáticas, bilirrubinas. Vitaminas lipossolúveis e cortisol baixos. Oxalato de cálcio (urina). **US abdominal**: hepatomegalia (80%), calculose e/ou cistos renais (> 70%). **RX ósseo**: condrodisplasia *punctata*. Déficits auditivos, catarata, glaucoma, retinopatia. **RM de encéfalo**: distúrbio de migração neuronal (polimicrogiria, heterotopias), leucodistrofia, atrofia cerebelar[6,23]
Tratamento: dosar e suplementar vitaminas lipossolúveis A,D,E, K.[22,23] Cortisona se insuficiência adrenal. Citrato oral se hiperoxalúria. Dieta para certos casos. Óleo de Lorenzo não é indicado[22,23]

PBD- SZ[21-23]

A) **Síndrome de Zellweger (SZ) clássica:** apresentação neonatal com ADNPM de partida, hipotonia grave, disfagia, choro fraco, laringomalacia, hipo ou arreflexia, crises epilépticas, hepatomegalia com icterícia colestática grave. Surdez neurossensorial, retinopatia, catarata, glaucoma, deficiência de crescimento, condrodisplasia (joelhos e quadril). Dismorfias: fronte proeminente, fontanelas muito amplas, ponte nasal larga e plana, cristas supraorbitais rasas, pregas epicânticas, micrognatia. Evolui para coagulopatias, epilepsia refratária, insuficiência respiratória, gastrostomia. Óbito em poucos meses[23]
Achados: hepatomegalia (80%) com aumento das enzimas hepáticas, bilirrubinas, fosfatase alcalina. Alterações oftalmológicas, surdez. **RM de encéfalo**: polimicrogiria, dilatação ventricular bilateral, cistos subependimários (germinolíticos), disgenesias de corpo caloso, atraso de mielinização, leucodistrofia[6,23]

NALD[22,23]

B) **Adrenoleucodistrofia neonatal (ALDN)**: um pouco menos grave, início neonatal ou infantil precoce com hipotonia, atraso/regressão do DNPM, hepatomegalia, dismorfismos leves. Déficit de crescimento, coagulopatias, sintomas gastrointestinais, osteoporose; catarata, glaucoma, retinite → cegueira, surdez neurossensorial, crises epilépticas. Progressão mais lenta, com óbito normalmente na infância
Achados: Aumento das enzimas hepáticas, bilirrubinas, insuficiência adrenal. Cistos e calculoses renais. **RM de encéfalo**: neuroimagem semelhante a SZ, com leucodistrofia progressiva difusa[6]

IRD[22,24]

C) **Doença de Refsum infantil**: variante menos grave, início na (primeira) infância, com hipotonia, deficiências cognitivas/motoras variáveis, ataxia, hipotonia, retinose pigmentar, anosmia, neuropatia periférica, surdez, nistagmo; dismorfias leves, ictiose, distúrbio de crescimento, osteoporose. Menor frequência: diarreia, vômitos, má absorção; coagulopatias, hepatomegalia, disfunção hepática, cirrose
Exames: eletrorretinografia: deterioração de todas as camadas da retina (achado precoce)
Tratamento: dieta restrita em ácido fitânico. Plasmaférese em circunstâncias críticas. Ureia para pele[24]

Quadro 51-8. ADL-X: herança ligada ao X (manifesta no sexo masculino)[20,21,24]

Gene *ABCD1* – doença peroxissomal mais comum[21]
Forma cerebral infantil: início dos sintomas 4 -8 anos com dificuldades no aprendizado, alterações comportamentais como desatenção, hiperatividade, labilidade emocional. Evolui com deterioração neurológica progressiva: intelectual, auditiva, visual, motora.[20,21,24] Além de ataxia, síndrome piramidal, insuficiência adrenal (90%), epilepsia (20%).[24] Estado vegetativo em 1a 3 anos após o início[21]
Achado sugestivo: cortisol matinal baixo. **RM de encéfalo** = leucodistrofia: 85% padrão característico com envolvimento simétrico de substância branca parieto-occipital, **forma de asa de borboleta**, com realce periférico ao contraste.[6,10,21,24] 15% mesmo padrão predomínio frontal[21,24]
Diagnóstico: aumento de VLCFA no plasma. Molecular: pesquisa do gene *ABCD1*[20,21,24]
Tratamento: transplante de células-tronco hematopoiéticas estaciona a doença - indicado em pauci ou assintomáticos, com RM pouco alterada (Escore de Loes). Glicocorticoides para Insuficiência Adrenal. "Óleo de Lorenzo" - não atravessa barreira hematoencefálica. Consenso médico não recomenda[20,21,24]
Forma de adrenomieloneuropatia: neuropatia, distúrbio da marcha, paraparesia espástica, distúrbios esfincterianos, espasticidade, disfunção sexual, insuficiência adrenal (70% no masculino).[20,21,24] RM: normal. **Tratamento:** glicocorticoides; pregabalina ou gabapentina (dor); baclofeno (espasticidade)[20]

- Adrenoleucodistrofia ligada ao X (ADL-X): doença por deficiência da proteína ALDP que transporta ácidos graxos de cadeia muito longa (VLCFA) para dentro do peroxissomo.[10,20,25] Apresenta três formas clínicas: **cerebral infantil** (35-40%), **doença de Addison (DA), adrenomieloneuropatia** (60%) lentamente progressiva. Por ser doença ligada ao X os homens têm clínica mais grave e podem desenvolver todas as três formas, mas mulheres somente a adrenomieloneuropatia (tardia) e 5% a DA (Quadro 51-8).[20,21,25]

Doenças por Distúrbios de Tráfego e Processamento Intracelulares

É uma categoria nova e crescente que abrange defeitos que afetam os sistemas envolvidos no tráfego intracelular, processamento e controle de qualidade das moléculas complexas e distúrbios de vesículas sinápticas.[6] As manifestações neurológicas são progressivas, complexas, predominando sintomas motores (paraparesia espástica, distúrbios do movimento, neuropatias periféricas) e associadas a sinais extraneurológicos.[8,11]

Principais Distúrbios deste Subgrupo

- *Distúrbios congênitos da glicosilação (CDG):* compreendem um número grande e crescente de doenças monogênicas que afetam a ligação de cadeias de oligo/polissacarídeos a proteínas (glicoproteínas) e a lipídios (glicolipídios), bem como a biossíntese dos proteoglicanos da matriz extracelular. Muitas CDGs interferem no neurodesenvolvimento durante a vida fetal, principalmente os distúrbios de glicosilação proteica, lipídica e de glicosilfosfatidilinositol. Devem ser considerados em qualquer condição inexplicada, especialmente em doenças multissistêmicas com grave déficit neurológico e comprometimentos central e periférico. Atrofia ou hipoplasia cerebelar são frequentes neste grupo.[6,8,11]
- *QC sugestivo de CDGs:* microcefalia, atraso do DNPM, hipotonia, ataxia, estrabismo com movimentos oculares anormais, hiporreflexia, crises epilépticas; anorexia, vômitos, diarreia; defeitos imunológicos, hipogonadismo. **Dismorfias**: orelhas protuberantes e displásicas, mamilos invertidos, prognatismo; ponte nasal alta, distribuição anormal do

tecido adiposo (+ em nádegas), cifose, escoliose, cardiomiopatia, hepatomegalia. **Exame**: Focalização isoelétrica de transferrina.

- A base molecular foi elucidada em ≈ 130 defeitos de CDGs, sendo o mais comum:
  - PMM2-CDG (deficiência de fosfomanomutase 2) com clínica de: ADNPM de partida, hipotonia axial, estrabismo, movimentos oculares erráticos, ataxia, hiporreflexia; dismorfias, anorexia, vômitos, diarreia, hepatomegalia, hipogonadismo, retinopatia, coagulopatias. **Exames sugestivos**: disfunção hepática. **RM de encéfalo**: hipoplasia olivopontocerebelar ao nascimento; atrofia cerebelar e cerebral progressivas no pós-natal.[8,11]

DIAGNÓSTICO

Os EIM podem perturbar o neurodesenvolvimento em diferentes estágios, produzindo desde malformações cerebrais graves até sinais neurológicos leves, bem como causar um repertório amplo de neurodegeneração. Esses distúrbios neurometabólicos se apresentam com um espectro de manifestações clínicas como problemas cognitivos, neuropsiquiátricos ou motores e as características incluem deficiência intelectual, transtornos de aprendizagem, transtorno de déficit de atenção e hiperatividade, autismo, paralisia cerebral, epilepsia, distúrbios de movimentos, neuropatias.[8]

Os EIM ou doenças metabólicas hereditárias (DMH), como consta na CID-11 (Classificação Internacional de Doenças) constituem uma grande classe de doenças genéticas, heterogêneas e geralmente herdadas de modo recessivo, por isso histórico de doenças genéticas: história familiar de consanguinidade parental, de abortamentos, de óbito precoce indeterminado e com casos semelhantes, é sugestiva desse grupo.[9] Outros sinais de alarme são: parada/involução do DNPM, episódios de doença ou sintomas intermitentes, deficiência intelectual (DI) progressiva, RN graves após uma gravidez sem complicações, coma ou outros sintomas neurológicos precipitados por intercorrências, encefalopatia inexplicada, neurodegeneração progressiva.[7,9,10]

Contudo maior alerta para um possível EIM se esses sinais estiverem associados a:

- Múltiplas manifestações neurológicas envolvendo diversas estruturas neuroanatômicas diferentes: epilepsia (supratentorial) com ataxia cerebelar (infratentorial);[10] sinais clínicos e/ou exame neurológico sugestivo de doenças de neurônio motor superior e inferior concomitantes (p. ex.: hiporreflexia com clônus).
- Epilepsia em idade precoce, com atraso/regressão do DNPM e resistência a fármaco anticrise convencional ou epilepsia mioclônica progressiva: as crises epilépticas são comuns em vários EIM.[9]
- Sinais e sintomas extraneurológicos associados: visuais, auditivos, cardíacos, hepatobiliares, endócrinos, ósseos, renais, cutâneos.[8,10]
- Outros sintomas: retardo de crescimento pôndero-estatural, distúrbios psiquiátricos (+ psicose, ansiedade, depressão),[5] sintomas neurológicos bizarros.[7]
- Diante de uma suspeita de EIM a abordagem diagnóstica pode ser representada esquematicamente por quatro etapas: (I) teste de triagem metabólica geral; (II) ensaios de metabólitos específicos; (III) estudos enzimáticos; (IV) análise molecular do DNA.[3]

Porém na prática diária nem sempre toda essa propedêutica é acessível e o número e complexidade dos EIM podem ser assustadores.[7,10] Nestas situações uma etiologia neurometabólica de moléculas complexas é suspeita diante de quadros de encefalopatias lentamente progressivas e sintomas multissistêmicos, na ausência de fatores precipitantes. E alguns exames iniciais básicos podem fornecer informações sobre o estado de saúde atual, o acometimento de outros órgãos e sugerir etiologias e diagnóstico diferencial:[7]

- Laboratorial: sangue – hemograma, testes de função hepática e renal, enzimas musculares, ferro, ferritina, glicemia, gasometria venosa, eletrólitos, lipidograma, ácido úrico, DHL, CK, fosfatase alcalina.[7] **EAS** – cetonúria, oxalato de cálcio.
- Exames de imagens:
  - Radiografias ósseas: disostose múltipla ou condrodisplasia pontilhada nos erros inatos lisossômicos e distúrbios da biogênese peroxissomal.[7]
  - Ultrassom abdominal: rastrear organomegalias: fígado, baço, renal.[7] **Neuroimagem:** ressonância magnética com ou sem espectroscopia, podem mostrar achados cerebrais característicos de certos DMH, como:[6,9]
    - Leucodistrofia: ALD-X, leucodistrofia metacromática, doença de Krabbe, rspectro de Zellweger, xantomatose cerebrotendínea.
    - Envolvimento bilateral e simétrico: da substância cinzenta profunda, dos gânglios da base, dos tálamos. Observados em gangliosidoses, Krabbe, CLNs, fucosidose.[6,10]
    - RM de encéfalo completamente normal: não exclui.[6,10]
- Outras avaliações importantes: oftalmológica, auditiva, cardiológica, EEG.

Alguns achados *versus* EIM e vice-versa:

- *Doença de Fabry:* dor neuropática (acroparestesias), hipo ou anidrose, queixas gastrointestinais, disautonomia calor/frio, *córnea verticilata* (fundo de olho).[17]
- *Doença de Gaucher:* ataxia, dores ósseas, paralisia supranuclear, opacidade de córnea, hepatoesplenomegalia, disfunção hepática, anemia, trombocitopenia.[17]
- *Doença de Niemann Pick tipo C:* paralisia vertical supranuclear, ataxia, cataplexia gelástica (perda repentina de tônus muscular resultando em queda, associada a riso ou choro exagerado), esplenomegalia, disartria, disfagia.[17]
- *Doenças mitocondriais:* oftalmoplegia externa progressiva, ptose, episódios de acidente vascular encefálico, neuropatia sensorial, retinopatia, catarata, surdez, migrânea, epilepsia parcial contínua,[9,10] diabetes, quadro psiquiátrico.[5]
- *Doenças de acúmulo:* paralisia supranuclear, hepatoesplenomegalia, dismorfia facial, deformidades osteoarticulares, distúrbios de movimento.[9,10]
- *Doenças peroxissomais:* atraso grave do DNPM, hepatomegalia, retinopatia, catarata, surdez, dismorfia facial, cistos renais, alterações osteoarticulares.[10,22]
- *CK (ou CPK) alto:* indicador não específico de miopatia metabólica, pode relacionar-se com doenças do armazenamento de glicogênio.[7]

E finalmente, para o diagnóstico definitivo da maioria dos EIM, temos:

Exames Genéticos

- *Testes de triagem neonatal (TTN):* tem como objetivo a detecção precoce de doenças tratáveis e cada país tem seus testes padronizados.[1] No Brasil aguarda-se a implantação da ampliação da triagem neonatal do SUS (Lei nº 14.154, de 26/05/2021) que prevê cinco fases. Atualmente todos os bebês nascidos no Brasil têm direito ao teste do Pezinho Básico (fase 1), que rastreia seis doenças. Como é um instrumento de rastreio o diagnóstico final deverá ser realizado em serviço ambulatorial específico. O teste do pezinho ampliado (expandido) – a depender do serviço sofre variação de quais são as patologias pesquisadas – em média 50 a 60 doenças. Esse TTN ampliado é encontrado em hospitais/laboratórios privados e gratuitamente somente em alguns estados brasileiros. **Lembrete:** esses testes devem ser colhidos idealmente entre o 3º e 7º dia de vida.
- *Exames genéticos específicos:*
  - Pesquisa de um gene – se necessita investigar doença específica.

- Sequenciamentos de nova geração (NGS) – que permitem agora análises em grande escala, relativamente mais rápidas e baratas, de doenças raras:[1]
  - Painel de genes: permite, num único teste, a sequenciação de centenas de genes conhecidos implicados em doenças neurometabólicas.[1,10] P. ex.: painel de pesquisa para EIM tratáveis, como "teste genético da bochechinha" – recordando que cada laboratório que o realiza tem a sua própria lista de genes – em média pode diagnosticar 300 EIM tratáveis (alguns necessitam exames para confirmar).
  - Exoma: sequenciamento do conjunto de sequências codificadoras de proteínas.
  - Genoma: sequenciamento dos seus 6 bilhões de pares de bases do DNA.[10]

Obs.: Rendimento de testes genéticos em pacientes com encefalopatias epilépticas para o diagnóstico de EIM é de cerca de 7% e para condições tratáveis 4%.[9]

CONCLUSÃO

As doenças metabólicas hereditárias de moléculas complexas formam um grupo heterogêneo que comumente afeta o sistema nervoso, causando um grande número de distúrbios neurológicos complexos, que podem ser negligenciados no diagnóstico inicial.[6] Os fenótipos clínicos dos EIM são amplos, muitas vezes inespecíficos e o início dos sintomas pode ser agudo ou insidioso e em qualquer idade (feto ao adulto). Estar atento aos sinais de alerta na história clínica e/ou no exame neurológico favorece a usabilidade clínica dos EIM na prática clínica neurológica.[4,11]

Abordagem sistemática e lógica para a seleção de exames básicos em um paciente suspeito, pode levar a alto grau de sucesso diagnóstico em vários casos e orientar a propedêutica inicial;[11] tudo isso, antes que os testes específicos estejam disponíveis. E o rastreio através de triagem neonatal é fundamental para a prevenção e deve ser disponibilizado ao máximo naqueles distúrbios em que essa metodologia é viável. O reconhecimento precoce, diagnóstico preciso e tratamento específico são cruciais para evitar danos cerebrais principalmente nos EIM tratáveis; mas, na maioria deles, é possível estacionar/minimizar a neurodegeneração e/ou reduzir a morbimortalidade.[25]

Existem muitos outros DMH de moléculas complexas com quadro neurológico importante que não foram contemplados aqui, mas a explanação detalhada deste complexo grupo dos EIM está além do escopo deste capítulo simplificado.

PONTOS-CHAVE

- EIM de moléculas complexas individualmente são raros, mas os sintomas neurológicos frequentemente são manifestações predominantes.
- A maioria se apresenta como distúrbios do neurodesenvolvimento ou neurodegenerativos não relacionados com a ingestão alimentar e muitos são tratáveis.
- Os sintomas são permanentes, progressivos, com acometimento multissistêmico e independentes de eventos intercorrentes.
- Por serem patologias quase sempre monogênicas e de herança autossômica recessiva a história familiar de consanguinidade, ou sugestiva de doenças genéticas, em quase 30% a 40% dos casos,1 corroboram para a suspeita clínica.
- A triagem neonatal e a detecção com tratamentos precoces dos EIM são, na maioria dos casos, fundamentais para o aconselhamento genético e para prevenir o comprometimento neurológico e/ou óbito do paciente.

REFERÊNCIAS BIBLIOGRÁFICAS

1. Almeida LS, Pereira C, Aanicai R, Schröder S, Bochinski T, Kaune A et al. An integrated multiomic approach as an excellent tool for the diagnosis of metabolic diseases: our first 3720 patients. Eur J Hum Genet. 2022.
2. Ferreira CR, Rahman S, Keller M, Zschocke J; ICIMD Advisory Group. An international classification of inherited metabolic disorders (ICIMD). J Inherit Metab Dis. 2021.
3. Cossu M, Pintus R, Zaffanello M, Mussap M, Serra F, Marcialis MA, Fanos V. Metabolomic Studies in Inborn Errors of Metabolism: Last Years and Future Perspectives. Metabolites. 2023.
4. García-Cazorla A, Saudubray JM. Cellular neurometabolism: a tentative to connect cell biology and metabolism in neurology. J Inherit Metab Dis. 2018.
5. Van de Burgt N, van Doesum W, Grevink M, van Niele S, de Koning T, Leibold N. Psychiatric manifestations of inborn errors of metabolism: A systematic review. Neurosci Biobehav Rev. 2023.
6. Biswas A, Malhotra M, Mankad K, Carney O, D'Arco F, Muthusamy K, Sudhakar SV. Clinicoradiological phenotyping and diagnostic pathways in childhood neurometabolic disorders—a practical introductory guide. Transl Pediatr. 2021.
7. Bonilla Guerrero R, Salazar D, Tanpaiboon P. Laboratory diagnostic approaches in metabolic disorders. Ann Transl Med. 2018.
8. Saudubray JM, Garcia-Cazorla A. An overview of inborn errors of metabolism affecting the brain: from neurodevelopment to neurodegenerative disorders. Dialogues Clin Neurosci. 2018.
9. Sharma S, Prasad AN. Inborn Errors of Metabolism and Epilepsy: Current Understanding, Diagnosis, and Treatment Approaches. Int J Mol Sci. 2017.
10. Fernandez-Eulate G, Carreau C, Benoist J-F, Lamari F, Rucheton B, Shor N, Nadjar Y. Diagnostic approach in adult-onset neurometabolic diseases. Journal of Neurology, Neurosurgery, and Psychiatry. 2022.
11. Saudubray JM, Mochel F, Lamari F, Garcia-Cazorla A. Proposal for a simplified classification of IMD based on a pathophysiological approach: A practical guide for clinicians. Journal Inherit Metab Dis. 2019.
12. Ballavenuto JMA, Oliveira JDÓD, Alves RJ. Glycogen Storage Disease Type I (Von Gierke): Report of Two Cases with Severe Dyslipidemia. Arq Bras Cardiol. 2020.
13. Brasil, Ministério da Saúde. Protocolo Clínico e Diretrizes Terapêuticas da Doença de Pompe. Brasília: Ministério da Saúde, 2021.
14. Zhong J, Gou Y, Zhao P, Dong X, Guo M, Li A et al. Glycogen storage disease type I: Genetic etiology, clinical manifestations, and conventional and gene therapies. Pediatrics Discovery. 2023.
15. Toro C, Zainab M, Tifft CJ. The GM2 gangliosidoses: Unlocking the mysteries of pathogenesis and treatment. Neurosci Lett. 2021.
16. Xiao C, Tifft C, Toro C. Sandhoff Disease. 2022 Apr 14. In: Adam MP, Feldman J, Mirzaa GM, Pagon RA, Wallace SE, Bean LJH, Gripp KW, Amemiya A, editors. GeneReviews® [Internet].
17. Brasil, Ministério da Saúde. Protocolos Clínicos e Diretrizes Terapêuticas (PCDT). Acessar http://portalms.saude.gov.br/protocolos-e-diretrizes
18. Brasil, Ministério da Saúde. Protocolo Clínico e Diretrizes Terapêuticas da Mucopolissacaridose do tipo I. Brasília: Ministério da Saúde, 2018.
19. Brasil, Ministério da Saúde. Protocolo Clínico e Diretrizes Terapêuticas da Lipofuscinose Ceroide Neuronal tipo 2. Brasília: Ministério da Saúde, 2023.
20. Engelen M, van Ballegoij WJC, Mallack EJ, Van Haren KP, Köhler W, Salsano E, et al. International Recommendations for the Diagnosis and Management of Patients With Adrenoleukodystrophy: A Consensus-Based Approach. Neurology. 2022.
21. Pedroso JL, França MC Jr, Camargos ST, Barsottini OGP, Kok F. Neurogenética na prática clínica. Atheneu. 2019.

22. Elumalai V, Pasrija D. Zellweger Spectrum Disorder. 2024 Feb 5. In: StatPearls [Internet]. Treasure Island (FL): StatPearls Publishing; 2024.
23. Klouwer FC, Berendse K, Ferdinandusse S, Wanders RJ, Engelen M, Poll-The BT. Zellweger spectrum disorders: clinical overview and management approach. Orphanet J Rare Dis. 2015.
24. Kumar R, De Jesus O. Refsum Disease. 2023 Aug 23. In: StatPearls [Internet]. Treasure Island (FL): StatPearls Publishing; 2024 Jan–. PMID: 32809453.
25. Cappa M, Todisco T, Bizzarri C. X-linked adrenoleukodystrophy and primary adrenal insufficiency. Front Endocrinol (Lausanne). 2023 Nov 16;14:1309053.

DOENÇAS NEUROGENÉTICAS COM TRATAMENTOS ESPECÍFICOS

CAPÍTULO 52

Jeanne Alves de Souza Mazza

INTRODUÇÃO

Nos últimos anos, a genética e a neurologia foram transformadas pelo surgimento de novas ferramentas tecnológicas – e como a genética permeia todos os campos da neurologia –, houveram progressos estratosféricos na investigação e diagnóstico das doenças neurogenéticas, acompanhados por um menor grau, mas não menos relevante, de avanços nos tratamentos específicos.

Os erros inatos do metabolismo (EIM), renomeados mais recentemente de distúrbios metabólicos herdados (DMH),[1] representam um grupo de doenças neurogenéticas órfãs associadas a deficiências enzimáticas, acúmulo de substratos e depleção de produtos; com taxas mundiais de letalidade estimadas em até 33%. No campo destes distúrbios, durante várias décadas, a pedra angular terapêutica baseou-se em restrições e manipulações dietéticas, mas a fenotipagem clínica meticulosa, combinada com avanços de metabolômica, proteômica, transcriptômica e genômica, aceleraram a identificação de novos mecanismos fisiopatológicos e novos alvos terapêuticos direcionados.[2-4]

O grande fator limitante para o tratamento das doenças neurogenéticas é a incapacidade, ou capacidade limitada, dos agentes terapêuticos de atravessar a barreira hematoencefálica (BHE) e atingir o sistema nervoso central (SNC).[2] Este é um obstáculo crucial a ser superado, uma vez que nem enzimas, células estaminais ou vetores virais atravessam eficientemente a BHE, sendo esta razão que acrescenta complexidade e morosidade ao desenvolvimento e administração terapêutica.[2]

E vale ressaltar que a maioria das condições neurogenéticas são doenças raras, que segundo a OMS,[5] e o Ministério da Saúde, é toda doença com prevalência de até 65 indivíduos a cada 100.000 habitantes. Sendo que 95% destas não dispõe de tratamento direcionados, no entanto, elas são passíveis de serem tratadas com medidas clínicas que atenuem as complicações e melhorem a qualidade de vida, como manejo transdisciplinar, terapias de suporte e sintomáticos.[4]

Todavia, este capítulo é direcionado para as poucas condições neurogenéticas em que já existem medicamentos individualizados e será resumido aqui algumas estratégias terapêuticas específicas disponíveis, especialmente no grupo dos EIM e das doenças neuromusculares.

PATOLOGIAS: APRESENTAÇÃO CLÍNICA E TERAPIAS DISPONÍVEIS

Antes de tudo se faz necessário estabelecermos alguns conceitos sobre protocolos e terapias disponibilizados pelo Ministério da Saúde.[6]

- *Protocolos clínicos e diretrizes terapêuticas (PCDT):* estabelecem os critérios de diagnóstico e o algoritmo de tratamento de cada doença, com as doses adequadas dos medicamentos e os mecanismos para o monitoramento clínico, com base em evidências científicas e considerando eficácia, segurança, efetividade e custo-efetividade. O PCDT é importante, pois orienta a dispensação dos medicamentos fornecidos pelo Estado, desde que o paciente se enquadre nos critérios estabelecidos no protocolo.[6]
- *Protocolos de uso:* documentos normativos que definem critérios e padrões para o uso de uma tecnologia específica em determinada doença ou condição.[6]
- *Diretrizes nacionais/brasileiras:* documentos norteadores das melhores práticas a serem seguidas por profissionais de saúde do setor público ou privado da saúde. Sendo a principal diferença com o PCDT é que não é restrito às tecnologias incorporadas no SUS, mas sim a tudo que pode ser oferecido ao paciente.[6]

Terapias Disponíveis para Doenças Neurogenéticas

Uma doença neurogenética é passível de tratamento quando existe alguma estratégia terapêutica que modifique o curso natural da doença: com melhora, estabilização ou mesmo atraso da sua progressão.[3,4,7] E essa abordagem pode ser ou não específica:

A) Controlar o acúmulo de substrato:
   - Restrição dietética: como uso fórmulas metabólicas ou dieta de exclusão.[3]
     - Aminoacidopatias: doença da urina do xarope de bordo (MSUD, leucinose), fenilcetonúria, tirosinemia, homocistinúria.
     - Acidemias orgânicas: acidúria glutárica tipo 1, propiônica, metilmalônica.
     - Doenças do ciclo da ureia: deficiência de ornitina transcarbamilase etc.
     - Doenças do metabolismo dos carboidratos: galactosemia, intolerância hereditária à frutose.

B) Reposição de um produto deficiente:[3]
   - Suplementação: tirosina na fenilcetonúria; hormônio tireoidiano no hipotireoidismo.
   - Alimentação fracionada (incluindo a alimentação enteral contínua noturna no 1° ano de vida) devido ao risco de hipoglicemias de jejum nos distúrbios do metabolismo energético, como as glicogenoses e os distúrbios da oxidação dos ácidos graxos.

C) Estimular a atividade enzimática residual:[3,8]
   - Reposição de vitaminas que agem como coenzimas ou cofatores, exemplos:
     - Biotina: **deficiência de biotinidase:** dose inicial de 5 mg/dia (independentemente do peso corporal) via oral (VO) para todos os casos leves e de 10 mg/dia, se grave. Casos sem resposta ou com exacerbações da doença até 20 mg/d.[9]
     - Riboflavina: **síndromes de Brown-Vialetto-Van Laere e Fazio Londe** (síndromes com manifestações bulbares, entre outras, causadas por disfunção dos transportadores de riboflavina): 10 a 15 mg/kg/dia, VO, aumentar até 60 mg/dia.
     - Vitamina E: **ataxia por deficiência de vitamina E** – 400 a 800 mg/dia,VO. **Abetalipoproteinemia** (déficit de todas vitaminas lipossolúveis e perfil lipídico) 1 grama/dia na criança e 5 g/dia para adulto, 1x/dia.
     - Coenzima Q 10: **ataxia por deficiência de coenzima Q10** – iniciar 5 mg/kg/dia, VO, dividida em 3x/dia, que pode ser aumentada até 50 mg/kg/dia.

- Tiamina: **deficiência da piruvato desidrogenase** – 100 a 200 mg/dia, VO.
- Piridoxina: **epilepsia dependente de piridoxina** – 100 a 150 mg, EV; manter com 30 mg/kg/dia VO; **homocistinúria nas formas responsiva ou parcialmente responsiva à piridoxina:** 10 mg/kg/dia (mínimo de 100 mg/dia e máximo de 500 mg/dia; neonatos máxima é 300 mg/dia);[3] antes do teste de responsividade, é fundamental excluir e tratar deficiência eventual de vitamina B12 (5 mg de ácido fólico).[10]
- Piridoxal Fosfato: 30 mg/kg/dia.
- Outros: **L-carnitina** (25 mg/kg/dose 3 a 4x/dia); **vitamina B12** (metilcobalamina 5 a 10 mg/dia, VO); **ácido folínico**: 5 a 20 mg/dia, VO.

Terapias específicas: é aquela que tem o objetivo de restaurar a função enzimática. Aborda o mecanismo subjacente específico da causa da doença (independentemente de a terapia ser significativamente eficaz para uma ou mais manifestações da condição genética); ou seja, a terapia não seria considerada sem o conhecimento da causa genética subjacente da doença. Entre elas temos:

D) Remoção/redução/desintoxicação do substrato tóxico:[2]
   - Depuração tóxica: benzoato de sódio (250 mg/kg/dia), fenilacetato ou fenilbutirato de sódio reduzir o nível de amônia plasmática nos defeitos do ciclo da ureia em descompensação. **Remoção forçada do substrato**: hemodiálise ou diálise peritoneal se hiperamonemia grave. **Quelação do cobre** pela D-penicilamina na doença de Wilson.[11] Mais recentemente, o citrato de betaína (Cystadane®) remetila a homocisteína em metionina nas homocistinúrias.

E) Terapia de reposição enzimática (TRE):[2]
   - Terapia fornece a enzima exógena diretamente ao paciente. Várias em uso (vide abaixo). Além disso encontra-se **licenciada e disponível, mas sem protocolo específico** TRE para deficiência de lipase ácida lisossômica (LAL) e alfamanosidose (mucopolissacaridose-*like*). E, conforme comentando, a administração periférica não é eficaz para manifestações cerebrais, pois não atravessam a barreira hematoencefálica.[2]
   - TRE em estudo: Niemann-Pick tipo A.[2]
   - TRE intratecal em fase de estudos clínicos (ação no SNC): MPS II; leucodistrofia metacromática; lipofuscinose ceroide neuronal (LCN); doença de Gaucher; MPS III-B; doença de Krabbe.[2,7]

F) Chaperonas farmacológica:
   - Chaperonas fisiológicas são proteínas que controlam o funcionamento das outras proteínas reorganizando-as. P. ex., sapropterina (Kuvan®) chaperona para fenilcetonúria.[3]

G) TCTH – transplante de células-tronco hematopoiéticas (conhecido antigamente de transplante de medula óssea – TMO):[2]
   - Transplante alogênico (de outra pessoa compatível) **ou autólogo** (da própria pessoa) de células-tronco e progenitoras geneticamente modificadas (*ex-vivo*) para fornecer uma fonte de enzima funcional. Indicado nas mucopolissacaridoses, doença de Krabbe, leucodistrofia metacromática, adrenolucodistrofia ligada ao X.[3,6,7] TCTH em estudo para atravessar a barreira hematoencefálica MPS III A e B; cistinose, Gaucher; Fabry.[3,6,7,12]

H) Transplante hepático:
- Usada em alguns EIM como em casos selecionados de: defeitos do ciclo da ureia, acidemias orgânicas, glicogenoses.[3] Na doença de Wilson é indicado se houver falha no tratamento medicamentoso.[11]

I) Terapia de redução do substrato[2]
- Utiliza moléculas pequenas para atenuar o acúmulo de macromoléculas específicas. Em uso para: doença de Fabry, Pompe, Gaucher, Niemann-Pick C (NPC).[6,7]

J) Terapia gênica:[2]
- Disponíveis no Brasil, entre elas zogensma para AME (amiotrofia muscular espinhal); assim como para imunodeficiências, neoplasias, hemofilia A.
- Terapias disponíveis (todas aprovadas pela FDA e EMA),[13,14] aguardando aprovação da Anvisa: Elevidys® para distrofia de Duchenne. Skysona® para adrenoleucodistrofia ligada ao X. Libmeldy® para leucodistrofia metacromática. Upstaza® para AADC.[2]
- Ensaios clínicos em andamento para as seguintes patologias: MPS I, II, III-A, III-B e VI; doença de Pompe (geral, e outra somente para o tipo infantil), Fabry, gangliosidase GM1; doença de Sandhoff; Tay-Sachs; Gaucher; Krabbe; Canavan, CLNs (2,3, 5,6,7), AADC; leucodistrofia metacromática.[2,7,12] Bem como para síndrome de Dravet.[7,12]

Grupo de Patologias – com suas Terapias Específicas

EIM/DMH – Erros Inatos do Metabolismo

Aminoacidopatias

A maioria delas tem como tratamento único a restrição dietética, porém a fenilcetonúria tem tratamento específico, com PCDT disponível (Quadro 52-1).[3,7,15]

Distúrbios de Armazenamento Lisossômico (LSDs)

Mais de 70 doenças causadas por deficiência na função lisossomal, resultando em acúmulo tóxico de produtos e danos celulares. A maioria se manifesta na infância e adolescência, com 65% apresentando neurodegeneração progressiva.[7] Essas doenças, muitas vezes fatais e de rápida evolução, envolvem o acúmulo de metabólitos como mucopolissacarídeos, esfingolipídeos, glicoproteínas, glicogênios.[2,7]

Mucopolissacaridoses (MPS)

Caracterizadas pelo acúmulo de glicosaminoglicanos (GAGs) intralisossomais que compromete tanto a arquitetura quanto a função de células e dos órgãos e resulta em um amplo espectro de manifestações clínicas multissistêmicas e progressivas. Comprometimentos neurológicos: **neurodegeneração** (+ MPS II, III); **crises epilépticas**; **hidrocefalia comunicante** (necessita uso de DVP); **compressão de medula**; **síndrome do túnel do carpo**; achados quase universal: Surdez neurossensorial e/ou condutiva, disfagia, cardiopatia: alteração do miocárdio ou valvar.

- São patologias de herança autossômicas recessivas (AR), exceto a MPS II (Hunter), que é ligada ao X. Suspeitar em indivíduo normal ao nascimento que progressivamente apresenta **um dos seguintes sinais e sintomas relacionados no Quadro 52-2, especialmente se forem dois deles.**[16]

Há tratamento específico disponível para as **MPS I, II, IV-A, VI e VII.**[6] As características, diagnóstico e tratamento de cada uma delas estão nos Quadros 52-3 a 52-7:[2,4,17-20]

Quadro 52-1. Fenilcetonúria (FNC)

Fenilcetonúria – É o mais frequente erro inato do metabolismo dos aminoácidos[15]

Enzima deficiente: *fenilalanina-hidroxilase (FAH).* Gene: *PAH*[15]

Critérios clínicos fazem o diagnóstico, **FNC clássica**: crianças com níveis sem tratamento > 20 mg/dL; **FNC leve**: 8-20 mg/dL; hiperfenilalaninemia não FNC: 2-8 mg/dL
Dieta: começar logo que possível, idealmente entre 7 e 10 dias de vida, para todos > 10 mg/dL; níveis entre 8 mg/dL e 10 mg/dL (em três dosagens consecutivas semanais)
Sapropterina: para todos os indivíduos do sexo feminino com diagnóstico de FNC (clássica ou leve) ou hiperfenilalaninemia não FNC, em período periconcepcional (primeiros 3 meses que antecedem as tentativas de concepção) ou durante a gestação e que tenham respondido ao teste de responsividade (redução de fenilalanina plasmática maior ou igual a 30% após 8 ou 24 horas a partir da ingestão do dicloridrato de sapropterina) e 30% respondem[15]

Diagnóstico: níveis de fenilalanina no sangue > 2-4 mg/dL; análise do gene *PAH* não é obrigatória. Critérios de inclusão/exclusão no PCDT específico[15]

Tratamento específico – chaperona:
- **Sapropterina** (Kuvan®): cópia sintética da tetrahidrobiopterina (BH4), cofator da enzima PAH, diminuindo a fenilalanina no sangue. Dose: 10 mg/kg, dose única diária, VO, comprimidos solúveis em água, junto com refeição – melhor absorção – à mesma hora todos os dias (preferência pela manhã). Benefícios: evita embriopatia por FNC ou síndrome da FNC materna[3,15]

Quadro 52-2. Critérios gerais de MPS[16]

- Fácies sugestivas de doença lisossômica (face de "grosseira" infiltrada, de depósito)
- Infecção de vias aéreas superiores (IVAS) precoces e de repetição, + otite média
- Hepatoesplenomegalia (HE), excluídas outras causas mais frequentes
- Hérnia inguinal ou umbilical, principalmente ambas em crianças
- Alterações osteoarticulares típicas: disostose múltipla, giba, limitação articular
- Mãos em garra
- Baixa estatura

Quadro 52-3. Mucopolissacaridose I – MPS I adaptado do PCDT[16]

MPS I: síndrome de Hurler (IH) = forma grave, diagnosticada até 2 anos (cognitivo e estatural); **síndrome de Scheie (IS)** = atenuada, início lento, 5-15 anos (+ ortopédico); **tipo IH/IS** = intermediária, clínica entre 3-8 anos (baixa estatura, cognitivo variável)[4,16]

Enzima deficiente: *alfa-L-Iduronidase (IDUA)*; gene *IDUA*[2,4,16]

Critérios clínicos: pelo menos um dos critérios gerais: fácies grosseira, IVAS de repetição, HE, hérnias, alterações osteoarticulares, mãos em garra; ou opacificação bilateral da córnea; ou síndrome do túnel do carpo em crianças; ou irmão de qualquer sexo com MPS I

Diagnóstico: enzima IDUA deficiente + GAGs aumentados, ou + mutação do gene *IDUA* homozigose/heterozigose composta. Critérios de inclusão/exclusão no PCDT específico[16]

Tratamentos específicos:
- **Transplante de células-tronco hematopoiéticas (TCTH):** pacientes com até 3 anos de idade e DNPM adequado para a idade[4,16]
- **Terapia de reposição enzimática (TRE): laronidase**: 0,58 mg/kg, 1x/semana, infusão IV (> benefícios: melhora da mobilidade articular, redução da hepatomegalia e diminuição da excreção urinária de GAGs)[16]

Quadro 52-4. Mucopolissacaridose II – MPS II[4,17]

MPS II: síndrome de Hunter, única MPS ligada ao X, mulher geralmente assintomática

Enzima deficiente: *iduronato-2-sulfatase (IDS)*; gene *IDS*[2,4,17]

Critérios clínicos: pelo menos um dos critérios gerais: fácies grosseira, IVAS de repetição, HE, hérnias, alterações osteoarticulares, mãos em garra; ou achado oftalmológico (papiledema, atrofia óptica e, raramente, opacificação de córnea); síndrome do túnel do carpo em crianças; irmão, ou primo/tio, maternos (do sexo masculino) com MPSII; história familial de MPS compatível com herança recessiva ligada ao X[4,17]

Diagnóstico: enzima IDS deficiente, com outra sulfatase normal + GAGs aumentadas. Ou mutação conhecida no gene IDS. Critérios de inclusão e exclusão vide PCDT específico

Tratamentos específicos:
- **TCTH:** mais para forma neuronopática (único tratamento que oferece benefícios) em pacientes com até 3 anos de idade. Ou avaliar caso a caso[17]
- **TRE: idursufase alfa**: 0,5 mg/kg, 1x/semana, **infusão** IV. Benefícios: melhora da mobilidade articular, redução da hepatomegalia e da excreção urinária de GAGs[17]

Quadro 52-5. Mucopolissacaridose IV A – MPS IV A[6,18]

MPS IV-A: síndrome de Morquio A – clínica heterogênea e progressiva[6,18]

Enzima deficiente: *N-acetilgalactosamina-6-sulfatase (GALNS);* gene: *GALNS*[2,6,18]

Critérios clínicos: pelo menos um dos critérios: baixa estatura desproporcionada (tronco curto); radiologia sugestiva de: displasia espondiloepifisária, pseudoacondroplasia, displasia epifisária múltipla, doença de Legg Calvé-Perthers (necrose avascular da cabeça do fêmur) bilateral; alterações articulares bilaterais (frouxidão, rigidez, dor, contraturas, subluxação); **opacificação bilateral de córnea ou** irmão de qualquer sexo com MPS IV-A[18]

Diagnóstico: enzimas GALNS deficientes + outra enzima sulfatase normal, ou + mutação no Gene GALNS. Critérios de inclusão e exclusão vide PCDT específico[18]

Tratamentos específicos:
- **TCTH:** em pacientes com MPS-IV-A até 6 anos de idade
- **TRE: alfaelosufase alfa**: 2 mg/kg, 1x/semana, infusão IV. Benefícios: melhora no teste da caminhada de 6 minutos (TC6M) e da excreção urinária de GAGs[18]

Quadro 52-6. Mucopolissacaridose VI – MPS VI

MPS VI: síndrome de Maroteaux-Lamy – clínica heterogênea e progressiva[19]

Enzima deficiente: *N-acetilgalactosamina-4-sulfatase = arilsulfatase B (ASB)*[2,19]

Critérios clínicos: pelo menos um critério: fácies grosseira, IVAS de repetição, hérnias, HE, alterações osteoarticulares, mãos em garra; ou opacificação corneana bilateral, perda auditiva, diminuição da velocidade de crescimento, irmão de qualquer sexo com MPS VI[19]

Diagnóstico: enzima ASB deficiente + outra sulfatase normal + GAGs aumentadas ou + mutações no gene ASB. Critérios de inclusão e exclusão vide PCDT específico[19]

Tratamentos específicos:
- **TCTH:** em pacientes com MPS VI, até 6 anos de idade[19]
- **TRE: galsufase alfa:** 1 mg/kg, 1x/semana, infusão IV. Benefícios: melhora na distância percorrida no TC6M, melhora na função pulmonar e redução de GAGs[19]

Quadro 52-7. Mucopolissacaridose VII – MPS VII[6,20]

MPS VII: síndrome de Sly – muito rara, clínica heterogênea e progressiva; óbito precoce

Enzima deficiente: *betaglicuronidase* (*GUSB*): gene *GUSB*[20]

Critérios clínicos: pelo menos um critério: fácies grosseira, IVAS de repetição, hérnias, HE, alterações osteoarticulares, mãos em garra; ou perda auditiva; hidropisia fetal; alterações cardíacas valvares ou cardiomiopatia; diminuição da velocidade de crescimento; opacificação corneana bilateral; irmão ou irmã com MPS VII[6,20]

Diagnóstico: enzima GUSB deficiente, com IDUA e IDS normal + GAGs aumentadas. Ou mutações no gene *GUSB*. Critérios de inclusão e exclusão vide PCDT específico

Tratamentos específicos:
- **TCTH:** em pacientes com MPS VII, até 6 anos de idade[20]
- **TRE: alfavestronidase:** 4 mg/kg, 1x/quinzena, infusão IV. Benefícios: melhora na distância percorrida no TC6M, diminuição dos GAGs e da frequência de uso de suporte respiratório, redução da hepato ou esplenomegalia, escore de fadiga[20]

Esfingolipidoses

Distúrbios do metabolismo de esfingolípides (uma classe de lipídios de membranas, que contém esfingosina), que se acumulam nos lisossomos e causam alterações neuronais, ósseas e outras alterações extensas. São distúrbios de herança AR, exceto a doença de Fabry, que é ligada ao X. Faz parte deste grupo as gangliosidoses GM1 e GM2; leucodistrofia metacromática, Krabbe, Niemann Pick A, B etc. Os distúrbios mais comuns do grupo que têm terapia específica estão descritos nos Quadros 52-8 e 52-9.[2,4,7,13,14,21-25]

Quadro 52-8. Doença de Fabry (DF) – ou de Anderson-Fabry[21]

DF – depósito + no epitélio renal, endotélio, células musculares lisas, neurônios[21]

Enzima deficiente: *alfagalactosidase* = *α-galactosidase A (αGAL-A):* gene *GLA*[21,24]

Quadro clínico (QC): neuropatia periférica (acroparestesias), sintoma mais comum, uma dor aguda que dura horas a dias; além de: insuficiência renal, distúrbios gastrointestinais (diarreia, dor abdominal), doença cardíaca e cerebrovascular (AVE), angioqueratomas, córnea *verticilata*, hipo ou anidrose e intolerância ao calor, ao frio e ao exercício[21,24,25]

Diagnóstico: enzima α *GAL-A* deficiente (< 3%) ou mutação no gene GLA. Critérios de inclusão e exclusão vide PCDT específico[21]

Tratamento específico: enzimas recombinantes da αGAL-A. São duas enzimas (alfa e beta). Aprovadas pela Anvisa, EMA (Agência Europeia de Medicamentos);[13] sendo a agalsidase beta também pela FDA (Food and Drug Administration).[14] Via de regra, ambas as terapias mostraram melhora dos diferentes parâmetros relacionados com a doença: melhora das estruturas e funções renal e cardíaca (com diminuição do risco de arritmias), diminuindo a concentração de glicosilesfingolipídeos urinários e plasmáticos, melhora da dor neuropática, sintomas gastrointestinais, linfedema, qualidade de vida e sobrevida[24,25]
- **TRE: agalsidase alfa** (Replagal®) = 0,2 mg/kg/dose para > 7 anos[24]
- **TRE: agalsidase beta** (Fabrazyme®) =1 mg/kg/dose para > 8 anos. Ambas as medicações são administradas por via IV a cada 15 dias[24]
- **Chaperona:** migalastat (Galafold®), 1ª chaperona aprovada para a DF e seu uso clínico foi recentemente aprovado no Brasil para > 16 anos. É indicado apenas para pacientes **portadores de variantes missense** (suscetíveis a essa droga)[2,7,25]

Quadro 52-9. Doença de Gaucher (DG)

DG – É a mais comum das esfingolipidoses e a 1ª a ter tratamento com TER[22]

Enzima deficiente: *betaglicocerebrosidase;* gene *GBA1*[2,4,22,23]

Quadro clínico (QC):

- **Tipo 1** (não neuronopática ou forma crônica não neuronopática do adulto) – forma mais frequente da DG. Pode ser oligo ou assintomática ou graus variados de HE, alterações hematológicas, acometimento ósseo, crises dolorosas até parkinsonismo
- **Tipo 2** (neuronopática aguda ou forma infantil neuronopática) – associado com HE, deterioração neurológicas progressiva (epilepsia mioclônica, disartria, disfagia, apneia, sinais piramidais, microcefalia, artrogripose e morte usualmente nos primeiros 2 anos de vida. **Inexiste evidência de tratamento específico nesta forma da doença**
- **Tipo 3** (neuronopática subaguda ou forma juvenil neuronopática) – clínica: HE, anemia, trombocitopenia, acometimento ósseo), de início + na infância e costuma ser + graves que o tipo 1, com disfunção neurológica lenta (regressão cognitiva, mioclonia, ataxia, paralisia supranuclear com opacidade corneana). Óbito comumente entre a 2ª e a 4ª décadas de vida. **Critérios diagnósticos**: apresentar 1 das manifestações – dores ósseas, dor abdominal, fadiga, caquexia, limitação funcional (dispneia aos médios/grandes esforços); TGO ou TGP 2x > que o normal ou TAP aumentado; hepatomegalia ou esplenomegalia maciças; plaquetopenia < 20.000 – ou entre 20.000 e 50.000 com sangramento; hemoglobina < 8 g/dL; acometimento cardíaco, ou pulmonar; mieloma múltiplo; osteoporose[4,22,23]

Diagnóstico: enzima GBA1 deficiente (< 15%) ou mutação no gene *GBA1*. Critérios de inclusão e exclusão vide PCDT específico[4,22]

Tratamento específico somente para os tipos 1 e 3:[23]

- **TRE: alfataliglicerase, imiglucerase** e **alfavelaglicerase.** Dose de qualquer uma: 15 a 60 U/kg cada 15 dias. Benefícios: melhoras da anemia; plaquetopenia; HE; acometimento esquelético/pulmonar; crescimento, qualidade de vida[22]
- **TRE:** Crianças > 4 e < 12 = 30 U/kg/infusão a cada 15 dias[22]
- **Terapia de inibição de síntese do substrato** (ISS): **miglustate:** 100 mg, por via oral, três vezes/dia em > 18 anos. Efeitos colaterais: má digestão de carboidratos[22]

Glicogenoses, Armazenamento de Lipídios e Defeitos de Protease

Este grupo compreende as doenças de depósitos de glicogênios (glicogenoses), patologias que cursam com armazenamento de lipídeos com NPC e deficiência de lipase ácida lisossomal, que tem terapia enzimática liberada pela Anvisa (alfassebelipase = Kanuma®), mas sem protocolos (Quadros 52-10 e 52-11).[2,6,7,26,27]

Quadro 52-10. Doença de Pompe (DP) ou glicogenose tipo II[6]

Glicogenose tipo II ou doença de armazenamento do glicogênio tipo II[27]

Enzima deficiente: alfaglicosidase ácida = maltase ácida; gene *GAA*[2,27]

Quadro clínico (QC) de suspeita de DP precoce: um ou + sinais ou sintomas, + durante 1º ano de vida: hipotonia muscular importante (axial e apendicular); ADNPM; disfagia e distúrbios de deglutição; insuficiência respiratória grave; cardiomiopatia hipertrófica; cardiomegalia; ou macroglossia; hepatomegalia; irmão/irmã com DP; CPK até 2000[27]

Diagnóstico: enzima GAA deficiente (< 10%) ou mutação no gene *GLA*. Critérios de inclusão e exclusão vide PCDT específico[27]

Tratamento específico:

- **TRE: alfa-alglicosidase** (Myozyme®): 20 mg/kg, IV, a cada 15 dias. Benefícios: reduz a massa de VE, melhora a cardiomiopatia, aumenta o tempo para início de ventilação. Além disso, aumenta a sobrevida dos pacientes em tratamento[27]

Quadro 52-11. Doença de Niemann-Pick tipo C (NPC)[6,26]

NPC = defeito no transporte intracelular de colesterol[26]

Deficiência: *transportador de NPC1 ou 2*; gene *NPC1* (em 95%) ou *NPC2*[2,26]

Quadro clínico: é extremamente heterogênea com sintomatologia diversificada de acordo com a apresentação por idade: perinatal; infantil precoce; infantil tardia; juvenil; adulto. Mais comumente apresenta: paralisia do olhar supranuclear vertical; cataplexia gelástica (episódios súbitos, recorrentes e reversíveis de atonia muscular esquelética, desencadeados por situações de conteúdo emocional); ataxia; esplenomegalia; regressão do DNPM; hepatomegalia, icterícia, colestase neonatal prolongada; disfagia e/ou disartria, quadro extrapiramidal: distonia, espasticidade; epilepsia; psicose; declínio cognitivo[23,26]

Diagnóstico: mutação com duas variantes patogênicas nos genes *NPC1* ou *NPC2*[26]

Tratamento específico (apesar de ter sido tirado do PCDT no Brasil)
- **Terapia de inibição de substrato: miglustat** – dose 200 mg 3 x/dia, VO, para o tratamento de características neurológicas do NPC. Demonstrou estabilização neurológica da progressão em pacientes pediátricos; ou retarda por anos[7,23]

Lipofuscinoses Neuronais (CLNs)

Neste grupo temos 14 subtipos, nos quais ocorrem acúmulo lisossomal intracelular de lipopigmentos autofluorescentes dentro dos neurônios, resultando em perda neuronal predominantemente no córtex cerebral e cerebelar. A única com tratamento específico é a CLN2 (Quadro 52-12).[4,7,28]

Ainda para o grupo dos EIM temos PCDT para várias outras patologias com manifestações neurológicas infantojuvenis, mas que não estão aqui esplanadas porque não dispõem de terapias específicas. São elas: deficiência de biotinidase, homocistinúria, doença de Wilson.[6]

Quadro 52-12. Lipofuscinose ceroide neuronal 2 – CLN2

LCN/CLN2 = doença de Batten ou deficência de tripeptidil-peptidase 1[4,28]

Enzima deficiente: tripeptidil-peptidase 1; gene *TPP1*[2,28]

Critérios clínicos: um ou + sinais ou sintomas, com início entre 2-4 anos de idade, como: atraso na linguagem; crises epilépticas; ataxia de marcha; declínio cognitivo progressivo; perda de função motora; perda visual progressiva; alterações motoras, como mioclonia, espasticidade e distonia. Para início de tratamento o paciente deve apresentar escore mínimo ≥ 1 no domínio motor (andar com apoio e/ou engatinhar) e no domínio linguagem (algumas palavras inteligíveis/compreensíveis)[4,28]

Diagnóstico: enzima TPP1 deficiente + mutação com duas variantes patogênicas no gene TPP1. Critérios de inclusão e exclusão vide PCDT específico[28]

Tratamento específico:
- **TRE: Alfacerliponase,** 300 mg, de 15/15 dias, por via intracerebroventricular. Benefícios: declínio mais lento das funções motoras e de linguagem; aumenta a sobrevida e qualidade de vida dos pacientes[4,28]

Doenças Neuromusculares

Atrofias Musculares Espinhais (AME)

Grupo diverso de desordens genéticas que afetam o neurônio motor inferior com grande variabilidade genofenotípica e AME 5q é a mais comum.[29]

AME 5q

Doença autossômica recessiva causada por alterações no *locus* da região 5q11.2-13.3 do cromossomo 5, que é constituído por dois genes parálogos: gene de sobrevivência do neurônio motor 1 (SMN1), na região telomérica do cromossomo, e o gene de sobrevivência do neurônio motor 2 (SMN2), na região centromérica; ambos são responsáveis pela síntese da proteína fundamental para a manutenção dos neurônios motores. Sendo que o número de cópias do gene SMN2 (0 a 8 cópias) é o principal determinante da gravidade da doença: menos cópias SMN2 mais grave a doença.[29]

AME 5q se apresenta com um padrão clínico similar ao miopático, com maior acometimento dos músculos proximais do que distais, dos membros inferiores do que os superiores, manifestada por fraqueza, atrofia e hipotonia; com fasciculação e hipo ou arreflexia mais nas apresentações precoces. Classificação da AME 5q é dada pela **idade de início e o marco motor máximo**,[29] conforme Quadros 52-13 e 52-14.

Quadro 52-13. Características das formas clínicas da amiotrofia muscular espinhal (AME)

Tipos de AME	Proporção de casos	Cópias do SMN2	Início dos sintomas	Máxima função motora	Sobrevida
AME tipo 1	58%	2-3 cópias	Até 6 meses	Senta-se com apoio	< 2 anos
AME tipo 2	27%	3 cópias	6-18 meses	Senta-se sem apoio	> 2 até 35 anos
AME tipo 3	12%	3-4 cópias	> 18 meses	Deambula	Normal
AME tipo 4	1%	4 ou + cópias	+ de 21 anos	Normal	Normal

Quadro 52-14. Amiotrofia muscular espinhal (AME): tratamento específico

AME 5q: é a causa + frequente de morte infantil decorrente de uma condição monogênica
Etiologia: alteração no gene de sobrevivência do neurônio motor 1 e 2 (SMN1 e 2)[29]
Critérios clínicos: para uso de nusinersena ou risdiplam deverá ter diagnóstico confirmado de AME 5q tipo 1b/c ou 2, além de cumprir os critérios a seguir: diagnóstico genético de AME e até três cópias de SMN2, pré-sintomáticos ou sintomáticos conforme: ■ Para AME 5q do tipo 1 – início dos sintomas até o 6º mês de vida. ■ Para AME 5q do tipo 2 – início dos sintomas entre 6 e 18 meses de vida. Com **até 12 anos de idade no início do tratamento**, ou **> 12 anos** de idade no início do tratamento **se preservada a capacidade de sentar sem apoio e a função dos membros superiores (MMSS)**
Diagnóstico: teste molecular genético com ausência das duas cópias completas de SMN1, com análise quantitativa de **SMN1 e SMN2**[29]

(Continua)

Quadro 52-14. *(Cont.)* Amiotrofia muscular espinhal (AME): tratamento específico

Tratamento específico:
- **TRE: nusinersena** (Spinraza®) – fase inicial = 12 mg, via intratecal a cada 14 dias (nos dias 0, 14 e 28); 4ª dose deve ser administrada 30 dias; fase de manutenção = 12 mg de via intratecal a cada 4 meses[29]
- **TRE: risdiplam** (Evrysdi®) – 0,15 mg/kg (15 dias a 2 meses); 0,20 mg/kg (2 meses a 2 anos de idade); 0,25 mg/kg (< 20 kg e ≥ 2 anos de idade) ou 5 mg (≥ 20 kg e ≥ 2 anos de idade) via oral 1 x/dia[29]
- **Benefício das 2 TREs:** independências de ventilação mecânica invasiva permanente, de suporte nutricional invasivo e melhora ou estabilização de função motora[29]
- **Terapia Gênica: onasemnogene abeparvovec** (Zolgensma®) – inserção de cópia do gene *SMN1*, via IV, usando vetor viral. Dose única, 2 horas de infusão

Distrofinopatias

São distrofias musculares causadas por mutações no gene da distrofina, no cromossomo Xp21, gene *DMD*.

Distrofia Muscular de Duchenne

É a miopatia mais comum na infância, com herança ligada ao X.

- *Clínica:* fraqueza muscular progressiva entre 3 e 5 anos de idade, afetando + porções proximais dos músculos, com marcha com báscula do quadril), hiperlordose, pé em equinovaro, Gowers +, pseudo-hipertrofia de panturrilhas.[30] Pode ter miocardiopatia, DI (deficiência intelectual) e/ou TEA (transtorno do espectro autista) em 30% a 40%, ou TDAH. Ocorre perda da capacidade de deambular entre 9 e 13 anos e óbito por insuficiência respiratória comumente na 3ª década.
- *Diagnóstico:* mutações que ocorrem no gene *DMD* em 75% dos casos ocorre por deleções ou duplicações; 10% por mutação *nonsense*, única com tratamento específico.[30]
  - *Mutação* nonsense *(ou sem sentido)*: há uma mutação de uma base nitrogenada que gera um dos três códons (sequência de três bases nitrogenadas) de parada: UAA, UAG, UGA (U = uracila, A = adenina, G = guanina). Esse *stop* códon impede a síntese completa da cadeia polipeptídica e gera uma proteína instável, encurtada, truncada.
- *Tratamento específico:* atalureno (Translarna®): busca reverter a mutação *nonsense* do DNA que resultou num códon de terminação prematura, atuando na transcrição da proteína distrofina, essencial para integridade muscular, gerando assim uma proteína de comprimento completo. Dose: 40 mg/kg/dia (10 mg/kg manhã, outra à tarde, 20 mg/kg à noite).[30]

Neste grupo, de condições neuromusculares, existem também terapias gênicas em fase de ensaios clínicos para as seguintes condições: distrofia muscular de cinturas tipo 2C E 2D; doença de Danon (gene *LAMP2* – tríade de cardiomiopatia hipertrófica, miopatia e DI) e várias outras para AME sendo testadas.

Finalmente, outras condições neurogenéticas não contempladas nesse capítulo, mas com terapias já aprovadas por agências regulamentares (FDA e/ou EMA), vale citar:

- *Ataxia de Friedreich*: Skyclarys® (omaveloxolona).
- *Síndrome de Rett*: Daybue® (trofinetide).
- *Doença de Fabry*: Elfabrio® (pegunigalsidase alfa).
- *Miastenia gravis*: Zilbrysq® (zilucoplan).
- *Distrofia muscular de Duchenne*: Agamree® (vamorolone), um glicocorticoide sintético etc.

CONCLUSÃO

Pacientes com condições neurogenéticas frequentemente necessitam de novas terapias devido à escassez ou ausência de opções de tratamento. Em 2023, 51% das aprovações de novos medicamentos pela FDA foram designadas como medicamentos órfãos, voltados para doenças raras.[14] Esse cenário reflete uma mudança progressiva de um paradigma de medicina baseada em padrões e evidências para uma medicina de precisão, que se baseia em diagnósticos genéticos e terapias personalizadas específicas para mutações individuais.[7]

Atualmente, nenhuma das abordagens terapêuticas discutidas oferece uma solução completa para essas condições, destacando o desafio significativo que o componente do SNC ainda representa. Contudo, nas doenças graves monogênicas com um componente genético claro e uma via a ser explorada, existe uma oportunidade única para desenvolver terapias que possam ter um impacto significativo. Se bem-sucedidas, essas terapias podem ser aplicadas a formas mais comuns de neurodegeneração.

PONTOS-CHAVE

- Nos últimos anos, as opções de tratamento para doenças neurogenéticas, especialmente para os erros inatos do metabolismo (EIM), diversificaram-se significativamente.
- Restrições dietéticas ainda são essenciais para muitas dessas patologias, mas alguns pacientes agora têm acesso a terapias farmacológicas com melhora da qualidade de vida, ampliando as suas dietas e desacelerando ou limitando as degenerações orgânicas.
- Tanto o diagnóstico precoce quanto a intervenção precoce com terapias direcionadas são essenciais para prevenir morbidade, mortalidade precoce e os altos custos de cuidados de saúde ao longo da vida.
- Tratamentos precoces em pacientes assintomáticos são mais eficazes, destacando a necessidade de instalação das terapias disponíveis o mais precocemente e de triagem neonatal para o maior número possível de patologias.
- Os avanços tecnológicos realizados e futuros nos campos de enzimas recombinantes, terapia celular e terapia gênica abrirão um leque de novas possibilidades terapêuticas, não apenas para as que ainda estão órfãs de tratamento, mas também para condições que já são tratáveis atualmente.

REFERÊNCIAS BIBLIOGRÁFICAS

1. Ferreira CR, Rahman S, Keller M, Zschocke J; ICIMD Advisory Group. An international classification of inherited metabolic disorders (ICIMD). J Inherit Metab Dis. 2021.
2. Critchley BJ, Gaspar HB, Benedetti S. Targeting the central nervous system in lysosomal storage diseases: Strategies to deliver therapeutics across the blood-brain barrier. Mol Ther. 2023
3. Debray FG, Weekers L, Dadoumont C, Grandjean C, Deberg M, Boemer F, et al. Actualités thérapeutiques dans les erreurs innées du métabolisme [Current and new therapeutic options in inborn errors of metabolism]. Rev Med Liege. 2020 May.
4. Pedroso, JL et al. Neurogenética na prática clínica. Atheneu. 2019.
5. OMS - Organização Mundial de Saúde (em inglês: World Health Organization - WHO).
6. Brasil, Ministério da Saúde. PCDT (Protocolos Clínicos e Diretrizes Terapêuticas). Acessar http://portalms.saude.gov.br/protocolos-e-diretrizes. Atualizado em 03/07/2024
7. Ellison S, Parker H, Bigger B. Advances in therapies for neurological lysosomal storage disorders. J Inherit Metab Dis. 2023.

8. Tein I. Recent advances in neurometabolic diseases: The genetic role in the modern era. Epilepsy Behav. 2023.
9. Brasil, Ministério da Saúde. Protocolo Clínico e Diretrizes Terapêuticas da Deficiência de Biotinidase. Portaria Conjunta nº 13, de 04/05/2018. Brasília: Ministério da Saúde, 2018.
10. Brasil, Ministério da Saúde. Protocolo Clínico e Diretrizes Terapêuticas da Homocistinúria Clássica. Portaria Conjunta nº 3, de 17 de janeiro de 2020. Brasília: Ministério da Saúde, 2020.
11. Brasil, Ministério da Saúde. Protocolo Clínico e Diretrizes Terapêuticas da Doença de Wilson. Portaria Conjunta nº 09, de 27 de março de 2018. Brasília: Ministério da Saúde, 2018.
12. Wang X, Lin X, He H, Peng J. Adeno-associated virus-mediated gene therapy for rare pediatric neurogenetic diseases: Current status and outlook. Zhong Nan Da Xue Bao Yi Xue Ban. 2023.
13. European Medicines Agency (EMA) https://www.ema.europa.eu/
14. Food and Drug Administration (FDA) https://www.fda.gov/
15. Brasil, Ministério da Saúde. Protocolo Clínico e Diretrizes Terapêuticas da Fenilcetonúria. Portaria Conjunta nº 12, de 10/09/2019. Brasília: Ministério da Saúde, 2019.
16. Brasil, Ministério da Saúde. PCDT da Mucopolissacaridose do tipo I. Portaria Conjunta nº 12 de 11/04/2018. Brasília: Ministério da Saúde, 2018.
17. Brasil, Ministério da Saúde. PCDT da Mucopolissacaridose do tipo II. Portaria Conjunta nº 16 de 24/05/2018. Brasília: Ministério da Saúde, 2018.
18. Brasil, Ministério da Saúde. PCDT da Mucopolissacaridose do tipo IV-A. Portaria Conjunta nº 19 de 04/12/2019. Brasília: Ministério da Saúde, 2019.
19. Brasil, Ministério da Saúde. PCDT da Mucopolissacaridose Tipo VI. Portaria Conjunta nº 20 de 05/12/2019. Brasília: Ministério da Saúde, 2019.
20. Brasil, Ministério da Saúde. PCDT da Mucopolissacaridose Tipo VII. Portaria Conjunta nº 08 de 21/05/2021. Brasília: Ministério da Saúde, 2021.
21. Brasil, Ministério da Saúde. Diretrizes Brasileiras para Diagnóstico e Tratamento da Doença de Fabry. Portaria Conjunta nº 20, de 06/12/2021. Brasília: Ministério da Saúde, 2021.
22. Brasil, Ministério da Saúde. Protocolo Clínico e Diretrizes Terapêuticas da Doença de Gaucher. Portaria Conjunta nº 04, de 22/06/2017. Brasília: Ministério da Saúde, 2017.
23. Lipiński P, Tylki-Szymańska A. The Liver and Lysosomal Storage Diseases: From Pathophysiology to Clinical Presentation, Diagnostics, and Treatment. Diagnostics (Basel). 2024
24. Vaisbich MH, Andrade LGM de, Silva CAB, Barreto F de C. Recommendations for the diagnosis and management of Fabry disease in pediatric patients: a document from the Rare Diseases Committee of the Brazilian Society of Nephrology (Comdora-SBN). Braz J Nephrol, 2022.
25. Wanner C, Ortiz A, Wilcox WR, Hopkin RJ, Johnson J et al. Global reach of over 20 years of experience in the patient-centered Fabry Registry: Advancement of Fabry disease expertise and dissemination of real-world evidence to the Fabry community. Mol Genet Metab. 2023
26. Brasil, Ministério da Saúde. Diretrizes Brasileiras para Diagnóstico e Tratamento da Doença de Niemann- Pick Tipo C. Portaria Conjunta nº 09, de 14/04/2020. Brasília, 2020.
27. Brasil, Ministério da Saúde. Protocolo Clínico e Diretrizes Terapêuticas da Doença de Pompe. Portaria Conjunta nº 12, de 03 de agosto de 2020. Brasília: Ministério da Saúde, 2020.
28. Brasil, Ministério da Saúde. PCDT da Lipofuscinose Ceroide Neuronal tipo 2. Portaria Conjunta nº 8, de 26 de junho de 2023. Brasília: Ministério da Saúde, 2023.
29. Brasil, Ministério da Saúde. PCDT da Atrofia Muscular Espinhal 5q tipos 1 e 2. Portaria Conjunta nº 6, de 15/05/2023. Brasília: Ministério da Saúde, 2023.
30. Brasil, Ministério da Saúde. Alertas de Monitoramento do Horizonte Tecnológico. Atalureno para Distrofia Muscular de Duchenne; 2018.

Parte XV Urgências na Neurologia Infantil

ATENDIMENTO À CRIANÇA COM CRISE EPILÉPTICA NA UNIDADE DE EMERGÊNCIA

CAPÍTULO 53

Lívia Lucena de Medeiros Capelatto ▪ Lisiane Seguti Ferreira
Ana Carolina Coan

INTRODUÇÃO

Uma crise epiléptica é definida como uma ocorrência transitória de sinais e/ou sintomas devido à atividade neuronal anormal, excessiva ou síncrona no cérebro. O termo transitório é usado como demarcado no tempo, com início e fim claros.[1] Representam 1% de todas as consultas em serviços de emergência pediátricas e podem expressar uma grande fonte de preocupação para os pais e um desafio diagnóstico para o médico. A maior incidência de crises epilépticas foi relatada em crianças menores de 3 anos, com taxas decrescentes em crianças mais velhas, sendo cerca de metade das admitidas em serviço de emergência ocorrendo em seu primeiro episódio de crise epiléptica.[2]

Uma crise pode ser simplesmente sintoma de um insulto agudo cerebral, como nas meningoencefalites, trauma cranioencefálico, doenças cerebrovasculares, tumores, assim como sintoma de uma descompensação metabólica aguda, como em condições clínicas relacionadas a anóxia, estado hipoglicêmico, insuficiência renal, hepática, intoxicação etc. Estas cirscunstâncias classificam-se como *crises provocadas*, sendo a maioria dos eventos que chegam nas emergências pediátricas. Já o que chamamos de *crises não provocadas* são aquelas que ocorrem na ausência de insulto agudo cerebral, condições tóxicas, metabólicas ou febris.[2]

De acordo com as últimas atualizações da ILAE para se estabelecer o diagnóstico de epilepsia há de se atender qualquer uma das seguintes condições: (1) pelo menos duas crises não provocadas (ou reflexas) ocorrendo com mais de 24 horas de intervalo; (2) uma crise não provocada (ou reflexa) e uma probabilidade de novas crises semelhantes ao risco geral de recorrência (pelo menos 60%) após duas crises não provocadas, ocorrendo nos próximos 10 anos; (3) diagnóstico de uma síndrome epiléptica.[3] Ainda assim, a maior parte dos eventos de emergências ocorrem em insultos agudos.

Condutas serão abordadas, separadamente, conforme sejam crises isoladas afebris e estado de mal epiléptico (EME) ao longo deste capítulo.

CRISE EPILÉPTICA AFEBRIL

Na avaliação da primeira crise, quando o paciente é admitido em estado pós-ictal, em geral não é necessária introdução de fármaco anticrise (FAC). São mandatórios anamnese detalhada com pais e/ou acompanhantes, exame físico geral e exame neurológico completo.[4]

A decisão de iniciar o tratamento é baseada no risco de novas crises *versus* o risco de efeitos adversos dos FAC. Se o exame neurológico e o desenvolvimento da criança forem normais, o risco de o paciente com crise única apresentar uma segunda crise é de aproximadamente 30%, portanto, não será tratado. Entretanto, após a segunda crise, o risco de recorrência é de 80% a 90%.[4]

Quadro Clínico

Embora não seja difícil a constatação de uma crise epiléptica de natureza tônico-clônica (CTC), muitas vezes o paciente chega à emergência já fora da crise, com informações nem sempre claras quanto às manifestações e, principalmente, quanto à duração do evento. Ainda assim, o diagnóstico depende de uma boa história clínica. No Quadro 53-1,[5] seguem instruções para anamnese, exame físico do paciente, estratégia inicial de atendimento.

De fato, a primeira tarefa do clínico ou pediatra é determinar se o evento tem as características de uma crise epiléptica e não de um dos muitos imitadores de crises. Crises

Quadro 53-1. Anamnese e exame físico na avaliação da criança com crise epiléptica aguda[4]

A) História evolutiva
- É mesmo crise epiléptica? (manifestações iniciais, ictais e pós-ictais)
- Qual o tipo?
- Qual é a etiologia?
- Paciente tem diagnóstico prévio de epilepsia?
- Qual a frequência das crises, mudança da frequência ou do tipo e sintomas associados?

B) Medicações
- Baixa aderência ao tratamento com medicação antiepiléptica
- Infecção recente
- Intoxicação exógena

C) História médica
- Alergia, trauma craniano, cefaleia recente, febre, fraqueza dos membros, movimentos anormais, neoplasia, cardiopatia, alterações neurológicas preexistentes, distúrbios hidreletrolíticos, intercorrências pré e pós-natais, risco para HIV

Exame físico geral

A) Imediato
- Sinais vitais (pressão arterial, frequência cardíaca, movimentos respiratórios, temperatura)

B) Outros aspectos:
- Cabeça: evidência de trauma, pupilas, fundo de olho, membrana timpânica, trauma intraoral (mordedura de cantos de língua)
- Coluna: meningismo, trauma cervical
- Cardiovascular: arritmias, sopros
- Pulmões: murmúrio vesicular
- Pele e anexos: icterícia, cianose, palidez, evidência de intoxicação exógena e coagulopatias, linfadenomegalia
- Extremidades: flacidez

Exame físico neurológico

Perímetro craniano, nível de consciência, nervos cranianos, tônus muscular, força muscular, reflexos osteotendinosos e superficiais, coordenações apendicular e axial, marcha e sinais meningorradiculares funcionais (também conhecidas como crises não epilépticas psicogênicas) tratam-se do primeiro grande desafio.

Colhida a história clínica e reforçada a hipótese de crise epiléptica (quando não presenciada em ambiente hospitalar), o segundo passo consiste em estabelecer etiologia da crise. Uma compreensão adequada da etiologia pode ter implicações relevantes para o manejo e prognóstico. Em particular, diferentes etiologias de uma primeira crise epiléptica podem acarretar diferentes riscos de recorrência de crises e de receber um diagnóstico de epilepsia.

A esse respeito, a distinção entre "crises não provocadas" (que ocorrem na ausência de uma condição clínica aguda potencialmente responsável ou além do intervalo estimado para que a ocorrência seja classificada de uma crise aguda sintomática) e "crises provocadas" é crucial, pois as primeiras têm um risco notável de recorrência, enquanto as segundas são caracterizadas por um risco aumentado de mortalidade em curto prazo. Lembrando que são classificadas como "crises não provocadas" tanto crises sintomáticas remotas (lesões pré-estabelecidas de SNC que variam de uma sequela antiga de uma anóxia ou malformações cerebrais, tumores etc.), até mesmo crises associadas com uma síndrome epiléptica específica ou uma crise não identificada.[2,6]

Neste sentido, para distinção destes eventos, há a necessidade de avaliação laboratorial que inclui hemograma, investigação de distúrbios hidroeletrolíticos, assim como função hepática, renal e, conforme for, toxicológico no pronto-socorro infantil, além de exames de neuroimagem e outros que serão solicitados na dependência dos achados clínicos.

EXAMES DE NEUROIMAGEM

A indicação do exame complementar mais adequado na unidade de emergência vai depender do grupo etário, da anamnese, dos achados de exame neurológico, da história familiar e da suspeita clínica. Se o paciente apresentar exame neurológico normal e recuperação completa, a investigação pode ser programada para nível ambulatorial, principalmente nos casos em que não haja disponibilidade de exames de imagem no pronto-socorro. Um exame rápido e que pode ser elucidativo na maioria é a tomografia computadorizada de crânio, realizada inicialmente sem contraste; e, conforme achados, em consonância com a equipe de radiologia, pode ser indicada a injeção de contraste.

TRATAMENTO

A abordagem do paciente deve ser realizada por meio de medidas de suporte, terapêuticas e diagnósticas, que são conduzidas simultaneamente.[7] O tratamento deve ser iniciado após 5 minutos do início das manifestações epilépticas, pois, quanto mais duradoura a crise, maior serão os riscos de sequelas neurológicas e complicações sistêmicas e maior a chance de a crise evoluir para estado de mal epiléptico (EME).

ORIENTAÇÕES GERAIS AO PEDIATRA DO PRONTO-SOCORRO

Pacientes admitidos na fase pós-ictal, podem ser liberados, após observação de 6 horas, se o exame físico for normal. Pacientes nas seguintes condições devem ser internados: a) crises epilépticas recorrentes ou crises prolongadas ou estado de mal epiléptico; b) instabilidade clínica/hemodinâmica; c) exame neurológico alterado em crianças previamente normais. Pacientes com indicação de UTI: estado de mal epiléptico refratário ou superrefratário; crises sintomáticas com sinais clínicos de hipertensão intracraniana.

Quando for crise única, com paciente estável e exame neurológico normal, encaminhá-lo sem prescrição terapêutica para avaliação do especialista. Mas caso seja um segundo episódio e não houver possibilidade de avaliação pelo neurologista infantil, pode-se iniciar o tratamento. Já naqueles pacientes com recidiva de crises epilépticas a despeito do tratamento já instituído é importante avaliar sinais de intoxicação. Na ausência destes e se estiverem estáveis, é recomendável ajustar a dose do FAC. Se o paciente estiver em politerapia, pergunte à mãe o medicamento mais efetivo e reajuste apenas um por vez. Quando houver recidiva por falha no tratamento (esqueceu de tomar o FAC, usou medicamento errado, dose errada), retomar a posologia anterior.

ESTADO DE MAL EPILÉPTICO NA INFÂNCIA

O estado de mal epiléptico (EME) é emergência clínica, que requer diagnóstico e tratamento imediatos, com o intuito de evitar danos ao SNC, assim como em outros sistemas, ou mesmo óbito do paciente.[5] É uma condição caracterizada por uma crise epiléptica que é suficientemente prolongada ou repetida em intervalos suficientemente breves para produzir uma condição epiléptica invariável e duradoura.

A ILAE define o EME como uma condição resultante da falha dos mecanismos responsáveis pelo término das crises ou do início de mecanismos que levam a crises anormalmente prolongadas (após o ponto de tempo T1). É uma condição que pode ter consequências a longo prazo (após o momento T2), incluindo morte neuronal, lesão neuronal e alteração das redes neuronais, dependendo do tipo e da duração das crises.[3]

Esta definição é conceitual e foi adotada na Task Force da ILAE para classificação de EME com duas dimensões operacionais: a primeira é a duração da crise e o ponto de tempo (T1) além do qual a crise deve ser considerada como "atividade convulsiva contínua". O segundo momento (T2) é o tempo de atividade convulsiva contínua após o qual existe o risco de consequências a longo prazo. O ponto do tempo T1 indica o momento do início do tratamento e o ponto do tempo T2 o momento no qual consequências podem surgir. O Quadro 53-2 mostra variações destas dimensões operacionais de tempo conforme tipos de EME.[3]

O EME apresenta taxas de morbidade e mortalidade variáveis, principalmente decorrentes da dificuldade de separar os danos causados pela doença de base daqueles ocasionados pelo EME. Estima-se a mortalidade do EME em 1% a 2%. Pelo menos metade dos pacientes com EME não tem epilepsia ou síndromes epilépticas específicas – eles têm EME devido a doença sistêmica ou aguda do SNC ou remota. Quanto à morbidade, encontram-se taxas de

Quadro 53-2. Dimensões operacionais com T1 indicando o momento em que o tratamento emergencial do EME deve ser iniciado e T2 indicando o momento em que as consequências em longo prazo podem ser esperadas

Tipo de EME	Dimensão operacional 1 Tempo (T1), quando é provável que uma crise seja prolongada, levando à atividade convulsiva contínua	Dimensão operacional 2 Tempo (T2), quando uma crise pode causar consequências a longo prazo (incluindo lesão neuronal, morte neuronal, alteração de redes neuronais e déficits funcionais)
EME tônico-clônico	5 minutos	30 minutos
EME focal com comprometimento da consciência	10 minutos	> 60 minutos
EME de ausência	10-15 minutos*	Desconhecido

* Evidências relativas ao período de tempo são atualmente limitadas e os dados futuros podem levar a modificações.

9% a 28% de sequelas neurológicas, envolvendo déficits motores ou cognitivos surgidos após o EME ou por agravo preexistente. O desenvolvimento de epilepsia foi observado em 30% dos casos, sendo os principais determinantes: a idade da criança na data do EME, com pior prognóstico nas idades mais precoces; a etiologia do EME e o tempo de duração do EME.[1]

O diagnóstico é clínico, enquanto EME não convulsivo é clínico-eletrencefalográfico. O diagnóstico clínico é fácil de ser caracterizado nos EME com manifestações convulsivas, porém no EME de ausência ou nas formas focais pode ser necessária a presença do especialista e até mesmo monitorização eletrencefalográfica.[8] As mesmas dificuldades podem ser observadas em recém-nascidos, pacientes em coma, sob sedação ou curarização.

A realização do EEG em sala de urgência, de forma geral, é pouco disponível, não essencial para o diagnóstico. Todavia, o estudo do EEG é necessário na evolução e deve ser realizado sempre que o paciente persistir com alteração de consciência após cessar a crise motora, em pacientes com necessidade de uso de sedação ou em coma e, também, para determinar o término das medidas terapêuticas mais agressivas.

Um conceito que não deve ser esquecido é o de EME não convulsivo. Alteração de consciência e crises epilépticas sutis (como flutuações de quadro, como da responsividade, presença de desvio ocular ou movimentos nistagmoides, mioclonias, contraturas de face e mãos, movimentos rítmicos, contínuos ou clonias seja em face, boca, tronco ou membros etc.) acompanhada por ausência de melhora significativa da consciência após o controle das crises epilépticas ou persistência de padrão periódico epileptogênico no EEG sugerem um EME não convulsivo. Nesta situação é essencial um EEG para identificar crises eletrográficas/padrões rítmicos periódicos, a eficácia do tratamento e o ajuste da dose do anestésico (idealmente um EEG contínuo).[8]

O EME não convulsivo engloba vários tipos, como o EME focal com alteração da consciência (também conhecido como EME focal disperceptivo), EME de ausência, EME em pacientes comatosos. É mais frequente que EME convulsivo, contudo menos uniforme, pois engloba diferentes etiologias e, dessa forma, diferentes níveis de gravidade e prognósticos, além de serem frequentes as comorbidades.

Fases de um EME e Gravidade

A evolução do EME ficará na dependência do tipo, já que as convulsões, embora sejam reconhecidas precocemente, implicam em maiores taxas de morbidade, mortalidade e ocorrência de complicações sendo recentemente dividido em fase quanto ao tipo e duração.[8]

Fases EME quanto aos tipos e duração do EME:[1]

- Fase I – tipo **preliminar ou iminente** – duração de 5-30 minutos.
- Fase II – tipo **estabelecido** – duração > 30 minutos.
- Fase III – tipo **refratário** (persiste apesar do tratamento estabelecido na fase I e II; estado de mal sutil, comatoso ou não convulsivo) – duração > 60 minutos ou falha fases I e II.
- Fase IV – tipo **super-refratário** (persiste apesar do tratamento com anestésico por > 24 h).

A nova classificação de EME também o categorizou em quatro eixos com o objetivo de fornecer uma estrutura para o diagnóstico clínico, investigação e abordagens terapêuticas para cada paciente. A seguir os quatro eixos:[1]

1. Semiologia.
2. Etiologia.
3. Correlação com EEG.
4. Faixa etária.

Diagnóstico Diferencial

Dentre os diagnósticos diferenciais, temos: encefalopatia metabólica, AVC, estado de mal migranoso, confusão pós-ictal, quadros confusionais, distúrbios psiquiátricos, intoxicação.

Em crianças maiores e adolescentes com refratariedade clínica, deve-se afastar a possibilidade de crises psicogênicas, ou seja, eventos não epilépticos. Estas, geralmente, são relacionadas com ansiedade, estresse psicossocial (problemas escolares) ou abuso sexual. EME decorrente de crises não epilépticas na infância é difícil de ser diagnosticado e, portanto, tem elevado potencial iatrogênico.[9,10]

Exames Complementares

Na criança, a etiologia do EME é variada e, quando sintomática, está relacionada com o grupo etário. Quanto menor a idade do paciente, maior é a possibilidade de tratar-se de EME sintomático. É recomendável, logo que possível, realizar exame clínico minucioso, exame neurológico, fundo de olho e o conjunto de exames subsidiários.[11]

Tratamento Não Farmacológico

O tratamento pode ser iniciado pela orientação dos familiares ou responsáveis por crianças com risco de desenvolver EME (p. ex., pacientes com epilepsias graves, em politerapia, EME prévio), oferecendo-lhes orientação básica de procurar o serviço mais próximo quando a crise estiver se prolongando ou, nos casos de recorrência, administrar medicação domiciliar (p. ex., diazepam supositório).[12] Esta conduta reduz a ansiedade dos familiares e oferece imediata proteção ao paciente. Também é importante o treinamento das equipes médicas de urgência para diagnóstico e tratamento adequado do EME, sempre utilizando protocolos.

Na vigência do episódio, estaremos diante de uma emergência clínica, que deve ser interrompida o mais rapidamente possível. O médico mais habilitado deve dar sequência ao atendimento, enquanto outro colhe dados com o acompanhante, visando a auxiliar na terapêutica.[5,11,13] Além do posicionamento do paciente em local seguro, protegido de traumas secundários à atividade motora convulsiva, em decúbito dorsal horizontal, com a face lateralizada para evitar broncoaspiração, como já citado anteriormente.

Tratamento Farmacológico

Na Figura 53-1 é disponibilizada uma proposta de algoritmo para sequência terapêutica. O tratamento farmacológico deverá ser feito por via intravenosa (IV) porém, quando houver dificuldades (p. ex., em crianças muito pequenas ou obesas, em choque hipovolêmico ou desidratadas), usar diazepam via retal, ou midazolam, intramuscular ou nasal, para não retardar o tratamento. O diazepam intravenoso é eficaz para interromper crises epilépticas com duração acima de 5 minutos em crianças (evidência nível A), enquanto o diazepam retal e o midazolam intramuscular, intranasal ou oral são eficazes (evidência nível B).[5,12,14]

Com o acesso venoso, disponibilizar a seguinte sequência terapêutica:

1. *Glicose:* glicose 25% – 2 a 4 mL/kg/dose, administrada por via endovenosa.
2. *Diazepam (DZP):* é o fármaco de escolha para a fase de estabilização inicial, pois apresenta penetração imediata no SNC, com rápida distribuição, atingindo o nível sérico adequado, geralmente, no final da infusão, sendo eficaz em todas as formas de EME (nível A, classe I de eficácia).[15] É administrado na dose: 0,2 a 0,5 mg/kg/dose (máximo de 10 mg). Taxa de infusão de 2 a 5 mg por minuto, lentamente IV, não sendo necessária sua diluição

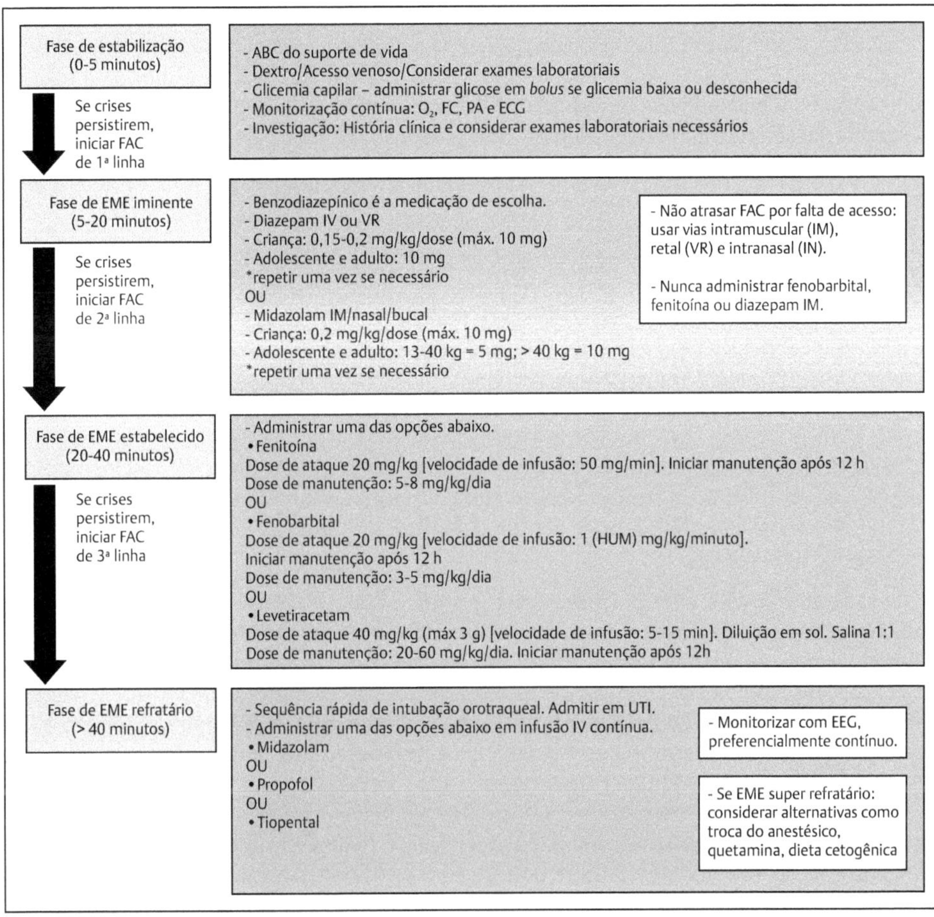

Fig. 53-1. Algoritmo para tratamento de crises epilépticas e EME em crianças. Fonte do autor.

(diazepam: ampolas de 10 mg em 2 mL). Pode ser repetida por duas vezes entre 5 e 10 min, depois da primeira dose diante da persistência do EME. Pode ser utilizado por via retal, na dose de 0,5 mg/kg/dose, atingindo nível sérico em 3 a 5 minutos. Não utilizar a via IM decorrente da absorção lenta. Efeitos colaterais: depressão sensorial e respiratória, de curta duração, revertida por ventilação manual ou mecânica, hipotensão e arritmias cardíacas. Em recém-nascidos, o veículo (benzoato de sódio) desloca a ligação bilirrubina-albumina, elevando o nível de bilirrubina livre, não sendo o diazepam a droga de escolha, sendo mais indicado o fenobarbital. O diazepam tem ação curta, sempre requerendo medicação complementar. Nos países que comercializam o lorazepam, esta tem sido a medicação indicada.[16]

3. *Fenitoína:* constitui opção após o benzodiazepínico. Apresenta duração mais prolongada, entre 12 e 24 horas, não ocasionando depressão do sensório. Dose: 15 a 20 mg/kg (fenitoína (hidantal): ampolas de 5 mL com 50 mg/mL (total 250 mg/ampola). Taxa de infusão de 1 mg/kg/minuto (máximo de 50 mg/minuto), diluído em soro fisiológico

ou água destilada (precipita em soro glicosado). Dose de manutenção de 5 a 7 mg/kg/dia, divididas em duas tomadas, iniciadas 12 horas após a dose de ataque. Efeitos colaterais: arritmias, hipertonia e hipotensão, associadas, principalmente, à infusão rápida. Necrose cutânea, se houver infiltração acidental subcutânea. Não utilizar em cateter arterial umbilical, pelo risco de vasospasmo.

Outras medicações que podem ser utilizadas em seguida, ou como alternativa à fenitoína:[16]

1. *Fenobarbital sódico:* (ampolas 200 mg/2 mL). Constitui opção à fenitoína ou em sua falha, porém pode ser droga de escolha em crises epilépticas neonatais e em convulsão febril. Dose: 15-20 mg/kg (máx. 300 a 400 mg). Taxa de infusão inferior a 30 mg/min. Dose de manutenção: 3 a 5 mg/kg/dia, iniciada 24 horas após a dose de ataque. Efeitos colaterais: depressão respiratória e sensorial, podendo ser potencializada pelo uso prévio de DZP.
2. *Levetiracetam:* tem largo espectro de ação e farmacocinética favorável à sua utilização no EME. A formulação endovenosa apresenta bioequivalência à preparação oral. Deve ser administrado na dose de ataque de 40 mg/kg (máximo de 3 g), à velocidade de infusão de 5-15 minutos, diluído em solução salina (a diluição pode variar de acordo com a marca disponível). Deve ser iniciada dose de manutenção de 20-60 mg/kg/dia após 12 h do ataque.

A lacosamida pode ser uma alternativa, porém há poucos estudos estabelecendo a eficácia e a segurança desta medicação no estado de mal epiléptico em crianças. Em alguns registros, houve resolução do estado de mal em 49% dos pacientes, no período entre 2 e 48 horas. É disponível em ampolas de 200 mg em 20 mL (10 mg/mL). Sua dose de ataque é de 5-8 mg/kg em bolus de 5-15 minutos (velocidade de infusão de 60 mg/min), em diluição salina. A dose de manutenção inicial após 12h do ataque é de 3 mg/ kg/dia, podendo alcançar 8-12 mg/kg/dia; iniciar manutenção após 12 h.[8]

O ácido valproico apresentou anteriormente formulação endovenosa, mas não é até a publicação desta edição mais disponibilizado no Brasil. A dose de ataque é de 20 mg/kg, administrados em 1 a 5 minutos (repetir depois de 10 a 15 minutos, até a dose de 30 a 40 mg/kg, se necessário). A seguir, infusão de 5 mg/kg/hora e, após 12 horas sem crises, reduzir para 1 mg/kg/hora a cada 2 horas. Dose de manutenção entre 20-60 mg/kg pode ser iniciada após 8 horas do ataque.[17] Os casos de EME de ausência, ausência atípica e mioclônica, geralmente, respondem ao valproato de sódio. Nos estudos de revisão mais recentes de manejo de EME em crianças como o Messahel *et al.*,[9] avaliou respostas dos três grandes ensaios randomizados ESETT, EcLIPSE, ConSEPT) que compara levetiracetam, fenitoína e o ácido valproico demonstrado nas crianças que não houve diferenças com significância estatística entre os FACs. Uma descoberta importante foi a observada no ESETT de que mais crianças com o uso da fenitoína evoluíram para intubação e necessidade de suporte ventilatório. De fato, o ácido valproico não traz maiores efeitos colaterais ou alterações laboratoriais (demonstrando segurança), efetiva e boa tolerância.[9] Outras opções para EME primariamente generalizado são: **etossuximida** e **lamotrigina**, administradas por sonda nasogástrica.

Quando não há o controle após o uso de dois diferentes FACs, pode-se considerar que o EME pode estar evoluindo para um EME refratário (falhas na fase I e II, com persistência alcançando > 60 min), e o uso de medicações sedativas é preconizado.

1. *Midazolam (MDL):* tem sido uma opção prévia ao uso do tiopental, por apresentar bom controle das crises, com ação rápida (de 20 segundos a 2 minutos), menos efeitos colaterais e, principalmente, por menor necessidade de ventilação mecânica e

consequentes complicações respiratórias.[18] Dose: 0,2 mg/kg/dose (máximo de 5 mg), seguido de infusão contínua de 0,2 mg/kg/hora por 6 a 12 horas. O midazolam pode ser usado no início do EME, quando não se consegue acesso venoso, através de via intramuscular, nasal,[19,20] ou mesmo por via oral, na dose de 0,2 mg/kg/dose, com demonstradas eficácia e segurança (nível B). Midazolam (Dormonid®) apresentação: ampolas 5 mg (1 mg/mL); 15 mg/3 mL (5 mg/mL).

2. *Coma barbitúrico:* com o paciente em UTI, havendo necessidade de intubação orotraqueal e ventilação, utiliza-se o tiopental sódico, que tem ação ultracurta. Dose: 3 a 5 mg/kg/dose e, em seguida, infusão contínua de 3 a 7 mg/kg/hora diluídos em soro glicosado a 5%, sempre que possível sob monitorização eletrencefalográfica para confirmação do controle das crises. Efeitos colaterais: hipotensão arterial e uso prolongado de ventilação mecânica, com suas complicações.[11]

Outras opções:

- *Propofol:* anestésico geral, com meia-vida de 30-60 minutos, pode ser usado no EME refratário em adultos (2 mg/kg/EV) e, pela acidose, existe limitação de uso em crianças.
- *Piridoxina:* é preconizada em recém-nascidos e lactentes (possibilidade de deficiência) na dose de 100 mg, EV, observando-se o comportamento clínico e eletrencefalográfico.

Os casos de EME de ausência, ausência atípica e mioclônica geralmente respondem ao valproato, entretanto podem ser utilizados benzodiazepínicos (clonazepam) administrados por via oral, retal ou por sonda nasogástrica. Há, ainda, a opção da etossuximida e da lamotrigina.

Opções considerando via oral ou sonda:

- *Topiramato:* é opção no EME refratário, considerando os múltiplos mecanismos de ação em receptores e canais iônicos. A dose utilizada em crianças é de 2 a 12 mg/kg/dia. Os comprimidos devem ser amassados, diluídos em água e administrados por sonda nasogástrica. As doses são tituladas em um período de 24 a 72 horas.

Critérios para Internação

Pacientes em estado de mal mioclônico e estado de mal de ausência devem ficar sob observação por, pelo menos, 8 horas e podem ser liberados após recuperação clínica, principalmente se houver definição da etiologia (p. ex., encefalopatas crônicos). Pacientes em estado de mal convulsivo devem ser sempre internados e liberados após recuperação e investigação mínima etiológica.

Critérios para Indicação de UTI

Se o paciente não responder ao benzodiazepínico e à fenitoína, é recomendável contatar unidade de terapia intensiva. No caso de estado de mal epiléptico refratário que requer intubação orotraqueal e ventilação mecânica, a indicação de UTI é mandatória.

Instruções de Alta e Seguimento

O EME, especialmente o refratário, tem elevados índices de morbidade e mortalidade não só pelo próprio quadro, mas também pelas complicações relacionadas com os cuidados intensivos (pneumonia, sepse e longo período de ventilação mecânica). O fator causal prevalente é o sintomático, envolvendo tanto as condições agudas, quanto as crônicas (encefalopatias crônicas não progressivas, atraso neuropsicomotor e retardo mental, associados à história de epilepsia).[16]

O prognóstico está relacionado com a etiologia. De modo geral, recomendam-se alta com manutenção do FAC por, pelo menos, 6 meses e consulta com especialista. Dentre as medicações utilizadas estão: a fenitoína (dose mínima de 5 mg/kg/dia) e o fenobarbital (dose mínima de 3 mg/kg/dia) ou ácido valproico para os pacientes com estado de mal de ausência ou estado de mal mioclônico. O acompanhamento destes pacientes por um neurologista infantil é recomendável.[20]

PONTOS-CHAVE

- CTC geralmente cessam espontaneamente em 1-2 minutos. Quando isso não ocorre, há necessidade de tratamento agressivo de um EME iminente.
- O tratamento precoce e efetivo deste evento reduz morbimortalidade e a duração da internação
- Os benzodiazepínicos (DZP ou MDL) são indicados na fase inicial para controle de CTC bilaterais.
- Um segundo FAC IV deve ser utilizado logo após a parada das crises com os benzodiazepínicos.
- Investigação e tratamento da doença de base também são essenciais no tratamento do EME.
- EME não convulsivo não deve ser abordado com a mesma agressividade que um EME convulsivo. Recomenda-se uso inicial de FACs IV, sequencial ou associada, e, se possível, evitando fármacos anestésicos.

REFERÊNCIAS BIBLIOGRÁFICAS

1. Trinka E, Cock H, Hesdorffer D, Rossetti AO, Scheffer IE, Shinnar S, et al. A definition and classification of status epilepticus – Report of the ILAE Task Force on Classification of Status Epilepticus. Epilepsia 2015;56(10):1515-1523.
2. Sartori S, Nosadini M, Tessarin G, Boniver C, Frigo AC, Toldo I, et al. Developmental Medicine & Child Neurology 2019;61:82-90.
3. Fisher RS, Cross JH, French JA, Higurashi N, Hirsch E, Jansen FE, et al. Operational classification of seizure types by the International League Against Epilepsy: position paper of the ILAE Commission for Classification and Terminology. Epilepsia. 2017;58:522-530.
4. Jiménez-Villegas MJ, Lozano-García L, Carrizosa-Moog J. Update on first unprovoked seizure in children and adults: A narrative review. Seizure: Eur J Epilepsy. 2021;90:28-33.
5. Casella EB, Mângia CMF. Management of acute seizure episodes and status epilepticus in children. J Pediatr (Rio J.) 1999;75(Suppl 2):S197-S206.
6. Rizvi S, Ladino D, Hernandez-Ronquillo L, Téllez-Zenteno JF. Epidemiology of early stages of epilepsy: Risk of seizure recurrence after a first seizure. Seizure. 2017;49:46-53.
7. DeLorenzo RJ, Hauser WA, Towne AR et al. The epidemiology of convulsive status epilepticus in children: a critical review. Epilepsia. 2007;48:1652-63.
8. Yacubian EMT. Tratamento da epilepsia na infância. Artigo de revisão. J Pediatria 2002;78(Suppl 1).
9. Osorio I, Reed HC, Peltzer JN. Refractory idiopathic absence status epilepticus: a probable paradoxical effect of Phenytoin and Carbamazepine. Epilepsia. 2000;41:887-94.
10. Pakalnis A, Paolicchi J, Gilles E. Psychogenic status epilepticus in children: psychiatric and other risk factors. Neurology. 2000;54:969-70.
11. Argett F, Antoniuk A, Bruck I, Santos LC. Tratamento do Estado de Mal epiléptico em Pediatria – Revisão e Proposta de Protocolo. J Epilepsy Clin Neurophysiol. 2005;11(4):183-88.

12. Applepton R, Choonara I, Martland T, Phillips B, Scott R, Whitehouse W, et al. The treatment of convulsive status epilepticus in children. Arch Dis Child. 2000;83:415-19.
13. Kellinghaus C, Berning S, Immisch I, Larch J, Rosenow F, Rossetti AO, et al. Intravenous lacosamide for treatment of status epilepticus. Acta Neurol Scand. 2011;123:137-41.
14. Glauser T, Shinnar S, Gloss D, Alldredge B, Arya R, Bainbridge J, et al. Evidence-based guideline: treatment of convulsive status epilepticus in children and adults: report of the guideline Committee of the American Epilepsy Society. Epilepsy Curr. 2016;16:48-61.
15. Höfler J, Unterberger I, Dobesberger J, Kuchukhidze G, Walser G, Trinka E. Intravenous lacosamide in status epilepticus and seizure clusters. Epilepsia. 2011;52(10):148-52.
16. Albuquerque M, Cendes F. Estado de mal epiléptico em adultos: revisão e proposta de protocolo. J Epilepsy Clin Neurophysiol. 2011;17(4):164-75.
17. Uberall MA, Trollmann R, Wunsiedler U, Wenzel D. Intravenous valproate in pediatric epilepsy patients with refractory status epilepticus. Neurology. 2000;54:2188-89.
18. Messahel S, Bracksen L, Appleton R. Optimal Management of Status Epilepticus in Children in the Emergency Setting: A Review of Recent Advances. Open Access Emergency Med. 2022;14:491-506.
19. Wallace SJ. Nasal benzodiazepines for management of childhood seizures? Lancet. 1997;349:222.
20. Yacubian EMT, Manrenza ML, Terra VC. Purple book: Guia prático para o tratamento de epilepsias. 2. ed. São Paulo: Planmark; 2020. p. 93-101.

COMA DE ORIGEM NÃO TRAUMÁTICA

CAPÍTULO 54

Paulo Emidio Lobão Cunha ▪ Renata Cristina Franzon Bonatti

INTRODUÇÃO

As alterações do estado de consciência constituem uma das principais emergências neurológicas. É fundamental que o neurologista saiba reconhecer essas situações, identificar as principais causas, realizar uma correta avaliação clínica e orientar rapidamente a investigação e o tratamento.

O estado de coma representa um estado grave, com perda do ciclo vigília-sono e de elevada morbimortalidade, e há várias definições, como: o coma é um estado de irresponsividade, no qual o paciente permanece deitado de olhos fechados e não pode ser despertado, por Plum e Posner em 1983, e, mais recentemente,[1] o estado de coma é uma condição clínica na qual tem-se perda da vigilância e da consciência, por Chaturvedi J *et al.*[2] em 2021, com perda do ciclo vigília-sono e de elevada morbimortalidade. É uma situação neurológica patológica, reversível ou não. Decorre de uma lesão ou disfunção difusa do córtex cerebral, do sistema reticular ascendente ou de ambos.[3] Vigilância é um estado de plena ativação cortical, responsável pela manutenção da consciência e das funções corticais superiores, com olhos abertos, e consciência denomina-se o estado de vigília, alerta e plena orientação de um indivíduo com relação a si próprio e o meio ambiente. Ela é determinada pelo conteúdo (cognitivo e função afetiva) e nível de consciência, os quais dependem da integridade dos estímulos ascendentes do tronco encefálico (TE), da integridade do córtex cerebral e das funções autonômicas.[2,3]

É muito importante diferenciar o coma dos demais estados em que também ocorre alteração da consciência, como sonolência, obnubilação, estupor, delírio, estado vegetativo e estado de consciência mínima. A Academia Americana de Neurologia (AAN) sugere dividir as alterações de nível de consciência em agudas ou crônicas (28 dias pós-lesão).[4]

A sonolência é um estado de redução da consciência em que o paciente pode ser despertado prontamente, mediante estimulação auditiva ou tátil, com resposta coerente a estimulação. Pode estar associada a transtornos somáticos, neurológicos ou psiquiátricos.

A obnubilação corresponde a um estado de depressão da vigília ou de contato com o meio em que o paciente pode apresentar alentecimento das respostas aos estímulos, até mesmo de forma inapropriada.[5] Desperta com estímulo verbal ou sonoro vigoroso.

No estupor (ou torpor), o paciente apresenta depressão do nível de consciência de intensidade variável. Para permanecer desperto, o paciente necessita de estimulação repetida e vigorosa, física ou dolorosa. As respostas aos estímulos são lentas e, muitas vezes, inadequadas, podendo inclusive tornar-se não responsivo.

O delírio é um distúrbio da consciência com reduzida habilidade para focar ou sustentar a atenção, podendo o paciente apresentar confusão mental, excitabilidade, alucinação e irritabilidade, além de redução do sono.

No estado vegetativo persistente, o paciente permanece "dormindo" ou não desperto, sem apresentar qualquer comportamento ou evidência de possuir funções cognitivas, sem evidência de consciência sobre si mesmo e o seu meio. No entanto, o paciente pode apresentar abertura ocular espontânea em alguns períodos, assim como vocalização reflexiva (sons e não palavras), expressões faciais e movimentos inconscientes, e as funções autonômicas estão preservadas.[6]

O estado de consciência mínima é caracterizado pela presença de inconsistentes, mas claramente discerníveis, sinais de redução da consciência, *minus* ou *plus*, em que localiza dor, reconhece e manipula objetos, tem resposta afetiva casual e eventual, palavras inteligíveis, e comunicação não confiável.

Por fim, a morte encefálica (ME) corresponde a um conjunto de critérios que incluem coma irreversível, apneia e ausência total das funções cerebrais e dos reflexos do TE. Este diagnóstico exige a aplicação de um protocolo específico e é sinônimo de morte na maioria dos países, incluindo o Brasil.[6]

O estado de coma representa sempre uma situação de abordagem diagnóstica e terapêutica complexa, cujo tratamento requer sempre cuidados em unidade de terapia intensiva, pois este ambiente confere condições ideais para o seguimento mais adequado possível. A abordagem do coma segue sendo um desafio aos profissionais envolvidos, exigindo bastante conhecimento técnico na tentativa de reverter com sucesso esta condição mórbida.

FISIOPATOLOGIA E ETIOPATOGENIA

O estado de coma e demais alterações do nível de consciência têm implicadas na sua fisiopatologia lesões primárias ou secundárias dos hemisférios cerebrais (bilateralmente, sobretudo do lado dominante) ou do sistema ativador reticular ascendente (SARA), responsável pelo controle do estado de alerta, ou dos núcleos talâmicos retransmissores.[5,7]

As lesões supratentoriais podem participar na gênese do coma, por depressão funcional, quando uma parte extensa de ambos os hemisférios cerebrais está afetada. As lesões infratentoriais, mesmo pequenas, implicam na maioria das vezes em disfunção cerebral por compressão ou destruição das estruturas do TE com comprometimento do estado de consciência por disfunção do SARA.[5]

As etiologias do coma são diversas, podendo ser progressão de uma doença subjacente ou até mesmo produto de um evento imprevisível. Didaticamente, elas podem ser divididas conforme a topografia ou pela causa da lesão (Quadro 54-1).[3] Em crianças, o trauma craniano é a causa mais frequente, pois são mais susceptíveis a lesões devido a uma maior desproporção do segmento cefálico com o restante do corpo. Em lactentes sem lesão aparente, não se pode esquecer da síndrome do bebê sacudido (*shaken baby syndrome*).[3] Entre as etiologias não traumáticas, as infecções são as causas mais frequentes, principalmente nos casos de coma agudo e subagudo. Em crianças previamente hígidas, também prevalecem as causas metabólicas e, dentre elas, as intoxicações exógenas.

Quadro 54-1. Etiologias do coma

Quanto à localização
Lesões supratentoriais: ■ Lesões destrutivas: infarto talâmico ■ Lesões expansivas: hemorragias (extradurais, subdurais, intracerebrais), infartos (oclusões arteriais ou venosas), tumores, abscessos, trauma craniano (contusão, laceração)
Lesões infratentoriais: ■ Lesões isquêmicas ou destrutivas: hemorragia pontina, infarto de tronco cerebral, desmielinização de tronco, tumores de tronco, abscessos de tronco ■ Lesões compressivas: hemorragia, infarto, tumor ou abscesso cerebelar; hemorragia subdural, extradural ou tumor de fossa posterior
Quanto à causa
Metabólicas: ■ Distúrbios hidroeletrolíticos e acidobásicos: hipo e hipernatremia, acidose metabólica e respiratória, alcalose metabólica e respiratória, hipo e hipermagnesemia, hipo e hipercalemia, hipofosfatemia ■ Distúrbios da glicose (hipoglicemia): induzida por insulina exógena ou por hipoglicemiantes orais, ingestão alcóolica, espontânea (insulinomas, doença hepática, insuficiência suprarrenal etc.) ■ Alterações na regulação térmica: hipotermia, hipertermia. ■ Erro inato do metabolismo: acidemias orgânicas e aminoacidemias, defeitos no ciclo da ureia, distúrbios dos carboidratos, distúrbios mitocondriais e da carnitina, defeitos na oxidação dos ácidos graxos, leucodistrofias ■ Nutricional: deficiência de cofator (tiamina, piridoxina, cobalamina, ácido fólico, niacina) ■ Toxinas: ingestão acidental ou intencional, *overdose*, inalação ■ Medicamentosa: *overdose*, reação adversa
Infecciosas: ■ Sistêmica ■ Sistema nervoso central: meningite, encefalite, empiema, abscesso
Neoplásicas: ■ Infiltração ou edema: herniação, hidrocefalia, convulsão ■ Toxicidade de quimioterapia e/ou radioterapia
Epilepsia/convulsão
Vasculares: ■ Isquemia: trombose, embolia, estrangulamento, dissecção arterial ■ Hemorragia: acidente vascular cerebral hemorrágico, aneurisma, coagulopatia, atrofia, trauma ■ Trombose de seio cavernoso
Disfunções orgânicas: ■ Endócrinas: insuficiência pituitária, tireoide (hipo ou hipertireoidismo), pâncreas (diabetes), suprarrenal (Addison, Cushing, feocromocitoma) ■ Não endócrinas: insuficiência renal (uremia), insuficiência hepática (encefalopatia), síndrome de Reye, insuficiência cardíaca (choque), insuficiência respiratória (hipoxia, narcose, intoxicação por monóxido de carbono)
Inflamatórias: ■ Vasculites ■ Encefalomielite aguda disseminada

Adaptado de Motta e Katayama.[3]

AVALIAÇÃO CLÍNICA

A identificação da causa do coma deve-se iniciar pela coleta de informações com os pais ou responsáveis que possam ter presenciado a evolução clínica da criança. É muito importante obter informações com relação à forma de instalação e evolução do quadro, possível uso de drogas ou substâncias tóxicas, presença de febre, história de trauma, doenças prévias e antecedentes psiquiátricos.[8]

O exame clínico geral deve buscar indícios de condições sistêmicas que possam levar a alterações do nível de consciência.[8] Deve-se obter os sinais vitais, pressão arterial, pulso, frequência respiratória, temperatura, e nunca esquecer de obter uma glicemia capilar, já que a hipoglicemia é uma das principais etiologias metabólicas na infância, com danos irreversíveis ao encéfalo. O exame do sistema cardiovascular, pulmonar, gastrointestinal, pele e outros sistemas podem fornecer dados importantes quanto à etiologia do coma.

Com relação a avaliação neurológica, a presença do coma ou de outros estados de grave depressão do nível de consciência e da vigília torna impraticável a realização do exame neurológico tradicional (que depende da colaboração do paciente).[9] Logo, é preciso recorrer a uma técnica particular de exame, visando a avaliar:

1. Nível de consciência.
2. Tamanho e resposta pupilar à luz.
3. Motricidade ocular espontânea ou reflexa.
4. Padrão respiratório.
5. Resposta motora esquelética.

Nível de Consciência

O objetivo principal nesta avaliação é determinar o grau de alteração do nível de consciência e ter um parâmetro clínico evolutivo e prognóstico, visto que a criança em estado de coma, muitas vezes, varia bastante seu nível de consciência dentro de um determinado intervalo de tempo. Para correta avaliação, deve ser feita de forma seriada e padronizada entre os examinadores para efeito comparativo. A escala de coma de Glasgow modificada (Quadro 54-2) é bastante útil, simples, podendo ser repetida para comparação e consegue identificar pacientes de maior risco para opções de terapias mais invasivas.[10-12] No entanto, apesar de ser útil na avaliação da profundidade do coma, não se consegue diferenciar o coma estrutural do coma metabólico por meio desta análise, nem predizer prognóstico. Há outras escalas pediátricas menos usadas na prática diária (Jacobi, Adelaide, Grimace, Four).[10,11]

Avaliação das Pupilas

O tamanho e reatividade pupilar são dependentes da ação dos neurônios simpáticos e parassimpáticos que inervam os músculos dilatadores e constritores da pupila. O sistema simpático estimula a contração dos músculos dilatadores da pupila, determinando midríase, e o sistema parassimpático a contração dos músculos constritores da pupila, levando a miose. Portanto, lesões em neurônios da via simpática levam à miose e da via parassimpática, à midríase.[10]

A via simpática dilatadora da pupila tem origem no hipotálamo e apresenta fibras descendentes que atravessam todo o TE até a coluna intermédio-lateral da medula espinhal torácica. Fibras pré-ganglionares simpáticas deixam a medula espinhal e fazem sinapse no gânglio cervical superior. Fibras pós-ganglionares simpáticas, através do nervo nasociliar, inervam os músculos dilatadores da pupila.[10]

Quadro 54-2. Escala de coma de Glasgow modificada

Abertura ocular	**A partir de 5 anos**	**Abaixo de 5 anos**
4	Espontânea	
3	Ao estímulo verbal	
2	Ao estímulo doloroso	
1	Ausente	
Melhor resposta verbal (pacientes não intubados)	**A partir de 5 anos**	**Abaixo de 5 anos**
5	Orientado	Verbaliza normalmente ou balbucia
4	Confuso	Verbaliza menos que o normal, choro irritadiço
3	Palavras inapropriadas	Chora em resposta à dor
2	Palavras ininteligíveis	Gemido em resposta à dor
1	Ausente	Ausente
Mímica facial (pacientes intubados)	**Independentemente da idade**	
5	Atividade facial/oromotora espontânea normal	
4	Atividade espontânea menor que a usual ou somente responde ao toque	
3	Careteamento vigoroso em resposta à dor	
2	Careteamento leve ou alguma mudança na expressão facial em resposta à dor	
1	Ausente	
Melhor resposta motora	**A partir de 5 anos**	**Abaixo de 5 anos**
6	Obedece a comandos	Movimentos espontâneos normais
5	Localiza estímulos dolorosos	Localiza estímulos dolorosos (apenas crianças > 9 meses)
4	Retirada inespecífica	Retirada inespecífica
3	Decorticação	Decorticação
2	Descerebração	Descerebração
1	Ausente	Ausente

Adaptado de Seshia *et al.*[12]

A via parassimpática aferente inicia-se nas células ganglionares retinianas e segue através do nervo e trato óptico até chegarem na região pré-tectal. A via aferente envia informações para os núcleos pré-tectais bilateralmente, que estimulam os neurônios localizados no núcleo de Edinger-Westphal correspondentes. A via eferente segue através do nervo oculomotor a partir do núcleo de Edinger-Westphal localizado no mesencéfalo, e vai inervar os músculos constritores da pupila. O reflexo pupilar consiste na contração pupilar após estímulo luminoso, através da via parassimpática.[10]

Como as áreas relacionadas com o controle da consciência encontram-se adjacentes a essas vias, as alterações pupilares podem auxiliar na diferenciação e localização das possíveis causas de coma.[8] Com base na anatomia, podemos sistematizar as alterações pupilares de acordo com a topografia da lesão:

- *Lesão hipotalâmica*: leva à miose (2 a 3 mm) com preservação do reflexo fotomotor (RFM), por lesão do sistema simpático; nos processos hemisféricos, essa miose relativa pode ser o primeiro sinal de herniação central.[9]
- *Lesão do III nervo*: midríase arreativa homolateral, como ocorre na hérnia temporal, por lesão apenas do componente parassimpático.
- *Lesão do tegmento mesencefálico*: existe uma lesão simultânea simpática e parassimpática, há abolição do RFM e a pupila apresenta um tamanho intermediário (4 a 5 mm) ou uma leve midríase (5 a 6 mm); pode existir um *hippus* pupilar.[9]
- *Lesão do tegmento pontino*: ocorre lesão do sistema simpático, levando a uma miose mais acentuada que nas lesões diencefálicas, o que seria explicado pelo fato de ocorrer paralelamente à lesão da via do sistema simpático uma perda de influências ascendentes inibitórias para a porção parassimpática do III nervo.[9]

Nos pacientes em coma relacionados com alterações tóxico-metabólicas, em geral, as pupilas são pequenas e reativas à luz.[8,10] As ações de drogas, sejam locais ou sistêmicas, podem levar a alterações pupilares. As drogas anticolinérgicas, como atropina ou escopolamina, podem levar à dilatação pupilar; opiáceos (heroína e morfina) podem levar à miose, semelhante à hemorragia pontinha, e barbitúricos podem determinar pupilas fixas. Os dados de história clínica e outros dados do exame neurológico podem auxiliar na diferenciação desses casos.

Avaliação da Motricidade Ocular

O estudo da motricidade ocular baseia-se na avaliação da integridade das vias reflexas localizadas no TE, pois, no paciente em coma, não podemos avaliar a motricidade ocular voluntária. Os centros corticais que controlam o olhar sacádico (frontal) e o de seguimento (occipital) enviam conexões ao TE que cruzam para o lado contralateral na altura da junção mesencéfalo-pontina, fazendo anastomose na formação reticular pontina paramediana. Dessa estrutura, saem fibras em direção ao VI nervo homolateral, que se comunica com o III nervo contralateral por meio do fascículo longitudinal medial (FLM). Estimulações da musculatura do pescoço e, principalmente, do labirinto também caminham para o lado contralateral, enviando conexões ao VI nervo contralateral.[9,10] No doente em coma, devemos avaliar três aspectos com relação a motricidade ocular: olhar primário em repouso, para avaliar a presença de desvios; observar a presença de movimentos oculares espontâneos (nistagmo, entre outros) e testar os movimentos oculares reflexos,[8] que são:

- *Reflexo corneopalpebral*: realiza-se um estímulo tátil na córnea, com o auxílio de uma gaze ou algodão. A resposta normal é o fechamento das pálpebras e o desvio dos olhos para cima, também conhecido como fenômeno de Bell. A ausência de resposta indica um resultado anormal ao exame.
- *Reflexo oculocefálico ("olhos de boneca")*: movimentar o segmento cefálico em todos os sentidos (lateral, flexão e extensão). A resposta normal é a movimentação dos olhos de forma conjugada na direção oposta ao movimento da cabeça. A resposta anormal ou assimétrica implica em possível lesão ou insulto ao nível do TE. Vale ressaltar que, em caso de instabilidade cervical (p. ex., acidente automobilístico), o teste não poderá ser realizado.[3,13]
- *Reflexo oculovestibular (prova calórica)*: o primeiro passo é realizar a otoscopia prévia ao teste, para certificar-se da ausência de cerume no conduto auditivo ou de lesão timpânica, que podem ser fatores que alteram a resposta do exame. O paciente fica em posição neutra, decúbito dorsal, elevado a 30°; injeta-se 50 a 100 mL de água destilada ou soro fisiológico gelados em um dos condutos auditivos. A resposta esperada é o desvio conjugado do olhar para o mesmo lado. Em caso do líquido quente, o esperado é o desvio conjugado para o lado oposto. Se for injetada em ambos os condutos auditivos, o desvio do olhar será para baixo em caso de água ou soro frio e para cima em caso de água ou soro quente. A não movimentação ou o contrário do esperado do exame indica possível lesão de TE.[3,910,13]

Avaliação do Padrão Respiratório

Algumas situações evidenciam alterações do padrão respiratório na criança em coma, visto que depende da integração do centro respiratório, localizado no TE entre a ponte e a junção bulbocervical, responsável pela regulação da oxigenação e do balanço acidobásico, e do componente prosencefálico que regula os aspectos comportamentais, relacionados, por exemplo, com a produção da fala. As informações integradas nesses dois sistemas influenciam, através de fibras descendentes, os motoneurônios espinhais relacionados com os músculos da respiração.[14]

Pode haver frequência respiratória elevada nas lesões de ponte, nas meningites ou na acidose sistêmica, e pode ocorrer ataxia, variando tanto em profundidade quanto na duração da inspiração, que evolui com frequência irregular, indicando lesão do centro respiratório na porção inferior da ponte e bulbo. Os principais padrões de alteração respiratória que podem estar relacionados com lesões do sistema nervoso central (SNC) e depressão da consciência são:

- *Respiração periódica de Cheyne-Stokes*: caracteriza-se por apresentar fases de hiperpneia alternadas com outras de apneia mais curtas. A sua presença sugere lesão ou disfunção ao nível diencefálico ou mesencéfalo superior, depressão cerebral difusa como na hipoxemia grave, no sono, na encefalopatia hipertensiva e na uremia. A patogênese é a combinação de uma resposta aumentada ao CO_2 elevado, levando à hiperpneia, além de uma resposta diminuída do prosencéfalo, levando à diminuição de O_2.[9]
- *Hiperventilação neurogênica central*: hiperpneia mantida rápida e profunda, que sugere uma localização de lesão em nível do mesencéfalo inferior e da ponte superior. É necessário afastar a presença de hipoxia ou de acidose (cetoacidose diabética – Kussmaul, intoxicação por salicilato) ou encefalopatia hepática, que podem também ocasionar hiperventilação. Avaliação em sono ajuda afastar hiperventilação psicogênica.[9]
- *Respiração apnêustica*: caracteriza-se por pausas inspiratórias, sendo um sinal de grande valor localizatório, refletindo dano na região entre as porções média e caudal da ponte. Também pode ocorrer na hipoglicemia, anoxia ou meningite grave.[9]

- *Respiração atáxica (Biot)*: padrão respiratório irregular, anárquico, com pausas, que traduz essencialmente uma iminência de parada respiratória, por provável lesão ao nível bulbar.[9] A associação desse padrão respiratório e paralisia do VI nervo craniano pode indicar compressão do TE por lesões expansivas da fossa posterior.[14]

Avaliação da Resposta Motora

O exame motor do paciente em coma é realizado inicialmente por meio da observação da postura em repouso, da presença de movimentação espontânea ou da resposta aos estímulos verbais ou dolorosos. A resposta motora deve ser analisada comparativamente com o lado oposto e após estímulo simétrico nos quatro membros.

Desvio da cabeça e dos olhos para um lado e hemiparesia contralateral indica lesão supratentorial, enquanto o desvio para o mesmo lado da hemiparesia pode indicar lesão de TE. Rotação externa do membro inferior pode ser indicativa de hemiparesia. Ausência ou assimetria de resposta de um lado pode corresponder a hemiparesia, e a ausência ou diminuição de resposta nos quatro membros pode corresponder a tetraparesia.[8,10,14]

Postura em descerebração consiste em extensão dos membros inferiores e adução e rotação interna dos ombros e extensão dos cotovelos e punhos. Geralmente significa lesão bilateral em mesencéfalo e ponte, mas pode ser evidenciada em encefalopatias metabólicas graves ou lesões supratentoriais envolvendo o trato corticoespinhal bilateral. Postura em decorticação consiste em flexão dos cotovelos e punhos, adução dos ombros e extensão dos membros inferiores. Apesar de não ser uma postura com boa correlação topográfica, geralmente indica lesões acima do TE (trato rubroespinhal). Essas posturas anormais podem ser observadas espontaneamente ou após estímulos dolorosos, e sua presença pode sugerir uma síndrome de herniação do TE.[10,14]

Outros movimentos que podem ser observados são: abalos tônico-clônicos nas crises epilépticas, seja de forma focal ou generalizada; mioclonias, observadas com frequência em quadros de encefalopatia pós-anoxia, e outros comas metabólicos. Reflexos superficiais, reflexos profundos e testes piramidais também devem ser avaliados.[14,15]

INVESTIGAÇÃO LABORATORIAL E MANEJO TERAPÊUTICO

Os exames complementares são muito importantes para a confirmação etiológica. O Quadro 54-3 sintetiza os principais exames subsidiários na avaliação do paciente em coma.[6,12] Deve-se dosar a glicemia capilar durante a avaliação inicial do paciente com suspeita de coma, pois uma queda na taxa sérica de glicose pode ser a causa da depressão da consciência. A realização de outros exames laboratoriais, como hemograma, dosagens de eletrólitos, função renal (ureia e creatinina) e gasometria, também está indicada. Demais exames, como dosagens de transaminases, amônia ou lactato, deverão ser considerados de acordo com os dados clínicos e exames iniciais.

Com relação aos exames de neuroimagem, a tomografia computadorizada de crânio (TC) é o exame de imagem indicado para a avaliação inicial. Deve ser realizada na suspeita de lesões do SNC, na suspeita de hipertensão intracraniana (HIC) ou quando a causa da depressão da consciência não for evidente na avaliação inicial. A ressonância magnética (RM) é mais sensível em casos de isquemia precoce, encefalite, lesão axonal difusa ou desmielinizante, além de lesões em topografia dos gânglios da base em algumas doenças metabólicas ou infecciosas, podendo ser solicitada de acordo com a disponibilidade e estabilidade do quadro clínico do paciente.[5,9]

Quadro 54-3. Abordagem inicial da criança em coma

Fluxograma
Avaliação inicial – ABCD: 1. Assegurar vias aéreas permeáveis e oxigenação adequada, estabilizar coluna cervical se suspeita de trauma 2. Respiração (FR, Sat. O_2) 3. Circulação (FC, PA, débito urinário), acesso vascular, suporte para PAS (fluidoterapia ou drogas vasoativas) 4. Monitorização, oximetria de pulso, glucoteste (corrigir hipoglicemia), cateterismo vesical, controle da temperatura corporal Observação: Glasgow > 12 monitorizar de hora em hora e < 12 a cada 30 minutos 5. Considerar entubação orotraqueal se obstrução de vias aéreas, vômitos, baixa frequência respiratória para ventilação adequada, Sat O_2 < 92% com alto fluxo O_2 e abertura de vias aéreas, sinais de choque após fluidos a 40 mL/kg, sinais de exaustão ou ECG ≤ 8 ou deteriorando 6. Procure e trate: sepse, choque, convulsões e hipertensão intracraniana (papiledema ou se 2 dos seguintes: ECG ≤ 8 ou deteriorando, anisocoria ou pupilas arreativas ou reflexo de olhos de boneca anormais, decorticação ou descerebração ou respiração anormal, sepse, choque ou convulsões 7. Considere a etiologia: ver Quadro 54-1 8. Investigações recomendadas: ▪ Hemograma, glicose, eletrólitos, testes de função hepática, amônia e gasometria, hemoculturas, urinálise ▪ TC ou RM de crânio (nas primeiras 48 horas se diagnóstico ainda indeterminado) em todos com HIC se estáveis ▪ Coletar 2-3 mL de plasma ou soro congelado, 10 a 20 mL de urina congelada ▪ Opcional: EEG, *screening* de vasculite, toxicologia e pesquisa de erros inatos do metabolismo ▪ Punção lombar "adiada- tardia" 9. Tratamento da HIC: ▪ Enfermagem: posição da cabeça na linha média, cabeceira elevada a 25°/30°, evite: aspiração desnecessária, hiper/hipotermia, acesso venoso jugular interno ▪ Ventilação: sedação, analgesia, boa oxigenação, normocapnia, ou seja, $PaCO_2$ 45-50 kPa/35-40 mm Hg, evite PEEP muito elevada, hiperventilação (redução da pCO_2 a 25 a 30 mmHg) nos picos de aumento da PIC ou deterioração neurológica ▪ Balanço fluidoeletrolítico: hidratação, evite: fluidos hipo-osmolares ou solução de glicose simples, monitorize sódio sérico, monitorize volume urinário ▪ Mantenha FSC: mantenha PPC > 50 mmHg, não diminuir a PAS exceto se crise hipertensiva ou glomerulonefrite) ▪ Terapia hiperosmolar: considere manitol EV (0,25 a 1 g/kg de peso pode ser repetido após 2 a 6 h e evite uso > 72 h) ou solução salina hipertônica. (NaCl 3% - 5-10 mL/kg e pode repetir 2 mL/kg após 2-6 h ou infusão de 0,1-1,0 mL/kg/hora). Recomendado em hipotensão, mas evite em hiponatremia severa. Ambos os agentes podem ser usados simultaneamente, mas mantenha a osmolaridade sérica < 320 mmol/L ▪ Descompressão cirúrgica (drenagem ventricular externa ou hemicraniectomia descompressiva) 10. Tratamento da hipoglicemia: ▪ Avaliação da glicemia capilar: se hipoglicemia, solicitar glicemia sérica e aplicação de glicose imediatamente após ▪ Infusão de 2 mL/kg da solução de glicose 25% 11. Tratamento das convulsões: ▪ Inicial: benzodiazepínico endovenoso (Diazepam 0,3 mg/kg ou Midazolam 0,2 a 0,3 mg/kg), dose máxima de 20 mg, repetido duas vezes ▪ Se ausência de resposta: iniciar protocolo de estado de mal epiléptico (inicialmente com Fenitoína 20 mg/kg)

(Continua)

Quadro 54-3. *(Cont.)* Abordagem inicial da criança em coma

12. Tratamentos empíricos: ▪ Possível infecção ou sepse/choque: Ceftriaxona 100 mg/kg (dose única, máxima de 2 gramas) Vancomicina (15 mg/kg EV 6/6 horas) Aciclovir (10 mg/kg EV 8/8 horas) ▪ Administração de antídotos específicos: Intoxicação por opioide (miose, depressão respiratória e hipotonia): Naloxona 0,1 mg/kg EV em pacientes < 20 kg ou ≤ 5 anos (dose máxima: 2 mg); as doses podem ser repetidas a cada 3 a 5 minutos (máximo de 5 doses ou dose total máxima de 0,5 mg/kg ou 10 mg) Intoxicação por benzodiazepínico: Flumazenil 0,01 mg/kg em pacientes > 1 ano (dose máxima: 0,2 mg); as doses podem ser repetidas a cada 1 minuto (máximo de 5 doses ou dose total máxima de 0,05 mg/kg ou 1 mg)
13. Evolução: regras gerais – depende da causa: 1/3 óbito, 1/3 recuperação com déficits, 1/3 recuperação sem sequelas. As complicações agudas podem melhorar com o tempo

Adaptado de Mangia[6] e Protocolo da Malásia.[16]

A punção lombar é mandatória na suspeita de infecção do SNC, com análise da celularidade, bioquímica (proteínas e glicose), Gram, culturas para bactérias, leveduras, micobactérias, além de pesquisa para bacilos álcool-ácido resistentes e agentes virais específicos, como herpes vírus. No entanto, faz-se necessária a realização de um exame de neuroimagem antes, pois o paciente poderá evoluir com herniação cerebral em casos de lesão tumoral ou com efeito de massa importante. Na suspeita de meningoencefalite, deve-se coletar culturas, administrar antibioticoterapia sistêmica de acordo com a epidemiologia do serviço, além da inclusão do aciclovir na hipótese de etiologia herpética.

O eletroencefalograma (EEG) está indicado nas situações em que há suspeita de estado de mal epiléptico ou em pacientes que, após controle inicial da crise epiléptica, não recuperam a consciência de forma efetiva.[9] Além disso, pode ser útil na localização de disfunções corticais e para o prognóstico do paciente, assim como demais exames eletroneurofisiológicos, como os potenciais evocados.

Muitas condições são responsáveis pelo coma ou outras alterações da consciência. Dessa forma, o manejo inicial da criança com súbita deterioração da consciência ocorre de forma independente da causa, devendo seguir um protocolo prévio bem-definido de acordo com o serviço de origem, de forma que as medidas básicas do atendimento inicial do coma sejam atingidas. O Quadro 54-3 sintetiza a abordagem inicial do paciente em coma.[6,16]

É fundamental estabilizar o paciente, ou seja, promover a manutenção das funções vitais (suporte hemodinâmico e ventilatório), manter vias aéreas pérvias, respiração e oxigenação (considerar a possibilidade de intubação orotraqueal e suporte ventilatório), e circulação (pressão arterial, acesso venoso). Quando desconfiar de trauma, mantenha a região cervical imóvel, com colar rígido.

Deve-se tratar hipoglicemia, considerar antídotos na hipótese de intoxicação, corrigir distúrbios metabólicos, acidobásicos e temperatura, tratar convulsões caso estejam presentes, administrar antibióticos na suspeita de infecções e tratar a HIC no caso desta estar presente (Quadro 54-3). Caso o paciente esteja em coma por mais de 6 horas, está indicada a monitorização da pressão intracraniana (PIC), por meio de cateter implantado em região subdural, intracerebral ou intraventricular, objetivando-se manter uma pressão de perfusão cerebral (PPC), que é a diferença entre a pressão arterial média e a PIC, em torno de 65 mmHg.[3]

CONSIDERAÇÕES SOBRE A MORTE ENCEFÁLICA (ME)

O estado de coma pode evoluir para ME, que, segundo a resolução nº 2.173 de 15 de dezembro de 2017 do CFM, corresponde a perda completa e irreversível das funções encefálicas, definida pela cessação das atividades corticais e de TE, caracterizando a ME, e, portanto, a morte da pessoa.[17] Segundo a mesma resolução, os procedimentos para determinação da ME deverão ser realizados em todos os pacientes em coma não perceptivo e apneia, independentemente da condição de doador ou não de órgãos e tecidos.

Dentre os pré-requisitos para o diagnóstico de ME, inclui-se:[17] presença de lesão encefálica de causa conhecida, irreversível e capaz de causar a ME; ausência de fatores tratáveis que possam confundir o diagnóstico de ME; tratamento e observação em ambiente hospitalar pelo período mínimo de seis horas e de 24 horas se for encefalopatia hipóxico-isquêmica; temperatura corporal central superior a 35° C; saturação de oxigênio acima de 94% e pressão arterial sistólica ou média cujos valores esperados variam de acordo com a idade.

A ME será caracterizada por meio da realização de exames clínicos e complementares durante intervalos de tempo variáveis, próprios para determinadas faixas etárias.[10] Há ausência de todos os reflexos de TE e de movimentos respiratórios e o teste da apneia é obrigatório numa das avaliações clínicas, segundo o CFM.[17]

O diagnóstico de ME deve ser realizado por dois médicos especificamente qualificados, sendo que um deles deve possuir especialização em medicina intensiva, urgência ou neurologia de adulto ou pediátrica, ou neurocirurgia. O outro médico deve ser capacitado conforme exigências do CFM.[17]

A realização de um dos principais exames complementares para demonstrar a ausência de perfusão sanguínea ou de atividade elétrica ou metabólica cerebral para este fim são: angiografia cerebral, eletroencefalograma, Doppler transcraniano, cintilografia e SPECT cerebral.[10] De acordo com vários especialistas, testes de fluxo sanguíneo cerebral não deveriam ser realizados com o objetivo de definir ME em pacientes com fontanela aberta, pois a presença de fluxo sanguíneo cerebral nestes casos não necessariamente significa ausência de atividade cerebral.

CONSIDERAÇÕES FINAIS

Com a multiplicação das unidades de terapia intensiva pediátricas em nosso meio, o aprimoramento tecnológico do diagnóstico por imagem e da monitorização do paciente em coma, além do melhor preparo dos profissionais de saúde que realizam o atendimento de emergência, a evolução do coma passou a depender mais da etiologia e da extensão das lesões ocorridas. No entanto, quanto mais precoce e detalhada for a abordagem inicial, melhor será o prognóstico e o desfecho. Escalas de recuperação de coma pediátricas vêm sendo aprimoradas.[18]

PONTOS-CHAVE

- Coma: alteração da consciência em que o paciente perde o conhecimento de si e do ambiente ao redor.
- Etiologias não traumáticas: infecciosas (mais frequente) e metabólicas (destaque para intoxicações).
- Avaliação clínica: nível de consciência (Glasgow), tamanho e resposta pupilar a luz, motricidade ocular espontânea ou reflexa, padrão respiratório e resposta motora.

- Abordagem diagnóstica: direcionada à etiologia mais provável.
- Abordagem terapêutica: ABCD, tratamento de hipoglicemia, convulsões e da provável etiologia (antimicrobiano, medidas para hipertensão intracraniana (HIC), antídotos para intoxicação, entre outros).

REFERÊNCIAS BIBLIOGRÁFICAS

1. Plum F, Posner JB. Diagnosis of stupor and coma. 3rd ed. Philadelphia, PA: FA Davis; 1983.
2. Chaturvedi J, Mugdal SK, Venkataram T, Gupta P, Goyal N, Jain G, et al. Coma recovery scale: Key clinical tool ignored enough in Coma recovery scale: Key clinical tool ignored enough in disorders of consciousness. Surg Neurol Internat. 2021;12(93):1-7.
3. Motta EHG, Katayama DM. Coma: diagnóstico e tratamento. In: Delgado AF, Kimura HM, Troster EJ. Terapia Intensiva. 1. ed. Barueri: Manole; 2010. (Coleção Pediatria. Instituto da Criança do Hospital das Clínicas – FMUSP; no 11).
4. Giacino JT, Katz DI, Schiff ND, Whyte J, Ashman EJ, Ashwal S, et al. Comprehensive systematic review update summary: disorders of consciousness: report of the guideline development, dissemination, and implementation subcommittee of the American Academy of Neurology; the American Congress of Rehabilitation Medicine; and the National Institute on Disability, Independent Living, and Rehabilitation. Neurology. 2018;91(10):461-70.
5. Aragão MM, Rodrigues MM. Alterações da consciência. In: Rodrigues MM, Vilanova LCP. Tratado de neurologia infantil. 1. ed. Rio de Janeiro: Atheneu; 2017.
6. Mangia CMF. Coma em pediatria. In: Hirschheimer MR, Carvalho WB, Matsumoto T. Terapia intensiva pediátrica e neonatal. 4. ed. Rio de Janeiro: Atheneu; 2018.
7. Schnakers C. Update on diagnosis in disorders of consciousness. Expert review of Neurotherapeutics. Online; 2020.
8. Berger JR. Clinical approach to stupor and coma. In: Bradley WG, Daroff RB, Fenichel GM, Jankovic J. Neurology in clinical practice. Principles of diagnosis and management. 4. ed. Salt Lake: Elsevier; 2004.
9. Casella EB. Coma na infância. In: Schvarstsman C, Reis MG, Farhat SCL. Pronto-socorro. 3. ed. Barueri: Manole, 2018. (Coleção Pediatria. Instituto da Criança do Hospital das Clínicas – FMUSP; no 7).
10. Caruana M, Hackenbruch SN, Grech V, Farrugia R. Inconsistency in the application of Glasgow Coma Scale in pediatric patients. Medical Principles and Practice. 2023;1-6.
11. Kirkiham FJ, Newton CRJC, Whitehouse W. Paediatric coma scales. Developmental Med Child Neurol. 2008;50:267-74.
12. Seshia SS, Bingham WT, Griebel RW. Coma in childhood. Handbook Clin Neurol. 2008;90:329-50.
13. Posner JB, Saper CB, Schiff ND, Plum F. Plum and Posner's diagnosis of stupor and coma. 4. ed. New York: Oxford University Press; 2007.
14. Michelson DJ, Ashwal S. Evaluation of coma and brain death. Sem Pediatric Neurol. 2004;11(2):105-18.
15. Andrade AF, Carvalho RC, Amorim RLO, Paiva WS, Figueiredo EG, Teixeira MJ. Coma e outros estados de consciência. Rev Med (São Paulo). 2007;86(3):123-31.
16. Ismail HIHM, Phak NH, Thomas T. Paediatric Protocols For Malaysian Hospitals. 4th ed. Kementerian Kesihatan Malaysia. The Child with Altered Consciousness.2019;55:270-71.
17. Conselho Federal de Medicina. Critérios para a caracterização de morte encefálica. Resolução nº 2.173, 15 de dezembro de 2017.
18. Slomine BS, Suskauer SJ, Nicholson R, Giacino JT. Preliminary validation of the coma recovery scale for pediatrics in typically developing young children. Brain Inj. 2019;33(13-14):1640-5.

TRAUMATISMO CRANIOENCEFÁLICO

João Pedro Leite Pereira ▪ Enrico Ghizoni

INTRODUÇÃO

O traumatismo cranioencefálico (TCE) é definido como insulto traumático ao encéfalo, capaz de produzir alterações físicas, intelectuais, emocionais, sociais e vocacionais, segundo a National Head Injury Foundation. É a principal causa de óbito e de sequelas na população pediátrica em todo o mundo.[1]

Em razão de particularidades inerentes às crianças, os conceitos e as condutas de referência para a população adulta não podem ser simplesmente extrapolados para a população pediátrica. As causas e os mecanismos de trauma são diferentes na população adulta, e ainda variam de acordo com a faixa etária. Em recém-nascidos, destaca-se o traumatismo obstétrico, enquanto, nas crianças maiores, prevalecem os traumas acidentais, como quedas e acidentes automobilísticos.[1]

Outro ponto importante é que, em crianças, os traumatismos não acidentais – também denominados como traumatismos abusivos ou violentos – sempre devem ser descartados.[1,2]

As características anatômicas específicas das crianças também determinam diferentes consequências ao traumatismo quando comparadas aos adultos. Por exemplo, na criança, o cérebro representa 15% do peso corporal, enquanto, nos adultos, é 3% de todo o peso. Há maior quantidade de água nos tecidos, levando a um cérebro mais amolecido e vulnerável a contusões e lesões no parênquima. Por outro lado, a maior maleabilidade óssea provoca menor suscetibilidade a fraturas que, quando ocorrem, têm maior probabilidade de ser "fraturas em galho verde" – fraturas incompletas, em que há preservação de uma das camadas corticais do osso. Além disso, a musculatura cervical pouco desenvolvida associada a uma maior frouxidão ligamentar e a desproporção do tamanho entre a cabeça e o restante do corpo leva a um risco mais elevado de lesões da junção craniocervical.[1]

Do ponto de vista funcional, sabe-se que a autorregulação cerebral é um importante mecanismo para a manutenção da perfusão cerebral a despeito de variações da pressão intracraniana, de modo que a perda dessa autorregulação é um preditor significativo de pior prognóstico, e quanto menor a idade, maior o risco de tal disfunção – ocorre em 17% dos TCEs pediátricos leves e 42% dos TCEs pediátricos moderados e graves. Essa perda de autorregulação também está intimamente associada à lesão da barreira hematoencefálica (aumento da permeabilidade vascular e perda de proteínas juncionais), provocando acúmulo de líquido no parênquima – edema cerebral – complicação esta mais comum na população pediátrica em relação à adulta.[3]

Apesar das potenciais complicações, o cérebro infantil mostra-se mais tolerante a hipoxia e anoxia, além de apresentar uma maior neuroplasticidade, de modo que sua capacidade de recuperação e seu prognóstico tendem a ser melhores nesta população, quando comparados aos adultos.[1,2,4]

ATENDIMENTO INICIAL

O paciente vítima de TCE deverá ser avaliado no setor de urgência pediátrica, segundo as diretrizes de tratamento preconizadas pelo *Pediatric Advanced Life Support* (PALS), com base no algoritmo de atendimento mnemônico ABCDE. É importante, na anamnese, conhecer a história do acidente, as circunstâncias do trauma e indagar sobre o período de perda de consciência ou período de amnésia pós-traumática. Uma vez estabilizado, o paciente deve ser classificado pela escala de coma de Glasgow (ECG) modificada (ver Quadro 54-2) quanto à gravidade do traumatismo em TCE leve (ECG 14-15), TCE moderado (ECG 9-13) e TCE grave (ECG < 9).

TCE Leve

TCE leve representa 75 a 80% dos casos, e apenas 0,5% destes necessitarão de intervenção cirúrgica. Associada ao fato de a radiação ionizante aumentar o risco do desenvolvimento de neoplasias, a indicação de tomografia de crânio (TC) deve ser criteriosa. Em nosso serviço, seguimos diretrizes dos estudos PECARN e CATCH, que indicam o exame de TC somente para pacientes com maior risco para lesões intracranianas. As diretrizes adaptadas ao nosso meio estão explicitadas nas Figuras 55-1 e 55-2 e no Quadro 55-1. No Quadro 55-2, estão os critérios para internação em unidade de emergência e observação por, pelo menos, 12 horas.[5]

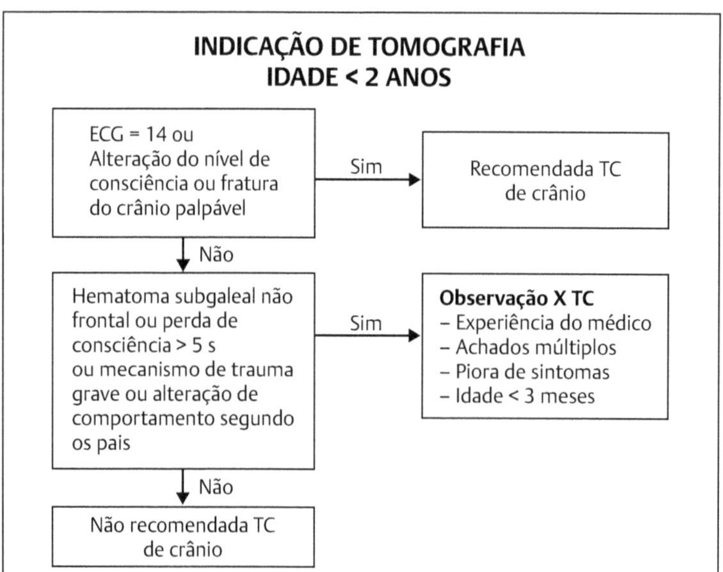

Fig. 55-1. ECG – Escala de Coma de Glasgow. Idade < 2 anos.

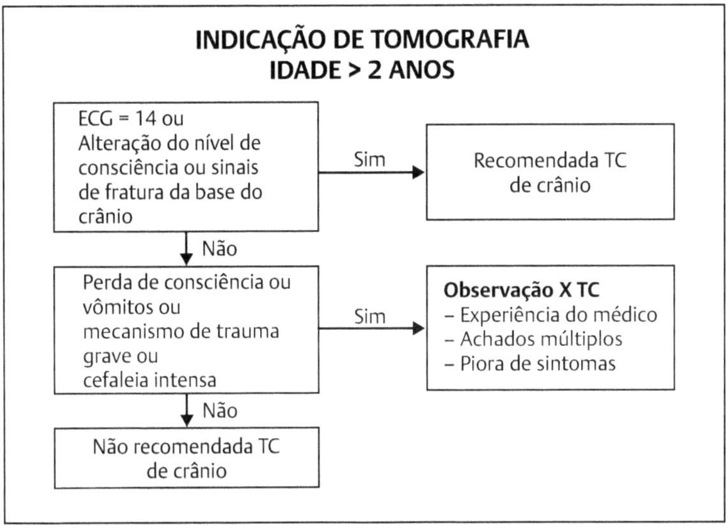

Fig. 55-2. ECG – Escala de Coma de Glasgow. Idade > 2 anos.

Quadro 55-1. Mecanismos de traumas graves

- Acidente automobilístico com ejeção do paciente
- Morte de algum passageiro
- Capotamento
- Atropelamento
- Automóvel × bicicleta (sem uso de capacete)
- Quedas de alturas acima de 1,5 metros (crianças maiores de 2 anos)
- Quedas de alturas acima de 0,9 metro (crianças menores de 2 anos)
- Contusão craniana por objeto, com alto impacto

Quadro 55-2. Indicações para internação em unidade de emergência

- Sonolência, irritabilidade ou confusão mental
- Vômitos persistentes
- Fratura de crânio em < 1 ano e/ou que cruza artéria meníngea média e selo venoso, e/ou fratura de base de crânio
- Mecanismo do trauma
- Queda > 3 metros
- Perda de consciência > 5 minutos
- Amaurose e/ou amnésia
- Convulsão pós-trauma

TCE Moderado e Grave

Conforme citado anteriormente, o paciente vítima de TCE é avaliado, inicialmente, de forma sistêmica, conforme diretrizes do PALS. Somente após a estabilização ventilatória e hemodinâmica é que se dá a avaliação neurológica e é instaurado o tratamento específico.

Os conceitos de lesão primária e lesão secundária são fundamentais para o correto entendimento dos objetivos do tratamento do paciente vítima de TCE. Lesão primária é aquela que ocorre no momento do trauma, resultante de forças de contato (fraturas do crânio, hematomas epidural e subdural, hemorragia subaracnóidea traumática, contusões parenquimatosas – Fig. 55-3) e resultante de forças inerciais (lesão axonal difusa). Lesão secundária ocorre após o trauma inicial, no tecido encefálico viável que muitas vezes se encontra em áreas de penumbra (com perfusão tecidual inadequada). Fatores como hipotensão, hipercapnia, hipoxia e hipertensão intracraniana (HIC) têm o potencial de induzir e ampliar as lesões encefálicas secundárias, deflagrando uma cascata bioquímica e celular que leva à morte neuronal.

Assim, uma vez que a lesão primária já está instalada desde o instante inicial do trauma, o objetivo principal no tratamento do TCE é evitar a lesão secundária. Idade, alterações

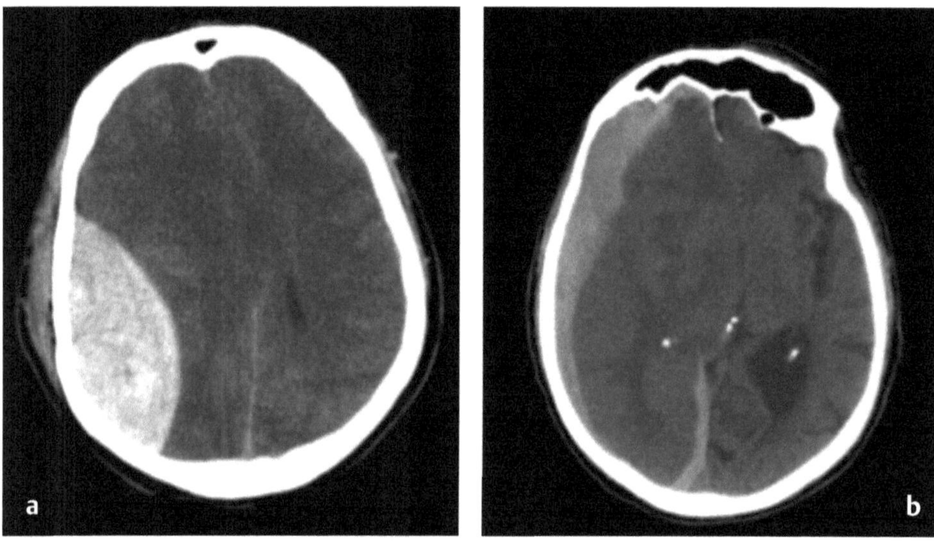

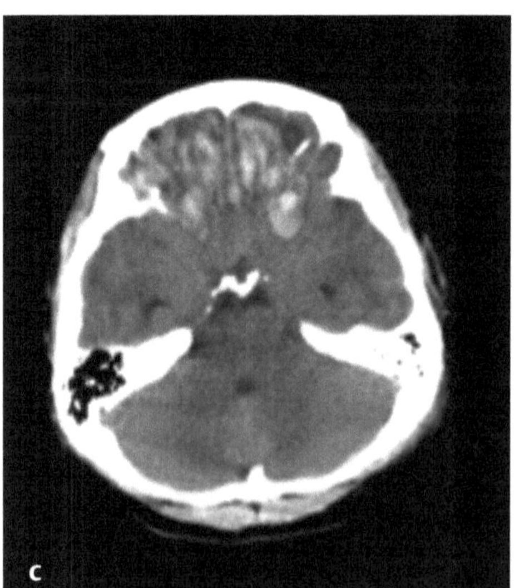

Fig. 55-3. Exemplos de lesões intracranianas. (**a**) Hematoma extradural agudo, lesão hiperdensa em formato de lente biconvexa parietal direita. (**b**) Hematoma subdural agudo, lesão hiperdensa em formato de lente côncavo-convexa frontoparietal direita. (**c**) Contusão, lesões frontobasais bilaterais com áreas hiperdensas e hipodensas (aspecto de sal e pimenta) de entremeio.

pupilares, ECG, achados na TC (hematomas, sinais de HIC) e hipotensão arterial são classificados como fatores independentes do prognóstico no TCE. Destes, achados na TC e hipotensão arterial são os que têm maior relação com aumento da lesão secundária, sendo potencialmente tratáveis.

Kokoska *et al.*[6] demonstraram que episódios de hipotensão arterial estão relacionados com a piora do desfecho em crianças, em que três episódios de hipotensão, por exemplo, correlacionaram-se com estado vegetativo, enquanto seis episódios se relacionaram com o óbito. Hematomas intracranianos (epidural, subdural, contusão) e estados de inchaço cerebral (hiperemia encefálica) podem causar HIC e, por conseguinte, piorar danos secundários. Ainda, Ong *et al.* (1996) relatam que hipoxemia é preditivo de piora na morbidade, e, para o tratamento do TCE grave (2012), afirmam que a hiperventilação **profilática** (nas 48 horas iniciais) deve ser **evitada** em razão do risco de isquemia de áreas mal perfundidas (dano secundário).[3,7]

O atendimento inicial do paciente vítima de TCE moderado e grave deve-se iniciar com o ABC, seguido de exame neurológico objetivo e direcionado, com avaliação do estado de consciência (ECG), avaliação de pupilas e posturas anormais, como descerebração e descorticação.

No exame neurológico com HIC grave, tríade de Cushing (bradicardia, hipertensão arterial e irregularidade respiratória) ou sinais de herniação uncal (anisocoria com hemiparesia), deve-se estabelecer tratamento de urgência por meio de hiperventilação agressiva (alvo de $PaCO_2$ 30-35 mm Hg, visto que valores mais baixos de $PaCO_2$ por tempo prolongado podem levar à hipoperfusão tecidual) e solução salina hipertônica (6,5-10 mL/kg em *bolus*) ou manitol (0,25-1 g/kg em *bolus*).

Após avaliação clínica neurológica, o paciente é encaminhado para realização de TC de crânio e, de acordo com o resultado, o paciente é encaminhado ao centro cirúrgico para drenagem de hematomas ou colocação de cateter para monitorização da PIC ou à unidade de terapia intensiva. Adotamos os critérios propostos pela Brain Trauma Foundation (BTF) e preconizados nas diretrizes de TCE grave pediátrico para monitorizar a pressão intracraniana (PIC), cujas indicações são ECG < 9 e TC de crânio com alteração (Quadro 55-3).[7]

Contudo, apesar das indicações de monitorização de PIC, apenas 7,7 a 40% dos pacientes são monitorizados nos diversos centros de trauma nacionais e internacionais. Provavelmente, isso se deve aos resultados conflitantes com relação à monitorização da PIC, e alguns estudos sugerem maior tempo de internação em unidade de terapia intensiva (UTI) e maiores custos com a utilização da mesma.[8,9]

Após a estabilização e avaliação iniciais, enquanto se aguarda a transferência para a UTI ou centro cirúrgico, o foco devem ser as medidas de **neuroproteção:** o paciente deve ser sedado de maneira profunda, receber ventilação adequada (com manutenção da $PaCO_2$ entre 35 e 40 mmHg), evitar anemia e hipotensão, manter normotermia, normoglicemia e natremia no limite superior da normalidade (próximo a 145), ficar com a cabeça neutra (para evitar compressão das veias jugulares e comprometimento do retorno venoso cerebral), com a cabeceira da cama elevada em 30 graus, e receber profilaxia para crises epilépticas com uso de fenitoína ou levetiracetam (nível II de evidência).[1,7] O uso de corticoides não está indicado no contexto de traumatismo cranioencefálico. Esse algoritmo de tratamento está resumido na Figura 55-4.

Quadro 55-3. Indicações para monitorização de PIC

- GCS < 9
- TC de crânio com alteração

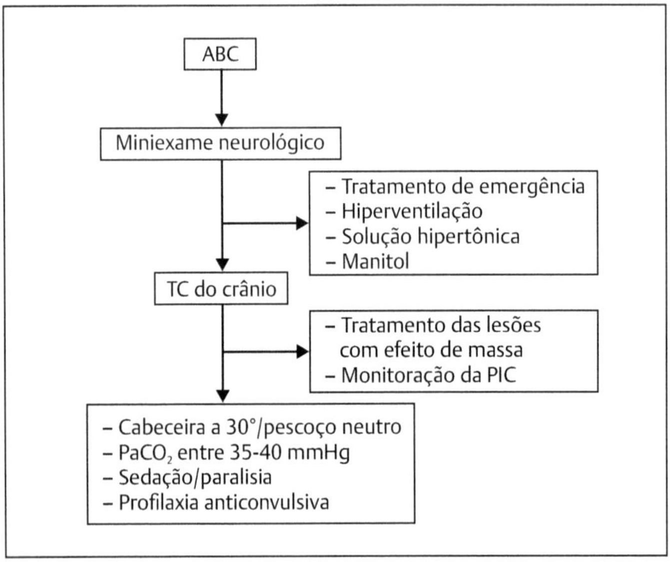

Fig. 55-4. Algoritmo de tratamento do TCE.

TCE por Abuso

Vários termos são utilizados para definir o TCE no abuso infantil, como trauma de crânio não acidental ou a síndrome do bebê sacudido (*shaking baby syndrome*). Contudo, o mecanismo de trauma não se limita ao movimento de sacudir, em geral também ocorre trauma direto, o que torna o termo impreciso a despeito de ser frequentemente utilizado.[2]

A incidência em crianças com idade < 2 anos é de 16 a 33/100.000. O alto grau de suspeição para traumatismo por abuso deve ser mantido constante, pois a taxa de falha do diagnóstico de abuso ocorre em aproximadamente 30% dos casos. Estudos demonstram que, quatro em cada cinco pacientes que evoluíram a óbito, vítimas de TCE por abuso, tiveram o diagnóstico inicial, e que 51% destes foram atendidos em unidade de emergência nos últimos dois meses que precederam a morte.[10]

O diagnóstico é desafiador, mas sintomas e sinais mais frequentes (descritos no Quadro 55-4 em detalhes) associados a histórias não condizentes com a gravidade do trauma (apenas 0 a 8% dos traumas domésticos apresentam lesão intracraniana) são os primeiros indícios de TCE por abuso. O exame de imagem de escolha é a ressonância magnética (RM) de encéfalo, que demonstra hemorragia subdural bilateral

Quadro 55-4. Sinais e sintomas associados ao TCE por abuso

- Irritabilidade
- Inapetência
- Vômitos
- Atraso ou regressão do desenvolvimento neuropsicomotor
- Letargia
- Episódios de apneia
- Convulsões

e/ou inter-hemisférica em 77 a 90% dos pacientes. O exame de fundo de olho pode evidenciar hemorragias retinianas em 74 a 82% das crianças, mas é raro apresentar alterações (0,96%), quando a imagem do encéfalo é normal. Em vigência de alta suspeição clínica, mas com resultados de neuroimagem de crânio inconclusivos, a investigação da coluna cervical com RM pode ser indicada (Fig. 55-5). A desproporção entre o crânio e o corpo em lactentes torna a coluna cervical vulnerável a mecanismos de translação e rotação, evidenciando hemorragias espinhais extra-axiais (musculatura),

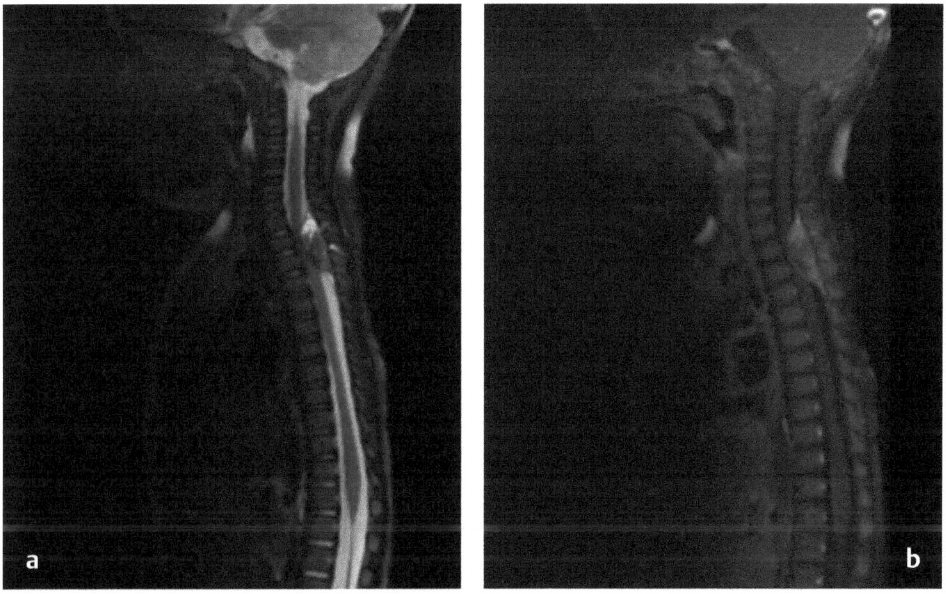

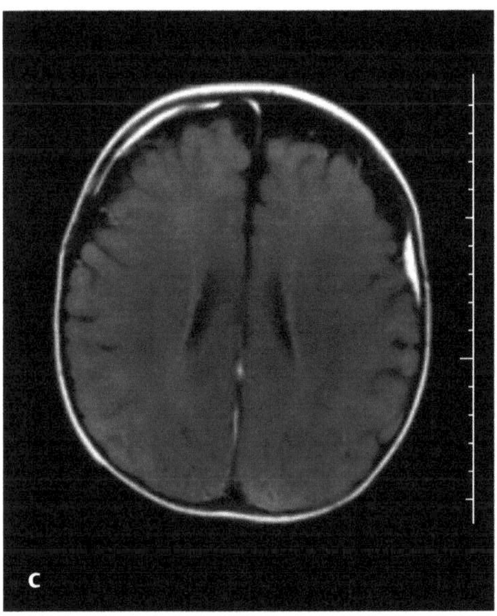

Fig. 55-5. Exemplos de imagens de RM usadas para avaliação de TCE por abuso. (**a**) RM de coluna cervical em sequência T2 demonstra hematoma epidural em região de transição cervical e torácica, com lesão ligamentar entre os processos espinhosos (hipersinal). (**b**) RM de coluna cervical em sequência T1 demonstra hematoma epidural em região de transição cervical e torácica, com evidência de outros sangramentos em tecidos moles posteriores. (**c**) RM de crânio demonstrando hematoma subdural agudo bilateral.

subluxações e fraturas, que podem ser observados em até 40% dos pacientes vítimas de TCE por abuso.[2] Além disso, a pesquisa de fraturas de ossos longos e costelas (em variados estágios de evolução cicatricial) por meio de radiografias também pode auxiliar no diagnóstico.

CONCUSSÃO

Concussão é um processo fisiopatológico complexo que afeta o cérebro, induzido por forças biomecânicas. Clinicamente se traduz por TCE leve com perda ou alteração transitória da consciência. Na população pediátrica, está relacionada com atividades esportivas de contato (futebol, *rugby*, lutas) e quedas em atividades lúdicas (bicicleta, *skate* etc.). O diagnóstico é clínico, e os sintomas mais comuns são: cefaleia, tontura, dificuldade de concentração, confusão mental, distúrbios visuais, amnésia, perda de consciência.[1,10]

O reconhecimento dos sintomas e sinais de concussão é de grande importância, pois os quadros repetidos de concussão podem levar a distúrbios neurodegenerativos (déficits cognitivos e motores), induzir à síndrome pós-concussão (ansiedade, depressão, dificuldade de concentração, distúrbios do sono, sintomas vestibulares, entre outros sintomas) e, raramente, à síndrome do segundo impacto (edema cerebral fatal após um novo TCE leve em um parênquima ainda em recuperação de um insulto traumático prévio).[1,10]

O princípio básico no manejo da criança vítima de concussão é o repouso até a melhora dos sintomas. É fundamental o descanso físico (sem treinamentos, sem brincadeiras, sem esforços) e o descanso mental (evitar videogames, televisão, leitura excessiva e incentivar o sono adequado em ambiente tranquilo). Não deve retornar ao esporte antes de retornar às atividades escolares normais e nunca deve voltar às atividades esportivas no mesmo dia. Em crianças e adolescentes, o tempo para resolução dos sintomas é, geralmente, mais longo do que em adultos, e 80 a 90% das crianças melhoram entre 7 e 10 dias.[1,10]

PONTOS-CHAVE

- TCEs são causas comuns de óbito e sequelas na faixa etária pediátrica. Em recém-nascidos, destaca-se o traumatismo obstétrico, enquanto, nas crianças maiores, prevalecem os traumas acidentais e os não acidentais (abusivos ou violento).
- A vítima de TCE deverá ser avaliada na urgência, seguindo as diretrizes de tratamento do Pediatric Advanced Life Support (PALS).
- TCE leve corresponde quase 80% dos casos, e a indicação de TC de crânio (TC) deve ser criteriosa.
- O princípio do tratamento dos TCEs moderados e graves é evitar a lesão secundária. Os achados na TC e a hipotensão arterial são os fatores que têm maior relação com aumento da lesão secundária e são potencialmente tratáveis.
- Clinicamente, a concussão se traduz por TCE leve com perda ou alteração transitória da consciência, com sintomas como cefaleia, tontura, dificuldade de concentração, confusão mental, distúrbios visuais, amnésia, perda de consciência. O princípio básico de seu manejo é o repouso até a melhora dos sintomas.

REFERÊNCIAS BIBLIOGRÁFICAS

1. Gelineau-Morel RN, Zinkus TP, Le Pichon JB. Pediatric head trauma: A review and update. Pediatrics in Review. 2019;40(9).
2. Narang S, Clarke J. Abusive head trauma: past, present, and future. J Child Neurol. 2014;29(12):1747-56.
3. Nwafor DC, Brichacek AL, Foster CH, Lucke-Wold BP, Ali A, Colantonio MA, et al. Pediatric traumatic brain injury: An update on preclinical models, clinical biomarkers, and the implications of cerebrovascular dysfunction. J Cent Nerv Syst Dis. 2019;14:1-19.
4. Snyder CL, Jain VN, Saltzman DA, Strate RG, Perry JF Jr, Leonard AS. Blunt trauma in adults and children: a comparative analysis. J Trauma. 1998;30:1239-45.
5. Ghizoni E, Fraga Ade M, Baracat EC, Joaquim AF, Fraga GP, Rizoli S, et al. Indications for head computed tomography in children with mild traumatic brain injury. Rev Col Bras Cir. 2013;40(6):515-19.
6. Kokoska ER, Smith GS, Pittman T, Weber TR. Early hypotension worsens neurological outcome in pediatric patients with moderately severe head trauma. J Pediatr Surg. 1998;33(2):333-8.
7. Kochanek PM, Carney N, Adelson PD, Ashwal S, Bell MJ, Bratton S, et al. Guidelines for the acute medical management of severe traumatic brain injury in infants, children, and adolescents. 2nd ed. Pediatr Crit Care Med. 2012;13(1 Suppl).
8. Ong L, Selladurai BM, Dhillon MK, Atan M, Lye MS. The prognostic value of the Glasgow Coma Scale, hypoxia and computerised tomography in outcome prediction of pediatric head injury. Pediatr Neurosurg. 1996;24(6):285-91.
9. Roumeliotis N, Pettersen G, Crevier L, Émeriaud G. ICP monitoring in children: why are we not adhering to guidelines? Childs Nerv Syst. 2015;31:2011-14.
10. Hingley S, Ross J. Guidelines for diagnosing and managing pediatric concussion. Ontário Neurotrauma Foundation. Arch Dis Child Educ Pract Ed. 2016 Apr;101(2):58-60.

TRAUMATISMO RAQUIMEDULAR NA POPULAÇÃO PEDIÁTRICA

CAPÍTULO 56

Rômulo Augusto Andrade de Almeida
Enrico Ghizoni ■ Andrei Fernandes Joaquim

INTRODUÇÃO

A incidência do traumatismo raquimedular (TRM) na população infantil é relativamente pequena quando comparada com a incidência nos adultos, correspondendo a cerca de 5% dos casos.[1,2] A maioria dessas ocorrências está relacionada com acidentes com veículos motorizados, embora atropelamento e queda também sejam causas importantes em algumas localidades.[3] A coluna cervical é afetada em mais de metade dos casos e isto pode estar relacionado com fragilidade ligamentar e muscular, e cabeça proporcionalmente maior das crianças menores.[1]

A avaliação e manejo do TRM em crianças deve levar em conta peculiaridades biomecânicas, anatômicas e fisiológicas de cada faixa etária – é importante conhecer as características clínicas e radiológicas das lesões mais frequentes, assim como as indicações de tratamento conservador ou cirúrgico.[1,2,4] Essa tarefa pode ser dificultada pela relativa escassez de trabalhos investigando TRM infantil na literatura, o que pode relacionar-se ao baixo volume desses casos, mesmo em centros de referência. Considerando essa realidade e a importância do assunto (associação com morbidade e mortalidade), apresentamos uma revisão da literatura associada à experiência de nosso serviço.

CARACTERÍSTICAS ESPECÍFICAS DA COLUNA VERTEBRAL DE CRIANÇAS

Como exemplificado anteriormente, o TRM na população pediátrica é uma condição que deve ser vista como uma entidade à parte do TRM em adultos. Fatores anatômicos influenciam na mecânica do trauma, como, por exemplo, a cabeça proporcionalmente maior em crianças de até 8 anos. Em associação à maior mobilidade do esqueleto nesta população, há um consequente aumento de forças vetoriais durante o trauma (especialmente de alguns segmentos da coluna cervical que variam de acordo com a idade, como C2-C3 em lactentes, C3-C4 em maiores de dois anos e C5-C6 em adolescentes).[1,3,5,6] Essa flexibilidade reduz a chance de fraturas, porém aumenta a incidência de lesões ligamentares, muitas vezes graves e com lesão neurológica associada.[5,7] Esses fatores em conjunto predispõem a algumas lesões típicas da população infantil, como a lesão medular sem fratura evidente (*spinal cord injury without radiological abnormality – SCIWORA* – caracterizada por lesão medular com tomografia e radiografias em geral sem lesões evidentes) e lesões ligamentares da junção craniocervical, como a luxação atlantoaxial e a atlanto-occipital.[3,7]

É importante ressaltar que pseudossubluxações de C2-C3 com deslizamento anterior de C2 de até 3 mm são encontradas em cerca de 40% das crianças menores de 8 anos, podendo ser confundidas com listeses traumáticas. O mesmo pode acontecer entre C3 e C4, em até 14% dos casos.[5,6,8] Não raros, tais achados frequentes são atribuídos a traumatismos, levando a exames adicionais desnecessários bem como a internações prolongadas.

FISIOPATOLOGIA

No momento imediato ao trauma, existem alterações mecânicas que lesam o tecido nervoso diretamente por meio de sua compressão, secção ou isquemia, a qual denominamos como lesão primária.[6] Esta lesão inicial leva a uma cascata de eventos que levam ao agravamento dos danos neurológicos (lesão secundária) pela inflamação e isquemia tecidual, com ou sem instabilidade estrutural da coluna associada. A lesão secundária é progressiva e pode ser reduzida, ou até mesmo abortada, por meio do manejo adequado que se inicia no atendimento primário à vítima de trauma, enquanto a lesão primária não possui tratamento adequado – apenas evitamos o agravamento da mesma.[6]

MANEJO

Avaliação Inicial

Assim como o manejo em adultos, crianças vítimas de trauma são inicialmente avaliadas segundo o protocolo de suporte avançado de vida, que consiste no acrônimo do ABCDE (do inglês, *airways, breathing, circulation, disability, and exposure*). Em "A", ou *airways*, a via aérea é avaliada para determinar sua patência. Nesta etapa a coluna vertebral é estabilizada concomitantemente por meio do colar cervical, cujo tamanho deve ser apropriado para a idade e o tamanho da criança, imobilização lateral da cabeça e prancha rígida de transporte.[9-11] Lembrando que crianças pequenas, devido à desproporção do crânio, podem requerer apoio na escápula (como lençóis) para se manter a neutralidade. Na sequência, avaliam-se o padrão e a eficiência respiratória (*breathing*) para então prosseguir para a etapa de avaliação hemodinâmica (*circulation*). Aqui, ressalta-se o risco de choque neurogênico em vítimas de trauma raquimedular, especialmente em lesões cervicais e/ou torácica alta, que se apresenta com hipotensão arterial e bradicardia secundárias à perda do tono simpático.[9-11] Nesses casos, o uso de drogas vasopressoras é considerada.[9-11]

A avaliação do estado neurológico (*disability*) acontece após a estabilização ventilatória/respiratória e hemodinâmica. Em pacientes acordados e conscientes, o teste de força e sensibilidade pode ser realizado em todos os seguimentos. A lesão raquimedular apresenta-se com diferentes graus de gravidade e localização (Quadro 56-1). Déficits completos referem-se à perda total da sensibilidade e à força abaixo do nível da lesão, com pior prognóstico quando comparados com déficits incompletos, nos quais algum grau de funcionalidade ainda está presente.[12]

Quadro 56-1. Classificação de gravidade do trauma raquimedular da American Spinal Injury Association (ASIA)[12]

Classificação	Características
A	Déficit completo. Sem alterações motoras e sensitivas nos segmentos sacrais mais caudais (S4,S5)
B	Sensitivo incompleto. Preservação sensitiva (tato ou dor na região perianal), mas sem força motora preservada abaixo do nível neurológico da lesão
C	Motor incompleto. Função motora é parcialmente preservada abaixo do nível neurológico, mas a maioria dos músculos com preservação da função tem força menor do que grau 3
D	Motor incompleto. Função motora é parcialmente preservada abaixo do nível neurológico, mas a maioria dos músculos com preservação da função tem força maior do que grau 3
E	Função motora e sensitiva normais

Diagnóstico por Imagem

Em casos selecionados, especialmente em pacientes inconscientes ou não colaborativos, mecanismo de trauma importante, presença de déficits neurológicos, dor ou deformidade, o uso de imagem auxilia no diagnóstico de lesões raquimedulares.[11] Em centros maiores, especializados no atendimento ao trauma, a tomografia computadorizada (TC) com reconstrução triplanar da coluna vertebral substituiu a radiografia simples devido a sua maior sensibilidade e especificidade na detecção de fraturas e luxações.[11] É importante ressaltar a maior possibilidade de lesões ligamentares puras na população infantil, o que pode levar à resultados falso-negativos. Nesses casos, associados à déficits neurológicos ou presença de sinais sugestivos de instabilidade mecânica, o uso da ressonância magnética (RM) é indicado.[10,11] Este exame possibilita a detecção de lesões em partes moles (como exemplo, lesão ligamentar), presença de hematomas ou hérnias, e estado da medula espinhal.[10,11]

Contudo, radiografias simples ainda têm papel na avaliação de alguns pacientes, como em estudos dinâmicos em que são obtidas imagens da coluna em diferentes situações (flexão, extensão, com ou sem carga) para detecção de instabilidade mecânica oculta ou na triagem de lesões em traumatismos de menor energia cinética.[11]

LESÕES DE MAIOR FREQUÊNCIA NA POPULAÇÃO INFANTIL

SCIWORA

Em 1982, o termo SCIWORA foi cunhado para definir crianças com sinais de mielopatia cervical pós-traumática mas que não eram acompanhados de alteração em exames de imagem (radiografia e TC), excluindo-se, também, ferimentos abertos e anomalias congênitas.[7] Alguns estudos estimam que cerca de 20% dos casos de TRM em crianças são classificados como SCIWORA, sendo localizados na medula cervical em sua maioria.[3,7] Sua gravidade costuma ser maior em crianças menores e os mecanismos de trauma comumente envolvidos são a hiperextensão, flexão e distração.[3,5-7] A complementação da investigação com RM e/ou exames dinâmicos é indicada e pode evidenciar lesões de tratamento cirúrgico, como alguns casos de hematoma ou hérnia. Após isso, caso seja descartada a possibilidade de instabilidade ou compressão medular, é instituído tratamento conservador com imobilização do segmento afetado por 8 a 12 semanas (colar para lesões cervicais e colete para lesões toracolombares).[7] Os exames dinâmicos devem ser repetidos fora da fase aguda, uma vez que espasmos musculares podem gerar falso-negativos para instabilidades nos primeiros dias após o traumatismo.

Lesões Ligamentares Puras

Os ligamentos auxiliam na manutenção da estabilidade da coluna vertebral. Sua lesão frequentemente leva à instabilidade, com consequente deformidade, dor e déficits neurológicos, os quais podem ser imediatos ou tardios.[1,8] Dessa forma, infere-se que há instabilidade quando a lesão ligamentar é detectada, e o tratamento cirúrgico é proposto – diferentemente de lesões ósseas, o reparo tecidual do ligamento lesado não confere estabilidade apropriada e, por isso, não é indicado tratamento conservador com imobilização apenas.[9,10]

O diagnóstico de lesão ligamentar pode ser dado pela visualização direta da descontinuidade do ligamento (em exames de RM) ou por meio de sinais indiretos que podem ser vistos em exames de TC e radiografia, como desalinhamento ou rotação grosseira entre corpos vertebrais.[9] Destacam-se as seguintes condições:

- *Deslocamento craniocervical (atlanto-occipital):* imediatamente fatal em sua maioria devido à lesão medular alta e/ou lesões sistêmicas graves, já que costuma estar associada a traumas de alta energia cinética.[9,11] Aqui, a congruência entre os côndilos occipitais e massas laterais do atlas é perdida, o que pode não ser facilmente detectado em radiografias simples (TC ou RM são mais adequadas). Dos poucos casos que sobrevivem à lesão inicial, a estabilização cirúrgica é mandatória e deve ser realizada o mais breve possível em pacientes com condições clínicas permissíveis.
- *Deslocamento atlantoaxial:* a perda da justa congruência entre o atlas e o áxis é facilitada pela mobilidade aumentada desta região nas crianças. A presença de algumas condições como síndrome de Down contribui ainda mais para sua instabilidade.[13] A presença de torcicolo doloroso é sugestiva de sua presença.[9] O tratamento varia conforme a gravidade e as opções incluem redução por tração seguida de colar ou halo e estabilização cirúrgica.[9,11]

Na Figura 56-1, apresentamos imagem de deslocamento ligamentar entre L2 e L3 em uma criança de 8 anos neurologicamente intacta. A mesma foi submetida à fixação de L1-2-3 com parafusos e permaneceu neurologicamente preservada.

TRATAMENTO

É variável, a depender do tipo de lesão e condições do paciente. Em pacientes inconscientes e com TC normal, sem instabilidade evidente, a retirada do colar pode ser considerada. Porém, casos com alta suspeição de TRM devem permanecer com o colar cervical até que uma avaliação mais aprofundade seja realizada.

Como discutido previamente, a presença de lesão ligamentar é altamente relacionada com a instabilidade e, por isso, é tratada de forma cirúrgica em sua maioria, com instrumentação e uso de osso autólogo.[4,8,9,11] Já em casos de fratura óssea, sem lesão ligamentar associada, o tratamento baseia-se na classificação da lesão e na presença de lesão neurológica associada. Alguns casos específicos (fraturas menos complexas e sem lesão

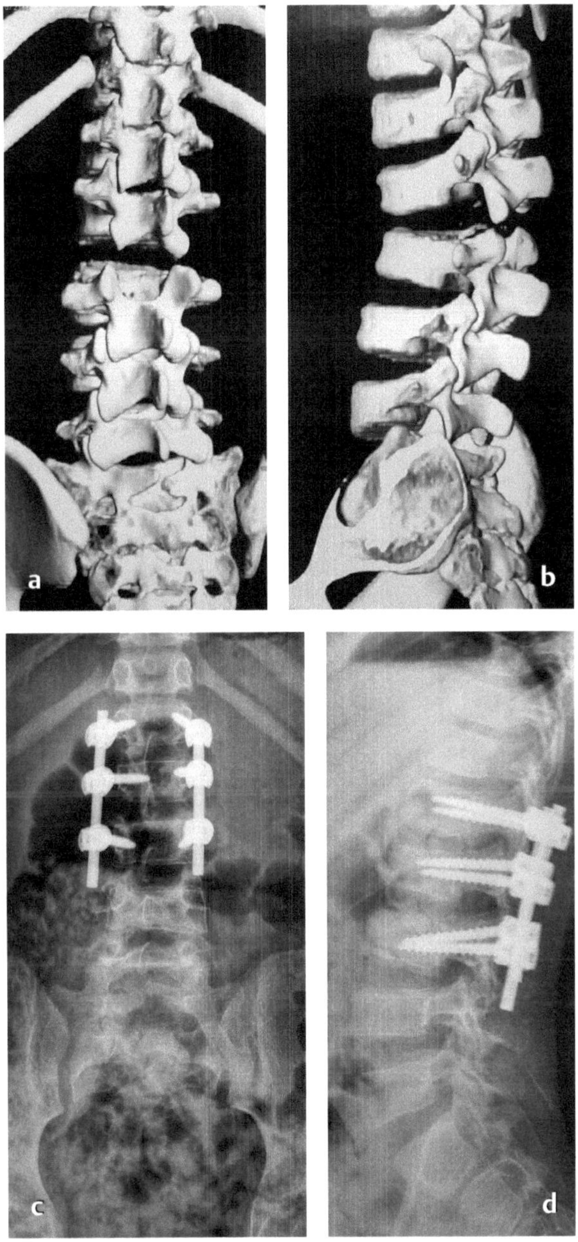

Fig. 56-1. Tomografia com reconstrução 3D demonstrando lesão ligamentar grave entre L2 e L3 (**a**, **b**). Após fixação com parafusos pediculares entre L1, L2 e L3 há realinhamento da coluna observado na radiografia em incidências anteroposterior (**c**) e lateral (**d**) com boa evolução clínica e radiológica.

neurológica grave ou progressiva, por exemplo) podem ser manejadas de forma não cirúrgica com o uso de órteses.[9-11]

É importante ressaltar que, atualmente, não se recomenda o uso rotineiro de corticoides (metilprednisolona) em doses elevadas devido ao risco de complicações com benefício duvidoso e discreto.[14]

PROGNÓSTICO

O prognóstico depende principalmente do segmento afetado, gravidade da lesão e outros traumas associados.[1,2,4,14,15] A presença de traumatismo intracraniano concomitante, com a presença de déficits neurológicos, leva a maior morbidade e mortalidade quando comparada com lesões ósseas puras em segmentos mais caudais.[1,2,4,14] Déficits completos também são relacionados com prognóstico mais sombrio.[1,2,4,14]

No Quadro 56-1, apresentamos classificação da gravidade da lesão medular utilizada pela ASIA. Pacientes com ASIA A têm lesão neurológica completa e prognóstico mais reservado, enquanto pacientes com ASIA B a D têm lesão incompleta e maior potencial de recuperação.

PONTOS-CHAVE

- Devido a diferenças estruturais/anatômicas, o TRM infantil apresenta particularidades que se diferenciam do TRM em adultos e, por isso, deve ser considerado e estudado como uma entidade a parte.
- A maior mobilidade da coluna vertebral propicia o surgimento de lesões medulares sem que haja fraturas, lesões ligamentares, ou outras alterações visíveis em exames de imagem (SCIWORA), mas que ainda assim são relacionadas com grande comprometimento funcional.
- Lesões ligamentares também são encontradas com frequência e podem passar despercebidas por exames iniciais aparentemente normais.
- É necessário que o médico esteja atento a sinais de alarme para TRM (o que inclui desde o mecanismo de trauma até alterações de exame físico) para que o tratamento seja instituído rapidamente, evitando o comprometimento funcional e também a morte.

REFERÊNCIAS BIBLIOGRÁFICAS

1. Bohn D, Armstrong D, Becker L, Humphreys RP. Cervical spine injuries in children. J Trauma. 1990;30:463-69.
2. Hamilton MG, Myles ST. Pediatric spinal injury: review of 174 hospital admissions. J Neurosurg. 1992;77:700-4.
3. Kriss VM, Kriss TC. SCIWORA (Spinal Cord Injury Without Radiographic Abnormality) in infants and children. Clin Pediatr Mar. 1996:119-24.
4. Brockmeyer D, Apfelbaum R, Tippets R, Walker M, Carey L. Pediatric cervical spine instrumentation using screw fixation. Pediatr Neurosurg. 1995;22:147-57.
5. Pang D, Sun PP. Pediatric vertebral column and spinal cord injuries. In: Winn HR. (Ed.). Youmans neurological surgery. 5th ed. Philadelphia: WB Saunders; 2004. p. 3515-57.
6. Reynolds R. Pediatric spinal injury. Curr Opin Pediatr. 2000;12:67-71.
7. Pang D, Pollack IF. Spinal cord injury without radiographic abnormality in children—the SCIWORA syndrome. J Trauma. 1989;29:654-64.

8. Pang D, Hanley EM. Special problems of spinal stabilization in children. In: Cooper PR. (Ed.). Management of posttraumatic spinal instability. Park Ridge, IL: AANS, 1990. p. 181-206.
9. Joaquim AF, Ghizoni E, Tedeschi H, Lawrence B, Brodke DS, Vaccaro AR, et al. Upper cervical injuries – A rational approach to guide surgical management. J Spinal Cord Med. 2014 Mar.;37(2):139-51.
10. Joaquim AF, Patel AA. Subaxial cervical spine trauma: evaluation and surgical decision making. Global Spine J. 2014;4:63-70.
11. Joaquim AF, Ghizoni E, Tedeschi H, Yacoub AR, Brodke DS, Vaccaro AR, et al. Upper cervical injuries: clinical results using a new treatment algorithm. J Craniovert Jun and Spine. 2015;6:16-20.
12. Roberts TT, Leonard GR, Cepela DJ. Classifications In Brief: American Spinal Injury Association (ASIA) Impairment Scale. Clin Orthop Relat Res. 2017;475(5):1499-1504.
13. Almeida RAA, Paula F, Joaquim AF. "Occipitocervical Fusion for Atlantoaxial Instability Secondary to Post Laryngeal Procedure Infection in a Down Syndrome Patient - Case Report". Acta Scientific Clinical Case Reports. 4.12 (2023): 30-33.
14. Hurlbert RJ. Methylprednisolone for acute spinal cord injury: an inappropriate standard of care. J Neurosurgery. 2000;93:1-7.
15. Nitecke S, Moir CR. Predictive factors of the outcome of traumatic cervical spine fracture in children. J Pediatr Surg. 1994;29:1409-11.

FEBRE E ENCEFALOPATIA

CAPÍTULO 57

Paulo Emidio Lobão Cunha
Meimei Guimarães Junqueira de Queirós ▪ Lisiane Seguti Ferreira

INTRODUÇÃO

A encefalopatia febril é um diagnóstico sindrômico que inclui pacientes com febre e alteração do nível de consciência. Crianças com encefalopatia ou encefalite aguda apresentam uma variabilidade de manifestações clínicas e de neuroimagem com sintomas e sinais que englobam: distúrbios da consciência, crises epilépticas, ataxia, distonia, distúrbios de comportamento, dentre outros. O quadro clínico depende da localização e extensão das lesões (núcleos da base, tronco encefálico, cerebelo e substância branca/cinzenta).

A encefalopatia febril é uma emergência médica. O manejo requer suporte imediato à vida (PALS),[1] esforços para identificar a causa e instituição de terapia específica. Em suma, a investigação e o tratamento devem ocorrer simultaneamente. Este capítulo tem como objetivo prepará-lo para identificar esta condição clínica e fornecer uma sequência de passos a fim de facilitar a conduta diante de uma criança com quadro encefalopático febril.

ETIOLOGIA

As causas potenciais da encefalopatia febril na criança são várias, sendo as infecções do sistema nervoso central (SNC) a causa mais comum nos trópicos.[2] No entanto, as causas infecciosas variam amplamente em diferentes regiões do mundo. No Brasil, por exemplo, temos a encefalite por arboviroses (p. ex., dengue) como uma das causas, enquanto, nos Estados Unidos, a doença de Lyme é um importante diagnóstico diferencial. Também existem as encefalopatias que surgem após o curso de uma doença infecciosa, como a encefalomielite aguda disseminada (ADEM) e a síndrome epiléptica relacionada com a infecção febril (FIRES).

O Quadro 57-1 resume as principais causas de encefalopatia febril, conforme a presença ou não de sinais de irritação meníngea. Vale ressaltar que algumas destas causas podem coexistir no mesmo paciente.

Quadro 57-1. Causas de encefalopatia febril em crianças e adolescentes

Encefalopatia febril com irritação meníngea
▪ Meningite ▪ Meningoencefalite ▪ ADEM ▪ Distúrbios metabólicos (hipernatremia, por exemplo)
Encefalopatia febril sem irritação meníngea
▪ Encefalopatias infecciosas – por agentes como bactérias, vírus (no nosso meio, especialmente as arborviroses), fungos e protozoários ▪ Infecções sistêmicas (sepse grave, síndrome do choque tóxico) ▪ Infecções complicadas por acidente vascular cerebral, trombose venosa, distúrbios metabólicos (desidratação, distúrbios hidroeletrolíticos, hipoglicemia) ▪ Distúrbios metabólicos, descompensados ou precipitados pela infecção intercorrente (cetoacidose diabética, síndrome de *Reye*, erros inatos do metabolismo) ▪ Falências de órgãos com ou sem infecções intercorrentes (uremia, insuficiência hepática) ▪ Doenças pós-infecciosas (ADEM, FIRES, choque hemorrágico) ▪ Encefalopatia pós-imunização ▪ Drogas e toxinas ▪ Estado de mal epiléptico ▪ Insolação

ADEM: encefalopatia aguda disseminada; FIRES: síndrome epiléptica relacionada com a infecção febril.

QUADRO CLÍNICO

Uma história cuidadosa deve ser obtida com ênfase especial aos eventos que antecedem a encefalopatia. A presença de cefaleia, vômitos, irritabilidade, crises epilépticas, erupção cutânea e a duração dos sintomas devem ser questionados. A história de febre ou doença recente sugere uma etiologia infecciosa aguda (sepse, meningite, encefalite), mas é importante estar atento para manifestações que ocorrem após uma doença infecciosa, devido à possibilidade de condições como: ADEM, FIRES, síndrome de Reye, erros inatos do metabolismo agravados ou precipitados por uma infecção intercorrente. Além disso, nem toda febre é sinal de infecção. A ADEM, por exemplo, que pode manifestar-se com febre na fase aguda, pode ser desencadeado por infecções sutis e, neste caso, é imperativo questionar antecedentes infecciosos prévios e imunizações recentes.[3]

É fundamental coletar os antecedentes pessoais e familiares. Pacientes com falências orgânicas crônicas preexistentes, como doença renal crônica ou insuficiência hepática, podem ter sua condição clínica agravada durante as infecções e apresentarem-se com encefalopatia febril. A história também deve incluir dados referentes a condições específicas, como: mordida de cachorro (raiva), úlceras orais (enterovírus), gastroenterite (enterovírus), viagens recentes/endemias (malária, dengue), alterações comportamentais proeminentes (encefalite herpética), erupção cutânea (síndrome *mono-like*) etc.

Uma história de exposição a medicamentos e toxinas pode ajudar a diagnosticar causas tóxicas de encefalopatia febril, devendo ser feita uma investigação detalhada sobre os medicamentos disponíveis na casa. Os agentes comuns que resultam em febre são: anticolinérgicos, anti-histamínicos, antipsicóticos, salicilatos, diuréticos, medicamentos antiparkinsonianos e antidepressivos.[4] Uma história de exposição ambiental a calor excessivo deve ser questionada para afastar insolação/intermação.

Quadro 57-2. Relação entre os sinais clínicos e possíveis etiologias de encefalopatia febril

Sinais clínicos	Possíveis causas
Taquicardia	Febre, choque hipovolêmico ou séptico, insuficiência cardíaca ou arritmias
Bradicardia	Aumento da pressão intracraniana ou lesão miocárdica (miocardite, hipoxia, sepse ou toxinas)
Taquipneia	Com insuficiência respiratória: pneumonia, pneumotórax ou empiema Taquipneia silenciosa (acidose): cetoacidose diabética, uremia ou intoxicações (p. ex., salicilato)
Hipertensão	Hipertensão intracraniana, hipertensão arterial primária ou secundária
Hipotensão	Sepse, disfunção cardíaca, intoxicações ou insuficiência adrenal (meningococcemia)
Palidez/esplenomegalia	Malária cerebral
Icterícia	Encefalopatia hepática, leptospirose, malária complicada, infecções por *Rickettsia*
Erupções cutâneas	Meningococcemia, dengue, sarampo, arboviroses e infecções por *Rickettsia*
Petéquias	Dengue, meningococcemia, febres hemorrágicas virais
Hálito anormal	Cetoacidose diabética, coma hepático

O exame físico geral e os sinais vitais podem fornecer pistas importantes sobre a possível etiologia da encefalopatia febril, conforme se observa no Quadro 57-2. O exame neurológico é crucial para definir a topografia da lesão e identificar sinais de hipertensão intracraniana, o que exige uma intervenção imediata. A rigidez de nuca e a presença de sinais de irritação meníngea (Kernig, Brudzinski e Bikele) sinalizam para a ocorrência de meningite ou meningoencefalite. A escala de coma de Glasgow é um instrumento objetivo para graduar a intensidade do coma.[5]

DIAGNÓSTICO E TRATAMENTO

A fim de tornar o raciocínio mais fluido e didático, adaptamos do livro – *Algorithms in Pediatric Neurology (A Beginner's Guide)* à sequência de estratégias na avaliação, além de revisão das diretrizes baseadas em evidências.[6]

Passo I – É realmente encefalopatia febril ou apenas uma alteração do sensório secundária à febre?

A febre alta pode causar confusão, delírio e crises epilépticas. O delírio geralmente costuma ser breve e sua duração está diretamente relacionada com o quadro febril. Na encefalopatia febril, a alteração do sensório geralmente dura mais que 8 horas.

Passo II – Há alguma causa metabólica envolvida?

É importante descartar causas metabólicas facilmente corrigíveis, como:

- *Hipoglicemia/hiperglicemia*: níveis glicêmicos abaixo de 50 mg/dL, secundários à baixa ingesta durante a febre, podem causar sonolência. Níveis superiores a 200 mg/dL no contexto de poliúria, polidipsia, desidratação e dor abdominal devem levar à suspeita de diabetes melito. Acidose metabólica com cetonúria na presença de hiperglicemia confirmará cetoacidose diabética.

- *Hiponatremia/hipernatremia*: alterações nos níveis de sódio secundárias a várias causas, como gastroenterite, vômitos, preparo inadequado do soro de reidratação oral, podem causar sonolência, irritabilidade e crises epilépticas.
- *Creatinina/ureia*: insuficiência renal aguda e crônica pode-se apresentar com sonolência. A febre pode estar associada à infecção urinária.
- *Enzimas hepáticas/amônia sérica*: níveis elevados de enzimas hepáticas e amônia sérica podem sinalizar para síndrome de Reye ou encefalopatia hepática. A síndrome de Reye pode ser precipitada pelo uso de aspirina numa infecção viral, por exemplo. O quadro clínico é de pródromo viral, seguido por vômitos intratáveis e coma. Os testes laboratoriais mostram hipoglicemia, níveis elevados de transaminases, com níveis normais de bilirrubina. Os critérios diagnósticos para síndrome de Reye são: a) encefalopatia aguda não inflamatória, b) elevação superior a 3× nos níveis de transaminases ou amônia; c) edema cerebral; d) pleocitose no LCR < 8 células/mm^3; e) descartadas causas para edema cerebral ou encefalopatia.[7]

Passo III – O quadro é agudo, subagudo ou crônico?

Descartadas as causas metabólicas de encefalopatia, deve-se rastrear infecção do sistema nervoso central (SNC).

Causas Agudas

A) *Excluir meningite*: na presença de sinais meníngeos, fontanela abaulada ou na presença de púrpura ou petéquias, deve ser feita a punção lombar.

B) *Pensar em encefalite*: se a encefalopatia febril não for associada a sinais meníngeos e houver sintomas e sinais focais. As pistas diagnósticas são: afasia, sintomas psiquiátricos (encefalite herpética); *rash* vesicular (varicela); parotidite (vírus da caxumba); hipotensão, sangramento, derrame pleural, trombocitopenia ou outros sintomas e sinais, seja na forma clássica ou hemorrágica (dengue); sintomas respiratórios (vírus sincicial respiratório e vírus *influenzae*, Covid-19), sinais de envolvimento do sistema gastrintestinal com vômitos e diarreia, presença de herpangina e da síndrome mão-pé-boca (enterovírus não pólio como ecovírus e *coxsackie*); exantema súbito (herpes-vírus 6 e 7); reativação em imunocomprometidos (herpes 6),dentre outros.[8]

C) *Pensar em ADEM e outras encefalites autoimunes*: a ADEM pode iniciar com febre, letargia e vômitos; pode desenvolver crises epilépticas, déficits motores, neurite óptica, coma e mielite. A ressonância magnética (RM) mostra lesões multifocais desmielinizantes na substância branca do encéfalo e da medula espinhal. Na encefalite autoimune contra o receptor de NMDA, o paciente pode apresentar distúrbios psiquiátricos, seguidos por quadro encefalítico grave e prolongado. Em aproximadamente 70% dos pacientes, ocorre uma fase prodrômica, caracterizada por cefaleia, náuseas, vômitos, febre e sintomas de envolvimento do trato respiratório superior, que precedem, em torno de duas semanas, as manifestações neuropsiquiátricas.[9,10]

Causas Subagudas/Crônicas

Se a febre e a encefalopatia ou *déficits* neurológicos focais forem progressivos ao longo de vários dias, semanas ou meses, será fundamental a realização de RM encefálica. As seguintes condições devem ser descartadas:

A) *Meningoencefalite tuberculosa*: a identificação de um adulto no mesmo domicílio em tratamento para tuberculose não deve ser subestimada. A criança pode apresentar-se desnutrida, com graus variáveis de comprometimento do SNC: alteração do nível de consciência, sinais de liberação piramidal, envolvimento de nervos cranianos, déficits motores, crises epilépticas etc.
B) *Processos expansivos*: tumores e abscessos cerebrais devem ser suspeitados quando houver sinais sugestivos de hipertensão intracraniana, como cefaleia matutina, vômitos e papiledema. Em pacientes com abscessos cerebrais, existem algumas condições predisponentes, como cardiopatia congênita cianótica, ou antecedente de traumas cranianos ou faciais.
C) *Doenças autoimunes*: vasculites do SNC devem ser suspeitadas, se houver envolvimento de múltiplos sistemas, especialmente, pele, articulações, fígado etc., como *rash* cutâneo, artrite, hematúria, hipertensão. No entanto, podem ocorrer, de forma isolada, envolvendo exclusivamente o SNC, como no caso de *primary or isolated CNS vasculitis/angiitis of childhood (cPACNS)*.[11] As vasculites não infecciosas podem envolver complexos autoimunes (poliarterite nodosa, angiite alérgica, doença do soro, alterações do colágeno), podem ser mediadas por células (arterite de Takayasu, granulomatose de Wegener, granulomatose linfomatoide), vasculites químicas (drogas) e miscelâneas (doença de Kawasaki, doença de Berger ou tromboangiite obliterante, doença de Behçet, angiite neoplásica e sarcoidose).

Passo IV – A criança evoluiu com síndrome epiléptica aguda após a doença febril?

O *status epilepticus* (SE) de origem inflamatória pode ocorrer em encefalopatia aguda por febre e tem duas causas principais: causa infecciosa e autoimune. Porém, existe uma terceira categoria que representa os distúrbios nos quais o evento inflamatório é suspeito, mas ainda não está claramente demonstrado. Um mecanismo patogenético autoimune também foi sugerido, mas não confirmado, em outras encefalopatias graves que se apresentam com SE, como a FIRES.[12]

A) *FIRES*: é definida como um distúrbio que requer infecção febril prévia, que varia de duas semanas a 24 horas antes do início do estado de mal epiléptico refratário.[12,13] Os pacientes evoluem com crises epilépticas reentrantes e comprometimento cognitivo residual.[14] A patogênese da FIRES não está completamente esclarecida e não há evidências dos fatores envolvidos neste distúrbio. No entanto, postula-se um mecanismo inflamatório ou autoimune com possível predisposição genética para resposta imune anômala.[12-14] Demostrou-se que a superprodução de citocinas inflamatórias no SNC é um importante agente causal, exigindo doses elevadas de diferentes fármacos anticrise, que podem levar à depressão respiratória, síndrome de hipersensibilidade a medicamentos, dentre outras.[13]

Passo V – Quais exames complementares devem ser feitos?

A) *Punção lombar*: indicada para confirmar o diagnóstico de meningite. A punção lombar é contraindicada se houver instabilidade hemodinâmica, evidência de hipertensão intracraniana com papiledema, ausência de reflexos pupilares, postura hipertônica, sinais neurológicos focais e crises epilépticas recentes ou coma. Nestes pacientes, priorizar a neuroimagem antes de fazer a punção.

B) *Neuroimagem*: deve ser feita antes da punção lombar, se houver sinais neurológicos focais, como papiledema ou doença conhecida do SNC, hipertensão intracraniana (HIC) e em pacientes imunocomprometidos. Uma tomografia computadorizada (TC) com contraste é frequentemente adequada na maioria das condições, principalmente se o paciente estiver instável. Em condições subagudas e crônicas, é preferível fazer RM, particularmente em lesão expansiva na fossa posterior e alterações envolvendo a artéria basilar, região supraquiasmática e a cisterna quadrigeminal.

C) *Eletroencefalograma*: indicado para quadros que evoluem com estado de mal epiléptico refratário e diante da suspeita de estado de mal epiléptico não convulsivo. Na FIRES, os EEGs apresentam bastante variabilidade. No geral, demonstram uma atividade de base alentecida e anormalidades epileptiformes, que podem ser esporádicas ou periódicas, focais, generalizadas ou, mais frequentemente, bilaterais, às vezes com padrão multifocal, envolvendo as regiões temporais e frontais principalmente.[12] É comum o desenvolvimento de crises clínico-eletrográficas.[13,14]

Testes Confirmatórios

A) *Meningite bacteriana*: o líquido cefalorraquidiano (LCR) mostra pleocitose à custa de polimorfonucleares, hiperproteinorraquia e hipoglicorraquia. Gram e cultura são necessários para identificação etiológica.

B) *Encefalite*: LCR com pleocitose discreta à custa de linfomononucleares. Teste de IgM e reação em cadeia da polimerase (PCR) para herpes, Elisa para dengue no LCR e soro. RM com lesões em regiões temporais (herpes), lesões de tronco (enterovírus).

C) *ADEM*: lesões multifocais na substância branca.

D) *Tuberculose*: LCR pleocitose com predomínio linfomononuclear, hiperproteinorraquia expressiva e hipoglicorraquia importante, com teste de ADA no LCR apresentando sensibilidade e especificidade superior a 80%. O PCR no LCR pode ser positivo. Os achados radiológicos comuns são: captação anormal de contraste pelas meninges de cisternas basais, hidrocefalia, exsudato basal, infartos e tuberculomas.

E) *Processo expansivo*: o abscesso, visualizado à RM, mostra em T1 uma área periférica de hipossinal, compatível com edema que circunda a área central; a cápsula é isointensa com leve aumento de sinal. Em T2, o edema periférico demonstra hipersinal. A cavidade central do abscesso mostra-se isointensa ou com leve aumento de sinal e margem hipointensa na região da cápsula em T2.[15]

F) *Vasculite do SNC*: pode mostrar infartos corticais e subcorticais, bem como em núcleos da base. Os achados são facilmente demonstráveis à RM: córtex, subcórtex, com hipersinal em T2; alterações semelhantes à esclerose múltipla em alguns casos. Podem ser encontradas alterações em imagens sensíveis à difusão e T2 (gradiente-eco), úteis para demonstrar quadros isquêmicos agudos e deposições hemorrágicas, respectivamente. O envolvimento dos vasos é em pequenas artérias da leptomeninge, penetrantes e, mais raramente, o acometimento de vasos de médio calibre.[16]
Pode ser observada pleocitose no LCR.

G) *FIRES*: trata-se de um diagnóstico eminentemente clínico. As alterações ao eletroencefalograma (EEG) são bastante variáveis e não são específicas desta condição. A RM é normal na fase inicial na maioria dos casos, apresentando posteriormente alterações variadas, destacando-se a atrofia e hipersinal T2 na região temporal, incluindo as estruturas do lobo temporal mesial e hipocampos, uni ou bilateral.[12]

Passo VI – Tratamento

A) *Meningite bacteriana:* ver capítulo específico e os esquemas de antibiótico. A indicação de corticoide para reduzir a morbidade é feita principalmente para pneumococo e *H. influenzae.*

B) *Encefalite*: deve ser considerada em pacientes com deterioração progressiva do nível de consciência, febre, alteração no LCR e anormalidades focais neurológicas na ausência de outras causas. O tratamento é com aciclovir e terapia de suporte para encefalite herpética; ganciclovir para citomegalovírus e foscarnet para herpes-vírus 6 e 7.[17]

C) *ADEM/encefalites autoimunes*: metilprednisolona, imunoglobulina, plasmaférese ou outros imunossupressores são opções de tratamento, apresentadas em capítulo específico.

D) *Tuberculose*: no tratamento da forma meningoencefalítica em crianças, segundo o Ministério da Saúde, deve ser realizado o esquema básico com prolongamento da fase de manutenção para 10 meses, ou seja, o tempo total de tratamento será de 12 meses. O paciente fará o esquema tríplice com rifampicina (R), isoniazida (H) e pirazinamida (Z) durante 2 meses e esquema RH durante 10 meses. Recomenda-se a associação com corticosteroide oral (prednisona) por 4 semanas e, nos casos graves, indica-se a dexametasona parenteral por quatro a oito semanas, com redução gradual da dose nas quatro semanas subsequentes.[18]

E) *Processo expansivo*: instituir corticoide para reduzir edema, quando houver efeito de massa. O uso de antibiótico é aplicado para coleções purulentas em empiemas e abscesso. A escolha do antibiótico dependerá do foco primário. Se otite e mastoidite (oxacilina ou vancomicina + ceftazidima e metronidazol), se sinusite (oxacilina ou vancomicina), se foco dentário (penicilina, metronidazol), se cardiopatia congênita/endocardite (oxacilina ou vancomicina e penicilina), trauma pós-operatório (vancomicina e ceftazidima, meningite (cefalosporina de 3ª geração e aminoglicosídeo) e causa desconhecida, utiliza-se esquema empírico com oxacilina ou vancomicina, cefalosporina de 3ª geração e metronidazol. Encaminhar para avaliação neurocirúrgica.[19]

F) *Vasculite do SNC*: o envolvimento de pequenos vasos do córtex e leptomeninges foi associado a curso mais benigno, enquanto o envolvimento de vasos maiores e vasos de localização mais proximal foi relacionado com prognóstico menos favorável e, portanto, tratado de forma mais agressiva. A associação de corticosteroides com ciclofosfamida parece ser o tratamento de escolha para vasculite secundária do SNC.[20] O tratamento de suporte deve incluir heparina de baixo peso molecular e agentes antiplaquetários.

G) *FIRES*: são indicados fármacos anticrise como levetiracetam, ácido valproico, lacosamida e benzodiazepínicos.[12] No entanto, caso evolua para estado de mal, há necessidade de seguir o protocolo, apresentado em capítulo específico. Os dados atuais revelam que o coma farmacológico resultou na interrupção da recorrência das crises, sendo o midazolam, barbitúricos (pentobarbital, tiopental) e propofol os agentes anestésicos mais utilizados. Além desta estratégia, a adoção precoce da dieta cetogênica pode levar à redução das crises, além de ter sido observada uma melhora no prognóstico intelectual.[13] Por fim, com base num envolvimento presumível do sistema imunomodulador e anti-inflamatório, outras intervenções terapêuticas têm sido empregadas no tratamento, incluindo corticosteroides em altas doses, imunoglobulina humana e plasmaférese.[12,14]

Passo VII – Unidade de terapia intensiva e suporte avançado de vida

Os pacientes com encefalopatia febril têm melhores cuidados nas unidades de terapia intensiva, apesar de nem sempre serem disponíveis. Embora os princípios de manejo permaneçam os mesmos, intervenções como PA contínua, EEG contínuo ou monitoramento invasivo da pressão intracraniana (PIC) e ressonância magnética são importantes para orientar o tratamento.[2]

Mesmo diante da limitação de recursos, as diretrizes do suporte avançado de vida pediátrico devem ser seguidas,[1] a terapia deve ser iniciada e a preparação para transferir a criança para um ambiente mais bem equipado. Tais medidas incluem:

- Estabilização das vias aéreas, respiração e circulação.
- Identificação e tratamento da hipoglicemia com administração de glicose endovenosa.
- Identificação e tratamento da hipertensão intracraniana.
- Identificação e tratamento de crises epilépticas. O estado de mal epiléptico não convulsivo pode ser observado em crianças em coma e deve ser considerado em todas as crianças com encefalopatia persistente inexplicada.
- Manutenção da normotermia.
- Correção de anormalidades acidobásicas e hidroeletrolíticas.
- Em caso de suspeita de sepse/meningite, antibióticos de amplo espectro (ceftriaxona, vancomicina) devem ser instituídos imediatamente, logo após a coleta de hemocultura. Se houver indícios de encefalite viral, iniciar o aciclovir.[8]
- Em caso de suspeita de ADEM, meningococcemia com choque, encefalopatia entérica ou meningite tuberculosa, associar corticosteroides.
- Caso sejam identificadas cetoacidose diabética, encefalopatia hepática, uremia ou hiperamonemia, estas devem ser tratadas adequadamente e de forma direcionada.

PONTOS-CHAVE

- As infecções do sistema nervoso central (SNC) constituem a causa mais comum de encefalopatia associada à febre, no entanto as causas metabólicas devem ser sempre descartadas.
- Dentre as causas agudas, deve-se pensar principalmente em meningites/meningoencefalites; causas subagudas/crônicas: meningoencefalite tuberculosa, doenças autoimunes, lesões intracranianas como tumores e abscessos.
- A história deve incluir dados referentes a condições específicas, como: doenças crônicas preexistentes, quadros gripais, parotidite, úlceras orais, gastroenterite, erupção cutânea, traumas, vacinação, viagens recentes, mordida de cachorro, dentre outras.
- A encefalopatia febril pode ocorrer por intoxicação medicamentosa, especialmente relacionada com anticolinérgicos, anti-histamínicos, antipsicóticos, salicilatos, diuréticos e antidepressivos.
- Condições pós-infecciosas, como ADEM e FIRES, devem fazer parte do rol de diagnósticos diferenciais na abordagem de pacientes com encefalopatia febril.
- Pacientes com encefalopatia febril são mais bem conduzidos em unidade de terapia intensiva (UTI), preferencialmente com monitorização de EEG contínuo. A propedêutica diagnóstica deve ocorrer de forma concomitante à terapia. O reconhecimento de sinais e sintomas de hipertensão intracraniana exige intervenção imediata.

REFERÊNCIAS BIBLIOGRÁFICAS

1. Maconochie IK, Aickin R, Hazinski MF, Atkins DL, Bingham R, Couto TB, et al. Pediatric life support: 2020 International Consensus on Cardiopulmonary Resuscitation and Emergency Cardiovascular Care Science with Treatment Recommendations. Circulation. 2020 Oct 20;142(16_suppl_1).
2. Gupta K, Purani CS, Mandal A, Singh A. Acute febrile encephalopathy in children: A prospective study of clinical features, etiology, mortality, and risk factors from Western India. Journal of Neurosciences in Rural Practice. 2018 Jan;09(01):019-25.
3. Murthy SNK, Faden HS, Cohen ME, Bakshi R. Acute disseminated encephalomyelitis in children. Pediatrics. 2002 Aug 1;110(2):e21-1.
4. Calello DP, Henretig FM. Pediatric toxicology. Emergency Medicine Clinics of North America. 2014 Feb;32(1):29-52.
5. Kirkham FJ, Newton CRJC, Whitehouse W. Paediatric coma scales. Developmental Medicine & Child Neurology. 2008 Apr;50(4):267-74.
6. Passi GR. Algorithms in pediatric neurology (A beginner's guide). New Delhi: Jaypee Brothers Medical; 2011. The Child with fever encephalopathy. p. 52-8.
7. Glasgow JFT. Reye syndrome---insights on causation and prognosis. Archives of Disease in Childhood. 2001 Nov 1;85(5):351-3.
8. Rozenberg F. Acute viral encephalitis. Handb Clin Neurol. 2013 Jan 1;1171-81.
9. Armangue T, Petit-Pedrol M, Dalmau J. Autoimmune encephalitis in children. Journal of Child Neurology [Internet]. 2012 Aug 29;27(11):1460-9.
10. Newman MP, Blum S, Wong RCW, Scott JG, Prain K, Wilson RJ, et al. Autoimmune encephalitis. Internal Medicine Journal. 2016 Feb;46(2):148-57.
11. Twilt M, Benseler SM. The spectrum of CNS vasculitis in children and adults. 2012 Feb 1;8(2):97-107.
12. Pavone P, Corsello G, Raucci U, Lubrano R, Parano E, Ruggieri M, et al. Febrile infection-related epilepsy syndrome (FIRES): a severe encephalopathy with status epilepticus. Literature review and presentation of two new cases. 2022 Dec 16;48(1).
13. Sakuma H, Horino A, Kuki I. Neurocritical care and target immunotherapy for febrile infection-related epilepsy syndrome. Biomedical Journal. 2020 Jun;43(3):205-10.
14. Specchio N, Pietrafusa N. New-onset refractory status epilepticus and febrile infection-related epilepsy syndrome. Developmental Medicine & Child Neurology. 2020 May 5;62(8):897-905.
15. Carpenter J, Stapleton S, Holliman R. Retrospective analysis of 49 cases of brain abscess and review of the literature. European Journal of Clinical Microbiology & Infectious Diseases. 2006 Dec 19;26(1):1-11.
16. Amaro Jr E, Ramos OΛOΛ, Cardoso EF. Doenças vasculares. In: Leite C da C, Amaro Junior E, Lucato LT. Neurorradiologia: diagnóstico por imagem das alterações encefálicas. Rio de Janeiro: Guanabara Koogan; 2008. p. 95-125.
17. Dewhurst S. Human herpesvirus type 6 and human herpesvirus type 7 infections of the central nervous system. Herpes: the Journal of the IHMF. 2004 Jun;11 Suppl 2:105A111A.
18. Brasil. Ministério da Saúde. Secretaria de Vigilância em Saúde. Departamento de Vigilância das Doenças Transmissíveis. Manual de Recomendações para o Controle da Tuberculose no Brasil / Ministério da Saúde, Secretaria de Vigilância em Saúde, Departamento de Vigilância das Doenças Transmissíveis. Brasília: Ministério da Saúde; 2019. 364 p.
19. Chen M, Low DCY, Low SYY, Muzumdar D, Seow WT. Management of brain abscesses: where are we now? Child's Nervous System: ChNS: Official Journal of the International Society for Pediatric Neurosurgery. 2018 Oct 1;34(10):1871-80.
20. Salvarani C, Pipitone N, Hunder GG. Management of primary and secondary central nervous system vasculitis. Current Opinion in Rheumatology. 2016 Jan;28(1):21-8.

Parte XVI Exames Radiológicos e Testes Genéticos em Neurologia Infantil

CAPÍTULO 58

NEURORRADIOLOGIA

Fabiano Reis ■ Rachid Marwan Pinheiro Sousa ■ Fernando Cendes

INTRODUÇÃO

Na prática da neurorradiologia, a necessidade de capturar imagens precisas e detalhadas do sistema nervoso central (SNC) é essencial para diagnósticos precisos e tratamentos eficazes. Uma variedade de métodos de imagem é empregada para investigar as estruturas cerebrais e da medula espinhal, cada um oferecendo perspectivas únicas e complementares. Neste capítulo, exploraremos os principais métodos de imagem utilizados na neurorradiologia, destacando suas características, indicações clínicas e contribuições para a prática médica.

A radiografia (RX) do crânio é utilizada há mais de cem anos como ferramenta diagnóstica. Utiliza radiação ionizante normalmente em baixas doses que dificilmente poderiam ser consideradas prejudiciais em um exame isolado. O exame praticamente não tem contraindicações. Porém, devido à baixa sensibilidade e especificidade em relação aos métodos seccionais de imagem, praticamente não mais se encontram indicações para o estudo do SNC. A localização de cateteres talvez seja uma das aplicações do uso da radiografia nos tempos atuais. A indicação de RX de crânio em casos de trauma, para diagnóstico de fraturas, não encontra embasamento na literatura.[1]

A utilização da tomografia computadorizada (TC) e ressonância magnética (RM) são as formas não invasivas mais utilizadas para obtenção de imagens do SNC. Para qualquer exame de imagem, há protocolos específicos de aquisição que determinam a eficácia do exame e que variam de acordo com a suspeita clínica.[2]

TOMOGRAFIA COMPUTADORIZADA

A TC é amplamente empregada na neurorradiologia pediátrica devido à sua capacidade de fornecer imagens rápidas e precisas das estruturas intracranianas. Utiliza-se radiação ionizante e computadores avançados para criar imagens transversais do cérebro e da medula espinhal, com a possibilidade de reconstruções multiplanares e 3D.

Em geral, a dose de radiação da TC de crânio é relativamente baixa em comparação com outros exames de TC, como TC de tórax ou abdômen, devido à pequena área do corpo que está sendo examinada. No entanto, ainda é importante minimizar a exposição à radiação, especialmente em pacientes pediátricos. Por isso, protocolos específicos de redução de dose de radiação, como a modulação de corrente e a seleção de parâmetros de aquisição adequados para a idade e tamanho do paciente, vêm sendo amplamente utilizados atualmente, com os benefícios clínicos da TC de crânio superando os riscos de exposição à radiação, especialmente quando o exame é necessário para diagnosticar condições médicas graves ou para orientar o tratamento adequado. A TC apresenta a vantagem de ser um exame muito rápido, o que favorece seu emprego em situações de agitação e urgência. Em grande parte das vezes, a TC pode ser realizada sem uso de anestesia, apenas com uma leve sedação ou mesmo imobilização adequada.

A TC pode ser realizada com uso de meio de contraste endovenoso, o que facilita a avaliação de lesões focais, malformações vasculares ou áreas de impregnação meníngea. Em pacientes pediátricos, a utilização do meio de contraste não ajuda na definição diagnóstica na grande maioria dos casos, sobretudo quando o exame sem contraste é normal. O ideal é que, quando uma alteração aparece no exame sem contraste e o diagnóstico não seja definido, o paciente seja encaminhado para a realização de RM, uma vez que a injeção de meio de contraste na TC dificilmente ajudará na definição quadro e, ainda por cima, implicará maior dose de radiação ionizante a que a criança será exposta.

O contraste venoso pode ser utilizado para a realização da angiotomografia (angio-TC), um tipo de TC em que as estruturas vasculares são bem-delineadas, permitindo acesso à anatomia vascular e suas alterações. No caso da pediatria, oclusões arteriais causadas por vasculites e traumas (dissecções), assim como patologias associadas ao padrão de Moya-Moya, provavelmente serão bem demonstradas em angiotomografias. Outra indicação de angiotomografia é a avaliação de seios venosos e a trombose venosa central (TVC), que costuma ser facilmente demonstrada por meio de uma falha de enchimento no interior do seio ou veia cortical trombosada.

LESÕES TRAUMÁTICAS

A TC é especialmente valiosa na avaliação de traumatismos cranianos agudos, fraturas ósseas e hemorragias intracranianas, mostrando, com excelência, as principais patologias associadas ao traumatismo cranioencefálico (TCE).

As fraturas podem ser lineares, com afundamento, ou diastáticas, com possibilidade de envolver a calota ou a base do crânio. As fraturas com afundamento estão associadas a lesões parenquimatosas localizadas.

A maioria das coleções hemorrágicas agudas costumam aparecer como uma área hiperdensa e que, em grande parte das vezes, apresenta alta conspicuidade mesmo para pessoas não habituadas à interpretação tomográfica. Hemorragia subaracnoideia (HSA), hematomas subdurais e epidurais, contusões e hematomas intracerebrais são as alterações mais comuns associadas ao TCE e todas elas são demonstradas por meio da TC. Outro aspecto de extrema importância é a repercussão que estas lesões causam sobre o parênquima cerebral adjacente pelo efeito de massa que exercem, comprimindo ventrículos, desviando as estruturas da linha média e causando herniações (subfalcina, transtentorial descendente e ascendente e transesfenoidal). Estas situações frequentemente necessitam de diagnóstico e tratamento rápidos e a TC é o exame de escolha.

SINOSTOSES

Para a avaliação das sinostoses, a TC com reconstrução 3D e baixa dose de radiação é o método de escolha. A reconstrução 3D propicia vantagens na avaliação pré-operatória e planejamento cirúrgico, com acurácia diagnóstica de 90 a 100%.[3] A sinostose precoce da sutura sagital é a mais frequente e resulta em alongamento do crânio no sentido anteroposterior e redução do diâmetro laterolateral. Podem também ser observados espessamento

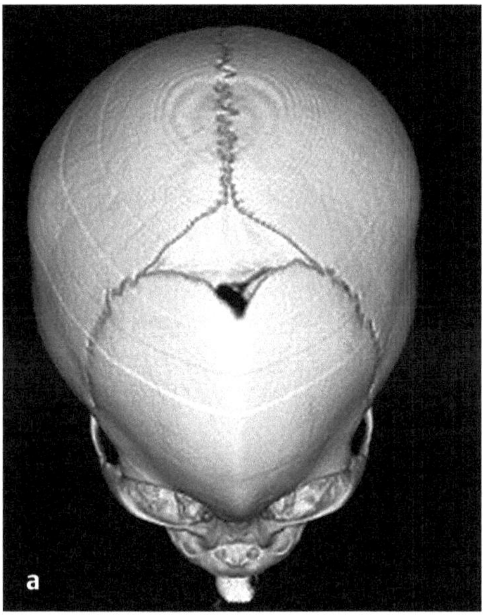

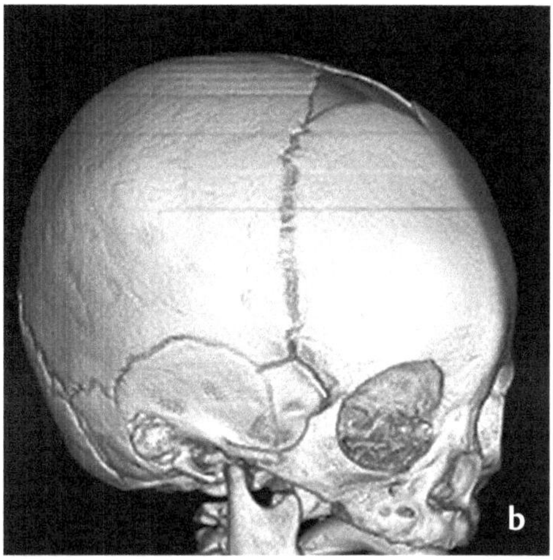

Fig. 58-1. Sexo feminino, 3 anos. Trigonocefalia. TC de crânio com reconstrução 3D (**a**, **b**). Craniossinostose precoce da sutura metópica. Região frontal proeminente com formato triangular. (Fonte: Arquivo pessoal do autor.)

e esclerose do osso parietal. A deformidade decorrente é denominada escafocefalia ou dolicocefalia. Na sinostose precoce da sutura metópica, a região frontal é pontiaguda, sendo denominada trigonocefalia (Fig. 58-1). Na craniossinostose universal, todas as suturas se fecham precocemente e o resultado é a microcefalia. Nessa forma de microcefalia (diferente da decorrente da atrofia cerebral), podem ser observadas convoluções proeminentes da tábua interna e outros sinais de hipertensão intracraniana crônica, com alteração na forma da sela turca.

CALCIFICAÇÕES

A TC tem alta sensibilidade na detecção de calcificações intracranianas e pode ser utilizada na investigação de algumas doenças, demonstrando os padrões de calcificação específicos de cada doença, uma vez que as calcificações fisiológicas são pouco frequentes antes dos seis anos de idade. Assim, ao se detectarem calcificações intracranianas abaixo dessa faixa etária, devem ser investigadas as prováveis causas: sequela de infecção pré-natal (sendo o citomegalovírus, a toxoplasmose e o HIV os agentes mais comumente implicados), doenças metabólicas, anomalias vasculares ou do desenvolvimento (esclerose tuberosa, Sturge-Weber) e mesmo neoplasias.

RESSONÂNCIA MAGNÉTICA (RM)

A RM é um dos métodos de imagem mais versáteis e poderosos disponíveis na neurorradiologia pediátrica. Com base nos princípios da interação entre campos magnéticos e ondas de rádio, a RM produz imagens detalhadas do cérebro e da medula espinhal, sem o uso de radiação ionizante, permitindo a visualização de estruturas anatômicas com excelente resolução espacial e contraste tecidual, desempenhando um papel fundamental na prática da neuropediatria, fornecendo informações essenciais sobre o desenvolvimento, anatomia e patologia do SNC em crianças, particularmente na detecção de alterações congênitas, infecções, tumores cerebrais, lesões vasculares e doenças desmielinizantes.

Com a utilização de protocolos específicos de angiorressonância (angio-RM) é possível estudar os vasos sanguíneos intracranianos, tanto as artérias (angio-RM arterial) quanto as veias (angio-RM venosa), fornecendo informações detalhadas sobre o fluxo sanguíneo arterial e drenagem venosa. Na infância, esses exames podem ser indicados em diversas situações, destacando-se: malformações vasculares (incluindo pesquisa de aneurismas), doenças inflamatórias (p. ex., vasculites), lesões vasculares agudas (acidente vascular encefálico, trombose venosa central etc.), avaliação de tumores vasculares ou tumores que comprimem os vasos intracranianos.

Embora a RM seja uma ferramenta valiosa na avaliação de condições médicas em crianças, esse exame apresenta algumas limitações, e umas delas é a possibilidade de se conseguir fazer um exame satisfatório. Crianças pequenas ou pacientes com dificuldade de permanecer imóveis durante o procedimento podem exigir sedação ou anestesia geral para garantir imagens de alta qualidade, o que pode limitar a disponibilidade desse exame.

Outra limitação é o uso de dispositivos médicos implantados, como marca-passos cardíacos, desfibriladores e implantes cocleares, que podem contraindicar, de forma absoluta, o exame de RM (Quadro 58-1). Atualmente, alguns desses dispositivos são ajustáveis ao campo magnético do aparelho e o exame pode ser realizado, sendo necessário conferir e checar especificamente cada dispositivo (modelo e marca) e avaliar a segurança para a realização do estudo. Em alguns casos, o contraste paramagnético de gadolínio (Gd) pode administrado para aumentar a sensibilidade do exame, principalmente na suspeita de lesões inflamatórias/infecciosas, neoplásicas e vasculares. É um contraste seguro, com um risco muito baixo de reações alérgicas, e, quando ocorrem, são leves na grande maioria das vezes.

Quadro 58-1. Principais contraindicações para ressonância magnética

- Bombas de infusão (inclusive implantáveis)
- Cápsula endoscópica e monitor de medida de pH (pHmetria)
- Cateter de Swan-Ganz e qualquer outro cateter com eletrodos ou dispositivo eletrônico
- Clipes de aneurisma cerebral ferromagnéticos (exceto aqueles especificamente compatíveis)
- Desfibrilador implantável
- Fio-guias intravasculares
- Fixadores ortopédicos externos metálicos não removíveis
- Halos cranianos
- *Holter*
- Implantes dentários magnéticos
- Marca-passo cardíaco (exceto aqueles especificamente compatíveis)
- Monitor de PIC
- Neuroestimuladores e moduladores (espinhais/medulares, intestinais, vesicais e outros)
- Prótese coclear metálica, implantes otológicos e aparelhos auditivos não removíveis
- Próteses internas ortopédicas em pacientes anestesiados, com rebaixamento do nível de consciência, ou conscientes com perda de sensibilidade no local da prótese

PIC: pressão intracraniana.

ALTERAÇÕES CONGÊNITAS

A RM é útil na detecção e caracterização da maioria das malformações congênitas do SNC, como agenesia do corpo caloso, holoprosencefalia, mielomeningocele, entre outras.

Umas das doenças muito bem-avaliadas pela RM é a estenose congênita do aqueduto cerebral, que é a causa comum de hidrocefalia obstrutiva em recém-nascidos e lactentes. A avaliação com RM, por meio de sequências como 3D-CISS/FIESTA, pode demonstrar pequena membrana de tecido que causa obstrução ao fluxo para o quarto ventrículo. Em outras malformações com Chiari do tipo II e Dandy-Walker, observam-se as alterações específicas do parênquima encefálico relacionadas com essas síndromes.

Crianças com atraso no desenvolvimento neurológico podem-se beneficiar da avaliação por RM para descartar anomalias cerebrais congênitas, lesões adquiridas, distúrbios metabólicos ou outras causas subjacentes. Crianças em investigação de Transtorno do Espectro Autista (TEA) podem-se beneficiar do uso da RM por meio espectroscopia de prótons (RM-EP) ao se detectar metabólitos anômalos no parênquima cerebral. Embora os erros inatos de metabolismo (IEM) sejam causas raras de TEA, são significativos por várias razões, incluindo implicações no aconselhamento genético e determinação de prognóstico.

TUMORES CEREBRAIS PRIMÁRIOS NA INFÂNCIA

Tumores cerebrais são uma importante causa de morbidade e mortalidade em crianças. A RM é a modalidade de imagem de escolha para a detecção, caracterização e acompanhamento de tumores cerebrais em pacientes pediátricos. Ela permite uma avaliação detalhada da localização, tamanho, extensão e características dos tumores, orientando decisões de tratamento.[4]

O estudo por imagem dos tumores cerebrais é realizado, preferencialmente, utilizando-se meio de contraste intravenoso. Em caso de suspeita de disseminação liquórica, o estudo do neuroeixo deve ser empregado. Sequências avançadas como espectroscopia e estudo com perfusão podem ser utilizados para avaliação metabólica e de neovascularização tumoral, respectivamente, sendo imprescindíveis para avaliar tumores.

Os tumores, em crianças com menos de dois anos de idade, são, na maioria das vezes, malignos e de grandes dimensões, sendo os mais comuns o tumor neuroectodérmico primitivo, teratoma, astrocitoma (geralmente anaplásico) e papilomas (ou eventualmente carcinomas) do plexo coroide. Os aspectos de imagem mostram, em geral, grandes lesões heterogêneas, com áreas captantes de contraste, podendo ocorrer hidrocefalia.

Tumores da fossa posterior em crianças também são comuns, meduloblastoma e astrocitoma pilocítico são os tipos histológicos mais frequentes nesta topografia (Fig. 58-2).

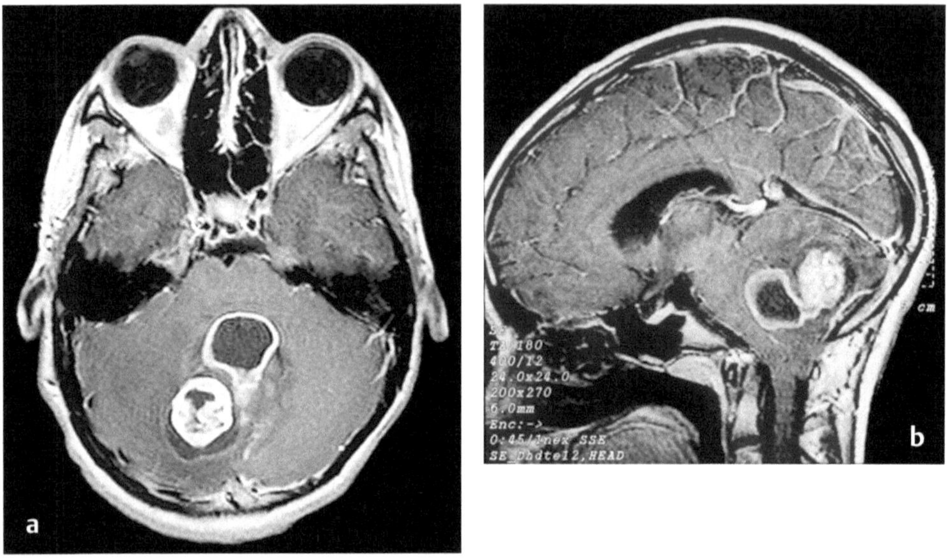

Fig. 58-2. Sexo masculino, 6 anos. Astrocitoma pilocítico. RM, sequências ponderadas em T1 após contraste, cortes axial (**a**) e sagital (**b**) evidenciam lesão expansiva, no vérmis e porção paramediana direita do hemisfério cerebelar com crescimento para o interior do IV ventrículo, sólido-cística, bem-delimitada, com componente sólido intensamente captante de contraste e componente cístico com realce periférico. (Fonte: Arquivo pessoal do autor.)

DOENÇAS INFLAMATÓRIAS

No caso de suspeita de doenças infecciosas com acometimento meníngeo (leptomeningites), o uso da sequência FLAIR após a injeção do meio de contraste é bastante útil na detecção de alterações leptomeníngeas. A impregnação do meio de contraste pelas meninges pode ser observada com maior sensibilidade em estudo por RM. As complicações das meningites incluem hidrocefalia, ventriculite, efusão subdural, empiema subdural e lesões parenquimatosas, como vasculite (arterite e trombose venosa), cerebrite e abscesso. Todas estas alterações podem ser mais bem definidas com RM, particularmente com as sequências ponderadas em difusão, nas quais o conteúdo purulento mostra restrição à difusão.[5] O estudo com RM e espectroscopia (RM-EP) demonstram aumento do pico de aminoácidos, succinato, alanina e lactato no componente purulento do abscesso, respectivamente.

ANORMALIDADES VASCULARES

Nas lesões vasculares, a RM com difusão não só detecta áreas de infarto, mas também fornece informações para estabelecer a etiologia e excluir outras causas. Uma sequência de 3-D TOF (*time-of-flight*) é utilizada para a avaliação de vasos intracranianos (Fig. 58-3).

As oclusões arteriais resultam de trombose ou embolia e, nas crianças, estão associadas a trauma (e consequente dissecção), infecção, desidratação, malformações cardíacas, doenças metabólicas e hematológicas. A RM, por meio do uso da sequência de difusão, é o método mais sensível para detecção de isquemia aguda, sendo possível detectar as alterações cerca de 15 minutos após o ictus com este método.

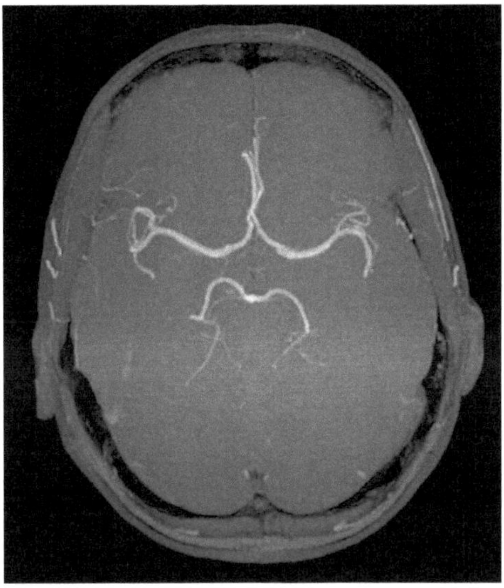

Fig. 58-3. Anatomia normal das principais artérias intracranianas pela angio-RM 3D-TOF. (Fonte: Arquivo pessoal do autor.)

A trombose venosa, na infância, pode ser decorrente de desidratação ou de infecção. A RM com contraste e estudo de angiorressonância venosa (angio-RM) são úteis no diagnóstico. A trombose venosa pode levar à síndrome de hipertensão intracraniana e infartos hemorrágicos subcorticais ou profundos, na dependência do seio venoso acometido. Esses infartos hemorrágicos subcorticais, geralmente, são epileptogênicos e associados a déficits neurológicos focais.

DOENÇAS DESMIELINIZANTES

Doenças desmielinizantes abrangem um largo espectro de distúrbios que afetam a integridade de mielina. A RM com a administração de gadolínio é considerada o padrão ouro na avaliação dessas doenças. Tem importante papel como ferramenta para diagnóstico e para o controle evolutivo dos pacientes, bem como monitorar a resposta à terapia.

A encefalomielite disseminada aguda (ADEM) é uma doença desmielinizante típica da faixa etária pediátrica, que pode acometer simultaneamente o encéfalo e a medula espinhal, cujas lesões são bem demonstradas no exame de RM. Este distúrbio se apresenta com lesões múltiplas e múltiplos déficits neurológicos. Tipicamente, a RM na ADEM mostra lesões grandes ($\geq$ 2 cm), bilaterais e assimétricas, que podem envolver tanto a substância branca como a cinzenta, em geral, todas com realce pelo meio de contraste.[6] Os tálamos e núcleos da base são frequentemente acometidos (Fig. 58-4).

A esclerose múltipla (EM) na faixa pediátrica é de difícil diagnóstico, pois as crianças podem diferir dramaticamente nos aspectos clínicos, de neuroimagem e laboratoriais dos adultos, sendo os exames de RM fundamentais nesse contexto clínico (Fig. 58-5).

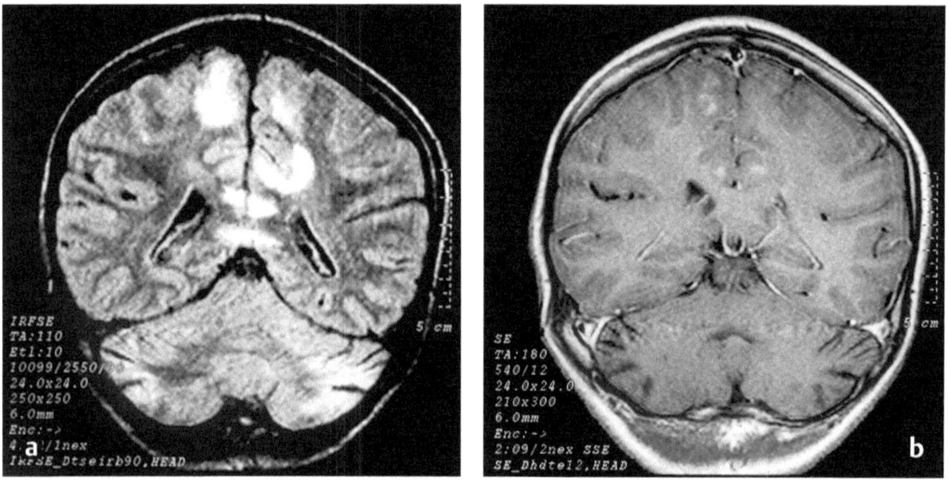

Fig. 58-4. Sexo masculino, 10 anos. ADEM. RM com sequência ponderada em coronal FLAIR (**a**). Coronal T1 após contraste (**b**). Observa-se realce na substância branca subcortical das lesões caracterizadas no FLAIR, denotando que todas as lesões têm atividade inflamatória/desmielinizante em curso, com quebra de barreira hematoencefálica; portanto, estão no mesmo estágio evolutivo (agudas). (Fonte: Arquivo pessoal do autor.)

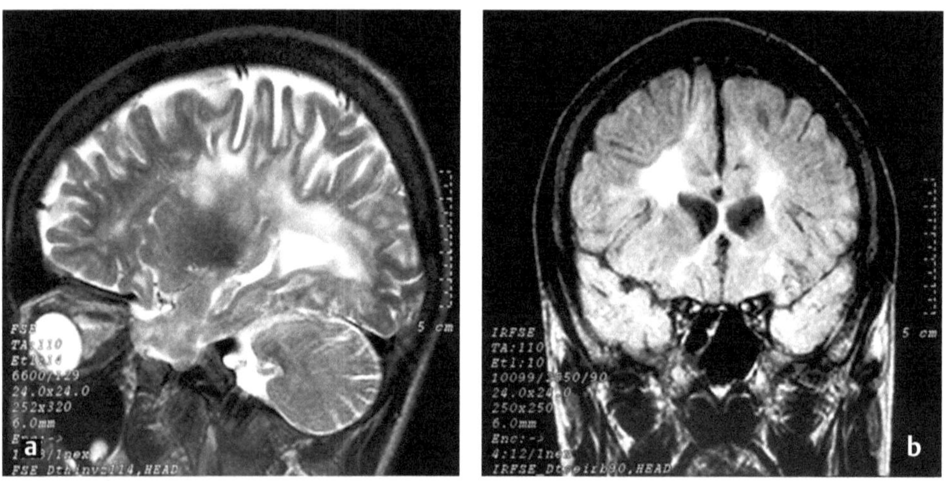

Fig. 58-5. Sexo feminino, 12 anos. Esclerose múltipla. RM com sequência ponderada em sagital T2 (**a**) mostra lesões confluentes, hiperintensas, na substância branca profunda (envolvendo corpo caloso e fórceps maior) e em regiões subcorticais frontoparietais. No corte coronal FLAIR (**b**), há extensas zonas confluentes de hipersinal nos fórceps menores, bilateralmente. (Fonte: Arquivo pessoal do autor.)

DISTÚRBIOS DE CRESCIMENTO

Atualmente, protocolo dirigido da região da sela turca, sem uso de contraste venoso e anestesia, tem sido utilizado para diagnóstico dos distúrbios do eixo hipotálamo-hipofisário relacionados com distúrbios de crescimento.[7]

PONTOS-CHAVE

- A radiografia de crânio tem pouca aplicabilidade.
- A tomografia de crânio é o principal método neurorradiológico a ser utilizado na urgência/emergência.
- A ressonância magnética é o método ideal para avaliar malformações congênitas, tumores do SNC e alterações inflamatórias/infecciosas.
- Na suspeita de lesões vasculares (congênitas ou adquiridas), as técnicas de angio-TC e angio-RM são as mais indicadas.

REFERÊNCIAS BIBLIOGRÁFICAS

1. Shih RY, Burns J, Utukuri PS. ACR Appropriateness Criteria® Head Trauma: 2021 Update. 2021;18 (5):S13-S36.
2. Atlas SW, Lavi E. Magnetic resonance imaging of the brain and spine. 4th ed. Philadelphia: Lippincott-Raven; 2008.
3. Barkovich AJ, Raybaud C. Pediatric neuroimaging. 6th ed. Philadelphia: Lippincott-Raven; 2018.
4. Faerber EN, Roman NV. Central nervous system tumors of childhood. Radiol Clin North Am. 1997; 35:1301-28.
5. Osborn AG, Linscott LL, Salzman KL. Brain imaging pathology and anatomy. 3rd ed. Elsevier; 2024.
6. Pereira FV, Jarry VM, Castro JTS, Appenzeller S, Reis F. Pediatric inflammatory demyelinating disorders and mimickers: How to differentiate with MRI? Autoimmun Rev. 2021 May;20(5):102801.
7. Huang J, Sarma A, Gupta N, Little S, Pruthi S. Noncontrast MRI protocol for selected pediatric pituitary endocrinopathies: A procedure with high diagnostic yield and potential to reduce anesthesia and gadolinium-based contrast exposure. AJNR Am J Neuroradiol. 2021 Oct;42(10):1884-90.

TESTES GENÉTICOS EM NEUROLOGIA INFANTIL

CAPÍTULO 59

Iscia Lopes Cendes

INTRODUÇÃO

Neste capítulo, serão descritos os procedimentos gerais envolvidos no processo de solicitação, interpretação e orientações ao paciente e familiares que devem ocorrer no âmbito do uso dos testes genéticos em pacientes com doenças neurológicas. Além disso, uma discussão mais aprofundada será dada ao diagnóstico genético das epilepsias. Nesse contexto, os testes genéticos são importantes para a determinação da etiologia da epilepsia, e a elucidação etiológica tem cada vez mais implicações para o manejo dos pacientes, devendo ser buscada sempre que possível. Além do mais, o reconhecimento da etiologia genética leva a implicações adicionais, como a possibilidade de estabelecer prognóstico, além de fornecer informações relevantes quando ao risco de recorrência para a prole e para outros familiares do paciente. Essas informações facilitam o planejamento de vida do paciente e dos familiares, tendo inegavelmente um impacto positivo na qualidade de vida. Finalmente é importante salientar que a área de genética das epilepsias é muito dinâmica, com mudanças constantes nos conceitos e nas ferramentas diagnósticas; portanto, as sugestões de como investigar as epilepsias genéticas nesse texto servem como uma orientação geral, e o médico assistente deve-se manter atualizado para fornecer ao paciente o que há de mais recente na literatura.

O reconhecimento da etiologia genética em algumas formas de epilepsia começou a ser explorado na segunda metade do século XX por meio de estudos clínicos e de epidemiologia genética.[1] A partir dos anos 1990, os avanços da genética molecular permitiram comprovar o papel de mutações em genes únicos em casos de epilepsia com recorrência familiar.[2] Já na segunda década do século XXI, com o desenvolvimento das novas tecnologias de sequenciamento do DNA, houve uma revolução na forma como abordamos a indicação de testagem genética, permitindo que a partir do estudo de pacientes individuais se chegasse ao diagnóstico das alterações genéticas de forma mais rápida e com custo acessível.[3,4] Atualmente é possível indicar testes para investigar a etiologia de genética das epilepsias em todos os casos de suspeita de uma origem monogênica da epilepsia.[4,5] A investigação genética tornou-se parte importante da avaliação clínica de alguns pacientes com epilepsia na busca pela etiologia da epilepsia.

Uma etiologia monogênica para a epilepsia significa que basta a presença de uma alteração na sequência do DNA do paciente, mutação ou variante patogênica, que está localizada em um único gene, para que a doença se manifeste.[6] Essa ocorrência se contrasta com doenças de herança poligênica, ou seja, quando é necessário a presença de várias variantes genéticas, geralmente de pequeno efeito individualmente, mas que atuando em conjunto levarão à doença.[6] Vale lembrar que a maioria dos pacientes com epilepsia de etiologia genética apresenta uma herança poligênica, e não monogênica.[4,5] Portanto, é importante reconhecer quais pacientes têm uma maior probabilidade de apresentar uma epilepsia monogênica.

FINALIDADE DO TESTE GENÉTICO

No contexto das epilepsias, os testes genéticos têm a finalidade de estabelecer a etiologia genética da epilepsia. O teste genético não é indicado para confirmar o diagnóstico de epilepsia, pois este é realizado de acordo com critérios clínicos.[7] Algumas vezes, o diagnóstico etiológico pode: **i)** auxiliar no planejamento terapêutico, **ii)** no estabelecimento do prognóstico e, no caso específico da etiologia genética, no **iii)** aconselhamento genético, ou seja, no estabelecimento de riscos de recorrência na família. Estes itens serão melhor detalhados abaixo, no entanto é importante salientar que, mesmo sem a ocorrência das vantagens listadas acima, o estabelecimento da etiologia é importante, pois vem responder uma pergunta muito frequente dos pacientes e dos pais sobre o que causou a doença. Principalmente nas situações de epilepsia de difícil controle e associadas a atraso do desenvolvimento neuropsicomotor, o estabelecimento da etiologia traz benefícios psicológicos evidentes, ajudando na melhor aceitação da doença e maior disposição em seguir com o tratamento indicado.[4]

Já existem situações nas quais o diagnóstico genético das epilepsias indica o tratamento, e, entre essas situações, podemos citar as epilepsias de origem metabólica para as quais a identificação da alteração genética/metabólica pode indicar tratamentos específicos.[6] Existem também situações nas quais a identificação da alteração genética pode orientar o tipo de medicação anticrise a ser usado ou evitado, p. ex., Dravet com mutação em *SCN1A*.[8] É importante notar ainda que existe muito interesse na pesquisa de tratamentos que sejam dirigidos ao defeito genético e para o médico se manter atualizado nessa área.[9]

RECONHECENDO AS DOENÇAS MONOGÊNICAS

Muitas doenças monogênicas apresentam recorrência familiar de acordo com um padrão clássico de herança genética, autossômico dominante, autossômico recessivo, dominante ligado ao cromossomo X e recessivo ligado ao cromossomo X.[6] Portanto, o reconhecimento de um dos padrões de herança citados acima indica fortemente que a doença segregando na família é monogênica. Dessa forma, a realização de uma história familiar incluindo, pelo menos, três gerações é essencial. Além disso, a representação gráfica da história familiar por meio da construção do heredograma auxilia no reconhecimento do padrão de herança.[6]

Assim, em uma **herança autossômica dominante**, encontramos proporção semelhante de homens e mulheres afetados, indivíduos afetados em mais de uma geração, indivíduos afetados que têm um dos pais afetados, e existe transmissão de pai para filho (transmissão de homem para homem). Desse modo, no caso de um dos pais afetados, haverá uma chance de 50% de transmissão para os filhos. Na **herança autossômica recessiva,** se houver recorrência da doença, ela acontece na mesma irmandade, não há diferenças notáveis em relação ao número de homens e mulheres afetados, e, em geral, os pais de um paciente não são afetados, mas ambos são portadores assintomáticos da mutação (em estado de heterozigose). Pode haver consanguinidade entre os pais.

A probabilidade de transmissão para a prole de pais portadores é de 50%. Na **herança dominante ligada ao cromossomo X**, os homens podem apresentar quadro clínico mais grave ou mesmo letalidade, e, nesse último caso, somente serão identificadas mulheres afetadas, sendo a transmissão da doença por mulheres afetadas que terão uma probabilidade de 50% de transmiti-la para a prole. Finalmente, na **herança recessiva ligada ao cromossomo X**, serão vistos somente homens afetados que herdaram o cromossomo X contendo a mutação de suas mães que não são afetadas, mas apenas portadoras da mutação (estado de heterozigose), e as mulheres portadoras têm uma chance de 50% de transmitir a doença para filhos homens.[6]

TIPOS DE TESTES GENÉTICOS E SUAS INDICAÇÕES

Testes genéticos são desenhados para identificar alterações genéticas específicas. Mesmo nos dias de hoje, com a toda a evolução tecnológica que possibilita o uso de testes genômicos, ou seja, testes que permitem examinar o genoma completo ou grandes porções do genoma, é necessário saber qual o tipo de alteração genética se deseja examinar a fim de indicar o melhor tipo de teste.[4] Assim, de uma forma didática, podemos dizer que existem testes para **i)** examinar alterações na sequência do DNA, ou **ii)** examinar alterações estruturais dos cromossomos.[4,10] Portanto, para indicar o melhor teste genético para as diferentes síndromes epilépticas, é necessário conhecimento prévio do tipo de alteração genética que ocorre mais frequentemente em cada uma dessas síndromes. Esse tipo de conhecimento pode ser adquirido na literatura e tem sofrido rápido avanço na medida em que há um aumento progressivo de pacientes testados relatados na literatura. Além disso, com a implantação na prática clínica das novas tecnologias de sequenciamento massivo de DNA, especialmente **o sequenciamento completo do genoma**, passará a ser possível investigar os dois tipos de alterações com um único teste, utilizando diferentes algoritmos de análise.[11] No entanto, esse tipo de teste, sequenciamento completo do genoma, não está plenamente incorporado no arsenal clínico globalmente e, principalmente, não é disponível neste momento, no Brasil, como um teste de uso clínico, apenas na forma de alguns projetos de pesquisa. Desse modo, permanece a recomendação de considerar o tipo de alteração genética a ser investigada para orientar a solicitação do teste genético.

Aqui cabe uma observação importante, a Sociedade Brasileira de Genética Médica e Genômica elaborou um documento sobre testes genéticos que informa sobre parâmetros técnicos de qualidade para os testes genéticos oferecidos no Brasil.[12]

Nesse documento, existem informações importantes que devem ser consultadas por todos os médicos antes da solicitação de exames genéticos para seus pacientes, pois contêm uma série de parâmetros técnicos que devem ser exigidos pelo médico ao laboratório. Há também informações sobre como o laudo deve ser elaborado pelo laboratório, sobre a correspondência entre testes, e sobre o diálogo que deve existir entre o médico solicitante e o laboratório, a fim de otimizar o diagnóstico genético. Isso inclui a importância do detalhamento das informações clínicas na requisição ao laboratório.

Para as alterações na sequência do DNA, são recomendados os testes que examinam essa sequência, com base no sequenciamento do DNA, como o sequenciamento de genes únicos, painéis de genes candidatos ou o sequenciamento completo do exoma, que examina as sequencias codificantes de todos os genes humanos. A escolha de qual dos testes é a mais indicada vai depender se há um gene único responsável pelo tipo de epilepsia em investigação, ou, pelo menos, pela maior proporção de casos dentre os fenótipos específicos.

Um exemplo dessa situação é a síndrome de Dravet, uma forma de encefalopatia epiléptica na qual quase 90% dos casos acontecem por alterações no gene *SCN1A*, sendo que, em 80% das vezes, essa alteração é uma mutação na sequência do *SCN1A*.[13] Nesse caso, o teste de escolha inicial seria o sequenciamento específico do gene *SCN1A* ou até um painel de genes que contenha o gene *SCN1A*.

No entanto, para a maioria das epilepsias monogênicas, existe um conjunto de genes que podem ser considerados candidatos a conter mutações. Atenção, aqui é importante salientar que, por se tratar de doenças monogênicas, esperamos que cada paciente terá alteração em um só gene, porém pacientes diferentes podem ter alterações em genes diferentes. Como exemplo, temos o grupo das encefalopatias epilépticas e/ou do desenvolvimento, para as quais centenas de genes diferentes já foram identificados.[14] Nesse caso, o mais indicado seria começar pelo sequenciamento de um painel de genes. Alternativamente, pode-se escolher como teste inicial o sequenciamento completo do exoma que se comporta como um "grande painel" e permite que, à medida que novos genes candidatos para epilepsia são identificados, seja possível reanalisar os dados do sequenciamento. Uma outra vantagem da utilização do exoma é que já existem hoje algoritmos que podem analisar a presença de alterações cromossômicas estruturais nos dados do exoma. No entanto, o sequenciamento do exoma não é considerado o teste de escolha para pesquisar alterações estruturais cromossômicas e qualquer resultado encontrado no exoma terá que ser validado usando uma técnica específica para as alterações estruturais cromossômicas.[11] De maneira similar, se uma análise de alterações cromossômicas estruturais realizada em dados de exoma não identificar alteração, isso não necessariamente significa que esta não exista, e testes dirigidos a essas alterações devem ser solicitados para complementar a investigação genética. Outra informação importante acerca do exoma é que este não inclui o sequenciamento do DNA mitocondrial, portanto, nos casos de suspeita de mutações do DNA mitocondrial, deve-se solicitar um teste específico de sequenciamento do DNA mitocondrial ou, se a hipótese diagnóstica for mais ampla, um exoma com sequenciamento do DNA mitocondrial.

Para a pesquisa de alterações cromossômicas estruturais, os testes indicados vão desde **i)** o cariótipo com bandeamento G, indicado para alterações estruturais passíveis de visualização pelo microscópio óptico; **ii)** os testes dirigidos para alterações submicroscópicas específicas, como a hibridação *in situ* por fluorescência (FISH, do inglês *fluorescence in situ hybridization*) e amplificação dirigida por ligações múltiplas (MLPA, do inglês *multiple ligation probe amplification*).[12,15] Esses são testes dirigidos para alterações especificas, assim, na solicitação ao laboratório, é necessário complementar a solicitação com a indicação do gene, região cromossômica ou fenótipo que deve ser investigado, como: FISH para síndrome de Down ou FISH para trissomia do cromossomo 21 e MLPA para o gene *SCN1A*. Finalmente, **iii)** existem os chamados testes genômicos para alterações estruturais que podem detectar variantes submicroscópicas em qualquer região do genoma, microarranjo cromossômico, microarranjo CGH (do inglês *complete genome hybridization*) ou microarranjo de SNPs (do inglês *single nucleotide polymorphisms*). Nesse caso, a solicitação ao laboratório pode ser feita pelo pedido mais abrangente de microarranjo cromossômico, já que as outras duas denominações que indicam plataformas específicas para a realização desses testes podem ser intercambiáveis, mas devem ter uma resolução mínima que deve ser exigida pelo médico solicitante. Para maiores informações sobre os parâmetros técnicos de equivalência, consultar o documento técnico da Sociedade Brasileira de Genética Médica e Genômica citado na referência.[12]

CONSIDERAÇÕES SOBRE A INTERPRETAÇÃO DOS RESULTADOS DOS TESTES GENÉTICOS

Com a disponibilização de testes genéticos amplos, não dirigidos a uma única alteração genética, houve um grande progresso na capacidade de se realizar o diagnóstico genético na prática. Uma denominação para esses testes, que inclui o sequenciamento completo do exoma, o sequenciamento completo do genoma e o microarranjo cromossômico, pode ser Testes Genômicos, ou seja, testes capazes de pesquisar o genoma completo (genoma e microarranjo cromossômico) ou regiões importantes do genoma em um único exoma. Apesar das inúmeras vantagens no uso clínico desses testes, eles também criaram situações novas em relação à interpretação dos resultados, já que podem acessar informação muito além do que é conhecido no momento, ou seja, que não necessariamente é passível de interpretação com o conhecimento atual disponível. Essa situação impôs a necessidade de uma padronização para orientar a interpretação dos resultados no contexto clínico e consequentemente a elaboração dos laudos.

Desse modo, sociedades internacionais publicaram artigos de boas práticas para a classificação de variantes genéticas e que devem ser seguidas pelos laboratórios, lembrando que cabe ao médico exigir que os laudos dos exames sejam elaborados de acordo com essas diretrizes. Assim, recomenda-se que as variantes de sequência encontradas no exoma, ou em painéis de genes, e alterações estruturais cromossômicas sejam classificadas em categorias: **benignas**, **provavelmente benignas**, **provavelmente patogênicas**, **patogênicas ou variantes de significado incerto** (VUS, do inglês *variants of unknown significance*).[15,16] Nessas publicações constam também os critérios para cada uma das classes e recomendações de quais classes de variantes devem ser descritas no laudo laboratorial. Dessa forma, as variantes que podem ser inequivocamente associadas ao fenótipo apresentado pelo paciente são as patogênicas classe 5 ou provavelmente patogênicas classe 4. Aqui cabem considerações sobre as variantes de significado incerto (classe 3), já que essa é uma categoria que denota dúvida na classificação da variante. Ou seja, essas variantes não podem ser classificadas com o conhecimento atual que se dispõe no momento e,[16] portanto, não devem ser usadas para tomada de decisão clínica. A recomendação é que VUS devem ser reavaliadas no futuro à luz de novos conhecimentos da literatura ou na dependência de informações complementares obtidas pelo médico (p. ex., recorrência familiar da doença), ou testes adicionais que devem ser solicitados pelo clínico (p. ex., estudo dos pais indicando uma alteração *de novo* no paciente e ausente nos pais).

Um teste genômico, principalmente o sequenciamento do exoma e do genoma, que resultar negativo, sem variantes patogênicas ou provavelmente patogênicas que possam explicar o fenótipo no momento, deve ser reavaliado no futuro.[12] Para tanto, é necessário que o médico esteja informado sobre a política de armazenamento dos dados do laboratório para garantir que eles serão preservados e por quanto tempo. É importante também que o médico conheça a política de reanálise dos laboratórios, ou após quanto tempo exames negativos ou inconclusivos (com a presença de VUS) serão reanalisados.

Finalmente, uma questão muito relevante no contexto dos testes genômicos é a possibilidade de se encontrar variantes patogênicas ou provavelmente patogênicas em genes não ligados ao fenótipo que motivou o teste, mas que podem ser relevantes para a saúde do paciente, como genes de predisposição ao câncer, genes de predisposição a condições de início mais tardio na vida e para as quais existem medidas preventivas que podem evitar, retardar ou minimizar os efeitos da doença no futuro.[17,18] Esses são achados secundários passíveis de intervenção no momento e que podem alterar o prognóstico do paciente se uma ação médica for tomada de imediato. Para lidar com essa situação de achados secundários para quais decisões médicas são disponíveis no momento existem também recomendações internacionais que, no geral, indicam que esses achados devem ser também pesquisados nos testes genômicos (exoma e genoma) e fornecem uma lista de quais achados são relevantes para a tomada de decisão médica.[17,18] No entanto, essas mesmas recomendações enfatizam que os pacientes e familiares devem ser informadas, no momento das orientações pré-teste, sobre a possibilidade desses achados e devem consentir ou não na busca por esses achados. Na eventualidade dos consulentes decidirem que não estão interessados nessa informação, o laboratório deve ser avisado para nem mesmo pesquisar tais variantes nos dados do paciente. Em vigência da opção de receber as informações sobre os achados secundários, o médico deve estar preparado para fornecer essas informações na sessão de orientação pós-teste, tendo a alternativa de encaminhar o paciente para um colega da especialidade que pode oferecer o acompanhamento adequado da condição (p. ex., pediatra, oncologista, cardiologista e outros).

SUGESTÕES DE TESTES PARA CONDIÇÕES ESPECÍFICAS: EXEMPLOS DE ALGORITMOS DE RACIOCÍNIO CLÍNICO PARA SOLICITAÇÃO DE TESTES GENÉTICOS PARA AS EPILEPSIAS

Como salientado anteriormente neste capítulo, somente existe indicação para testagem genética nos casos de epilepsia monogênica. Apesar de uma definição clara, nem sempre é simples reconhecer esses casos na prática clínica. Portanto, citamos algumas situações mais frequentes, a seguir.

- *Epilepsias com recorrência familial*: nessa categoria estão incluídas síndromes raras de caráter familial e que são frequentemente herdadas de forma autossômica dominante. Nesses casos, a história familial de recorrência é elucidada pelo heredograma. Como exemplo, temos a epilepsia frontal com crises noturnas, com mutações no gene *CHRNA4*, e a epilepsia focal autossômica dominante, com crises auditivas e mutações no gene *LGI1*.[19-21] Nesta última, no entanto, nem sempre a história familiar é encontrada, pois a presença de penetrância incompleta é frequente; portanto, ao se reconhecer o fenótipo, mesmo sem história familiar, o teste genético pode ser oferecido. Em ambos os casos, indica-se testagem usando o sequenciamento de gene único ou o sequenciamento de painel de genes que incluam os candidatos: *CHRNA4* e *LGI1*.
- *Epilepsias de etiologia metabólica*: deficiência de GLUT1,[22] lipofuscinose neuronal do tipo 2, CLN2,[23] epilepsia dependente de piridoxina, com mutações no gene *ALDH7A1*,[24] e muitas outras.[25,26] Nesses casos, após a suspeita clínica a confirmação pode ser realizada por testes metabólicos específicos e/ou testes genéticos. Atualmente, com a maior facilidade e rapidez de obtenção dos resultados, observa-se na prática clínica que, muitas vezes, os testes moleculares são solicitados inicialmente e complementados posteriormente pelo teste metabólico específico. Em geral, são condições de herança autossômica recessiva ou recessivas ligadas ao X. Sugere-se aqui o uso de um painel de sequenciamento de genes envolvidos em doenças metabólicas ou o sequenciamento do exoma.
- *Síndromes de epilepsia mioclônica progressiva*: incluindo aqui encefalomiopatias mitocondriais, as síndromes de epilepsia mioclônica com fibras vermelhas rajadas (MERRF) e encefalopatia mitocondrial com episódios similares à AVC (MELAS), ambas causadas por mutações no DNA mitocondrial. As lipofuscinoses ceroides neuronais, as sialidoses, a doença de Lafora, a doença de Unverridt-Ludborag, entre outras, são causas raras de

epilepsia.[27] Nesses casos, sugere-se painel de sequenciamento de genes envolvidos nas epilepsias e que contenham os principais genes candidatos para as epilepsias mioclônicas progressivas, exoma ou ainda teste específico para as alterações mitocondriais ou exoma com inclusão do sequenciamento do DNA mitocondrial. Aqui cabe uma nota: as chamadas doenças mitocondriais podem ser causadas por alterações no DNA mitocondrial, como no caso das síndromes de MERRF e MELAS, ou por alterações no DNA nuclear, mas que codificam genes que se expressam nas mitocôndrias, como as síndromes de Leigh e Alpers, também conhecidas como doenças relacionadas com mutações no gene *POLG*.[28] Desse modo, se houver suspeita de mutação no DNA mitocondrial, o teste genético deve conter o estudo deste.

- *Encefalopatias epilépticas e/ou do desenvolvimento*: o maior impacto dos testes genéticos na prática clínica acontece nesse grupo de epilepsias. Atualmente, com o uso de painéis gênicos e do exoma, podemos confirmar a etiologia genética em aproximadamente 30% dos pacientes com encefalopatia epiléptica e/ou do desenvolvimento.[13,14] O rendimento diagnóstico dos testes genéticos pode ser acima de 85% na síndrome de Dravet, causado principalmente por mutações em *SCN1A*.[13] Uma outra particularidade de pacientes com síndrome de Dravet é que, em aproximadamente 10% dos pacientes com alterações em *SCN1A*, essas não são do tipo de alterações de sequência e sim alterações estruturais cromossômicas como deleções e inserções intragênicas.[13] Nesses casos, como já mencionado anteriormente nesse capítulo, é possível que testes por sequenciamento (painel ou exoma) não sejam capazes de identificar a alteração, sendo necessário o uso de MLPA para o gene *SCN1A*. Isso posto, sugerimos que a investigação de pacientes com síndrome de Dravet seja feita pelo sequenciamento específico do gene *SCN1A*, complementada pelo MLPA para este mesmo gene, se o primeiro for negativo, ou um painel de sequenciamento para genes ligados a epilepsia e que contenham o gene *SCN1A*, complementado pelo MLPA para o *SCN1A*, se o painel for negativo. Já para as situações clínicas nas quais o diagnóstico clínico de síndrome de Dravet não é preponderante, sugerimos iniciar a investigação pelo painel de sequenciamento ou pelo exoma, considerando a discussão feita nesse capítulo em relação as vantagens e desvantagens dos dois testes. Além disso, se a suspeita de uma alteração cromossômica estrutural para a etiologia da epilepsia estiver presente, sugere-se o uso do exoma com a inclusão da análise de variantes estruturais. Novamente, alertamos para a discussão feita neste capítulo sobre as limitações do exoma para a identificação de variações cromossômicas estruturais. Vale aqui ressaltar que, na maioria dos pacientes com encefalopatia epiléptica e/ou do desenvolvimento, as mutações (ou variantes patogênicas ou provavelmente patogênicas) encontradas estão em estado de heterozigose, quando basta a presença de mutação em um único alelo para que a doença se manifeste. Porém, em geral, essas mutações não são herdadas, acontecendo *de novo* nos pacientes.[13,14] Fato que tem implicações importantes para o estabelecimento do risco de recorrência no âmbito do aconselhamento genético dos pais. Contudo, para o estabelecimento de que a mutação provavelmente não foi herdada dos pais, é fundamental que eles também sejam testados. Em se estabelecendo que os pais não apresentam a mutação, o risco de recorrência na prole não será aquele das epilepsias autossômicas dominantes (50%), mas também não será zero. Isso porque existe a possibilidade de que um dos pais apresente em suas células reprodutivas (óvulo ou espermatozoide) algumas células com a mutação, condição conhecida como mosaicismo germinativo.[6] Essa condição já foi relatada na literatura, principalmente para mutações em *SCN1A*.[29] Em razão da complexidade do aconselhamento genético nessas situações de possibilidade de mosaicismo germinativo, sugere-se que a orientação seja realizada por um médico geneticista, o qual terá condições de responder adequadamente a todos os questionamentos dos pais em relação a esse assunto.

- *Malformações do desenvolvimento cortical*: várias síndromes de malformações do desenvolvimento cortical que causam epilepsia têm causa monogênica, entre essas podemos citar o complexo lissencefalia/heterotopia subcortical em banda, genes *LIS1* e *DCX*, e heterotopia nodular periventricular, gene *FLNA*, entre outras.[21,30] Desse modo, existe a indicação de investigação genética nesses pacientes, e, assim, sugerimos o uso de painéis de sequenciamento de genes que incluam os genes candidatos para essas malformações ou o exoma com análise de alterações cromossômicas estruturais. Já para as displasias corticais focais, a investigação de uma etiologia genética monogênica pode ser feita, mas ela não está presente na maioria dos pacientes.[31] Importante notar que aqui não discutimos alterações somáticas no tecido cerebral, pois essas não têm ainda indicação de uso na rotina clínica.
- *Situação especial na qual o teste do cariótipo é o exame de escolha*: existe um fenótipo no qual o exame do cariótipo é o teste genético de escolha para o diagnóstico. Trata-se da síndrome do cromossomo 20 em anel.[32]

CONSIDERAÇÕES FINAIS

Solicitar e interpretar testes genéticos pode ser uma tarefa difícil para o médico de outras especialidades que não o geneticista. A informação genética é complexa o que se reflete na interpretação do resultado do teste genético. Assim, os testes genéticos não podem ser encarados como outros exames comumente solicitados pelo médico. É essencial que ocorra uma discussão mais detalhada com o paciente e familiares a respeito do que esperar em relação ao teste genético, nas sessões de orientação pré-teste. Nessa discussão devem ser informados a complexidade da informação genética, a possibilidade de resultados negativos ou inconclusivos (p. ex., o encontro de VUS) e a real taxa de positividade que se espera do teste a ser solicitado. É também essencial abordar qual a probabilidade de que um teste positivo vá alterar o curso de tratamento do paciente. Além disso, deve ser informado que o resultado do teste genético pode mudar à medida que novos conhecimentos são gerados pela ciência, ou seja, que, diferentemente da maioria dos exames médicos, o resultado do teste genético, e principalmente a interpretação desse resultado, pode ser alterado no futuro, e, portanto, cabe não apenas uma reanálise de testes negativos ou inconclusivos, mas também uma nova discussão dos resultados e suas implicações para o paciente em consultas futuras. Como já ressaltado anteriormente nesse capítulo, é na orientação pré-teste que deve ser também discutida a questão dos achados incidentais e chegar a um acordo de como proceder nesses casos. Finalmente, na consulta pré-teste, deve ser tomada a decisão se o teste genético será ou não solicitado, o que deve acontecer de comum acordo entre paciente/família e médico.

A apresentação dos resultados deve ser seguida de uma sessão de orientação pós-teste na qual a interpretação dos resultados no contexto clínico deve ser apresentada pelo médico ao(s) consulente(s). Nessa sessão, devem ser discutidas todas as implicações do resultado para o tratamento do paciente e os riscos de recorrência para a prole do paciente e dos familiares (p. ex., prole dos pais). É também nesse momento pós-teste que as alterativas de reprodução assistida devem ser também discutidas. O médico assistente deve também abordar a necessidade de outros exames para complementar o diagnóstico, como, por exemplo, o exame dos pais. Fica, portanto, claro que o médico assistente deve estar preparado para fornecer uma série de informações relativas ao teste genético nas sessões pré- e pós-teste, e pode referir o paciente e familiares a um médico geneticista, profissional que é treinado para lidar com todas essas questões.

PONTOS-CHAVE

- Testes genéticos exigem orientação pré-teste, incluindo a complexidade da informação genética, a possibilidade de resultados negativos/inconclusivos e a real taxa de positividade que se espera, assim como a probabilidade de que um teste positivo vá alterar o curso de tratamento.
- A apresentação dos resultados deve ser seguida de uma sessão de orientação pós-teste na qual deve ser discutido o resultado e todas as suas implicações para o tratamento e os riscos de recorrência para a prole do paciente e dos familiares, podendo-se referir o paciente a um médico geneticista.
- Herança autossômica dominante é caracterizada por afetados de proporção semelhante em homens e mulheres, em mais de uma geração, um dos pais afetados e existe transmissão de pai para filho.
- Na herança autossômica recessiva, se houver recorrência da doença, ela acontece na mesma irmandade, não há diferenças notáveis em relação ao número de homens e mulheres afetados, e, em geral, os pais não são afetados, mas ambos são portadores assintomáticos da mutação, podendo haver consanguinidade entre os pais.
- Na herança dominante ligada ao cromossomo X, os homens podem apresentar quadro clínico mais grave ou mesmo letalidade, e, nesse último caso, somente serão identificadas mulheres afetadas. Na herança recessiva ligada ao cromossomo X, apenas os homens são afetados.
- Ao se considerar a avaliação genética das epilepsias, é preciso lembrar que a maioria dos pacientes com epilepsia de etiologia genética apresentam uma herança poligênica, e não monogênica.
- O diagnóstico genético das epilepsias pode auxiliar no planejamento terapêutico, no estabelecimento do prognóstico e no aconselhamento genético. Em algumas situações, indica-se o tratamento, como nas epilepsias de origem metabólica, ou pode-se indicar o tipo de medicação anticrise a ser usada ou evitada, como na síndrome de Dravet.

REFERÊNCIAS BIBLIOGRÁFICAS

1. Helbig I, Heinzen EL, Mefford HC; ILAE Genetics Commission. Primer Part 1-The building blocks of epilepsy genetics. Epilepsia. 2016 Jun;57(6):861-8.
2. Berkovic SF, Scheffer IE. Epilepsies with single gene inheritance. Brain Dev. 1997 Jan;19(1):13-8.
3. Genomics and Medicine. National Institute of Health, EUA. https://www.genome.gov/health/Genomics-and-Medicine#:~:text=Genomic%20medicine%20is%20an%20emerging,implications%20of%20that%20clinical%20use. Acessado em 18/07/2024.
4. Ottman R, Hirose S, Jain S, Lerche H , Lopes-Cendes I, Noebels JL, et al. Genetic testing in the epilepsies--report of the ILAE Genetics Commission. Epilepsia 2010 Apr;51(4):655-70.
5. Dwivedi R, Kaushik M, Tripathi M, Dada R, Tiwari P. Unraveling the genetic basis of epilepsy: Recent advances and implications for diagnosis and treatment. Brain Res. 2024 Jul 18;1843:149120.

6. Nussbaum R, Mcinnes R, Willard H. Thompson & Thompson genética médica. 8ª ed. Rio de Janeiro, RJ: Guanabara Koogan; 2016.
7. Fisher RS, Carlos Acevedo C, Arzimanoglou A, Bogacz A, Helen Cross JH, Elger CE, et al. A practical clinical definition of epilepsy. Epilepsia. 2014;55(4):475-82.
8. Wirrell EC, Hood V, Kelly G, Knupp KG, Meskis MA, Nabbout R, et al. International consensus on diagnosis and management of Dravet syndrome. Epilepsia, 2022;63:1761-77.
9. Landmark CJ, Potschka H, Auvin S, Wilmshurst JM, Johannessen SI, Trenité DK-N, et al. The role of new medical treatments for the management of developmental and epileptic encephalopathies: Novel concepts and results. Epilepsia. 2021 Apr;62(4):857-73.
10. Boycott KM, Vanstone MR, Bulman DE, MacKenzie AE. Rare-disease genetics in the era of next-generation sequencing: discovery to translation. Nat Rev Genet. 2013;14:681-91.
11. Hehir-Kwa JY, Pfundt R, Veltman AJ. Exome sequencing and whole genome sequencing for the detection of copy number variation. Expert Rev Mol Diagn. 2015;15(8):1023-32.
12. Sociedade Brasileira de Genética Médica e Genômica. Parecer Técnico da Sociedade Brasileira de Genética Médica e Genômica sobre Testes Genéticos: Volume 1 - Recomendações sobre a Qualidade Técnica e Laudo dos Principais Exames em Genética Médica. https://www.sbgm.org.br/uploads/PARECER%20T%C3%89CNICO%20DA%20SOCIEDADE%20BRASILEIRA%20DE%20GEN%C3%89TICA%20M%C3%89DICA%20E%20GEN%C3%94MICA%20SOBRE%20TESTES%20GEN%C3%89TICOS%20FINAL.pdf). Acessado em: 18 set 2024.
13. Gonsales MC, Montenegro MA, Preto P, Guerreiro MM, Coan AC, Quast MP, et al. Multimodal analysis of SCN1A missense variants improves interpretation of clinically relevant variants in Dravet Syndrome. Front Neurol. 2019 Mar 28;10:289.
14. Gonsales MC, Montenegro MA, Soler CV, Coan AC, Guerreiro MM, Lopes-Cendes I. Recent developments in the genetics of childhood epileptic encephalopathies: impact in clinical practice. Arq Neuropsiquiatr. 2015 Nov;73(11):946-58.
15. Silva M, de Leeuw N, Mann K, Schuring-Blom H, Morgan S, Giardino D, et al. European guidelines for constitutional cytogenomic analysis. Eur J Hum Genet. 2019 Jan;27(1):1-16.
16. Richards S, Aziz N, Bale S, Bick D, Das S, Gastier-Foster J, et al. Standards and guidelines for the interpretation of sequence variants: a joint consensus recommendation of the American College of Medical Genetics and Genomics and the Association for Molecular Pathology. Genet Med. 2015;17(5):405-24.
17. Green RC, Berg JS, Grody WW, Kalia SS, Korf BR, Martin CL, et al. American College of Medical Genetics and Genomics. ACMG recommendations for reporting of incidental findings in clinical exome and genome sequencing Genet Med. 2013 Jul;15(7):565-74.
18. Green RC, Berg JS, Grody WW, Kalia SS, Korf BR, Martin CL, et al. Genet Corrigendum: ACMG recommendations for reporting of incidental findings in clinical exome and genome sequencing. Med. 2017 May;19(5):606.
19. Cendes F, Kobayashi E, Lopes-Cendes I. Familial temporal lobe epilepsy with auditory features. Epilepsia. 2005;46(Suppl 10):59-60.
20. Scheffer IE, Bhatia KP, Lopes-Cendes I, Fish DR, Marsden CD, et al. Autosomal dominant nocturnal frontal lobe epilepsy. A distinctive clinical disorder. Brain. 1995,118:61-73.
21. Tsuneda SS, Torres FR, Montenegro MA, Guerreiro MM, Cendes F, Lopes-Cendes I. A new missense mutation found in the FLNA gene in a family with bilateral periventricular nodular heterotopia (BPNH) alters the splicing process. J Mol Neurosci. 2008 Jun;35(2):195-200.
22. Gavrilovici C, Rho JM. Metabolic epilepsies amenable to ketogenic therapies: Indications, contraindications, and underlying mechanisms. J Inherit Metab Dis. 2021 Jan;44(1):42-53.
23. Schulz A, Ajayi T, Specchio, Emily de Los Reyes N, Gissen P, Ballon D, Dyke JP, et al. CLN2 study group. N Engl J Med. 2018;378:1898-907.
24. Laciak AR, Korasick DA, Wyatt JW, Gates KS, Tanner JT. Structural and biochemical consequences of pyridoxine-dependent epilepsy mutations that target the aldehyde binding site of aldehyde dehydrogenase ALDH7A1. FEBS J. 2020 Jan;287(1):173-89.
25. Campistol J. Epilepsy in inborn errors of metabolism with therapeutic options. Semin Pediatr Neurol. 2016 Nov;23(4):321-31.

26. Reddy C, Saini AG. Metabolic epilepsy. Indian J Pediatr. 2021 Oct;88(10):1025-32.
27. Cameron JM, Ellis CA, Berkovic SF; ILAE Genetics Commission; ILAE Genetic Literacy Task Force. ILAE Genetics Literacy series: Progressive myoclonus epileptic disord. 2023 Oct;25(5):670-80.
28. Zimmern V, Minassian B. Progressive myoclonus epilepsy: A scoping review of diagnostic, phenotypic and therapeutic advances. Genes (Basel). 2024 Jan 27;15(2):171.
29. Myers CT, Hollingsworth G, Muir AM, Schneider AL, Thuesmunn ZT, Knupp A, et al. Parental mosaicism in "de novo" epileptic encephalopathies. N Engl J Med. 2018 Apr 26; 378(17):1646-8.
30. Torres FR, Montenegro MA, Marques-De-Faria AP, Guerreiro MM, Cendes F, Lopes-Cendes I. Mutation screening in a cohort of patients with lissencephaly and subcortical band heterotopia. Neurology. 2004 Mar 9;62(5):799-802.
31. Blümcke I, Coras R, Busch RM, Morita-Sherman M, Lal D, Prayson R, et al. Toward a better definition of focal cortical dysplasia: An iterative histopathological and genetic agreement trial. Epilepsia. 2021 Jun;62(6):1416-28.
32. Peron A, Catusi I, Recalcati MP, Calzari L, Larizza L, Vignoli A, et al. Ring chromosome 20 syndrome: Genetics, clinical characteristics, and overlapping phenotypes. Front Neurol. 2020 Dec 8;11:613035.

Parte XVII

APÊNDICE

Lisiane Seguti Ferreira ■ Katia Maria Ribeiro Silva Schmutzler

MARCOS DE DESENVOLVIMENTO NORMAL, CONFORME A IDADE (1 MÊS A 7 ANOS)

Idade	Motor Grosseiro	Visual/ Motor Fino	Linguagem Expressiva	Linguagem Receptiva	Habilidades Sociais
1 mês	Eleva/levanta a cabeça	Fixa o olhar e segue até a linha média	Emite arrulhos (sons semelhantes a vogais 'a, 'e", 'ã')	Mostra-se alerta ao som	Sorri Reconhece faces dos pais
3 meses	Sustenta a cabeça. Na posição prona, sustenta os antebraços	Segue um estímulo visual num padrão circular. Olha o movimento das mãos abertas na linha média	Emite sons de outras vogais como – 'e', i', 'u'. Gorjeios como angu, gu, estalo de língua	Orienta-se para o som	Reconhece faces de forma mais rápida e efetiva, alcança objetos. Apresenta sorriso social
6 meses	Rola desde os 4 meses, senta com apoio desde os 5 meses e aos 6 meses, senta-se sem apoio	Transfere objetos de uma mão a outra. Junta as mãos. Agarra os objetos	Emite sons de consoantes 'm', 'p', 'd', balbucios (sons mais prolongados), com sílabas isoladas) e sons vocálicos	Interage e faz sonzinhos em parceria com o outro. Vira-se para olhar quando o seu nome é chamado	Reconhece os familiares. Gosta de se olhar no espelho. Dá gargalhadas
9 meses	Posiciona-se para sentar desde os 8 meses. Engatinha. Adquire a posição de pé	Usa pinça para agarrar um objeto. Come com as mãos. Observa os objetos que caem	Primeiras sílabas e faz uso de termos como: 'mama'/'dada' indiscriminadamente	Participa de brincadeiras ritualizadas como 'bate palminha', 'nana nenê' e 'cadê/achou'. Gestualização	Fica tímido, acuado ou amedrontado, diante de estranhos. Brinca de ganhou/ perdeu; de esconde e achou. Olha quando chamado pelo nome

(Continua)

DESENVOLVIMENTO NORMAL, CONFORME A IDADE (1 MÊS A 7 ANOS) *(Cont.)*

Idade	Motor Grosseiro	Visual/ Motor Fino	Linguagem Expressiva	Linguagem Receptiva	Habilidades Sociais
12 meses	Deambula sem auxílio	Segura um copo e leva o copo à boca	Emite 'mama/'papa com significados respectivos. Emite jargões imaturos. Aumento da primeira e segunda palavra com significados – 'tetê' (mamadeira); 'cocô'; 'mai' (mais); 'bo' (bola)	Compreende ordens simples como: 'não', 'tomar banho', 'papai chegou', 'au-au', 'cadê papai', 'vamos passear', 'mamar, agua, tchau, vovó'	Imita ações. Brinca de enrolar massinhas. Direciona-se quando chamado. Ajuda a se vestir.
15 meses	Sobe escadas Caminha de costas	Empilha dois blocos. Faz rabiscos	Fala de 4 a 6 palavras completas e inteligíveis. Tenta dizer duas palavras como – bo para bola, pa para papa, au-au para cachorro e entende quando você pede, por exemplo – dá o brinquedo.	Atende comandos verbais, sem gestos	Copia o comportamento de outras crianças. Abraça um boneco. Joga beijos. Brinca sozinho
18 meses	Corre; lança bolas Empurra e puxa objetos	Vira páginas; alimenta-se com a colher	Tenta dizer 3 palavras além de mama, dada. Emite jargões maduros. Diz – dá, pára, não.	Identifica gravuras, figuras, rostos familiares	Copia os pais nas tarefas; reconhece a si mesmo no espelho; compartilha brincadeiras, aponta para algo que deseja. Olha as páginas de um livro
24 meses	Agacha, pula, sobe escadas sem ajuda; chuta uma bola	Retira suas roupas e seus sapatos, abre caixas e portas	Combina duas palavras e sentenças. Emite pelo menos 50 palavras. Usa pronomes de forma inadequada.	Identifica as partes do corpo. Atende comandos com duas etapas distintas.	Pede comida, pede para ir ao banheiro, organiza peças, tolera a separação
30 meses	Joga bola para cima. Pula com os dois pés fora do chão	Desabotoa as roupas. Segura o lápis com maior habilidade e destreza	Fala mais de 50 palavras. Usa pronomes de forma apropriada. Fala frases, com duas palavras, denotando ação – "gato corre" Repete dois dígitos. Nomeia objetos, quando perguntado – o que é isso?	Entende diferenças entre sexos. Compreende o conceito de um	Joga próximo de crianças ou junto delas. Chama a atenção para o que consegue fazer. Segue algumas rotinas, e é cooperativo, por exemplo, na hora guardar os brinquedos

(Continua)

DESENVOLVIMENTO NORMAL, CONFORME A IDADE (1 MÊS A 7 ANOS) *(Cont.)*

Idade	Motor Grosseiro	Visual/ Motor Fino	Linguagem Expressiva	Linguagem Receptiva	Habilidades Sociais
3 anos	Alterna os pés ao subir escadas. Pedala um triciclo	Veste e despe-se parcialmente. Copia um círculo	Usa 3 palavras-frase. Usa plural, fala, pelo menos, 250 palavras. Repete 3 dígitos. Pergunta quem, onde, por que?	Sabe seu nome. Sabe sua idade. Usa preposições. Identifica 3 cores. A fala é compreensível na maior parte do tempo.	Consegue ficar quietinha por 10 minutos, esperando algo. Percebe as crianças e quer brincar em grupo.
4 anos	Alterna os pés ao descer escadas. Consegue saltar	Abotoa as roupas. Copia um quadrado	Faz questionamentos. Elabora frases e orações com mais de 4 palavras. Conta estorinhas. Responde para que serve determinado objeto.	Compreende sensações como frio, cansaço e fome; posições como longe, perto; em cima e embaixo.	Joga de forma cooperativa com o grupo. Cria e conta estórias. Pergunta – posso brincar com fulano? Conforta o outro quando se machuca ou quando vê alguém triste ou chorando.
5 anos	Salta obstáculos	Consegue amarrar os sapatos. Copia um triângulo	Elabora sentenças com a estrutura de adultos. Pergunta sobre o significado das palavras. Usa e reconhece rimas – "pão/mão/sabão" Ouve e reproduz as estórias ouvidas	Atende um comando complexo com 3 diferentes etapas. Sabe dizer o endereço da sua casa	Joga de forma competitiva e segue, distingue e cumpre regras. Canta, dança. Gosta de ajudar nas tarefas domésticas e consegue realizar tarefas simples como dobrar meias ou limpar a mesa após comer.
7 anos	Salta e bate duas palmas, antes de tocar os pés no chão	Desenha a figura humana. Já consegue copiar um losango.	Descreve o que vê, com maior precisão	Noção de hora, dia, mês e ano. Reconhece direita e esquerda.	Escolhe amigos. Conta histórias, sem trocar letras

Diament A, Cypel S, Reed UC. Neurologia Infantil. 5ª ed. São Paulo: Atheneu; 2010
Funayama C. Exame físico neurológico na criança. Medicina Ribeirão Preto, 1996 Jan/Mar; 29:32-43.
Moura-Ribeiro MVL, Gonçalves VMG. Neurologia do desenvolvimento da criança. 1ª ed. Rio de Janeiro: Revinter Ltd; 2006
Pedromônico MRM, Bragatto EL, Strobilius R. Tradução para o português do Teste de Triagem de desenvolvimento Denver II, Universidade Federal de São Paulo – UNIFESP/EPM. Disciplina de Distúrbios da Comunicação Humana; 1999.
Zubler JM, Wiggins LD, Macias MM, Whitaker TM, Shaw JS, Squires JK, Pajek JA, Wolf RB, Slaughter KS, Broughton AS, Gerndt KL, Mlodoch BJ, Lipkin PH. Evidence-Informed Milestones for Developmental Surveillance Tools. Pediatrics. 2022 Mar 1;149(3). doi: 10.1542/peds.2021-052138. PMID: 35132439; PMCID: PMC9680195.

REFLEXOS PRIMITIVOS E POSTURAIS – ASPECTOS FISIOLÓGICOS, SEMIOLÓGICOS, IDADE DE INÍCIO E DESAPARECIMENTO

Reflexo (ordem alfabética)	Fisiologia	Semiologia	Início	Desaparecimento
Apoio lateral	Eferência C6, C7, C8/T1	Do tipo postural, obtido quando o lactente se senta sozinho. Com as mãos do examinador no tronco, faz um movimento de lateralização e o lactente apoia, de forma simétrica, com a mão espalmada sobre a mesa do exame.	6-8 meses	Não desaparece
Colocação (Placing) ou de integração córtico-cerebelar	Aferência e eferência em L4/L5	Ao estimular o dorso do pé, sob a borda de uma mesa, imediatamente, a criança eleva o pé sobre a mesa.	Nascimento	2 meses
Cutâneo plantar em extensão	Aferência em S1 e eferência em L4	Faz-se estimulação plantar tátil ou na porção lateral do pé, e ocorre a extensão do hálux	Nascimento	12 meses (com a mielinização do trato piramidal)
Encurvamento do tronco (Galant)	Aferentes e eferentes – nervos intercostais	Em decúbito ventral horizontal, faz-se um estímulo tátil paravertebral, obtendo-se um encurvamento ipsilateral	Nascimento	3 meses
Landau I	Eferência cervical e torácica	Ergue-se o bebê em posição ventral, apoiado no tórax para testar o tono cervical e extensor do tronco. A cabeça ergue-se automaticamente e ocorre resposta extensora máxima do tronco e dos membros.	Nascimento (10%) e 4 meses (95%)	12 meses (65%)
Landau II	Eferência cervical e lombar	Durante a manobra para pesquisa do Reflexo de Landau I, força-se a flexão da cabeça, com flexão reflexa do tronco e dos membros.	7 a 12 meses (100%)	
Marcha Reflexa			Nascimento (30 semanas)	3 meses
Moro	Aferência proprioceptiva cervical, acústica ou vestibular e eferência C4-C8)	Rápida mudança postural faz com que o lactente estenda os seus braços, e abra suas mãos.	Nascimento	6 meses

(Continua)

REFLEXOS PRIMITIVOS E POSTURAIS – ASPECTOS FISIOLÓGICOS, SEMIOLÓGICOS, IDADE DE INÍCIO E DESAPARECIMENTO

Reflexo (ordem alfabética)	Fisiologia	Semiologia	Início	Desaparecimento
Pára-quedas (ou precipitação ou disposição para o salto)	Eferência C7, C8, T1	Reação de equilíbrio. Eleva-se o bebê em suspensão ventral e faz-se uma projeção do pólo cefálico em direção à mesa do exame. Ocorre uma anteposição e extensão simétrica dos membros superiores.	8 a 9 meses	Não desaparece, persiste pela vida inteira.
Passagem do braço	Eferência C5,C6	Estendendo-se os membros superiores ao longo do tronco e, mediante à rotação lenta da cabeça para um dos lados, o membro superior ipsilateral, faz a passagem do braço com flexão e abdução	Nascimento	Sem referência
Preensão palmar e preensão plantar	(aferência e eferência em C6, C7, C8); (aferência S1 e eferência em L4).	Ao colocar o dedo mínimo na base dos dedos da mão e do pé do lactente, eles automaticamente se fletem.	3 meses	4 meses palmar (inicia a se modificar e deixa de ser reflexa aos 11 meses) 12 meses (plantar) ou com a mielinização do trato piramidal
Succção/ Voracidade	Aferência pelo trigêmeo e eferência pelo facial	Estimular os lábios ocorrendo em torno de 12 sucções em 10 segundos e a voracidade estimular o canto da boca, com um dedo	Nascimento	8 meses
Tônico cervical (de Magnus e De Kleijn) ou RTCA		Roda-se passivamente a cabeça para um lado. No lado da face, o braço estende, no lado occipital da cabeça, ocorre abdução e flexão do membro superior – posição do esgrimista	Nascimento (não obrigatório, pode estar ausente)	4 meses

Diament A, Cypel S, Reed UC. Neurologia Infantil. 5ª ed. São Paulo: Atheneu; 2010
Funayama C. Exame físico neurológico na criança. Medicina Ribeirão Preto, 1996 Jan/Mar; 29:32-43.
Moura-Ribeiro MVL, Gonçalves VMG. Neurologia do desenvolvimento da criança. 1ª ed. Rio de Janeiro: Revinter Ltd; 2006
Swaiman KF, Ashwal S, Ferriero DM, Schor NF, Finkel RS, Gropman A et al. Swaiman's Pediatric Neurology. 6th ed. New York: Elsevier; 2018.

EVOLUÇÃO NORMAL DO PERÍMETRO CEFÁLICO, DE ACORDO COM O SEXO

Idade (meses)	Sexo	PC	Média
RN	M	32,14 a 37,08	34,61
	F	31,58 a 36,52	34,05
1	M	35,35 a 38,85	37,10
	F	33,04 a 40,06	36,55
2	M	36,75 a 41,15	38,95
	F	35,47 a 40,29	37,88
3	M	38,06 a 41,94	40,00
	F	36,98 a 41,32	39,15
4	M	39,25 a 43,15	41,20
	F	38,41 a 41,19	39,80
5	M	40,33 a 44,47	42,40
	F	39,04 a 43,76	41,40
6	M	40,91 a 44,79	42,85
	F	40,10 a 44,10	42,10
7	M	41,26 a 46,94	44,10
	F	41,08 a 44,62	42,85
8	M	42,40 a 46,40	44,40
	F	41,17 a 45,23	43,20
9	M	43,00 a 47,10	45,05
	F	41,06 a 46,44	43,75
10	M	42,98 a 46,82	44,90
	F	41,99 a 46,01	44,00
11	M	43,69 a 48,71	46,20
	F	41,97 a 48,13	45,05
12	M	43,50 a 49,00	46,25
	F	42,79 a 47,91	45,35

O PC é obtido passando-se a fita métrica pela glabela (logo acima) e pela protuberância occipital externa.

Adaptado de Diament A, Cypel S, Reed UC. *Neurologia Infantil*. 5. ed. Atheneu; 2011.

CARACTERÍSTICAS DO LCR LOMBAR NO PRIMEIRO ANO DE VIDA

Variáveis	**Idade em dias**								
	1	**2**	**7**	**15**	**30**	**45**	**60**	**90**	**120-360**
Proteínas totais/mg %	26-158	26-118	40-116	34-71	19-59	24-45	23-64	16-31	12-32
Glicose/mg %	41-78	41-66	40-108	38-64	48-68	50-64	50-66	55-68	51-76
Aspecto	Límpido, levemente turvo					Límpido			
Cor	Incolor ou xantocrômico + ++ +++ ++++					Incolor			
Células/mm³	0-12					0-4			
Linfócitos %	16			35		48	64		80
Monócitos %	76			61		51	36		20
Neutrófilos %	6			4		1	0		0
Hemácias/mm³	0-600		0-300			Ausentes			
Cloretos/mg %	702-749								
Bacteriologia	Negativa								
Fixação de complemento	Não reagente								

LCR LOMBAR – CITOLOGIA DIFERENCIAL NO PRIMEIRO ANO DE VIDA

Celularidade	**Idade em dias**					
	1-10	**15-30**	**35-60**	**90-120**	**150-210**	**330-360**
Linfócitos	5-34 (16)	14-60 (35)	14-85 (48)	31-80 (64)	31-92 (77)	72-89 (82)
Monócitos	62-88 (76)	40-85 (61)	15-86 (51)	20-69 (36)	8-40 (22)	11-26 (18)
Neutrófilos	0-23 (6)	0-14 (4)	0-5 (1)	0-2	0-1	0-1
Eosinófilos	0-2	0-0	0-2	0-1	Ausentes	Ausentes
Basófilos	0-1	0-1	0-0	0-1	Ausentes	Ausentes
Eritrócitos/ macrófagos	0-2	Ausentes	Ausentes	Ausentes	Ausentes	Ausentes

QUADRO COMPARATIVO DO LCR LOMBAR EM RN PRÉ-TERMO, A TERMO E ADULTOS NORMAIS

LCR	RN pré-termo	RN a termo	2 meses	3 meses	Adulto
Aspecto	Límpido, ligeiramente turvo ou turvo		Límpido	Límpido	Límpido
Cor	Incolor ou xantocrômica	Incolor ou xantocrômica	Incolor	Incolor	Incolor
Leucócitos/mm^3	0-16	0-12	0-12	0-4	0-4
Eritrócitos/mm^3 Proteínas (mg/dL)	0-1.280 52-300	0-600 26-158	Ausentes 20-45	Ausentes 10-42	Ausentes 10-42
Glicose (mg/dL)	17-162	40-78	40-78	50-80	50-80
Ureia (mg/dL)	15-42	15-42	15-42	15-42	15-42
Cloretos	702-749	702-749	702-749	702-749	702-749
Reação para globulinas	Positivas ou negativas	Positivas ou negativas	Negativas	Negativas	Negativas
Reações coloidais	Positivas ou negativas	Positivas ou negativas	Negativas	Negativas	Negativas
Fixação de complemento	Negativas	Negativas	Negativas	Negativas	Negativas
Bacteriologia	Ausência de germes	Ausência de germes	Ausência de germes	Ausência de germes	Ausência de germes

ACHADOS DO LCR NAS DOENÇAS INFECTOCONTAGIOSAS DO SNC

Meningite	Pressão (mm H_2O)	Leucócitos/mm³	Proteínas mg/dL	Glicose mg/dL
Bacteriana aguda	Elevada (média: 300)	Várias centenas a mais de 60.000, predomínio de PMN	100 a 500; ocasionalmente mais de 1.000	Inferior a 40
Virótica	Normal a moderadamente elevada	5 a centenas; raramente acima de 1.000, predomínio de linfócitos; às vezes até 80% de PMNs nos primeiros dias	Normais ou ligeiramente (< 100) aumentadas	Normal (diminuída em 25% dos casos de herpes ou caxumba)
Tuberculosa	Elevada; ou baixa	Geralmente 25 a 100; raramente, mais de 500; predomínio de linfócitos	Geralmente de 100 a 200; muito mais altas em bloqueio dinâmico	Menor que 50 em 75% dos casos
Criptocócica	Elevada	Média 50 (0 a 800), predomínio de linfócitos	20 a 500 (média 100)	Geralmente reduzida
Cisticercótica	Elevada	Aumento dos leucócitos, mononucleares e PMNs, eosinofilia (2% a 7%) em 50% dos casos	50 a 200	Reduzida em 20%
Abscesso cerebral	Elevada	10 a 200, com predomínio de linfócitos	75 a 200	Normal
Tumoral	Normal ou elevada	0 a centenas de leucócitos mononucleares e células malignas	Elevadas	Normal ou muito reduzida (baixa em 75% das meningites carcinomatosas)
Sifilítica (aguda)	Elevada	500; predomínio linfocítico, raramente PMNs	100; gamaglobulina frequentemente elevada	Normal, raramente reduzida

Adaptado de Cherry JD. Feigin and Cherry's Textbook of Pediatric Infectious Diseases. 5th ed. Filadelphia: Saunders; 2004.

ESCALA DE COMA DE GLASGOW, MODIFICADA (JAMES)

Atividade	Melhor resposta	Pontos
Abertura ocular	Espontânea	4
	Ao estímulo verbal	3
	Ao estímulo doloroso	2
	Ausente	1
Resposta verbal	Balbucio	5
	Choro irritado	4
	Choro ao estímulo doloroso	3
	Gemido ao estímulo doloroso	2
	Ausente	1
Resposta motora	Retirada ao toque	5
	Retirada ao estímulo doloroso	4
	Flexão anormal	3
	Extensão anormal	2
	Nenhuma	1

ESCALA DE COMA DE GLASGOW PARA O PERÍODO NEONATAL (DUNCAN)

Atividade	Melhor resposta	Pontos
	Movimentos faciais e de extremidades	5
	Mímica/piscamento	4
Melhor resposta a sons (sino)	Aumento FC/FR	3
	Mioclonias/posturas extensoras	2
	Sem resposta	1
	Piscamento, movimentos faciais e de extremidades	4
Melhor resposta à luz	Piscamento	3
	Convulsões/posturas extensoras	2
	Sem resposta	1
	Espontânea*	6
	Período vígil alternando com sono	5
Melhor resposta motora	Fricção esternal	4
	Movimentos de extremidades	3
	Mímica/movimentos faciais	2
	Convulsões/posturas extensoras	1
	Sem resposta	

*Movimentos espontâneos ocasionais.
Adaptado de Diament A, Cypel S, Reed UC. Neurologia Infantil. 5. ed. Atheneu; 2011.
Kenneth F, Swaiman, CV. Pediatric Neurology: Principles and practice. 5th ed. Mosby Company; 2012.

DIFERENÇAS ENTRE PARASSONIA E EPILEPSIA FRONTAL NOTURNA

Características	**Parassonias**	**Epilepsia frontal noturna**
Idade de início	Usualmente abaixo de 10 anos	Variável, usualmente começam na infância e adolescência em mais de 40% dos casos
História familiar positiva	60-90%	Até 40% dos casos
Média de ataques por noite	1 a 2 episódios/noite	3 ou mais episódios/noite
Frequência mensal de episódios	Entre 1 e 4 episódios	20-40 episódios/mês
Evolução e curso clínico	Tende a desaparecer na adolescência	Frequentemente estabiliza com o avançar da idade
Média de duração da doença	Aproximadamente 7 anos	Aproximadamente 20 anos
Duração do episódio	Segundos a 30 minutos	Segundos a 3 minutos (frequentemente < 2 minutos)
Semiologia dos movimentos	Complexidade variável, mas não estereotipado	Altamente estereotipado e vigoroso
Fatores desencadeantes	Privação de sono, intercorrências febris e estresse	Frequentemente não são identificados
Condições associadas	Apneia obstrutiva do sono	Ausentes
EEG ictal	Ondas lentas, sem achados epileptiformes	Frequentemente normal, ou obscurecido por artefatos de movimento. Francamente epileptiforme em < 10%
Horário do sono em que acontecem os episódios	Primeiro terço da noite, mas usualmente depois de 90 minutos de sono	Qualquer fase do sono, mas preferencialmente nos primeiros 30 a 60 minutos
Estágio do sono pela polissonografia em que ocorrem os episódios	Estágios 3 e 4 NREM, ocasionalmente estágio 2 NREM	Usualmente estágio 2 NREM, ocasionalmente estágios 3 e 4

Fonte: Derry C. Nocturnal Frontal Lobe Epilepsy vs Parasomnias. Curr Treat Options Neurol. 2012;14:451-463.

NEUROCISTICERCOSE – MODALIDADES DE TRATAMENTO

Forma de apresentação da neurocisticercose	Tomografia de crânio	Tratamento indicado
Cisticerco em fase vesicular (fase ativa)	Lesão hipodensa sem captação de contraste, sem reação inflamatória perilesional	■ Albendazol – 15 a 20 mg/kg/dia dividido em três doses. Duração: 8 dias ■ Corticoide 2 dias antes do início e durante o tto com albendazol
Cisticerco nas fases coloidal e granular (fase transicional)	Lesão com edema e captação anular de contraste na fase coloidal e nodular na fase granular	■ Corticoide (1 semana) ■ Discutível a eficácia de antiparasitário
Cisticerco na fase calcificada	Lesão puntiforme hiperdensa	Não há indicação de tratamento específico
Lesão granulomatosa única (SSEL – *small single enhancing lesions*)	Lesões solitárias anulares, hipercaptantes, menores de 20 mm, com edema perilesional	■ Corticoide (1 semana) ■ Discutível indicação de antiparasitário
Forma encefalítica	Múltiplas lesões em fases distintas, edema difuso	■ Medidas de controle da hipertensão intracraniana ■ Corticoide
Forma extraparenquimatosa (subaracnóidea, ventricular e cisternal)	Pode vir acompanhada de dilatação ventricular, melhor visualização à RM	■ Corticoide ■ Tratamento cirúrgico com excisão do cisto por via endoscópica ■ DVP quando houver hidrocefalia
Edema cerebral crônico ou meningite crônica	Captação anormal de contraste	Anti-histamínicos por tempo indeterminado

Ferreira LS, Guerreiro MM. Neurocisticercose – tratamento antiparasitário. Condutas em Neurologia Infantil. Editora Revinter; 2010.

DISTRIBUIÇÃO DOS DERMÁTOMOS SENSITIVOS – DISTRIBUIÇÃO NERVOSA E RADICULAR (VISTA VENTRAL)

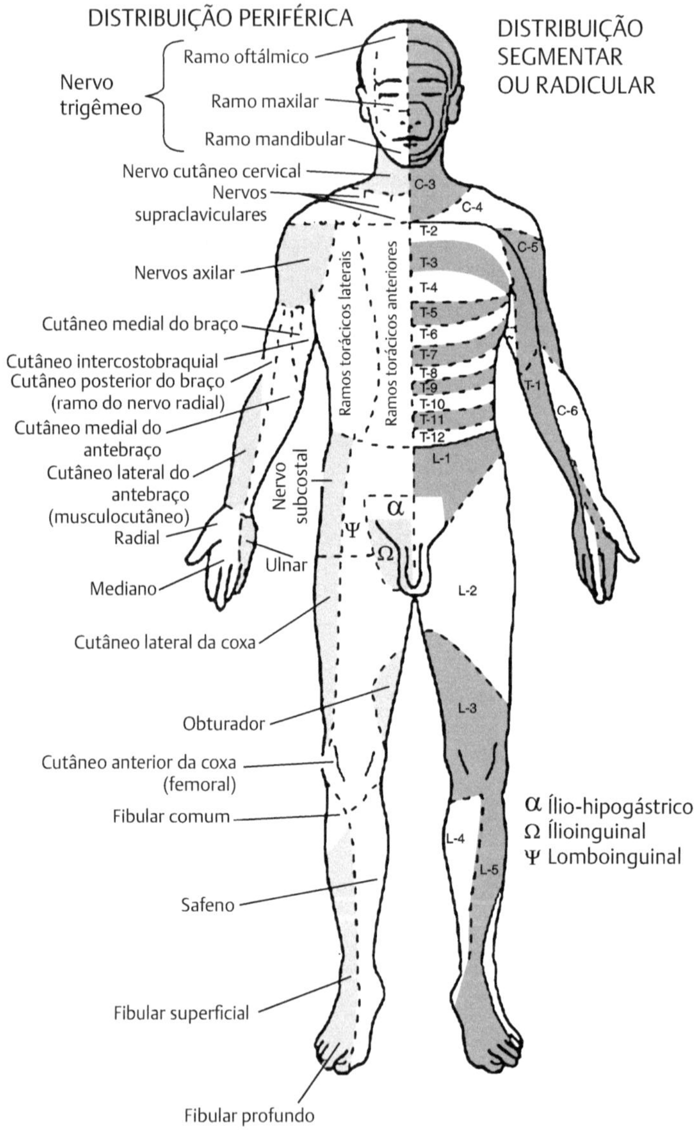

DISTRIBUIÇÃO DOS DERMÁTOMOS SENSITIVOS – DISTRIBUIÇÃO NERVOSA E RADICULAR (VISTA DORSAL)

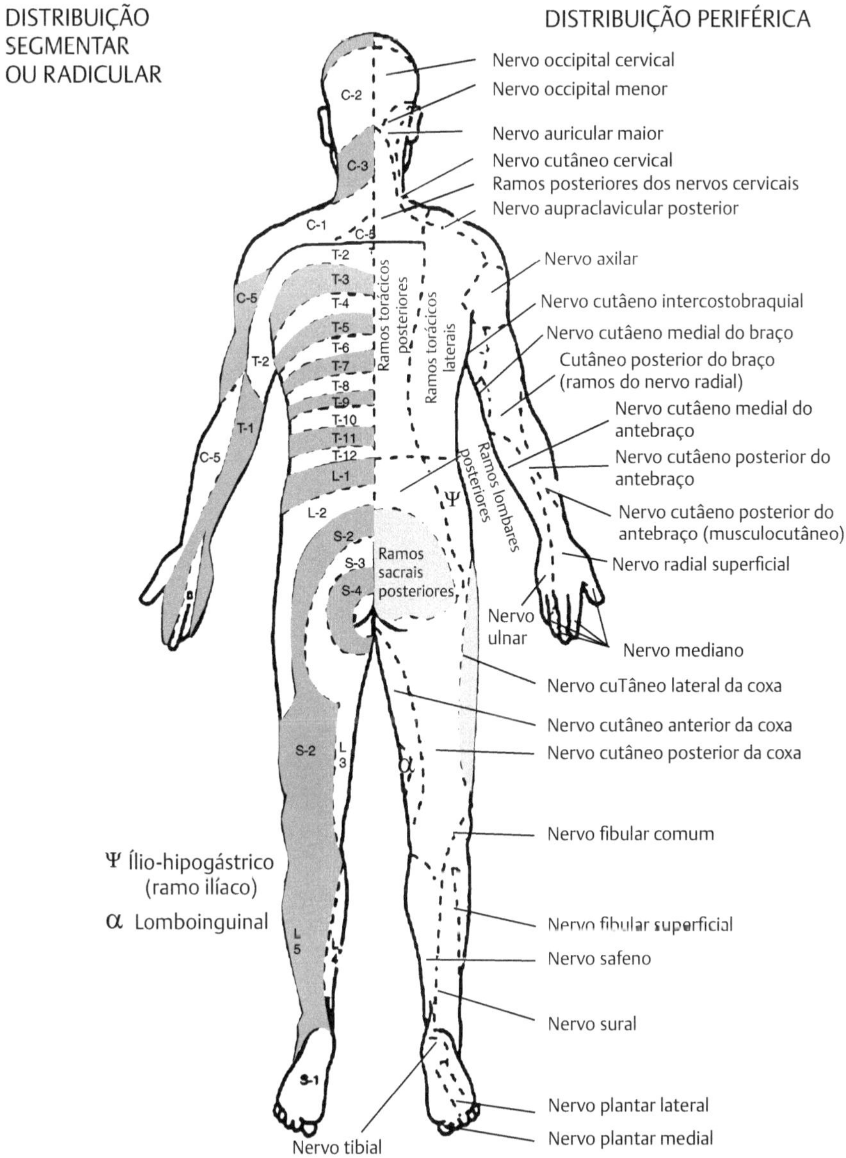

ÍNDICE REMISSIVO

A

F

J

L

M

N

O

P

T

U